中华医学百科全书

药学

天然药物化学

国家出版基金项目
NATIONAL PUBLICATION FOUNDATION

中国协和医科大学出版社
北 京

图书在版编目（CIP）数据

中华医学百科全书·天然药物化学 / 庚石山主编．—北京：中国协和医科大学出版社，2021.3
ISBN 978-7-5679-1591-6

Ⅰ．①天… Ⅱ．①庚… Ⅲ．①生物药—药物化学 Ⅳ．① R284

中国版本图书馆 CIP 数据核字（2021）第 035793 号

中华医学百科全书·天然药物化学

主　　编：庚石山
编　　审：司伊康
责任编辑：尹丽品

出版发行：中国协和医科大学出版社
（北京市东城区东单三条 9 号　邮编 100730　电话 010-6526 0431）
网　　址：www.pumcp.com
经　　销：新华书店总店北京发行所
印　　刷：北京雅昌艺术印刷有限公司

开　　本：889 × 1230　1/16
印　　张：26.5
字　　数：784 千字
版　　次：2021 年 3 月第 1 版
印　　次：2021 年 3 月第 1 次印刷
定　　价：398.00 元

ISBN 978-7-5679-1591-6

（凡购本书，如有缺页、倒页、脱页及其他质量问题，由本社发行部调换）

《中华医学百科全书》编纂委员会

总顾问　吴阶平　韩启德　桑国卫

总指导　陈　竺

总主编　刘德培　王　辰

副总主编　曹雪涛　李立明　曾益新　吴沛新

编纂委员（以姓氏笔画为序）

丁　洁	丁　樱	丁安伟	于中麟	于布为	于学忠	万经海
马　军	马　进	马　骁	马　静	马　融	马安宁	马建辉
马烈光	马绪臣	王　伟	王　辰	王　政	王　恒	王　铁
王　硕	王　舒	王　键	王一飞	王一镗	王士贞	王卫平
王长振	王文全	王心如	王生田	王立祥	王兰兰	王汉明
王永安	王永炎	王成锋	王延光	王华兰	王旭东	王军志
王声湧	王坚成	王良录	王拥军	王茂斌	王松灵	王明荣
王明贵	王金锐	王宝玺	王诗忠	王建中	王建业	王建军
王建祥	王临虹	王贵强	王美青	王晓民	王晓良	王高华
王鸿利	王维林	王琳芳	王喜军	王晴宇	王道全	王德文
王德群	木塔力甫·艾力阿吉		尤启冬	戈　烽	牛　侨	毛秉智
毛常学	乌　兰	卞兆祥	文卫平	文历阳	文爱东	方　浩
方以群	尹　佳	孔北华	孔令义	孔维佳	邓文龙	邓家刚
书　亭	毋福海	艾措千	艾儒棣	石　岩	石远凯	石学敏
石建功	布仁达来	占　堆	卢志平	卢祖洵	叶　桦	叶冬青
叶常青	叶章群	申昆玲	申春悌	田家玮	田景振	田嘉禾
史录文	冉茂盛	代　涛	代华平	白春学	白慧良	丛　斌
丛亚丽	包怀恩	包金山	冯卫生	冯希平	冯泽永	冯学山
边旭明	边振甲	匡海学	邢小平	达万明	达庆东	成　军
成翼娟	师英强	吐尔洪·艾买尔		吕时铭	吕爱平	朱　珠
朱万孚	朱立国	朱华栋	朱宗涵	朱建平	朱晓东	朱祥成
乔延江	伍瑞昌	任　华	任钧国	华　伟	伊河山·伊明	
向　阳	多　杰	邬堂春	庄　辉	庄志雄	刘　平	刘　进
刘　玮	刘　强	刘　蓬	刘大为	刘小林	刘中民	刘玉清
刘尔翔	刘训红	刘永锋	刘吉开	刘芝华	刘伏友	刘华平

刘华生	刘志刚	刘克良	刘更生	刘迎龙	刘建勋	刘胡波
刘树民	刘昭纯	刘俊涛	刘洪涛	刘献祥	刘嘉瀛	刘德培
闫永平	米玛	米光明	安锐	祁建城	许媛	许腊英
那彦群	阮长耿	阮时宝	孙宁	孙光	孙皎	孙锟
孙少宣	孙长颢	孙立忠	孙则禹	孙秀梅	孙建中	孙建方
孙建宁	孙贵范	孙洪强	孙晓波	孙海晨	孙景工	孙颖浩
孙慕义	严世芸	苏川	苏旭	苏荣扎布	杜元灏	杜文东
杜治政	杜惠兰	李飞	李方	李龙	李东	李宁
李刚	李丽	李波	李勇	李桦	李鲁	李磊
李燕	李冀	李大魁	李云庆	李太生	李曰庆	李玉珍
李世荣	李立明	李永哲	李志平	李连达	李灿东	李君文
李劲松	李其忠	李若瑜	李泽坚	李宝馨	李建初	李建勇
李映兰	李思进	李莹辉	李晓明	李凌江	李继承	李森恺
李曙光	杨凯	杨恬	杨勇	杨健	杨硕	杨化新
杨文英	杨世民	杨世林	杨伟文	杨克敌	杨甫德	杨国山
杨宝峰	杨炳友	杨晓明	杨跃进	杨腊虎	杨瑞馥	杨慧霞
励建安	连建伟	肖波	肖南	肖永庆	肖培根	肖鲁伟
吴东	吴江	吴明	吴信	吴令英	吴立玲	吴欣娟
吴勉华	吴爱勤	吴群红	吴德沛	邱建华	邱贵兴	邱海波
邱蔚六	何维	何勤	何方方	何绍衡	何春涤	何裕民
余争平	余新忠	狄文	冷希圣	汪海	汪静	汪受传
沈岩	沈岳	沈敏	沈铿	沈卫峰	沈心亮	沈华浩
沈俊良	宋国维	张泓	张学	张亮	张强	张霆
张澍	张大庆	张为远	张世民	张永学	张华敏	张宇鹏
张志愿	张丽霞	张伯礼	张宏誉	张劲松	张奉春	张宝仁
张建中	张建宁	张承芬	张琴明	张富强	张新庆	张潍平
张德芹	张燕生	陆华	陆林	陆小左	陆付耳	陆伟跃
陆静波	阿不都热依木·卡地尔		陈文	陈杰	陈实	陈洪
陈琪	陈楠	陈薇	陈士林	陈大为	陈文祥	陈代杰
陈尧忠	陈红风	陈志南	陈志强	陈规化	陈国良	陈佩仪
陈家旭	陈智轩	陈锦秀	陈誉华	邵蓉	邵荣光	武志昂
其仁旺其格	范明	范炳华	林三仁	林久祥	林子强	林江涛
林曙光	杭太俊	郁琦	欧阳靖宇	尚红	果德安	
明根巴雅尔	易定华	易著文	罗力	罗毅	罗小平	罗长坤
罗颂平	帕尔哈提·克力木		帕塔尔·买合木提·吐尔根			

图门巴雅尔	岳伟华	岳建民	金 玉	金 奇	金少鸿	金伯泉
金季玲	金征宇	金银龙	金惠铭	周 兵	周永学	周光炎
周灿全	周良辅	周纯武	周学东	周宗灿	周定标	周宜开
周建平	周建新	周春燕	周荣斌	周福成	郑一宁	郑志忠
郑金福	郑法雷	郑建全	郑洪新	郑家伟	郎景和	房 敏
孟 群	孟庆跃	孟静岩	赵 平	赵 群	赵子琴	赵中振
赵文海	赵玉沛	赵正言	赵永强	赵志河	赵彤言	赵明杰
赵明辉	赵耐青	赵临襄	赵继宗	赵铱民	赵靖平	郝 模
郝小江	郝传明	郝晓柯	胡 志	胡大一	胡文东	胡向军
胡国华	胡昌勤	胡晓峰	胡盛寿	胡德瑜	柯 杨	查 干
柏树令	柳长华	钟翠平	钟赣生	香多·李先加		段 涛
段金廒	段俊国	侯一平	侯金林	侯春林	俞光岩	俞梦孙
俞景茂	饶克勤	施慎逊	姜小鹰	姜玉新	姜廷良	姜国华
姜柏生	姜德友	洪 两	洪 震	洪秀华	洪建国	祝庆余
祝蕳晨	姚永杰	姚克纯	姚祝军	秦 川	袁文俊	袁永贵
都晓伟	晋红中	粟占国	贾 波	贾建平	贾继东	夏照帆
夏慧敏	柴光军	柴家科	钱传云	钱忠直	钱家鸣	钱焕文
倪 健	倪 鑫	徐 军	徐 晨	徐云根	徐永健	徐志云
徐志凯	徐克前	徐金华	徐建国	徐勇勇	徐桂华	凌文华
高 妍	高 晞	高志贤	高志强	高金明	高学敏	高树中
高健生	高思华	高润霖	郭 岩	郭小朝	郭长江	郭巧生
郭宝林	郭海英	唐 强	唐向东	唐朝枢	唐德才	诸欣平
谈 勇	谈献和	陶广正	陶永华	陶芳标	陶·苏和	陶建生
黄 钢	黄 峻	黄 烽	黄人健	黄叶莉	黄宇光	黄国宁
黄国英	黄跃生	黄璐琦	萧树东	梅 亮	梅长林	曹 佳
曹广文	曹务春	曹建平	曹洪欣	曹济民	曹雪涛	曹德英
龚千锋	龚守良	龚非力	袭著革	常耀明	崔 蒙	崔丽英
庾石山	康 健	康廷国	康宏向	章友康	章锦才	章静波
梁 萍	梁显泉	梁铭会	梁繁荣	谌贻璞	屠鹏飞	隆 云
绳 宇	巢永烈	彭 成	彭 勇	彭明婷	彭晓忠	彭瑞云
彭毅志	斯拉甫·艾白		葛 坚	葛立宏	董方田	蒋力生
蒋建东	蒋建利	蒋澄宇	韩晶岩	韩德民	惠延年	粟晓黎
程 伟	程天民	程仕萍	程训佳	童培建	曾 苏	曾小峰
曾正陪	曾学思	曾益新	谢 宁	谢立信	蒲传强	赖西南
赖新生	詹启敏	詹思延	鲍春德	窦科峰	窦德强	赫 捷

蔡　威　　裴国献　　裴晓方　　裴晓华　　廖品正　　谭仁祥　　谭先杰
翟所迪　　熊大经　　熊鸿燕　　樊飞跃　　樊巧玲　　樊代明　　樊立华
樊明文　　樊瑜波　　黎源倩　　颜　虹　　潘国宗　　潘柏申　　潘桂娟
薛社普　　薛博瑜　　魏光辉　　魏丽惠　　藤光生　　B·吉格木德

《中华医学百科全书》学术委员会

主任委员　巴德年

副主任委员（以姓氏笔画为序）

汤钊猷　　　吴孟超　　　陈可冀　　　贺福初

学术委员（以姓氏笔画为序）

盛志勇　康广盛　章魁华　梁文权　梁德荣　彭名炜　董　怡
程天民　程元荣　程书钧　程伯基　傅民魁　曾长青　曾宪英
温　海　裘雪友　甄永苏　褚新奇　蔡年生　廖万清　樊明文
黎介寿　薛　淼　戴行锷　戴宝珍　戴尅戎

药学

总主编

    甄永苏   中国医学科学院医药生物技术研究所

本卷编委会

主　编

    庾石山   中国医学科学院药物研究所

常务副主编

    石建功   中国医学科学院药物研究所

副主编（以姓氏笔画为序）

    孔令义   中国药科大学

    石建功   中国医学科学院药物研究所

    刘吉开   昆明植物研究所

    杨世林   江西中医学院

    果德安   中国科学院上海药物研究所

    岳建民   中国科学院上海药物研究所

    郝小江   中国科学院昆明植物研究所

    姚祝军   南京大学化学化工学院

    钱忠直   国家药典委员会

    屠鹏飞   北京大学药学院

    谭仁祥   南京大学生命科学学院

学术委员（以姓氏笔画为序）

    于德泉   中国医学科学院药物研究所

    王锋鹏   中国医学科学院药物研究所

    孙汉董   中国科学院昆明植物研究所

    周　俊   中国科学院昆明植物研究所

    姚新生   沈阳药科大学

涂永强　　　上海交通大学

编　委（以姓氏笔画为序）

叶　阳　　中国科学院上海药物研究所

叶文才　　暨南大学药学院

再帕尔·阿不力孜　　中国医学科学院药物研究所

师彦平　　中国科学院兰州化学物理研究所

苏亚伦　　中国医学科学院药物研究所

杨大坚　　重庆中药研究院

杨秀伟　　北京大学药学院

杨劲松　　四川大学华西药学院

邹忠梅　　中国医学科学院药用植物研究所

沈月毛　　山东大学药学院

张卫东　　中国人民解放军海军军医大学（第二军医大学）药学院

张东明　　中国医学科学院药物研究所

张国林　　中国科学院成都生物研究所

张亮仁　　北京大学药学院

张培成　　中国医学科学院药物研究所

陈万生　　中国人民解放军海军军医大学（第二军医大学）药学院

林文瀚　　北京大学药学院

娄红祥　　山东大学药学院

郭跃伟　　中国科学院上海药物研究所

唐功利　　中国科学院上海有机化学研究所

梁　鸿　　北京大学药学院

裴月湖　　沈阳药科大学中药学院

谭宁华　　中科院昆明植物研究所

黎胜红　　中科院昆明植物研究所

戴均贵　　中国医学科学院药物研究所

前　言

《中华医学百科全书》终于和读者朋友们见面了！

古往今来，凡政通人和、国泰民安之时代，国之重器皆为科技、文化领域的鸿篇巨制。唐代《艺文类聚》、宋代《太平御览》、明代《永乐大典》、清代《古今图书集成》等，无不彰显盛世之辉煌。新中国成立后，国家先后组织编纂了《中国大百科全书》第一版、第二版，成为我国科学文化事业繁荣发达的重要标志。医学的发展，从大医学、大卫生、大健康角度，集自然科学、人文社会科学和艺术之大成，是人类社会文明与进步的集中体现。随着经济社会快速发展，医药卫生领域科技日新月异，知识大幅更新。广大读者对医药卫生领域的知识文化需求日益增长，因此，编纂一部医药卫生领域的专业性百科全书，进一步规范医学基本概念，整理医学核心体系，传播精准医学知识，促进医学发展和人类健康的任务迫在眉睫。在党中央、国务院的亲切关怀以及国家各有关部门的大力支持下，《中华医学百科全书》应运而生。

作为当代中华民族"盛世修典"的重要工程之一，《中华医学百科全书》肩负着全面总结国内外医药卫生领域经典理论、先进知识，回顾展现我国卫生事业取得的辉煌成就，弘扬中华文明传统医药璀璨历史文化的使命。《中华医学百科全书》将成为我国科技文化发展水平的重要标志、医药卫生领域知识技术的最高"检阅"、服务千家万户的国家健康数据库和医药卫生各学科领域走向整合的平台。

肩此重任，《中华医学百科全书》的编纂力求做到两个符合。一是符合社会发展趋势：全面贯彻以人为本的科学发展观指导思想，通过普及医学知识，增强人民群众健康意识，提高人民群众健康水平，促进社会主义和谐社会构建。二是符合医学发展趋势：遵循先进的国际医学理念，以"战略前移、重心下移、模式转变、系统整合"的人口与健康科技发展战略为指导。同时，《中华医学百科全书》的编纂力求做到两个体现：一是体现科学思维模式的深刻变革，即学科交叉渗透/知识系统整合；二是体现继承发展与时俱进的精神，准确把握学科现有基础理论、基本知识、基本技能以及经典理论知识与科学思维精髓，深刻领悟学科当前面临的交叉渗透与整合转化，敏锐洞察学科未来的发展趋势与突破方向。

作为未来权威著作的"基准点"和"金标准"，《中华医学百科全书》编纂过程中，制定了严格的主编、编者遴选原则，聘请了一批在学界有相当威望、具有较高学术造诣和较强组织协调能力的专家教授（包括多位两院院士）担任大类主编和学科卷主编，确保全书的科学性与权威性。另外，还借鉴了已有百科全书的编写经验。鉴于《中华医学百科全书》的编纂过程本身带有科学研究性质，还聘请了若干科研院所的科研管理专家作为特约编审，站在科研管理的高度为全书的顺利编纂保驾护航。除了编者、编审队伍外，还制订了详尽的质量保证计划。编纂委员会和工作委员会秉持质量源于设计的理念，共同制订了一系列配套的质量控制规范性文件，建立了一套切实可行、行之有效、效率最优的编纂质量管理方案和各种情况下的处理原则及预案。

《中华医学百科全书》的编纂实行主编负责制，在统一思想下进行系统规划，保证良好的全程质量策划、质量控制、质量保证。在编写过程中，统筹协调学科内各编委、卷内条目以及学科间编委、卷间条目，努力做到科学布局、合理分工、层次分明、逻辑严谨、详略有方。在内容编排上，务求做到"全准精新"。形式"全"：学科"全"，册内条目"全"，全面展现学科面貌；内涵"全"：知识结构"全"，多方位进行条目阐释；联系整合"全"：多角度编制知识网。数据"准"：基于权威文献，引用准确数据，表述权威观点；把握"准"：审慎洞察知识内涵，准确把握取舍详略。内容"精"："一语天然万古新，豪华落尽见真淳。"内容丰富而精练，文字简洁而规范；逻辑"精"："片言可以明百意，坐驰可以役万里。"严密说理，科学分析。知识"新"：以最新的知识积累体现时代气息；见解"新"：体现出学术水平，具有科学性、启发性和先进性。

《中华医学百科全书》之"中华"二字，意在中华之文明、中华之血脉、中华之视角，而不仅限于中华之地域。在文明交织的国际化浪潮下，中华医学汲取人类文明成果，正不断开拓视野，敞开胸怀，海纳百川般融入，润物无声状拓展。《中华医学百科全书》秉承了这样的胸襟怀抱，广泛吸收国内外华裔专家加入，力求以中华文明为纽带，牵系起所有华人专家的力量，展现出现今时代下中华医学文明之全貌。《中华医学百科全书》作为由中国政府主导，参与编纂学者多、分卷学科设置全、未来受益人口广的国家重点出版工程，得到了联合国教科文等组织的高度关注，对于中华医学的全球共享和人类的健康保健，都具有深远意义。

《中华医学百科全书》分基础医学、临床医学、中医药学、公共卫生学、军事与特种医学和药学六大类，共计 144 卷。由中国医学科学院/北京协和医学院牵头，联合军事医学科学院、中国中医科学院和中国疾病预防控制中心，带动全国知名院校、科研单位和医院，有多位院士和海内外数千位优秀专家参加。国内知名的医学和百科编审汇集中国协和医科大学出版社，并培养了一批热爱百科事业的中青年编辑。

回览编纂历程，犹然历历在目。几年来，《中华医学百科全书》编纂团队呕心沥血，孜孜矻矻。组织协调坚定有力，条目撰写字斟句酌，学术审查一丝不苟，手书长卷撼人心魂……在此，谨向全国医学各学科、各领域、各部门的专家、学者的积极参与以及国家各有关部门、医药卫生领域相关单位的大力支持致以崇高的敬意和衷心的感谢！

《中华医学百科全书》的编纂是一项泽被后世的创举，其牵涉医学科学众多学科及学科间交叉，有着一定的复杂性；需要体现在当前医学整合转型的新形式，有着相当的创新性；作为一项国家出版工程，有着毋庸置疑的严肃性。《中华医学百科全书》开创性和挑战性都非常强。由于编纂工作浩繁，难免存在差错与疏漏，敬请广大读者给予批评指正，以便在今后的编纂工作中不断改进和完善。

刘德培

凡　例

一、《中华医学百科全书》（以下简称《全书》）按基础医学类、临床医学类、中医药学类、公共卫生类、军事与特种医学类、药学类的不同学科分卷出版。一学科辑成一卷或数卷。

二、《全书》基本结构单元为条目，主要供读者查检，亦可系统阅读。条目标题有些是一个词，例如"芦丁"；有些是词组，例如"黄酮类药物"。

三、由于学科内容有交叉，会在不同卷设有少量同名条目。例如《天然药物化学》《中药化学》都设有"喜树碱"条目。其释文会根据不同学科的视角不同各有侧重。

四、条目标题上方加注汉语拼音，条目标题后附相应的外文。例如：

qīnghāosù
青蒿素（artemisinin）

五、本卷条目按学科知识体系顺序排列。为便于读者了解学科概貌，卷首条目分类目录中条目标题按阶梯式排列，例如：

天然药物 ……………………………………………………………………

　手性天然药物 ………………………………………………………………

　非手性天然药物 ……………………………………………………………

　生物碱类药物 ………………………………………………………………

　　硫酸阿托品 ………………………………………………………………

　　硫酸奎尼丁 ………………………………………………………………

六、各学科都有一篇介绍本学科的概观性条目，一般作为本学科卷的首条。介绍学科大类的概观性条目，列在本大类中基础性学科卷的学科概观性条目之前。

七、条目之中设立参见系统，体现相关条目内容的联系。一个条目的内容涉及其他条目，需要其他条目的释文作为补充的，设为"参见"。所参见的本卷条目的标题在本条目释文中出现的，用蓝色楷体字印刷；所参见的本卷条目的标题未在本条目释文中出现的，在括号内用蓝色楷体字印刷该标题，另加"见"字；参见其他卷条目的，注明参见条所属学科卷名，如"参见□□□卷"或"参见□□□卷□□□□"。

八、《全书》医学名词以全国科学技术名词审定委员会审定公布的为标准。同一概念或疾病在不同学科有不同命名的，以主科所定名词为准。字数较多，释文中拟用简称的名词，每个条目中第一次出现时使用全称，并括注简称，例如：中华人民共和国药典（简称中国药典）。个别众所周知的名词直接使用简称、缩写，例如：DNA。药物名称参照《中华人民共和国药典》2020 年版和《国家基本药物目录》2018 年版。

九、《全书》量和单位的使用以国家标准 GB 3100—1993《国际单位制及其应用》、GB/T 3101—1993《有关量、单位和符号的一般原则》及 GB/T 3102 系列国家标准为准。援引古籍或外文时维持原有单位不变。必要时括注与法定计量单位的换算。

十、《全书》数字用法以国家标准 GB/T 15835—2011《出版物上数字用法》为准。

十一、正文之后设有内容索引和条目标题索引。内容索引供读者按照汉语拼音字母顺序查检条目和条目之中隐含的知识主题。条目标题索引分为条目标题汉字笔画索引和条目外文标题索引，条目标题汉字笔画索引供读者按照汉字笔画顺序查检条目，条目外文标题索引供读者按照外文字母顺序查检条目。

十二、部分学科卷根据需要设有附录，列载本学科有关的重要文献资料。

目　录

tiānrán yàowù huàxué

天然药物化学 （chemistry of natural medicines）

基于现代科学尤其是化学和生物学的理论和学说，以及相关学科的实验技术和方法，研究天然药物中化学成分的制备获取、分子结构、理化性质、药理活性、化学和生物合成、结构修饰与构效关系、生物合成途径及其调控等内容的一门实践性科学。

学科形成和发展现状　1769年瑞典化学家舍勒（Carl Wilhelm Scheele）从酒石中分离出酒石酸，被认为是有机化学及天然药物化学的开端。此后，在1775年、1785年和1786年，相继分离了苯甲酸、乳酸和没食子酸，可以认为是世界药物发展史的革命性事件。中国天然药物化学发展的雏形则可追溯到更早的时期，1575年明代李梴的《医学入门》就已经记载了用发酵法从五倍子中得到没食子酸的过程："五倍子粗粉，并矾，曲和匀，作如曲酒样，入瓷器遮不见风，候生白取出"。16世纪90年代明朝医药学家李时珍以毕生精力完成的《本草纲目》，其中39卷中载有"看药上长起长霜，则药已成矣"的描述，这里的"生白""长霜"均为没食子酸生成之意，应为世界上最早制取的有机酸，比舍勒早了200多年。

从药用生物资源中提取有效成分则起始于19世纪初，1804年法国化学家泽尔蒂纳（F. Sertürner）首次从鸦片中分离出吗啡（morphine），标志着天然药物化学的一个新的里程碑。随后吐根碱（emetine）、马钱子碱（brucine）、士的宁（strychnine）、奎宁（quinine）、咖啡因（caffeine）、阿托品（atropine）、可卡因（cocaine）和地高辛（digitoxin）等

具有强生物活性的单一化合物有效成分相继从药用植物中被分离得到。到了19世纪末，天然药物化学学科开始真正形成。

20世纪是天然药物迅猛发展的时期。以具有重大国际影响的抗肿瘤药物为例，20世纪50年代从中国特有植物喜树（Camptotheca acuminata）中发现了抗癌活性成分喜树碱（camptothecin），并以此为先导物发展了抗癌药物伊立替康（irinotecan）和拓扑替康（topotecan）；60年代从植物中发现了抗癌药物长春碱（vinblastine）和长春新碱（vincristine）；并以此为先导设计了长春碱衍生物长春瑞滨（vinorelbine）；90年代从紫杉中发现了抗癌药物紫杉醇（taxol）及其结构修饰的衍生物多烯紫杉醇（docetaxel）。这些药物皆为来源于自然界的具有里程碑式意义的天然药物，一直是临床的一线用药。据统计，从1981～2014年的30多年间，在1562个新批准上市的药物中，与天然产物直接或间接相关的药物为791个，占了50%以上。其中占比例最大的是天然产物的衍生物，为320个。

20世纪初色谱（chromatography）分离原理的发现和20世纪中叶色谱分离技术的完善和应用，本质上改变了天然药物成分的分离模式与速度；20世纪50年代各种波谱技术尤其是超导核磁共振技术的推广，以及随后核磁共振二维技术的出现，则为化学结构复杂多样的天然产物结构解析迎刃而解。乌头碱（aconitine）从分离到化学结构阐明花了126年时间，到了21世纪初解析一个复杂程度相似的全新天然产物结构最短只需要1天！天然药物化学进步还伴随着生物科学的发展，

20世纪细胞生物学、分子生物学、基因组学、蛋白质组学的迅猛发展极大地影响了天然药物化学，人类开始以新的眼光去认识传统天然药物及其有效成分的作用，从分子水平的角度阐明其作用机制。所以，20世纪是天然药物化学迅猛发展的时期。

中国天然药物化学的起步，一般认为其标志性事件是1923年从麻黄 Ephedra sinica 中分离出麻黄碱。中国天然药物化学的开拓者赵承嘏1932年从欧洲学成归国，创办了北平研究院药物研究所，领衔了传统中药有效成分的研究，中国第一个镇静药延胡索乙素（四氢帕马丁）、中药常山中抗疟作用的生物碱、防己中的生物碱防己诺林碱以及麻黄碱作为第一个治疗哮喘病药物的研究，是中国20世纪上半叶天然药物化学的代表作。50年代以后，中国天然药物化学有了更大发展，涌现了青蒿素、一叶萩碱、山莨菪碱、樟柳碱、靛玉红、秋裂胺、斑蝥素、人工麝香、丁基苯酞、石杉碱甲等一批具有国际影响力的天然新药。据统计，至21世纪初，中国生产的来源于天然化合物或其衍生物的药物超过160个，成为中国药物化学研究领域的主流；屠呦呦因发现青蒿素获得2015年诺贝尔生理学或医学奖，这一标志性事件将对中国天然药物化学的发展产生深刻影响。

研究范围　天然药物化学的研究重点对象是高等植物，这是由于人类在与疾病斗争的过程中最容易获得的"武器"就是身边无所不在的植物，而其悠久的应用历史吸引科学家们首先将目光聚焦在植物上。药用植物中的化学成分类型主要包括：生物碱、苷类（配糖体）、萜类、苯丙素

类、黄酮类、醌类、甾体类、挥发油、鞣质、色素等；此外，海洋天然产物化学和微生物化学的发展已经渗透到天然药物领域，聚酮类化合物、环肽与多肽、核酸类、多糖类、氨基酸类药物相继出现，组成了被人类所发现的含近 20 万个天然化合物库。

天然药物化学的研究内容主要包括天然药物中化学成分（包括组分和有效组分等，但重点是单一化合物）的提取、分离、化学结构测定、生物活性（药理活性）筛选和评价、化学结构修饰与改造、有效成分的化学结构优化、理化性质的评价，称为新药发现阶段的研究，在此基础上优选出候选药物。

与邻近学科的关系　天然药物和中药的来源和研究对象皆涉及天然资源，但两者的含义有所不同。天然药物指人类在自然界中发现可作为药物使用的资源；中药则是指在中国传统的医药学理论指导下使用的药物，传统中药复方严格按照中医基础理论组方，按照中医的证候用药，用药为传统的中药材。

与现代合成药物化学相比，天然药物化学是基于民间传统应用背景以及药用生物活性和药理作用筛选选择研究对象和研究方向，探索天然药物新的作用方式和途径。越来越多的证据表明，过去常称之为"次生代谢产物"的天然产物具有内在的生物功能或生态效应（如化学防御），这些自然选择的结果启发人们揭示大自然赋予的奥秘和科学规律的同时，将其应用于先导化合物的发现，也是天然药物化学的魅力所在。

发展前景　中国是生物资源多样性大国，如高等植物物种在世界上位居第三，特有植物物种占其中的 1/3，其中药用植物 11 000 种以上。中华民族悠久的发展历史文化造就了传统医药数千年的发展历史背景和文化，形成了得天独厚的天然药物化学研究环境。令世界瞩目的抗疟疾药物青蒿素的发现和发展是中国天然药物化学领域的代表作，但中国天然药物发展与发达国家的水平尚有差距。随着中国经济的发展和科学事业的进步，中国天然产物化学研究领域的规模和水平已处于国际前列。天然药物是中国创新药物发展的制高点和前沿，相信在 21 世纪中国天然药物领域一定能够再出现如青蒿素、紫杉醇、长春新碱、喜树碱之类的国际首创新型天然药物。

（郝小江　石建功）

tiānrán chǎnwù tíqǔ jìshù

天然产物提取技术　（extraction techniques of natural products）从植物、昆虫、动物或微生物等天然原材料中制备获取化学成分的操作和程序的总称。天然产物提取是天然药物化学的主要研究任务之一，目的是应用多学科技术实现最大限度地从原材料中获取所需的化学成分，去除不需要的其他化学成分，为药理活性评价和分子结构表征等研究奠定基础。

天然产物提取的历史可以追溯到古代油脂、蜡、药物和香水的制造。在伊拉克的考古发现，公元前 3500 多年已发明使用水和油作为溶剂的提取技术。压榨、熔炼和煎煮是最古老的天然产物获取技术。随着科学技术的不断进步，出现了经典的渗漉、回流、水蒸气蒸馏等提取技术，并已实现了连续化、自动化和规模化。同时，许多新型提取技术也应运而生，如超临界流体萃取、微波辅助溶剂提取、超声波辅助溶剂提取等技术，在选择性、提取效率、节能和环保等方面具有明显的优势。

类型与原理　天然产物提取的本质是将目标成分与原材料生物体或组织等进行分离。按所依据的分离原理不同，提取技术主要分为溶剂提取技术、压榨提取技术、水蒸气蒸馏提取技术和超临界流体提取技术。

溶剂提取技术　依据目标化学成分的溶解性，将其溶解到液态介质中与原材料生物体或其组织分离的操作和程序；包括浸渍、渗漉、煎煮、回流、连续回流等经典提取技术，也包括超声波辅助和微波辅助等现代的溶剂提取技术。溶剂提取技术是提取天然产物最常用的技术，乙醇、水及不同比例的乙醇-水混合物是最常采用的提取溶剂，可以在室温、低温或加热等条件下进行。一般低温提取的效率低、杂质少，而加热提取的收率高、杂质亦多。见天然产物溶剂提取技术。

压榨提取技术　利用目标化学成分以液态存在或溶解于原材料汁液的性质，通过挤压使它们与原材料生物体或其组织分离的操作和程序。主要用于多油和多汁液原材料中目标化学成分的制取，如食用油和一些药用植物中精油的压榨提取。见天然产物压榨提取技术。

水蒸气蒸馏提取技术　依据目标化学成分与水一起共蒸发的性质，使其与原材料生物体或组织分离的操作和程序。主要用于易挥发目标化学成分的提取，如挥发油。见天然产物水蒸气蒸馏提取技术。

超临界流体提取技术　原理

与溶剂提取相同，只是在高压条件下主要使用液态二氧化碳介质进行提取，适用于提取低分子量、低极性或亲脂性的目标化学成分，如油、脂、萜、醚和环氧化合物等，尤其是当上述类别的成分对热及化学不稳定时更具优势。见 *天然产物超临界流体提取技术*。

提取策略　天然产物提取技术的选择取决于原材料样品的性质、被提取目标成分的性质和各种提取技术的特点。在选择技术之前，必须明确提取目标是某种未知化合物还是特定已知化合物或某类化合物等；也可重复和参考民间记载和已有报道的提取方法，以提高得到目标有效和活性化合物的机会。若所提取目标化学成分的性质未知，为防止热引起的成分结构发生变化，应首先考虑冷浸或室温下浸提，提取液回收溶剂时应控制温度小于40℃。在天然产物提取分离过程中，应该注意复杂混合物的各成分间存在相互助溶和增溶作用，以及一些成分会结晶析出或纯化后出现难溶或不溶于提取介质的情况。如果一种植物、动物或微生物样品前人已进行过化学成分研究，也不排除选择其他方法可得到不同化学成分的可能性。提取溶剂应不易形成人为产物，并具有低毒、低易燃性和低爆炸性风险特点。此外，选择的溶剂还应便宜和易于蒸发、回收，这在大规模溶剂提取时尤为重要。

在进行提取前，对于可干燥使用的原材料，需要预先将样品干燥和粉碎。如果已知样品中含有挥发性或热不稳定化合物，应尽快将样品清洗后速冻保存。粉碎可使样品更均匀，并且通过增大样品表面积使溶剂更易于渗入细胞来改善后续的提取效果。机械粉碎是最常采用的技术，操作时应注意粉碎过程中产生的热量可能使样品中热不稳定的代谢物降解。对于新鲜组织（如植物的叶、花等），可采用研磨后进行溶剂提取或对整个样品直接进行溶剂浸渍。

天然产物的提取可以是"选择性的"，也可以是"整体性的"。选择性提取主要针对某种或某类成分，通过选择适当的提取介质进行提取。如溶剂提取法中非极性溶剂用于提取脂肪酸、甾醇、某些萜类和香豆素等亲脂性化学成分，而极性较强的溶剂用于提取苷类、单宁和某些生物碱等极性较大的化学成分。整体性提取针对原材料中所含的所有成分，试图提取尽可能多的化合物。如溶剂提取法中，采用一种极性有机溶剂（如乙醇、甲醇或醇水混合溶剂）对植物样品进行提取。由于含醇溶剂能够增大细胞壁渗透性，使大量极性、中等极性和低极性成分易于充分提取出来，实现整体性提取。在天然药物化学研究中常采用极性依次增大的多种有机溶剂依次提取样品中极性从小到大成分的提取方案，对于每种提取溶剂而言是选择性提取，而整个提取方案可以看作是整体性提取。此外，通过改变提取介质的 pH 值可以选择性提取不同类别代谢物。例如，酸性水溶液可用于提取植物中在酸性条件下以盐的形式存在的生物碱；而碱性水溶液可提取酸性苷类或有机酸类成分。然而，酸碱处理易于产生人为成分或导致化合物降解。

生物体中广泛存在的天然化学成分种类复杂、结构多样、数量庞大，使其用作药物治疗疾病的功效上具有多样性。同时，这种复杂多样性也增加了提取其有效成分的难度。尤其是许多生物活性成分或者含量甚微，或者稳定性差，这就要求针对目标成分制定系统、严谨和全面的提取分离方案才能保障其原有的存在形式和药效活性。理想的提取方案应当快速、简便、提取完全且可重复。

（杨学东　钱忠直）

tiānrán chǎnwù róngjì tíqǔ jìshù

天然产物溶剂提取技术（solvent extraction techniques of natural products）　采用液体溶剂（介质）使原材料中的化学成分溶解提取出来的操作和程序的总称。天然药物化学所研究的对象一般为固体样品，如植物、昆虫或动物的整体、某些部位或分泌物等，通常须经干燥并适当粉碎以利于增大其与溶剂的接触表面，提高提取效率。溶剂提取技术通常是将粉碎的原材料加入容器中，然后加入提取溶剂浸泡，此时，溶剂渗透进入组织细胞中溶解其中的天然产物，溶解液再迁移出组织细胞进入提取液中；浸泡一定时间后，将提取液滤出与原材料分离，按需要在原材料残渣中，再加入溶剂，可多次重复上述操作后合并提取液，回收溶剂即得提取物。溶剂提取过程中，常采取加热、超声震荡、微波辐射等辅助条件，以加快提取进程、提高提取效率。

原理　天然产物与溶剂的极性相似时，溶解度较大，"相似相溶"，即极性天然产物易溶于极性溶剂，非极性天然产物易溶于非极性溶剂。根据天然产物中各类成分在不同溶剂中的溶解度差异，选用对目标成分溶解度大、对其他成分溶解度小的溶剂可将目标成分从原材料内溶解出来并保证较高的含量。在天然药用化学成分中，非苷化的萜类、甾体等脂环类及芳香类化合物，因极性较小，易溶于三氯甲烷、乙醚等亲脂性溶剂中；而苷化天然产物、季胺生物碱、氨基酸等类成分则极性较大，易溶于水及含水醇中。酸性、碱性及两性化合物的存在形式和溶解性由溶液酸度决定，可通过调节溶液 pH 值使其成为离子后溶于水或含水醇，也可使其呈分子状态溶于相应的较低极性有机溶剂。

溶剂提取技术所采用的提取溶剂应不使被提取成分发生结构变化并具有低毒、低易燃性和低爆炸性风险。此外，选择的溶剂还应成本较低和易于蒸发回收，这在大规模溶剂提取时尤为重要。常用提取溶剂及其相对极性强弱：石油醚 ≈ 正己烷 < 二氯甲烷 < 乙醚 < 三氯甲烷 < 乙酸乙酯 < 丙酮 < 乙醇 < 甲醇 < 水。当提取目标为原材料中所有成分时，溶剂提取可以按提取溶剂的极性从小到大的顺序，采用多种溶剂依次提取得到极性不同的提取物，如依次采用二氯甲烷、甲醇和水对原材料进行提取，二氯甲烷提取物中主要为脂溶性成分，水提取物中主要为氨基酸、糖类等水溶性成分，而其余成分可被提取至甲醇提取物中；也可以直接采用乙醇、含水乙醇或含水丙酮等单一或混合溶剂提取后再通过溶剂萃取或固相萃取，采用极性依次增大的溶剂将提取物分离成几个极性不同的部分。如果提取目标为特定化学成分，可以制定针对性的提取方案，先采用较小或较大极性的溶剂除去非目标成分后，再采用适当极性的溶剂提取目标成分。在天然产物研究中，乙醇是最常用的提取溶剂，它具有低毒、价廉、沸点适中、便于回收利用等特点，且对植物细胞的穿透能力强。除蛋白质、黏液质、果胶、淀粉和部分多糖外，大多数有机化合物都能在乙醇中溶解。

种类 天然产物溶剂提取技术包含传统溶剂提取技术和在传统技术基础上辅以超声波、微波等外场作用发展而来的现代技术。传统溶剂提取技术根据操作方式和条件的不同可分为浸渍、渗漉、煎煮、回流及连续回流等具体的提取技术，现代技术有超声或微波技术辅助的溶剂提取技术等。

浸渍溶剂提取技术 在常温或低温条件下采用适当溶剂浸泡原材料以溶出其中成分的操作和程序。该技术操作简便，适用于热不稳定成分或含大量淀粉、树胶、果胶及黏液质原材料的提取。但该法提取时间长，溶剂用量大，提取率较低。水浸渍提取时需要注意和防止霉变。

渗漉溶剂提取技术 将原材料置渗漉装置中，连续添加溶剂使其自上而下渗过原材料，提取液在底部连续放出收集的一种动态提取操作和程序。适用范围与浸渍技术相似，提取效率较高，但仍存在费时、溶剂消耗大、操作较麻烦等不足。

煎煮溶剂提取技术 将原材料加入适量水中加热煮沸，提取其所含成分的操作和程序。该技术是中药的传统提取和应用技术，简便实用，但不宜用于挥发性成分及热不稳定成分的提取。

回流溶剂提取技术 将原材料置回流提取装置中，加入低沸点有机溶剂，通过加热使溶剂回流进行提取的操作和程序。该技术既能提高效率，又能减少溶剂消耗，但不适用于热不稳定成分的提取。

连续回流溶剂提取技术 将原材料置于连续回流提取装置中，加入低沸点有机溶剂渗漉提取，提取液直接流入浓缩器后，随时被加热使溶剂直接回流至原材料储藏室上方连续提取的操作和程序。是渗漉和回流提取技术的组合和改进技术，提取效率高，溶剂用量少；但提取时间长，不适用于对热不稳定成分的提取。在常规实验室中，使用的装置称为索氏（Soxhlet）提取器，因此又称索氏提取。

超声波辅助溶剂提取技术 将原材料和溶剂混合后，辅以超声波作用，进行提取的操作和程序，是一种利用超声波强化的溶剂提取技术。利用超声波产生的机械震荡效应、空化效应和热效应，强化介质的扩散和传质、破坏原材料的细胞壁及生物体以利于成分的释放，可使天然产物的溶解度及其溶出率显著增大，提取效率明显提高。但超声波可促进一些化学反应的发生，因此该技术不适用于一些化学不稳定成分的提取。

微波辅助溶剂提取技术 利用微波无温度梯度的热效应使样品内外同时加热，增加物质扩散性和溶剂穿透性，从而加速提取过程的溶剂提取操作和程序。微波辐射具有穿透性，能使极性分子选择性吸收其能量并转化成热能使介质内部温度迅速上升，造成内部压力过大，导致生物组织细胞破碎，使所含成分释放并溶于溶剂中。此外，微波辐射能强化分子扩散和传质，缩短提取时间。但微波也可促进一些化学反应的发生，故该技术同样不适用于一些化学不稳定天然产物的提取。

(杨学东　钱忠直)

tiānrán chǎnwù shuǐzhēngqì zhēngliú tíqǔ jìshù

天然产物水蒸气蒸馏提取技术（steam-distillating extraction techniques of natural products）

在原材料中通入水蒸气或与水一起共热沸腾，使天然产物随水蒸气一起蒸馏出来的操作和程序的总称。该技术要求被提取天然产物不溶或仅微溶于水，长时间与水共沸不发生化学变化。

原理　一些挥发性天然产物不溶于水，但与水混合时，混合体系的蒸汽压高于它们各自固有的蒸汽压，而沸点低于各自固有的沸点，使得它们在常压下能够随水蒸气一起蒸馏出来，再冷却收集，可获得提取物。

种类　天然产物水蒸气蒸馏技术包括两种基本操作，即原材料与水混合以及原材料与水不混合的操作，实际应用以前者为主。按照加热蒸气来源不同，又可分为共水蒸馏技术（即直接加热蒸馏技术）、蒸气蒸馏技术和水上蒸馏技术。

共水蒸馏技术　将原材料与水同时加入蒸馏装置中，直接加热水和原材料的混合物，使天然产物与水蒸气一起蒸馏逸出，冷却收集溢出物，再结合分液和萃取等方法获得提取物的操作和程序，也称水中蒸馏技术。该技术操作比较简单，主要用于少量原材料中挥发油的提取。

蒸气蒸馏技术　仅将原材料放入蒸馏装置，再用水蒸气发生装置直接把水蒸气导入装有原材料的蒸馏装置中，使天然产物被水蒸气携带溢出，冷却收集溢出物，获得提取物的操作和程序，也称直接蒸气蒸馏技术。装置相对复杂，适用于稳定性较差挥发性成分的提取。

水上蒸馏技术　将原材料和水加入带有筛板的特殊蒸馏装置中，筛板使原材料和水隔离，筛板上为原材料、筛板下为水，加热使水沸腾蒸发，水蒸气从下而上穿过筛板上的原材料携带天然产物溢出，冷却收集溢出物，再获得提取物的操作和程序。在使用的装置中，筛板使原材料与水隔离，筛板上为原材料、筛板下为水，故又称隔水蒸馏技术。适用于大量原材料的提取，特别是工业化生产。

应用　水蒸气蒸馏技术主要用于提取具有挥发和升华性质的天然产物，如挥发油，以及麻黄碱、烟碱、槟榔碱、丹皮酚和香豆素等。当被提取天然产物沸点较高，不易直接进行蒸馏，或者在达到纯组分的沸点以前已经开始分解而不能采用常压蒸馏法提取时，通常可采用水蒸气蒸馏技术提取。对一些在水中溶解度较大的挥发性成分可采用蒸馏液重新蒸馏的技术，收集最先馏出的部分，分出挥发油层，或采用低沸点非极性溶剂，如己烷、石油醚、乙醚等，将蒸馏液中挥发性成分萃取出来。

水蒸气蒸馏提取技术具有易于操作、成本低、提取挥发性成分效率高等优点。但是，天然产物与水长时间接触，温度相对较高，对于含有热不稳定成分的天然产物不宜采用此技术提取。

（杨学东　钱忠直）

tiānrán chǎnwù yāzhà tíqǔ jìshù

天然产物压榨提取技术（squeezing extraction techniques of natural products）

采用机械加压使液体天然产物和含天然产物的液体与原材料固体分离的操作和程序的总称。压榨提取技术是提取天然产物的古老技术，21世纪初仍然普遍应用，适用于多汁液和含油量高的新鲜原材料的提取，如鲜橘皮、柠檬皮等。此技术不需任何有机溶剂，不易引起成分变化，可最大限度地保留提取物的生物活性和汁液的风味，但对天然产物的提取通常不够完全，提取率较低。

原理　机械加压可使含液体的固体原材料体积缩小、组织和细胞碎裂，致使原材料中的液体被挤压流出与固体部分分离。天然产物压榨提取技术的效率与压力、时间、温度、料层厚度、排油阻力和设备结构有关。

种类　根据前处理和压榨时的温度不同可分为热榨技术和冷榨技术；按照挤压方式的不同可分为垂直压榨和螺旋压榨；根据压榨前原材料是否用水处理分为干压榨技术和湿压榨技术。依照获取天然产物性质的不同分为水溶性天然产物的榨取技术、脂溶性天然产物的榨取技术和挥发油类天然产物的榨取技术。

热榨技术指压榨前原材料需加热处理并且压榨时温度较高的操作和程序。该技术提取效率较高，但加热可导致热不稳定成分发生化学反应，故不适于热不稳定天然产物的提取。

冷榨技术指压榨前原材料无需加热处理且压榨时温度保持常温的操作和程序。该技术提取效率较低，但适于热不稳定天然产物的提取。

垂直压榨技术指将原材料加入装置后的间歇式压榨操作和程序，即分次压榨，每次压榨完毕取出残渣后，再加新的原材料进行下一次压榨；提取效率相对较低。

螺旋压榨技术指将原材料加入装置后的一种连续式压榨操作

和程序，即原材料可从装置的进口连续加入，液体和料渣分两路分别从各自的出口连续放出收集；提取效率相对较高。

干压榨技术指压榨前原材料不用水进行润湿预处理的压榨操作和程序。可结合以上技术使用，不能用于非油类和质地坚硬原材料中目标成分的提取，而适用于含液汁或油多的原材料中目标成分的提取，提取效率相对较低。对于脂溶性成分的榨取，常因原材料具有较硬的保护皮，压榨前一般要进行除杂、剥壳去皮、蒸炒原材料等预处理，预处理后细胞破坏程度好，颗粒大小适当，油脂黏度与表面张力尽量要低。此外，提取效果还与压力、时间、温度、料层厚度、排油阻力和设备结构有关。

湿压榨技术指压榨前原材料使用水或其他少量溶剂进行润湿预处理的压榨操作和程序。也可结合前述技术使用，可用于非油类和质地相对松软易吸水原材料中水溶性目标成分的提取，也可用于油类和质地相对坚硬原材料中油类成分的提取。

另外，挥发油类成分的压榨提取技术，根据压榨方式的不同又分为海绵压榨技术、锉榨技术和机械压榨技术。海绵压榨技术是将浸泡的原材料表面与吸油海绵接触，然后对着海绵压榨，使油囊破裂，挥发油类天然产物收集于海绵中，如柠檬油和甜橙油的提取。锉榨技术是采用机械刮磨、撞击、研磨使挥发油渗出，如常见的针刺法磨橘机即为此技术，但产出油的质量较海绵法差。机械压榨技术是把原材料置于压榨机中压榨，榨取物为挥发油和果汁的混合液，需进一步处理去除可能含有的水分、叶绿素、黏

液质及细胞组织等杂质，把挥发油分离出来。

应用　压榨提取技术在天然产物提取中的应用和研究较少，与溶剂提取法相比，压榨提取不需溶剂，产物更安全；且压榨工序少、操作简单，速度快，生产效率高。与超临界流体萃取法相比，生产设备简易，造价低，可进行连续生产。压榨提取法收率较溶剂提取法低，若对压榨提取后物料进行溶剂提取可提高收率。挥发油类成分的压榨提取技术，适用于果实类原材料中芳香性成分的榨取，榨取物质量远较用水蒸气蒸馏技术获得的提取液好。

（杨学东　钱忠直）

tiānrán chǎnwù chāolínjiè liútǐ tíqǔ jìshù

天然产物超临界流体提取技术（supercritical fluid extraction techniques of natural products）

用超临界流体作为溶剂使原材料中的化学成分溶解提取出来的操作和程序的总称。通过温度、压力以及夹带剂的种类和用量等条件控制，可选择性地从原材料中提取目标化学成分。二氧化碳是最常用的超临界流体。为改善或维持超临界流体的选择性或提高其对难挥发性和大极性化学成分的溶解度和提取效率而加入超临界流体中的其他有机溶剂称为夹带剂；在提取条件下，夹带剂处于亚临界状态，一般是具有良好溶解性能的溶剂，如甲醇、乙醇和丙酮等。

超临界流体　当任何物质所处的温度和压力均超过其临界点时形成的单一相态的流体。具有以下特性：①密度接近液体，由于溶质在溶剂中的溶解度一般与溶剂的密度成正比，使超临界流体与液体溶剂有相近的提取能力。

②流体在临界点附近的压力或温度的微小变化都会导致流体密度相当大的变化，从而使溶质在流体中的溶解度也产生显著变化。③扩散系数介于气态与液态之间，黏度接近气体，因此总体上超临界流体的传质性质更类似于气体。④当流体状态接近于临界区时，蒸发热会急剧下降，至临界点时，气-液相界面消失，蒸发焓为零，比热也变为无限大。因此，在临界点附近进行分离比在气液平衡区进行分离更有利于节能。

超临界二氧化碳流体提取技术　用超临界二氧化碳流体作为溶剂使原材料中的化学成分溶解提取出来的操作和程序的总称。基本操作流程包括将原材料装入特制的提取器，排出所有杂质气体后，注入超临界二氧化碳流体和夹带剂，在压缩机驱动下，使混合流在提取器与分离器之间循环；溶有提取物的高压流体自提取器顶部离开，经节流阀节流，进入分离器，降压析出提取物，提取物自分离器底部排出，二氧化碳或与夹带剂的混合物则进入压缩机经压缩后进入提取器循环使用。

应用　使用超临界二氧化碳流体提取技术得到的提取物不残留或很少残留有机溶剂、提取速度快、收率高、操作方便。超临界二氧化碳流体的溶解特性容易改变，在一定温度下只需通过改变其压力及加入适当的夹带剂，即可以调整超临界二氧化碳流体的溶出能力。选择适当的压力和温度能提高提取的选择性能并获得特定的提取物。该技术无需使用大量有机溶剂，超临界二氧化碳流体无毒可循环利用，减少环境污染。超临界二氧化碳流体对低分子量、低极性或亲脂性的成

分如油脂、萜、醚和环氧化合物等溶解能力强，提取温度低，适用于提取热及化学不稳定的化学成分，以及从混合物中提取低极性的组分；但对极性较大、分子量较高的成分，如皂苷类、黄酮苷类和多糖类等的提取较为困难。因此，单一的超临界二氧化碳流体提取技术在应用范围上受到限制。天然产物种类繁多，各类化学成分的性质差异极大，为保证提取完全，就必须有针对性地将超临界二氧化碳流体提取技术与其他提取技术配合使用。超临界流体提取法在高压下操作，设备及工艺技术要求高，投资较大。

（杨学东　钱忠直）

tiānrán chǎnwù fēnlí jìshù

天然产物分离技术（separation techniques of natural products）

从植物、动物、昆虫或微生物提取物中将其所含有的单个化学成分或一组化学成分分离出来的操作条件和程序的总称。天然产物的分离是进行天然药物化学研究的前提，相对烦琐和耗时，尤其是微量、结构复杂新颖或不稳定化学成分的分离仍然具有一定的难度。因此，天然产物分离技术在天然药物化学研究中始终是研究热点，占有重要地位。

一般而言，从生物原料中提取得到的提取物是复杂的混合物，其中所含化学成分的分离过程是一个系统工程。通常需要先采用简便易行的萃取分离技术或常规柱色谱分离技术等，将混合物进行初步分离，得到若干组分或部分；然后，依据各组分的性质，选择适当的分离方法进行精细分离并进一步纯化得到所需纯度的单一化合物。

类型与原理　根据被分离化学成分或组分的性质，常用技术的原理可分为六类。①利用化学成分或组分溶解性的差别进行分离，如天然产物结晶分离技术和天然产物沉淀分离技术，它们都是利用化学成分或组分在不同温度下、不同 pH 值下或在不同溶剂中溶解度的不同进行分离的操作。②利用化学成分或组分在两种互不相溶的溶剂或介质中溶解度的不同进行分离，如萃取分离技术中的溶剂萃取技术、色谱分离技术中的逆流色谱分离技术和纸色谱分离技术，以及逆流分溶分离技术等。③利用化学成分或组分吸附性能的不同进行分离，如采用硅胶、聚酰胺、氧化铝等为固定相的色谱分离技术和固相萃取技术，以及大孔吸附树脂分离技术等。④利用化学成分或组分分子的大小和形态进行分离，如凝胶色谱分离技术和膜分离技术等。⑤利用化学成分或组分离解程度不同进行分离，如离子交换色谱分离技术和电泳分离技术等。⑥利用化学成分或组分挥发性能的不同进行分离，如分馏分离技术和分子蒸馏分离技术等。通常将溶剂萃取分离技术、分馏分离技术、沉淀分离技术、结晶分离技术等早期就一直被采用的技术称为经典分离技术，这些技术的操作通常比较简单，无需复杂、昂贵的仪器和设备等条件。需要特别指出的是各种现代色谱分离技术已经成为分离阶段主要的分离技术，其分离能力和应用范围远高于其他技术。

pH 梯度的萃取分离技术和离子交换树脂分离技术，可以将提取物中所含化学成分按酸性、碱性、中性及两性化合物分开，是两种经典分离技术，在苯丙酸、生物碱、氨基酸等酸性、碱性或两性成分的分组分离中广泛应用。

天然产物分离的难易程度取决于分离对象中所含化学成分的性质与数目。生物资源提取物中化学成分的组成通常比较复杂，仅仅采用一种分离方法，很难达到分离的目的。比如，从含有成百上千种化学成分的植物提取物中分离出一种生物活性成分是一项十分艰巨的任务，可能要采用多种分离技术和许多步骤才能。实际工作中，往往是将若干分离纯化技术联合使用并拟定系统的分离策略和方案。在此过程中，选择合理分离技术固然重要，而如何将这些技术方法合理地组合和灵活运用也是成功分离的前提。

分离策略　实现分离所选择的技术及其相互间的配合使用。合理地选择分离技术并巧妙地将各种技术结合使用，可在最短时间内获得目标成分的最佳收率。天然产物的分离策略取决于多方面因素，包括提取技术，提取物的复杂程度，目标成分或组分的含量、极性、稳定性和溶解度等，以及分离技术间的互补性等。在确定一种分离策略时，挑选一些分离原理和选择性差别尽可能大的技术通常是有益的，也可通过变换分离技术的操作条件来实现。在采用天然产物色谱分离技术时，如果在分离的整个过程中只采用一种固定相，则可通过改变洗脱剂来最大限度地增加分离的选择性。

随着分离的进行，目标成分的纯度不断提高，样品量会逐步减少。因此，最初的分离技术应能处理较大量的样品，采用相对成本较低的固定相（如硅胶、氧化铝、聚酰胺或离子交换树脂等）进行各种常规柱色谱分离。在分离的初始阶段采用反相硅胶进行常规柱色谱分离，要比用正相色谱分离昂贵很多，但是反相硅胶产生的不可逆吸附较少，可以反复使用。

大极性成分的分离策略　大极性成分的分离是天然产物分离的一个难点，如糖类、肽类、皂苷类、糖酯类等，均属难分离且不太稳定的活性成分。因此，寻找尽量简单、温和的分离技术或这些技术的组合使用是必要的。相互配合的常用技术包括：①萃取分离技术与液相色谱分离技术的配合使用。②萃取分离技术与凝胶色谱分离技术的配合使用。③凝胶色谱分离技术与正、反相液相色谱分离技术配合使用。④大孔吸附树脂色谱分离技术的配合使用。在分离的开始阶段，将高极性样品通过大孔吸附树脂色谱分离可很好地除去其中的亲水性杂质（如氨基酸、糖类等），典型的分离过程是先用大孔吸附树脂初步分离，然后使用常压硅胶柱色谱技术和/或反相高效液相色谱分离技术进行分离。⑤不同液相色谱技术配合使用，例如配合使用快速逆流色谱、中压液相色谱和制备型高效液相色谱分离技术。

亲脂性成分的分离策略　对于亲脂性化学成分可以将柱色谱分离技术与薄层色谱分离技术配合使用。考虑到经济因素及易于操作的特点，大多配合使用常规硅胶柱色谱分离技术和制备型薄层色谱分离技术来分离亲脂性化合物。一种更快速的策略是先采用减压液相色谱分离技术进行初步分离，然后用离心薄层色谱分离技术，薄层色谱分离技术的分离能力足以保证得到单一化合物。快速色谱分离技术适用于对粗品进行快速的初步分离，但它不具备其他现代色谱分离技术的分离

能力。因此，为了获得化合物纯品，经常需将快速色谱分离技术与一种具有高分离能力的色谱分离技术，如高效液相色谱分离配合使用。

凝胶色谱分离技术使用策略　利用羟丙基葡聚糖凝胶或聚甲基丙烯酸凝胶为固定相的凝胶色谱分离技术，对天然产物的分离起着重要作用。凝胶作为色谱分离的固定相可根据混合物中各组分分子量大小的不同对其进行分离，非常适合从提取物中除去聚合物等高分子成分，减少其给后续分离带来的麻烦。凝胶色谱分离技术不仅可作为一种有效的初步分离手段，还可用于最后的纯化，以除去其中残留的微量固体杂质、盐类等。在分离的最后阶段，当需要纯化组分的量很少时，采用凝胶色谱分离技术进行纯化可以减少样品的损失。

注意使用温和分离技术的策略　在自然条件下实际存在于生物细胞及组织中的化学成分，在提取分离过程中可能会由于酸碱、加热、光照、酶解、溶剂及分离材料等因素的作用而发生结构变化。因此，分离方法应选择尽可能温和的条件。通常：①采用有机溶剂进行的萃取或色谱分离等操作，溶液中的有机溶剂采用减压回收，而对于水溶液的浓缩，大体积时采用吸附、小体积时采用固相萃取小柱是更好的选择。②冷冻干燥是一种温和的浓缩技术，对于含无机盐或酸溶液的浓缩分离具有优势，可以避免因采用较高的温度而引起的化学反应。③分离过程中所使用的溶剂也常常引起天然产物的结构发生化学转变。如甲醇、乙醇或正丁醇有时会使含羧基成分转变为酯，乙酸乙酯可能发生乙酰基转移，丙

酮可能会与含二醇基成分形成缩酮结构。充分考虑上述因素，有助于判断所分得的化合物是否为真正的天然产物。即使在温和的前处理和提取分离条件下，生物体中的天然化合物也时常会发生化学变化，转化成人为产物。因此，在天然药物化学研究中要对人为产物问题引起足够重视，这不仅能够为药材在采集加工、保存和提取分离过程中的质量控制提供科学依据，也可以为寻找活性更好的化合物及相应制备方法提供重要信息。

以现代色谱技术为代表的现代分离技术的采用，使天然药物化学研究发生了巨大变化。新的分离技术使分离速度更快，分离规模更大，分离能力更强；对于以往在不稳定化合物的分离过程中以及微量成分的分离富集过程中所遇到的问题常可以避免和解决。制备型高效液相色谱分离技术作为天然产物分离纯化的最后手段已得到普及和广泛应用。未来的天然产物分离技术必将向着安全、高效、易于操控、成本低廉、环境友好的方向发展。

（杨学东　钱忠直）

tiānrán chǎnwù cuìqǔ fēnlí jìshù

天然产物萃取分离技术（extraction separation techniques of natural products）　用互不相溶的两种溶剂，通过间歇震荡或连续洗脱使天然产物提取物或组分等混合物在两种介质中分配，实现混合物中不同种或不同类型化学成分相互分离的操作和程序的总称。

原理　在天然产物提取物中，不同种或不同类型的化学成分在不同介质中的溶解和吸附特性不同，当它们与互不相溶的两种介质充分混合或接触后，不同种或

类型的化学成分将分别在两种介质中被溶解或吸附,再对溶解或吸附化学成分的两种介质进行分离,从两种介质中便可分别获得不同种或类型的化学成分。

种类 根据所用两种介质物态的不同,天然产物萃取分离技术可分为溶剂萃取技术、固相萃取技术和超临界二氧化碳流体萃取技术。

溶剂萃取分离技术 用互不相溶的两种液态介质(如水和有机溶剂组成的两相)使天然产物提取物或组分等混合物中的不同种或不同类型化学成分相互分离的操作和程序。因为两种介质是液体,所以溶剂萃取技术也称液-液萃取分离技术。在液-液萃取的操作过程中,可选择能够与一些天然产物反应的溶剂介质,或在溶剂介质中添加反应试剂。因此根据是否发生化学反应,液-液萃取分离技术可分为物理萃取分离技术和化学萃取分离技术。若目标成分与萃取介质间不发生化学反应,主要依据相似相溶原理,在两相间达到分配平衡而相互分离的操作和程序称为物理萃取分离技术;通过目标成分与萃取剂之间的化学反应生成复合分子以实现目标成分向萃取介质转移分配的操作和程序则称为化学萃取分离技术。另外,还有在传统溶剂萃取分离技术的基础上,基于溶液体系的微相结构和特性发展起来的微乳相萃取分离技术,如胶团萃取分离技术、双水相萃取分离技术等。溶剂萃取技术是实验室常用分离技术,所需仪器设备简单、操作方便、分离选择性较高、应用范围广。但本技术需使用大量有机溶剂,特别是一些有毒溶剂,易于造成健康和环境危害。在天然产物研究中,主要采用物理萃取技术。

固相萃取分离技术 用液-固两种物态的介质(如有机溶剂和硅胶)实现天然产物提取物或组分等混合物中不同种或不同类型化学成分相互分离的操作条件和程序,是溶剂萃取分离技术与柱色谱分离技术的组合技术。通常的操作流程是将作为萃取相的固体填料(分离材料)装填于固相萃取柱中,使混合物溶液自上而下通过萃取柱后,其中的一种或一类化学成分被固体填料吸附,而其他成分不能被吸附,从而实现分离。固相萃取分离技术所用的固态介质通常为液相柱色谱分离技术中使用的固定相,其分离机制、固定相和溶剂选择方法等均与液相柱色谱分离技术相同,但固相萃取分离技术采用间歇式而非连续的色谱分离技术的洗脱操作。固相萃取分离技术的目的主要是去除样品中的杂质,分离富集所需的目标成分。依据所用固态介质(填料)的类型,固相萃取分离技术可分为正相、反相、离子交换和凝胶固相萃取分离技术,其中,使用反相填料的固相萃取分离技术应用最广。固相萃取分离技术操作的基本步骤包括填料活化、装柱、上样、杂质洗脱和目标物洗脱四步。与溶剂萃取分离技术比较,固相萃取分离技术对目标成分回收率高,分离选择性好,分离效率高,操作简便、快速,也易于实现自动化。天然产物分离中常用于特殊样品的前处理或分组分离。如溶解度差的样品,采用硅胶拌样的索氏提取、溶剂萃取或柱洗脱方式进行的萃取分段分离均为固相萃取操作。

超临界二氧化碳流体萃取分离技术 与超临界二氧化碳流体提取技术(见天然产物超临界流体提取技术)相同,只是把被提取的对象由原料更换为提取物。

应用 在天然产物分离中,溶剂萃取分离技术是最基本和常用的技术之一,所需仪器设备简单、操作方便、分离选择性较高、应用范围广。主要用于提取物中不同极性类别化学成分的初步分离,如脂溶性与水溶性成分的分离;但本法使用大量有机溶剂,特别是一些有毒溶剂,易于造成健康和环境危害,应尽量避免。固相萃取分离技术常用于特殊少量提取物的前处理,如兴奋剂检测中尿样的前处理,也用于大量提取物的初步分离,或去除提取物或组分中的杂质,富集所需的目标成分。如对于溶解度差的提取物,与硅胶拌样吸附后,采用索氏提取、溶剂提取或装柱洗脱的分离均属固相萃取技术的不同操作和应用。超临界二氧化碳流体萃取法在较低温度下操作,特别适合于热不稳定化学成分的分离,也应用于亲脂性和中等极性成分的初步分离;但此法在高压下操作,设备和技术条件要求高。

(杨学东 钱忠直)

tiānrán chǎnwù fēnliú fēnlí jìshù

天然产物分馏分离技术

(fractional distillation separation techniques of natural products)

将沸点接近的液体天然产物提取物或组分等混合物在分馏柱内经过多次部分气化和部分液化,实现混合物中不同种和不同类型化学成分相互分离的操作和程序的统称。分馏柱是指与蒸馏瓶(釜)相连且垂直安装的具有特定内部结构或在其内部装有某种填料的圆柱,分馏操作实际上是在分馏柱上进行的连续多次的简单蒸馏。

原理 利用液体天然产物提取物或组分等混合物中不同种和不同类型化学成分的沸点不同,通过分步和逐级加热蒸发和冷凝分别收集,使各成分得到分离。液体化学成分的沸点越低,其挥发程度越大,将液体天然产物提取物或组分等混合物沸腾汽化后,蒸气中易挥发化学成分的相对含量高于混合物,蒸气进入分馏柱后,由于柱上下内外温差、柱内部结构或填料以及填料表面液体或下落液滴的阻挡,使其在分馏柱中部分冷凝成液体。同时,高沸点液体化学成分的蒸气较易于冷凝液化,部分冷凝的液体中高沸点化学成分的相对含量较高,而未冷凝的蒸气中易挥发的低沸点化学成分相对含量较高;上升的蒸气遇到下落的液滴或填料表面液体会发生热量传递和物质交换,下落液滴发生部分汽化而上升的蒸气发生部分冷凝液化;这一过程自分馏柱底部至顶端出口多次进行,每一次交换都使蒸气中的低沸点化学成分得到进一步富集,而下降的液滴则使高沸点化学成分逐步富集。最终低沸点和高沸点化学成分分别从分馏柱顶部和底部收集,实现分离。分馏系统要达到满意的分离效果,分馏柱设计必须达到一定的高度,使蒸气与液体间能够充分接触;并且分馏柱自下而上,其内部要保持一定的温度梯度。此外,天然产物提取物或组分等混合物内不同种和不同类型化学成分的沸点要有一定差距。

种类 按分馏柱的复杂程度,天然产物分馏分离技术可分为简单分馏分离技术和精密分馏分离技术,精密分馏分离技术即精馏分离技术。分馏分离技术在化学工业中一般指精馏分离技术,即

采用精馏塔等设备进行的分离操作,该类设备已能将沸点相差 $1 \sim 2{}^{\circ}C$ 的混合物分开。按操作方式不同,分馏分离技术可分为间歇分馏分离技术和连续分馏分离技术。前者用于批量分离,在一个操作过程中,操作参数不断改变直到分离出所需的化学成分为止。后者用于大量分离,是工业生产中最常用的方式,原料液连续送入分馏柱或精馏塔内,在顶部或底部连续得到所需组分。分馏一般在常压下进行,但当混合物在常压下为气态或沸点接近室温时,可采用加压操作;而当混合物在常压下沸点较高或属热敏性物质时,可采用减压操作。

应用 天然产物分离中,分馏分离技术主要用于挥发油及相应成分的分离,因挥发油中所含成分常在其沸点温度下被破坏,故通常采用减压操作。分馏分离技术也常作为初步分离手段,结合色谱分离技术等进行精细分离。在分馏分离技术的使用过程中,有些液体化学成分可能形成共(恒)沸混合物,即这些液体混合物具有固定的沸点和组成,其气相和液相的组成也完全相同,这类液体混合物不能采用分馏法进行分离。

(杨学东 钱忠直)

tiānrán chǎnwù chéndiàn fēnlí jìshù

天然产物沉淀分离技术 (precipitation separation techniques of natural products)

使一种或一组化学成分从天然产物提取物或组分混合物的溶液中以固体析出而与其他成分分离的操作和程序的总称。以固体形式析出的一种或一组化学成分称为沉淀物,应用沉淀分离技术可使目标化学成分成为沉淀析出或使杂质成为沉淀除去。沉淀物可分为晶形沉

淀物和非晶性沉淀物,后者又称为无定形沉淀物。晶形沉淀物结构紧密、颗粒大,易于沉降和过滤,利于分离。一般而言,沉淀物本身的极性愈强、溶解度愈大,愈容易形成晶形沉淀物。一种或一组化学成分能否从天然产物提取物或组分混合物的溶液中以固体形式析出,取决于其溶解度或形成固体的溶度积常数,以及溶剂或沉淀剂和沉淀条件的选择。溶度积常数是指在一定温度下,在难溶化合物的饱和溶液中,组成沉淀的各离子浓度的乘积,它可用于判断难溶物质是固体还是溶解,并决定了从溶液中可分离出目标成分的限度。

原理 利用天然产物混合物中一个或一类成分的溶解度及其与沉淀剂相互作用的不同,通过改变溶剂,或在混合物溶液中加入某些溶剂或沉淀剂,或改变溶液的浓度、温度、pH 值等,可使一个或一类成分以固体形式析出,从而实现与溶液中其他成分的分离。在任何条件下,溶解度越小的天然产物越容易从混合物溶液沉淀析出。

技术种类 根据原理和沉淀条件的不同,可分为溶剂沉淀分离技术、沉淀剂沉淀分离技术和盐析分离技术;根据使用沉淀剂的不同,沉淀剂沉淀分离技术又可分为铅盐沉淀分离技术、酸碱沉淀分离技术、絮凝沉淀分离技术和盐析沉淀分离技术。①溶剂沉淀分离技术是指利用不同化学成分在不同溶剂中的溶解度差异原理,通过在天然产物提取物或组分混合物溶液中添加其他能够与溶液互溶的溶剂,使一种或一组化学成分的溶解度显著降低以固体析出而与溶液中其他成分分离的操作和程序。②沉淀剂沉淀

分离技术是指通过向天然产物提取物或组分混合物溶液中添加某种能与一种或一组成分形成难溶性物质的试剂（沉淀剂），使其沉淀析出而与其他成分分离的操作和程序。常用的沉淀剂包括金属离子（如铅盐）、酸、碱和高分子聚合物等。③铅盐沉淀分离技术是指利用中性醋酸铅或碱式醋酸铅在水或稀醇溶液中与天然产物提取物或组分混合物中的一种或一组化学成分生成难溶的铅盐或复合物而达到分离目的的操作条件和程序。④酸碱沉淀分离技术是指利用天然产物提取物或组分混合物中的一种或一组化学成分在酸（或碱）性溶液中可溶，但在碱（或酸）性溶液中溶解度减小，从而通过调节溶液的 pH 使其以沉淀物析出，与其他成分分离的操作和程序。⑤絮凝沉淀分离技术是指以高分子聚合物作为沉淀剂，通过其吸附多个微粒的架桥作用，与天然产物提取物或组分混合物中的一种或一组化学成分形成絮凝固体析出，实现与其他成分分离的操作和程序。⑥盐析沉淀分离技术是指通过在天然产物提取物或组分混合物溶液中加入无机盐至一定浓度或饱和状态，使一种或一组化学成分溶解度降低而以固体析出的操作条件和程序。如中草药水提取液常用氯化钠、硫酸钠等的盐析作用分离目标成分。

应用 沉淀分离技术的浓缩作用常大于纯化分离作用，故该技术作为一种初步分离手段，广泛应用于中成药的研究与生产。溶剂沉淀技术的效果取决于选择添加溶剂的种类和量，溶液的浓度、温度、pH 值，以及被沉淀化学成分的含量等，如溶液浓度过高，会引起杂质的共沉淀或包裹

现象，而浓度过低则沉淀物析出不彻底。中成药生产中常用的"水提醇沉技术"是典型的溶剂沉淀法，该法将中药水提取液浓缩后加入乙醇至一定比例，其中的多糖、鞣质、蛋白质、无机盐类等以沉淀析出，经过滤即可将其去除。絮凝沉淀分离技术在中成药生产中的应用也比较普遍，在中草药原料的水提取液中，加入絮凝剂使蛋白质、树胶、鞣质等微粒形成絮凝团沉淀，经过滤达到分离去除上述杂质的目的。酸碱沉淀分离技术在生物碱类天然产物的提取和分离研究及其工业生产中，应用广泛，如黄连素（小檗碱）等的制备。

（杨学东 钱忠直）

tiānrán chǎnwù jiéjīng fēnlí jìshù

天然产物结晶分离技术（crystallization separation techniques of natural products）

将天然产物提取物或组分混合物溶液中的目标化学成分以晶体形式析出而与其他成分分离的操作和程序的总称。

原理 一种或几种化学成分在同一介质中的溶解度、挥发度以及形成结晶的难易程度不同，在适宜条件下，能够以单一晶体或混合晶体结晶而从天然产物提取物或组分混合物的溶液中析出，实现与其他成分的分离。其中，结晶是指固体物质以晶体状态从蒸气、溶液或熔融物中析出的过程，而晶体则是其内部结构中的原子、离子或分子作三维有序规则排列的固态物质，形成有规则的多面体外形并具有固定熔点和各向异性。在介质中的过饱和溶解是化学成分结晶的必要条件，即在介质中的溶解量超过其饱和溶解量或溶解度。结晶过程主要经历两个步骤：首先产生微观晶

粒作为结晶的核心，即晶核，该过程称为成核；然后晶核逐步长大成为宏观的晶体，该过程称为晶体生长。由溶液结晶出来的晶体与余留的溶液合称为晶浆，晶浆去除了其中的晶体后所余下的溶液称为母液。无论是成核，还是晶体生长，都需要在过饱和溶液中进行。因此，如何使混合物中的化学成分产生过饱和并维持在一定过饱和度范围是结晶分离技术的关键。通过控制过饱和度可以实现控制成核速度和晶体生长速度，防止形成多余的晶核，有利于形成较大的晶体，提高产品纯度和分离效率。

种类 根据在介质中形成过饱和溶液的操作方式不同，结晶分离技术可分为冷却结晶分离技术、蒸发结晶分离技术、盐析结晶分离技术和升华结晶分离技术等。①冷却结晶分离技术是指利用不同种和不同类型天然产物在一定体积介质中的溶解量（度），随温度升降而增减程度不同的原理，通过加热使大量混合物溶解在一定体积介质中，然后冷却，致一种或几种化学成分产生过饱和并从冷却溶液中结晶析出，实现与其他成分分离的操作和程序。介质为溶剂，如水、甲醇、乙醇、丙酮、乙酸乙酯、乙醚、三氯甲烷、石油醚、冰醋酸、二甲基甲酰胺、二甲亚砜等。②蒸发结晶分离技术是指利用不同种和不同类型天然产物在介质中的溶解度（量），随介质体积或量的增碱而增减程度不同的原理，在加压、常压或减压下，通过加热混合物的溶液，蒸发除去部分溶剂，使一种或几种天然产物产生过饱和并从浓缩液中结晶析出，实现与其他成分分离的操作和程序。介质为溶剂，如水、甲醇、乙醇、

丙酮、乙酸乙酯、乙醚、三氯甲烷、石油醚等容易蒸发的溶剂。③盐析结晶分离技术是指利用不同种和不同类型天然产物在一定体积介质中的溶解量（度），随加入盐或其他物质量的多少而减增程度不同的原理，在天然产物提取物或组分混合物的溶液中，通过加入溶解度大的盐或可互溶的溶剂等其他物质，使一种或几种天然产物产生过饱和并从溶液中结晶析出，实现与其他化学成分分离的操作和程序。介质为不同极性溶剂，如水、甲醇、乙醇、丙酮、乙酸乙酯、乙醚、三氯甲烷、石油醚、冰醋酸、二甲基甲酰胺、二甲亚砜等。④升华结晶分离技术是指利用不同种和不同类型天然产物升华性质的不同，在加压、常压或减压下，通过加热混合物，使一种或几种天然产物升华后，再冷却凝华结晶或收集在其他溶剂介质中产生过饱和并结晶析出，实现与其他天然产物分离的操作和程序。

应用 结晶分离技术是从提取物和组分中分离单一化学成分的经典技术之一。如酒石酸、吗啡、鬼白毒素等，最早都是用结晶方分离技术获得。该技术主要用于天然产物提取物或组分混合物中容易结晶的高含量化学成分的分离和制取。最常用的是冷却结晶分离技术和蒸发结晶技术，混合物溶液中目标成分的溶解度越小、结晶性能越好、含量越高，就越容易结晶析出。蒸发操作通常在室温下进行，可将溶液敞开置于空气中或者在其表面覆盖打孔铝箔减慢其蒸发速度，也可以直接将氮气以缓慢流速引入溶液表面加快挥发速度。另外，使用混合溶剂的盐析结晶分离技术也是常用实验操作。在实际应用中，

从天然产物提取物或组分的复杂混合物溶液中结晶得到的化学成分，通常包含有一定量的其他成分，可将晶体用适当的溶剂溶解后再次结晶以获得更高纯度的晶体，此操作称为重结晶，也是纯化单一化学成分的常用技术。

（杨学东 钱忠直）

tiānrán chǎnwù sèpǔ fēnlí jìshù

天然产物色谱分离技术（chromatography separation techniques of natural products） 用互不相溶且保持相对运动的两种介质，使天然产物提取物或组分混合物在其中进行连续动态分配，进行混合物中不同种或不同类型成分分离的操作和程序的总称。该技术已是从天然产物提取物或组分混合物中分离化学成分应用最普遍且最有效的技术。基础操作流程由俄国植物学家茨维特（Михаи'л Семёнович Цветъ；Mikhail Semyonovich Tsvet）于1900年在研究植物色素类天然产物的过程中发明。他把碳酸钙粉末装到玻璃管中，然后把植物叶子的提取液倒入管内作为吸附剂，再以石油醚和乙醇的混合物作为洗脱剂，自上而下洗脱，随着洗脱进行，各种色素向下移动逐渐分离形成一圈一圈不同的色带。因此，他把这种研究色素性质的方法定义为色谱法（chromatography），该方法一直沿用且形成了集理论、技术、方法和应用为一体的色谱学分支学科。后来的色谱技术均是在此基础上发展的不同操作和程序。在天然产物研究史上，色谱分离技术的发明是一个里程碑。

原理 在天然产物提取物和组分混合物中，不同种或不同类型的化学成分在不同介质中的溶解、吸附、蒸发、交换和移动阻

力等不同，当它们处于互不相溶且保持相对运动的两种介质中时，不同种或类型成分的迁移速度不同，从而使它们彼此能够分离。色谱分离技术的操作有3个基本条件：①互不相溶的两种介质（即两相）。②一种介质需要固定装载在一个管柱中（即得色谱柱），或涂铺在玻璃或铝箔板等载体上（即得色谱板）。③在操作中，一种介质必须流动浸润通过另一种介质，并保持连续的相对运动，处于相对静止的介质称固定相，另一种连续流动的介质称流动相。可完成这种操作的自动化仪器称色谱仪。

类型 色谱分离技术的分类有多种，分类依据各不相同。在天然产物化学研究中，常见色谱分离技术的分类依据和主要类型包括：①根据化学成分的分离机制进行分类，色谱分离技术可分为吸附色谱分离技术、分配色谱分离技术、排阻色谱分离技术、离子交换色谱分离技术、亲和色谱分离技术等。②根据装载固定相的载体外形进行类，可分为柱色谱分离技术和平面色谱分离技术（包括纸色谱分离技术和薄层色谱分离技术）。③根据流动相的物态进行分类，可分为液相色谱分离技术、气相色谱分离技术、超临界流体色谱分离技术等。④根据固定相与流动相的相对极性进行分类，可分为正相色谱分离技术和反相色谱分离技术。⑤根据对对映异构体的分离能力，可分为非手性色谱分离技术和手性色谱分离技术。⑥根据操作压力不同进行分类，可分为常压色谱分离技术、低压色谱分离技术、中压色谱分离技术、高压色谱分离技术和减压色谱分离技术。在实际应用中，一种色谱分离技术

的名称，经常交叉融合使用以上不同的分类依据，如反相中压液相柱色谱分离技术等。

应用　色谱分离技术是最有效且普遍适用的从天然产物提取物或组分混合物中分离制备各种类型化学成分的技术。在色谱分离技术出现后，天然药物化学成分的制备主要依靠各种色谱分离技术来完成，几乎所有类别的天然产物均能采用色谱分离技术，实现最终的分离和纯化制备。

（钱忠直　杨学东）

tiānrán chǎnwù bócéng sèpǔ fēnlí jìshù

天然产物薄层色谱分离技术

（thin layer chromatography separation techniques of natural products）　将固定相均匀涂布于玻璃板或铝箔等平面载体上成薄层后，在此薄层上进行天然产物提取物或组分混合物中不同种或不同类型化学成分色谱分离的操作和程序的总称。其中，固定相均匀涂布于玻璃板或铝箔等平面载体上制成的固定相薄层装置，称为薄层色谱板，可自制或购置。因此，天然产物薄层色谱分离技术也可定义为用薄层色谱板分离天然产物提取物或组分混合物中不同种或不同类型化学成分的操作条件和程序的总称，是液-固、吸附和平面色谱分离技术的一种常规操作。基本操作流程包括：制备薄层色谱板（制板）、点或载样、选择和配制流动相（展开剂）、展开、显色。通常是取薄层色谱板，用毛细管或点样器将天然产物提取物或组分混合物的溶液点（涂）载于距薄层色谱板下端一定距离的位置（即点样或载样），再将载有样品的薄层板倾斜或垂直放入含有流动相（也称展开剂）的色谱槽（缸）中，流动

相不得淹没点样位置。随后，流动相将通过毛细作用，在固定相薄层中自下而上扩散流动，浸润穿过载样位置，使样品中的不同种或不同类型的成分被解吸附且随流动相向上移动，此过程称为展开。由于各组分性质不同造成移动的距离不同，在薄层展开方向的不同位置上形成相互分离的化学成分或组分的斑点或条带，从而达到分离的目的。在流动相扩散展开的前沿接近色谱板的顶端后，取出并使色谱板干燥；各化学成分或组分在薄层上的位置可根据其本身的颜色或紫外光下产生的荧光直接观察，或喷洒显色试剂结合加热等操作确定，此操作即为显色。用比移值（R_f）表示化学成分或组分移动的特性，其定义为载样中心点（线）至组分斑点或条带中心距离与载样中心点至流动相展开前沿距离的比值。在流动相、固定相和展开条件固定时，R_f 是组分的特性常数，可以用于定性鉴别。理想的分离效果是指所有化学成分或组分的斑点或条带的 R_f 值为 0.2 ~ 0.8，清晰集中并达到最佳分离度。展开 1 次后取出薄层板使溶剂挥发，再用同一溶剂或换用其他溶剂再次沿此方向展开的称多次展开，多次展开可增加分离效果。

原理　分离原理等同于色谱分离技术的原理，由固定相决定；流动相移动的原理是薄层固定相颗粒之间缝隙的毛细作用。常用的固定相有硅胶、氧化铝和聚酰胺等吸附剂；常用的流动相是一种或几种溶剂的混合物，也称展开剂。此外，也可进行分配、离子交换、凝胶渗透或过滤等机制的薄层色谱分离操作。

种类　根据操作目的，分为薄层色谱分离分析技术和制备薄

层色谱分离技术。除以上常规操作外，制备薄层色谱分离技术，可进行离心或加压操作，分别称为离心薄层色谱分离技术和加压薄层色谱分离技术。①薄层色谱分离分析技术是以定性鉴别或检测分离效果为目的的操作，也称薄层色谱分离技术。选用的薄层色谱板的固定相层较薄，载样量小，展开和显色后，进行定性鉴别或判断分离效果，不需要收集被分离的化学成分。②制备薄层色谱分离技术是以从天然产物提取物或组分的混合物中分离并制备获取特定化学成分或组分为目的的操作。选用的薄层色谱板的固定相层厚，载样量大，展开和显色后，需要将被分开的色点或色带从薄层板上刮下，收集并将其从吸附剂上洗脱下来获取分离后的化学成分或组分。这种操作所需时间较长，易混入吸附剂中杂质、黏合剂及其他添加剂等。③离心薄层色谱分离技术是用圆盘形薄层板并置于转动装置上使其旋转，从圆盘形薄层板的中心位置，通过细导管先将待分离的天然产物混合物溶液输入后，再连续输入流动相，在离心力作用下，流动相向圆盘形薄层板四周加速展开，进行环形洗脱，不同成分或组分被流动相展开洗脱后，从圆盘形薄层板的边缘先后流出，分别收集和浓缩，实现制备性分离。该法是连续洗脱，载样量相对大，可达一次分离量 0.1 ~ 2 克。④加压薄层色谱法。点（载）样品后，用弹性气垫覆盖水平的色谱薄层板，用输液泵提供压力使流动相从载有样品的一端连续输入展开，不同成分或组分被流动相展开洗脱从色谱薄层板的另一端先后流出，分别收集和浓缩，实现制备性分离的操作。由于此

技术可用更细颗粒的吸附剂及更长的薄层板，因此可以提高分离效率。

以上技术，如用粒度为 5～10 微米的高效色谱固定相制成的薄层色谱板进行分离时，分离效率较用粒度较大固定相的普通薄层板显著提高。因此，在相应技术前加"高效"二字，称为相应的高效薄层色谱分离技术。

应用　薄层色谱分离技术具有设备简单、操作方便等特点，是最基本的色谱分离操作，广泛用于天然产物提取物或组分混合物的分离检测或制备。特别是常规薄层色谱分离技术，主要用于天然产物提取物或组分混合物进行柱色谱分离的时候，固定相和流动相等条件的选择和优化，以及流出液中化学成分或组分的跟踪检测。

（钱忠直　杨学东）

tiānrán chǎnwù zhùsèpǔ fēnlí jìshù

天然产物柱色谱分离技术

（column chromatography separation techniques of natural products）　用固定相填载在柱管中制得的色谱柱进行天然产物提取物或组分混合物分离的操作和程序的总称。在天然产物研究中，常用的气相色谱分离技术、超临界流体色谱分离技术、液相色谱分离技术和逆流色谱分离技术等均属于柱色谱分离技术。

原理　分离的原理等同于色谱分离技术的原理，由固定相决定；流动相移动的原理包括重力和压力驱动作用使流动相与固定相产生相对运动。常用的固定相有硅胶、氧化铝和聚酰胺等吸附剂；常用的流动相是一种或几种溶剂的混合物。此外，也可进行分配、离子交换、凝胶渗透或过滤等机制的柱色谱分离操作。

种类　柱色谱分离技术分类有多种，分类依据各不相同。在天然产物分离研究中，常见的分类依据和方法类型主要包括：①根据分离的机制，分为吸附柱色谱分离技术、分配柱色谱分离技术、排阻柱色谱分离技术、离子交换柱色谱分离技术、亲和柱色谱分离技术等。②根据流动相的物态，分为液相柱色谱分离技术、气相柱色谱分离技术、超临界流体柱色谱分离技术等。③根据固定相与流动相的相对极性，分为正相柱色谱分离技术和反相柱色谱分离技术。④根据对手性对映体的分离能力，分为非手性柱色谱分离技术和手性柱色谱分离技术。⑤根据样品被洗脱分离和收集获取的方式，分为洗脱柱色谱分离技术和干柱色谱分离技术。洗脱柱色谱分离技术是将天然产物提取物或组分的混合物样品载入色谱柱的一端，流动相连续从色谱柱的载样端向另一端流出，不同种类或不同类型的化学成分被分离后逐个随流动相洗脱流出并分别收集的操作。除干柱色谱分离技术外，其他柱色谱分离技术均属洗脱柱色谱分离技术的操作。干柱色谱分离技术是将天然产物提取物或组分的混合物样品载入装有干燥固定相的色谱柱，流动相从色谱柱载样一端向另一端洗脱或展开，但不从色谱柱的另一端洗脱流出或流出但不使被分离的成分洗脱流出，通过洗脱展开使不同种或不同类型的化学成分分离后，按色带挖出（玻璃柱）或切开（塑料袋柱）取出相固定，再用适当溶剂分别将各色带固定相中的化学成分洗下并收集的操作。干柱色谱法所需时间短、节省溶剂，其分辨能力与制备薄层色谱法相当，但载

样量远高于后者。⑥根据操作压力，分为常压色谱分离技术、加压柱色谱分离技术和减压色谱分离技术。在实际应用中，一种柱色谱分离技术的名称，经常交叉融合使用以上不同的分类依据，如正相高效液相柱色谱分离技术等。常压柱色谱分离技术是靠重力驱动流动相的洗脱柱色谱分离技术或干柱色谱分离技术。操作简单，因而得到普遍应用；但因其主要靠重力驱动流动相，只能使用颗粒度较大的固定相才能保证足够的流动相流速，分离速度慢且分离能力低。加压液相色谱分离技术是利用各种装置施加压力驱动流动相的洗脱柱色谱分离技术或干柱色谱分离技术。克服了常压柱色谱分离技术的不足，通过采用颗粒度更小的固定相，可获得更高的分离能力、更快的洗脱速度，更短的分离时间。根据分离中所采用压力的大小，可分为快速色谱分离技术（<2 巴，1 巴 = 105 帕）、低压液相色谱分离技术（<5 巴）、中压液相色谱分离技术（5～20 巴）及高压液相柱色谱分离技术（>20 巴）（即高效液相色谱分离技术）。减压色谱分离技术是利用抽真空为驱动力加速流动相流经固定相的洗脱柱色谱分离技术。常用小粒度固定相（10～40 微米）使分离能力提高，且用极性逐步增大的流动相依次洗脱，在收集每个流分时将柱体中的流动相抽干以减少化学成分或组分的交叉。减压色谱法操作简便，分离速度快，分辨率高，载样量大，广泛应用于天然产物提取物的初步分离。

应用　柱色谱分离技术是天然药物化学研究最重要的分离手段，广泛应用于各类天然产物的分离与纯化制备。在应用中可根

据天然产物提取物的样品量和目标，以及成分组成的复杂程度、相对含量、实际分离度等选择不同的柱色谱分离操作，进行一种柱色谱方法或多种柱色谱方法的组合和反复操作。对于样品量少、成分组成复杂程度低、目标成分含量高、不同成分之间的分离度好的样品，用一种适宜的常压柱色谱操作，即有可能实现分离制备；对于样品量大、成分组成复杂程度高、目标成分含量低、不同成分之间的分离度差的样品，通常需要多种柱色谱方法的组合和反复操作，才有可能实现分离制备。

（钱忠直　杨学东）

tiānrán chǎnwù qìxiàng sèpǔ fēnlí jìshù
天然产物气相色谱分离技术
（gas chromatography separation techniques of natural products）

用气体作为流动相分离天然产物提取物或组分混合物的色谱分离技术。其中的流动相又称载气，一般为氮气。用气相色谱仪来实现操作，基本装置包括：①气流系统，指载气和检测器所用助燃气与燃料气流动的管路和控制、测量元件。②分离系统，包括色谱柱、进样器及色谱柱恒温箱控制系统。③检测系统，包括检测色谱柱流出物的各种检测器和模数转换器等，常用火焰离子化检测器及热导检测器。④数据处理系统，通常采用微型计算机和色谱工作站进行数据的采集、记录和处理，绘制色谱图并获得相应的定性定量数据。⑤收集系统，包括转动阀、冷阱和自动控制元件来实现对各组分分离后的切割和收集。因制备分离进样量大且需要收集获取被分离的成分，故柱后需装备分流器使大部分样品进入收集系统，极少部分进入检测器进行检测指示。

原理　主要利用天然产物提取物或组分混合物样品中不同种或不同类型化学成分的沸点、极性及吸附性质的差异来实现分离。待分离样品在气化室气化后被惰性气体（称为载气，即流动相）带入装载液态或固态固定相的色谱柱，由于天然产物提取物或组分混合物样品中不同种或不同类型化学成分的沸点、极性或吸附性能不同，每种化学成分都倾向于在流动相和固定相之间形成分配或吸附平衡；但由于载气的流动，此平衡很难建立，它们在随载气的运动中反复多次分配或吸附/解吸，结果是按化学成分在载气中分配浓度从大到小的顺序先后流出色谱柱，实现对它们的分离。

种类　根据固定相物态分为气-固气相色谱分离技术和气-液气相色谱分离技术；根据固定相的填装方式，可分为填充柱气相色谱分离技术和开管柱气相色谱分离技术；根据应用目的，分为分析型气相色谱分离技术和制备型气相色谱分离技术。①气-固气相色谱分离技术是用固态固定相，如多孔氧化铝或高分子微球等，主要基于吸附机制，用于分离天然产物提取物或组分混合物样品中较低分子量的挥发性化学成分。②气-液气相色谱分离技术是用液态固定相，主要基于分配机制，适用范围相对较大。在实际应用中，大多数为气-液气相色谱分离技术。③填充柱气相色谱分离技术是用固定相被填充在柱管中的色谱柱的气-固气相色谱分离技术。④开管柱气相色谱分离技术是用固定相涂铺附着在毛细柱管内壁上形成空心色谱柱的气-固气相色谱分离技术，又常被称为毛细管柱气相色谱分离技术，但事实上毛细管柱也有填充型和开管型之分。毛细管柱比填充柱有更高的分离效率，但因其内径和容量较小，故制备分离常用填充柱。

应用　主要用于挥发性天然产物混合物的分离，如挥发油；如固定相具有手性分离能力，也被用于低极性外消旋体的拆分。

（钱忠直　杨学东）

tiānrán chǎnwù gāoxiào yèxiàng sèpǔ fēnlí jìshù
天然产物高效液相色谱分离技术
（high performance liquid chromatography separation techniques of natural products）　用粒度5～30微米固定相以及高压泵输送流动相的分离天然产物提取物或组分混合物样品中不同种或不同类型化学成分的液相色谱分离操作和程序的总称。输送流动相的高压泵的操作压力在500～3000磅/平方英寸（1磅/平方英寸＝6.895×10^{3}帕斯卡），故又称高压液相色谱技术，分离效率高。用液相色谱仪来实现操作，基本装置包括：高压输液泵、色谱柱、检测器和收集器，一般用计算机和软件系统进行控制，操作的自动化程度较高。

原理　分离的原理等同于色谱分离技术的原理，由固定相决定；流动相移动的主要原理是高压驱动作用使流动相与固定相产生相对运动。

种类　根据固定相和流动相之间相对极性或作用机制，主要分为正相高效液相色谱分离技术、反相高效液相色谱分离技术、凝胶（或排阻）高效液相色谱分离技术和离子交换高效液相色谱分离技术。

正相高效液相色谱分离技术固定相极性大于流动相的高压

液相色谱分离技术，常用以硅胶或极性键合硅胶（如羟基、氨基或腈基键合硅胶等）为固定相，正己烷等低极性溶剂及其与异丙醇等其他极性溶剂的混合物为流动相。在色谱柱中被分离成分或组分的保留时间随其自身极性的增大而延长，随流动相极性的增大而缩短。分离机制为吸附作用，以氢键和静电作用为主。

反相高效液相色谱分离技术 固定相极性小于流动相的高压液相色谱分离技术，以强疏水性物质作固定相，以水及其与水混溶的有机溶剂混合物作流动相。常用固定相是以硅胶为基质的C18烷基、C8烷基和苯基键合硅胶等，其中C18烷基键合硅胶应用最普遍；流动相多用水与甲醇或乙腈的混合物，有时需要在流动相中加入缓冲盐、酸或碱，抑制被分离化学成分或组分电离或控制吸附与解吸附的平衡，增加分离效果。与正相高效液相色谱分离技术相反，被分离成分或组分在色谱柱中的保留时间，随其自身极性的增大而缩短，随流动相极性的增大而延长。分离机制以吸附和疏水作用为主。

凝胶高效液相色谱分离技术 利用分子过滤或排阻机制的高压液相色谱分离技术。以具有三维网状空间结构的聚合物作固定相，以水或有机溶剂及其混合物作流动相。常见的固定相是由聚乙烯/二乙烯苯共聚物制成的具有疏水性、物理和化学惰性以及网状空隙结构的刚性球形颗粒；流动相多为水、甲醇或乙醇或水与醇的混合物。在色谱柱中被分离成分或组分的保留时间主要随其自身尺寸的增大而缩短，与流动相的极性无关。分离机制为分子滤过作用，按分子尺寸大小进行分离，被分离化学成分或组分的分子的尺寸越小，越容易进入固定相的网状空隙，在色谱中的保留时间越长，越不易随溶剂洗脱流出。

离子交换高效液相色谱分离技术 利用离子交换分离机制的高压液相色谱分离技术。以阳离子或阴离子树脂为固定相，以酸或碱的水或有机溶剂及其混合溶剂的溶液或缓冲溶液作流动相。在色谱柱中被分离化学成分或组分的保留时间，主要随其自身离子化程度的增大而延长，随流动相中酸或碱的离子化程度增大而缩短。分离机制为离子置换作用，被分离天然产物分子的离子化程度越强，与带相反电荷固定相的作用越强，越不易被流动相中的离子置换洗脱，在色谱中的保留时间越长，越不易被洗脱流出。

应用 在天然药物化学研究中，高效液相色谱分离技术的应用范围很广，绝大多数类型的化学成分均可采用。由于色谱柱作为消耗品，通常自己不能填装，购置价格比较昂贵，因此一般都被用作最后的纯化手段。

（钱忠直　杨学东）

tiānrán chǎnwù chāolínjiè liútǐ sèpǔ fēnlí jìshù

天然产物超临界流体色谱分离技术（supercritical fluid chromatography separation of natural products）

以超临界流体作为流动相分离天然产物提取物或组分混合物样品中不同种或不同类型化学成分的高压液相色谱分离技术。用超临界流体液相色谱仪来实现操作，主要装置包括：超临界流体发生器、高压泵、色谱柱、检测器和接收器。最初用毛细管装载固定相的色谱柱及二氯二氟甲烷和一氯二氟甲烷超临界流体作流动相，随后逐步发展为用常规液相色谱柱管填装固定相的色谱柱及二氧化碳、异丙醇、正戊烷等流动相。既可用气相色谱分离技术的毛细管色谱柱，也可以使用高效液相色谱分离技术的填充色谱柱，亦有专用的毛细管色谱柱。固定相为键合在毛细管载体内壁上的高聚物，或为其他固体吸附剂或键合固定相，硅胶和烷基键合硅胶使用最多。流动相多为超临界二氧化碳流体及其与夹带剂甲醇等的超临界混合流体。由于流动相是有溶解能力的超临界流体，因此毛细管柱内的固定相必须进行交联使其固定在毛细管内壁。

原理 分离的原理等同于色谱分离技术的原理，由固定相决定；流动相移动的主要原理是高压驱动作用使超临界流体与固定相产生相对运动，与高压液相色谱分离技术相同。

种类 根据固定相和流动相之间相对极性或作用机制，技术种类与高效液相色谱分离技术相似。在超临界流体色谱分离技术中，流动相的密度对保留时间有很大的影响，被分离组分的保留性能要靠流动相的压力来调节。在使用填充柱时，由于柱内压差很大，即柱头流动相密度大，溶解或解吸附被分离不同种或不同类型化学成分的能力大；而柱尾流动相密度变小，则溶解解吸附的能力变小。因此，在入口和出口处，被分离化学成分的保留性能有很大差别。但超临界流体密度受压力的影响在临界压力处最大，超过此点后影响降低，当超过临界压力20%时，柱内压压差的影响很小。

超临界流体作为流动相具有比一般气体或液体更优越的特点。

气相色谱分离技术的柱效高、有通用型检测器，但不能分离不挥发性和热不稳定性样品；高效液相色谱分离技术可分离不挥发性样品和热不稳定性样品，但其柱效低于气相色谱分离技术且无通用型检测器；超临界流体色谱分离技术正好弥补了二者的弱点。二氧化碳因其临界温度低、临界压力适中、无毒、不可燃且价廉而成为超临界流体色谱分离技术最常用的超临界流体，但并非最理想的超临界流体，主要是因为它的极性太弱，对极性化合物溶解能力差。为了增加流动相对极性化合物的溶解和洗脱能力，常往超临界二氧化碳流体中加入少量（<5%）极性溶剂作为改性剂或夹带剂。最常用的改性剂是甲醇，其次是其他脂肪醇。

应用　超临界流体色谱分离技术非常适用于低级性和稳定性差的化学成分的分离，如挥发油中烃类、萜类、甾体等类化学成分混合物的分离。

（钱忠直　杨学东）

tiānrán chǎnwù nìliú sèpǔ fēnlí jìshù

天然产物逆流色谱分离技术

（countercurrent chromatography separation techniques of na-tural products）　用两种互不相溶液态介质的相对运动分离天然产物提取物或组分混合物中不同种或不同类型化合物的分配色谱分离技术。通常将两种互不相溶的溶剂混合并使相互饱和平衡后，其中的一相作为流动相，而另一相作为固定相；装载固定相的色谱柱呈直立管状或螺旋管状。

原理　分离的原理是不同种或类型的化学成分在互不相溶且保持相对运动的两种液态介质间的溶解和分配作用。两种液态介质相对运动的主要原理是固定直立管或螺旋管中流体的静力学平衡作用或转动螺旋管中流体的动力学平衡作用。

种类　根据流动相的流动特征，通常可分为液滴逆流色谱分离技术和高速逆流色谱分离技术。

液滴逆流色谱分离技术　将固定相装载于竖直管柱中，流动相以小液滴的形式在管柱中流动穿过另一相，流动相液滴的湍流促使天然产物提取物或组分混合物在两相间分配，由于不同种或类型成分在两相中的溶解和分配能力不同，被流动相液滴携带迁移的速度不同，从而使它们被先后洗脱流出，在流动相中溶解和分配能力大者，被首先洗脱流出。主要借助液滴逆流色谱仪来实现操作，主要装置包括输液部分、萃取管、检测器及流分收集器组成；能一次分离毫克至克级的混合样品。

高速逆流色谱分离技术　将固定相先装载于螺旋形管柱中，借助恒流泵连续输入流动相，在转动装置上，利用螺旋色谱柱行星运动所产生的离心力作用，使两相不断混合，载入螺旋柱的天然产物提取物或组分混合物在两相之间反复分配；同样，由于不同种或类型成分在两相中的溶解和分配能力不同，被连续注入的流动相携带迁移的速度不同，从而实现对不同种或不同类型成分的洗脱分离；在流动相中溶解和分配能力大者先被洗脱。主要借助高速逆流色谱仪来实现操作，装置包括恒流泵、进样阀、螺旋色谱柱、承载色谱柱的转动装置（主机）、检测器和收集器。

应用　与其他的色谱分离技术相比，逆流色谱分离技术的特点包括：可避免化学成分被固定相的不可逆吸附或变性，不损失目标化学成分，因此回收率高；具有普遍适用性，可用天然产物提取物或组分混合物中所有类型化合物的无损失分离。因此，逆流色谱分离技术广泛应用于各类极性与非极性化学成分的分离纯化，特别适于具有强极性和强吸附性成分的分离制备。

（钱忠直　杨学东）

tiānrán chǎnwù jiégòu biǎozhēng

天然产物结构表征

（structure characterization methods of natural products）　运用化学转化、降解关联、全合成手段以及波谱分析技术与方法研究天然化合物分子结构的途径。天然产物是由自然界中的生物历经千百万年的进化过程衍生而成，具有化学多样性、生物活性多样性的特点，有些可以直接作为新药或药物先导化合物，有些则可以为化学合成和结构修饰提供启发。天然产物分子的结构表征在天然药物的创新研发与发展过程中起着非常重要的作用。

在波谱学方法应用以前，天然产物的结构主要通过经典的化学反应、化学转化和化学降解甚至全合成方法进行表征，不仅需要几百毫克、几克或更多的单一天然化合物，而且获得的结构信息少、耗费时间长。例如，天然药物吗啡（morphine）于1805年从阿片中首次发现，1925年确定其分子结构，直到1952年完成首次全合成，历经150年。从20世纪40年代开始，各种分离技术和波谱技术的相继开发与广泛应用，使天然产物的分子结构表征及化学研究取得了显著进步，如结构更为复杂的天然药物利舍平（reserpine）从发现、确定结构到人工全合成，仅用了6年（1952~1958年）。

波谱学方法已成为天然产物分子结构表征的最重要手段，主要包括称为"四大波谱"方法的紫外光谱方法（见天然产物结构表征紫外光谱方法）、红外光谱方法（见天然产物结构表征红外光谱方法）、质谱方法（见天然产物结构表征质谱方法）和核磁共振谱方法（见天然产物结构表征核磁共振谱方法），以及单晶 X 射线衍射方法（见天然产物结构表征单晶 X 射线衍射方法）、圆二色谱方法（见天然产物结构表征圆二色谱方法）和旋光光谱方法（见天然产物结构表征旋光光谱方法）。伴随波谱技术以及色谱波谱联用技术（见天然产物结构表征色谱波谱联用方法）的进步，天然产物化学的发展已从易得的常量成分转向微量、甚至超微量的活性成分研究，样品需要量越来越小，几毫克、几微克，甚至几纳克都能够完成测定，一些难以解析的水溶性成分、超大分子、生物大分子等也得到了深入研究，为从天然产物中寻找创新药先导化合物提供了重要来源。

（再帕尔·阿不力孜　张瑞萍）

tiānrán chǎnwù gòuxíng

天然产物构型　（ configuration of natural products）　天然产物分子结构中双键和环上以及手性中心和手性轴上取代原子和/或原子团的排布特征。天然产物分子结构的构型主要包括几何构型、立体构型、绝对构型和相对构型。

几何构型指在天然产物的分子结构或结构单元中，双键和特定环上取代原子和/或原子团的排布特征，即取代原子和/或原子团在双键两端或特定环平面上下的排布特征。当分子结构内存在不能自由旋转的双键和单键旋转受限制的环时，取代原子和原子团在双键两端和特定环平面上下的排布不同，可以产生理化性质不同的物质，这种现象称为天然产物的几何异构现象或几何异构；由此引起并产生的理化性质不同的两个或多个天然产物互称为几何异构体，它们具有不同的几何构型。

立体构型指在手性天然产物的分子结构或结构单元中，手性中心和手性轴上取代原子和/或原子团的空间排布特征，即取代原子和/或原子团在手性中心和手性轴上的空间排布特征。由于分子结构内存在手性中心和手性轴等不对称因素，它们成为具有旋光性质（光学活性）的物质，即手性或光学活性天然产物。在手性天然产物分子结构中，当手性中心和手性轴上的各原子和/或原子团间空间排列方式不同时，可产生具有不同理化性质、特别是旋光性质不同的物质，这种现象称为天然产物的立体异构现象或立体异构，由此现象引起并产生的旋光性质等理化性质不同的两个或多个天然产物相互称为立体异构体；它们具有不同的立体构型或结构。另外，手性轴立体异构主要是由于分子结构中以单键连接的两个结构单元（通常是苯环等大的共轭环）上取代原子团之间的空间阻碍或氢键作用以及其他环的形成所致。因此，由此引起的异构现象通常称为阻转异构现象或阻转异构，产生的立体异构体称为阻转异构体。

绝对构型指在天然产物分子结构中，双键和环上以及手性中心和手性轴上取代原子和/或原子团的真实空间排布特征。绝对构型通常是针对手性天然产物的立体异构体而言，拥有绝对构型的立体异构体的分子结构是确定和唯一的，也就是说在这种分子结构中的原子和/或原子团的排布特征是真实和肯定的，一种拥有绝对构型的分子结构只代表唯一的一种立体异构体。

相对构型指在天然产物分子结构中，双键和环上以及手性中心和手性轴上取代原子和/或原子团互为参照的相对空间排布特征。同样，绝对构型通常也是针对手性天然产物的立体异构体而言，拥有相对构型的立体异构体的分子结构是不确定的，也就是说这种分子结构中的原子和/或原子团的排布特征是相互参照而定的，因此是不真实和不肯定的，一种拥有相对构型的分子结构至少代表两种对映异构体的分子结构。

构型标识　在 1951 年以前，没有适当的方法确定旋光物质（光学活性物质）的绝对构型，为了对这类化合物研究方便，选择了含有 1 个手性碳原子的甘油醛分子（图）作为标准化合物，人为地规定了两种立体异构体的构型表示和区分方法，即具有右旋光性质的甘油醛具有"Ⅰ"构型，用"D"标记它的构型，具有左旋光性质的甘油醛具有"Ⅱ"构型，用"L"标记它的构型。这样，右旋甘油醛就被称为 D-（+）-甘油醛，左旋甘油醛就被称为 L-（-）-甘油醛。（+）和（-）分别表示两个立体异构体的旋光方向，D 和 L 分别表示它们构型。

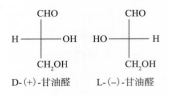

图　含有 1 个手性碳原子的甘油醛分子

参照标准化合物的构型规定以后，其他旋光化合物的构型可以通过化学转变的方法与参照标准化合物进行关联来确定。但由于这样确定的构型是相对于标准化合物而言，所以被称为相对构型。相当于右旋甘油醛的化合物用 D 来表示的构型和相当于左旋甘油醛的化合物用 L 来表示的构型均属于相对构型。1951 年约翰内斯·马丁（Johannes Martin Bijvoet）通过单晶 X 射线分析法，测得了右旋酒石酸的绝对构型，发现在曾被人为规定的甘油醛的 D 和 L 构型所表示的手性碳原子上，4 个不同取代原子和原子团的空间排列与实验测得的实际情况完全相符。这样，与标准物质甘油醛联系而得到的旋光化合物的相对构型也就都是绝对构型了。在已经取得构型联系的各类化合物中，特别是在糖类和氨基酸类化合物中，仍较多地使用 D 和 L 来标识构型。然而随着科学技术的发展，手性化合物大量被发现且其立体异构现象可被准确测定，仅用 D 和 L 来标识构型的方式显现出了其局限性，很多化合物很难与标准化合物甘油醛相关联。1970 年根据国际纯粹与应用化学联合会（International Union of Pure and Applied Chemistry，IUPAC）的建议，开始采用英国化学家罗伯特·悉尼·卡恩（Robert Sidney Cahn）等提出的卡恩-英格尔-普雷洛格（Cahn-Ingold-Prelog，CIP）系统命名法对手性分子结构的构型进行命名，这种命名法根据化合物测定的实际构型或其分子结构模型投影式就能命名，不再需要与其他化合物联系比较。

在天然产物分子结构命名和描述中，尚有一些用于构型标识其他方法，具体情况如下。

几何构型标识 包括"顺式（cis-）"和"反式（trans-）"与"Z"和"E"的描述和标记。在天然产物分子结构的命名中，"顺式-（cis-）"和"反式-（trans-）"分别指两个相同的取代原子和/或原子团排布在双键两端或环平面的同侧或异侧。而"Z"和"E"分别代表根据卡恩-英格尔-普雷洛格系统命名规则确定的两个排序大的取代原子和/或原子团在双键两端的同侧（Z-）或异侧（E-）排布。

绝对构型标识 主要包括以符号 D 和 L、R 和 S 以及 Ra 和 Sa（P 和 M）标记的描述和标识。①D 和 L 分别指以右旋和左旋甘油醛为标准参照物或以与右旋和左旋甘油醛关联已确定构型的其他化合物为参照物，通过关联比较后，确定的被关联的特定手性碳原子上不同取代原子和/或原子团的排布特征，与右旋甘油醛一致者标识为 D，与左旋甘油醛一致者标识为 L。除仅含一个手性中心的化合物（如绝大多数氨基酸）外，D 和 L 标记不代表对单个独立手性中心的标识，而是分别代表对两个系列的手性分子的整体标识。D 和 L 标记是糖和氨基酸类分子以及天然产物中含有糖和氨基酸类结构单元绝对构型描述和命名的惯用标识。②R 和 S 指根据卡恩-英格尔-普雷洛格系统命名规则确定的取代原子和/或原子团在手性中心上的真实空间排布特征。按照卡恩-英格尔-普雷洛格系统命名规则，一个手性中心上的取代原子和/或原子团从大到小的空间排布呈顺时针者标记为 R，反之呈逆时针者标记为 S。R 和 S 标记代表对单个独立的手性中心的标识，是所有天然产物分子结构中每个手性中心绝对构型描述和命名的常规标识。③Ra（P）和 Sa（M）指根据卡恩-英格尔-普雷洛格系统命名规则确定的取代原子和/或原子团在手性轴上的空间排布特征。按照卡恩-英格尔-普雷洛格系统命名规则，一个手性轴上的取代原子和/或原子团从大到小的空间排布呈顺时针者标记为 Ra（P），反之呈逆时针者标记为 Sa（M）。Ra 和 Sa（P 和 M）标记是天然产物分子结构中手性轴绝对构型的描述和命名的常规标识，Ra 和 Sa 多用于把手性轴仅看作是阻转异构产生的情况，而 P 和 M 多用于把手性轴看作是阻转异构产生的近似螺旋轴的情况。

相对构型标识 主要包括以符号 α 和 β、R^* 和 S^*、苏式（threo）和赤式（erythro）以及顺式（syn）和反式（anti）标记的描述和标识。①α 和 β 是具有半缩醛环结构的糖类以及天然产物结构中相应糖类单元异头碳原子相对构型描述和命名的惯用标识。在六碳吡喃和呋喃糖以及五碳呋喃糖结构中，α 指形成半缩醛环的两个碳原子上的氢原子处于环的两侧，β 指形成半缩醛环的两个碳原子上的氢原子处于环的同侧。在五碳吡喃糖结构中，α 指异头碳原子上的氢原子与末端手性碳原子上的羟基处于环的两侧，β 指异头碳原子上的氢原子与末端手性碳原子上的羟基处于环的同侧。②R^* 或 S^* 指在绝对构型不确定的手性中心上，根据卡恩-英格尔-普雷洛格系统命名规则人为指定的取代原子和/或原子团的空间排布特征；按照卡恩-英格尔-普雷洛格系统命名规则，在一个绝对构型不确定的手性中心上，如果取代原子和原子团从大到小的空间排布呈顺时针排布，可人为指定用 R^* 标记，反之呈逆时针排布者可人为指定用 S^* 标记。R^* 或 S^* 是所有绝对构型不能确定的天然产物分子结构中每个手性中心相对构型的描述和命名的常规标识；R^* 或 S^* 标记代表对单个独立的手性中心相对构型的标识。在一个天然产物分子结构的描述和命名中，如果用 R^* 或 S^* 标识手性中心的构型，表明该化合物的绝对构型尚未确定，所指结构仅代表两个对映异构体中的某一个或多个非对应异构体中的某一个，具体是哪一个上需要进一步确定。③苏式和赤式通常用于链状结构或链状结构单元上，邻二醇或邻氨基醇等的两个手性碳原子相对构型的描述和命名标记。在费歇尔（Fischer）投影结构图中，苏式指邻二醇或邻氨基醇的两个手性碳原子上的两个相同的取代原子和/或原子团位于两侧，赤式指两个相同的取代原子和/或原子团位于同侧；在锯齿结构图中，苏式指邻二醇或邻氨基醇的两个手性碳原子上的两个相同的取代原子和/或原子团位于锯齿平面的同侧，而赤式指两个相同的取代原子和/或原子团位于锯齿平面的两侧。顺式和反式主要用于链状结构或链状结构单元上两个手性中心之间的单键不能自由旋转的相对构型的描述标识，在分子结构命名中很少使用，分别指两个手性中心上的两个取代原子和/或原子团具有相同或相反的空间取向，代表不同手性中心上两个取代原子和/或原子团相互参照的相对空间取向关系。

其他构型标识 主要包括用（+）和（−）、d 和 l 以及 α 和 β 符号标记的描述和命名。（+）和（−）以及 d 或 l 均为立体异构体旋光性质的标记符号。其中，（+）和 d 均代表立体异构体具有右旋光性质，（−）或 l 均代表立体异构体具有左旋光性质。它们与立体异构体的构型之间没有直接的关系，只有当立体异构体的绝对构型或相对构型确定后，才能赋予标识构型的作用。在立体异构体的绝对构型确定后，代表每一种异构体旋光性质特征的（+）和（−）以及 d 和 l 便具有了绝对构型的标记功能；在立体异构体的绝对构型未知但相对构型确定后，（+）和（−）以及 d 和 l 就具有相对构型的标识作用。另外，由于 d 和 l 容易与用作标识糖和氨基酸等绝对构型的 D 和 L 混淆，因此国际纯粹与应用化学联合会建议不再使用。除惯用于具有半缩醛环结构的糖类以及糖类结构单元异头碳原子相对构型的标识外，在具有环状结构的萜类和甾体类等天然产物和其他有机化合物分子结构中，α 和 β 通常也用于取代原子和原子团的构型描述和命名标识，分别指取代原子和原子团朝向环平面的后方或前方。在环结构手性中心的绝对构型未确定的情况下，α 和 β 是相对构型的描述和命名标记；在环结构手性中心的绝对构型已确定的情况下，α 和 β 就具有绝对构型的描述和命名标记功能。

构型表征方法 构型表征是手性天然产物完整分子结构表征难点，已有的方法很多，但各有限制。可用于相对构型表征的方法包括红外光谱（IR）法，紫外光谱（UV）法，核磁共振谱（NMR）法和单晶 X 射线衍射法等；可用于绝对构型表征的主要方法有单晶 X 射线衍射法、圆二色谱和旋光光谱法、量子化学计算预测圆二色谱与实测图谱比较的方法，比旋光值比较法、化学关联法、核磁共振法等。

（张培成）

tiānrán chǎnwù jiégòu biǎozhēng zǐwài guāngpǔ fāngfǎ

天然产物结构表征紫外光谱方法（structure characterization methods of natural products by ultraviolet spectroscopy）

通过测定和解析紫外光谱研究天然产物分子结构的途径。

依托技术的特点 紫外光是一种电磁波，其波长范围在 10~400 纳米，通常用于紫外光谱测定的是 200~400 纳米的近紫外区。当采用紫外光源照射天然产物时，其分子中的价电子吸收能量，发生与能量相关的电子跃迁，电子跃迁类型与分子结构及其基团密切相关，记录其对紫外光吸收的相对强度随波长的变化情况，即得到紫外光谱（ultra violet spectrum，UV）。紫外光谱采用坐标系的形式表示，以紫外光的波长（λ；单位纳米）为横坐标，以吸收强度（absorbance，A）为纵坐标绘制吸收曲线。紫外光谱吸收峰的峰顶对应的吸收波长称作最大吸收波长（λ_{max}），它与分子中的价电子结构相关，是分子对紫外光的特征吸收或选择吸收的表征。用于测定物质紫外光谱的仪器称为紫外光谱仪。在天然产物分子结构表征的各类谱仪中，紫外光谱仪是最价廉和最普及的仪器，具有操作简便等特点。紫外光谱相对简单，通常只有若干个宽的吸收带，因此无法表征出天然产物分子的精确和细微结构特征，仅能获得分子中含有的共轭体系及其与取代基团相互关系的部分基本特性；对无共轭体系天然产物分子或其结构单元，紫外光谱不能提供相关信息。

应用 根据紫外光谱中最大吸收峰的位置及强度可以判断天然产物分子结构的共轭体系类型，以及在结构相似的情况下，区分共轭方式不同的异构体。1941年美国化学家罗伯特·伯恩斯·伍德沃德（Robert Burns Woodward）在利用紫外光谱阐明天然产物等的分子结构并总结大量数据后，发现共轭体系中的氢原子被各种官能团取代后最大吸收波长值有规律的改变，并提出了共轭体系K吸收带的最大吸收波长计算规律，获得了计算值与实测值比较符合的结果。随后德国化学家赫尔曼·埃米尔·费歇尔（Hermann Emil Fischer）等进行了补充，采用该规律用于预测共轭二烯、多烯、α,β-不饱和酮等化合物的最大吸收波长值，其计算值与实际值的误差通常只有几纳米。紫外光谱除了可作为判断分子中共轭基团存在的依据，推断化合物的骨架类型外，在一些天然产物分子的结构测定工作中，恰当的应用紫外光谱法，能快速准确地获得较多待测化合物的结构信息，如黄酮类、蒽醌衍生物、木脂素以及香豆素类等分子中含有共轭结构单元的化合物。这几类化合物的母体结构在紫外光谱上具有显著的特征吸收峰，取代基的存在及其位置又影响吸收峰的位置，结合加入适当的诊断试剂，通过吸收峰的位移与结构之间的规律性，进行对比分析，能较快地推断出被测物的大致结构，而其他分子中缺少共轭结构单元的天然产物如生物碱类、苷类、萜类等能从紫外光谱上获得的结构信息则比较少。所以，若没有其他谱学信息，仅依靠紫外光谱来推断未知天然产物分子的结构是困难的，需要与红外光谱、核磁共振波谱及质谱法等很好地结合起来，才能发挥较大的作用。

（再帕尔·阿不力孜 罗志刚）

tiānrán chǎnwù jiégòu biǎozhēng hóngwài guāngpǔ fāngfǎ

天然产物结构表征红外光谱方法（structure characterization methods of natural products by infrared spectroscopy） 通过测定和解析天然产物的红外光谱研究其分子结构的途径。

依托技术的特点 红外光谱是一种分子吸收光谱，光谱信号的产生来自于分子相应的不同振动模式。当化合物受到频率连续变化的红外光照射时，分子中某个基团的振转频率与之相同时，分子就吸收该频率的辐射，使分子振动和转动的能级从基态跃迁到激发态，将分子吸收红外光频率的情况记录下来，即得到红外光谱，又称为分子振动光谱或振转光谱。用于测定红外光谱的仪器称红外光谱仪。

1800年英国科学家赫歇尔（W. Herschel）通过实验发现可见光区域红色末端之外还有看不见的，但能够产热的辐射存在，从而将这种射线称红外线。1881年英国天文学家阿布尼（R. E. Abney）和费斯廷（R. E. Festing）第一次将红外线用于分子结构的研究，记录下了光谱波长范围十分有限的红外光谱。1944年，铂金－埃尔默（Perkin-Elmer）公司生产了世界上第一台红外光谱仪，并于20世纪50年代初开始应用于天然产物的结构研究，开创了现代谱学技术应用于天然产物结构研究的里程碑。20世纪70年代，傅里叶变换红外分光光度计的出现，提高了记录速度和分辨率，使红外光谱成为天然产物结构表征不可缺少的分析工具。

根据波长，可将红外光谱大致划分为3个区间，即近红外区（0.75～2.5微米）、中红外区（2.5～25微米）和远红外区（25～1000微米）。中红外区是绝大多数有机化合物和无机离子的基频吸收区。由于基频振动是红外光谱中吸收最强的振动，最适合于进行天然产物等有机化合物的红外光谱测定，并用于定性和定量分析。另外，中红外光谱仪的技术最为成熟，数据资料最多，应用最广，因此中红外光谱法也即一般所称的红外光谱法。20世纪90年代以后，近红外光谱技术与计算机技术、数字化仪器和化学计量学方法有机结合，已形成了现代近红外光谱技术。

应用 红外光谱具有明显的特征性，天然产物分子中许多有机官能团，例如甲基、亚甲基、羰基、氰基、羟基、胺基等在红外光谱中都有特征吸收，其谱带的数目、位置、形状和强度都随天然产物分子结构的不同而各不相同。因此，红外光谱法最突出的应用是从特征吸收来识别不同分子的结构。通过将被测物与标准品的红外光谱比较，或者与标准谱图例如《药品红外光谱图集》、萨特勒（Sadtler）标准光谱、萨特勒商业光谱等相对照，即可确定化合物的结构。对于未知结构的化合物，将官能团、顺反异构、取代基位置、氢键结合以及络合物形成等结构信息，与标准红外光谱的谱带索引结合，可以推测其结构。

近红外光谱主要反映 C—H、O—H、N—H、S—H 等化学键的信息，因此其分析范围几乎可覆盖所有的有机化合物，应用于天然产物的定性、定量分析。它不仅具有快速、方便、准确、非侵入式等优点，而且可以鉴定某些药物如光学异构体、具有光学活性物质的纯度。此外，结合多元统计分析技术，还可用于药物及天然产物的质量控制和药材及成药的定性判别等领域。

（再帕尔·阿不力孜　罗志刚）

tiānrán chǎnwù jiégòu biǎozhēng zhìpǔ fāngfǎ

天然产物结构表征质谱方法

（structure characterization methods of natural products by mass spectrometry）　采用质谱技术通过天然产物的质谱的测定与解析研究其分子结构的途径。质谱图的横坐标表示测得离子的质量与电荷之比（即质荷比，用 m/z 表示）大小，纵坐标表示离子强度。解析质谱图不仅能获得被测天然产物分子的分子量、分子式，而且能推测或确定其全部或部分结构，尤其运用串联质谱或串列式多级质谱法技术可获得天然产物分子在质谱中的裂解规律，从而使质谱的测定与解析成为天然产物等有机化合物分子结构表征的强有力工具。

质谱测定技术　自 20 世纪 40 年代开始，质谱技术就被应用于有机化合物（含天然产物）分子结构的表征，它的主要作用及目的是通过测得化合物的分子离子峰（如 $[M]^{+\cdot}$，$[M+H]^+$ 离子等）、相关碎片离子峰及其精确质量数，获得分子量、分子元素组成及分子裂解的信息来进行结构的表征。由于天然产物包含的化合物种类繁多，不同类型化合物的理化性质差异大，因此针对不同类型化合物选择适合的质谱测定技术，尤其是电离技术（包括正、负离子检测方式）的合理使用非常关键。用于天然产物分子结构表征

的质谱测定技术主要有电子轰击电离质谱、化学电离质谱、快原子轰击电离质谱和电喷雾电离质谱等。

应用　电子轰击电离质谱是最早被开发出来的质谱测定技术，其特点是碎片离子多、离子强度稳定、重复性好，主要用于挥发性较高天然产物的质谱测定和分子结构表征。通过测得的质谱图与标准谱图进行对比分析与数据库检索，可以分析鉴定已知化合物的结构。此外，电子轰击离子源也是气相色谱-质谱联用技术中最常用的电离接口，采用气相色谱-质谱联用方法可以进行天然产物混合物中挥发性成分的分离分析。然而针对较大极性、难挥发及热不稳定的天然产物的质谱测定和分子结构表征，电子轰击电离质谱方法存在明显的局限性。1981 年，英国化学家迈克尔·巴伯（Michael Barber）等开发出"快原子轰击电离法"，它采用原子枪射出的数千伏高能量的高速中性原子束，轰击涂布在金属靶上且溶解在液体基质中的样品溶液，实现样品分子的离子化。快原子轰击电离-质谱法主要适用于热不稳定、难挥发以及低极性至中等极性天然产物等有机化合物的质谱测定和分子结构表征，它提高了质谱分析的应用范围，实现了分子量从 1000 扩大到 3000 较大分子的天然产物的质谱测定。

20 世纪 80 年代之后，电喷雾电离质谱及大气压化学电离质谱等相对温和电离的质谱测定技术被相继开发并得到迅速的发展，它们在中等及高极性、难挥发类天然产物的质谱测定和结构表征中发挥着越来越重要的作用，其中电喷雾电离质谱技术应用最广泛，比较适用于极性大、难挥发

的天然产物的质谱测定和结构表征，尤其在分析糖和苷类化合物中具有明显的优势，日益显示出快速、灵敏、应用广泛等诸多优点。此外，基于电喷雾电离离子源的高效液相色谱-质谱联用技术是进行中草药等天然产物提取物或组分混合物中不同类型化学成分的同时分离、质谱测定以及结构表征或发现新型结构化学成分的主要手段。1988 年，美国耶鲁大学及弗吉尼亚联邦大学教授约翰·芬恩（John B. Fenn）采用电喷雾电离质谱法成功测定出 10 000 分子量以上的蛋白质分子，他因为"发明了对生物大分子进行确认和结构分析的质谱方法"，而成为 2002 年诺贝尔化学奖获得者之一。

除了分子量和分子式之外，质谱方法通过解析质谱图中由各类特征裂解反应产生的碎片离子或丢失基团的信息，来分析推测或确定天然产物分子的有关官能团、部分结构甚至整体分子结构。串联质谱技术可以通过子离子扫描、母离子扫描、中性丢失扫描以及多级子离子扫描等多种扫描方式，发现一系列特征裂解反应、了解母体离子与子离子、中性碎片的结构关系，寻找及发现不同类型天然产物分子的质谱裂解行为，掌握其特征与分子结构之间的相关性，以及可用于结构鉴别的质谱变化规律，并以此为依据用于分子结构的表征。因此，多种类型、多种组合的串联质谱仪已不断被开发出来，使串联质谱技术成为天然产物分子结构表征不可缺少的手段之一。此外，串联质谱技术也能直接针对天然产物提取物或混合物组分中不同类型化学成分进行质谱测定和分子结构表征，且具有简便、快速、

灵敏度高等特点。在实际应用中，经常将串联质谱与高效液相色谱联合构成高效液相色谱－质谱－质谱联用技术使用，该方法可以简化分离、分析过程，对混合物体系中已知成分及未知化学成分进行快速测定和结构表征。这种方法对于同属植物中相同类型化学成分的分子结构表征很有效，且可以减少分离，提高工作效率，因此，高效液相色谱－质谱联用技术与方法成为天然产物结构表征中备受关注的分析手段之一。

综上所述，质谱测定与解析在天然产物分子的分子量测定、分子式确认以及结构推测等方面已经充分显示出其灵敏、快速、多功能及专一性强等明显的特色与优势。

（再帕尔·阿不力孜 徐 婧）

tiānrán chǎnwù jiégòu biǎozhēng hécí gòngzhènpǔ fāngfǎ

天然产物结构表征核磁共振谱方法（structure characterization methods of natural products by nuclear magnetic resonance spectroscopy） 通过核磁共振谱的测定与解析研究天然产物分子结构的途径。

依托技术的特点 核磁共振（nuclear magnetic resonance，NMR）技术是利用具有自旋运动的原子核在外磁场作用下，吸收射频场能量产生的共振现象，即核磁共振现象，研究这些原子核磁性的技术。核磁共振仪是利用核磁共振现象和原理精确测定原子核磁性获得原子核共振磁特性的设备或装置，于 20 世纪 40 年代中期，由美国哈佛大学的爱德华·米尔斯·珀塞耳（Edward Mills Purcell）和斯坦福大学的费利克斯·布洛克（Felix Bloch）研究小组首次同时独立研发而成，他们因此

分享了 1952 的诺贝尔物理学奖。1953 年世界上第一台商品化的 30 兆赫兹的核磁共振仪研制成功。自 20 世纪 60 年代以来，随着超导磁体核磁共振仪的开发和脉冲傅里叶变换核磁共振仪的出现，核磁共振技术的检测灵敏度和分辨率有了很大提高。900 兆赫兹及以上超导磁体的核磁共振仪已被相继开发与应用，400、500 和 600 兆赫兹的核磁共振仪已普及应用。低温超导探头以及微量或高分辨魔角探头的出现，也极大地提高了核磁共振谱测定的灵敏度。高效液相色谱－核磁共振联用以及高效液相色谱－核磁共振谱－质谱联用技术在天然产物复杂混合物的结构鉴定中逐渐被推广使用。

核磁共振谱（NMR 谱）是借助核磁共振仪测定获得原子核共振磁特性的谱图，以被检测原子核共振波信号的相对共振频率（即化学位移）和强度分别作为横坐标和纵坐标的量度绘制而成。具有自旋运动的原子核都可借助核磁共振仪测定它们的核磁共振谱，常见的有核磁共振氢谱、核磁共振碳谱、核磁共振氮谱、核磁共振氟谱和核磁共振磷谱等。在核磁共振谱中，被检测原子核共振信号的频率或化学位移主要由其周围电子云的分布特征和密度（即化学环境）所决定，而共振信号的强度取决于具有相同共振频率的原子数目。因此，通过天然产物等有机化合物的核磁共振谱的测定和解析，能够获得其分子中原子的化学环境、动态和反应态变化等信息，进行结构表征。核磁共振谱的测定类型包括：核磁共振一维谱、核磁共振二维谱和核磁共振三维谱；不同类型的图谱提供不同的结构信息，互为补充，综合解析具有强大的分

子结构表征能力。各种类型核磁共振谱的测定与解析已成为应用最广的表征天然产物等有机化合物分子结构的最有效方法。

应用 由于氢原子和碳原子普遍存在于天然产物等有机化合物分子中，且占有最重要的位置，因此核磁共振氢谱和核磁共振碳谱及其同核二维相关谱、异核二维相关谱、异核多键二维相关谱、核奥沃豪斯效应相关谱的测定和解析，在天然产物结构表征中应用最广泛。此外，核磁共振氮谱、核磁共振氟谱和核磁共振磷谱一维及二维谱等的测定和解析，在含有相应原子的天然产物等有机化合物的复杂分子结构表征中也有应用。

（再帕尔·阿不力孜 王亚男 白进发）

tiānrán chǎnwù jiégòu biǎozhēng sèpǔ-bōpǔ liányòng fāngfǎ

天然产物结构表征色谱－波谱联用方法（structure characterization methods of natural products by hyphenated chromatography-spectroscopy） 色谱分离技术与波谱结构分析技术在线组合联用，同时测定天然产物提取物或组分混合物中不同种类和不同类型化学成分的波谱数据，通过数据解析研究天然产物分子结构的途径。这类联用测定技术主要包括：气相色谱与质谱联用技术、高效液相色谱与质谱联用技术、高效液相色谱与核磁共振联用技术以及高效液相色谱－核磁共振谱－质谱多级联用技术等。这类在线联用方法的特点是将色谱对天然产物提取物或组分混合物的分离能力与波谱解析对不同化学成分分子结构的表征能力相结合，同时实现混合物中不同化学成分的分离和在线波谱数据测定，进而通过数据解析表征混合物中各

成分的分子结构。与先分离获得天然产物单一化合物后测定与解析波谱数据进行结构表征的方法相比，这类联用方法具有快速、高效、灵敏、省时、省料等特点，且可实现难以分离或微量成分分子结构的有效及快速分析，因此成为新型结构天然产物的发现与表征的强有力方法。

方法类型 根据色谱分离技术与波谱结构表征技术的在线联合特点，相关方法主要包括：气相色谱-质谱联用方法、高效液相色谱-质谱联用方法、超临界流体色谱-质谱联用方法、高效液相色谱-核磁共振联用方法、高效液相色谱-红外光谱联用方法，以及高效液相色谱-核磁共振-质谱联用方法等。

应用 气相色谱-质谱联用方法主要用于挥发性天然产物混合物中化学成分的分子结构表征，如中草药中挥发油、脂肪酸等天然产物成分的分子结构鉴定，但是不适用于难挥发、热不稳定、具有一定极性的天然产物成分的分析。由于高效液相色谱非常适用于难挥发、具有一定极性等理化性质成分的色谱分离，因此当电喷雾电离和大气压化学电离等质谱离子化技术及其接口被开发后，实现了高效液相色谱与质谱技术的联用，从而高效液相色谱-质谱联用技术和高效液相色谱-质谱-质谱联用技术被广泛应用于天然产物混合物的分离分析中，包括生物碱、黄酮苷、皂苷、内酯、多酚、鞣质、有机酸等多种不同结构类型化合物的结构表征。此外，采用完全自动化的分析型和制备型高效液相色谱-质谱联用系统，可实现天然产物的自动化分析和样品纯化、结构鉴定，从而提高天然产物结构表征的分

析效率。超临界流体色谱作为气相色谱和高效液相色谱的重要补充，具有分离性能好，效率高，回收率高，有机试剂使用量少等优点，超临界流体色谱-质谱联用方法既能够分析气相色谱-质谱联用不适宜的高沸点、低挥发性、热不稳定的脂肪酸、酰基甘油等弱极性天然产物，又可用于分离与分析生物碱、黄酮苷、皂苷等极性天然产物。

由于质谱技术难以实现天然产物中未知化合物的结构确定，因此，高效液相色谱-核磁共振谱以及高效液相色谱-核磁共振谱-质谱等联用技术相继被开发并应用于天然产物混合物成分的分析中。高效液相色谱-核磁共振谱联用方法可很好地实现复杂天然产物的在线分析及其成分的结构表征；相对于其他联用技术，该方法可提供更大量的准确结构信息，具有高效液相色谱-质谱联用方法通常难以达到的同分异构体鉴定和结构表征能力，且不破坏样品。采用流动相连续流动和间歇流动的高效液相色谱-核磁共振谱联用技术，可测得各种类型的核磁共振一维谱和二维谱，通过核磁共振谱的解析可对天然产物混合物中的未知成分进行比较全面的结构表征，因此高效液相色谱-核磁共振谱联用方法主要适用于天然产物未知成分以及结构具有规律性同类化合物的结构表征。但是，高效液相色谱-核磁共振谱联用技术的检测灵敏度低，为了解决该问题，超低温探头、高效液相色谱-固相萃取、毛细管高效液相色谱等技术相继被开发和应用。

高效液相色谱-核磁共振谱-质谱在线联用技术集成了高效液相色谱-质谱和高效液相色

谱-核磁共振谱两种联用技术的优势，可以同时获取互补的质谱和核磁共振谱信息，消除由于色谱行为差异造成的二者结果不统一、样品不稳定等因素，这些对于天然产物复杂混合物或难以分离组分的分析尤为重要，并可以解决一些关键的结构表征问题。因此，高效液相色谱-核磁共振谱-质谱联用方法在糖苷类、甾体激素等较大且复杂分子的结构表征，难以鉴定的微量组分及同分异构体等方面作用日益突出。然而，高效液相色谱-核磁共振谱-质谱联用联用技术的系统复杂、造价昂贵、运行成本较高，因此限制了该技术的推广应用。

（再帕尔·阿不力孜　陈艳华　王亚男）

tiānrán chǎnwù jiégòu biǎozhēng dānjīng X shèxiàn yǎnshè fāngfǎ

天然产物结构表征单晶 X 射线衍射方法（structure characterization methods of natural products by single crystal X ray diffraction）

利用晶体对 X 射线产生衍射效应，揭示天然产物内部原子、分子、离子在空间分布及排列规律，研究其分子结构的途径。

依托技术的特点 1895 年 11 月德国物理学家伦琴（W. C. Röntgen）发现了 X 射线。1912 年德国物理学家劳厄（Von Laue M. T. F.）等发现 X 射线通过晶体时产生衍射现象，并证实了 X 射线具有波动性质为电磁波，晶体内部分子、原子、离子的分布具有周期性结构。传统的晶体是由分子（原子、离子）在空间中作严格周期排列构成的一种点阵形式，其间距约数埃至数十（百）埃。晶体的结构可以用"结构基元+点阵"来描述，把分子或原子抽象为一个点称为结构基元，周

期排列形成（空间）点阵。

当几十千伏的直流高电压加载在 X 光管中的两极上时，在炙热的阴极灯丝上产生的电子流向阳极端高速运动，当运动中的电子流受到阳极靶面的阻遏后，电子会以很大的能量撞击在阳极靶上，它将直接进入靶材料（如 Cu）撞击 Cu 原子的内层电子并使之逸出。处于核外高层的电子将向低能级的内层（K、L、M）跃迁，同时以 X 射线形式释放出残余能量。上述过程中伴有高热量出现，大约为总能量的 99%，而只有 1% 能量转变为 X 射线。

当单色 X 射线投射到晶体上时，形成一幅衍射图像，实现一次傅里叶（Fourier）变换。然而，要获得晶体的结构信息，必须实现一次傅里叶反变换，晶体学借助"数学透镜"来实现傅里叶反变换。X 射线入射到晶体产生衍射效应，原子对 X 射线的衍射能力随着核外电子数目的增加而提高。晶胞中电荷的分布具有规律性，晶体衍射强度只依赖于原子间的相对位置，而与原子在晶胞中的绝对坐标无关。

进行天然产物等有机化合物的单晶 X 射线衍射结构分析时，一般选择使用特征 X 射线衍射谱。对于天然产物而言，其元素组成中通常主要含有碳、氢、氮、氧等元素，成键原子间的键长值分布范围一般在 0.8~1.6 埃（1 埃 = 10^{-10} 米）之间。因为钼靶波长为 0.71073 埃，而铜靶波长为 1.54178 埃，正好符合或接近研究对象分子的键长值分布范围，因此选用金属钼靶和铜靶产生的特征谱 X 射线波长，可得到天然产物等有机化合物的最佳衍射谱。常用的单晶结构分析方法有直接法、帕特逊法、重原子法等。

应用 从天然产物中寻找具有新的生物活性分子和先导化合物是药物研究的重要源头，特别是新骨架化合物和微量化合物的深入研究，需要准确的分子立体结构信息作为基础。另外，手性药物的开发利用也是 21 世纪发展的重要方向，X 射线衍射单晶方法是表征天然产物等分子的精确结构特别是绝对构型的权威方法，仅需要一颗适用的单晶体，即可完成衍射实验、结构计算、参数精化和结构报告等。单晶 X 射线衍射结构分析方法已成为一种常规的手段，广泛应用于药学、化学、分子生物学、物理学、矿物学、材料学等学科。

（再帕尔·阿不力孜 龚宁波）

tiānrán chǎnwù lìtǐ jiégòu biǎozhēng yuán'èr sèpǔ fāngfǎ

天然产物立体结构表征圆二色谱方法（stereostructure characterization methods of natural products by circular dichroism spectrum）

通过圆二色谱的测定和解析研究天然产物分子立体结构的途径。借助圆二色谱仪用连续波长的平面偏振光照射天然产物，检测其对左旋、右旋圆偏振光的吸收之差，记录信号得到圆二色谱。圆二色谱是具有正钟形或负钟形的曲线，即称为科顿（Cotton）效应曲线，曲线的峰或谷分别被称为正科顿效应峰负科顿效应峰，这是根据发现这一现象的法国科学家科顿（Cotton）的名字命名的。通过分析圆二色谱图中科顿效应的波长位置、正负符号以及数值大小，并与天然产物分子的立体结构进行关联，可以推导出天然产物分子的绝对构型。

谱图解析方法 圆二色谱简单、清楚，但需要进行解析来判断天然产物分子结构的绝对构型。

解析方法经历了从经验规则、半经验方法到理论计算三个阶段。20 世纪 60 年代出现的经验规则主要有八区律、扇形规则和螺旋规则，这些规则是在总结了包括天然产物的大量手性化合物的科顿效应曲线特征与其分子立体结构的绝对构型之间的关系后得到的，适用范围有限，且常出现反规则的现象。1972 年，日本有机化学家中西香尔（K. Nakanishi）提出了基于量子化学理论的半经验解析圆二色谱的方法，即激发态手征性方法。激发态手征性方法灵敏度高，可用于含有两个及以上芳香基团或双键基团等发色团的天然产物等手性化合物的绝对构型表征。2000 年，德国科学家格里梅（S. Grimme）等将含时密度泛函理论用于圆二色谱的量子化学计算。该方法首先根据化合物可能的绝对构型采用适宜的计算软件和程序等条件进行理论计算和模拟，获得模拟的圆二色谱后，将其与实测谱图进行比对，由此确定天然产物等手性化合物分子结构的绝对构型。含时密度泛函理论已成为圆二色谱学研究领域的热点方向之一，在中国也已有很好的研究与应用（见天然产物立体结构表征圆二色谱计算方法）。

应用 手性天然药物具有结构多样性，临床使用的天然药物多为光学活性的手性单一化合物，如青蒿素、紫杉醇等。当化合物的绝对构型不同时，体内外药效学评价及代谢、毒性研究结果均可有所不同；同时，在这类化合物的分离、纯化、化学合成和生物合成等技术方法选择方面，也需要以确切的绝对构型为依据。因此，确定手性天然药物的绝对构型成为其研究过程中的一个重要环节。由于手性天然药物在天然资源中的含量较低，且许多微量样品又难以得到很好的单晶，因此应用单晶 X 衍射方法研究其绝对构型较为困难，而圆二色谱方法可以将化合物配置成溶液后短时间内完成测定，样品用量少（< 0.1~1 毫克）且可回收，非常适合进行微量手性天然药物的立体结构表征。

（再帕尔·阿不力孜 李 莉）

tiānrán chǎnwù lìtǐ jiégòu biǎozhēng yuán'èr sèpǔ jìsuàn fāngfǎ

天然产物立体结构表征圆二色谱计算方法（stereostructure characterization methods of natural pro-ducts by circular dichroism spectrum calculation）

用量子化学计算预测手性天然产物的理论圆二色谱，并与实验测得的圆二色谱进行比较，从而研究天然产物分子的立体结构的途径。该方法极大地推动了圆二色谱技术在天然产物立体化学研究中的应用，解决了很多难以应用经验规则或半经验方法解析的圆二色谱图与天然产物分子结构的立体构型的关联问题（见天然产物立体结构表征圆二色谱方法）。

1928 年，比利时物理学家莱昂·罗森菲尔德（Léon Rosen-feld）最早提出了圆二色谱的量子力学模型，指出由基态到激发态的电子跃迁的圆二色性与这个跃迁的旋转强度呈正比。20 世纪 80 年代，基于多电子波函数的哈特里-福克（Hartree-Fock）方法被用于圆二色谱的理论计算，但由于准确度不高未能推广应用。直到 2000 年后，圆二色谱理论计算方法才获得了极大发展，这主要归功于基于含时密度泛函理论的线性响应理论和耦合簇波函数方法以及计算机技术的快速发展。

计算步骤 圆二色谱计算方法包括三个步骤。第一步是用适宜的软件和程序操作对预设立体构型的手性天然产物分子结构进行构象搜索和构象分析。构象是影响手性化合物圆二色谱行为的重要因素，同一化合物的不同构象可能表现出不同甚至完全相反的圆二色谱行为。构象搜索是在分子力场下，采用蒙特卡罗或分子动力学方法快速寻找化合物的可能构象。构象的信息还可以来自其他波谱学方法，比如在核磁共振谱中采用核欧沃豪斯（NOE）效应和耦合常数解析获得的天然产物分子的三维结构信息。第二步是采用含时密度泛函理论或其他从头计算方法和相应软件和程序操作，对搜索得到的构象进行优化，根据频率计算结果判断该构象是否稳定存在。同时，获得相对吉布斯自由能，并由此得到各构象在构象平衡混合物中的含量，通常只考察能量在 2~3 千卡每摩尔（kcal/mol；1 千卡 = 4186 焦耳）范围内的构象。第三步是计算各个构象的圆二色谱，通过玻尔兹曼（Boltzmann）分布含量加和得到总的圆二色谱，并与实验数据比较。如果计算谱与实验谱完全重合，说明计算前所预设的手性天然产物分子结构的立体结构就是该化合物的真实构型，否则如果计算谱与实验谱呈镜像关系，说明计算前所预设的构型是该天然产物分子结构真实立体构型的对映体。此外，电子跃迁和分子轨道的计算结果有助于化学家在分子水平理解手性化合物圆二色谱中的科顿效应。

应用 圆二色谱计算方法在可接受的计算量情况下，可以获得与实验数据吻合较好的计算结果，被广泛应用于天然产物的立体化学研究。许多新发现的生物碱、萜类、香豆素、蒽醌等手性天然产物，在绝对构型的表征过程中大多采用了圆二色谱计算方法。可靠的圆二色谱计算还需要考虑振动能级和转动能级的变化，并采用恰当的杂化方法和足够高精度的基组。作为解析圆二色谱的强有力工具，圆二色谱计算方法在天然产物的立体化学研究中发挥着越来越重要的作用。

（再帕尔·阿不力孜 李 莉）

tiānrán chǎnwù lìtǐ jiégòu biǎozhēng xuánguāng guāngpǔ fāngfǎ

天然产物立体结构表征旋光光谱方法（stereostructure characterization methods of natural products by optical rotatory dispersion spectrum）

通过旋光光谱的测定与解析研究手性天然产物分子的立体结构的途径。手性天然产物等化合物的比旋度与偏振光的波长有关，会随着波长的改变比旋度会发生符号和数值的变化（见天然产物立体结构表征比旋度方法）。以比旋度 [α] 或摩尔旋光度 [φ] 为纵坐标，平面偏振光的波长为横坐标，得到的谱图称之为旋光光谱（optical rotatory dispersion，ORD），又称为旋光色散谱。旋光光谱分为两类：一类是正常旋光光谱，其比旋度值随着波长的增加单一地增加或减小；另一类是异常旋光光谱，可在紫外吸收峰处显示相邻峰与谷之间的 S 形曲线变化，其产生原因是手性物质对偏振光的折射率在吸收峰附近发生显著变化。在旋光光谱中，从长波到短波，依次出现峰和谷者，为一个正的科顿效应；反之则为一个负的科顿效应。与圆二色谱一样，旋光光谱中的科顿效应的符号和大小与天然产物等手性物质分子的立体结构有关。实际上，旋光光谱和圆二色谱是平面偏振光与手性分子发生相互作用的两种谱图呈现形式，两者可通过克勒尼希·克拉默斯（Kronig-Kramers）公式相互转换。

谱图解析方法　在20世纪20年代，旋光光谱就被用于手性天然产物的立体化学研究，1955年出现了商品化的旋光光谱测定仪器。测定手性天然产物等有机化合物的一对对映异构体，所得到的旋光光谱的曲线互为镜像。旋光光谱的解析是将科顿效应与手性分子的立体结构特征关联起来的分析和推论过程。早期的图谱解析主要依靠经验规则，包括饱和环酮类化合物的八区律、比彻姆（Beecham）内酯规则等。然而，当天然产物等有机化合物分子结构中有多个紫外生色团时，每个生色团所产生的科顿效应相互叠加，导致旋光光谱变得非常复杂而难以解析，因此已逐渐被相对简化的圆二色谱方法取代。由于旋光光谱是非吸收光谱，不要求样品结构中必须有紫外生色团，因此，对于没有紫外生色团的手性天然产物等有机化合物，旋光光谱方法仍是一种非常有效的绝对构型表征方法。旋光光谱可以在丙酮、二甲亚砜等具有紫外吸收的溶剂中测定；而且通过改变温度、溶剂等条件，可研究已知绝对构型的手性天然产物等有机化合物分子结构在不同环境中的构象特征。

应用　旋光光谱方法可提供立体结构信息，并在天然产物分子的立体结构表征方面曾发挥过重要作用。许多常见天然产物的绝对构型最早就是通过旋光光谱方法确定的，例如，（+）-樟脑、（-）-薄荷酮、青蒿素等。随着量子化学理论和计算机技术的发展，旋光光谱的解析可以采用基于密度泛函理论的量子化学计算方法，预测理论的旋光光谱，并与实测数据比对分析，从而判断手性化合物的绝对构型。

（再帕尔·阿不力孜　李　莉）

tiānrán chǎnwù lìtǐ jiégòu biǎozhēng bǐxuándù fāngfǎ

天然产物立体结构表征比旋度方法（stereostructure characterization methods of natural products by specific optical rotation）

通过测定平面偏振光经过手性天然产物时偏振方向的改变，研究天然产物分子的立体结构的途径。当平面偏振光通过手性天然产物等光学活性物质的晶体、液体或溶液时，偏振方向发生改变，这种现象称为旋光现象。天然产物等的这种性质称为旋光性或光学活性；能使平面偏振光的偏振方向按顺时针方向转动者称其具有右旋性，用"右旋"或"+"表示；按逆时针方向转动者称其具有左旋性，用"左旋"或"-"表示。旋光现象的本质是由于光学活性物质对左旋和右旋圆偏振光的折射率不同而产生的圆双折射性，因此与圆二色性不同，旋光性与手性化合物结构中是否存在紫外吸收基团无关。

比旋度和测定　1812年，法国科学家让-巴蒂斯特·毕奥（Jean-Baptiste Biot）首先发现石英片可使平面偏振光发生偏转。1848年，法国科学家路易斯·巴斯德（Louis Pasteur）从外消旋混合物中通过显微镜和镊子成功分离得到了左旋和右旋的酒石酸钠铵盐。让-巴蒂斯特·毕奥还发现光学活性化合物使平面偏振光偏转的角度 α 与样品浓度 c、样品池长度 l 成正比，从而得到比旋度的计算公式 $[\alpha]_{\lambda}^{t} = \alpha/cl$，这个公式又被称为毕奥规则。测量平面偏振光偏转角度的仪器是旋光仪，其主要由光源、起偏器、测定管和检偏镜等组成。从光源发出的单色光经过起偏器产生平面偏振光，通过装有光学活性物质的样品池后，检偏镜即可检测出偏振光发生偏转的角度。比旋度的符号和数值大小不仅受光学活性化合物自身结构的影响，还与检测波长、温度、溶剂、浓度和旋光管的长度等因素有关。因此，记录比旋度时，一定要注明测定温度和波长，常用条件是20摄氏度和钠光谱的D线（589.3纳米）。圆双折射性有时也可采用摩尔旋光度 $[\phi]$ 表示。

应用　比旋度是表征光学活性化合物的必要物理化学参数，很早就被用于天然产物分子立体结构的绝对构型研究，但是对于结构复杂的手性天然产物，仅通过比旋度的符号难以确定它的立体结构。科学家总结出一些经验性的立体结构与旋光度的关系规则，如克莱恩（Klyne）法、旋光叠加性规则、同系物摩尔旋光度趋于恒定规则等。尽管这些规则不是非常精确，但在缺乏其他资料的情况下为天然产物绝对构型的表征提供了很大帮助，例如一些强心苷类天然产物分子结构中苷键的构型可通过克莱恩方法确定。光学活性化合物的比旋度可以通过量子化学计算方法进行理论预测。比旋度方法还可以用于光学活性化合物的纯度检验或含量测定，是手性药物特性的检验项目之一，用于鉴别手性药物或分析药物的纯度（见手性天然药物）。

（再帕尔·阿不力孜　李　莉）

tiānrán chǎnwù huóxìng píngjià

天然产物活性评价 （bioactivity evaluation of natural products）

通过体内和体外生物学实验寻找能改变生物体生理生化等功能的动物、植物、微生物和矿物，配合提取和分离，确定有效部位，追踪活性单体化合物并确定其化学结构与生物活性之间关系的研究。进行活性评价的天然产物通常包括一种或数种配伍的天然产物的初步加工（如干燥物和粗粉等）产物、溶剂提取物、分离获得的含有一些结构类似化合物成的分组（如总生物碱、总黄酮或总皂苷等）和单一化合物。

发展历程　在世界各地，人类在长期生活和医疗实践中，不断尝试，逐渐开始应用各种天然产物来充当食物或解除病患。因此，很多天然产物在民间具有长期的应用背景。中国、古印度、古阿拉伯、古罗马等古代文明国家的人们均有系统应用天然产物的历史记载，中医药更是形成了完整理论体系并一直沿用。早期的行医者常常参与各种药用天然产物的采集和加工，在行医用药过程中，通过对患者的认真观察，将这些药物的疗效和毒副作用记录下来并进行总结。中国古代传说中的医家神农、东汉末年著名医药学家张仲景、隋唐时期药王孙思邈和明朝医药学家李时珍、古希腊的神医埃斯克雷斯（Aesculapius）、西方医学之父希波克拉底（Hippocrates of Cos）、罗马医学家盖伦（Aelius Galenus）、古阿拉伯的医圣阿维森纳（Avicena）等都对大量天然产物的药用价值进行过探索和评价。"神农尝百草"的传说就是中国古代对药用天然产物进行鉴别的形象描述。

在无数先人对天然产物探索的基础上，人类逐渐了解了许多天然产物的药用价值和安全性。但是，那些时代缺乏研究天然产物的科学理论和技术手段，更谈不上系统的药事管理制度和相应的机构，这些前人对天然产物的药用价值和安全性认识还十分原始。表现在：对天然产物药用功效的描述掺杂着哲学和宗教的语言，晦涩难懂，缺乏证据支持；对一些天然产物的毒性，特别是特殊毒性（致畸、致癌和致突变）以及长期毒性缺乏有效的观察手段和长期全面的报告机制。自19世纪，随着医学和化学的发展和结合，动物和离体组织开始用于药物的活性评价，并伴随着天然产物中药物不断被发现。处于药物发现早期阶段的天然产物活性评价的基本流程和方法逐渐成形，在评价天然产物药用价值和毒副作用方面发挥了有效地作用。同时，一些天然产物的药害事件的发生，如富含马兜铃酸的关木通和广防己导致的肾脏毒性事件，更促进了对天然产物活性评价的重视。大众开始认识到，"天然"不代表无毒，作为药物的天然产物，其改变生物体的某一生理生化过程的特性决定了"是药三分毒"。药物的活性评价并不是仅仅适用于对化学合成药物的要求，即使长期广泛使用的天然产物也有进行系统活性评价的必要性。

方法　主要方法包括：天然产物体外活性评价法和天然产物体内活性评价法。这两种方法之间的差异表现在与人类疾病的相关性，实验周期，实验的灵敏度，准确度和抗干扰性，实验效率和费用以及试验样品需要量方面。要获得完整可靠的天然产物评价数据需要进行反复数轮的体内和体外活性评价。随着自动化技术、计算机技术和生物信息学的引入，不断发展的天然产物高通量筛选法和天然产物虚拟筛选法配合天然产物体外活性评价法和天然产物体内活性评价法，大大提高了天然产物活性评价的效率。

大多以确定活性化学成分为目的的天然产物的活性评价，其流程一般包括：①查阅文献，对国内外各种文献和数据库的搜索，如国内的药用天然产物提取物活性数据库，国外的 PubMed, PubChem 和 NAPPALERT 数据库等，选定拟研究的天然产物种类，初步了解天然产物或亲缘关系相近的天然产物（有相似成分和活性）的研究资料。同时，调查天然产物的民族药学和民间用药实践情况也非常重要。根据美国科学家法恩斯沃思（Farnsworth）等对部分来自植物的单体药物的调查研究，超过80%药用功效是与原植物的民族用药习惯相对应。通过了解民间用药背景，可以收集活性和安全性数据，确定天然产物大致的药效功能和毒性，确定研究方向。如英国植物学家、化学家和医学家威廉（William Withering）为了研究洋地黄提取物强心作用和毒性，就预先收集过大量使用洋地黄的各种临床信息，其中还包括当时难得一见的动物实验——火鸡喂食洋地黄叶子后的毒性和解剖信息。发现抗疟药青蒿素的屠呦呦研究员等也曾收集整理过2000余方药资料，并通过东晋葛洪《肘后备急方》的记载从青蒿 Artemisia annue L. 中提取得到青蒿素。②根据待研究的天然产物的情况和体内外活性评价方法的特点，选择几种拟进行的体内外活性评价方法。如发现青蒿的抗疟活性的鼠疟和猴疟模型，发现青霉素时，苏格兰生物学家、植物学家和药学家亚历山大·弗莱明（Alexander Fle-ming）使用的细菌琼脂扩散法。③搜集鉴定天然产物，通过动物体内外实验筛选，配合植物化学家追踪分离到有效部位或纯的单体化合物，尤其找到有一定生物活性且具新颖结构的活性化合物。获得的苗头化合物乃至先导化合物，这是药物研发的基础。④最后，在提取分离（或直接合成）获得足够活性成分后，进行结构改造修饰获得一系列化合物，反复进行活性评价结构改造的过程，确定化合物结构和生物活性间构效关系。寻找到活性强，结构稳定，毒性低，具有良好的药动学性质，与常用药物相互作用清楚的候选药物，获得临床研究批准后，进入新药临床试验流程。

中药的药效学研究也是天然产物活性评价的一个重要领域。除了追踪分离活性成分外，利用天然产物活性评价研究中药有效组分之间的联合作用和复方中药的配伍合理性，也是中药走向现代化的必经之路。其工作流程是：在完成各有效组分或单味道药材的活性评价的基础上，改变中药中各有效组分或复方中药各味药材的配伍或加工炮制方式，比较相互间活性的差异，确定各有效组分间的联合作用和复方中药的配伍合理性。大量引入的许多新理论和新方法不断推动中药的活性评价研究的进步。其中，美国华裔科学家邹（Chou）利用数学方程配合活性实验，系统地评价药物联合使用中协同与拮抗效果，为评价中药有效组分间联合作用和中药处方配伍合理性提供了一个可行的重要方法。中国血液专家陈竺院士在研究雄黄-青黛中医复方治疗白血病时，利用该方法

配合各种体内外实验，确定了其中多成分间的协同作用，为该方剂中各天然来源产物"君、臣、佐、使"的配伍原则的合理性提供了重要的试验支持，该尝试获得广泛的认可。

天然产物体外活性评价法
将动物组织、器官和最小生物单位细胞以及生物主要组成成分蛋白，DNA 和 RNA 等单独分离出来，脱离复杂的生物整体环境，对天然产物进行活性评价的途径。该方法通过简化背景，减少影响因素，可以更精细，方便和快捷地获得天然产物活性信息。特别是针对靶点明确和机制清楚的人类疾病，通过体外实验可以迅速获得天然产物的药用价值信息。由于体外活性评价灵敏度高，所需样品量很小，同时实验周期短，实验费用低，效率高，可以适用于大批量天然产物的活性评价和活性成分追踪，同时体外实验准确度高，误差小，可区分化合物结构变化造成的细微活性差异，有利于构效关系的建立。体外活性评价已成为首选的活性评价方法。

如果天然产物有文献和民间用药背景支持，其体外活性评价的常规流程：首先，对天然产物及相关成分及其活性进行文献调研，据此选择与天然产物功能主治相符的体外活性评价方法。其次，收集鉴定天然产物。配合化学家将天然产物提取浓缩后用不同溶剂萃取，将提取物粗分为几个部分进行初步活性评价。以常规的溶剂提取分离法为例，用乙醇提取，用石油醚、三氯甲烷、乙酸乙酯和正丁醇等依次萃取；进一步利用柱色谱，薄层色谱等方法将活性组分分成更多的部分进行活性评价，直到找到纯的活性单体化合物。当然，直接将天

然产物所有单体尽量分离出来后，再一起进行体外活性评价也是常见的做法。上述这两种天然产物体外活性评价流程都能通过文献和民间用药背景提供的信息帮助选择评价项目，缩小研究范围。

以某一重大疾病作为研究中心，确定一系列相应靶点，对选定的天然产物或天然产物样品库进行数轮活性筛选和验证。这种方式不必应用天然产物的过往文献和民间用药实践背景预先限定筛选范围和方向，可随时跟进新靶点进行筛选。这种随机体外活性评价方法被药物生产企业和大研究中心广泛采用。如果筛选的天然产物数量足够多，结构类型的多样性足够高，这种随机普筛可迅速获得作用于新靶标的苗头化合物，但也存在阳性率低，花费不菲的缺点。

基于靶标的体外活性研究是天然产物体外活性评价的主要形式之一。天然产物往往具有多组分，多靶点的特性，体外活性研究时，注意参考文献和一些适用的数据库选择合适靶点。已知靶标数目为：500（较严格的限定）~3000（较宽泛的限定）。被美国食品药品管理局认可的药物靶标约1500种，实验性的药物靶标约3000种［DrugBank 数据库，由代谢组学创新中心（The Metabolomics Innovation Centre）建立］，也有报道 932 种药物靶标［Therapeutic targets database，新加坡国立大学生物信息学和药物设计组（Bioinformatics and Drug Design Group）建立］，还有报道 400 种药物靶标（药物靶点数据库，中国医学科学院药物研究所建立）。

分析天然产物体外活性评价结果时，要注意体外实验的局限

性。即体外活性评价实验与人类疾病相关性不高，经常会出现体外有效，体内无效的情况。影响天然产物体外评价有效性的因素：首先，人为简化的体外评价体系不能完全模拟人类的体内情况，相关性差。天然产物体内的吸收、分布、代谢、排泄和毒性的影响可能导致天然产物体内活性的变化。前体药物的存在可能造成体外无活性的出现。其次，体外评价体系是人工构建的微量反应体系，对外来影响因素缓冲能力弱，容易受到干扰，出现假阴性或假阳性的结果，例如，在评价天然产物的粗提物或有效部位的样品时，样品中含有的脂类、鞣质和多酚类等可能干扰体外评价的细胞或蛋白；样品的颜色也可能干扰一些涉及颜色变化的检测体系。还有样品的酸碱以及所用溶剂（如二甲亚砜）、所含金属离子和螯合剂的干扰等。总之，周密的实验设计，严格的对照，相互印证的体外评价体系，不过度外推体外活性评价获得的结果是正确评价天然产物必须遵循的准则。

天然产物体内活性评价法 在活体内进行，观察天然产物的活性和毒副反应作用，对天然产物进行活性评价的途径。活体实验是指以整体实验动物为研究对象的动物实验，不包括以微生物为研究对象的实验和处于药物发现后期阶段以人为研究对象的临床试验。历史上，活体动物用于天然产物活性评价要早于体外实验。虽然天然产物体外活性评价已成为首选方法，但体内活性评价具有整体性和综合性的特点，更能模拟人体的复杂体系，以观察天然产物在干预疾病进程中扮演的角色，更能帮助人们推测药物在人体的疗效以及毒性反应。

因此，用整体动物进行体内试验依然是天然产物活性评价的重要方法。

作为天然产物活性评价不可替代的重要方法，体内活性评价具有以下重要特点：①能全面地评价天然产物，适用于混合物，抗干扰性强。包含各种提取物和复方的天然产物活性组分和无活性组分结构种类繁杂，数量众多，甚至还包含数目不详的未知成分或活性成分的前体。它们的溶解性、酸碱性、氧化还原性以及稳定性等理化性质各有不同，可能的作用靶点、作用方式和强度也不尽相同。这种复杂性对于基于靶标的体外活性评价是一个巨大挑战。体内活性评价以多种类似于人的途径给药，常见的有口服、皮下注射、肌内注射、腹腔注射、静脉注射、各种腔体注入、吸入、体内埋藏和皮肤涂抹等方式。能便捷地去除原药材和提取程度不高的提取物中无效成分的干扰，观察到天然产物对整体动物的生理和生化改变，其结果与人体试验相似度高。另外，根据血清药物化学和血清药理学理论，对实验动物口服天然产物后入血化学成分进行鉴定和生物活性研究，可以去除不入血成分的干扰，简化研究的难度，防止前体活性成分的错漏。②能观察到天然产物中的多种活性成分经过吸收、分布、代谢和消除等机体处置后，对生物体产生的药效。③能进行体外试验难以完成天然产物毒性评价。

天然产物体内活性评价与合成化合物体内活性评价基本相同，通常包括下列步骤：实验动物的确定和动物模型的建立，给药途径和剂量的选择，能反映疾病进程和药物疗效的整体指标的观察

和标志物的测定，病灶或病变组织样本的收集以及生化、组织免疫学分析，实验数据处理和分析。天然产物体内活性评价时，首先，应当根据不同的实验目的，选用相应的合格实验动物。常用的有小鼠和大鼠，它们的遗传背景清晰，与人类基因同源性高，获得的实验结果与人体实验结果有高度一致性，在天然产物活性评价中被广泛使用。其次，需要选用适宜的实验动物模型。天然产物活性评价中使用的动物模型，通常分为诱发性疾病模型，自发疾病模型和基因改变型疾病模型。这些动物模型能全部或局部地模拟人类疾病的真实过程与特点，具有人类疾病的主要症状和类似病因。依据中医学理论中的各种病症构建的中医脏腑辨证动物模型也在发展中，并被用于中药的活性评价。再次，需要选用适宜的给药途径和计量。原药材和提取程度不高的提取物可选用口服，涂抹等给药途径，就能便捷地去除无效成分的干扰，但所需药量最多，有效成分的生物利用度会影响实验结果；杂质成分少，纯度高的有效部位或纯的化合物可选用注射和各种注入，体内埋藏等用药方式，这些用药途径相比口服用药量少，同时可减少生物利用度差异对天然产物体内活性评价的影响。另外，给药剂量上，对于纯的单体化合物可以使用单位动物体重的化合物重量进行给药，但对于有效部位的剂量，除了常规方法外，还可以依据等剂量不等强度原则，折算成原药材的量来确定给药剂量，与母体进行比较防止活性成分的丢失。最后，需要遵循实验动物的相关法律和法规。拉塞尔（Russell）和伯奇（Burch）于1959首先在

《人道试验技术原理》(*The Principles of Humane Experimental Technique*)中提出了著名的动物实验三原则，又称"3R"，即尽量减少实验所用的动物数，减轻动物所受痛苦和使用非动物实验替代动物实验，这已经成为国际共识，遵循相关法律法规进行天然产物体内活性评价是获得有说服力的科学结果的必备条件。

在天然产物活性评价中，体内实验和体外实验要结合进行。可以先完成天然产物的分离鉴定工作和体外活性评价后，进行体内活性验证。也可以用体内活性评价寻找活性部位，然后用体外活性评价进行追踪分离，确定有效成分。

天然产物活性虚拟筛选法　利用计算机技术发展的分子模拟技术，模拟小分子与相应靶标（受体）的结合作用和结合模式，像给锁来配钥匙一样，预测天然产物小分子数据库中化合物的潜在活性的途径。其基础理论是受体配体间互补结合理论，小分子（配体）和生物大分子靶标（受体）像钥匙与锁一样特异性地识别并在特定区域结合，随即，受体被激活或抑制并产生相应生物效应。另外，通过归纳总结现有活性小分子的药效特性后，对小分子数据库进行匹配搜寻，也可以实现预测。这些虚拟筛选的技术，简单地说，就是利用靶点和/或小分子的相关信息对其他小分子进行预测，可以迅速从含上万种，甚至上百万的化合物数据库中找到有潜在活性的化合物。已经成为药物发现的重要手段。

虚拟筛选的前提条件在于小分子数据库。由于缺少适用的源自天然产物的小分子数据库，针对天然产物的虚拟筛选有很大困难。随着天然产物分离和结构鉴定技术以及化学合成技术的发展，越来越多的源自天然产物的小分子结构被发现，随之而来的是越来越多的天然产物数据库被构建，这为将虚拟筛选技术用于活性天然产物的发现奠定了基础。常用的天然产物化合物数据库有：中国天然产物数据库和中药化学数据库。中 国 天 然 产 物 数 据 库（CNPD 数据库）是创腾科技有限公司和中国科学院上海药物研究所联合开发的综合性天然产物数据库。共收集了 37 个类别的 57 000 多个天然产物，其中 70% 的分子是类药性分子。化合物的相关物理性质、生物活性、化学结构以及原植物或同属中药的信息均有收录。中药化学数据库（TCMD 数据库）是中国科学院过程工程研究所建立的一个数据库，收录来源于中草药的化学结构 9127 个，中草药及相关药用植物 3922 种。国外的一些商业机构对其分离的天然产物提供可供虚拟筛选的数据库，如 AnalytiCon Discovery 和 IBScreen。其他一些数据库除了合成小分子化合物，也收录了源自天然产物的化合物的结构，常用的有 ACD-SC，MDDR 和 ZINC 等。当然构建自有的天然产物数据库也是一种重要方法、可以搜集感兴趣的数据（如某一种属天然产物成分，或某一方剂的相关成分等）来建立自己的数据库。用于构建化学结构数据库的常用软件有 ISISBASE、ChemFinder、ACD、Discovery Studio 等。

对天然产物与合成化合物数据库虚拟筛选来说，工作流程基本相同：①基于受体。首先，要准备受体的三维结构。对于已报道晶体结构的靶标蛋白，直接可以从蛋白三维数据库 PDB 中下载（网 址 http：//www.rcsb.org/pdb）。而对于未知结构的蛋白，可以利用靶标蛋白家族中同源蛋白的结构信息，进行同源模建，得到受体的三维结构。其次，要寻找和确定三维结构的活性位点。因为一个受体分子往往具有多个能够结合小分子的位点，因此找出最合适的活性位点具有重要意义。最后，根据对接程序将天然化合物库中小分子一一对接到活性位点来进行预测。常见的对接程序有 Dock、Autodock、Glide、Flex、MOE 等。②基于配体。首先，根据已报道的文献，搜集活性化合物结构与活性之间的关系，从而建立定量构效关系模型，或者基于活性化合物建立药效团模型；其次，将天然化合物库中的小分子与建立的模型进行匹配，从而发现新的活性化合物；最后，对虚拟筛选得到的目标化合物可以进行类药筛选，进一步缩小数量，在对实物样品通过体内外活性评价进行验证。

虚拟筛选在实践中可以大大增加对化合物（包括天然产物）活性评价的效率。以作用于核受体过氧化物酶增殖物激活受体 γ（PPARγ）的药物研究为例：研究者基于靶标过氧化物酶增殖物激活受体 γ 构建了受体模型，对商业性的小分子化合物库 ACD-SC、MDDR 以及中国天然产物数据库（CNPD）中大约 240 万个小分子化合物进行了比对和打分，选出 600 个化合物；再根据"类药性"原则和经验排除明显不适合的化合物，精选出 150 个化合物进行活性评价实验。通过蛋白结合，细胞水平和整体动物模型实验不断验证，发现了 3 个高活性的化合物和一些新的活性结构可进入下一步药物研究。

天然产物高通量筛选法 利用自动化的实验操作系统，高灵敏度的检测系统，计算机数据库管理系统和高特异的体外筛选模型，在微孔板上对高容量的化合物样品库进行分子和细胞水平的活性筛选评价的途径。具有快速、微量、灵敏、大规模的特点，短时间内可以对大量的候选化合物完成筛选。如果化合物库是由天然产物构成，就可实现对天然产物的高通量筛选，其他的原理和方法等基本一致。

结合了自动化技术的高通量筛选和人工为主的天然产物提取、分离和鉴定工作之间存在着巨大的效率差距。天然产物的高通量筛选需要大量的天然产物的样品来源。长期不懈地提取制备或通过其他途径收集天然产物及相关信息，保质（结构类型多样）保量（数量足够）地建立化合物样品库是成功进行天然产物高通量筛选的唯一途径。对于研究范围有限的项目，可以进行小规模的高通量筛选。天然产物的提取物包含大量杂质，成分复杂，其颜色、荧光和溶剂极易影响高灵敏、微量的高通量筛选体系，导致大量假阴性和假阳性，不宜直接使用。可借助索氏提取、溶剂萃取、高效液相色谱等技术方法，提高相应天然产物的提取分离效率，将天然产物分成很多部分并浓缩成样品，使得每个样品中包含数目有限的化合物，构建实物样品库并用于高通量筛选。除了通过将天然产物的提取分离鉴定同高通量筛选有机结合提高天然产物的活性评价效率外，借助对相应天然产物数据库的虚拟筛选，可加快高通量筛选对化合物样品库的筛选的速度，提高阳性率。值得注意的是，作为在"微孔板上的体外实验"，高通量筛选有着同体外活性评价一样不可避免的局限，不能充分反映药物的全面药理作用，要谨慎地解读高通量筛选的结果，避免得出错误的结论。

（张卫东　曾华武）

tiānrán chǎnwù shēngwù héchéng

天然产物生物合成 （biosynthesis of natural products）

在生物体内将结构简单的初级代谢产物或中间体转化为结构复杂的天然产物，通常需要经过一系列的酶催化反应，并受到严格的调控。通常也被称为次级代谢（secondary metabolism），在初级代谢产生的物质和能量基础上进行。与初级代谢途径几乎存在于所有生物体不同，次级代谢途径的分布具有局限性，有些仅存在于特定生物体或生物类群中。此外，次级代谢途径的表达受控于庞大而复杂的调控网络，如途径特异性调控、多效性调控和全局性调控等。尽管大多数天然产物的生物学功能还不清楚，但是不难想象它们在生物体适应生存环境中发挥了重要作用。

合成单元 天然产物的合成单元都来源于初级代谢，如光合作用、糖酵解和三羧酸循环。天然产物生物合成的主要合成单元包括乙酰辅酶A、甲羟戊酸、1-脱氧木酮糖-5-磷酸酯和莽草酸。利用这些合成单元的生物合成途径相应地被称为聚酮途径、异戊二烯途径和莽草酸途径。乙酰辅酶A可以通过糖酵解过程中的丙酮酸氧化脱羧而来，也可以经脂肪酸的β氧化产生。乙酰辅酶A不仅是重要的初级代谢中间体，也是许多次级代谢产物合成的关键中间体，如脂肪酸类衍生物（前列腺素）、苯酚类化合物和大环内酯类化合物等。尽管甲羟戊酸来源于3分子的乙酰辅酶A，但是其参与了完全不同于聚酮途径的生物合成过程。1-脱氧木酮糖-5-磷酸酯由糖酵解过程的中间体丙酮酸和3-磷酸甘油醛缩合而来。甲羟戊酸和1-脱氧木酮糖-5-磷酸酯共同负责萜类和甾体类化合物的合成，如香料柠檬醛、驱虫剂法呢烯、抗肿瘤药物紫杉醇、胆固醇和维生素A等。莽草酸是由糖酵解途径的中间体磷酸烯醇丙酮酸和戊糖磷酸途径的D-赤藓糖-4-磷酸酯合成而来。莽草酸途径负责合成各种芳香族化合物，包括苯酚类化合物、肉桂酸衍生物、黄酮类化合物和生物碱等。此外，初级代谢产生的脂肪族氨基酸也作为合成单元参与了许多天然产物的合成，包括生物碱、青霉素类抗生素和聚肽类化合物。天然产物的结构复杂多样，除了来源于单一合成途径外，许多结构包含多个不同的合成单元，是多个合成途径共同作用的结果。

反应类型 天然产物的生物合成除少数情况外都需要经过一系列的酶催化反应。尽管有时候酶催化了相当复杂或是意料之外的反应，但通常情况下这些反应都可以用已经建立的化学原则和催化机制加以解释。与化学反应相比，酶能够在较温和的条件下更为有效和快速地催化这些转化反应，并且通常具有底物特异性和立体构型专一性。天然产物生物合成中常见的重要反应类型包括：①烷基化反应（亲和取代和亲电加成）。②瓦格纳-米尔魏因重排反应。③羟醛缩合反应。④克莱森反应。⑤曼尼希反应。⑥转氨反应。⑦脱羧反应。⑧氧化还原反应。⑨酚氧化偶联反应。⑩卤化反应。⑪糖基化反应等。例如红霉素A的生物合成就是通过克莱森反应将多个合成单元组装成分子骨架，再经过羟基化、糖基化和甲基化反应形成终产物（图）。

研究方法　天然产物生物合成的研究通常建立在"假说"的基础上，即通过比较相关化合物的结构，推测其可能的合成单元及相关的催化反应，进而提出可能的生物合成途径。为了验证"假说"是否正确，通常需要给产生该类化合物的生物体饲喂同位素标记（^{14}C、^3H、^{13}C）的前体化合物。如果"假说"正确，则可以从饲喂后的生物体中分离得到含同位素标记的该类化合物，且其同位素标记位置与饲喂的前体一致。由于饲喂实验通常使用结构简单的同位素标记前体，使其在复杂生物合成途径的解析中具有局限性。此时，通常需要合成结构复杂的前体，通过体外生化反应，证实某一转化过程的存在。早期，进行体外反应的酶需要从生物体内分离纯化获得，不仅费时费力，而且难以获得足够的量进行后续研究。现在，随着遗传操作技术的成熟，通过在细菌或酵母中异源表达目的基因，可以获得大量重组蛋白用于催化活性研究。另外，随着天然产物生物合成研究的不断深入，研究者们发现负责某一天然产物合成的不同基因大多成簇存在，进一步简化了研究模式。此后，由于 DNA 测序技术和生物信息学的快速发展，天然产物生物合成的研究模式发生了重大转变，特别是微生物来源的天然产物。首先，获得目标天然产物的生物合成基因簇，并开展体内功能研究，包括基因敲除、回补和异源表达等，明确参与合成途径的相关基因。其次，通过对基因敲除突变株积累的中间体进行分离鉴定，推测所敲除基因的功能；并通过体外生化实验，明确其催化功能和机制。最后，根据上述研究结果提出该天然产物的生物合成途径，并阐明合成机制。

应用　天然产物是新药的重要来源之一，对其生物合成的研究可用于新活性天然产物的发现和"非天然"天然产物的创造，并解决资源稀缺的天然产物类药物的供应问题。具体而言：①利用基因工程改造打破生物体内原有的生物合成调控网络，可激活"沉默"基因簇表达合成新结构天然产物或者提高目标化合物的代谢水平。2011 年，劳雷蒂（Laureti）等通过组成型表达一个"沉默"基因簇中的 LuxR 家族调控基因，成功激活了该基因簇，并分离得到了截至 2016 年底最大的聚酮类化合物——51 元内酯糖苷 stambo-mycin。②通过遗传操作改变原有的生物合成途径，如合成单元数目、类型及后修饰反应等，从而创造出结构新颖的原化合物类似物。1999 年，美国科学家麦克丹尼尔（McDaniel）通过对红霉素生物合成途径的改造，获得了大于 50 个化学方法难以合成的"非天然"红霉素库。③利用蛋白质工程技术，改变生物合成过程中关键酶的底物特异性，使其利用不同前体合成全新产物。2009 年英国科学家奥康娜（O'Connor）将点突变的异胡豆苷合成酶转入长春花 Catharanthusroseus 中，在转基因长春花中检测到多种新结构生物碱的生成。④通过改造异源表达宿主，使其更适于合成目标化合物，从而应用于大规模的发酵生产。2006 年，美国科学家凯瑟林（Keasling）将青蒿素合成上游途径完整地导入酿酒酵母中，使其产生青蒿素的合成前体青蒿酸。

（沈月毛　唐功利）

tiānrán chǎnwù shēngwù héchéng tújìng

天然产物生物合成途径（biosynthetic pathways of natural products）　自然界通过一系列的化学反应将简单的初级代谢产物或中间体转化为复杂天然产物的过程。这些反应除少数例外，都是由酶催化。生物合成途径有两

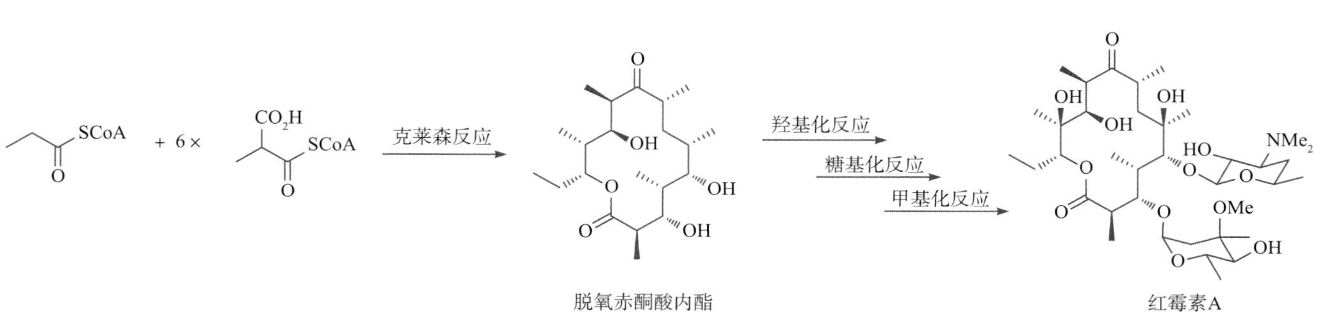

图　红霉素 A 的生物合成途径

种含义：一是指聚酮途径（polyketide pathway）、异戊二烯途径（isoprenoid pathway）和莽草酸途径（shikimate pathway），它们单独和共同决定化合物的骨架，属于广义的生物合成途径；二是指合成某一特定化合物的全过程，因为是针对特定化合物而言，是狭义的生物合成途径，如紫杉醇的生物合成途径，虽然已经知道其母核部分是通过异戊二烯途径合成来，但其具体的生物合成途径还不清楚。

聚酮途径 20 世纪初，英国科学家科利（Collie）发现很多天然产物是由"CH_2CO"单元所组成，由此认为这些天然产物是由这些单元经聚合反应而形成，由于这些单元具有酮结构的特点，其在 1907 年提出了"聚酮"这一概念。例如，主要分布于菌藻复合体地衣中的缩酚酸，它们的直接构造单元是苔色酸。而很明显，苔色酸可看成是由 4 个"CH_2CO"单元组成（图 1），而且化学合成也可以将通过乙酰乙酸乙酯合成的去氢乙酸转化为苔色酸。但是科利的发现在当时并未引起注意。直到 1953 年，英国科学家伯奇（Birch）独立提出乙酸假说：许多天然产物的生物合成单元"CH_2CO"可能与乙酸有关。人们才注意到苔色酸可看成是 4 个分子的乙酸缩合而成。"聚酮假说"实际上和伯奇当年的构思本质上一致。

根据生物合成中酶的不同，聚酮类化合物可划分为：芳香性聚酮类化合物、非芳香性聚酮类化合物（包括大环内酰胺、大环内酯、多烯、聚醚等）和植物聚酮类化合物。芳香性聚酮类化合物的合成酶是一组由分立的酶组合成的复合体，各个酶能够重复催化同一性质的生物合成反应，中间体在该复合体上"环绕"式地增长碳链，这类酶称为 II 型聚酮合酶（type II polyketide synthases，type II PKSs），生成的这类化合物也就是 II 型聚酮类化合物（type II polyketide）。非芳香性聚酮类化合物的合成酶则是一个多功能蛋白，具有多个具有催化活性的单元，每个单元只能单次催化某一特定反应，聚酮中间体在该多功能蛋白上"推进"式地增长碳链，这类酶称为 I 型聚酮合酶（type I polyketide synthases，type I PKSs），生成的这类化合物也就是 I 型聚酮类化合物（type I polyketide）。植物聚酮类化合物的合成机制与上述两类都不同，该类化合物的合成酶直接利用乙酰辅酶 A 形式的底物（一般为简单羧酸分子）。

异戊二烯途径 19 世纪 60 年代，发现异戊二烯是橡胶和芳香天然化合物的热降解产物，由此提出了这类物质或化合物可能是由异戊二烯单元首尾相连而形成。这个思想最后演变成了众所周知的异戊二烯规则。但是，从化学反应的角度，异戊二烯并不是合成萜类化合物的直接构造单元。

异戊烯焦磷酸酯和二甲基烯丙基焦磷酸酯首尾连接可以连续生成香叶基焦磷酸酯，法呢基焦磷酸酯和香叶基焦磷酸酯，这 3 个焦磷酸酯不同形式的环化即形成萜类化合物的前体。例如著名的抗肿瘤药物紫杉醇的合成前体紫杉二烯就可以看成是由 4 个异戊二烯单元组成（图 2）。起初，研究发现甲羟戊酸是异戊烯焦磷酸酯和甲基烯丙基焦磷酸酯的合成前体。20 世纪 90 年代，法国科学家罗默（Rohmer）及其同事又发现 1-脱氧木酮糖 5-磷酸酯也是异戊烯焦磷酸酯的合成前体。所以，萜类化合物的合成有甲羟戊酸和 1-脱氧木酮糖 5-磷酸酯两条途径。

莽草酸途径 莽草酸是 1885 年从植物日本莽草 *Illicium religiosum* 中分离得到的一个天然有机酸。莽草酸途径是指来自葡萄糖酵解的磷酸烯醇丙酮酸和 1 个四碳糖，D-赤藓糖-4-磷酸酯经多步反应生成莽草酸，再由莽草酸生成芳香性氨基酸如 L-苯丙氨酸、L-酪氨酸和 L-色氨酸，以及其他芳香族化合物的生物合成途径（图 3）。该途径存在于植物和微生物中，但不存在于动物中，因此人类只能从食物中获得必需的芳香氨基酸。苯丙氨酸和酪氨酸为许多天然产物提供了苯丙烷基单元，如肉桂酸、香豆素、木质素和黄酮类化合物；色氨酸则为许多生物碱类化合物提供前体。此外，许多简单的苯甲酸衍生物也来源于莽草酸途径。

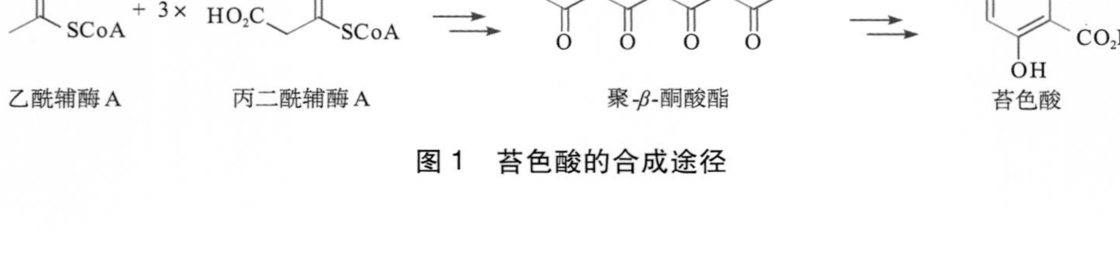

图 1 苔色酸的合成途径

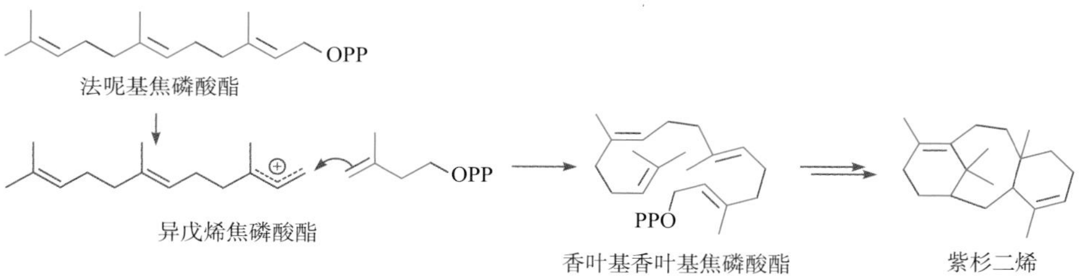

图 2　紫杉二烯的合成途径

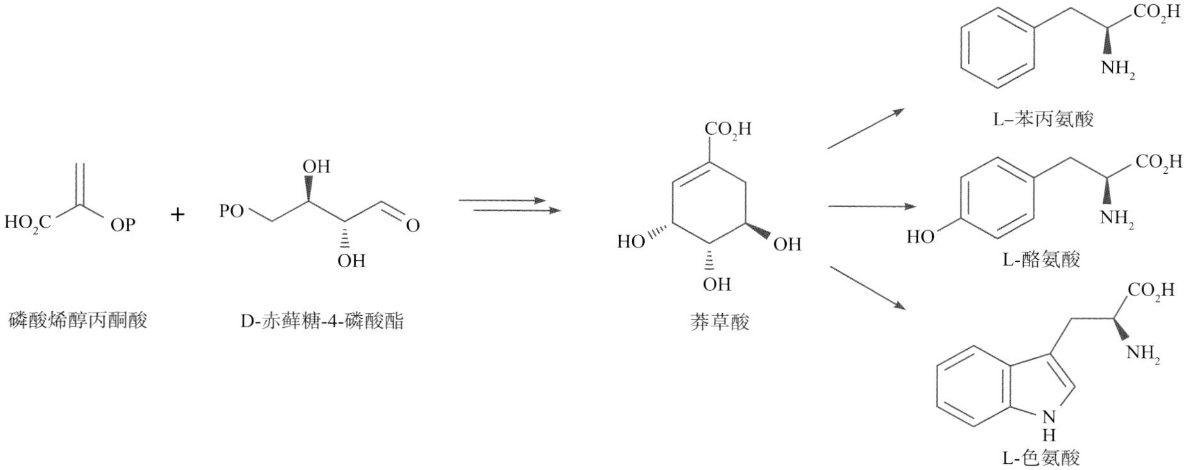

图 3　芳香性氨基酸的合成途径

除了上述 3 条生物合成途径外，来源于初级代谢的脂肪族氨基酸也作为前体参与了许多天然产物的合成，包括聚肽类化合物、青霉素类抗生素和生物碱等。另外，氨基糖苷类抗生素，如链霉素、卡那霉素和新霉素等，则来源于初级代谢的碳水化合物。

（沈月毛　陈万生）

tiānrán chǎnwù shēngwù héchéng tiáokòng

天然产物生物合成调控（regulation of natural product biosynthesis）　利用多种不同调控蛋白对天然产物生物合成基因表达水平进行控制的过程。尽管大多数天然产物的生物学功能还不清楚，但是不难想象它们在有机体适应生存环境中发挥了重要作用。在不同的生存环境和发育阶段，有机体接受着不同的外界和生理信号刺激，从而代谢产生不同的天然产物予以应对。

1967 年，苏联科学院研究人员霍赫洛夫（Khokhlov AS）等报道了从灰色链霉菌中发现的第一个小信号分子 A 因子，它能够诱导链霉素的产生和孢子形成。通过对灰色链霉菌中 A 因子调控链霉素产生机制的深入研究，首次揭示了链霉菌中一条完整的调控通路。在灰色链霉菌中，随着菌体生长到指数中期，菌体内 A 因子浓度达到阈值（10^{-9}摩尔/升）。此时，A 因子便与胞内 A 因子受体蛋白结合使其变构，并从 A 因子依赖蛋白基因的启动子区解离，进而激活 A 因子依赖蛋白的表达。

A 因子依赖蛋白再通过激活链霉素生物合成基因簇中唯一正调控基因 *strR* 的表达，启动链霉素的生物合成。这一范例显示了天然产物生物合成调控的复杂与精细。

类型　天然产物的生物合成受控于庞大而复杂的调控网络，现阶段的研究仅仅揭示了冰山一角。链霉菌属放线菌作为最主要的药用天然产物来源，其次级代谢产物生物合成调控的研究相对较为深入。在遗传水平，链霉菌次级代谢调控可以分为途径特异性调控、多效性调控和全局性调控三个层次。不少天然产物生物合成基因簇中都含有途径特异性调控基因，研究显示这些调控基因的表达水平是决定基因簇中生物合成相关基因转录水平的主要因素，进而与天然产物的合成水平密切相关。许多途径特异性调控蛋白都属于链霉菌抗生素调控蛋白家族，这类转录激活因子通过 N 端的螺旋-转角-螺旋结构域与靶基因启动子区域的重复序列（通常为 7 聚体）结合，从而启动相应天然产物合成基因的表达。该家族成员已经被证实与聚酮类、核糖体肽、非核糖体肽、β-内酰胺类和氧化偶氮化物等的生物合成相关。其中，最著名的成员是天蓝色链霉菌中激活放线紫红素合成的 ActII-ORF4。但是，由于一些途径特异性调控因子同时具有影响全局转录模式的能力，因此研究者们认为"位于基因簇中的调控因子"是对这类调控因子更为准确和客观的描述。

天然产物生物合成多效性调控是指一种调控因子对一种以上代谢途径产生影响的调控。这种调控因子除了对天然产物的生物合成进行调控外，还可能同时影响菌株的形态发育与分化。如 A 因子依赖蛋白，它除了通过 StrR 激活链霉素生物合成外，还启动了一系列与灰色链霉菌气生菌丝、孢子形成及链霉素抗性相关基因的表达，是一种多效性调节因子。全局性调控是指在整体水平上对菌株中多种次级代谢产物的合成以及菌株形态的发育和分化进行全方位的调控。一般而言，环境因素如温度、pH 值、溶氧水平和营养供应（碳源、氮源和磷酸盐）的改变可以起到"信号"作用，"激活"或者"关闭"与次级代谢产物合成相关蛋白的转录与表达，或合成一些小信号分子类化合物（如诱导因子），引起形态发育的分化和次级代谢起始的级联反应。参与全局性调控的基因一般位于天然产物生物合成基因簇

外，已研究发现的这类调控因子包括双组分调控系统、激酶和 σ 因子等。

相对原核生物而言，真核生物天然产物生物合成调控既涵盖了上述内容，又有其独特之处，最具代表性的就是表观遗传调控。表观遗传调控不涉及任何基因序列的改变，而主要包括了 DNA 甲基化、染色质重塑、组蛋白共价修饰和 RNA 干扰等。研究发现，丝状真菌基因组的 DNA 甲基化、组蛋白的乙酰化、甲基化和 SU-MO 化都与次级代谢产物的生物合成密切相关。其中，一个直接的证据来自阻断了组蛋白去乙酰化酶基因 HdaA 的构巢曲霉突变株，其代谢产生的柄曲菌素和青霉素产量均显著提高。

应用　天然产物是新药的重要来源之一，其生物合成基因的表达受到多水平、多层次的严密调控。随着天然产物生物合成调控机制研究的不断深入，可以在一定程度上利用基因工程改造打破原有的调控网络，从而提高目标化合物的代谢水平或者激活"沉默"基因簇表达合成新结构天然产物。对途径特异性转录调节因子进行遗传操作是应用比较广泛和有效的策略，包括过表达转录激活因子和敲除转录抑制因子。此外，由于转录调节因子常通过与结构基因的启动子区域结合发挥功能，因此，利用基因重组手段置换野生型启动子为组成型强启动子，可以绕过原本的转录水平调控，激活或部分激活相应天然产物生物合成基因簇。再者，利用表观遗传修饰酶类的小分子抑制剂和通过分子遗传学手段直接控制表观遗传修饰酶类的表达水平，都成功发现了新的天然产物。

（陈万生　沈月毛）

天然产物生物合成机制（biosynthetic mechanism of natural products）　从基因和酶催化反应的角度对自然界如何利用简单的初级代谢产物或中间体合成结构复杂的天然产物过程的解释。即通过酶催化的生化反应将天然产物的化学结构与编码其生物合成的基因或基因簇相关联，是在天然产物生物合成途径基础上的系统和深入地对天然产物产生过程的全面认识。综合了天然产物化学、有机化学、生物化学、遗传学、微生物学等相关学科的知识，对于天然产物化学合成和天然产物生物转化也有重要的启发和借鉴意义。

1984 年，英国科学家霍普伍德（D. A. Hopwood）从天蓝色链霉菌中克隆了放线紫红素（图 1）的完整基因簇并成功实现了异源表达，从而揭开了从基因水平理解天然产物生物合成机制的序幕；随后他们通过生物合成基因簇的杂合获得了新的"非天然"天然产物，为后续的组合生物合成获得新化合物奠定了基础。1990～1991 年，英国科学家皮特（Peter F. Leadlay）和美国阿博特（Abbott）实验室的卡茨（L. Katz）等人各自独立报道了红霉素 A（图 2）的生物合成基因簇，从而建立了聚酮合酶催化大环内酯合成的模块催化和线性装配模式。该体系随后被用作研究聚酮合酶催化聚酮合成的基本模式，对于天然产物生物合成和组合生物合成的研究发挥了不可替代的作用。

体系分类　从生物合成机制上讲，由聚酮合酶催化经聚酮生物合成途径合成的聚酮化合物是天然产物中成药比例最高的一类化合物，如抗感染药物红霉素、

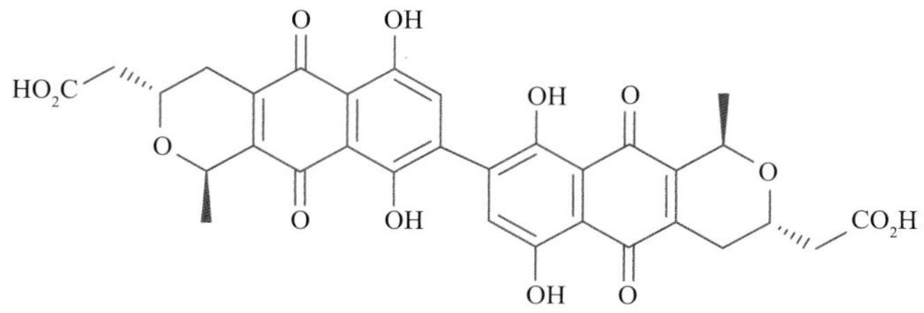

图 1　放线紫红素的结构式

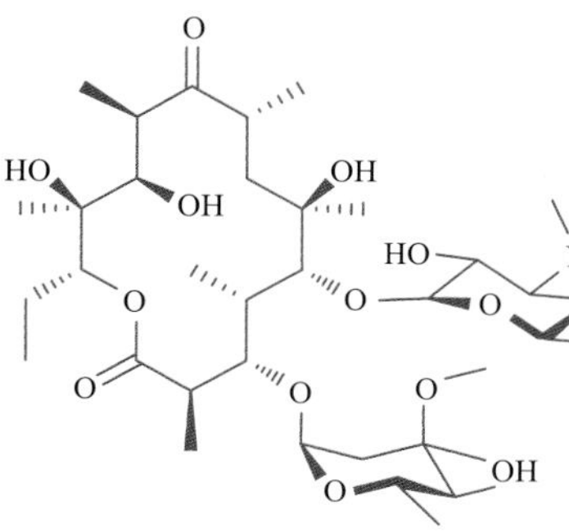

图 2　红霉素 A 的结构式

抗肿瘤药物阿霉素、抗寄生虫药物阿维菌素等。另外，聚肽类化合物也是天然产物中的一大家族，它们通常以氨基酸及其代谢相关的衍生物为前体、由核糖体合成（如硫肽类家族抗生素）或者非核糖体聚肽合成酶催化合成。与核糖体合成的聚肽类化合物相比，由于大量非蛋白质组成氨基酸及衍生物的参与和多种肽链合成后修饰的存在，使后者具有极为广泛的结构多样性和良好的生物稳定性。因此非核糖体聚肽类化合物是药物研究中的一个大家族，著名的例子如抗生素青霉素和万古霉素、免疫抑制药物环孢素等。典型非核糖体聚肽合成酶是以模块形式存在的多功能酶，催化的装配模式类似于模块化的聚酮合酶。二者催化模式的类似性意味着另一种杂合聚酮合酶-非核糖体聚肽合成酶机制的存在：即同时以小分子羧酸和氨基酸为前体通过类似的生物合成机制缩合生成聚酮-聚肽杂合的天然产物，如抗肿瘤药物博来霉素和埃博霉素等。除此之外，其他重要的生物合成体系包括利用异戊二烯为前体单元的萜类天然产物，以及生物碱、核苷类及氨基糖苷类等。另外，上述绝大多数天然产物的生物合成在分子骨架形成后需要经过一系列包括成环、重排、氧化还原、甲基化、酰基化及糖基化等后修饰形成最终完整的分子。

研究方法　开展天然产物生物合成机制研究的第一步是克隆天然产物生物合成基因（簇），方法主要有：以抗性基因为探针、反向遗传、突变株互补、转座子中断、同源基因为探针、异源表达、基因组扫描、聚合酶链式反应扩增同源性基因、基因组测序等方法，比较常用的是后两种。在获得生物合成基因（簇）后，通常的研究策略包括：通过基因敲除、基因互补、异源表达等体内遗传学方法证明特定基因（簇）与目标化合物的生物合成相关性或研究其在生物合成途径中可能的功能；通过特定基因的异源表达获得重组蛋白，通过体外生化实验研究相应的酶功能及催化反应机制；通过同位素标记的前体或者化学合成的前体进行喂养来研究/验证前体或中间体的来源；更多的情况下需要几种策略相结合才能够比较清晰的解析天然产物的生物合成机制。

应用　天然产物生物合成机制的阐明，在天然产物药物研究与开发所关注的新结构化合物的获得和复杂化合物的高效制备方面均有广泛的应用。具体包括：①天然产物类似物，即"非天然"天然产物的获得。如组合生物合成，即通过基因簇中特定基因的失活、置换、突变或者若干基因簇中基因的杂合、重组获得的突变体可以产生新的结构类似物，甚至构建复杂的化合物库；前体导向的生物合成或者突变合成，即将化学合成的前体类似物喂养到天然产物产生的原始宿主或者前体生物合成途径中断的突变体中，利用这些前体进一步生物合成原化合物的类似物，这样借助化学合成的创造力和生物合成复杂化合物的高效性，将进一步拓展新化合物的结构多样性。②全新天然产物的发现。天然产物生物合成研究的发展建立了人们对化合物基因水平的认识，于是在基因组学的基础上，通过与相似基因簇的比较和序列分析，一种从基因到产物的全新的天然产物的发现模式-基因组挖掘应运而生。不同于传统天然产物的发现，该策略最大的优势就是可以排除已知化合物的干扰，并可以从编码基因的功能对部分终产物的生物合成途径和结构（甚至包括手性碳构型）进行初步预测；可以通过异源表达、途径特异或全局性调控基因等的遗传改造激活沉默基因簇，从而发现以往难以发现的全新天然产物。③微生物菌种改良。在生物合成机制阐明的基础上可以借助遗传重组技术修饰特定的生化反应、调控或拮抗机制或引进新的生化反应，是直接改善产物组分、提高目标化合物产量及创造更有价值药物；作为传统育种的重要补充，是在理性思维指导下有目的的菌种定向改良。④生物转化。生物合成研究中发现的许多酶催化反应本身也是生物转化的优良生物催化剂，它们往往可以催化许多普通化学反应难以实现的特殊转化，可以根据需要进行必要的改造达到药物生产的要求。⑤生物-化学高效合成。以天然产物生物合成研究为基础，通过在微生物中设计、构建目标化合物的生物合成途径，经系统地调控和优化由重组微生物发酵生产来源稀缺的天然产物类药物或前体；进而根据需要与化学合成相结合来解决药物来源、成本与环境、资源协调问题，也是解决海洋或特殊生境微天然产物药物面临的如何持续供应化合物这一个瓶颈问题的最佳选择。

（唐功利）

tiānrán chǎnwù shēngwù zhuǎnhuà

天然产物生物转化（biotransformation of natural products）

利用生物体系及其所产生的酶包括基因工程酶，对天然产物进行结构修饰与改造的过程。作为化学法的一种有效补充，可以完成化学法较难实现的化学反应，在天然药物或其重要中间体制备以及高活性、低毒性等成药性更好的创新药物发现等研究中占有重要地位。

1952年，美国厄普约翰公司研究人员彼得森（D. H. Perterson）等报道了根霉菌（*Rhizopus arrhius*）能够将孕酮转化为11α-羟基孕酮，其是皮质酮合成的一种中间体（图）。这种微生物羟基化作用简化，并极大地提高了多步化学合成皮质甾类激素及其衍生物的效率。尽管美国默克公司提出的由脱氧胆酸进行化学合成的方法可行，但是该方法既复杂又不经济，须经31步才能从615千克脱氧胆酸中获取1克乙酸皮质酮。孕酮的微生物11α-羟基化作用及其工艺的逐步优化使皮质酮的价格大大降低。这一范例显示了生物转化在药物研究与开发中所发挥的作用。

特点 天然产物一般分子结构复杂，且许多分子中具有多个手性中心，用化学法进行其结构的修饰与改造时，在需要进行的化学反应中，除要避免分子中可能的多个基团参与反应造成的副反应多、收率低，以及使用化学试剂、催化剂、有机溶剂等造成的环境污染等问题外，还要避免因反应的立体选择性不高难以获得具有专一生物活性的立体分子结构等问题。相比之下，生物转化方法具有位置选择性强，既可保证单一基团参与反应，立体选择性强，可达到专一立体结构要求的特点，以及高效率、副产物少、反应步骤短、反应条件温和、不造成环境污染、后处理简单等优点，同时，生物转化采用的是水相中的酶促反应，能在室温、常压和中性条件下进行，也无需用有毒与昂贵的化学反应试剂，节约能耗，成本低，环境友好，是一项相对"绿色"的技术。

反应类型 相对于天然产物结构改造和修饰中需要进行的每一种化学反应类型，几乎都有相应的酶可以用于催化相同反应的

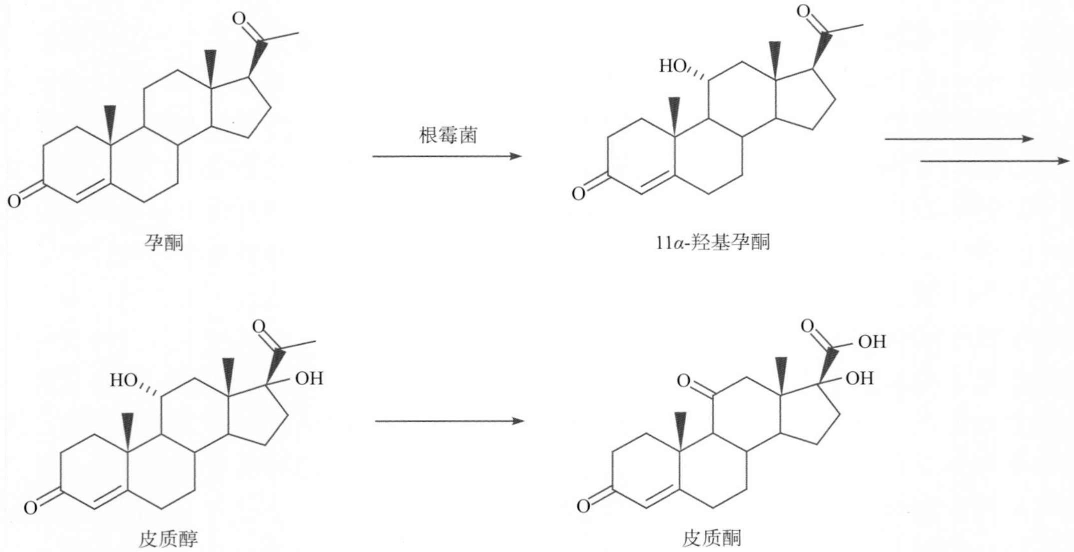

图　皮质酮制备过程中孕酮的微生物 11α 羟基化

发生,如酯、酰胺等结构的水解,烷、烯等结构的氧化与还原,卤化反应、烷基化反应等,甚至麦克尔加成反应、狄尔斯-阿尔德反应等也有相应的酶可以使用。另外,某些生物转化方法能够完成有机化学中难以实现的反应,如脂肪族天然药物的选择性羟基化反应。在天然药物生物转化中涉及的主要反应包括:羟基化反应、糖基化反应、醇和酮之间的氧化还原反应、脱氢反应、水解反应、碳碳双键还原反应、烷基化反应、环氧化反应、重排反应等。在天然产物生物转化中,根据生物转化反应目的的不同可分为定向生物转化和组合生物转化,前者有明确的一个或少数几个目标反应及目标产物,通常应用于天然药物或其重要中间体的制备中;后者是将多个酶或体系组合起来进行生物转化,目的是获得结构多样化的转化产物,通常应用于药物先导化合物/候选物的发现中。

反应酶类型　酶广泛存在于动物、植物和微生物(丝状真菌、酵母、细菌和放线菌等)中,根据催化反应的类型(按酶的编号顺序)可将酶分为六大类:氧化还原酶、转移酶、水解酶、裂解酶、异构酶和连接酶。按酶的编号顺序可将酶分为:EC1、EC2、EC3、EC4、EC5、EC6共六大类。国际生物化学和分子生物学协会认可的酶大约4000余种,并且利用酶的命名法已将它们分门别类。关于酶的最新信息可在瑞士生物信息学研究所创办的网上(网址http://www.expasy.ch/enzyme)查到。该网站提供基于国际生物化学和分子生物学协会命名委员会推荐的酶的命名及其相关数据信息库,包括酶的编号、推荐的名

称、其他名称、催化活性、辅因子等。微生物来源的酶由于更容易通过发酵,并经少数几步纯化即可大量获得,因此备受天然药物研究和生产领域科学家的青睐。在所有酶中,水解酶是在天然药物生物转化中应用最多的酶;氧化还原酶使用时因一般都需要辅因子,在实际应用中必须与辅因子高效循环过程联用;转移酶、连接酶和异构酶也越来越受到重视。随着分子生物学技术的发展,利用基因工程手段能够产生许多具有新作用特点的酶,如具有底物特异性的酶、底物谱拓宽的酶、反应速率高的酶、热稳定性好的酶和最适pH值等改变的酶等。

转化系统　在天然产物生物转化研究中,用于生物转化的体系分为全细胞及酶两种。前者是利用完整的细胞进行生物转化,根据生物来源又可分为微生物和植物培养的细胞等;后者是使用经过提取的粗酶或不同纯化程度的酶进行生物转化,根据酶的使用物理状态包括游离酶和固定化酶两种形式。一般来说,酶作为生物转化体系比全细胞更为高效、产物更单一;但对于绝大多数需要辅因子的氧化还原反应来说全细胞仍然是更好的选择,因为全细胞自身能够提供辅因子。另外,海洋微藻和一些昆虫的幼虫等也可以作为生物转化体系。在这些体系中,由于微生物具有资源丰富、种类繁多、易于保存、大规模培养技术成熟等优点而被广泛接受,是天然药物生物转化研究中最常用的生物体系。随着分子生物学的出现及发展,为克服野生菌催化效率低且副反应多等不足,以及探讨生物转化机制等研究的需要,一些重要生物转化反应酶的相关基因已被克隆并进行

了异源表达,构建了工程菌或制备了重组酶,用于天然药物的生物转化。

应用　天然产物生物转化可以应用在天然药物研究与开发中的多个方面,包括:①天然产物的结构改造。在分子中引入多个官能团,最常见的如羟基等,得到具有新颖结构的原分子的衍生物,进一步与化学修饰的方法结合,可获得结构多样性的分子,为新药的研究与开发提供活性先导化合物或候选化合物。此外,生物体系本身就是一个多酶体系,在这样的体系中也可对同一个化合物发生多种反应,由此获得具有多样性的产物结构。②药物代谢研究。由于微生物等生物转化体系中含有一些与动物及人体功能类似的酶,可得到相同的代谢产物,且可克服用动物或人体代谢系统制备代谢产物较困难的缺点,制备所需的代谢产物以供结构鉴定及进一步的药效与毒性评价。③天然产物生物合成途径的研究。由于不同生物体系中可存在相同功能的酶,因此生物转化可以模拟某些天然产物的生物合成途径的一步或几步反应,为天然产物生物合成途径的研究提供帮助。

20世纪90年代以来,随着分子生物学、结构生物学、发酵等技术的发展以及合成生物学的兴起,天然产物生物转化研究已进入一个全新的阶段。代谢工程、易错聚合酶链式反应技术、DNA重组技术、高通量筛选技术、介质工程、底物工程、混合发酵、计算机设计等技术的应用,使人们可以对生物转化酶进行定向改造,以提高反应产率、选择性等,工艺简单有效。

(戴均贵)

tiānrán yàowù wēishēngwù zhuǎnhuà

天然药物微生物转化（micro-bial transformation of natural products）

以微生物培养体系作为生物催化剂，对天然药物进行化学结构修饰的过程。其实质是微生物产生的酶所介导的催化反应，属于天然产物生物转化的一种。由于微生物资源丰富、种类多、易于大规模培养，是天然药物生物转化最常用的体系。

1864年，法国微生物学家巴斯德发现乙酸杆菌能将乙醇氧化为乙酸，这是利用微生物催化化学反应的开始。1952年，微生物转化反应首次应用于药物合成。20世纪90年代，人们为了提取抗癌药紫杉醇而大量砍伐红豆杉。但是紫杉醇在红豆杉的含量很低，化学合成也很困难，需要20～30步反应。学者通过大量筛选，发现3株微生物可以特异性地催化3步水解反应而不破坏其他基团，从而将红豆杉提取物中含量较高的紫杉烷类化合物转化成为重要的中间体10-去乙酰基巴卡亭Ⅲ，再经过简单的化学反应即可合成紫杉醇（图）。这个例子充分显示了微生物转化在药学领域发挥的重要作用。

与化学合成方法相比，微生物转化具有反应效率高、条件温和、操作简便、成本低、污染少等优点。也可以通过对微生物的诱导或基因改造，进一步提高反应效率。微生物转化的缺点在于不能有效预测产物。21世纪初，微生物转化已被应用于50多种反应。天然药物的微生物转化经常涉及的化学反应类型包括羟基化反应、不饱和双键的还原反应、酯键及糖苷键的水解反应以及糖苷化、酰基化等结合反应。用于生物转化反应的微生物种类众多，如催化氧化还原反应的分枝杆菌、假单孢菌、根霉、毛霉、青霉等；催化水解反应的枯草杆菌、灰色链丝菌、峰毛霉菌、绿色假单孢菌等。催化这些反应的酶，既可以是微生物自身具备的组成型酶，也可以是在外界环境刺激下产生的诱导型酶。

微生物转化体系包含微生物自身、被转化的药物（底物）以及外界提供能量的介质（培养基）。微生物转化过程一般分为两个阶段：生长阶段和转化阶段。前者不加入底物，让微生物在适宜的培养基中尽量繁殖生长，以获得酶活性高的发酵液；后者将底物加入转化体系中，转化时间12～72小时不等。待转化完成后，对发酵液及菌体进行提取，再进一步分离得到转化产物。

微生物转化技术广泛地应用于天然药物的结构修饰。由于微生物酶功能的多样性，可以利用多种微生物转化同一种药物，扩大结构多样性，从而发现有药用价值的衍生物。另外，微生物含有与哺乳动物及人体类似的酶，如细胞色素P450酶，因此有研究者利用微生物转化制备药物的人体代谢产物。

（叶 敏 戴均贵）

tiānrán yàowù zhíwù xìbāo shēngwù zhuǎnhuà

天然药物植物细胞生物转化（biotransformation of natural products by plant cells）

利用离体培养的植物细胞，对天然药物进行化学结构修饰的过程。属于天然产物生物转化的一种。

1939年，植物组织培养首次取得成功。经过近一个世纪，植物细胞组织培养已经发展成为一门精细的实验科学。利用植物细胞特有的酶，可以催化化学合成或微生物转化较难以完成的反应。德国科学家阿尔弗曼（A. W. Alfermann）等进行的强心苷生物转化就是一个成功的例子。利用洋地黄培养细胞的羟基化能力，在β-甲基洋地黄毒苷的C-12位引入羟基，生成临床药物β-甲基地高辛（图）。进一步通过大量筛选获得了性能稳定、高转化率、高选择性的细胞株，而不生成副产物。这一发现在强心苷类药物的工业生产中发挥了重要作用。

植物细胞生物转化实质上也是酶催化过程，具有生物转化的一般特点，如位置和立体选择性、反应条件温和、转化效率高、无污染等。与微生物转化相比，植

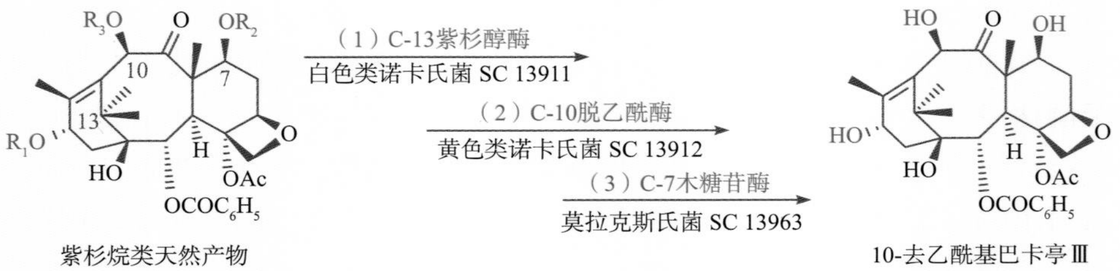

图 微生物转化反应合成紫杉醇的前体10-去乙酰基巴卡亭Ⅲ

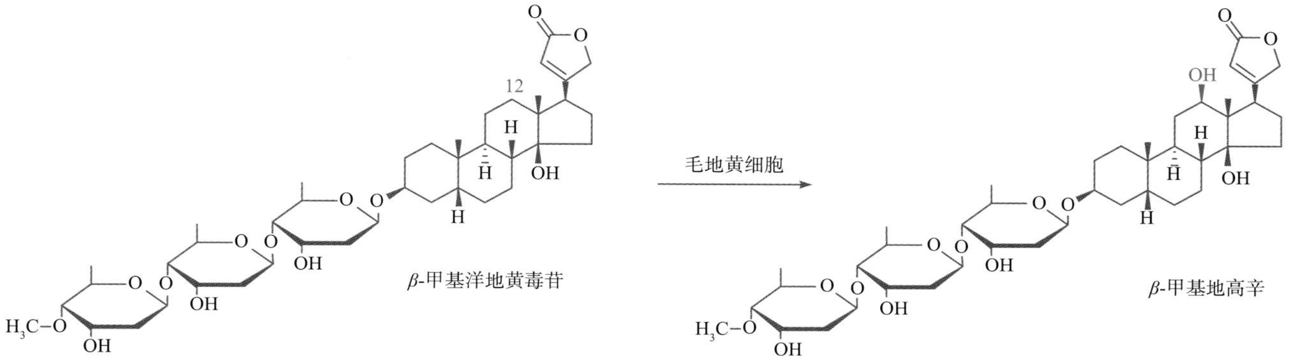

图　洋地黄细胞转化合成 *β*-甲基地高辛

物细胞生物转化需要诱导建立细胞培养体系，实验周期长，对操作人员的技术要求比较高，而且细胞保存操作复杂。另外，细胞倍增周期长，培养条件更加严格，大规模培养相对难度较大，因此植物细胞生物转化不如微生物转化应用广泛。然而，由于植物具有一些微生物不含有的酶，该技术与微生物转化相互补充，在天然药物结构修饰中仍然占有重要地位。

植物细胞生物转化最常用的转化体系是悬浮培养细胞，直接将天然药物加入细胞培养液中进行反应。催化的反应类型主要包括糖苷化反应、羟基化反应、水解反应、双键的还原反应等。很多植物细胞可以催化醇羟基或酚羟基的糖苷化，改善化合物的水溶性，从而有利于药物利用，而糖苷化反应利用化学合成方法往往比较困难，因此是植物细胞转化的特点。随着分子生物学的发展，一些植物细胞的催化酶被克隆出来，可以直接用于酶法生物转化（见天然药物酶法生物转化），实现反应的高效性与特异性，使得植物细胞生物转化这一传统研究领域进入了一个崭新的阶段。

（叶　敏　戴均贵）

tiānrán yàowù méifǎ shēngwù zhuǎnhuà

天然药物酶法生物转化 （enzymic biotransformation of natural products）

利用从微生物、植物等生物体系分离得到的酶或者基因工程技术产生的酶，对天然药物进行结构修饰。属于天然产物生物转化的一种。酶法生物转化的反应类型众多，天然药物结构修饰需要用到的化学反应几乎都有与之对应的催化酶。根据催化反应类型可将酶分为氧化还原酶、转移酶、水解酶、裂解酶、异构酶、连接酶六大类。

1984 年，日本科学家黄（Y. Ooi）等以洋地黄毒苷配体为底物，在 *β*-半乳糖苷酶的催化作用下，与 *β*-半乳糖结合形成具有增加肌肉收缩效应的糖苷。1987年，德国科学家彼得森（M. Petersen）等利用 12*β*-羟基化酶转化 *β*-甲基洋地黄毒苷，得到了临床药用的 *β*-甲基地高辛。随着分子生物学、结构生物学的发展，已经能够对酶的结构进行修饰，改善催化性能，如转化率、选择性、底物特异性等。2011 年，德国科学家雷茨（M. T. Reetz）等通过改变羟基化酶 P450 BM3 的结构，得到的突变酶催化睾酮的 2*β*-

及 15*β*-羟基化反应具有很好的转化率和位置选择性（图）。

特点　酶法生物转化属于酶促反应，具有酶促反应的一般特征，如专一性强、效率高、无污染等。与细胞生物转化相比，酶反应不受体系中其他酶的干扰，反应更专一。但是，由于脱离了细胞环境，转化反应易受 pH 值、温度等外界环境影响。酶的分离纯化也并不容易。酶法生物转化需要依赖基因工程技术、酶工程技术和细胞工程技术，获得大量功能稳定、专一性强的酶。

转化体系　酶法生物转化对外界环境要求较高，转化系统的温度、pH 值、离子强度等往往需要严格控制。一些酶（如氧化还原酶）还需要加入适当的辅因子。根据酶的物理状态，分为游离酶和固定化酶两种形式。酶固定化后稳定性增加，可以反复使用，操作连续可控。根据酶的作用方式分为定向酶法生物转化和组合酶法生物转化，前者通常用于定向制备；后者将多个酶或体系组合，目的是获得结构多样化的转化产物。随着分子生物学的发展，天然药物酶法生物转化研究已进入一个全新的阶段。

应用　酶法生物转化可以应

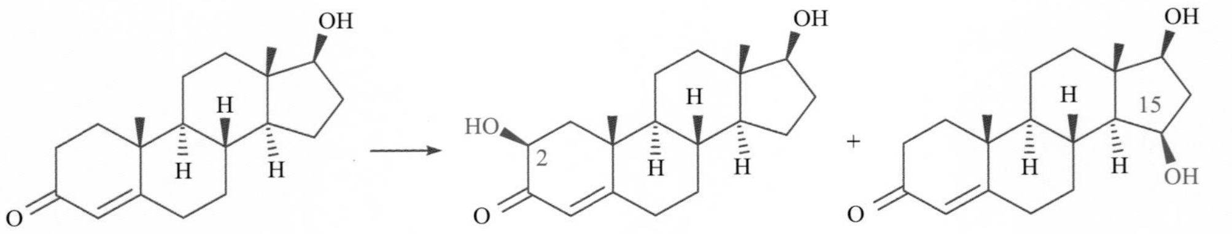

原料	催化酶	转化率	2β-羟基睾酮	15β-羟基睾酮
	P450 BM3	21%	52%	45%
睾酮	突变酶1	67%	94%	6%
	突变酶2	85%	3%	96%

图 利用基因工程技术提高 P450 酶催化睾酮羟基化反应的转化率和选择性

用于天然药物研究与开发的多个方面，包括：①天然药物的结构优化。酶反应可以修饰天然药物的分子结构，特别是针对底物的缺陷（如毒性、水溶性差等），选择特定的酶改造其结构。②天然药物的制备。例如，临床常用的抗癌药物长春碱在原植物的含量较低。利用葡萄糖氧化酶和辣根过氧化物酶催化长春质碱和文朵灵合成脱水长春碱，再进一步反应可以制备得到长春碱。

（叶　敏　戴均贵）

tiānrán chǎnwù dìngxiàng shēngwù zhuǎnhuà

天然产物定向生物转化（directed biotransformation of natural products） 根据所需的特定反应，利用生物体系及其所产生的酶包括基因工程酶，对天然产物进行定向结构修饰与改造的过程。定向生物转化涉及的反应类型众多，包括羟基化、糖苷化、糖苷水解、烷基化、氧化脱氢、加氢还原、酰化、酰基水解等。天然产物的定向生物转化在药物研究中发挥着重要的作用，如根霉菌对孕酮进行定向11α-羟基反应生成11α-羟基孕酮。

定向羟基化 天然产物的羟基化往往能增强其活性及水溶性、降低其毒性等，还因该反应能活化 C—H 键、引入化学活性功能基团而为进一步的化学法结构优化提供新的位点。如洋地黄培养细胞能将该植物中含量较高、C-12 位上无羟基、活性较弱的洋地黄毒苷分子上 C-12 定向选择性引入羟基而生成活性强而作为强心药用的异羟基洋地黄毒苷（地高辛）；又如抗肿瘤药物喜树碱的 C-10 位定向羟基化后可生成活性更强的 10-羟喜树碱；再如上述根霉菌对孕酮进行定向 11α-羟基反应，引入了活性功能基团，再经化学法将羟基氧化成羰基等。绝大多数酶催化的羟基化反应是通过依赖细胞色素 P450 的单氧合酶进行的，细胞色素 P450 单氧合酶具有分布、结构、功能、催化机制及底物多样性等特点。

定向糖苷化 糖苷化反应是天然产物结构改造和修饰中常用的重要反应之一，不仅常常能提高其水溶性，而且可以提高其药理活性、药物代谢特性等。如洋地黄毒苷苷元在 β-半乳糖苷酶的催化下与 β-半乳糖形成具有增加肌肉收缩效应的苷。化学法糖苷化因选择性较差且需保护与脱保护、步骤多、产率低，利用生物转化可克服这些难题。根据糖苷键形成的类型，可把糖苷划分为 O—、C—、N—及 S—糖苷化；O—、N—及 S—苷可被酸水解，C—苷则较为稳定。负责糖苷化的酶包括糖基转移酶与糖苷酶，天然产物的糖苷化以前者为主。

定向烷基化 烷基化反应是天然产物结构改造和修饰中常用的重要反应之一，不仅常常能提高其细胞膜亲和力与脂溶性，增强其生物利用度，而且可以提高其药理活性、药物代谢特性等。如二氢黄酮化合物柚皮素无激素样活性，而 C-8 位引入异戊烯基后的 8-异戊烯基柚皮素具很强植物雌激素样活性。常见的烷基化单元有 C_1 甲基单元以及 $(C_5)_n$ 异戊烯基单元等，可形成 O—、N—、S—及 C—烷基化衍生物。C_1 甲基单元由 S-腺苷甲硫氨酸提供，$(C_5)_n$ 异戊烯基单元由 $(C_5)_n$ 异戊烯基焦磷酸提供。常见烷基化酶包括甲基转移酶、异戊烯基转移酶等。

天然产物的定向生物转化越来越受到科学家们的重视，除依靠传统的方法大量筛选获得定向生物转化生物体系外，随着分子生物学、结构生物学等学科的迅猛发展，通过理性定点突变等技术对工程酶进行人工操控，可高效获得所需的定向生物转化工程酶，实现天然产物可设计的定向生物转化，制备天然药物或其重要中间体，以及进行结构优化而获得药物先导化合物或候选药物。

（戴均贵）

tiānrán chǎnwù zǔhé shēngwù zhuǎnhuà

天然产物组合生物转化（combinatorial biotransformation of natural products）

天然产物组合生物转化就是利用多个酶包括基因工程酶或微生物等生物体系将原料天然产物进行重复的酶促反应，获得结构多样且优化的衍生物。它可在温和条件下进行位置选择性和立体选择性结构修饰与改造，优化复杂结构的先导化合物，获得结构多样性丰富的拟天然化合物库，与药理高通量活性筛选相结合获得活性增强等成药性良好的目标化合物，是药物发现的方法之一。

组合化学是 20 世纪 80~90 年代逐渐发展成熟起来的一门学科，为有机合成的新方法，可以快速地合成大量结构相关的化合物，以供新药发现之用，已成为药物化学研究的手段之一。组合生物转化或组合生物催化是生物转化研究领域继组合化学之后形成的一种新的研究思路，它的优点在于可以快速获得大量结构多样的转化产物，合成效率比单体系的生物转化有显著的提高。更为重要的是，在了解催化酶特性的基础上，组合生物转化可以实现产物的定向催化合成，使生物转化的目标性更强。有关组合生物转化的研究刚刚起步，且大多是利用各种商品化酶进行催化反应，而采用全细胞组合生物转化则少见报道，较典型的天然产物组合生物转化的实例如紫杉醇的组合生物转化和矮茶素的组合生物转化等。

紫杉醇的组合生物转化 紫杉醇是一个临床上广泛使用且非常有效的抗肿瘤药物，但其水溶性差造成其制剂过程困难，药效难以保证。为增加其水溶性，克梅尔尼茨基（Y. L. Khmelnitsky）等科学家们利用组合生物转化的方法制备紫杉醇衍生物。分子中的 3 个羟基可通过两步组合转化反应进行选择性修饰。第一步是在嗜热菌蛋白酶催化下使 2'-羟基酰化，由 14 个酰基供体作为酰化剂，再与含胺基的亲核试剂反应，得到可成盐的前药；第二步是在脂肪酶催化下对 7-羟基进行酰化，或在 7 位引入糖基。从众多的衍生物中得到一个新的衍生物，它的水溶性较紫杉醇提高了 1625 倍，这一过程非常成功，而且不需化学保护。

矮茶素的组合生物转化 矮茶素为类黄酮类化合物，具有多种药理活性，为得到活性更强的衍生物，克梅尔尼茨基等科学家们利用组合生物转化的方法对其进行结构改造（图）。首先利用一种多探头液控自动仪在 96 孔板上对候选生物催化剂进行初始筛选，发现有 16 个纯化的酶和 25 个微生物能够接受矮茶素为底物。利用这些生物催化剂对矮茶素进行了两轮生物转化，在第一轮中通过酰化、糖基化、氧化及卤化等反应获得了 20 个初始的衍生物；在第二轮中以这些初始的衍生物作为底物进行反应，包括酰化、糖基化、氧化还原以及卤化等。通过上述自动、反复的组合生物转化获得了一个含有 600 个矮茶素衍生物库，对它们进行了黄嘌呤氧化酶（治疗痛风和多种硬化症的靶标）和尿激酶（一种抗肿瘤靶标）等药理活性评价，发现了对这些靶标的抑制作用比矮茶素高两个数量级的新型抑制剂。

由于天然产物结构比较复杂，为实现其组合生物转化，新的生物催化剂的发现及其改造非常重要，随着分子生物学、生物信息学以及结构生物学等学科的发展，组合生物转化技术将越来越成熟，将在药物发现与研究中发挥重要作用。

（戴均贵）

tiānrán chǎnwù huàxué héchéng

天然产物化学合成（chemical synthesis of natural products）

为天然产物结构中的化学价键特点、药学性质、化合物来源替代途径等研究目的而进行的化学合成研究。很多重要天然药物由于天然产物来源不够稳定、丰富，使药学研究以及药品生产陷入供应瓶颈，往往需要通过天然产物的化学合成来解决问题。某些天然产物之间还可以通过合理的化学反应进行转化，从而获得具有更加重要意义的化合物。同时，天然产物也是最重要的药源分子结构库，合理的结构修饰是天然药物化学经常采取的工作方法。类天然产物化学研究也是要进行化学合成的研究，但它是另一种方式的思考，即基于多样性分子结构的原则，在天然产物核心结构的启迪之下开展的新的化学分子（库）的创造研究。

天然产物化学合成的发展史中有一些标志性的重要事件：1821 年，德国化学家弗里德里希·乌勒由无机化合物异氰酸铵合成尿素，开启了天然产物合成乃至整个有机合成的序幕。1902 年，德国化学家威尔斯·托德合成托品酮，标志着多步骤有机合成的开始。1903 年，德国人古斯塔夫·康帕合成樟脑，是第一例工业化的天然产物全合成。1916 年，英国人罗伯特·罗宾逊提出

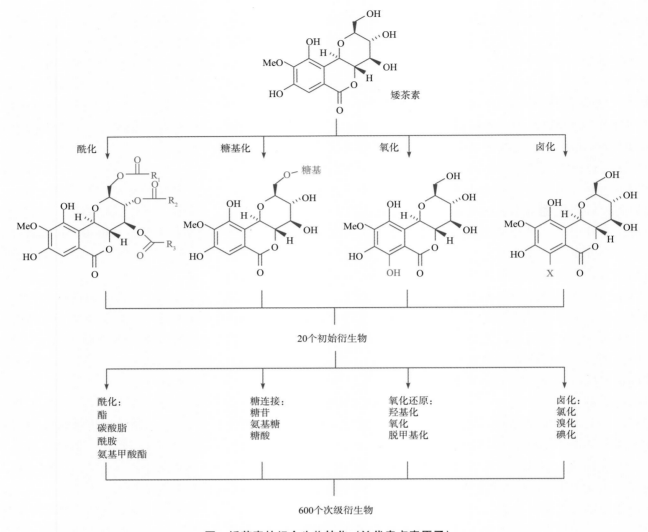

酰化　　　糖基化　　　氧化　　　卤化

20个初始衍生物

酰化：　　　　糖连接：　　　　氧化还原：　　　　卤化：
酯　　　　　　糖苷　　　　　　羟基化　　　　　　氯化
碳酸脂　　　　氨基糖　　　　　氧化　　　　　　　溴化
酰胺　　　　　糖酸　　　　　　脱甲基化　　　　　碘化
氨基甲酸酯

600个次级衍生物

图　矮茶素的组合生物转化（X代表卤素原子）

并实施了托品酮的仿生合成路线，标志着合成艺术性的萌芽，也是串联反应方法学的开端。1944年，美国化学家罗伯特·伍德沃德合成奎宁，全合成的概念由此诞生。1994年，日本化学专家岸义人（YoshitoKishi）合成了海葵毒素，是截至2016年底通过化学合成获得的最为复杂的天然化合物。合成化学家们开始产生了"没有合成不出来的分子"的言论。

天然产物化学合成主要包括天然产物全合成、天然产物半合成、天然产物结构修饰三个研究领域。天然产物全合成是由简单、经济、易得的化学原料出发，经

一系列化学反应步骤，最终获得具有复杂结构天然化合物的过程。天然产物全合成的目的早期是为了验证天然产物的生物活性或化学结构，后来成了设计和应用新化学反应、催生新化学反应机制、新催化剂和新技术的研究领域。天然产物半合成是从廉价易得的天然产物或其降解物出发，经过简便的化学转化，制备天然产物及其类似物的过程。其目的是获取天然药物，在天然药物的工业化生产和市场化以及创新药物研发领域占有重要地位。天然产物结构修饰是基于天然产物原有的基本母核结构，针对原天然产物

存在的理化缺点，进行的结构改造。其目的是提高活性、改善理化性质，提高其成药性，并可进行工业化生产。

（姚祝军）

tiānrán chǎnwù quánhéchéng
天然产物全合成（total synthesis of natural products）　由简单、经济、易得的化学原料出发，经一系列化学反应步骤，最终获得具有复杂结构天然化合物的过程。全合成的目标天然产物一般都是有重要生理药理活性和经济价值的复杂结构化合物。全合成使用的原料通常包括市售的石化产品（如简单的烯烃、醛类

等），或来源丰富、可持续性供应的经济性天然产物（如蔗糖、香茅醛等）。早期全合成的意义大多是为了验证天然产物的生物活性或化学结构，后来成了设计和应用新化学反应的实验场，尽情展示有机化学的精妙，催生新机制、新催化剂和新技术。天然产物全合成是有机合成化学中最具有综合性特点的一个分支，需要化学家较高程度的智慧以及对有机反应的熟练运用。当代全合成十分看重方法的创新，即新反应的开发和利用，一个方法上没有新意的全合成很难获得学术界的注意和认同。

全合成的词汇是由已故美国化学家罗伯特·伍德沃德（R. B. Woodward）首先提出，其哲学基础是还原论。天然产物全合成是有机合成化学的重要方向，它的发展深刻影响了有机化学实践和理论、药物研究的发展，如有机化学中的前线轨道理论正是基于罗伯特·伍德沃德等对维生素 B_{12} 全合成过程中的经验总结而形成。此外，天然产物全合成也对社会伦理产生深远影响，如早期针对各种甾体激素类避孕药的发明产生了对性伦理的深刻影响。

合成设计是天然产物全合成的重要特征。反合成分析（retrosynthesis）是全合成中最核心的设计理论，由美国化学家伊利亚斯·考瑞（E. J. Corey）首先提出。它是基于现有化学反应知识而确立的设计理论。选择经济合适的原料、高效率的化学转化以及合理的步骤进行组合与次序的优化，构成了反合成设计的基本内容。全合成路线的设计也可融入对未知化学问题的探索以及设计新的更加高效率的化学转化问题，因此更加增强了全合成路线

的灵活性、多样性和创造性。如前列腺素全合成成为天然产物全合成中多样性合成的经典范例之一；1994 年完成的海葵毒素全合成不仅成了截至 2016 年底天然产物领域取得的最为复杂的全合成，也成为合成方法学发现、发展和应用的优异试验场。

合成效率以及经济性是全合成的重要评价指标。再次优化的全合成路线也是有价值的工作。针对某一具体目标的全合成研究的热度甚至可能持续百年之久，不同时代的研究者完成的全合成路线可以迥然不同，如 1944 年罗伯特·伍德沃德（R. B. Woodward）等完成的奎宁首次全合成和 2004 年由美国化学家埃略克·杰考申（Eric N. Jacobsen）等完成的奎宁的第一例催化不对称全合成。两者虽然期间历时 60 年，但深刻反映出时代变迁中有机化学学科的发展对天然产物全合成带来的巨大进步和科学价值观的变化（见奎宁全合成）。其他典型的实例还有银杏内酯 B 全合成、青蒿素全合成、石杉碱甲全合成、雷公藤内酯全合成、烯二炔抗生素全合成、平板霉素全合成、印楝素 A 全合成、维尼格醇全合成、可的斯它叮全合成、恩格拉啉醇全合成、诺唑蒽醛胺全合成等。

（姚祝军）

kuíníng quánhéchéng

奎宁全合成（total synthesis of quinine） 获得与天然药物奎宁立体化学结构完全相同的化合物的化学合成方法（图）。奎宁（quinine）是从茜草科植物金鸡纳树皮中提取分离的一种喹啉类生物碱，是继吗啡之后研究最早的生物活性物质之一。奎宁是治疗疟疾的特效药，又是常用的解热药，还具有健胃的作用。

奎宁的首次全合成完成于第二次世界大战期间。盟军为了打破轴心国对奎宁资源的控制，在各大学化学系组织了一大批顶级科学家进行战略资源的替代途径研究。美国化学家罗伯特·伍德沃德（R. B. Woodward）等采取了形式合成方式，从简单的间羟基苯甲醛为原料，先合成了外消旋体高部奎宁，接着转化为奎尼西丁，借助 D-二苯甲酰酒石酸进行光学异构体拆分，于 1944 年在其实验室得到了光学纯的奎尼西丁。德国化学家鲍尔·拉贝（Paul Rabe）等成功地实现了由奎宁降解产物奎尼西丁到奎宁的转化，伍德沃德完成了奎宁的首次形式合成，结束了人们对合成奎宁长达 100 年的探索，是天然产物全合成里程碑式的巨大成就。

在伍德沃德之后很多学者也先后完成了奎宁的化学全合成。

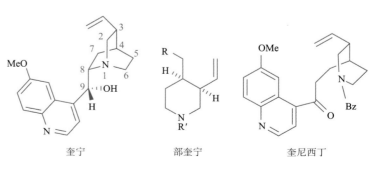

奎宁　　　　　　部奎宁　　　　　　奎尼西丁

图　奎宁的化学结构和个别全合成中间体

美国罗氏（Hoffmann-La Roche）公司的米伦·乌斯考维克（Milan Uskokovic）等由部奎宁合成了奎宁，并发展了单电子转移氧气氧化反应，在工业应用上是一个巨大的进步。后美国化学家马歇尔·盖茨（M. Gates）和爱德华·泰勒（E. C. Taylor）也由部奎宁衍生物合成了奎宁。这些路线均获得了比伍德沃德路线更高的产率。2001 年，美国哥伦比亚大学吉尔伯特·斯托克（G. Stork）等应用完全不同的策略，使用光学纯的（4S）-乙烯基丁内酯作为原料再次合成了奎宁。他们发展和使用了很多立体控制的不对称反应，极大地提高了总体合成的效率和原料的利用率，而且 16 步化学合成步骤达到 7% 的总产率也向奎宁的大规模合成迈出了坚实的一步。2004 年，哈佛大学埃略克·杰考申（Eric N. Jacobsen）等运用不对称催化反应高度立体选择性地合成了奎宁。随后，日本化学家小林有一（Yuichi Kobayashi）在前人合成基础上，优化了某些步骤，缩短了合成路线。2006 年，美国化学家罗伯特·威廉姆斯（Robert Williams）等完成了 7-羟基奎宁的全合成，他们在化合物手性控制方面表现出高超的艺术性。

（姚祝军）

qiánlièxiànsù quánhéchéng

前列腺素全合成 （total synthesis of prostaglandins）

获得与天然药物前列腺素立体化学结构完全相同的化合物的化学合成方法。前列腺素（prostaglandin, PG）是一类特殊的具有 20 个碳原子的羧酸衍生物，具有 1 个五元脂肪环，并在此五元环上含有两个侧链（分别由 7 个碳原子和 8 个碳原子组成）。前列腺素是一

类内源性激素，如前列腺素 E 和前列腺素 F 类衍生物可使妇女子宫强烈收缩，可用于终止妊娠和催产；前列腺素 E_1 或前列腺素 E_2 和前列腺素 A 能抑制胃液的分泌，保护胃壁细胞，可以用于治疗胃溃疡、出血性胃炎及肠炎；前列腺素 I_2 对血小板功能有多种生理作用，是当前血栓形成药物研究的重要对象。

1964 年美国哈佛大学化学家伊利亚斯·考瑞（E. J. Corey）首次完成前列腺素的全合成。该全合成路线从环戊二烯衍生物和 α-氯代丙烯腈之间的狄尔斯-阿尔德（Diels-Alder）反应开始，经过拜耳-维利格（Bayer-Villager）氧化、碘内酯化等反应合成了一个双环庚烷衍生物中间体，即著名的科立（Corey）内酯。由此出发，经不同的化学试剂可以获得多种前列腺素。这是全合成中多样性合成的经典范例之一，是此类药物研究的重大突破。之后许多全合成路线被相继发展出来，如 1978 年美国化学家吉尔伯特·斯托克（G. Stork）等采用葡萄糖为起始原料合成了前列腺素 $F_{2\alpha}$；美国化学家威廉姆·沃尔夫（W. Wulff）等 1990 年利用金属卡宾发展了烯基环丙烷的重排反应并合成了前列腺素 E_2。2012 年，有机小分子催化首次被应用于前列腺素的全合成，英国化学家格雷姆·库尔撒德（Graeme Coulthard）等使用丁二醛为原料，在水中经 L-脯氨酸和相转移催化剂催化，直接形成光学纯的双环庚烷衍生物中间体，成为新的科学亮点。

前列腺素的全合成是有机合成发展中一个重要的里程碑，促进了很多合成方法的发展和应用。美国化学家伊利亚斯·考瑞等

1975 年再次以底物中引入手性辅基的方式控制了第一步狄尔斯-阿尔德反应的对映选择性，从而可实现光学纯前列腺素的化学合成；该研究组此后一直致力于催化不对称狄尔斯-阿尔德反应的方法研究，形成了若干具有普适性的催化剂。日本化学家野依良治（Ryoji Noyori）等则于 1979 年发展了 BINOL-H 试剂，成功用于将关键中间体烯丙基酮还原为光学纯的烯丙基醇。1975 年，美国化学家吉尔伯特·斯托克（G. Stork）等以环戊烯酮衍生物为底物首次实现了三组分串联的前列腺素 $F_{2\alpha}$ 的全合成。日本化学家野依（R. Noyori）等优化了类似方法，于 1984 年也完成了前列腺素 E_2 的全合成。荷兰化学家本·费林加（Ben L. Feringa）等 2001 年首次通过手性催化剂实现了这一个三组分串联反应，并用于前列腺素 E_1 的全合成。

（姚祝军）

wéishēngsù B_{12} quánhéchéng

维生素 B_{12} 全合成 （total synthesis of vitamin B_{12}）

获得与天然药物维生素 B_{12} 立体化学结构完全相同的化合物的化学合成方法。维生素 B_{12} 是 B 族维生素之一。分子结构是以钴离子为中心的咕啉环和 5,6-二甲基苯并咪唑为碱基组成的核苷酸。20 世纪 30 年代，美国医生卡斯尔（W. B. Castle）发现恶性贫血的患者食用动物的肝脏之后能改善病情，便假设某种能够预防恶性贫血的物质存在于动物肝脏中。1948~1949 年两位美国化学家分离出这个抗贫血化合物，并确定为维生素 B_{12}。英国生物化学家多萝西·霍奇金（D. C. Hodgkin）于 1964 年用单晶 X 射线法测定了分子结构。维生素 B_{12} 能够促进

红细胞的形成和再生，预防贫血，主要用于治疗恶性贫血、再生障碍性贫血，亦与叶酸合用用于治疗各种巨幼红细胞性贫血、抗叶酸药引起的贫血及脂肪泻。维持神经系统的正常功能，用于神经系统疾病，如神经炎、神经萎缩等。

截至 2015 年，文献中出现的维生素 B_{12} 的唯一全合成由著名化学家伍德沃德（R. B. Woodward）和阿尔伯特·艾申莫瑟（Albert Eschenmoser）通过一种"竞争合作"方式分别于 20 世纪 70 年代完成。维生素 B_{12} 的全合成在化学合成上达到了一个顶峰，其在新的化学键形成方式、如何解决复杂合成的困境、新的方法学的发展应用、合理理解生物合成的途径等诸多方面对于当时的科学界产生了巨大冲击，一直是有机合成的经典之作。该全合成主要将维生素 B_{12} 的分子结构中的钴咻胺酸核心部分破解成两部分，即"西部" A/D 环和"东部" B/C 环；通过合理的分子拼接，获得钴咻胺酸主体结构；进而侧链连接核苷酸完成维生素 B_{12} 的全合成。通过维生素 B_{12} 的全合成还极大丰富了咕啉（即维生素 B_{12} 的核心杂环）化学的内涵。

不仅如此，维生素 B_{12} 的全合成还促使了有机化学在理论方面的巨大进步，通过合成实践和理论总结直接导致了伍德沃德-霍夫曼（Woodward-Hoffman）规则的诞生（即前线分子轨道理论，后获得诺贝尔化学奖），成为有机化学理解和解释各种有机反应和转化的重要基础理论。

（姚祝军）

yínxìngnèizhǐ B quánhéchéng

银杏内酯 B 全合成（total synthesis of ginkgolide B） 获得与天然药物银杏内酯 B 立体化学结构完全相同的化合物的化学合成方法。银杏内酯 A 和 B 是银杏 *Ginkgo biloba* 叶萃取物的成分中发现的萜类化合物。分子骨架含有 20 个碳原子，生源上被认为是通过香叶基香叶基焦磷酸途径产生。银杏内酯 B 是银杏内酯中生理活性最强的化合物，是截至 2016 年底已发现的最强的血小板活化因子拮抗剂，用于治疗缺血性脑中风的痰瘀阻络证等。

日本学者古川（S. Furukawa）于 1932 年首先分离得到，但其结构直到 1967 年才由日本化学家仲西（K. Nakanishi）等确定，绝对立体化学则于 1967 年由日本化学家冈部（K. Okabe）等通过 X 衍射单晶测定得到确认。银杏内酯 B 具有笼状结构，含有 11 和手性中心和 6 个五元环，包括 3 个内酯环，1 个四氢呋喃环，1 个螺环 [4.4] 氧杂壬烷。

美国哈佛大学化学专家伊利亚斯·考瑞（E. J. Corey）于 1988 年首次完成了银杏内酯 B 的全合成。他们选择一个环戊烯酮（B 环）衍生物作为起始点进行结构扩展，然后建立第一个螺环体系；采用了一系列高立体选择性的化学反应实施多环系统中密集的官能团构建，避免产生复杂的异构体，堪称当时全合成的顶尖作品。1999 年，另一美国化学家迈克尔·克尔敏思（M. T. Crimmins）领导的科研小组再次完成了银杏内酯 B 的全合成。他们则选择一个呋喃（F 环）衍生物作为起点进行结构扩展，其中以分子内的呋喃单元与环戊烯酮单元之间的 [2+2] 反应优雅地构建了核心结构，产生 3 个连续的季碳手性中心。后者全程控制在 20 步以内，达到一个新的阶段。

（姚祝军）

qīnghāosù quánhéchéng

青蒿素全合成（total synthesis of artemisinin） 获得与天然药物青蒿素立体化学结构完全相同的化合物的化学合成方法。青蒿素是 20 世纪 60~70 年代由中国学者在中国全国科技大协作基础上，从植物黄花蒿的茎叶中发现的天然倍半萜，其衍生物被发展成为新一代抗疟药物。青蒿素结构独特，含有 1, 2, 4-三噁烷型的过氧结构单元。青蒿素对人体毒性极低，却对疟原虫，特别是对奎宁、氯喹类药物产生抗药性的疟原虫具有很好的杀灭能力。青蒿素内酯环的羰基活性较高，可以被硼氢类还原剂还原为抗疟活性更高的二氢青蒿素，由此产生的蒿甲醚、青蒿琥酯是临床上使用广泛的抗疟药物。

自 1982 年起，已有近 10 条青蒿素的全合成、半合成以及形式合成路线被报道，其中最关键的是如何引入分子中的过氧基团。1982 年 9 月，罗氏（Haffmann-La Roche）公司率先完成了青蒿素的化学合成。他们使用右旋的异胡薄荷醇为起始原料，合成了具有重要意义的烯醇甲醚中间体；进而创造性地发展了烯醇甲醚和单线态氧气之间的加成反应导入过氧叔醇官能团，成为该领域重要的标志性合成步骤。最后经酸催化环合形成 1, 2, 4-三噁烷型的过氧结构，以较低产率获得青蒿素。1983 年，中国科学院上海有机化学研究所周维善领导的研究组则从植物黄花蒿中含量较高的青蒿酸出发，以较短的路线获得类似的烯醇甲醚中间体，再经光氧化和酸催化重排合成了青蒿素。1986 年，该小组又发表了从香茅醛出发合成二氢青蒿酸的路线，由此以接力方式完成了青蒿素的全合成。1985 年和 1990 年，中国科学院上海有机化学研究所吴毓林等也相继完成了青蒿素降解产物重构青蒿素的路线，以及经 C-12 位脱氧青蒿素合成青蒿酸的新路线。之后，纽约州立大学布法罗（Buffalo）分校（1992 年，以青蒿酸为原料），印度国家化学实验室由拉文德拉纳坦（Ravindranathan）领导的研究组［1990 年和 1994 年，皆以烯-3（+)-car-3-ene 和薄荷醇为起始原料］，印度海得拉巴市（Hyderabad）的化工研究院［2003 年，以（+)-car-3-ene 为起始原料］，美国乔治梅森（George Mason）大学和沃尔特·里德（Walter Reed）军事研究所（1989 年），密西西比（Mississippi）大学的荣格（Jung）研究组（1989 年），澳大利亚悉尼大学海恩斯（Haynes）小组（1990 年），加拿大阿尔伯塔（Alberta）大学刘行让小组（1993 年），巴西康斯坦蒂诺（Constantino）小组（1996 年），美国北达科他（North Dakota）大学艾弗里（Avery）研究组（1987 和 1992 年）也先后完成了青蒿素的全合成或形式合成。

2010 年前后，青蒿素的化学合成再次进入人们的视野。上海有机化学研究所伍贻康等于 2011 年发展了以过氧化氢替代单线态氧或者臭氧作为氧源引入 1, 2, 4-三噁烷过氧结构的新方法，并用于青蒿素及其衍生物的化学合成，产率大为提高，操作变得简单方便，关键步骤重复性大大提高。2012 年，德国马普研究所皮特·思贝格（Peter Seeberger）小组于实现了以流动化学方式实现青蒿素的较大量生产；而美国印第安纳（Indiana）大学库克（S. P. Cook）小组首次以非手性原料环

己烯酮为起点、小分子催化反应建立手性中心、运用串联反应提高合成效率等现代技术，完成了路线最短的青蒿素全合成。

（姚祝军）

shíshānjiǎnjiǎ quánhéchéng
石杉碱甲全合成 （total synthesis of huperzine A）

获得与天然药物石杉碱甲立体化学结构完全相同的化合物的化学合成方法。1986 年，中国科学院上海药物所研究人员自苔藓植物千层塔中分离获得一种石松生物碱（lycopodium alkaloids）并确定了其化学结构，定名为石杉碱甲（huperzine A）。该生物碱早在 20 世纪 60 年代在卡雷尔·威斯纳（Karel Wiesner）实验室已经分离得到，曾被命名为 selagine，但是他们定错了化学结构。石杉碱甲结构独特，是一种强效、可逆、低毒的乙酰胆碱酯酶抑制剂，可提高学习和记忆效率，对阿尔茨海默病具有一定的疗效。鉴于千层塔的自然资源枯竭，合成化学途径获取石杉碱甲变得越来越重要，已有多条石杉碱甲的全合成与形式合成路线见诸报道；但是截至 2015 年尚无可以进行工业生产的技术路线。

中国科学院上海药物所嵇汝运研究组于 1989 年最早实现了外消旋石杉碱甲的全合成，其中设计了非常独特的共轭加成-羟醛缩合环化的关键方法建立石杉碱甲的核心桥环结构。此后，美国科学家艾伦（Alan Kozikowski）领导的研究组进行了大量的工作，先后建立了多条外消旋和光学纯石杉碱甲的全合成路线，对这个领域作出了重要贡献。之后，坎普斯（P. Camps）（1996 年和 2000 年）、李（Choi Lee）（2002 年）和曼（J. Mann）（2007 年）等分

步完成了外消旋石杉碱甲的形式合成；朗格卢瓦（Y. Langlois）等（2000 年）和南京大学姚祝军等（2012 年）先后完成了光学纯石杉碱甲的形式合成。其中，姚祝军等（2012 年）报道的对于嵇汝运最初设计的共轭加成-羟醛缩合环化方法进行了催化不对称方法研究，首次成功以多功能小分子催化获得克级量的高光学纯度（95% ee）桥环化合物。上海有机所孙炳峰和林国强等（2012 年）从光学纯原料 R-胡薄荷酮出发合成获得了石杉碱甲。

21 世纪 10 年代，光学纯（−)-石杉碱甲的全合成再度被推到有机合成前台。2009 年，日本东京大学福山（T. Fukuyama）研究组以不对称去对称化为核心方法获得手性中间体，进而完成了一条新的（−)-石杉碱甲全合成路线。之后，中科院上海有机化学研究所林国强和孙炳峰等（2012 年）和美国俄勒冈（Oregon）大学怀特（J. D. White）研究组（2013 年）先后报道了分别从易得的手性原料 R-胡薄荷酮和（−)-奎尼酸出发的（−)-石杉碱甲的全合成路线。

（姚祝军）

léigōngténgnèizhǐ quánhéchéng
雷公藤内酯全合成 （total synthesis of triptolide）

获得与天然药物雷公藤内酯立体化学结构完全相同的化合物的化学合成方法。库普钱（S. M. Kupchan）小组于 1972 年从雷公藤根部分离获得的四环二萜内酯化合物，结构独特，含有 3 个连续的环氧官能团。雷公藤内酯具有明显的抗肿瘤活性以及改善血液微循环的作用，对多种变态性反应与非细菌性炎症有激素样抗炎作用；但是毒性过大，限制了它的进一步应用。鉴于其

独特的生理作用和结构特点，受到合成化学家的关注。

1980 年，美国麻省理工学院的伯克托尔德（G. A. Berchtold）研究组报道了首例关于雷公藤内酯的全合成。该路线使用四氢萘酮衍生物为起始原料，采用汇聚方式高效率完成了雷公藤内酯的核心部分结构，同时对双键的环氧化进行了系统的探索，为后人的进一步研究建立了基础。同年，斯坦福大学塔梅伦（E. E. van Tamelen）领导的研究组也发表了以已知化合物 L-松香酸为原料的全合成路线，步骤路线略微冗长。1982 年，塔梅伦等在综合考虑了雷公藤内酯的生源合成途径之后，再次发表了根据生源合成模拟方式设计的全合成路线，其中以路易斯（Lewis）酸催化一步串联形成 B/C 两个环作为核心方法，突破了第一次全合成的方法束缚。斯坦福大学另一由加弗（L. C. Garver）领导的研究组从另一手性原料出发也于 1982 年发表了一条新的全合成路线。

沉寂了十几年之后，中国香港大学的杨丹研究组于 1998 年应用他们多年来探索积累的氧化自由基成环方法完成了一条新的外消旋雷公藤内酯的全合成路线，在 B/C 环的构建方面取得了非常高的立体选择性；后经引入手性辅基进行立体化学诱导，于 1999 年再次完成天然雷公藤内酯的全合成。2007 年西班牙的曼萨内达（E. A. Manzaneda）研究组和 2008 年澳大利亚的舍伯恩（M. S. Sherburn）研究组也相继发表了雷公藤内酯的形式全合成路线。

（姚祝军）

hǎikuídúsù quánhéchéng

海葵毒素全合成（total synthesis of palytoxin）　获得与天然药物海葵毒素立体化学结构完全

相同的化合物的化学合成方法。1971 年，《科学》（Science）杂志首次公开报道从美国夏威夷海洋生物软体珊瑚 Palythoa sp. 中分离得到了海葵毒素（palytoxin，PTX）。在历经 10 年研究后，美国夏威夷大学的穆尔（Moor）教授研究团队和日本名古屋大学的平田（Hirata）教授研究团队几乎同时报道了海葵毒素的化学结构。海葵毒素是一类水溶性线性聚醚，分子式为 $C_{129}H_{221}O_{54}N_3$，分子量高达 2677，含有 129 个碳原子、64 个手性中心，是一个超级复杂的长链聚醚类化合物。海葵毒素也是截至 2015 年发现的毒性最强的非肽类化合物，毒性仅次于刺尾鱼毒素。其毒素作用主要表现为与钠钾泵结合以及抑制 ATP 合酶，有收缩血管以及升高血压作用。

海葵毒素的结构中含有 64 个手性原子和 7 个双键，理论上存在不少于 2^{71} 个的立体异构体；此外，分子中还有 10 个含氧环，还会涉及环上的顺反异构体，可能的立体异构体将会更多。海葵毒素的结构在开始进行全合成时并没有完全搞清楚，因此难度可想而知。美国哈佛大学岸（Y. Kishi）领导的研究团队从 1986 年开始，历经 8 年努力，终于在 1994 年完成了海葵毒素的全合成，成为天然产物领域取得的最为复杂的全合成例子。岸团队先从 64 个手性碳原子中的 27 个手性碳原子的片断合成以及其绝对构型的测定开始入手，综合应用化学降解、合成分析和光谱学方法，终于搞清楚了分子中所有手性碳原子的立体构型，仅此项工作就耗费了两年的时间。对于如此巨大的分子，他们通过逆合成分析法对目标结构进行了仔细分析，将其分成若

干个更易于合成的"片断"，通过首先合成这些"片断"，然后将这些"片断"拼接在一起，最终完成整个分子的全合成。因此，也被称之为一项"裁缝"式的全合成工程。

与其他全合成一样，海葵毒素的全合成也成为合成方法学发现、发展和应用的优异试验场。全合成过程中使用和发现了不少新的试剂、化学反应及机制等，不仅对有机合成而且对有机化学理论的发展都起到了非常大的推动作用。如在其各个片段的连接过程中，他们多次使用温和条件下卤代乙烯与醛之间的选择性加成反应。此反应最初是由日本京都大学的野崎（Nozaki）教授与合作者发现，在反应中使用的有机铬离子与金属镍催化剂在反应中起着非常关键的作用。岸教授等将此反应改进并应用到全合成中，取得优秀的效果，称为野崎-桧山-岸（Nozaki-Hiyama-Kishi）偶联反应，在其他复杂分子合成中也得到广泛应用。

海葵毒素是截至 2015 年已完成化学全合成中分子量最大、手性碳最多的天然产物之一，不论从反应路线设计还是反应难度上看，其全合成过程堪称攀登有机化学领域的珠穆朗玛峰，被美国化学会载入近百年来最伟大的成就之一。

（姚祝军）

xī'èrquē kàngshēngsù quánhéchéng

烯二炔抗生素全合成（total synthesis of enediyne antibiotics）　获得与天然药物烯二炔抗生素立体结构完全相同的化合物的化学合成方法。烯二炔抗生素是由放线菌产生的一类抗生素，所有成员都具有 1 个由双键偶联 2 个炔键构成的环状烯二炔核心结

构。1956 年，从链霉素发酵液中分离出第一个烯二炔类抗生素——新制癌菌素。截至 2015 年 12 月，已经有 20 多种烯二炔类抗生素被发现，根据核心环大小可分为九元和十元环烯二炔类抗生素两种类型。药理研究发现，烯二炔是一种高效的 DNA 解裂剂，具有高效高选择性的抗肿瘤活性，因此这类抗生素引起了化学家的极大关注。但是由于它们结构复杂，化学合成难度大，截至 2015

年 12 月，只有卡奇霉素（calicheamicin γ₁）、达内霉素（dynemicin A）和西施吉霉素（shishijimicin）A 共 3 个天然产物被成功全合成。

1988 年，美国丹尼舍夫斯基（Danishefsky）教授首次完成烯二炔核心结构的合成。1990 年，美国温德（Wender）教授以全新的策略合成了烯二炔核心结构。16 天之后，美国尼科拉乌（Nicolaou）教授完成烯二炔类抗生素

达内霉素的半合成，这一进展为完成复杂多官能团烯二炔抗生素全合成奠定了基础。

1992 年，尼科拉乌终于首次完成了烯二炔类抗生素卡奇霉素的全合成（图 1）。为了完成结构如此复杂的天然产物的全合成，首先在 1990 年，他以单糖为原料，经过多步糖苷化反应完成了关键中间体"1"的合成。1992 年，他又以简单小分子为起始原料，经碳链延长、关环引入炔键、

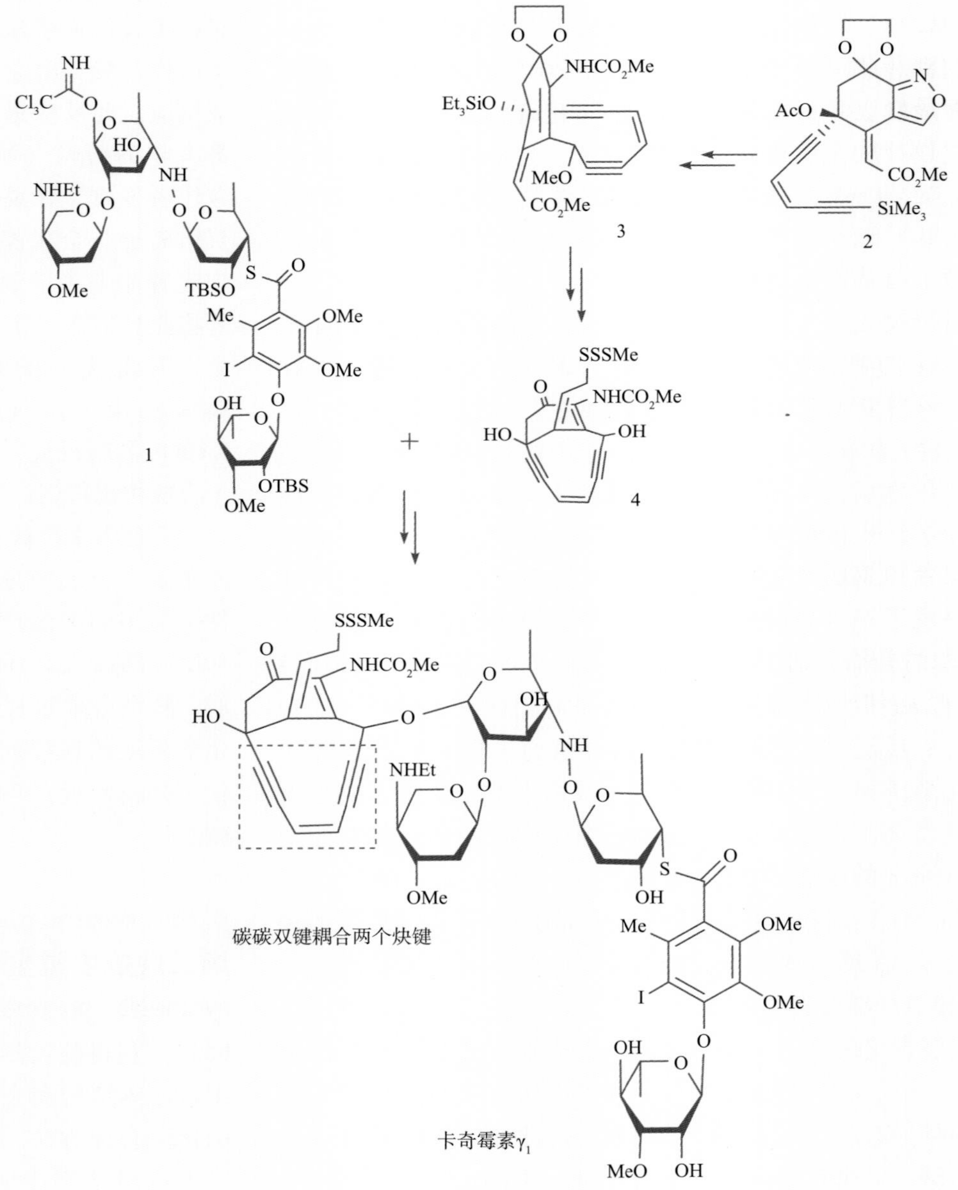

图 1 卡奇霉素全合成示意

构建烯二炔核心结构等 28 步反应完成另一个关键中间体"4"的合成。最后尼科拉乌将"1"和"4"进行糖苷化偶联反应，再经一系列官能团转化，最终实现了卡奇霉素的全合成。虽然整个合成路线比较冗长、总产率低，尤其是糖苷化立体选择性差，但是尼科拉乌的工作是令人敬佩的，为烯二炔类抗生素的全合成开辟了道路。

1995 年，丹尼谢夫斯基也完成了烯二炔类抗生素卡奇霉素的全合成，他以不同的方法得到关键中间体"1"和"4"，再以高产率高选择性的糖苷化反应将其偶联起来，从而最终以相对较高的总产率完成了目标分子的全合成。1996 年，丹尼谢夫斯基在尼科拉乌半合成达内霉素的基础上，完成了达内霉素全合成。首先他以简单原料"5"开始合成，经过中间体"6""7"，约 73 步反应，最终实现了结构非常复杂的烯二炔类抗生素达内霉素的全合成，见图 2。

由于烯二炔类抗生素结构复杂，只有 3 种化合物被成功全合成。随着合成技术的发展，相信不久的将来一定会有更多的烯二炔抗生素被通过化学方法合成出来。

（杨劲松）

平板霉素全合成

píngbǎnméisù quánhéchéng

平板霉素全合成（total synthesis of platensimycin） 获得与天然药物平板霉素立体化学结构完全相同的化合物的化学合成方法。平板霉素是从南非土壤中分离得到，它由 1 个 3-氨基-2,4-二羟基苯甲酸侧链和 1 个新颖独特的笼状四环不饱和酮通过酰胺键连接而成（图 1）。生物活性测试表明，它可以抑制 β-酮脂酰载体酶，从而阻断细菌脂肪酸的生物合成，达到对革兰阳性菌的抑制作用。

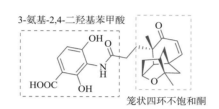

3-氨基-2,4-二羟基苯甲酸

笼状四环不饱和酮

图 1 平板霉素结构式

由于平板霉素化学结构新颖和生物活性特殊，引起很多合成化学家的强烈兴趣。分子中的笼状结构的合成是全合成的重点和难点。2006 年，美国加州斯克利普斯（Scripps）研究所尼科拉乌（Nicolaou）小组率先完成了外消旋平板霉素的全合成（图 2）。该小组采用汇聚合成策略，将平板

霉素拆解为片段"2"和"3"，然后通过酰胺键将两部分连接起来。首先，尼科拉乌小组对"2"进行合成，他们从化合物"4"出发，经过 5 步反应转化为化合物"2"。而中间体"3"的合成，他们从简单化合物"6（3-乙氧基-2-环烯酮）"出发，以分子内环醚化为关键反应实现化合物"8"到外消旋体"5"的转化。化合物"5"经过 5 步反应在羰基位引入两个烷基侧链生成"3"。最后将得到的"2"和"3"通过酰胺键连接起来，脱去保护基，得到最终目标产物平板霉素"1"。

尼科拉乌小组成功地完成平板霉素的首次全合成，推动了平板霉素的全合成进程。化合物"5"因包含平板霉素的核心骨架特征而被冠名为尼科拉乌中间体。在此之后，陆续又有许多研究小组完成了平板霉素的全合成，他们都采取了与尼科拉乌小组相似的汇聚合成策略，但合成的最大不同集中在具有四环骨架的手性化合物"5"的合成（图 3）。

2007 年，美国哈佛大学科里（Corey）小组以"9"为起始原料，通过串联环化关键反应一步构建笼状四环不饱和酮，并以 8 步、26% 总产率得到光学纯的尼科拉乌中间体（－）-5。该方法合成效率高、路线条件温和、操作

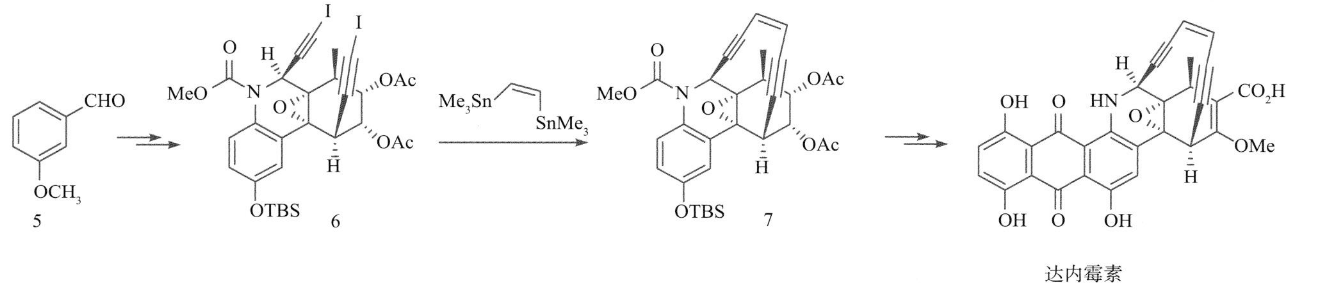

图 2 达内霉素全合成示意

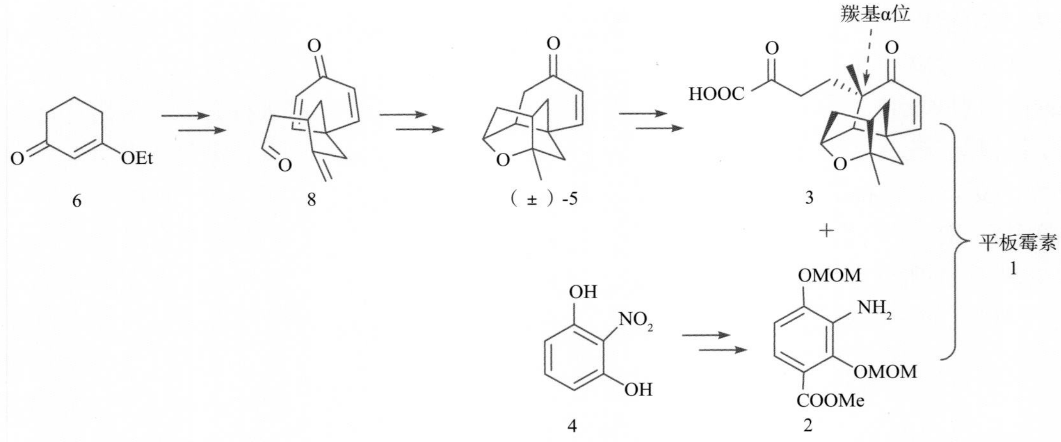

图2 尼科拉乌小组全合成示意

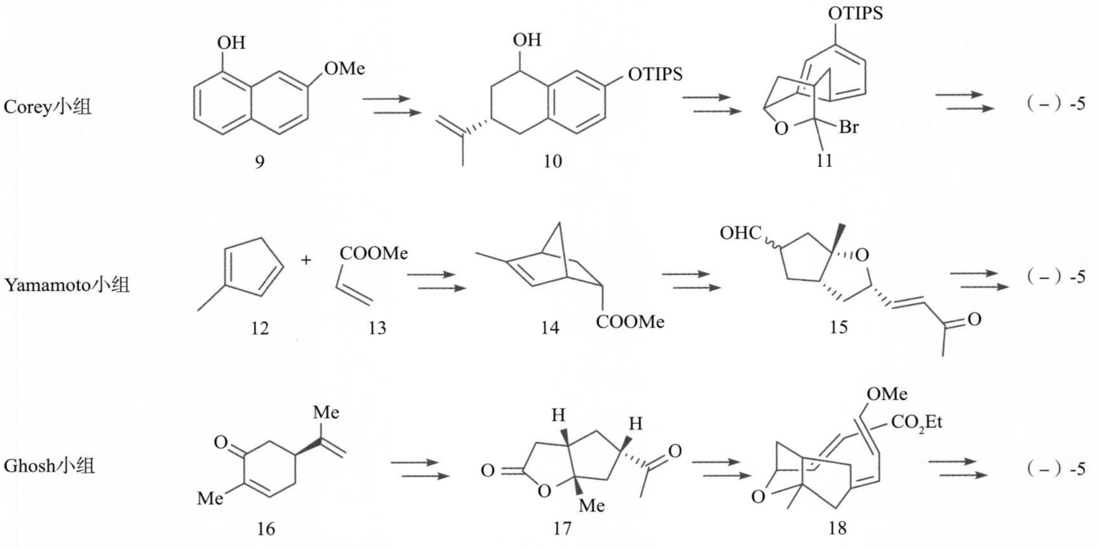

TBS=叔丁基二甲基硅基；TIPS=三异丙基硅基

图3 尼科拉乌中间体合成示意

相对容易，可以发展成为大量合成平板霉素的方法。2007年，美国芝加哥大学山本（Yamamoto）小组以"12"和"13"为起始原料，通过分子内串联迈克尔（Michael）加成和羟醛缩合（Aldol反应）为关键步骤，一步从"15"构建笼状四环不饱和酮，得到光学活性的"（－)-5"。2007年，美国普渡大学戈什（Ghosh）小组以"16"为起始原料，通过化合物"18"分子内的狄尔斯-阿尔德（Diels-Alder）反应构建笼状四环不饱和酮，也制得光学活性的"（－）-5"，但产率不高。在得到"5"之后，各位化学家都以与尼科拉乌相同或相似的方法完成了平板霉素全合成。

（杨劲松）

yìnliànsù A quánhéchéng

印楝素A全合成（total synthesis of azadirachtin A） 获得与天然药物印楝素A立体结构完全相同的化合物的化学合成方法。

印楝素A（azadirachtin A）是由英国巴特沃思（Butterworth）等人于1968年从印楝属植物印楝的种子中分离出的四环三萜类化合物，它具有广谱高效的杀虫活性且不易产生耐药性、对人体无害、不破坏生态环境，因此成为公认的21世纪首选杀虫剂。1985年，以印楝素A为主要成分的第一个商品农药马格杀（Margosan-O）在美国获准登记，已有许多以印楝素A为主要成分的农药投入商业化生产。

印楝素 A 化学结构的确定历时 20 多年，最后通过单晶 X 射线衍射才得以证明，其结构高度拥挤、具有 5 个环氧结构、含 16 个连续手性中心，复杂而独特的分子结构使得其全合成极富挑战性。科学家们希望通过分别合成印楝素 A 的左右两部分，即高度官能团化的十氢萘片段"1"和三环四氢呋喃片段"2"（图），然后采用汇聚法将它们连接起来以实现全合成。但在实际工作中，这一策略没能最终完成印楝素 A 的全合成，原因在于目标分子左右部分是通过 C-8 和 C-14 两个高度拥挤的季碳相连，空间位阻使直接构建 C-8/C-14 碳碳键非常困难。

直到 2007 年，英国剑桥大学利（Ley）课题组才首次完成了印楝素 A 的全合成。他们重新设计了偶联策略，首先合成了中间体片段"3"和"4"，再通过 O-烷基化将这两个中间体片段对接得中间体"5"，中间体"5"在微波辐射下发生克莱森（Claisen）重排生成联烯中间体"6"，中间体"6"随后通过自由基环化反应构建目标分子右半部骨架得到化合物"7"，化合物"7"通过环氧化及一系列结构修饰，最终实现印楝素 A 的全合成，该路线一共包括 71 步，其中最长连续步骤达 48 步，总收率仅 0.0015‰。

利及其合作者历时 22 年最终完成了印楝素 A 的全合成，是在人工合成具有昆虫拒食作用的杀虫剂方面取得的标志性成果之一。其中炔丙基取代的烯醇醚的克莱森重排构思巧妙，采用这一策略，以迂回的方式完成了 C-8 和 C-14 两个季碳中心之间的偶联，成为整个合成中最大的亮点。利小组的工作进一步验证了印楝素 A 这一复杂天然分子的化学结构，有助于人们更好地了解印楝素 A 分子的生物活性。他们在印楝素 A 全合成过程中发现了一些具有重要生物活性的中间体，这些化合物在昆虫的无公害控制方面具有潜在的应用价值。

（杨劲松）

wéinígéchún quánhéchéng

维尼格醇全合成（total synthesis of vinigrol） 获得与天然药物维尼格醇立体结构完全相同的化合物的化学合成方法。维尼格醇是一种新型的二萜类化合物，由日本科学家桥本龙太郎（Hashimoto）等人于 1987 年从 *Virgaria nigra* F-5408 霉菌中首次分离得到。药理研究表明，维尼格醇具有抗高血压、抗肿瘤坏死因子、抑制血小板凝集等多种生物活性。维尼格醇的立体构型经核磁共振和单晶衍射等多种光谱分析方法确证，其核心的三环骨架主要包含：1 个十氢萘烷环系、连接 C-1 和 C-5 的四碳桥环以及 8 个邻近

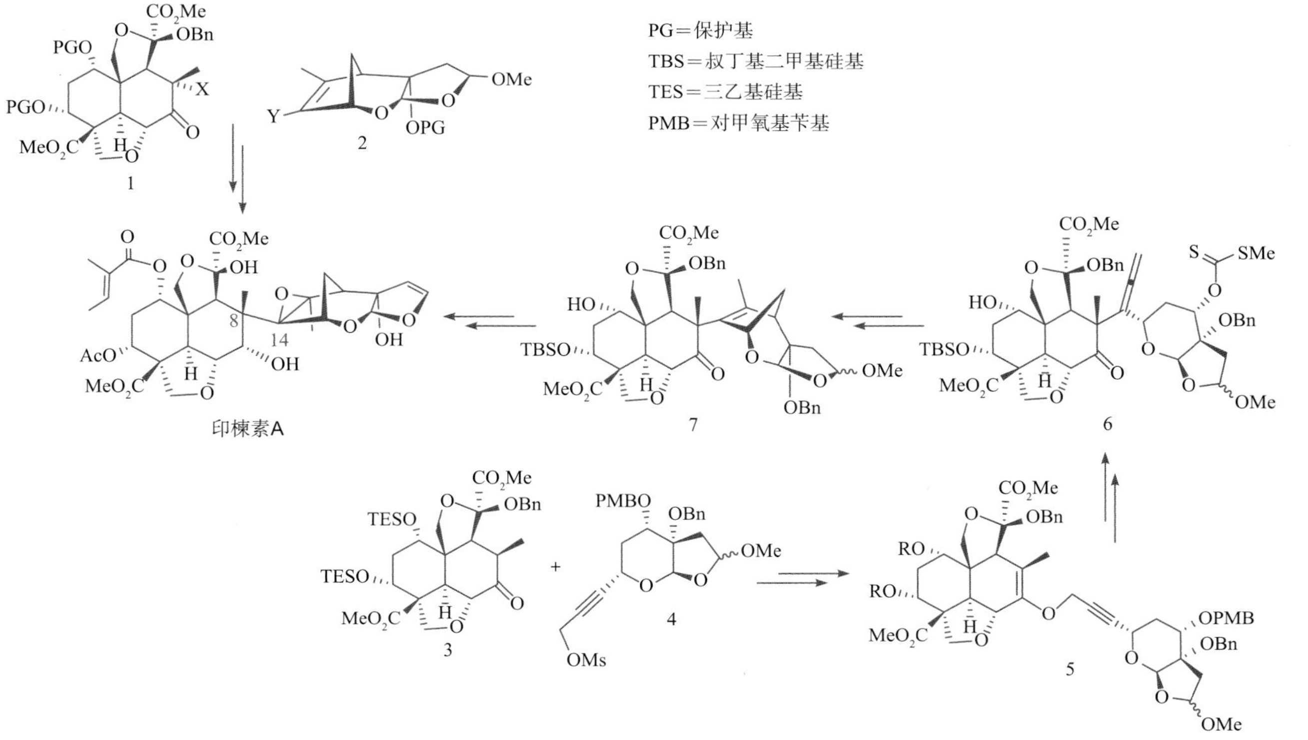

PG＝保护基
TBS＝叔丁基二甲基硅基
TES＝三乙基硅基
PMB＝对甲氧基苄基

图　印楝素 A 的结构及全合成路线示意

的立体中心。这种独特的结构给维尼格醇的化学合成增添了许多难度。二十几年来先后有多个课题组致力于全合成研究，相关的骨架环系及结构片段的合成方法也相继问世（图）。

2009 年，美国斯克利普斯（Scripps）研究所的巴伦（Baran）课题组完成了维尼格醇的首次全合成。该合成策略以商品化的小分子化合物为原料，巧妙有序地融入了多种经典化学反应，通过分子间以及分子内狄尔斯-阿尔德（Diels-Alder）环合构建四环化合物"5"。进而经格罗布（Grob）裂解得到维尼格醇的三环骨架"6"；又应用夏皮罗（Shapiro）反应等进行修饰，完成后续转化得到维尼格醇。全程共 23 步，总收率为 3%。同时，该策略达到了保护基团应用的最小化，并能实现对维尼格醇中 8 个手性中心的高立体选择性控制。这项工作开创了维尼格醇全合成的先河，将这一复杂天然产物的化学合成变为现实。

2011 年，加拿大渥太华大学巴里奥特（Barriault）等采用商品化的醇类"7"和缩酮化合物"8"为初始原料，适时有序引入克莱森（Claisen）重排和库马达-根岸（Kumada-Negishi）偶联等经典化学反应，对所得三烯类化合物"10"进行分子内狄尔斯-阿尔德环合（IMDA），仅用 12 步构建了维尼格醇的三环骨架"11"，最终成功合成了目标产物。该方法有效缩短了维尼格醇骨架环的构建步骤，为维尼格醇的大规模合成提供了可能。

2013 年，继巴伦和巴里奥特之后，美国亚利桑那大学纳贾达尔森（Njardarson）等人在维尼格醇的全合成研究上也取得了突破。他们综合运用氧化脱芳、分子内狄尔斯-阿尔德环合及赫克（Heck）反应等系列化学反应，对简单前体化合物"13"进行改造，仅 2 步就转变为维尼格醇碳环"15"。同时，该合成策略引入了一些新颖的方法，简化并攻克了合成中的一些困难，实现了在复杂隐蔽位点直接加氢以及二氧化硒催化烯烃异构化等，为后期维尼格醇全合成策略的精简和改良创造了有利条件。

维尼格醇的全合成方法从复杂到简单，依旧有许多化学家专注于该化合物全合成策略的优化改良，相信在不久的将来会有更多高效简洁、绿色经济的合成策略出现。

（杨劲松）

pàláogū quánhéchéng

帕劳胍全合成（total synthesis of palau'amine）

获得与天然药物帕劳胍立体结构完全相同的化合物的化学合成方法。帕劳胍是由美国朔伊尔（Scheuer）课题组于 1993 年从海绵中提取分离得到的第一例具有反式-氮杂双环[3,3,0]环辛烷结构的吡咯-咪唑类生物碱，帕劳胍全合成就是以简单分子为原料采用化学方法合成此类化合物的过程。药理学研究表明，帕劳胍具有较好的抗肿瘤活性、治疗真菌感染以及极强的免疫抑制活性。

2009 年美国巴伦（Baran）课题组首次完成了帕劳胍的全合成。其合成理念借鉴于：1999 年法国波捷（Potier）等人在研究四环吡咯-咪唑类生物碱的生源合成时，

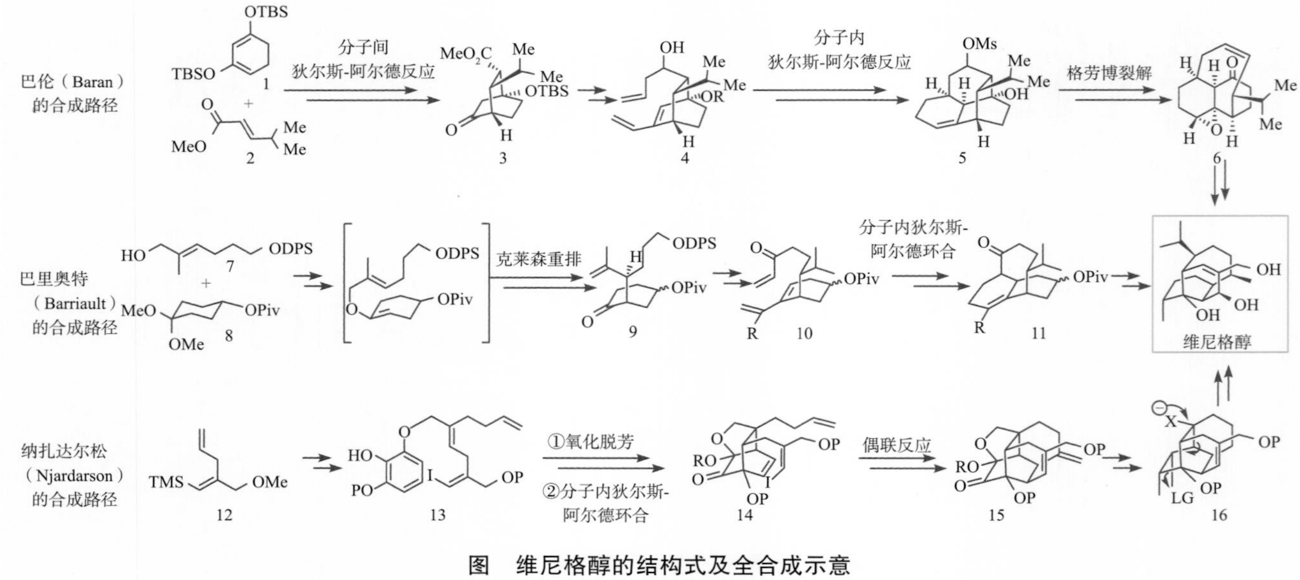

图 维尼格醇的结构式及全合成示意

发现 2-氨基咪唑的两亲性使其 4 位的碳既可以作为亲核剂也可以作为亲电剂。依据此发现，巴伦提出帕劳胍的 N-14—C-10 键断裂后，经跨环翻转会形成其动力学平衡异构体"2"，从而将张力大且空间拥挤的 B/D 环系的合成转移到九元大环的构建上。进一步的逆合成分析为：大环帕劳胍"2"由二叠氮化合物"3"经还原、大环内酰胺化得到；"3"可由化合物"4"制备；而"4"可由原料"7"经系列反应转化得到（图）。

其合成过程也有很多特色，例如：该小组选用吡啶甲酸-银络合物"8"作氧化剂，成功得到了 C-20 被精确地选择性氧化的半缩醛胺结构"5"。同时，该小组在构建 A 环时，并不是直接采用五元吡咯环亲核进攻 C 环，而是采用直链化合物"9"为原料，经伯胺与 C-6 位溴的亲核取代、二甲氧基缩醛水解得裸露的醛基、该醛基再与 1 位仲氨发生亲核加成反应即一锅三步的串联反应合成

了五元吡咯环。

其他一些科学家虽然没有完成帕劳胍的全合成，但也做出了突出贡献。例如，2004 年美国的奥弗曼（Overman）课题组报道了以烯烃-烯酰胺的闭环复分解以及两极环加成反应为关键反应，立体选择性地合成了顺式氮杂双环 [3,3,0] 环辛烷结构。以此为基础，帕劳胍 C-11 与 C-17 位的绝对构型才真正得以确证。2008 年美国罗莫（Romo）课题组首先以不对称狄尔斯-阿尔德（Diels-Alder）反应和氯离子引发的 1,2 烷基迁移为关键步骤，合成了顺式-氮杂双环 [3,3,0] 环辛烷结构，再经数步反应，成功地将上述顺式稠和结构转化成了反式-氮杂双环 [3,3,0] 环辛烷结构。

帕劳胍的首次全合成已经完成，但是基于其他合成策略的全合成与药效关系研究仍在继续，有望发展出新的化学以及发现活性更高的衍生物。

（杨劲松）

可的斯它叮全合成（total synthesis of cortistatin） 获得与天然药物可的斯它叮立体结构完全相同的化合物的化学合成方法。可的斯它叮（cortistatin）是由日本科学家小林（Kobayashi）等在 2006 年从印尼海域生长的一种海绵 *Corticium simplex* 中提取分离到的一类甾体生物碱，可分为 A~L 等多种类似物（图1）。药理研究表明，可的斯它叮类化合物在抑制血管新生方面有显著的活性，血管的新生对于肿瘤的生长和转移有一定的促进作用，因而可的斯它叮类化合物在治疗肿瘤方面有重要的潜在用途。该类化合物显著的生理活性和新颖的结构激发了合成化学家的兴趣，已报道的合成策略均是围绕其四环母核的构建而展开。

已有 3 个课题组完成可的斯它叮 A 和 J 的全合成，其合成过程中的关键步骤如图 2 所示。美国化学家尼科拉乌（Nicolaou）领

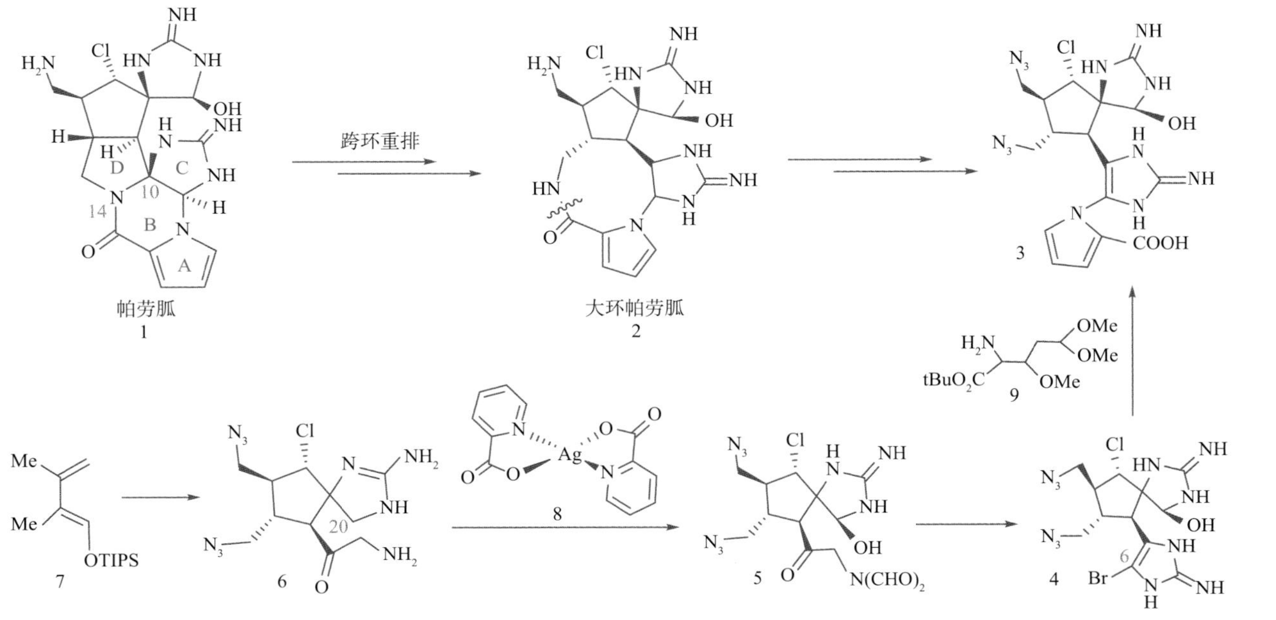

图　帕劳胍逆合成路线示意

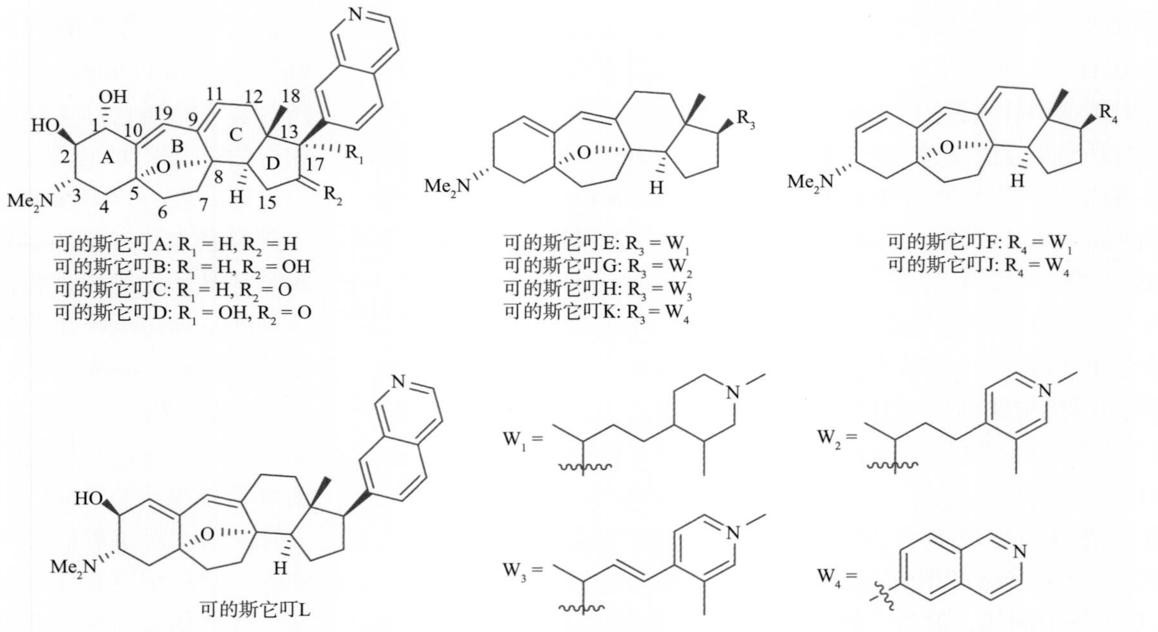

图 1 可的斯它叮类化合物的化学结构

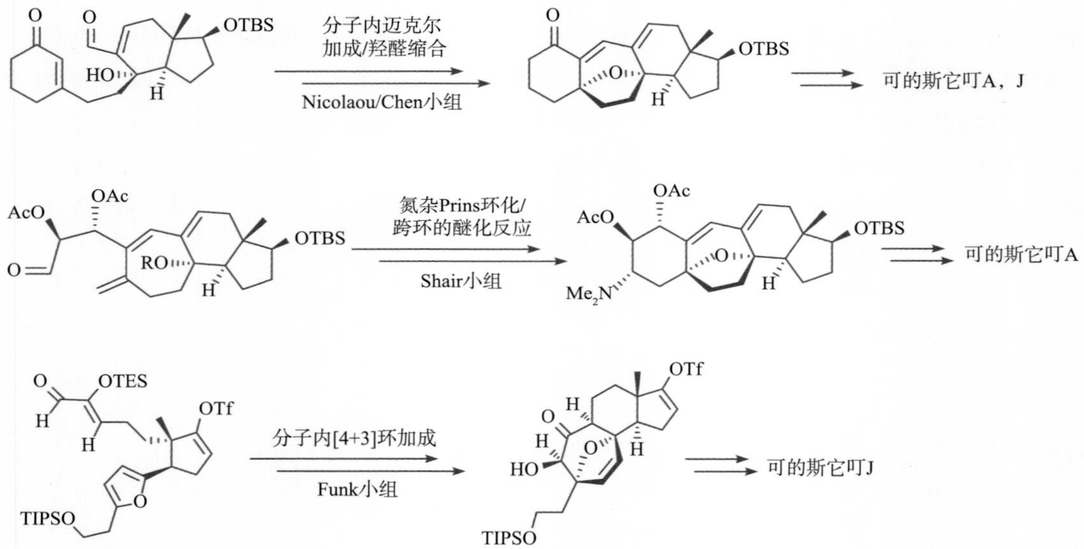

图 2 可的斯它叮全合成关键反应示意

导的科研小组于 2008 年首次完成了可的斯它叮 A 的全合成。其合成策略是首先构建 ACD 环，最后通过关键的分子内迈克尔（Michael）加成/羟醛缩合（Aldol 缩合）串联反应构建 B 环，该步串联反应产率为 52%。在全合成过程中，尼科拉乌等发现 A 环上的

取代基并非活性必需基团，C-17 位的异喹啉取代基才是保持生物活性的必需基团。

美国哈佛大学沙伊尔（Shair）小组也于 2008 年以哈约什-帕里什（Hajos-Parrish）酮为原料完成了可的斯它叮 A 的全合成。其全合成中最大亮点是通过环丙化反

应扩环来构建七元 B 环；并通过串联的氮杂的成环反应和跨环的醚化反应同时构建 A 环和 C-5/C-8 之间的醚键。在该步反应中，C-3 位引入二甲胺基的反应立体选择性大于 95%。

2011 年，美国宾夕法尼亚大学芬克（Funk）小组也报道了

（±）-可的斯它叮 J 的全合成。其合成思路主要是先合成 BCD 环，最后合成 A 环。其中最关键的反应是采用该课题组发展的分子内［4+3］环加成方法来构建 B 环，提高了效率，大大缩短了全合成的路线。

此外，化学家对于可的斯它叮类化合物核心四环母核的合成也有较多的研究。这些工作基本是围绕 B 环的构建为重点展开的（图3）。日本的海勒玛（Hirama）小组通过电环化和自由基加成反应作为关键反应构建 B 环。美国的索伦森（Sorensen）小组首先得到 ACD 环的中间体，通过巧妙地应用一个一锅三步的串联反应构建 B 环，该方法也是高效构建 B 环的方法之一。美国萨尔蓬（Sarpong）小组首先合成 AD 环，再通过分子内烯炔环异构化反应同时构建 BC 环，再通过苯酚氧化-去芳香化-环合的串联反应作为关键反应完成了 B 环 C-5—C-8 间醚键的构建，从而得到四元环骨架。

除此之外，在已报道的合成

中，巴伦（Baran）小组以强的松为原料首次完成可的斯它叮 A 的半合成；科里（Corey）小组以雌酚酮为原料通过半合成得到可的斯它叮的母核骨架；丹尼舍夫斯基（Danishefsky）以及马格努斯（Magnus）等多数小组采取的是甾体化合物全合成的一般策略。他们的合成策略各有特色，充分展示了有机天然产物全合成的无限魅力。

（杨劲松）

ēn'gélālínchún quánhéchéng

恩格拉啉醇全合成 （total synthesis of englerin）　获得与天然药物恩格拉啉醇立体结构完全相同的化合物的化学合成方法。2008 年美国的博伊特勒（Beutler）研究小组从大戟属植物 *Phyllanthus engleri* 分离得到具氧桥结构的愈创木烷类倍半萜恩格拉啉醇 A 及其单酯类似物恩格拉啉醇 B（图1）。其中恩格拉啉醇 A 对肾脏癌细胞表现出很高的抑制活性和选择性，甚至比紫杉醇的抗癌活性高 1~2 个数量级。这类倍半萜因其新颖的 5-6-5 氧杂三环结

构和显著的抗癌活性引起了有机合成化学界的广泛关注。

恩格拉啉醇 A 的结构比较复杂，含有 7 个连续的手性中心，其中 2 个为季碳，在 6 位和 9 位连有影响生物活性的肉桂酸侧链和羟基乙酸，这使得其不对称合成充满挑战（图2）。恩格拉啉醇 A 的首次全合成是由德国的克里斯特曼（Christmann）小组在 2009 年底完成的。该小组以单萜（+）-荆芥内酯为原料，采用第二代格拉布（Grubbs）催化剂催化的烯烃复分解关环反应（RCM）构建其基本骨架。最终合成的目标分子的核磁图谱与天然产物图谱一致，但比旋光值符号却相反，可推断天然恩格拉啉醇 A 的立体构型与该小组所合成分子的构型相反，由此确定了天然恩格拉啉醇 A 的绝对构型。

2010 年，中国马大为小组报道了（-）-恩格拉啉醇 A 的不对称全合成。该小组从（+）-香茅醛出发，经简单转换制得端炔前体"1"，随后以氯化亚金催化的［2+2+2］串联反应作为关键反应关

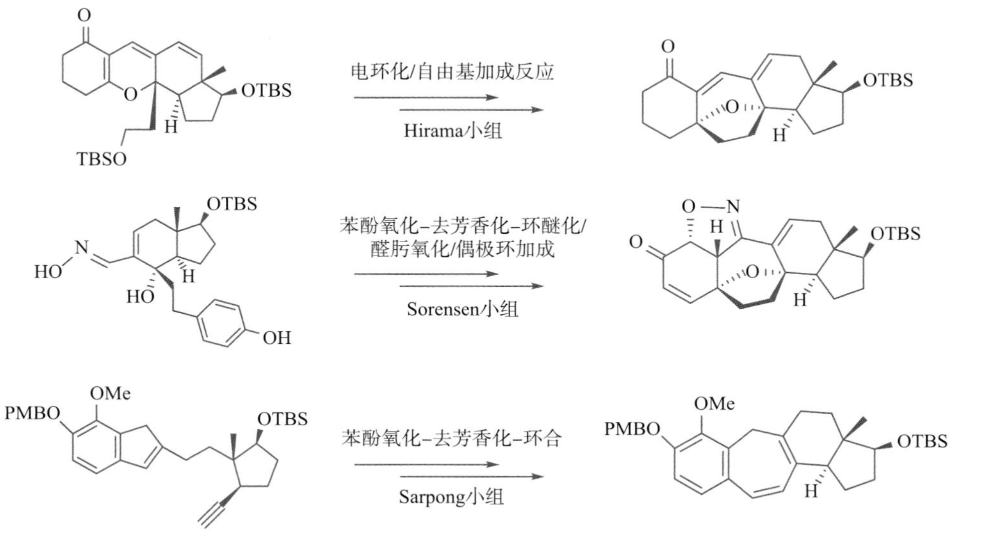

TBS=叔丁基二甲基硅基；TES=三乙基硅基；TIPS=三异丙基硅基；Ac=乙酰基；PMB=对甲氧基苄基均为保护基

图3　可的斯它叮母核骨架的合成途径

环得到关键中间体"2"。然后对骨架进行修饰得到中间体"3"，最后经转化制得目标物（-）-恩格拉啉醇A（图3）。其亮点是合成过程中未涉及任何保护基操作，使路线更加简洁、高效。另外由于中间体"3"经简单的转化就可以得到（-）-恩格拉啉醇A，因此有些课题组在后续合成工作中，选择了以中间体"3"作为形式合成的目标分子。所谓形式合成是指在天然产物全合成过程中，从某关键中间体经简单的结构修饰工作即可获天然产物，因此只需

合成得到该关键中间体即完成了天然产物的全合成。

随后美国的尼科拉乌（Nicolaou）和陈（Chen）、塞奥佐拉基斯（Theodorakis）和钱恩（Chain）等小组也完成了（-）-恩格拉啉醇A的不对称合成。其中，美国的钱恩小组采用了最为简洁高效的合成路线（图4），只用两步反应便构建出具有合理手性中心的分子骨架。该小组通过将分子拆解为3-呋喃酮"4"和手性环戊烯醛"5"。先进行分子间迈克尔（Michael）加成反应制得化合物

"6"；再进行关键的二碘化钐介导的还原偶联反应，成功得到马大为的反应中间体"3"。从而快速有效地完成了目标分子的形式合成，整条路线只有6步，总收率高达20%。

恩格拉啉醇的全合成是一项极具特色的工作，其合成方法的多样性为进一步的药物开发和药物设计提供了良好的基础，而且合成中高效的利用重排、串联等反应来构建其基本骨架，让读者欣赏到了巧妙而灵活的合成策略，尤其是美国的钱恩（Chain）小组使用 SmI_2 辅助的环化反应一步构建5-6-5氧杂三环，堪称现代有机合成的典范。

（杨劲松）

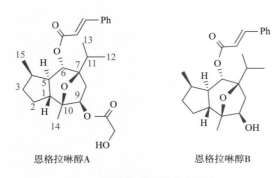

恩格拉啉醇A　　　　恩格拉啉醇B

图1　恩格拉啉醇的化学结构

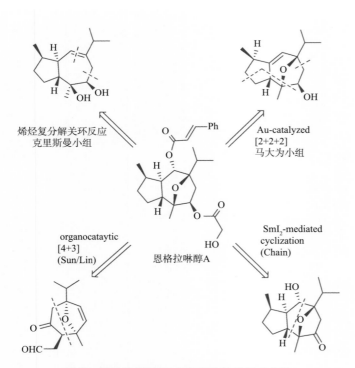

烯烃复分解关环反应
克里斯曼小组

Au-catalyzed
[2+2+2]
马大为小组

organocataytic
[4+3]
(Sun/Lin)

恩格拉啉醇A

SmI₂-mediated
cyclization
(Chain)

图2　恩格拉啉醇A全合成中的关键中间体

nuòzuò'ēnquán'àn quánhéchéng

诺唑蒽醛胺全合成（total synthesis of norzoanthamine）

获得与天然产物哝唑蒽醛胺立体结构完全相同的化合物的化学合成方法。诺唑蒽醛胺是一类具有26个碳原子的花裙海葵属 *Zoanthus* 生物碱（图1），1995年由日本科学家植村（Uemura）最先从日本南部奄美大岛海底纵纤毛带幼虫中提取分离得到。诺唑蒽醛胺能够抑制白介素-6，因而成为一类新型治疗骨质疏松的候选药物。同时，它也能应用于心血管疾病。诺唑蒽醛胺的衍生物也能强烈抑制P-388小鼠白血病细胞株的生长和人血小板的聚集。哝唑蒽醛胺的结构特点包括：①CDEFG环部分有双缩醛胺骨架。②AB环有1个反式十氢萘的片段。③立体化学结构十分稠密的C环，其中不对称碳原子集中在C-9、C-12和C-22上。诺唑蒽醛胺所表现出来的独特的生物活性和结构特征引起了科学家的关注，从而开展了一系列全合成研究。

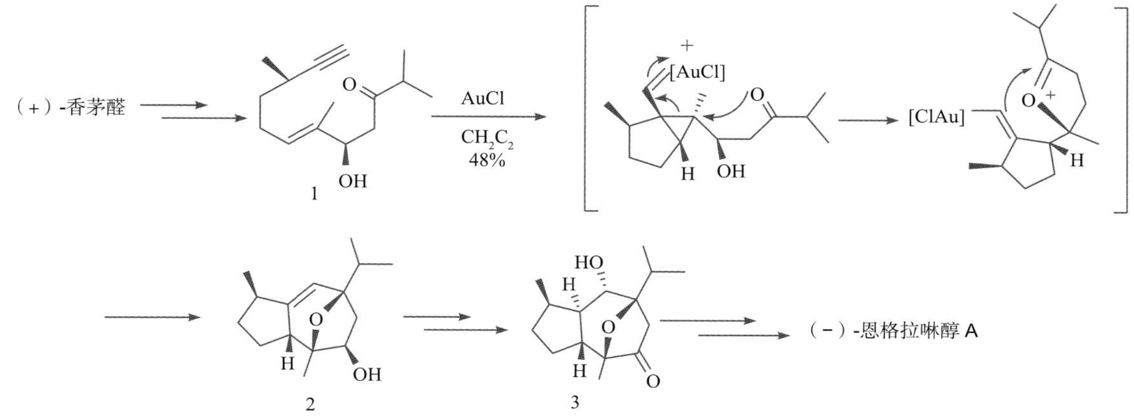

图3 马大为的（−）-恩格拉啉醇A合成路线

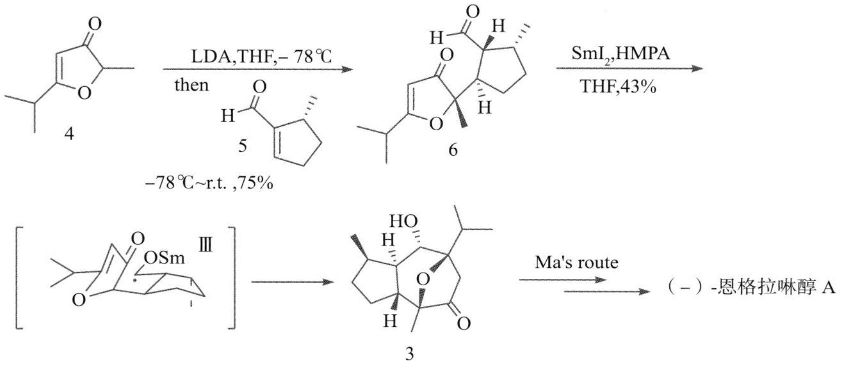

图4 钱恩（Chain）的（−）-恩格拉啉醇A合成路线

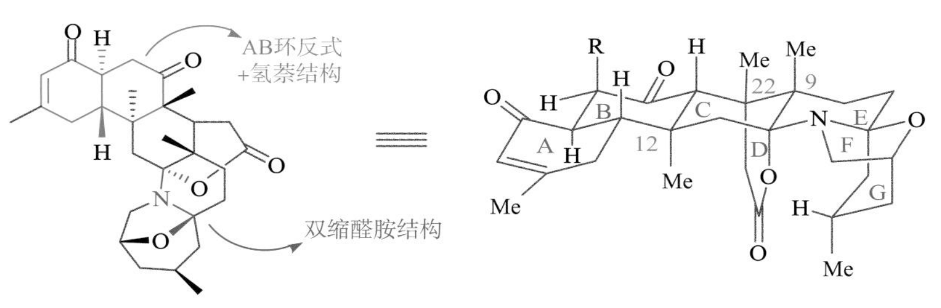

图1 诺唑蒽醛胺化学结构

首先是美国威廉斯（Williams）小组于 2000 年报道了诺唑蒽醛胺全合成过程中 AB 环合成策略。随后，2004 年美国塞奥佐拉基斯（Theodorakis）小组报道了一种有效的构建诺唑蒽醛胺结构中 ABC 环的方法。遗憾的是他们都未完成诺唑蒽醛胺的全合成。

诺唑蒽醛胺的首次全合成是于 2004 年由日本宫下（Miyashita）课题组完成的（图2）。整个合成步骤包括以下几个关键部分：首先，对于 C 环稠密立体化学结构中含有的 C-9、C-12 和 C-20 3

个不对称季碳中心，宫下等通过一步关键的分子内狄尔斯-阿尔德（Diels-Alder）反应，成功地实现了 C 环环合，同时完成了 C-12 和 C-20 手性季碳中心的构建，大大提高了合成效率。随后，C-9 手性季碳中心通过分子内酰化反应和 α-甲基化反应构建。最后，应用双氨基缩合反应得到产物。整个路线一共 41 步（总产率 3.5%）。

随后，日本山下（Yamashita）小组也于 2009 年报道了诺唑蒽醛胺的全合成（图3）。他们选用光学活性哈约什-帕里什（Hajos-Parrish）酮作为骨架分子，经过 47 步反应得到最终产物。首先，通过分子内狄尔斯-阿尔德（Diels-Alder）反应合成 AB 环，再由环戊酮基团氧化裂解得到关键中间体"9"，其中最关键的 C 环立体选择控制是利用双环[4.3.0]壬烷系统实现的。

（杨劲松）

tiānrán chǎnwù bànhéchéng

天然产物半合成（semi-synthesis of natural products） 从廉价易得的天然产物或其降解物出发，经过简便的化学转化，制备天然产物及其类似物的过程。属于天然产物化学合成的一种主

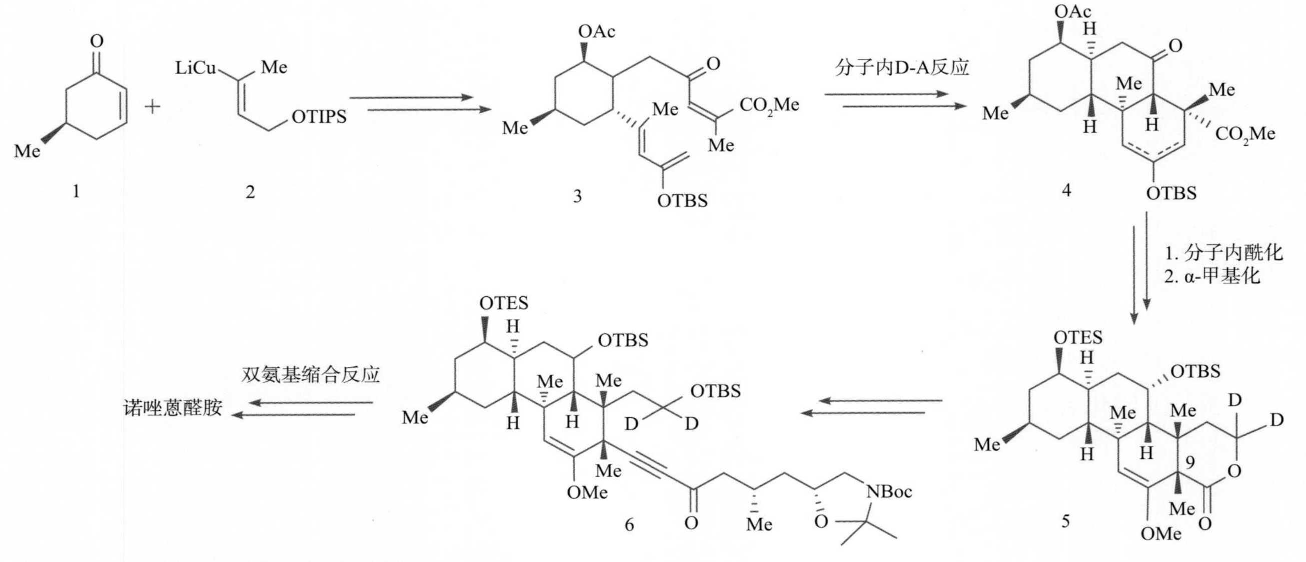

TIPS＝三异丙基硅基；TBS＝叔丁基二甲基硅基；TES＝三乙基硅基

图 2　宫下（Miyashita）小组诺唑蒽醛胺全合成关键反应示意

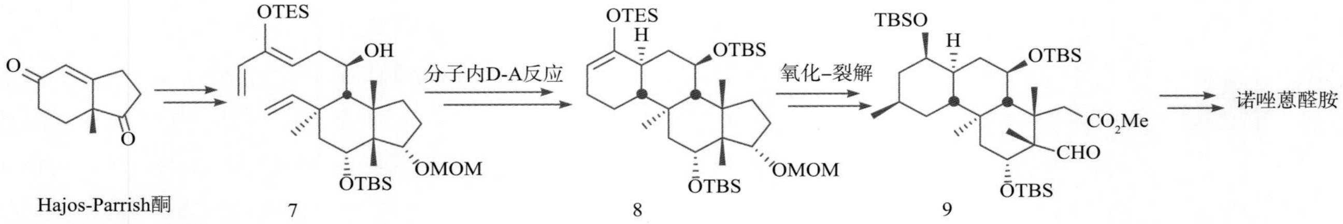

Hajos-Parrish酮

MOM＝甲氧甲基

图 3　山下（Yamashita）小组诺唑蒽醛胺全合成关键反应示意

要手段。半合成起始原料一般来源于植物、动物、微生物、海洋生物或矿物，其中以植物源为主。作为天然产物化学研究的重要组成部分，天然产物半合成是获取许多天然药物的重要途径，在天然药物的工业化生产和市场化以及创新药物研发领域占有重要地位。

特点　由于许多具有良好生物活性的天然药物在自然界中含量很低或者资源有限，远远无法满足临床用药的需求；另外，无休止地从自然资源中直接获取天然药物，会对环境造成不可逆转的破坏。如从红豆杉树皮中提取的天然抗癌药物紫杉醇，其在树皮中含量极低，过度采伐会对珍稀植物红豆杉造成破坏，甚至导致该物种的灭绝。因此，为获取天然药物，解决药源问题，探索它们的化学合成方法显得十分必要。然而大多数天然药物往往具有复杂的分子结构及多个不对称手性中心，其化学合成具有极大的挑战性。尽管化学家们不断攻克难关，完成了许多天然产物的经典全合成，如奎宁全合成等。但这些全合成工作通常由于合成路线过长、反应条件苛刻以及总收率过低等原因而无法应用于工业化生产，其价值仅停留在学术领域。相对于全合成的种种不足，半合成所需的原料一般资源丰富且经济易得，而且已经具备了与目标产物相似的基本骨架和手性中心。因此，经半合成手段合成天然药物相对于全合成来说，路线更加简捷高效，因此成为一些重要的天然药物临床用药的主要来源。如天然药物紫杉醇因为来源不足限制了其应用，后来科学家寻找到来自于红豆杉属植物的天然产物10-去乙酰巴卡亭Ⅲ和巴卡亭Ⅲ，以这两种资源比较丰富的化合物为起始原料半合成紫杉醇，从而解决了紫杉醇的药源问题（见紫杉醇半合成）。

应用 半合成的关键是找到一种廉价易得、与目标产物具有相似结构的天然产物作为原料，已有多种半合成天然药物成功地进行了工业化生产并已投入市场使用。如从薯蓣科植物黄姜中提取的薯蓣皂素是医药工业半合成甾体激素类药物的重要起始原料，以其为基础可合成加工的如醋酸妊娠双烯醇酮等重要药物中间体，由它可进一步转化合成氢化可的松、炔诺酮、黄体酮、去氢表雄酮等激素类系列产品。这些药物用途极为广泛，是仅次于抗生素类的第二大类药物。又如青霉素母核 6-氨基青霉烷酸是半合成青霉素的关键中间体；而头孢霉素母核氨基去乙酰氧基头孢烷酸和 7-氨基头孢烷酸是半合成头孢菌素的中间体。这些母核化合物均可借助微生物发酵技术辅以化学改造大量获得，其中氨基去乙酰氧基头孢烷酸是由经发酵法大量获得的青霉素 G 改造得到；而 7-氨基头孢烷酸则由发酵生产的头孢菌素 C 切除侧链得到。它们的出现极大地带动了 β-内酰胺类抗生素的迅速发展，临床应用的 β-内酰胺类抗生素绝大部分是以青霉素母核和头孢霉素母核为原料的半合成产物。此外，以氰基番红菌素（cyanosafracin）B 为起始原料半合成海鞘素-743 号（ET-743）、以黄花蒿植物中的生源前体青蒿酸为原料半合成抗疟药物青蒿素、以粗榧属植物中的三尖杉碱为原料半合成抗癌药物三尖杉酯碱和高三尖杉酯碱均是经典的半合成例子。

半合成还对进一步开发活性更高、毒副作用更小的创新药物有不可替代的作用，以天然产物作为先导化合物开发新药的成功事例屡见不鲜。最成功的例子就是多烯紫杉醇的发现。1985 年，法国波捷（Potier）教授等以红豆杉同属植物 *Taxus baccata* 的针叶中分离出的 10-去乙酰巴卡亭Ⅲ为起始原料，在其 13 位羟基上引入新型侧链，开发出了溶解性更好、抗肿瘤活性更强的紫杉醇衍生物多烯紫杉醇。该药物由法国罗纳-普朗克公司（Rhone-Poulenc）于 1995 年 4 月在墨西哥首次上市，1998 年获欧盟和美国食品药品管理局批准进入欧洲及美国市场，用于治疗乳腺癌和非小细胞癌。多烯紫杉醇的成功开发充分说明：对于资源匮乏的天然药物（如紫杉醇），半合成途径是在原有天然药物基础上寻找更为有效的新药（如多烯紫杉醇）的关键。常用药阿司匹林，作为第一个基于天然产物的半合成药物，由德国化学家菲利克斯·霍夫曼（Flex Hoffman）于 1897 年发明。霍夫曼用天然产物水杨酸与醋酐合成了乙酰水杨酸（即阿司匹林），用于治疗父亲的风湿病，发现疗效甚好。它保持了水杨酸的退热镇痛作用，毒副作用却大幅降低。作为医药史上三大经典药物之一，阿司匹林应用已有 115 年。截至 2014 年，它仍是世界上应用最广泛的解热、镇痛和抗炎药。另外海鞘素半合成的成功实现，不仅解决了该药的药源问题，同时也为未来从海洋中获取天然药物提供了宝贵经验。

天然产物结构和生物活性的多样性不仅可以直接提供新药或药物先导化合物，更可以为化学合成和结构修饰提供灵感。天然产物在抗癌、抗感染、免疫和中枢神经系统药物等方面具有很大的优势，天然药物及其类似物的研究仍将是未来药物研究领域的主流。天然产物半合成工作一方面能提供高效的天然药物合成途径，解决药物的来源；另一方面可利用半合成手段制备衍生物供药理筛选，在此基础上开发更加高效低毒的新型药物。

（杨劲松）

zǐshānchún bànhéchéng

紫杉醇半合成（semi-synthesis of paclitaxel） 以具有与紫杉醇相似骨架的天然产物为原料合成紫杉醇的化学合成方法。紫杉醇（paclitaxel，图 1）是从红豆杉属植物中提取得到的一种紫杉烷二萜生物碱类化合物，作为最有效的天然抗癌药物之一，其对于治疗晚期卵巢癌和乳腺癌等癌症具有独特疗效。1992 年，美国食品药品管理局正式批准美国施贵宝公司（BMS）将紫杉醇作为治疗卵巢癌新药上市。"泰素（Taxol）"是美国施贵宝公司全球销量最大的紫杉醇注射剂，年销售额 15 亿美元以上。

紫杉醇以其显著的疗效和独特的作用机制成为 20 世纪末的抗癌明星分子。但它在植物中含量极低，且提取难度大，单纯靠从植物中提取无法满足临床用药的需要。为了解决紫杉醇药源问题，

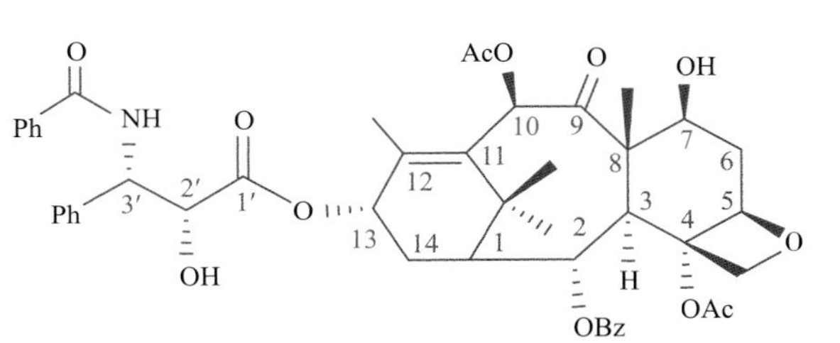

Ph=苯基；Ac=乙酰基；Bz=苯甲酰基

图 1 紫杉醇结构式

科学家们进行了很多尝试。一方面，他们研究了植物组织细胞培养、生物技术和真菌发酵等手段来获取紫杉醇，但这些方法距离工业化还有一定距离。另一方面，致力于通过化学合成来获取紫杉醇。自20世纪90年代以来，有不少研究小组报道了紫杉醇全合成，但这些工作皆因步骤长，总产率低等缺点而无法实现工业化。

相对而言，以从红豆杉属植物针叶中提取得到的紫杉醇前体化合物为原料来半合成紫杉醇更具有商业价值。从红豆杉属植物中分离到的10-去乙酰巴卡亭Ⅲ（10-deacetylbaccatin Ⅲ，10-DAB；标记为"1"）和巴卡亭Ⅲ（baccatin Ⅲ）具有与紫杉醇相同的母核骨架且在树叶中的含量较高。

由于树叶可再生，以这两种天然产物作为前体化合物半合成紫杉醇，不仅可以大幅减少对自然资源的破坏，同时能为大量合成紫杉醇提供充足的原料。

紫杉醇半合成途径一般以上述两种天然产物为起始原料。总的半合成步骤为先分别保护和修饰10-去乙酰巴卡亭Ⅲ的7位和10位羟基，得到7位保护的巴卡亭Ⅲ（标记为"2"）；然后将13位羟基与侧链对接；最后去保护得到紫杉醇（图2）。侧链是合成紫杉醇的关键中间体，按结构主要分成3种类型：苯基异丝氨酸型、噁唑烷五环型和β-内酰胺型。其中β-内酰胺型侧链是国际上半合成紫杉醇使用最多的侧链类型。

1988年，法国波捷（Potier）教授以10-去乙酰巴卡亭Ⅲ为原料首次报道了紫杉醇的半合成工作。首先选用三乙基氯硅烷选择性保护7位羟基，然后酰化10位羟基，得到化合物"2"。进而与苯基异丝氨酸型侧链"3"缩合得到化合物"4"，产率40%。最后水解脱除保护基得到紫杉醇。

美国金斯顿（Kingston）教授以噁唑烷五环型侧链"5"与化合物"2"缩合，以高达95%的分离产率得到中间体"6"。最终在酸性条件下水解两小时得到紫杉醇。

美国霍尔顿（R. A. Holton）教授和法国波捷教授采用β-内酰胺型侧链，以巴卡亭Ⅲ为原料成功半合成了紫杉醇，并分别申请

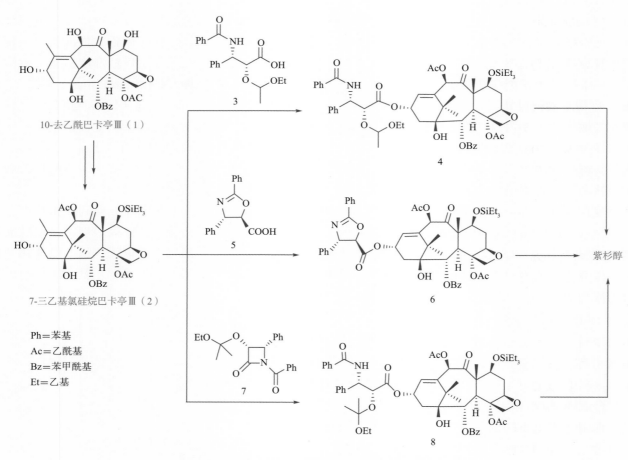

图2　以10-去乙酰巴卡亭Ⅲ为原料合成紫杉醇的路线

了专利。美国百时美施贵宝公司正是采用霍尔顿的专利方法半合成紫杉醇。该公司后又采用了新的引入侧链的方法，即以二（三甲基硅基）氨基锂（LiHMDS）为碱，将化合物"2"先制成锂盐后，再与 β-内酰胺侧链"7"缩合得到"8"。最后经酸水解制得紫杉醇，总产率高达80%。

紫杉醇的半合成研究仍在继续，化学家们一直在努力寻找更高效、更经济的半合成方法以降低癌症患者的用药成本。

（杨劲松）

hǎiqiàosù bànhéchéng

海鞘素半合成 （ semi-synthe-sis of ET-743）

以具有与海鞘素相似骨架的天然产物为原料合成海鞘素的化学合成方法。海鞘素（ET-743，标记为"1"）是来源于加勒比海被囊动物红树海鞘 *Ecteinascidiaturbinata* 的四氢异喹啉类生物碱，具有很强的抗肿瘤活性。海鞘素最初由西班牙生物技术公司研发。2001年，欧洲药品评估机构批准海鞘素用于治疗软组织肉瘤，2003年又批准其用于治疗卵巢癌。2007年，该药获欧盟人用医药产品委员会批准上市销售，用于治疗经传统化疗治疗无效的晚期软组织肉瘤。

海鞘素在海鞘中的含量极低，提取难度很大，无法达到药物活性测试和药效实验所需原料药供应需求。因此，迫切需要寻找其有效的化学合成方法。海鞘素的结构复杂，由3个四氢异喹啉结构单元连接而成，分子中有7个手性中心，其核心部分是1个哌嗪并双四氢异喹啉的五环骨架。研究表明，海鞘素的五环骨架在抗肿瘤活性方面具有重要作用。截至2006年，先后有四个课题组完成了海鞘素的全合成，但由于合成路线长，反应条件苛刻以及收率低等问题而难以实现工业化生产。2000年，西班牙研究人员奎瓦斯（Cuevas）等首次以氰基番红菌素（cyanosafracin）B（标记为"2"）为起始原料完成了海鞘素的半合成，这一工作解决了海鞘素的药源问题。

以氰基番红菌素B为原料半合成海鞘素的路线如图所示。氰基番红菌素B具有与海鞘素相似的五环骨架和手性中心，可以由荧光假单胞菌 *Pseudomonas fluorescens* 通过发酵的方法大量获得，从而为半合成海鞘素提供了充足的原料。对比两者结构，从氰基番红菌素合成海鞘素需要：①将左边的E环由醌式结构转换成苯环结构。②构建桥联的十元内酯环以及螺状四氢异喹啉结构。③完成一系列官能团转换和保护基修饰。

从氰基番红菌素B出发，分别以甲氧甲基（MOM）保护A环酚羟基，叔丁基氧羰基（Boc）保护D环侧链上的伯胺以及在碱性条件下水解脱除E环酚性羟基上的甲基，得到化合物"3"。然后经3步反应，将E环由醌式结构转化为苯环结构；并在生成的邻二酚羟基上引入目标物的缩甲醛结构，制得全保护的化合物"4"。接着用三氟醋酸水解同时去掉D环侧链伯胺上的叔丁基氧羰基保护基和A环酚羟基上的甲氧甲基保护基后，利用埃德曼（Edman）降解反应裂解D环侧链的酰胺键，裸露出伯氨基制得"5"。随后将右侧A环酚羟基重新保护后，利用亚硝酸钠/醋酸条件将伯氨基转换为伯羟基，得关键中间体"6"。接下去的反应步骤借鉴了美国科里（E. J. Corey）教授在全合成海鞘素过程中的方法。即先在化合物"6"新生成的伯醇上引入保护的半胱氨酸残基；再将E环酚羟基上的烯丙基脱除；并将所得酚氧化为羟基化合物"7"。化合物"7"经一锅五步串联反应，利用关键的分子内迈克尔（Michael）加成构建十元内酯环得产物"8"。随后依次用三甲基氯硅烷（TMSCl）去除酚羟基上甲氧甲基保护基、锌/醋酸条件下脱除氨基上三氯乙氧基甲羰基（Troc）保护基后，再将桥联的 α-氨基内酯环氧化成 α-酮基内酯环制得化合物"9"。该产物与苯乙胺衍生物"10"缩合生成螺环化合物"11"。最后再经一步反应，将C环上氰基转化成羟基，制得目标物海鞘素，总收率1.0%。

海鞘素半合成的成功实现，不仅解决了该药的药源问题，同时也为未来从海洋中获取天然药物提供了宝贵经验。

（杨劲松）

tóubāojūnsù bànhéchéng

头孢菌素半合成 （ semi-syn-thesis of cephalosporins）

以具有与先锋霉素相似骨架的天然产物为原料合成先锋霉素类似物的化学合成方法。先锋霉素，又名头孢菌素，是一系列 β-内酰胺类抗生素。最初于1948年由意大利科学家朱塞佩·布罗楚（Giuseppe Brotzu）从萨丁岛排水沟中的顶头孢中提取分离获得，可以有效抵抗引致伤寒的伤寒杆菌。先锋霉素能杀菌，与其他 β-内酰胺类抗生素（如青霉素）有相同的作用模式，破坏细菌细胞壁肽聚糖的合成。肽聚糖对细菌，尤其是革兰阳性菌细胞壁的结构完整性起着重要的作用，而肽聚糖最后的合成步骤则需要依赖转肽酶（又称为青霉素结合蛋白）的催化作用。

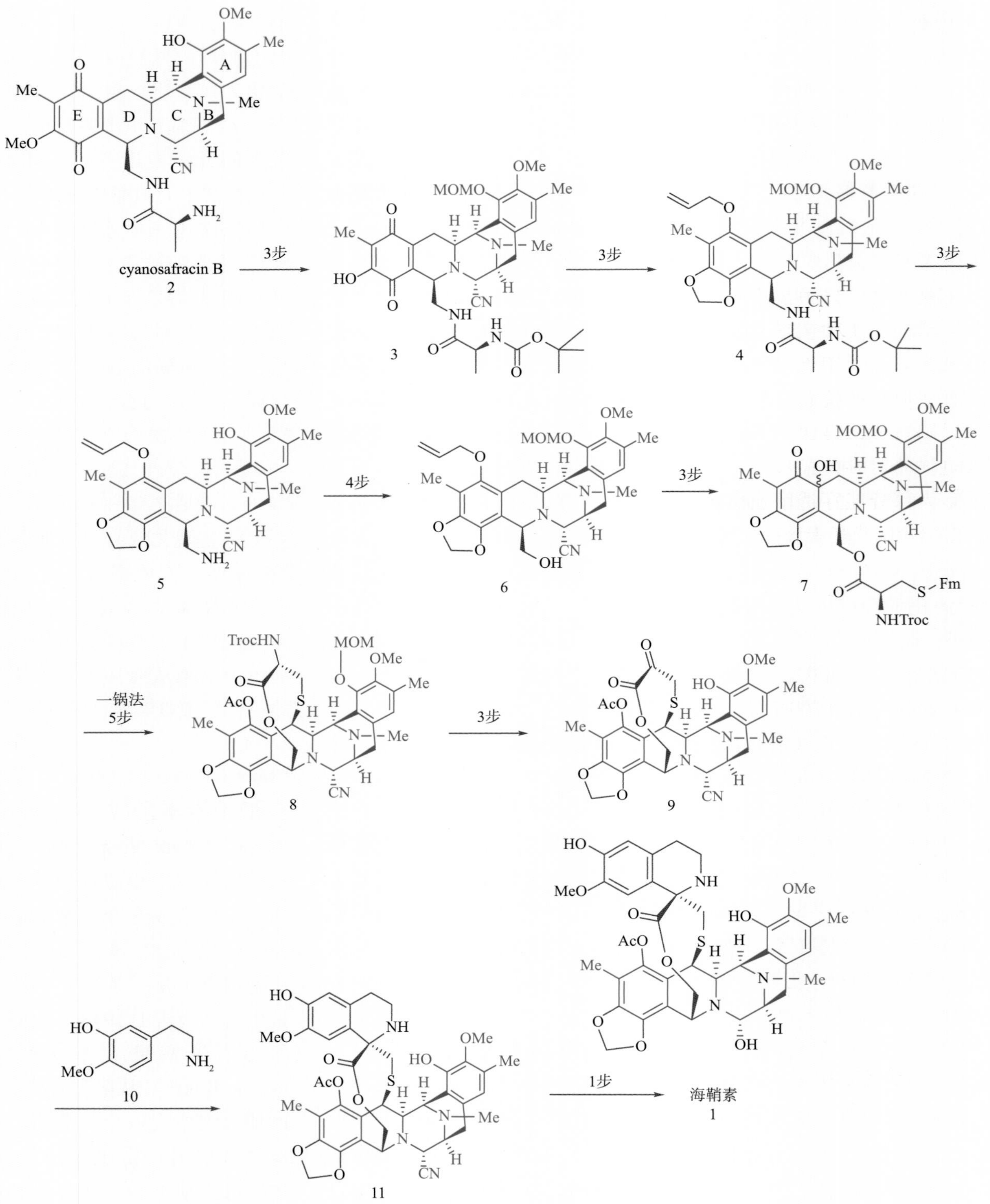

图　海鞘素半合成路线

先锋霉素（图）的核心结构为 7-氨基头孢烯酸（7-ACA）是从头孢菌素 C 中衍生出来，并且与青霉素的核心结构（即 6-氨基青霉烷酸，6-APA）相似。由于青霉素的易得性和两者核心结构具有相似性，因此将 6-氨基青霉烷酸转化为 7-氨基头孢烯酸是一种经济实惠且可以大规模生产的途径。同时，针对 7-氨基头孢烯酸的旁链进行必要的修改，则可以获得其他有用的抗生素，如第一种头孢噻吩药物由美国礼来公司于 1964 年发明上市。

借助半合成方式，截至 2016

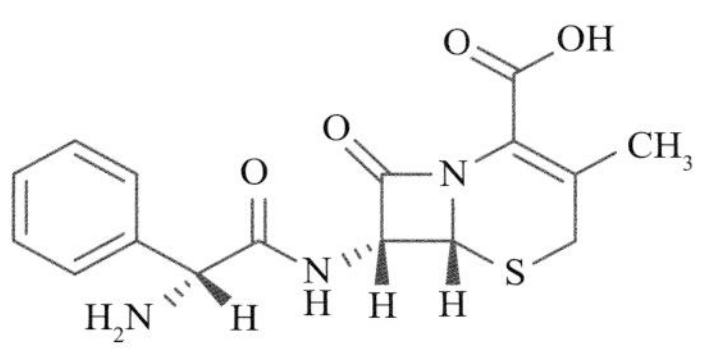

先锋霉素 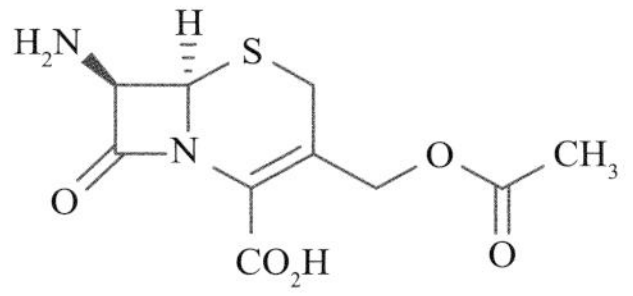　　　7-氨基头孢烯酸 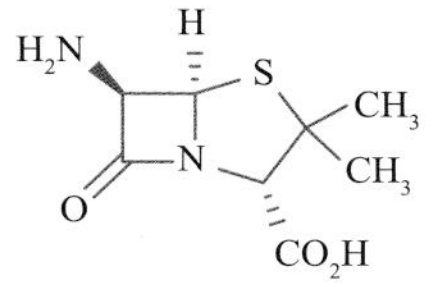　　　6-氨基青霉烷酸 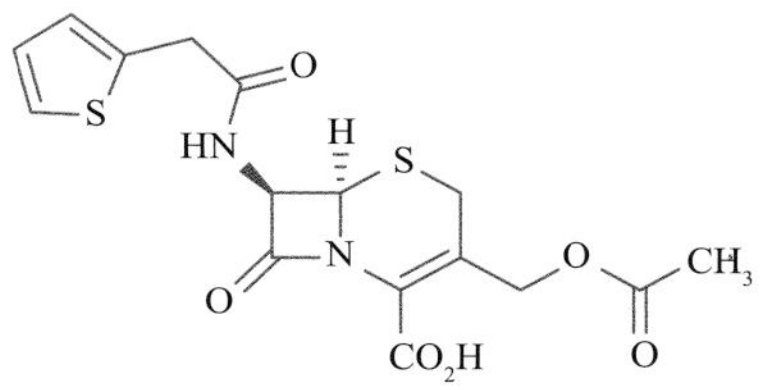　　　头孢噻吩

图　先锋霉素、7-氨基头孢烯酸、6-氨基青霉烷酸以及头孢噻吩的结构式

年底，头孢菌素已经被发展到了第四代。第四代头孢菌素与第一代头孢菌素对革兰阳性菌有相似的抗菌性，但它的抗菌性则更广泛；相比第三代，第四代头孢菌素则有更强的对 β-内酰胺酶的抵抗力，且大部分能穿透脑血管障壁，且对治疗脑膜炎十分有效。

（姚祝军）

zāitǐ yàowù bànhéchéng

甾体药物半合成 （semi-synthesis of steroid drugs）

以具有与甾体药物相似骨架的天然产物为原料合成甾体药物的化学合成方法。甾体化合物是在研究哺乳动物内分泌系统时发现的内源性物质，1932～1939 年间，从腺体中获得雌酮（estrone，1932 年）、雌二醇（estradiol，1932 年）、睾酮（testosterone，1935 年）及皮质酮（corticosterone，1939 年）等晶体，之后又借助 X 射线晶体分析阐明了它们的化学结构。绝大多数甾体药物是激素，在维持生命、调节性功能，对机体发展、免疫调节、皮肤疾病治疗及生育控制方面有明确的作用。甾体激素药物的发现与发展是药物化学学科发展的重要领域，截至 2016 年底，已成为销售额仅次于抗生素的世界第二大类药物。

临床使用的很多甾体药物分子结构复杂，无法通过全合成获得，都是通过半合成方式进行生产。植物皂素是生产甾体类药物的重要原料，通过对可大规模种植的植物进行提取的方式获取。工业上提取使用的植物皂素包括薯蓣皂素、剑麻皂素和番麻皂素（图），其中尤以薯蓣皂素为主，是 200 余种甾体激素药物的原材料。用经济易得的薯蓣皂苷为原料进行半合成生产甾体药物，不仅可以使生产规模扩大，而且成本大大降低。

由于环境保护等要求，微生物半合成法生产甾体激素类药物已经成为新趋势，即利用特殊微生物作为反应器，将特殊非糖原料转化为甾体类产品。它的出现很大程度上改进了生产工艺路线，弥补了植物提取法与化学半合成法的一些缺陷。

（姚祝军）

tiānrán chǎnwù jiégòu xiūshì

天然产物结构修饰 （structural modification of nature products）

基于天然产物原有的基本母核结构，针对原天然产物存在的理化缺点进行的结构改造。其目的是提高活性、改善理化性质，提高其成药性，并可进行工业化生产。将天然产物开发成为药物的过程中，常会发现一些影响其药效的因素，例如药物代谢性质不理想而影响药物的吸收、化学结构特点引起的代谢速度过快或过慢等情况、药物作用的特异性不高、产生毒副作用，还有如化学稳定性差、溶解性差、有不良的气味、对机体产生刺激性或疼痛等。这就需要对天然产物进行结构修饰，完善母核结构，达到药物活性强度和选择性的标准，满足成药性要求。

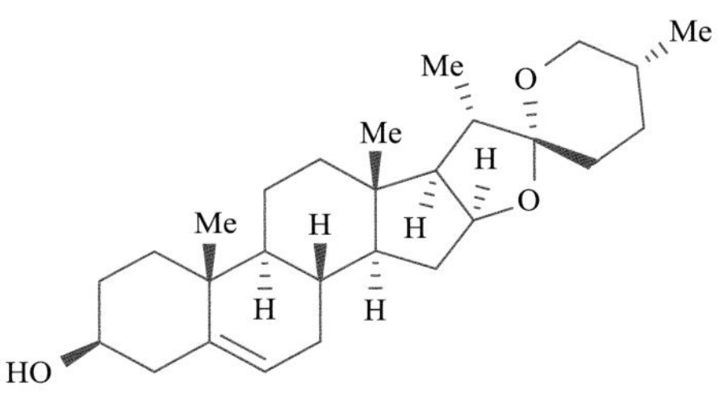

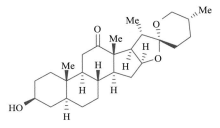

薯蓣皂素 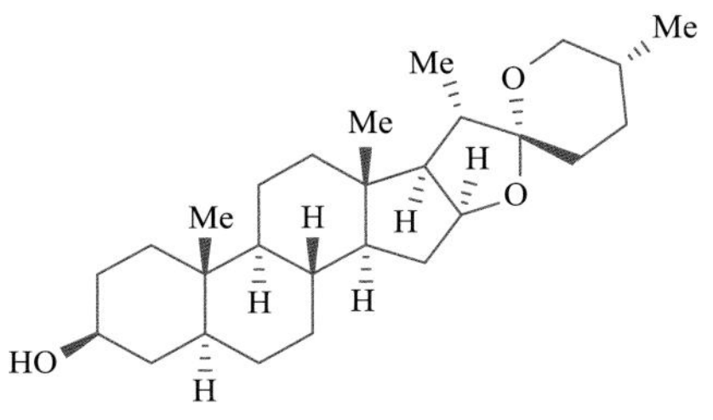　　　剑麻皂素　　　番麻皂素

图　薯蓣皂素、剑麻皂素和番麻皂素的结构式

方法 进行结构优化常用的方法有：采用生物电子等排体进行替换、前药设计、软药设计、进行定量构效关系研究等。①生物电子等排体，即与需要修饰的分子结构具有相似的立体形状和电子排列的原子或基团，可具有相似的理化性质，因而可产生大致相似或相反的生物活性。利用生物电子等排体对天然产物结构中的某个基团进行替换可得到系列衍生物，进行药理筛选，可有效地发现活性更优的天然产物结构修饰体。②将天然产物的基本结构设计成前药的形式，可改善原天然产物药代性质，并可保持原药的药性。③软药的设计，可使原天然产物在体内进行合理的分解、失活，减少其在体内蓄积产生的毒副作用。通过定量构效关系研究方法研究原天然产物的理化参数，利用计算机辅助设计技术合理设计出系列衍生物，并通过化学合成方法获得这些衍生物供活性筛选。这些方法经常被结合使用在天然产物结构修饰过程中。

策略 根据不同天然产物的结构特点、理化性质，以及结构改造的目的，可采用不同的策略进行结构修饰。

根据天然产物结构复杂程度和分子大小，采取不同修饰方案

分子较大或结构较复杂的天然产物，往往只有部分原子与靶点相结合，应去除不必要的原子，以提高结合效率；而且多余的原子往往造成理化性质和药代性质较差，也增加合成难度。改造的方法是剖裂操作：线形分子按顺序简化，稠合型分子按"东西南北中"作区域性剪切。例如，来自海洋生物的软海绵素（halicondrin）B可抑制多种癌细胞。1992年，美国学者柯斯（Kishi）等人将结构中的酯基用电子等排体亚甲基酮替代，并去除非必需结构，得到艾日布林（eribulin）。艾日布林保持了软海绵素B的抗癌活性，但结构却大大简化，2010年获美国食品药品管理局批准上市，用于治疗乳腺癌（图1）。

通过多种方式将化合物调整为尺寸适中的类似物，也可改变其理化性质和药理活性。化合物分子过小会造成与靶点的结合能力较弱，可通过加入原子、基团，提高活性强度。例如olomucine来自植物 Raphanus salivus，可通过抑制周期素依赖的激酶（CDK），阻止细胞周期过程。由于olomucine的分子较小，与激酶的结合能力较弱。通过加入原子或基团，得到活性更强的 roscovitine，用于治疗实体瘤，2006年进入Ⅱ期临床研究（图2）。

减少或消除手性因素 多数受体靶点能够立体选择性地对药物分子进行识别。大多数情况下，一对光学对映异构体具有不同的药代性质、药效和毒副作用。因此，药品相关的法规规定手性药物应分别解析后研究对映异构体的生物学性质，择优开发。这显然增加了新药研究的工作量和成本，因此减少和避免手性因素是新药创制的一个原则。

提高天然产物的水溶性或脂溶性 改善天然产物的水溶性，可便于做成制剂，易于吸收。常用的方法包括引入助溶性基团或制成水溶性前药。例如青蒿素结构修饰、喜树碱结构修饰。而治疗中枢神经系统疾病的药物需要从体循环中穿越血脑屏障进入中枢神经系统，这就要求药物具有一定亲脂性。可通过降解非必需的极性基团、成酯、成醚、前药设计等方法，提高分子脂溶性。例如胆碱酯酶抑制剂石杉碱甲（huperzine A）进入体内后，结构中的脂肪族伯胺被质子化，造成石杉碱甲难以穿越血脑屏障。用芳香醛与氨基缩合成西弗碱，可降低氮的碱性，得到前药米莫派唑（mimopezil）。米莫派唑易于穿

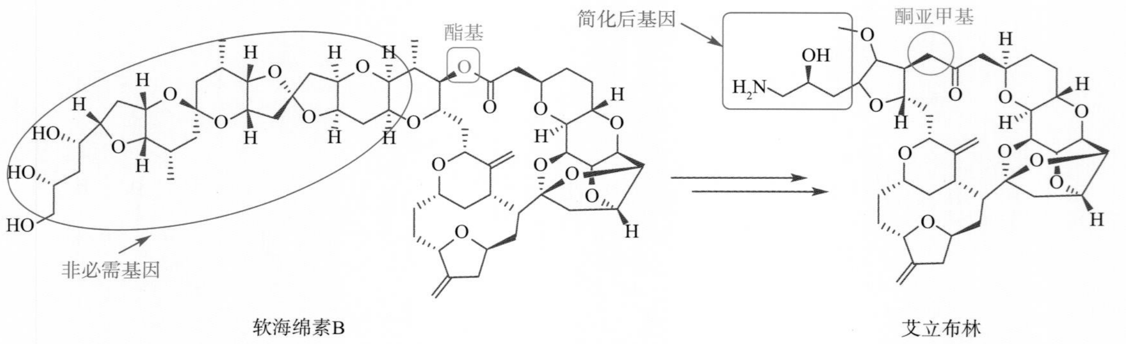

图1 软海绵素 B 的结构修饰示意

越血脑屏障，进入中枢后可水解出原药石杉碱甲发挥作用，可用于提高老年性痴呆的认知能力（图3）。

提高药物的化学和代谢稳定性　部分天然产物含有易氧化的酚羟基、易异构化的共轭多烯和易被水解的酯键等结构，造成血浆稳定性差，半衰期过短。可通过引入保护基、构建环状稳定结构或将酯转化为酰胺等方法进行结构优化或制成前药，以提高药物的化学和代谢稳定性。例如为阻止红霉素酸性易失活所做的研究（见红霉素结构修饰）。

优化天然产物的活性强度和选择性　天然产物大多选择性不高，进入体内后产生的毒副作用较多。因此，可以通过定量构效关系研究，有目的地进行结构修饰：优化药效基团，突出主要药理活性；添加基团，增强受体结合能力，提高活性；对活性广泛的天然产物进行不同方向的结构修饰，得到作用于不同靶点的衍生物，开发多种活性。

天然产物由于丰富的生物活性，成为药物研发的起始物。以天然产物为先导化合物，结合构效关系和代谢研究进行结构修饰和类似物合成，往往可以从一个先导化合物衍生出一系列新药。这一过程已经成为新药创制的重要途径，且已取得丰硕的成果。

（杨劲松）

hóngméisù jiégòu xiūshì
红霉素结构修饰 （structural modification of erythromycin）
基于红霉素基本母核结构，针对其存在的理化缺点，进行的结构改造。红霉素是1952年由美国礼来（Lilly）公司开发的第一个大环内酯抗生素，具有广谱抗菌作用，在临床上用于治疗呼吸系统感染。红霉素是由苷元红霉内酯的3-OH和5-OH分别与克拉定糖和红霉脱氧糖胺缩合而成的碱性苷（图1）。

经过长期的临床使用，人们逐步认识到红霉素的许多不足，如在胃酸中不稳定、易产生耐药性等。1971年，美国库拉斯（Kurath）等阐明了红霉素的酸异构机制。即在酸催化下，6位和12位OH与9位的羰基作用，生成6,9-9,12-螺缩酮衍生物，导致抗菌活性丧失（图2）。为进一步改善红霉素的疗效，对其构效关系研究发现：①苷元6-OH被醚化，可阻止红霉素酸异构。8位引入氟原子，由于氟的强吸电性，9位羰基对酸的稳定性增强，药物代谢动力学性质和药效均得到改善。9位羰基转化为肟，肟进一步被醚化或酯化，可增加酸稳定性，而不影响活性。②3位克拉定糖不仅不是维持其抗菌活性的必需基团，而且会诱导细菌产生耐药性。脱去克拉定糖后，苷元3-OH经氧化或酯化得到的衍生物对多种红霉素耐药菌有效。③红霉脱氧糖胺的2′-OH和3′-二甲氨基是红霉素类抗生素抗菌活性所必需的活性基团。

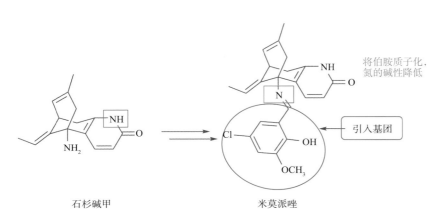

图3　石杉碱甲的结构修饰示意

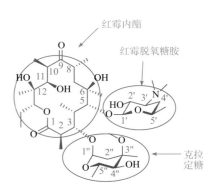

图1　红霉素结构示意（圈出来的部分表示结构修饰）

在早期的研究中，科学家们为了阻止红霉素在酸性条件下异构，对其结构进行改造，得到一系列衍生物。例如将 6-OH 甲基化得克拉霉素（clarithromycin）；将 C-9 位羧基转化成肟后再醚化，得到罗红霉素（roxithromycin）；用氟取代 C-8 位氢原子得氟红霉素（flurithromycin）等（图3）。上述衍生物被称为第二代大环内酯抗生素。与第一代的红霉素相比，它们具有更好的抗菌活性和药物代谢动力学性质，但均对大环内酯耐药菌无效。

为增强红霉素衍生物的抗菌活性，尤其是对大环内酯耐药菌的作用，1994 年法国学者阿古里达斯（Agouridas）等脱去红霉素 C-3 位克拉定糖后，将 3-OH 氧化为酮，得到一类新的红霉素衍生物，称为酮内酯（ketolides）。药理研究表明，这类化合物对大环内酯耐药菌有较好活性。在酮内酯基础上进一步修饰发现，在 11，12 位间引入环状氨基甲酸酯有利于提高化合物的抗耐药菌活性，由此开发出了以泰利霉素（te-lithromycin）为代表的第三代大环内酯抗生素（图4）。

2001 年，日本学者将脱去克

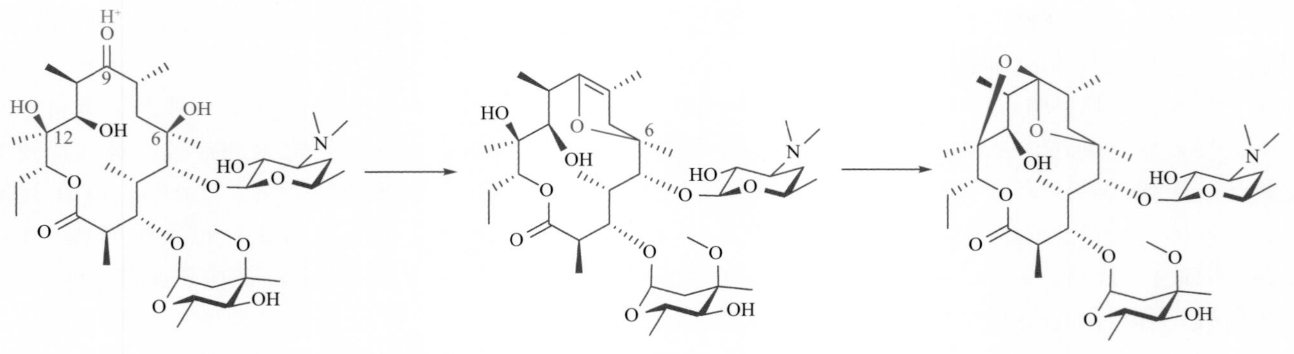

图2　红霉素在酸性条件下发生异构化

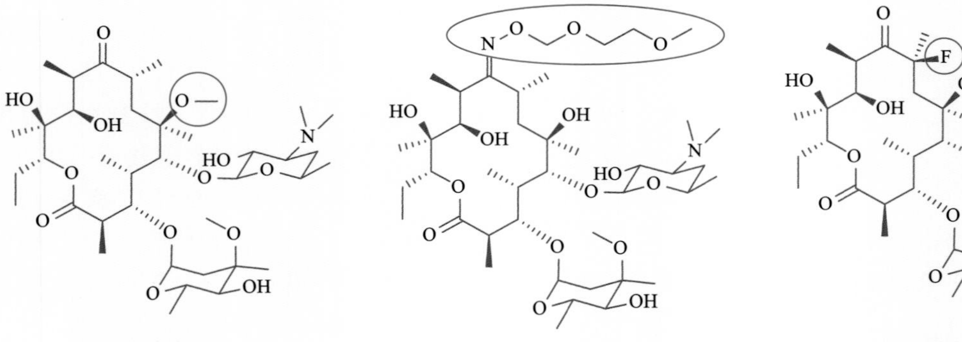

克拉霉素　　　　　罗红霉素　　　　　氟红霉素

图3　红霉素抗菌衍生物结构式

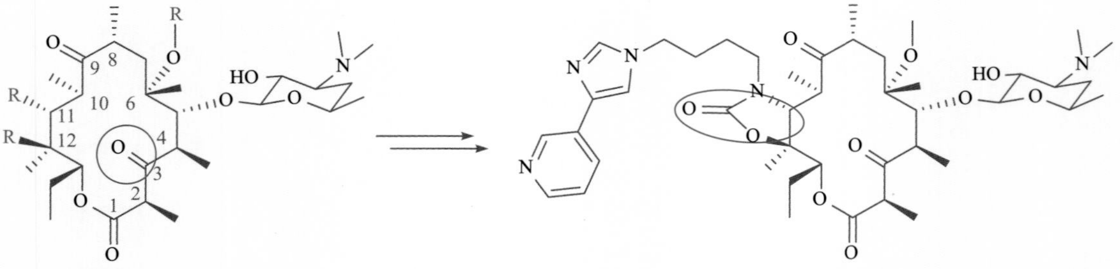

酮内酯　　　　　　　　　　泰利霉素

图4　酮内酯化合物改造成泰利霉素示意

拉定糖的红霉素 3-OH 酰化得到酰内酯（acylide）类衍生物，代表化合物为日本大正制药研制的 TEA0929。2006 年美国学者奥尔（Or）报道了 6,11-桥连双环酮内酯即双环内酯（bicyelolide），代表化合物 EDP-420 已进入 II 期临床。酮内酯、酰内酯和双环内酯组成第三代大环内酯类抗生素，成为 21 世纪红霉素结构修饰和新药研发的重点（图 5）。

综上所述，通过对红霉素的结构改造，得到了一系列活性更佳的大环内酯类衍生物，这些衍生物成为截至 2015 年国际上的常用药。

（杨劲松）

xǐshùjiǎn jiégòu xiūshì

喜树碱结构修饰（structural modification of camptothecin）

基于喜树碱基本母核结构，针对其存在的理化缺点，进行的结构改造。喜树碱（camptothecin，CPT）和羟喜树碱（hydroxycamptothe-cin）是植物抗癌药物，20 世纪 60 年代从中国中南、西南分布的珙桐科植物喜树中提取得到，具有五环结构，其中 E 环为含有 1 个手性中心（20S 构型）的六元内酯环（图 1）。喜树碱和羟喜树碱具有较强的细胞毒性，能抑制多种恶性肿瘤。但它们的水溶性极差，且进入体内内酯环易于水解开环而产生毒性，使它们的临床应用受到限制。因此，科学家们对其进行了药理作用机制和构效关系研究，并在此基础上进行结构修饰。

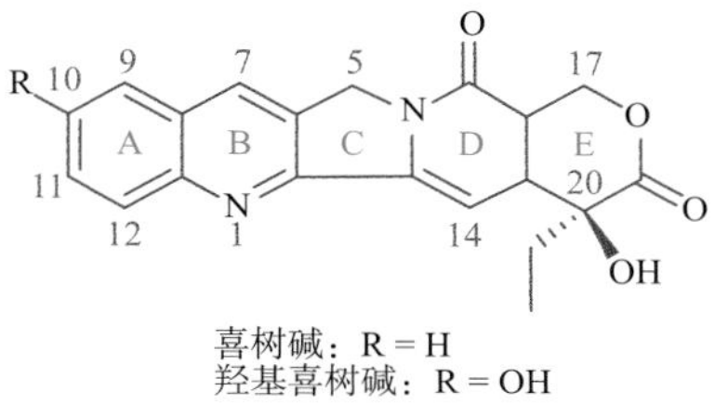

1985 年，美国学者项（Hsiang Y. H.）发现，喜树碱抗肿瘤作用的靶点是拓扑异构酶 I（topo I）。喜树碱类化合物与 topo I、DNA 结合形成 topo I-DNA-CPT 三元复合物，可阻碍 DNA 复制转录，从而导致细胞死亡。喜树碱分子的内酯环在体内容易打开，并通过与人血浆白蛋白（HSA）结合形成稳定的复合物而丧失活性。因此喜树碱内酯环在体内的稳定性是影响其活性的重要因素。（图 2）。

喜树碱的构效关系研究表明，A、B、C、D 环的四环平面共轭结构、E 环的碳 20 具有的 S 构型和内酯环都是活性所必需的。在喜树碱的碳 7、9、10 和 11 位进行结构修饰，可稳定内酯环，增强活性。其中碳 10 位只能容纳小体积取代基，尤其碳 10 位羟基取代的喜树碱及其衍生物活性较好。喜树碱的碳 7、9 位修饰可改善溶解性（图 3）。

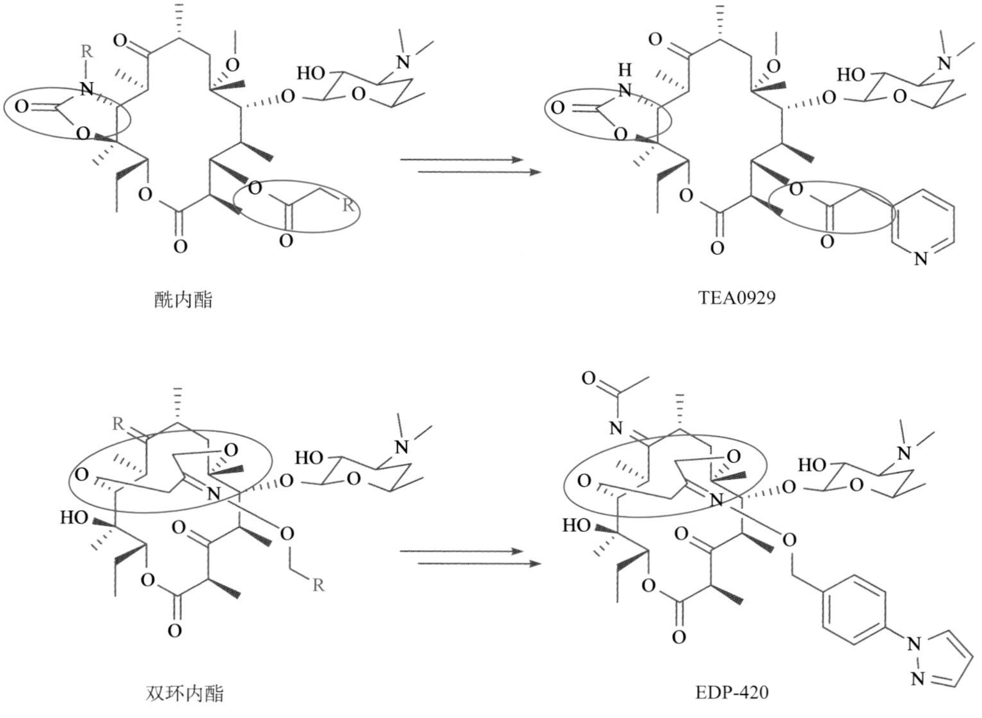

喜树碱：R = H
羟基喜树碱：R = OH

图 1　喜树碱和羟喜树碱的结构

酰内酯　　　　　　　　　　　　TEA0929

双环内酯　　　　　　　　　　　　EDP-420

图 5　酰内酯化合物改造成 TEA0929 和将双环内酯改造成 EDP-420 示意

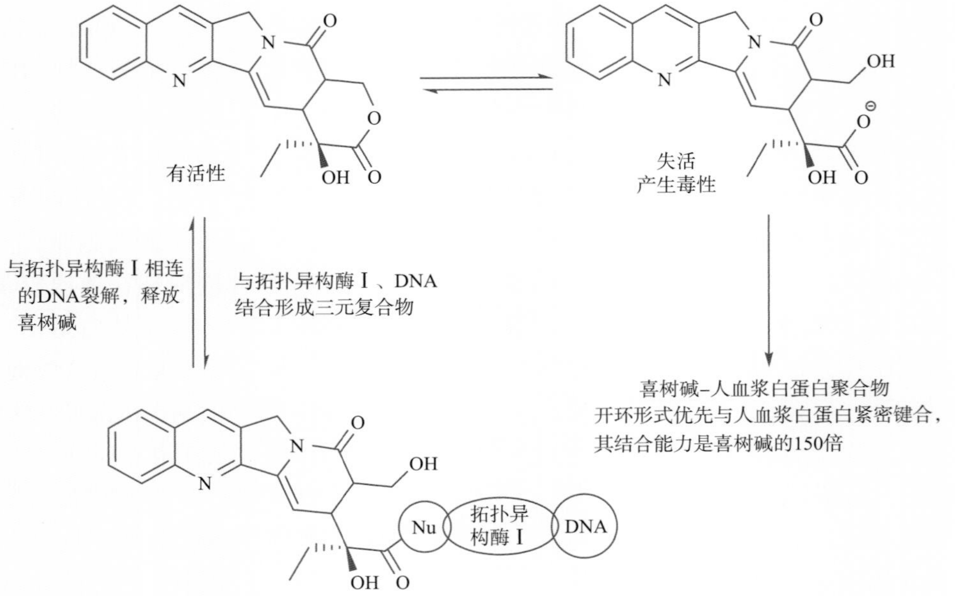

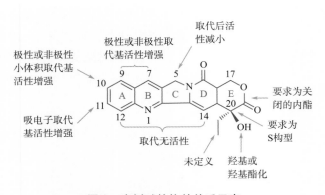

图2　喜树碱的作用与失活机制示意

图3　喜树碱的构效关系示意

在构效关系研究基础上，研究人员对喜树碱进行了结构修饰，得到了许多成药性良好的衍生物，部分化合物已进入临床应用。喜树碱的结构修饰工作可概括为几方面。

A 环和 B 环的结构修饰　A、B 环的 7、9、10、11 位都在五环凹面之外，取代后立体障碍小，可稳定 E 环的羟基内酯环结构，增强活性，而且可改善溶解性。

经大量筛选和评价喜树碱结构修饰物，拓扑替康（topotecan）和伊立替康（irinotecan）两种喜树碱半合成衍生物已成功上市。拓扑替康是在10-羟喜树碱的9位引入含氮基团，并制成盐酸盐，其水溶性增加，主要用于转移性卵巢癌的治疗。伊立替康是在10-羟喜树碱的7-位引入乙基，并在10-位羟基上成酯制成的一种水溶性前药，它在体内经代谢生成活性化合物 7-乙基-10-羟喜树碱（SN-38）而发挥药理作用。临床主要用于治疗小细胞和非小细胞肺癌、结肠癌等（图4）。

E 环的结构修饰　在 C-20 和内酯环羰基之间插入亚甲基，由此喜树碱的 E 环从 α-羟基六元环内酯转变为 β-羟基七元环内酯，即所谓的高喜树碱（homocampto-thecin，hCPT），其衍生物 BN-80915 至 2014 年 9 月还在进行 Ⅱ 期临床研究。高喜树碱的内酯环不易水解，血浆中内酯含量高，因此可改善体内抗肿瘤活性（图5）。

喜树碱因其独特的选择性 topo Ⅰ 抑制作用，使其成为抗肿瘤药物研究的热点之一。随着对此类化合物药理机制、构效关系和结构修饰的研究，在不久的将来一定会有更多的喜树碱类抗肿瘤药物应用于临床。

（杨劲松）

qīnghāosù jiégòu xiūshì

青蒿素结构修饰　（structural modification of artesiminin）　基于青蒿素基本母核结构，针对其存在的理化缺点，进行的结构改造。青蒿素是由菊科植物黄花蒿所提取出来的一种结构特殊的倍半萜内酯化合物，是治疗恶性疟原虫所引发的疟疾的特效药原型结构；其所含的特殊过氧官能团

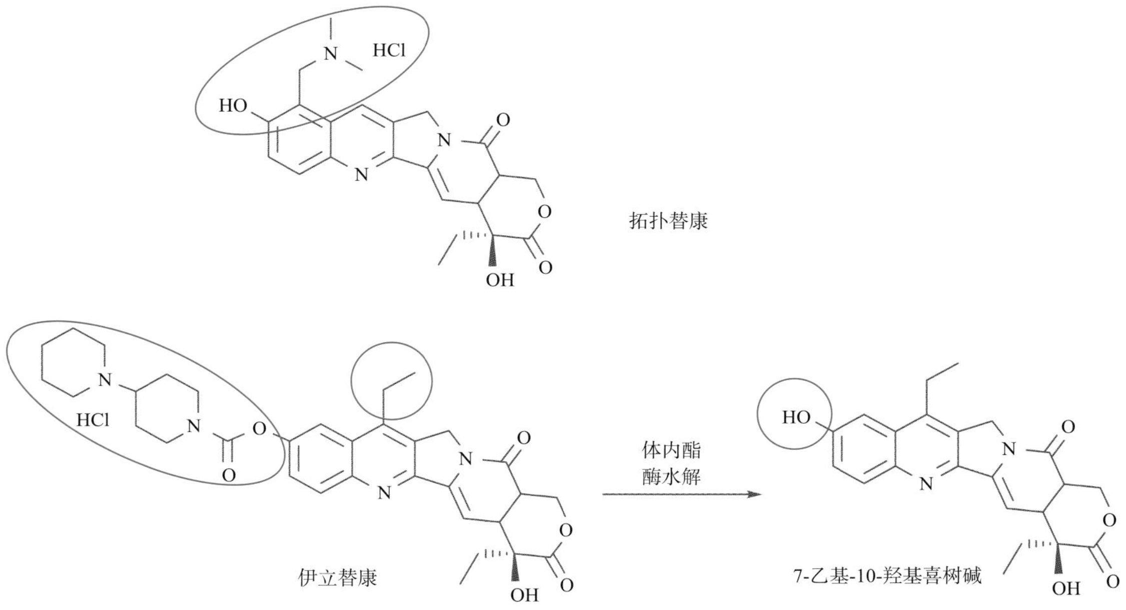

拓扑替康

伊立替康

体内酯酶水解

7-乙基-10-羟基喜树碱

图 4 喜树碱的 A、B 环修饰示意

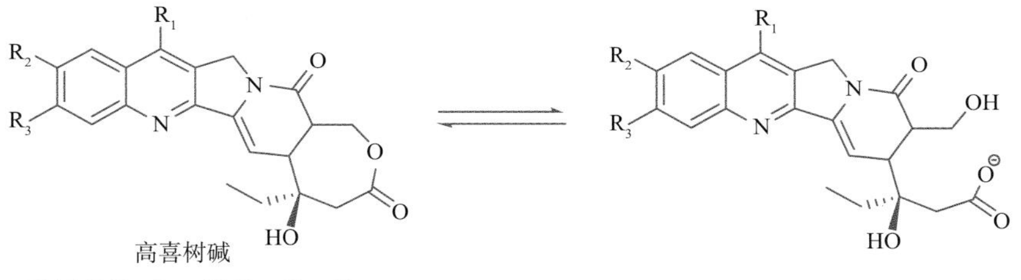

高喜树碱

BN-80915：R₁ = H，R₂ = R₃ = F

图 5 高喜树碱的结构

是抗疟活性的结构基础。

20 世纪 60 年代，因为越南战争时期的作战后勤保障需要，中国毛泽东主席要求中国科学家帮助研发相关新的抗疟药物。该项目始于 1967 年 5 月 23 日，代号 523 项目。在接下来 14 年中，来自 60 所军民机构的 500 位科学家参与了此项目。1969～1972 年间，中国中医研究院屠呦呦等组成的 523 课题组从黄花蒿中发现并成功提取了青蒿素，为青蒿素类药物的研发打开了大门。屠呦呦因此获得 2011 年拉斯克奖医学奖和 2015 年诺贝尔生理与医学奖。在

青蒿酸类药物发展过程中，中国科学院上海有机所和上海药物所的多位科学家也做出了巨大贡献。

天然青蒿素由于水溶性不佳以及药物利用度较差等问题，并没有被大规模临床使用。药用的青蒿酸类化合物都是通过天然青蒿素为原料进行结构改造，以半合成方式获得。将青蒿素在甲醇中用钾硼氢和氯化钙进行还原，生成的半缩醛中间体（二氢青蒿素，或还原青蒿素）；再在氯化氢的催化下与甲醇反应形成稳定的缩醛结构，即得临床药物蒿甲醚（artemether）。另一临床使用的药

物青蒿琥酯（artesunate）也是以同一中间体（二氢青蒿素）与琥珀酸酐反应、氢氧化钠中和制得水溶性钠盐的办法获得。青蒿素、二氢青蒿素和青蒿琥酯的结构式见图。

（姚祝军）

zǐshānchún jiégòu xiūshì

紫杉醇结构修饰（structural modification of taxol） 基于紫杉醇基本母核结构，针对其存在的理化缺点，进行的结构改造。紫杉醇于 1967 年由美国国家癌症研究所被发现，沃尔（M. E. Wall）和瓦尼（M. C. Wani）从太平洋红豆杉（taxusbrevifolia）的树皮中分离到了这种物质，并命名为紫杉醇（taxol）。后来发现，某些在树皮内生真菌中也能合成紫杉醇。紫杉醇是细胞有丝分裂的抑制剂，临床主要用于癌症治疗。

紫杉醇的化学结构非常复杂，不能通过全合成来提供产品；同时，从植物中分离也将严重影响该物种的生存，也不切实际。

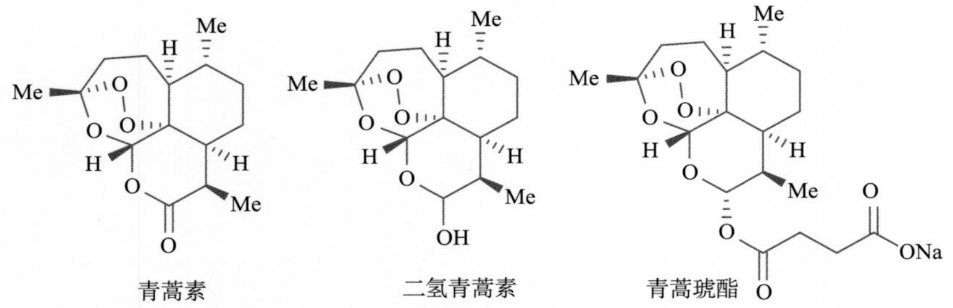

图 青蒿素、二氢青蒿素和青蒿琥酯结构式

1989 年，美国佛罗里达州立大学的霍尔顿（R. A. Holton）以从欧洲紫杉 taxusbaccata 的树叶中可以大量提取的 10-脱乙酰基巴卡亭（10-deacetyl baccatin Ⅲ）为起始原料，经过 4 步化学转化完成了紫杉醇的半合成，破解了药物供应问题。

紫杉醇本身在临床上也存在一些缺陷，因此针对紫杉醇的结构修饰改造成为一项重要的研究工作，如发现活性更好的化合物、提升化合物的水溶性等。由于 10-脱乙酰基巴卡亭的易得性，以此为核心发展了大量的新化合物并用于药物性质的筛选研究。其中，多西他赛（docetaxel）的发明就是其中最重要的成就，它可以从 10-脱乙酰基巴卡亭出发，通过 3 步化学反应制备。多西他赛（图）在结构上有两处区别于天然的紫杉醇：它在 C-10 位置为 1 个羟基，而紫杉醇在相同位置是 1 个乙酰氧基；多西他赛在边链上含有 1 个叔丁氧基酰胺官能团，而紫杉醇在相同位置则是 1 个苯甲酰胺基团。正是因为结构的细小区别，多西他赛具有比紫杉醇更好的水溶性，且在药效学上也表现更加出色。

（姚祝军）

ruǎnhǎimiánsù B jiégòu xiūshì

软海绵素 B 结构修饰（structural modification of halichondrin B） 基于软海绵素 B 基本母核结构，针对其存在的理化缺点，进行的结构改造。软海绵素 B 是 1986 年首先由日本科学家平田（Hirata）和植村（Uemura）从海绵 *Halichondriaokadai* 中提取分离的、具有极其复杂化学结构的聚醚大环内酯类化合物，体外和体内具有很强抗肿瘤活性。1991 年，美国癌症研究所提供其 60 种癌细胞的筛选系统加以确证，认为是一种具有新机制的候选抗癌药物，其通过直接与微管蛋白结合抑制有丝分裂，通过抑制微管生长，抑制癌细胞生长而发挥治疗作用。

由于软海绵素 B 来源不能保证，因此化学合成被提上日程。1992 年，美国哈佛大学义人（Yoshito Kishi）教授的研究组第一次在实验室完成了该化合物的全合成。这一工作为该研究组带来了新的机会，通过软海绵素 B 的系统结构修饰和改造，对软海绵素 B 的结构开展深入的药物构效关系研究，最终发现软海绵素 B 的右半侧结构就足以起到相同的抗癌作用，并由此发明了软海绵素 B 的衍生物甲磺酸艾日布林（eribulin；E7389；ER-086526；NSC-707389），结构式见图。甲磺酸艾日布林，美国食品药品管理局于 2010 年底批准由美国卫材（Eisai）公司上市销售，用于治疗已经发生转移的乳腺癌患者。甲磺酸艾日布林仍旧依赖化学全合成来保证其供应。

（姚祝军）

tiānrán yàowù

天然药物（natural medicines） 来源于植物、动物、昆虫、矿物、真菌和微生物等天然资源的

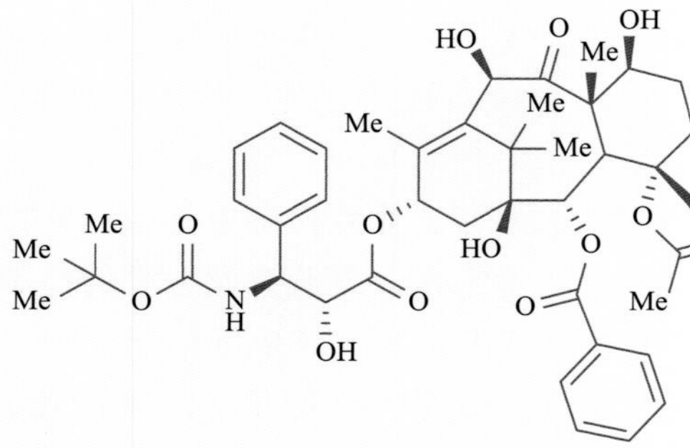

图 多西他赛结构式

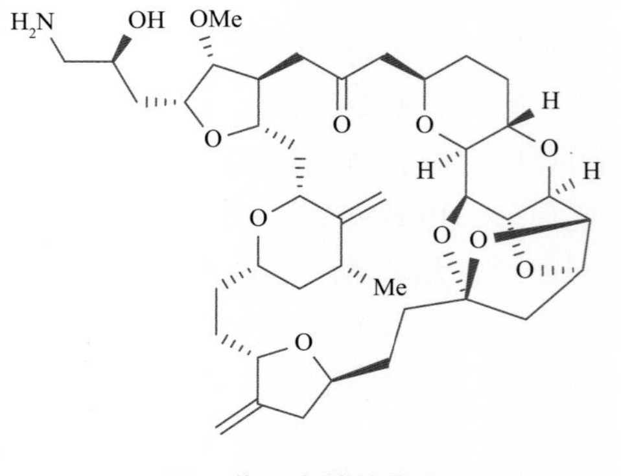

图 艾日布林结构式

用于治疗、预防和诊断疾病的物质的总称。包括药材、提取物、组分、单一化合物及其配伍处方和由它们制备而成的用于治疗、预防和诊断疾病的衍生物和制剂。考古史料证明医药同根、药食同源、初起天然。天然药物是人类有史以来与各种疾病斗争的重要武器和手段。

类型 天然药物的分类方法多种多样，根据发现和应用的背景，可分为传统天然药物和现代天然药物两大类，它们又有各自的分类依据和方法。

传统天然药物 在传统经验、思想和理论指导下，发现并用于疾病治疗、预防和诊断的天然来源的药材、处方及其制品。传统天然药物的发现和应用历史可追溯至远古时代，与人类的生存以及宗教、哲学、医药科学技术和社会发展的人类文明史如影随行，并且一直延续至今，反映了人类利用自然与疾病做斗争得以生存和繁衍的实践历程。传统天然药物是在实践中发现、创制和发展而来，其理论是通过实践总结而成的经验药物学体系，经历了漫长的积累和发展过程，主要包含了人类对生命、健康、疾病和药物等物质世界认识的整体平衡观和哲学思辨思想，也包含了现代科学实验和方法不能或未能完全证明和解释的宗教和精神世界认识的大量知识。

全世界每个国家的每个民族都有本民族与疾病抗争得以生存和繁衍的传统天然药物，即民族药物。其中，绝大多数无文字记载，主要在本民族内通过口授传承，延续使用；有文字记载、形成系统理论，一直沿用且保持重要影响的主要有印度医学和中医学中使用的药物。史学界认为大

约成书于汉朝（公元前202～公元220年）的《黄帝内经》和《神农本草经》是中国最早的医药学典籍，同时期成书的《遮罗迦集》（*Charaka Samhita*）是最早的印度传统医药学典籍，汇集记载了两大文明古国人民与疾病抗争的智慧和知识。根据考古文字史料记载，古埃及和古巴比伦文明古国也有相互联系且比较发达的传统医学理论和用于疾病治疗、预防和诊断的传统天然药物，由于教派分立、战乱不断、古国覆灭、帝国轮替，伴随文化限制、掠夺和交融，形成了古希腊文明，继承了古埃及传统医药学文化，作为欧洲传统医学和西方医药学体系之源。《希波克拉底文集》（*Hippocrates Corpus*，公元前400～前350年）和《药物学》（*De Materia Medica*，公元50～70年）作为欧洲和中亚传统医药学典籍，古希腊医生希波克拉底（Hippocrates）被称为"西方现代医学之父"。伴随帝国的兴衰与文明的变迁，尤其是西方传统医学理论体系中对生命、健康和疾病的整体观及其哲学思想被排斥和遗弃，传统药学理论被现代药理学理论替代，西方传统医药学理论的传承和应用已基本衰亡。

传统天然药物有独特和系统的分类方法和体系，与传统医学一起不断发展，如已发现中国最早的药物学专著《神农本草经》中，主要根据药效作用强弱和毒性大小将药物分为上、中和下品；而现代多以功效特点进行分类，如解表药、清热药、泻下药等。

现代天然药物 在现代药理学理论指导下，发现并用于疾病治疗、预防和诊断的天然来源的药材、处方及其制品。现代药物（包括现代天然药物）的发现研

究，主要始于19世纪中后期西方国家关于疾病细菌感染理论的实验证明以及化学和合成染料等工业的兴起。现代天然药物是在现代科学实验中发现、创制和发展而来，其理论是通过实验证据总结而成的药物学体系，在20世纪中逐步形成且仍在快速发展，主要包含人们对生命、健康、疾病和药物内部物质构成、结构和功能等的分解认知观以及追踪探寻可见和可测实验证据的推论思辨思想，也包含了大量通过现代实验技术和方法证明了的传统医药学的知识。

在现代药物研究领域，3位著名科学家的贡献卓越，他们分别是被称为"微生物学之父"的法国化学家和微生物学家路易斯·巴斯德（Louis Pasteur），被称为"现代细菌学奠基人"的德国医生和微生物学家罗伯特·赫科（Robert Koch），以及细胞和组织染色技术的发明者德国医生和科学家保罗·埃尔利希（Paul Ehrlich）。特别是保罗·埃尔利希，除在免疫理论和血清效价方面的贡献获得1908年诺贝尔奖外，伴随19世纪末化学合成燃料工业的兴起，他还提出了化学治疗和"魔弹（magic bullet）"的概念，认为可以创造出一种只作用于致病微生物而对人体无害的"魔弹"。在体内组织和病原体染色的研究中，1889年保罗·埃尔利希有了把染色剂用于疾病治疗的想法，由于包括疟疾病原虫的同科寄生虫 *Plasmodiidae* 能够被化学合成的染料亚甲蓝染色，因此认为亚甲蓝有用于治疗疟疾的可能性，并通过2例患者试验得到证明。1891年保罗·埃尔利希与德国病理学家保罗·古特曼（Paul Guttmann）一起发表了亚甲

蓝用于治疗疟疾结果，因此亚甲蓝被认为是第一个用于临床疾病诊断和治疗的化学合成药物。保罗·埃尔利希也是最早提出和运用药物筛选概念的科学家，把动物体内抗菌实验引入药物筛选和发现研究，他领导的实验室通过对大量化学合成的有机胂衍生物的筛选，1909 年发现了编号为化合物 606 的胂凡纳明（arsphenamine）抗梅毒螺旋菌的活性，经过临床实验证明后，1910 年赫希斯特公司（Hoechst）以商品名洒尔佛散（Salvarsan）开始上市用于治疗梅毒。胂凡纳明被认为是基于现代药理学理论创造的第一个化学治疗药物，然而由于其副作用等问题，1912 年被新洒尔佛散（Neo-salvarsan）替代；尤其是胂凡纳明的化学组成和结构一直存在争议，直至 2005 年新西兰化学家布瑞恩 K. 尼克尔森（Brian K. Nicholson）用电喷雾质谱分析方法提供了胂凡纳明主要由具有三元和五元胂环结构的混合物组成的证据。

现代天然药物的分类方法多种多样，有特点的分类方法包括：①根据结构中是否具有手性可分为手性天然药物和非手性天然药物。②根据来源可分植物天然药物、动物天然药物、高等真菌药物、类天然产物药物、海洋药物、昆虫天然药物、矿物天然药物、全合成天然药物、半合成天然药物等。③根据结构类型可分为生物碱类药物、单萜类药物、倍半萜类药物、二萜类药物、三萜类药物、甾体类药物、木脂素类药物、黄酮类药物、香豆素类药物、酚酸类药物、鞣质类药物、醌类药物、呫酮类药物、联苄类药物、芪类药物、糖类药物、核苷类药物、脂类药物等。④根据有效成分的纯化程度可分为混合物（提取物或有效组分）天然药物和单一化合物天然药物。⑤根据药品管理法规分为处方天然药物和非处方天然药物。天然药物的其他分类方法与合成药品相同，如根据药效用途可分解热天然药物、镇痛天然药物、抗菌天然药物、抗炎天然药物、镇静天然药物、催眠天然药物、麻醉天然药物等；根据使用方式可分为口服天然药物、外用天然药物和注射用天然药物等；根据制剂类型可分为片剂、粉剂、酊剂、针剂、胶囊剂、颗粒剂等；根据使用对象的年龄可分为儿童用天然药物和成人用天然药物；根据临床分科可分为内科用天然药物、外科用天然药物、妇科用天然药物、儿科用天然药物、眼科用天然药物等。

传统天然药物与现代天然药物的关系　第一，传统天然药物是现代天然药物的基础。传统天然药物在人类与疾病抗争的生存历史长河中起到决定性的作用，并且继续扮演着重要角色，随着每个时代科学和技术的发展，为了治疗疾病拯救生命，人们一直坚守着探寻"灵丹妙药"的实践和研究。比如，中药炮制和中药"丸散膏丹"制剂技术和方法的创造、发展和应用，前者使药物的药性改变达到"减毒增效"的目的，后者使药物的使用更加有效方便，这与现代天然药物研究中的结构修饰改造优化和制剂学的理念异曲同工。在 19 世纪末化学合成药物用于临床疾病治疗以前，西方医学中用于疾病治疗、预防和诊断的药物全部是天然来源的药材、处方及其制品，一些从传统天然药物材料中提取纯化的单一化合物（特别是生物碱类药物，如吗啡、可待因、阿托品、奎宁、士的宁、可卡因等）作为神奇的"灵丹妙药"开始大量使用。同时，西方帝国把用于解除病痛拯救生命的传统药品作为获取财富和殖民统治的工具之一，通过鸦片及其制品的大量输入摧残中华民族，导致先后两次鸦片战争爆发，使中华民族历经了列强瓜分、掠夺、奴役和破坏的屈辱历史阶段。第二，传统天然药物是现代天然药物研究的源泉。自 1891 年化学合成的亚甲蓝用于临床的 100 多年中，在现代药理学理论指导下，以西方国家的科学家引领、其他国家的科学家跟踪效仿为主，发现并研制上市了约 1000 个临床治疗效果显著的现代天然药物，绝大多数为单一化合物天然药物。其中具有重要影响的包括：甾体抗炎药物、利舍平、肾上腺素、吗啡衍生物、喜树碱衍生物、长春碱及其衍生物、鬼臼毒素衍生物、紫杉醇及其衍生物、青蒿素及其衍生物、巨大戟醇-3-当归酸酯和贝韦立马等。据报道，在 1940～2014 年间，上市的 136 个小分子化合物抗肿瘤药物中，天然来源及其半合成或合成衍生物为 113 个，占 83.1%；1981～2014 年间上市的全部 1211 种小分子化合物药物中，直接或间接来源于天然来源活性成分发现与功能研究的药物超过 65%。特别是 20 世纪的前半期，工业化需求促进了以化学合成和微生物为主的药物资源的发现以及抗生素类药物（磺酰胺类和青霉素类等）创制，使一些以往致死率高的外来病原生物（细菌和寄生虫）感染性疾病得到治愈或控制，拯救了生命，但是抗生素类现代药物的出现，依旧没有摆脱赚取财富，主要服务于两次世界大战的史实。第三，传统天然药物与现代天然药物相互补充长期共存。①由于社会发展水平的差异，在人口众多的发展中大国（中国、印度和巴西）和欠发展国家（非洲为主），传统天然药物在疾病防治中将长期发挥重要乃至关键作用。②对一些多因素系统性疾病（如恶性肿瘤、运动神经元病、类风湿病、脑卒中和阿尔茨海默病等），基于证据的现代医药学治疗依旧束手无策，即疗效差、费用高；传统天然药物不但对一些常见疾病也能治愈，而且对一些现代药物无效的疾病也显示有治疗效果。③占世界人口70%以上的不发达国家，特别是中国、印度和巴西等国政府已高度重视包括传统医药学的文化传承，搜集整理、教学培训和实践研发的投入增加。同时，在发达国家也有开展传统医药学教学、实践和研究的机构，特别是也有大量患者愿意接受传统医疗并使用传统天然药物，但把传统天然药物当作食品补充剂使用和管理，潜在较大风险。④尽管在近1个多世纪中，现代天然药物等诊疗技术和手段得到快速发展，同时也有大量合成药物用于临床，可是这些药物的副作用和风险总是与临床药效相伴，误导和滥用对人们的健康产生了极大地威胁，吗啡、可卡因、冰毒等毒品危害健康和社会，药源或医源性疾病和灾难性事件未能避免，催生和强化了各国政府对食品、药品和化妆品等的管理和立法。⑤疾病谱改变，一些药物逐渐退市，新的药物不断出现，然而保罗·埃尔利希理想中创造的"魔弹"尚未出现，事实却不断地证明了"是药三分毒"的传统经验科学的理念。特别是肿瘤化学治疗未能取得突破，多种手段综合治疗的平均存活期延长不到5年，人们在病魔中的痛苦和期盼在延续，

敛财的阴影挥之不去。尽管巨大投入下各种新型技术的汇聚应用支撑着获得肿瘤"魔弹"的希望，然而包括肿瘤在内的多因素复杂疾病的相关生物学信号通路和网络的交织及其复杂性的初步认知，却为传统医药学理论中生命、健康和疾病的整体平衡观提供了证据。总之，传统与现代医药学者们的争论将会继续，人类与疾病抗争的脚步不会停止。因此，拥有战胜疾病保障健康共同目标的传统与现代医药学，共存互补、相互借鉴和促进发展是全人类追求更加健康生存的理性选择。

来源 传统天然药物主要来源于实践经验，随着社会和科学技术的发展以及文化交融和实践经验的积累，大量过去无文字记载的民族传统天然药物和民间使用的天然药物及其制品，已被收集载入传统天然药物典籍，比如，中国最早的药物学专著《神农本草经》中记录有365种药物，1875年李时珍的《本草纲目》中有1892种，1977年版《中药大辞典》收载了5767种，1999年出版的《中华本草》达到8980种。传统天然药物以野生和自然形成的资源为主，也有通过种植、养殖、发酵等方法得到的资源，并且主要按照传统收集和加工方法进行生产和制备。现代天然药物主要来自基于现代药理学实验和筛选发现和研究，包括从传统药用和非药用以及陆地和海洋生物资源（植物、动物、昆虫、矿物、真菌和微生物）中制备得到的提取物、有效组分、单一化合物及其配伍处方和由它们制备而成的药物。特别是自然界中存在的大量非传统药用的植物、动物、微生物和海洋生物等中活性天然产物的发现，结合结构改造和化

学合成等，极大地扩展了现代天然药物发现和研究的范围和来源。据统计，从1981~2014年的30多年间，在1562个新批准上市的药物中，与天然产物直接或间接相关的药物为791个，占了50%以上。其中占比例最大的是天然产物的衍生物，为320个。

应用和问题 药物即是人类与疾病抗争的武器也是商品，其应用和发展与一个国家的社会和经济发展水平密切关联。在占全世界人口约1/4的不发达国家，传统天然药物是他们用于疾病治疗和保障健康的主要依托和基础，而发达国家以现代天然药物的应用为主。传统天然药物的主要问题是药效相对缓慢、质量的可控性较差、传统医药学理论实践者的应用水平差别较大。现代天然药物的问题主要表现为价格昂贵、副作用比较明显、生产和应用条件要求较高。不论是传统还是现代天然药物，作为特殊的商品，其贸易、流通、使用和研发都要受到社会、经济、科技、宗教、文化、法规和制度等各种因素的制约。特别是发达国家尽可能排斥和限制传统天然药物的应用，以他们主导的现代天然药物的专利保护等法律和制度，在保障经济利益的同时也限制了推广和应用，宗教、伦理和道德等同样制约着现代天然药物等研发和应用。

（石建功）

shǒuxìng tiānrán yàowù

手性天然药物（chiral natural drug） 分子结构与其镜像不能重叠、具有旋光性质的天然药物。是手性药物的主要组成部分。手性是生命体系中普遍存在的现象，构成生命体的氨基酸、蛋白质、核酸和糖等分子结构都有手性，通过与机体相互作用而发挥治疗

作用的许多药物的分子结构也需具有手性。如紫杉醇和青蒿素都是手性天然药物。20世纪50~60年代出现的"反应停"事件是国际上认知手性药物的里程碑事件。其原因是将一对具有类似左手与右手（镜像）关系的异构体未经分离一起使用，由此付出了惨痛的代价，这成为国际上对手性药物认识的一个里程碑。

结构特征与特性 分子组成完全相同仅立体结构不同的物质被称为立体异构体，这种现象称为立体异构现象。其中，分子结构之间具有类似左手与右手（镜像）关系的异构体被称为对映体。手性天然药物包括单一的立体异构体、两个或两个以上立体异构体的混合物。手性天然药物以及其他手性药物或存在立体异构现象的物质的基本特性是旋光性质（光学活性），即能使穿过它们的偏振光的方向发生改变的性质。在一对对映体之间，普通理化性质完全相同，仅旋光性相反。根据对偏振光的旋转方向的不同，手性药物或立体异构体有左旋体和右旋体之分，用（-）和（+）分别代表它们的旋光方向。另外，一对对映体的混合物称外消旋体，用（±）符号表示，其不具有旋光性。

手性标识 手性天然药物分子结构的手性标记通常采用R/S序列标记法。该方法是标识立体异构体分子结构中拥有4个不同取代基的碳原子（即手性碳原子或手性中心）上，这些取代基团的真实空间排布特征（即绝对构型）的常用方法。由于大部分手性天然药物分子不仅结构复杂，且含有多个手性碳原子，因此可以产生多个立体异构体。立体异构体之间的性质相似，分离、纯

化相对困难，必要时需使用手性分离技术；在分子结构表征中，不仅要进行平面结构的鉴定，也需要借助特殊的仪器手段，如单晶X射线衍射、圆二色谱和旋光光谱方法等，对它们的立体结构进行确定。

药理特点 手性药物的药理作用通常通过与体内大分子之间严格的手性识别和匹配来实现。由于药物作用靶点结构上的高度立体特异性，手性药物的不同立体异构体可产生不同的药理学活性和不同的药动学特征等。更值得注意的是，有些手性化合物在体内甚至可能发生构型变化而改变其药效和毒副作用，即使一对对映体在生物体内的药理活性、代谢过程、代谢速率及毒性等也存在显著的差异，甚至作用相反，所以对手性天然药物不同异构体之间的药理活性研究至关重要。多数天然产物的分子结构具有手性，这与生源有关。手性天然药物常常具有多种药性，如从麻黄中开发出的盐酸麻黄碱片和盐酸伪麻黄碱片，这两种天然药物的分子结构是1对差向立体异构体，简称差向异构体（分子结构中含有2个或以上手性碳原子，2个立体异构体的分子结构之间只有1个手性碳原子的构型不同者互为差向异构体），二者的药理活性显著不同。麻黄碱有较强的中枢兴奋作用，可兴奋心脏，松弛平滑肌及升高血糖，作用较广泛；而伪麻黄碱对全身其他脏器的血管收缩作用较麻黄素小得多，对心率、心律、血压和中枢神经无明显作用。手性天然药物中也存在1个立体异构体具有疗效，而另外1个立体异构体产生毒性的情况，如吗啡最早于1805年由德国药物化学家弗里德里克·塞尔特尔纳

（Friedrich Sertürner）从鸦片中分得，作为镇痛药使用，但它的成瘾性出现了明显的社会问题，1966年美国化学家菲利普（Philip S. Portoghese）首先报道了吗啡立体异构体的镇痛活性与成瘾性的差别，被誉为"镇痛活性与成瘾性之间有戏剧性的分化，是一个重要发现"。这也说明研究手性天然药物中的每一个异构体的必要性，由此可提高治疗效果、减少毒性。

制备 手性天然药物的制备最初源于从植物中提取获得，但因资源有限，随着化学合成和生物合成技术的发展，手性天然药物可以通过生物转化法，包括在细胞体系中的生物转化、酶法生物转化、结构定向的生物转化和结构组合的生物转化，以及立体选择性的不对称合成法，手性拆分法，手性源合成法等获得，例如通过不对称合成技术获得的奎宁、维生素B_{12}、青蒿素、平板霉素等。

（庾石山 刘云宝）

fēishǒuxìng tiānrán yàowù

非手性天然药物（achiral natural drug）

分子结构与其镜像重叠、无旋光性质的天然药物。通常是相对于手性天然药物而特指。

药物分子结构的对称性与非手性 在1966年英国化学家卡恩（Robert Sidney Cahn）等报道有机化合物（包括天然产物）分子手性的命名及其规则（即Cahn-Ingold-Prelog优先规则）。以前，人们是用分子结构的对称性来判断是否存在立体异构体。分子结构可有4种对称因素：对称中心、对称平面、旋转对称轴和更迭旋转对称轴。其中，分子结构中含对称中心、对称平面、更迭旋转对称轴任一对称因素的分子称作

非手性分子；不含上述对称因素，只含旋转对称轴的分子称作手性分子。分子结构不具有对称面、对称中心和更迭旋转对称轴的分子有一个重要的特点，就是分子结构实体和镜像不能重叠。因此，分子结构的镜面不对称性是识别手性分子与非手性分子的基本标志。如果天然药物为非手性分子，则称为非手性天然药。如水杨酸是从植物柳树皮中发现的一种天然的消炎药，为著名的非手性天然药物。对氨基水杨酸钠（PAS）则是一种常用的抗结核药物。而乙酰水杨酸，即阿司匹林为历史悠久的解热镇痛药。截至2017年，阿司匹林已应用百年，成为医药史上三大经典药物之一，是世界上应用最广泛的解热、镇痛和抗炎药。可见非手性天然药物和手性药物一样，在人类疾病治疗史上发挥了重要的作用。

（庾石山　刘云宝）

shēngwùjiǎnlèi yàowù

生物碱类药物（alkaloid drugs）

能影响机体生理、生化和病理过程，用以预防、诊断和治疗疾病的生物碱类化合物。生物碱一词最早由德国哈雷（Halle）市的药剂师迈斯纳（Meißner C. F. W.）在1819年引入，该词源自词根alkali（拉丁语，"碱"）和eides（希腊语，"相似的"）。生物碱是存在于自然界中的一大类含氮有机化合物的总称，大部分呈碱性，大多具有复杂的环状结构，氮原子多包含在环内，并且具有显著多样的生物学活性，是药用植物中重要的有效成分类型。一些简单胺类、氨基酸、甜菜碱及类似物质一般不作为生物碱。但也有少数生物碱例外，如麻黄碱是有机胺衍生物，氮原子不在环内；咖啡因虽为含氮的杂环衍生物，但碱性非常弱或基本上没有碱性；秋水仙碱几乎没有碱性，氮原子也不在环内。

生物碱俗名的命名没有统一规则。大多数生物碱俗名的中文命名都是在来源生物如植物种名或属名后添加后缀"碱"，英文命名则往往是在植物种名或属名后添加后缀"in（e）""idine""anine""aline""inine"等，如喜树Camptotheca acuminata中发现的喜树碱（camptothecin）、长春花Catharanthus roseus（异名Vinca minor）中的长春碱（vinblastine）、长春新碱（vincristine）、草麻黄Ephedra sinica中的麻黄碱（ephedrine）。

生物碱的存在形式主要为有机酸盐、无机酸盐、游离状态、酯、苷等。生物碱的生物合成都是通过不同的氨基酸（鸟氨酸、赖氨酸、苯丙氨酸/酪氨酸、色氨酸、邻氨基苯甲酸或组氨酸等）、萜类、聚酮或嘌呤等单元组合而成。生物碱的结构类型繁多，有多种分类方法，其中以生源结合化学分类比较合理。按照生物碱药物的基本结构（图），可分为60类左右，主要类型包括：有机胺类，如麻黄碱、秋水仙碱；吡咯烷类，如古豆碱、千里光碱、野百合碱；吡啶类，如烟碱、槟榔碱、半边莲碱（洛贝林）；异喹啉类，如小檗碱、吗啡；吲哚类，如利血平、长春新碱、麦角新碱；莨菪烷类，如阿托品、东莨菪碱；咪唑类，如毛果芸香碱；嘌呤类，如咖啡因、茶碱、氨茶碱；甾体类，如茄碱、浙贝母碱、澳洲茄碱；二萜类，如乌头碱、飞燕草碱；其他如加兰他敏、雷公藤生物碱等。

荷兰科学家列文虎克（van Leeuwenhoek A.）于1678年发现了源自于人的精胺。精胺在真核生物细胞内参与细胞代谢，常以聚合阳离子的形式存在，能与核酸相互作用从而稳定其螺旋结构。1806年德国帕德博恩（Paderborn）市的药师斯图萘尔（Sertüner F. W.）从鸦片中分离出吗啡。1870年德国化学家霍夫曼（von Hofmann A. W.）首次对毒芹碱进行了结构解析。1886年德国化学家拉登堡（Ladenburg A.）首次完成了该生物碱的化学全合成。毒芹碱也是第一个被人工化学合成的生物碱。毒芹碱具有呼吸麻痹作用。至1950年，人类从植物中发现的生物碱数量约1000个；到1973年，发现的生物碱数量剧增至3300个。随着分离分析技术的发展与进步，1995年NAPRALERT[sm]（http://napralert.org/）数据库里就有26 900个源自植物、真菌、海洋生物的生物碱记载，其中有21 120个源自于植物。约10%～25%的植物中含有生物碱，绝大多数生物碱分布在高等植物中，包括20个重要植物科属，如石蒜科（Amaryllidaceae）、番荔枝科（Annonaceae）、夹竹桃科（Apocynaceae）、菊科（Asteraceae）、小檗科（Berberidaceae）、紫草科（Boraginaceae）、黄杨科（Buxaceae）、卫矛科（Celastraceae）、豆科（Fabaceae）、樟科（Lauraceae）、百合科（Liliaceae）、马钱科（Loganiaceae）、防己科（Menispermaceae）、罂粟科（Papaveraceae）、胡椒科（Piperaceae）、禾本科（Poaceae）、毛茛科（Ranunculaceae）、茜草科（Rubiaceae）、芸香科（Rutaceae）、茄科（Solanaceae）。极少数生物碱分布在低等植物中。同一植物的不同组织中生物碱种类和含量均不同，同科同属植物

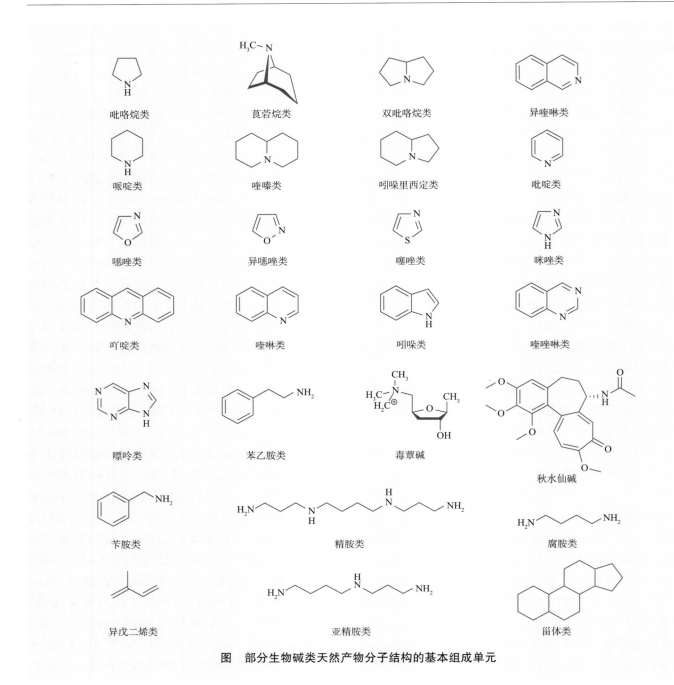

吡咯烷类   莨菪烷类   双吡咯烷类   异喹啉类

哌啶类   喹嗪类   吲哚里西定类   吡啶类

噁唑类   异噁唑类   噻唑类   咪唑类

吖啶类   喹啉类   吲哚类   喹唑啉类

嘌呤类   苯乙胺类   毒蕈碱   秋水仙碱

苄胺类   精胺类   腐胺类

异戊二烯类   亚精胺类   甾体类

图　部分生物碱类天然产物分子结构的基本组成单元

可能含相同结构类型的生物碱，一种植物体内有数种或数十种生物碱，且它们的化学结构有相似之处。虽然发现的生物碱主要源自于植物、真菌、细菌和海洋生物，哺乳动物、脊椎动物、寄生生物和昆虫已成为具有新颖化学结构生物碱的新资源。每年生物碱以 1500 个以上的速度递增。

人类临床使用植物生物碱已有数千年的历史，尽管早期人们不知道发挥药效作用的是生物碱成分。早在公元前 1~3 个世纪，中国人就将麻黄及罂粟作为药物使用。《奥德赛》（荷马史诗之一）中曾提及埃及皇后将含有鸦片的药物作为礼物送给海伦。此外，南美洲的印第安人也早已广泛使用可可的叶片。由于生物碱具有多种药理活性因而被广泛用作治疗性药物或兴奋性药物，例如局部麻醉剂和兴奋剂可卡因，致幻剂裸盖菇素，兴奋剂咖啡因、尼古丁，镇痛剂吗啡，抗菌药小

檗碱，抗肿瘤剂喜树碱、长春碱，降压药利血平，阿尔茨海默病防治药物加兰他敏，解痉剂阿托品，血管舒张药长春胺，抗心律不齐药奎尼丁，哮喘治疗药麻黄碱，抗疟药奎宁。生物碱可以针对人类和动物的多个不同系统发挥不同作用，但它们均具有一致性的苦味。部分生物碱对机体有毒性，例如人们将乌头碱和筒箭毒碱涂在箭头上用于捕杀猎物。许多生物碱经过合成或半合成修饰过后，

药理活性可以提高或改变，毒副作用可能降低，如阿片受体拮抗剂纳洛酮通过将鸦片中存在的蒂巴因进行结构修饰后获得。

生物碱是药物研发的主要源泉之一，它能以单体、半合成衍生物、活性结构单元或传统药物中的活性组分等多种形式得以应用。虽然植物生物碱在已知天然产物中仅占 15.6%，但在植物来源的具有药理活性的天然产物中则占据较大比例（约 50%）。1995 年 NAPRALERTˢᵐ 数据库表明，在源自植物的 21 120 个生物碱中，有 2291 个生物碱只进行了单一活性测试，1995 个生物碱进行了 2~5 种活性测试。虽然仅有 167 个生物碱进行了 20 种以上的体内或体外活性测试，其中就有超过 1/3（35.9%）的生物碱具有显著药理活性。此外，仍有 16 132 个生物碱（76.4%）尚未进行活性测试，由此可见，通过将化学、生物学和生物技术等多种技术相结合，从已知生物碱资源宝库中进行经济实用药物的挖掘与开发具有巨大潜力。

（张国林　罗应刚）

liúsuān'ātuōpǐn

硫酸阿托品（atropine sulfate）

一种抗胆碱解痉药物和感染中毒性休克、有机磷农药中毒等的抢救药物，是一种生物碱类天然产物阿托品的硫酸盐，结构式见图。阿托品是存在于植物中的一

图　硫酸阿托品结构式

种莨菪烷型左旋莨菪碱在提取过程中经化学处理得到的稳定的消旋混合物。

简史　1809 年法国化学家瓦奎林（G. Vaquelin）首次分离出阿托品。1831 年德国药剂师迈因（Mein H. F. G.）成功获得了阿托品的晶体。1833 年德国化学家格里格尔（Grieger J. A.）和黑塞（Hesse B. C.）同样获得了阿托品晶体。19 世纪 50 年代，阿托品被用作治疗哮喘的解痉剂和扩瞳药。阿托品的扩瞳作用也使其成为吗啡中毒的解药。1876 年美国医生贝措尔德（Bezold K.）和布勒鲍姆（Bloebaum R. D.）报道了阿托品能够解除迷走神经对心脏的抑制。1903 年德国化学家威尔斯塔特（Willstätter R.）首次全合成了阿托品。

化学名称、形状、理化性质　硫酸阿托品的化学结构系统命名为：3-羟基-2-苯基丙酸 8-甲基-8-氮杂双环［3.2.1］-3-辛酯硫酸盐一水合物［莨菪-3α-醇（±）-托品酸酯硫酸盐一水合物］。根据国际纯粹和应用化学联合会（International Union of Pure and Applied Chemistry，IUPAC）命名规则，将硫酸阿托品命名为：8-methyl-8-azabicyclo［3.2.1］octan-3-yl 3-hydroxy-2-phenylpropanoate sulfate monohydrate。分子式 $(C_{17}H_{23}NO_3)_2 \cdot H_2SO_4 \cdot H_2O$，分子量 694.84。硫酸阿托品系无色结晶或白色晶性粉末，无臭，味苦。熔点 190~194℃，熔融时分解。极易溶于水，易溶于乙醇，不溶于乙醚或三氯甲烷。水溶液呈中性，遇碱性药物（如硼砂）分解。

药物来源　主要来源于茄科（Solanaceae）曼陀罗属植物曼陀罗 Datura stramonium、颠茄属颠茄 Atropa belladonna 和天仙子属天

仙子 Hyoscyamus niger，在茄科曼陀罗属、颠茄属、山莨菪属其他植物中也有较高含量。阿托品在古柯科（Erythroxylaceae）、山龙眼科（Proteaceae）、大戟科（Euphorbiaceae）植物中也存在。以上植物在中国都有分布。阿托品可从茄科山莨菪属植物唐古特山莨菪 Anisodus tanguticus 或铃铛子 A. luridus 的根中提取，但产量低且成本高，已实现工业化人工化学合成。

临床应用及毒性　硫酸阿托品为阻断 M 胆碱受体的抗胆碱药，能解除平滑肌的痉挛；抑制腺体分泌；解除迷走神经对心脏的抑制，使心跳加快；散大瞳孔，使眼压升高；兴奋呼吸中枢。临床上主要用于抢救感染中毒性休克、治疗锑剂引起的阿-斯综合征，还可用于缓解内脏绞痛，包括胃肠痉挛引起的疼痛、肾绞痛、胆绞痛、胃及十二指肠溃疡等。另外，也有治疗有机磷农药中毒的报道，单用可治轻度中毒，也可与解磷定等合用治疗中度中毒。用于眼科，可使瞳孔放大，调节功能麻痹，用于角膜炎、虹膜睫状体炎等。口服阿托品后，可引起便秘、出汗减少、口鼻咽喉干燥、视物模糊、皮肤潮红、排尿困难（尤其是老年患者）、口干（特别是男性）等症状。

（张国林　罗应刚）

liúsuānkuínídīng

硫酸奎尼丁（quinidine sulfate）

一种膜抑制性抗心律失常药物以及治疗地高辛引起的室性期前收缩（室早）的首选药，是一种生物碱类天然产物奎尼丁的硫酸盐，结构式见图。奎尼丁是从金鸡纳 Cinchona ledgeriana 树皮中提取分离得到的具有治疗疟疾的天然药物，是奎宁的异构体。

图　硫酸奎尼丁结构式

简史　1820 年，法国化学家佩尔蒂埃（Pelletier P. J.）与卡文图（Caventou J.）首次从规那（quina，印加语，即金鸡纳树 *Cinchona ledgeriana* 树皮）中分离得到奎宁。1853 年，法国科学家路易斯·巴斯德（Louis Pasteur）首次从南美洲金鸡纳树皮中分离得到奎宁和奎尼丁。其实很久以前人们就知道该树皮可以治疗发热。1630 年，传教士萨伦布里诺（Salumbrino A.）发现金鸡纳树皮有抗疟疾的作用。在 19 世纪，常用的是奎宁。奎尼丁的运用是由于 1912 年荷兰医生温克巴赫（Wenckebach K. F.）的偶然发现，从此，奎尼丁主要用于治疗心律失常。1918 年温克巴赫在柏林对四种金鸡纳生物碱治疗心脏颤动方面进行研究，得出奎尼丁是四者中最有效的。1920 年，美国内科医生路易斯（Lewis T.）提出奎尼丁恢复心脏节律是通过缩短 Circus 波峰与波谷的差距。1970 年美国化学家乌斯科科维奇（Uskokovic M. R.）首次全合成了奎宁和奎尼丁。

化学名称、形状、理化性质　硫酸奎尼丁化学结构系统命名为：(9S)-6'-甲氧基-脱氧辛可宁-9-醇硫酸盐二水合物。根据国际纯粹和应用化学联合会命名规则，将硫酸奎尼丁命名为：(S)-[(2R, 4S, 5R)-5-ethenyl-1-azabicyclo[2.2.2]octan-2-yl]-(6-methoxyquinolin-4-yl)methanol sulfate dihydrate.

分子式 $(C_{20}H_{24}N_2O_2)_2 \cdot H_2SO_4 \cdot 2H_2O$，分子量 782.96。硫酸奎尼丁为白色细针状结晶，无臭，味极苦，遇光渐变色；比旋度 $[\alpha]_D^{20} = +275° \sim +290°$（0.1 摩尔/升 HCl，$c = 2.0$）。水溶液显右旋性，并显中性或碱性反应。在沸水中易溶，三氯甲烷或乙醇中溶解，在水中微溶，在乙醚中几乎不溶。

药物来源　主要来自原产于南美洲厄瓜多尔的茜草科金鸡纳树属植物金鸡纳 *Cinchona ledgeriana* 的树皮。该植物中国云南、广东、海南、台湾等地有栽培种。由于植物来源的奎尼丁产量少且成本高，1970 年美国化学家乌斯科科维奇首次全合成了奎宁和奎尼丁，但是产率非常低；1978 年乌斯科科维奇和他的学生古茨维勒（Gutzwiller J.）立体选择性地合成了奎尼丁，产率达到 24%；2003 年美国哈佛大学拉希姆（Raheem I. T.）利用不对称催化全合成了奎宁和奎尼丁。

临床应用及毒性　硫酸奎尼丁为膜抑制性抗心律失常药，是治疗地高辛引起的室性期前收缩（室早）的首选药。临床上主要用于房性期前收缩、心房颤动、心房扑动、室性早搏、阵发性室上性和室性心动过速，也用于预激综合征合并室上性心动过速。口服硫酸奎尼丁容易引起"金鸡纳反应"，如恶心、呕吐、腹泻、耳鸣、头昏、视物模糊等。对心脏毒性表现为心动过缓、心动过速、血压下降等。特异体质者有呼吸困难、发绀、眩晕、休克、心室颤动和心室停搏。少数病例有血小板性减少性紫癜、药热、皮疹、喉头水肿等。临床使用时需要重视奎尼丁与西咪替丁、地高辛、利舍平、抗胆碱药物、氢氧化铝、氧化镁、胺碘酮等药物的相互作用。

（张国林　罗应刚）

liúsuānchángchūnjiǎn

硫酸长春碱 （vinblastine sulfate）

一种对何杰金氏病和绒毛膜上皮癌具有较好疗效的抗癌药物，是一种生物碱类天然产物长春碱的硫酸盐，结构式见图。长春碱又称长春花碱，是从夹竹桃科植物长春花 *Catharanthus roseus* 中分离得到的一种双吲哚型生物碱，具有多种重要的药理作用。

简史　1952 年加拿大医生诺布尔（Noble C.）的一个患者告诉他，在牙买加，长春花（通俗名 Vinca）茶常被当地人用来治疗糖尿病，并给了诺布尔医生一些长春花叶片。诺布尔将 25 片马达加斯加长春花叶片给他的兄弟诺布尔（Noble R. L.）[西安大略大学（University of Western Ontario）科利普（Collip）医学研究实验室副主任]。诺布尔（Noble R. L.）用大鼠研究这些叶片中的作用时，发现大鼠的血糖水平没有受到影响而白细胞计数却减少了。1954 年加拿大有机化学家比尔（Beer C. T.）加入到他的实验室。研究人员通过色谱法和微量化学方法

图　硫酸长春碱结构式

在第一次提供给诺布尔（Noble R.L.）的马达加斯加长春花（*Madagascar periwinkle*，通俗名 Vinca）叶片中发现了 400 多种生物碱，从中他们提取出了 100 毫克长春碱。1958 年，诺布尔（Noble R.L.）和比尔发现了长春碱（最初命名为长春花碱）。此药的临床试验在多伦多玛格丽特公主（Princess Margaret）医院的淋巴肿瘤患者中进行。当试验证实了此药的效果后，礼来（Eli Lilly）制药公司开始了此药的生产。

化学名称、形状、理化性质　根据国际纯粹和应用化学联合会命名规则，硫酸长春碱的化学结构系统命名为：dimethyl（2β，3β，4β，5α，12β，19α）-15-[（5S，9S）-5-ethyl-5-hydroxy-9-（methoxycarbonyl）-1，4，5，6，7，8，9，10-octahydro-2H-3，7-methanoazacycloundecino［5，4-b］indol-9-yl]-3-hydroxy-16-methoxy-1-methyl-6，7-didehydroaspidospermidine-3，4-dicarboxylate sulfate。分子式 $C_{46}H_{58}N_4O_9 \cdot H_2SO_4$，分子量 909.06。长春碱为针状晶体，不溶于水、石油醚，溶于乙醇、丙酮、乙酸乙酯、三氯甲烷。密闭、闭光、凉暗处保存。味苦，有引湿性，遇光或热色渐变黄，熔点 211~216℃，从甲醇得到的溶剂化物为针状结晶。其硫酸盐即硫酸长春碱为白色或类白色结晶性粉末，无臭，有引湿性，遇光或热易变黄，熔点 267℃，比旋度 $[\alpha]_D^{21}=-21.7°$（CH_3OH，$c=2$）。在水中易溶，在甲醇或三氯甲烷中溶解，在乙醇中极微溶解。

药物来源　主要来源于夹竹桃科长春花属植物长春花 *Catharanthus roseus*。中国长春花资源极为丰富，广泛分部于广东、广西、云南、海南岛等地。长春花不同部位中的长春碱的含量不尽相同，其含量也随采收季节、产地等变化。长春花植物中长春碱的含量极低，仅约万分之几。长春花的愈伤组织、悬浮细胞、毛状根都已经构建，并且通过培养都可产生长春碱。另外，从长春花中分离得到的内生菌，通过培养也可以产生长春碱。1988 年，奎妮（Kuiney J.P.）等成功地用化学方法以文多灵和长春质碱为原料成功合成长春碱等双吲哚生物碱，而且合成步骤简单，适宜工业化生产。此外，长春碱的生物合成途径也已大致阐述清楚。

临床应用及毒性　长春碱在消化道内不吸收，故一般将其制成注射剂，采用静脉给药。临床上主要用于治疗霍奇金淋巴瘤和绒毛膜上皮癌，疗效较好；对淋巴肉瘤、网状细胞肉瘤、急性白血病、乳腺癌、肾母细胞瘤、卵巢癌、睾丸癌、神经母细胞瘤和恶性黑色素瘤等也有一定疗效。

（张国林　罗应刚）

liúsuānchángchūnxīnjiǎn

硫酸长春新碱（vincristine sulfate）

一种治疗急性淋巴细胞白血病、霍奇金及非霍奇金淋巴瘤的抗肿瘤药物，是一种生物碱类天然产物长春新碱的硫酸盐，结构式见图。长春新碱又名醛基长春碱，是从夹竹桃科长春花属植物长春花 *Catharanthus roseus* 中提取分离得到的二聚吲哚类生物碱。游离长春新碱为片状结晶，极不稳定，因此常用其硫酸盐，即硫酸长春新碱。

简史　长春花 *Catharanthus roseus* 作为民间验方已经使用几个世纪了，20 世纪 50 年代发现长春花 *Catharanthus roseus* 含有 70 多种生物碱，而且大部分都有生物活性。刚开始对其研究主要集中在治疗糖尿病上，但是结果不是很理想，实验中发现长春花提取物能够对患有白血病的老鼠进行骨髓抑制，从而延长其寿命。1958 年加拿大医生诺布尔（Noble R.L.）等人从长春花中分离出一种能够抗细胞增殖的天然生物碱——长春碱；不久，美国化学家斯沃博达（Svoboda G.H.）等又从长春花中分离了另外一种生物碱——长春新碱（vincristine）。1963 年 7 月，由美国化学家阿姆斯特朗（Armstrong J.G.）等人研发的长春新碱硫酸盐通过了美国食品药品管理局认证，礼来（Eli Lilly）制药公司开始了此药物的生产。

化学名称、形状、理化性质　根据国际纯粹和应用化学联合会命名规则，硫酸长春新碱的化学结构系统命名为：（3aR，3a1R，4R，5S，5aR，10bR）-methyl-4-acetoxy-3a-ethyl-9-（（5S，7S，9S）-5-ethyl-5-hydroxy-9-（methoxycarbonyl）-2，4，5，6，7，8，9，10-octahydro-1H-3，7-methano［1］azacycloundecino［5，4-b］indol-9-yl）-6-formyl-5-hydroxy-8-methoxy-3a，3a1，4，5，5a，6，11，12-octahydro-1H-indolizino［8，1-cd］carbazole-5-carboxylate sulfate。分子式 $C_{46}H_{56}N_4O_{10} \cdot H_2SO_4$，分子

图　硫酸长春新碱结构式

量 923.04。硫酸长春新碱为白色或类白色结晶粉末，无臭，有吸湿性，遇光或热易变黄，熔点为 218~220℃。在水中易溶解，在甲醇或三氯甲烷中能溶，在乙醇中微溶，油/水分配系数（log$K$）为 4.21。可见长春新碱既有一定的脂溶性又有一定的水溶性。

药物来源 主要来源于夹竹桃科长春花属植物长春花 *Catharanthus roseus*。中国长春花资源极为丰富，广泛分部于广东、广西、云南、海南岛等地。

临床应用及毒性 长春新碱口服吸收差，需静脉注射，静注后能迅速分布全身，神经肌肉内浓度较高，这可能是其神经系统毒性大的原因。直接药用产品为硫酸长春新碱注射液。主要用于治疗急性淋巴细胞性白血病，疗效较好，对其他急性白血病、霍奇金淋巴瘤、淋巴肉瘤、网状细胞肉瘤和乳腺癌也有疗效。长春新碱虽然抗肿瘤作用良好，但毒副作用大，主要是神经毒性，21 世纪初的主要研究方向为长春新碱脂质体，用来降低长春新碱的神经毒性。脂质体是一种定向药物载体，属于靶向给药系统的一种新剂型。它可以将药物粉末或溶液包埋在直径为纳米级的微粒中，这种微粒具有类细胞结构，进入人体内主要被单核吞噬细胞系统吞噬而激活机体的自身免疫功能，并改变被包封药物的体内分布，使药物主要在肝、脾、肺和骨髓等组织器官中积蓄，从而提高药物的治疗指数，减少药物的治疗剂量和降低药物的毒性。

（张国林 罗应刚）

línsuānkĕdàiyīn

磷酸可待因（codeine phosphate）

一种止痛、止咳和止泻药物，是一种生物碱类天然产物可待因的磷酸盐，结构式见图。可待因是主要来源于罂粟 *Papaver somniferum* 的一种鸦片类生物碱。它在鸦片中含量约占 0.7%~2.5%。

简史 可待因，亦称 3-甲基吗啡，是一种在罂粟科罂粟属植物罂粟中发现的生物碱。罂粟之名，来源于希腊文字 kodeia，意为"poppy head"。18 世纪初，鸦片作为止痛剂在英国盛行。到 19 世纪初，鸦片开始成为鸦片酒的原材料出现在市场上。1804 年德国药剂师塞尔特尔纳（Sertürner F.）首次提取出吗啡成分，命名为"morphin"。1832 年法国化学家兼药剂师罗比凯（P. Robiquet）在法国首次分离到了可待因。可待因有止痛、止咳和止泻的药效，这为将来构造止痛药奠定了基础。很快，可待因成为世界上最广泛运用的鸦片制剂，但同时也成了危害成千上万人的毒品，所以可待因是联合国于 1961 年的《麻醉品单一公约》下的列表Ⅱ的成瘾性较低的麻醉药物，在世界各地受到严格管制。在临床上，可待因常做成磷酸可待因复方制剂，由磷酸可待因与对乙酰氨基酚或阿司匹林复合制成。用于镇静、镇咳、止泻、止血的疗效。

化学名称、性状、理化性质 磷酸可待因的化学结构系统统命名为：17-甲基-3-甲氧基-4,5α-环氧-7,8-二去氢吗啡喃-6α-醇磷酸盐倍半水合物。根据国际纯粹和应用化学联合会命名规则命名

H$_3$PO$_4$·1.5H$_2$O

图 磷酸可待因结构式

为：（5α,6α）-7,8-didehydro-4,5-epoxy-3-methoxy-17-methylmorphian-6-ol phosphate sesquihydrate。分子式 C$_{18}$H$_{21}$NO$_3$·H$_3$PO$_4$·3/2H$_2$O，分子量 424.39。白色结晶性粉末或细微的无色结晶，在干燥的空气内可逐渐风化；溶于水，微溶于乙醇、三氯甲烷及乙醚。4% 水溶液的 pH 值为 4.0~5.0，避光保存。当磷酸可待因与阿司匹林制成固体复方制剂时，即使在较低的湿度下，磷酸可待因也会在阿司匹林作用下发生乙酰化。

药物来源 可待因主要来源于罂粟科植物罂粟。罂粟原产于地中海东部山区、小亚细亚、埃及、伊朗、土耳其等地，公元 7 世纪时由波斯地区传入中国。21 世纪初，可待因以印度与土耳其为两大主要产地；亚洲以中国、泰国、缅甸边境的金三角为主要非法种植地区。可待因可从鸦片中提取，也可用化学方法自吗啡合成。吗啡通过甲基化方法转化为可待因，一般使用甲基化试剂如重氮甲烷、三甲基苯基氢氧化铵。经过较长时间的方法摸索，磷酸可待因于 1994 年正式运用于生产，磷酸可待因在中国以外的区域年生产量已达数十吨。

临床应用及毒性 临床上磷酸可待因使用形式有片剂、注射液及糖浆等剂型。磷酸可待因对延髓的咳嗽中枢有直接抑制作用，其镇咳作用强而迅速，类似吗啡；除镇咳作用外，磷酸可待因也有镇痛和镇静作用。磷酸可待因对延髓的咳嗽中枢有选择性地抑制，作用强而迅速；磷酸可待因镇痛作用约为吗啡的 1/12~1/7，但是强于一般解热镇痛药。磷酸可待因能抑制支气管腺体的分泌，可使痰液黏稠，难以咳出，故不宜用于多痰黏稠的患者。不良反应：

偶有恶心、呕吐、便秘及眩晕；使患者烦躁不安。

（张国林 罗应刚）

línsuānchuānxiōngqín

磷酸川芎嗪 （ligustrazine phosphate）

一种治疗缺血性脑血管病的血管扩张药物，是一种生物碱类天然产物川芎嗪的磷酸盐，结构式见图。川芎嗪是从中药川芎 Ligusticum wallichii 提取物中分离得到和命名的一种生物碱。市场上销售的川芎嗪存在两种盐的形式，即磷酸川芎嗪和盐酸川芎嗪，磷酸川芎嗪比盐酸川芎嗪熔点高（前者 173～177℃，后者 91℃），不易升华，较为稳定，注射使用时对血管的刺激较小。

简史 川芎嗪，分离提取于中药川芎 Ligusticum wallichii。60 年代初，日本科学家科苏克（Kosuqe T.）等曾从枯草杆菌 Bacillus subtilis 培养液中分离出川芎嗪，继之北京制药工业研究所从川芎提取物中析出单体川芎嗪，经结构鉴定即为川芎嗪，到 21 世纪初，川芎嗪已由人工合成。为了更好地吸收、用于临床，在川芎嗪的基础上，合成磷酸川芎嗪，并不断优化，现多制成片剂、注射液、贴剂、丸剂等。

化学名称、性状、理化性质 磷酸川芎嗪的化学结构系统命名为：2,3,5,6-四甲基吡嗪磷酸盐一水合物。分子式 $C_8H_{12}N_2 \cdot H_3PO_3 \cdot H_2O$，分子量 252.20。磷酸川芎嗪为白色或类白色结晶性粉末，微臭，味苦；不易升华，

较为稳定，熔点 173～177℃。在水或乙醇中溶解，在三氯甲烷中不溶。盐酸川芎嗪为白色或类白色结晶性粉末，有臭，味苦，熔点 91℃；可升华，易溶于水，溶于乙醇与三氯甲烷。21 世纪初，市场上销售的川芎嗪存在磷酸川芎嗪和盐酸川芎两种盐，磷酸川芎嗪熔点高，不易升华，较为稳定，用于注射时对血管的刺激较小。

药物来源 川芎嗪是伞形科植物川芎 Ligusticum wallichii 中一种有效的活性成分，也存在于姜科植物温莪术、大戟科植物通风、麻风的树茎中。磷酸川芎嗪属于川芎嗪的合成药物，是一种新型的钙离子拮抗剂，广泛用于心血管疾病、肾病、呼吸，有扩张小动脉、促进炎症吸收等。

临床应用及毒性 磷酸川芎嗪多与其他药物结合使用，属于血管扩张药，有增加冠状动脉血流量、改善微循环、抑制血小板凝集、降低血液黏度、改善血液流变性的作用，对治疗缺血性脑血管疾病（如脑供血不足、脑血栓、脑栓塞引起的脑梗死）、心绞痛、糖尿病并发症等有很好的治疗效果。21 世纪初，临床上主要使用的制剂有磷酸川芎嗪片、注射用磷酸川芎嗪、磷酸川芎嗪胶囊等，但以注射液为主、多与其他药物配合使用，这样能从不同角度提高药物的生物利用度、让患者更能为之适应；另一方面，要求医生和护士有密切的监控过程。如药物过量，也有一定的副作用，如会出现胃部不适、口干、嗜睡等症状。

（张国林 罗应刚）

málàisuānmàijiǎoxīnjiǎn

马来酸麦角新碱 （ergometrine maleate）

一种子宫收缩药物，是一种生物碱类天然产物麦角新

碱的马来酸盐，结构式见图。麦角新碱属于麦角生物碱类，该类生物碱是由麦角菌属真菌，尤其是麦角菌 Claviceps purpurea 产生的一类真菌毒素。麦角中毒就是麦角菌侵染谷物产生的一系列生物碱引起的毒性反应。

简史 德国科学家布雷菲尔德（Brefeld O.）在 1881 年开始对麦角菌进行研究，他用湿面包作培养基，培养麦角菌的子囊孢子使其发芽。1888 年，德国科学家迈耶（Meyer B.）取蜜露中的分生孢子进行人工培养，但无论是雷菲尔德或者是迈耶的工作均没有得到菌核。1902～1905 年，德国科学家恩格尔克（Engelke C.）采用子囊孢子进行了麦角菌人工培养，得到小形菌核。1922 年，美国植物学家邦斯（Bons W. W.）试图从纯培养中得到菌核，因为他认为在人工培养中菌核的形成是麦角碱产生的重要因素。1929 年，德国科学家基希霍夫（Kirchhoff H.）通过麦角菌人工培养，对其生物学和生理学进行了详细的研究，并在腐生培养中得到"人工菌核"，遗憾的是并不含有麦角碱。1931 年，美国密西根大学学者麦克雷（Mccrea A.）对麦角菌在纯培养中的影响因素进行了研究，虽然只得到了假菌核，但发现在菌丝中含有麦角毒碱、组织胺和干酪碱。同年，

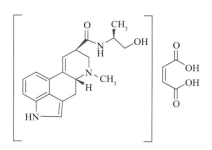

图 磷酸川芎嗪结构式

图 马来酸麦角新碱结构式

德国研究学者科瑞迈尔（Kreit-mair H.）、克森内（Kussner W.）以及贾雷茨基（Jaretzky R.）分别证明在纯培养中能产生麦角碱，但都没有得到菌核。1941 年，德国药剂师施魏策尔（Schweizer G. G.）在培养基上得到了真正的菌核，所得菌核含碱量不低于自然条件下在寄主植物上形成的菌核。1951 年，阿部对日本、中国东北地区及其他国家产的 24 种寄主植物上分出的许多麦角菌系进行了形态、生物化学等方面的研究，指出在纯培养中可产生麦角碱。之后德国科学家布伦纳（Brunner J.）、日本科学家阿部又三等证实麦角菌在腐生培养中能产生不同种类的麦角碱。1956 年，英国山德士（Sandoz）药厂利用一个从中欧的黑麦上采得的麦角菌系在液体培养中得到麦角胺、麦角异胺和麦角新碱。1958 年，加拿大科学家泰伯尔（Taber W. A.）和文（Vining L. C.）利用麦角菌 Claviceps purpurea 的不同菌系，在培养 35～50 天后，培养液含碱量达到每升 23～80 毫克。之后，中国便对麦角新碱进行了人工培养。2012 年，杨婷婷等人合成了麦角新碱的人工抗原，这为研究自主知识产权的免疫快速检测产品奠定了基础。

化学名称、性状、理化性质　马来酸麦角新碱的化学结构系统命名为：6-甲基-N-[（S）-1-甲基-2-羟基乙基]-9,10-二脱氢麦角灵-8β-甲酰胺顺丁烯二酸盐。根据国际纯粹和应用化学联合会命名规则命名为：((8S)-9,10-didehydro-N-[（S）-2-hydroxy-1-methylethyl]-6-methylergoline-8-carboxamide mono-maleate，分子式为 $C_{19}H_{23}N_3O_2 \cdot C_4H_4O_4$，分子量 441.48；比旋度 $[\alpha]_D^{20} = +53° \sim +56°$（$H_2O$，$c = 1.0$）。白色或类白色的结晶性粉末，无臭，微有引湿性，遇光易变质。在水中略溶，在乙醇中微溶，在三氯甲烷或乙醚中不溶。

药物来源　麦角新碱属于麦角生物碱，麦角生物碱是由麦角菌属的真菌，尤其是麦角菌产生的一种真菌毒素。有报道称，曲霉属、青霉属也可以产生麦角生物碱。1989 年，弗里德曼（Friedman）等报道，一种旋花科植物的成熟种子也能产生麦角生物碱。在人们发现的天然麦角碱中，麦角胺与麦角新碱直接用于临床，其他有临床价值的麦角碱均为通过结构改造的麦角碱衍生物。

临床应用及毒性　临床上马来酸麦角新碱常作为片剂或者注射剂使用。用作子宫收缩药，防止胎盘出血，常与催产素合用。能诱导冠状动脉抽搐，也能用于诊断心绞痛变异体。可能的副作用有恶心、呕吐、腹痛、腹泻、头痛、头晕、耳鸣、心慌、胸痛、短暂性高血压或者其他心率不调等现象。

（张国林　罗应刚）

qīngxiùsuānshānlàngdàngjiǎn

氢溴酸山莨菪碱（anisoda-mine hydrobromide）　一种抗胆碱解痉药物，是一种生物碱类天然产物山莨菪碱的氢溴酸盐，结构式见图。山莨菪碱是从植物唐古特山莨菪 Anisodus tanguticus 中分离得到的一种莨菪烷型生物碱，

图　氢溴酸山莨菪碱结构式

阿托品的类似物，具有松弛平滑肌，解除血管痉挛，改善微循环，镇痛作用，为阻断 M 胆碱受体的抗胆碱药。

简史　山莨菪碱自中国茄科植物唐古特山莨菪 Anisodus tanguticus 的地上部分分离得到，属于莨菪烷型生物碱，是一种抗胆碱药物。1973 年，中国医学科学院药物研究所及相关单位共同完成了山莨菪碱的人工合成，命名为 654-2。1965 年山莨菪碱开始运用于临床，主要用于感染性休克、血管凝结等血液病。上海交通大学医学院药学系的杨丽敏等人，通过对山莨菪碱的结构修饰发现，山莨菪碱及其衍生物的 6β-羟基乙酰化会导致其抗胆碱活性减弱或消失，若将氮原子季胺化，抗胆碱活性增强。21 世纪初，氢溴酸山莨菪碱为人工合成制品，常作为片剂使用，临床上也有作为注射剂直接摄入体内。

化学名称、性状、理化性质　氢溴酸山莨菪碱的化学结构系统命名为：莨菪-3α,6β-二醇 3-(S)-托品酸酯氢溴酸盐。根据国际纯粹和应用化学联合会命名规则命名为：[(1S,3S,5S,7S)-7-hydroxy-8-methyl-8-azabicyclo[3.2.1]octan-3-yl] (2S)-3-hydroxy-2-phe-nyl-propanoate hydrobromide。分子式 $C_{17}H_{23}NO_4 \cdot HBr$，分子量：386.29。在无水乙醇中结晶，可得二种晶形：针状晶体的熔点 162～163℃；板状晶体的熔点 174～176℃。比旋光 $[\alpha]_D^{18} = -10.4$（H_2O，$c = 2.24$）。苯中结晶得到含有 1 分子苯的无色针状结晶，溶于水与乙醇，熔点 62～64℃。

药物来源　中国茄科植物唐古特山莨菪 Anisodus tanguticus 的地上部分是山莨菪碱的主要来源。卡迪洛（Cardillo A. B.）等人也

在阿根廷、哥伦比亚的木曼陀罗的毛状根中也发现了山莨菪碱的存在。1973 年由中国科学家首次全合成。临床上常用的制剂为人工合成的山莨菪碱氢溴酸盐。

临床应用与毒性　临床用于感染中毒性休克、血管性疾患、多种神经痛、平滑肌痉挛、眩晕病、眼底疾患、突发性耳聋等，也可用于有机磷农药中毒的治疗，作用与阿托品相似或稍弱。氢溴酸莨菪碱还可用于外用佐治新生儿硬肿症、蝰蛇咬伤致急性肾功能衰竭、急性肾炎、小儿过敏性紫癜、预防肺动脉高压患者心肌再灌注损伤等。常见的副作用有口干、面红、轻度扩瞳、视近物模糊，个别有心率加快及排尿困难。脑出血急性期及青光眼患者禁用。

（张国林　罗应刚）

qīngxiùsuānjiālántāmǐn

氢溴酸加兰他敏（galantamine hydrobromide）

一种胆碱酯酶抑制剂类药物，用于小儿麻痹后遗症、重症肌无力、肠麻痹、抗箭毒、阿尔茨海默病等多种疾病的治疗，是一种生物碱类天然产物加兰他敏的氢溴酸盐，结构式见图。又称尼瓦林、强肌宁。加兰他敏是从石蒜科植物分离的四环生物碱。由于空气中性质极不稳定，所以通常将其制成性质较为稳定的氢溴酸加兰他敏。

简史　加兰他敏是 1952 年由苏联学者普罗库尼娜（Proskurni-na E. V.）和雅科夫列娃（Yakovleva G. S.）首先从石蒜科植物沃氏雪花莲 Galanthus woronawaii 中分离发现的生物碱，又名雪花莲胺碱。20 世纪 60 年代被证明具有抗胆碱酯酶活性，并且作用持久，毒性低，其注射液和片剂主要用于小儿麻痹后遗症、重症肌无力、肠麻痹的治疗及作为抗箭毒类药物和手术麻醉后的催醒等。90 年代研究发现，加兰他敏有改善小鼠记忆障碍的功能，由此推测其对阿尔茨海默病的中枢胆碱功能障碍可能有效，加兰他敏作为抗阿尔茨海默病药物，于 2000 年 7 月被欧盟批准首次在英国和爱尔兰上市。2001 年，获得美国食品药品管理局许可用于治疗阿尔茨海默病，2003 年上市。

化学名称、性状、理化性质　氢溴酸加兰他敏的化学结构系统命名为：11-甲基-3-甲氧基-4a, 5, 9, 10, 11, 12-六氢-6H-苯并呋喃［3a, 3, 2-ef］［2］苯并氮杂䓬-6-醇氢溴酸盐。根据国际纯粹和应用化学联合会命名规则命名为：（4aS, 6R, 8aS）-4a, 5, 9, 10, 11, 12-hexahydro-3-methoxy-11-methyl-6H-benzofuro［3a, 3, 2-ef］［2］benzazepin-6-ol hydrobromide。分子式 $C_{17}H_{21}NO_3 \cdot HBr$，分子量 368.27，熔点 258～264℃，比旋度 $[\alpha]_D^{20} = -90° ～ -100°$（$H_2O$，$c = 2.0$）。在水中溶解，在乙醇中微溶，在丙酮、三氯甲烷、乙醚或苯中均不溶，为白色的结晶性粉末，无臭，味苦。

药物来源　石蒜属植物是加兰他敏原料药的主要植物来源。石蒜属植物为多年生草本植物，全球大约有 20 多种，野生资源较为丰富，主要分布于亚洲各国，中国约占 70% 以上，在福建、广东、广西、云南、四川等地有广泛分布；在这些野生资源中，忽地笑 Lycoris aurea 鳞茎中加兰他敏含量最高，为干重的 0.034%。在 2000 年，有专利报道用酪胺与 6-溴异香草醛为原料，经缩合、还原、氧化等反应即可得外消旋加兰他敏。

临床应用及毒性　氢溴酸加兰他敏的注射液和片剂已成功地用于小儿麻痹后遗症、重症肌无力、肠麻痹的治疗及作为抗箭毒类药物和手术麻醉后的催醒剂，它毒性低、效果温和、不良反应轻微，但在超量时，可有流涎、心动过缓、头晕、腹痛等不良反应；能有效改善阿尔茨海默病患者的认知功能，呈剂量依赖性，有 56% 的患者出现 1 种以上的不良反应，大部分是恶心、呕吐。有研究显示，配合中医针灸可以有效治疗面瘫、偏瘫。

（张国林　罗应刚）

qīngxiùsuāngāowūjiǎsù

氢溴酸高乌甲素（lappaconitine hydrobromide）

一种非成瘾性中枢镇痛药，是一种生物碱类天然产物高乌甲素的氢溴酸盐，结构式见图。高乌甲素是从毛茛科乌头属植物高乌头 Aconitum sinomontanum 的根中提取的一种生物碱——拉巴乌头碱（lappaconitine，又名刺乌头碱）。

简史　1894 年，瑞典卡罗林斯卡（Karolinska）研究所的罗森

图　氢溴酸加兰他敏结构式

图　氢溴酸高乌甲素的结构式

达尔（Rosendahl H. V.）在其论文中首次报道了拉巴乌头碱，其后，莫洛夫（Mollov N.）等于20世纪60年代证实拉巴乌头碱为"lappaconine"的乙酰氨基苯甲酸酯。1980年，陈泗英等率先从产于云南镇雄的高乌头中分离出高乌甲素。1981年，韦璧喻等从甘肃兰州海拔1700米的高乌头中也分离得到。1992年王锐等报道从甘肃产狭盔高乌头 Aconitum sinomontanum var. angustius 根中，1998年马晓强等报道从滇西乌头 Aconitum bulleyanum 根中也分离得到高乌甲素。2000年和2006年从紫花高乌头 Aconitum septentrionale 的种子和根中也分别分离得到高乌甲素。2003年图迪别科夫（Turdybekov D. M.）等确定了高乌甲素氢溴酸盐的晶体结构。

化学名称、性状、理化性质 氢溴酸高乌甲素的化学结构系统命名为：N-乙基-1α，14α，16β-三甲氧基-4β-[2-(乙酰氨基)苯甲酰氧基]-18-去甲乌头烷-8β，9β-二醇氢溴酸盐一水合物。分子式 $C_{32}H_{44}O_8N_2 \cdot HBr \cdot H_2O$，分子量683.64。氢溴酸高乌甲素为白色结晶，无臭，味苦；在水中微溶，在甲醇中溶解，在乙醇中极微溶解，在三氯甲烷中几乎不溶。

药物来源 主要来源于毛茛科乌头属植物高乌头根中。高乌头又名麻布七、统天袋、九连环，为多年生草本植物，多数生长在山坡草地、林下湿地，是中国特产植物，主要分布于中国中西部，包括四川、贵州、湖北西部、青海东部、甘肃南部、陕西、山西及河北。

临床应用及毒性 氢溴酸高乌甲素为非成瘾性镇痛药，市售剂型有片剂和注射液两种类型，具有较强的镇痛作用，适用于中度以上的疼痛。氢溴酸高乌甲素还具有局部麻醉、降温、解热和抗炎作用。临床上常用于癌症疼痛、剖宫产镇痛和带状疱疹引起的神经痛等，也可以在人工流产和膝骨关节炎中应用。氢溴酸高乌甲素与哌替啶相比镇痛效果相当，与哌替啶（杜冷丁）相比起效时间稍慢，而维持时间较长，故常与其他药物配伍使用；但镇痛作用为解热镇痛药氨基比林的7倍。高乌甲素经动物试验无致畸胎、致突变作用，亦不会发生蓄积中毒。服用氢溴酸高乌甲素仅个别出现荨麻疹、心慌、胸闷、头晕，停药后症状会很快消失。

（张国林 罗应刚）

qīngxiùsuāndōnglàngdàngjiǎn

氢溴酸东莨菪碱（scopolamine hydrobromide）

一种胆碱受体阻滞药物，是一种生物碱类天然产物东莨菪碱的氢溴酸盐，其结构式见图。东莨菪碱是从茄科植物中分离出来的一种莨菪烷型生物碱，为颠茄中药理作用最强的生物碱，可以抑制腺体分泌和中枢镇静。

简史 1880年，德国化学家拉登堡（Ladenburg A.）等从东莨菪 Scopolia japonica 中分离到东莨菪碱；1888年施米特（Schmit E.）又从茄科植物颠茄 Atropa belladonna 中获得该生物碱。中国的中药麻醉剂——洋金花制剂是源于公元2世纪名医华佗的麻沸散，

图 氢溴酸东莨菪碱结构式

其中有效成分是东莨菪碱。20世纪70年代初，北京友谊医院、中国医学科学院阜外医院、日坛医院等单位合作，研究用东莨菪碱与冬眠合剂作为麻醉剂成功地为1名12岁女孩进行心脏动脉导管手术。东莨菪碱作为中药麻醉剂在中国临床上已广泛应用，并且涉足戒毒方面，利用麻醉剂实现意识剥夺，可使阿片成瘾者无痛苦地度过戒断期。

化学名称、性状、理化性质 氢溴酸东莨菪碱为东莨菪碱的氢溴酸盐，化学结构系统命名为：9-甲基-3-氧杂-9-氮杂三环[3.3.1.02,4]壬烷-7-醇（−）-α-(羟甲基)苯乙酸酯氢溴酸盐三水合物[6β，7β-环氧-莨菪-3α-醇（−）-(S)-托品酸酯氢溴酸盐三水合物]。分子式为 $C_{17}H_{21}NO_4 \cdot HBr \cdot 3H_2O$，分子量438.32；比旋度 $[\alpha]_D^{20} = -24° \sim -27°$（$H_2O$，$c = 5$）。东莨菪碱为酯型生物碱，对碱不稳定。分子中羧酸结构单元为（S）-(−)-托品酸，胺结构单元为（6β，7β）-环氧莨菪-3α-醇。东莨菪碱为黏稠糖浆状液体，味苦且辛辣，易溶于乙醚、三氯甲烷、乙醇（1∶20）、丙酮以及热水中，可以溶于冷水，微溶于石油醚和苯；它能与多种无机或有机酸生成结晶盐，在稀碱中易消旋化生成 D, L-东莨菪碱从而失去光学活性，能与 HgCl 反应生成白色沉淀。临床上一般使用它的氢溴酸盐，氢溴酸东莨菪碱为无色结晶或白色结晶性粉末，微有分化性。

药物来源 主要从颠茄、东莨菪、莨菪子、曼陀罗叶、毛曼陀罗叶、欧莨菪、洋金花等植物中提取东莨菪碱；还可通过对曼陀罗毛状根的培养，从其培养液中提取；亦可通过合成得到。

临床应用及毒性　作用与阿托品类似，东莨菪碱作为一种胆碱受体阻滞药物，有广泛的药理活性，可以抑制腺体分泌和中枢镇静，在临床上主要用于麻醉前给药、对阿托品过敏的患者，也可以用于治疗帕金森病、晕动症、妊娠呕吐、放射性呕吐，还可以解痉、麻醉、止痛、解救有机磷中毒等；随着对其药理研究的不断进展，有研究发现它也可以用于治疗急性重型肝炎、流行性乙型脑炎、支气管哮喘、重症新生儿窒息、肺性脑病等。不良反应主要表现为心动过速、眩晕、震颤、疲乏、恶心（尤其在用量较大时）、口干、便秘等症状，但都比较轻微且持续时间短；经皮肤给药可引起嗜睡、幻觉、混乱、眼睛干涩、发红或瘙痒，还可能导致急性闭角型青光眼，也有引起昏迷、高热、惊厥的报道，偶见经皮肤给药后导致精神病、瞳孔大小不等及内斜视。对充血性心力衰竭、冠心病、高血压、心动过速、甲状腺功能亢进、回肠造口术后或结肠造口术后、轻度肝脏或肾脏疾病患者应该慎用，如过出现过敏反应应该及时停止用药，还有在注射时要注意避开神经与血管，如需反复注射，应左右交替注射，不要在同一部位注射。中毒者可用拟胆碱药解救及对症处理。有青光眼、前列腺肥大、重症肌无力、严重心脏病、器质性幽门狭窄、胃肠道梗阻性疾病、反流性食管炎、溃疡性结肠炎或中毒性巨结肠患者禁止使用该药。

（张国林　罗应刚）

jiǔshísuānmàijiǎo'àn

酒石酸麦角胺（ergotamine tartrate）

一种急性偏头痛治疗药物，是生物碱类天然产物麦角胺的酒石酸盐，结构式见图。麦角胺是来自麦角菌 *Claviceps purpurea* 的一种肽型生物碱，与咖啡因具有协同作用，可联合使用。

简史　麦角胺是1918年由瑞士山德士（Sandoz）制药公司的研发人员斯托尔（Stoll）首先分离纯化得到的肽型生物碱，存在于麦角菌中，麦角菌作为一种可诱导分娩的物质在16世纪开始使用，酒石酸麦角胺在1921开始在市场推广。其药动学和生物利用度研究的困难之一是它按小剂量给药，在血液和其他体液中难以检测和分析，随着质谱分析技术的发展，已经能在微克水平上分析麦角胺和其他药物的血样，才使得对麦角胺进入药动学的研究。在中国，麦角胺-咖啡因被列为国家第二类精神药品管理的药品，务必严格遵守国家对《精神药品管理办法》的管理条例，按规定开写精神药品处方和供应、管理此类药物防止滥用。

化学名称、性状、理化性质　麦角胺俗称贾乃金，5′α-苄基-12′-羟基-2′-甲基-麦角胺烷-18,3′,6′-三酮（5′-benzyl-12′-hydroxy-2′-methyl-ergotaman-18,3′,6′-trione）。分子式为 $C_{33}H_{35}N_5O_5$。麦角胺为无色结晶或类白色结晶性粉末，无臭，熔点为213~214℃，易溶于三氯甲烷、吡啶、冰醋酸，易溶于酒石酸溶液（临床上常使用酒石酸麦角胺）；可溶于乙酸乙酯，微溶于苯，几乎不溶于水和石油醚，麦角胺很不稳定，对光和空气敏感，遇酸易异构化。酒石酸麦角胺为麦角胺的酒石酸盐，分子式（$C_{33}H_{35}N_5O_5$）$_2$·$C_4H_6O_6$，分子量1313.43。无色结晶或类白色结晶性粉末；无臭；能溶于水、乙醇（1:500）；酒石酸溶液中易溶。遇光、空气易变质。

药物来源　麦角胺存在于麦角菌中，是麦角菌的次级代谢产物，所以通过培养麦角菌从其发酵液中提取。微生物容易培养，所以有较充足的药物资源。

临床应用及毒性　主要用于治疗偏头痛，能够减轻其症状，没有预防和根治作用，只宜头痛发作时短期使用，与咖啡因合用比单用麦角胺疗效好，副作用也较轻。许多患者长期使用并未发现明显的毒副作用，但少数对麦角胺高度过敏的患者采用短期中等剂量后，即可出现心肌梗死、肾动脉狭窄和脑梗死。麦角胺中毒出现的末梢局部缺血是因麦角衍生物的直接作用导致血管平滑肌收缩所致，可能出现头痛、间歇性跛行、肌肉疼痛、麻痹、四肢发冷和苍白，甚至坏疽；麦角中毒通常与其量过大有关，另有报道，在合用大环内酯类药物（特别是红霉素）时，正常剂量的麦角胺制剂也引起麦角中毒。另外，麦角胺是一种血管收缩剂，能够抑制人体子宫产后出血。患有高血压、心绞痛、闭塞性血管病、肝肾疾病者及孕妇应该禁用。

（张国林　罗应刚）

图　酒石酸麦角胺结构式

xiāosuānmáoguǒyúnxiāngjiǎn

硝酸毛果芸香碱（pilocarpine nitrate）

一种青光眼和口干燥病治疗药物，是一种生物碱类天然产物毛果芸香碱的硝酸盐，结构式见图。毛果芸香碱是从毛果芸

香属植物 *Pilocarpus jaborandi* 叶中分离得到的生物碱。为了增加其水溶性通常以其硝酸盐作为药物制剂原料。

简史 1875 年，两位英国科学家哈迪（Hardy M. E.）和杰拉德（Gerrard A. W.）在芸香科植物中发现毛果芸香碱，在 1876 年由英国科学家金泽特（Kingzett C. T.）确定其化学式。毛果芸香碱是稠厚无色的油质物质。由于其结构相对简单，早在 20 世纪 30 年代已有人工合成，但并没有扩大到工业生产。在 1878 年美国科学家亨利（Henry R.）就报道毛果芸香碱可用于治疗眼睛疾病。后来也有大量毛果芸香碱治疗其他疾病的报告，但都由于一些毒副作用而没有得到很好的运用。毛果芸香碱属于直接胆碱能药，主要用于眼科治疗青光眼作为缩瞳和降眼压药。

化学名称、性状、理化性质 硝酸毛果芸香碱的化学结构系统命名为：（3*S*, 4*R*）-4-［（1-甲基-1*H*-咪唑-5-基）甲基］-3-乙基二氢-2（3*H*）-呋喃酮硝酸盐。分子式 $C_{11}H_{16}N_2O_2 \cdot HNO_3$，分子量 271.27；比旋度 $[\alpha]_D^{20} = +80° \sim +83°$（$H_2O$，$c = 10$）。硝酸毛果芸香碱为无色结晶或白色结晶性粉末；无臭；遇光易变质。溶于水，微溶于乙醇，不溶于三氯甲烷、乙醚、苯与石油醚。熔点 174~178℃，熔融时分解。

药物来源 产自南美洲的芸

图　硝酸毛果芸香碱结构式

香科毛果芸香属植物是已知的毛果芸香碱的唯一来源，商业应用是从 *Pilocarpus jaborandi* 叶中提取得到。

临床应用及毒性 硝酸毛果芸香碱在临床上常用于眼科，治疗青光眼以降低眼压。由于药效确切，使用已有百年的历史。临床采用的剂型为水溶液，硝酸毛果芸香碱滴眼液的作用为缩瞳，减低眼内压和调节痉挛。毛果芸香碱临床上一直采用局部给药方法，配制成滴眼液，治疗青光眼，而不作全身性应用，主要认为口服应用副作用较大。但国外研究发现口服应用毛果芸香碱具有新的治疗适应证，且掌握合适的剂量范围并不产生严重的不良反应。口服毛果芸香碱可治疗头颈部肿瘤因放疗引起的口腔干燥症。不良反应：常见有出汗、寒战、恶心、头晕、鼻炎、面红、乏力、头痛、尿频、腹泻、消化不良。

（张国林　罗应刚）

xiāosuānyíyèqiūjiǎn

硝酸一叶萩碱（securinine nitrate）　一种小儿麻痹症和面部神经麻痹治疗药物，是生物碱类天然产物一叶萩碱的硝酸盐，结构式见图。一叶萩碱是从大戟科植物一叶萩 *Securinega suffruticosa*（Pall.）Rehd. 中提取的吲哚里西丁类生物碱，是一种 γ-氨基丁酸识别位点的拮抗剂。

简史 1956 年苏联化学家穆

图　硝酸一叶萩碱结构式

拉夫的伊娃（Murav'eva V. I.）从俄罗斯乌苏里地区所产一叶萩植物中分离得到一叶萩碱，1962 年日本化学家萨托达（Satoda I.）通过光谱分析得出其化学结构。1965 年日本化学家萨蒂奥（Satio S.）通过 X 射线晶体方法对一叶萩碱的结构进行了确认。1967 年日本科学家堀井（Horii Z.）完成了一叶萩碱消旋体的合成。2000 年日本科学家并木（Namiki H.）通过分子内的狄尔斯-阿尔德（Diels-Alder）反应合成了一叶萩碱。一叶萩碱具有中枢神经生物活性，常作为 γ-氨基丁酸受体拮抗剂。初步药理研究认为一叶萩碱为中枢兴奋剂，推荐临床治疗小儿麻痹后遗症、面神经麻痹以及伴有抑郁的神经衰弱等。具有士的宁样作用，引起惊厥。张均田等证明一叶萩碱有拮抗大鼠海马齿状回 γ-氨基丁酸受体，参与长时程增强的形成。一叶萩碱真正成为新型 γ-氨基丁酸受体拮抗剂，还是来自博伊特勒（Beutler J. A.）等的实验研究。

化学名称、性状、理化性质 硝酸一叶萩碱的化学结构系统命名为：（6*S*, 11a*R*, 11b*S*）-9, 10, 11, 11a-四氢-8*H*-6, 11b-亚甲呋喃并［2, 3-c］吡啶并［1, 2-a］氮杂䓬-2（6*H*）-酮硝酸盐［一叶萩烷-11-酮硝酸盐（securinan-11-one nitrate）］。白色或微带橙红色粉末，味苦。溶于乙醇和水，遇光易变质为玫瑰色，应避光保存。

药物来源 一叶萩碱来自大戟科（Euphorbiaceae）植物一叶萩，该植物分布于西伯利亚东部、远东、韩国、日本，中国主要生长于华北、内蒙古及长白山一带。由于其化学结构的特点，很多化学家所研究了其合成路线，可以通过 9 步化学反应实现。

临床应用及毒性　硝酸一叶萩碱在临床主要用于治疗小儿麻痹症及其后遗症，面神经瘫痪等神经性疾患，亦用于治疗慢性再生障碍性贫血。中国 20 世纪 60 年代初曾报道应用硝酸一叶萩碱治疗小儿脊髓灰质炎麻痹症，但临床疗效不显著。后来，通过加大使用量和结合穴位治疗取得了很好的疗效。当一叶萩碱使用过量时则表现出中毒症状：血压升高，面、颈肌抽动、痉挛。强直发作时因膈肌和肋间肌痉挛而致呼吸停止。

（张国林　罗应刚）

xiāosuānshìdíníng

硝酸士的宁（strychnine nitrate）

一种神经麻痹性疾患治疗药物，是生物碱类天然产物士的宁的硝酸盐，结构式见图。士的宁又名番木鳖碱，是从马钱科植物番木鳖，即马钱 Strychnos nux-vomica 的种子中提取出来的吲哚类生物碱。为一种剧毒的化学物质，一般用来毒杀老鼠等啮齿类动物，对人亦有剧毒。

简史　士的宁是中药马钱子的主要有效成分之一，亦是主要的有毒成分。1818 年士的宁由法国化学家卡文图（Caventou J.）和佩尔蒂埃（Pelletier P. J.）首次从马钱科植物马钱子中发现，士的宁是该类植物中第一个被鉴定的生物碱。同科的其他植物中

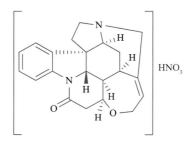

图　硝酸士的宁的结构式

也发现存在士的宁和其衍生物。士的宁的结构鉴定经历了漫长的历史，其中英国化学家罗宾森（R. Robinson）与美国化学家伍德沃德（R. B. Woodward）及其同事们做了大量的工作。1946 年罗宾森最终确定了士的宁的结构；1954 年伍德沃德首次完成化学全合成。该合成在有机合成的历史上也是具有深远意义，两位科学家都获得诺贝尔奖。历史记录表明，早在 1640 年欧洲就将含有士的宁的制剂用来杀狗、猫、鸟等动物。在中国古代马钱子的毒性已经众所周知，虽然当时并不知道里面含有士的宁。士的宁作为毒药杀死啮齿动物和小型食肉动物的毒药在欧洲销售。钱铭净等在研究制马钱子减轻脊髓病理损伤时发现其能选择性的提高脊髓兴奋功能，使神经冲动在脊髓内容易传导，缩短脊髓的反射时间，增强反射强度。有临床报道，急性脊髓炎患者转入恢复期时，神经的恢复非常缓慢，利用士的宁能兴奋脊髓的反射功能，提高大脑皮质感觉中枢的功能对于急性脊髓炎患者加快恢复神经功能有明显的疗效。

化学名称、性状、理化性质

根据国际纯粹和应用化学联合会命名规则，硝酸士的宁化学结构系统命名为（4aR, 5aS, 8aR, 13aS, 15aS, 15bR）-4a, 5, 5a, 7, 8, 13a, 15, 15a, 15b, 16-decahydro-2H-4, 6-methanoindolo［3, 2, 1-ij］oxe-pino［2, 3, 4-de］pyrrolo［2, 3-h］quinoline nitrate［士的宁烷-23-酮硝酸盐（strychnidin-23-one nitrate）；番木鳖-10-酮硝酸盐（strychnidin-10-one nitrate）］。分子式 $C_{21}H_{22}N_2O_2 \cdot HNO_3$，分子量 397.44。硝酸士的宁为无色无臭针状结晶或者白色结晶性粉末，

易溶于沸水，略溶于水，微溶于乙醇或三氯甲烷，在乙醇中几乎不溶。游离士的宁为无色针状结晶或白色结晶性粉末，无臭，味极苦；熔点 268～290℃；$[\alpha]_D^{20} = -104.0°$（乙醇）。

药物来源　由马钱子植物的成熟种子提取士的宁后，再用硝酸处理而制得。

临床应用及毒性　硝酸士的宁通常制备成注射剂，通过皮下给药。硝酸士的宁临床上主要用于治疗神经麻痹性疾患，特别是脊髓因注射链霉素引起的骨骼肌松弛、弱视症等。对脊髓有高度的选择性兴奋作用，能使脊髓反射兴奋性提高，容易产生惊厥。临床用作中枢兴奋剂，用于巴比妥类药物中毒，还可用于弱视症、半瘫和瘫痪以及对抗因注射链霉素引起的毒性反应，士的宁对肝癌有一定的治疗效果。士的宁毒性较大，安全范围窄，过量或长期使用易发生中毒。士的宁中毒后，中毒者初期有嚼肌及颈部肌肉抽筋感，咽下困难，全身不安，然后出现强直性惊厥，继而发展为强制性惊厥，角弓反张等症状。严重惊厥反复发作 6 次以上者，常见呼吸麻痹窒息或心力衰竭。

（张国林　罗应刚）

shuǐyángsuāndúbiǎndòujiǎn

水杨酸毒扁豆碱（physostigmine salicylate）

一种胆碱酯酶抑制剂类药物，是一种生物碱类天然产物毒扁豆碱的水杨酸盐，结构式见图。毒扁豆碱是从豆科植物毒扁豆 Physostigma venenosum 的种子中分离得到的吲哚类生物碱。水杨酸毒扁豆碱为拟胆碱药，有抗胆碱酯酶作用，因不良反应多，持续时间长，临床上仅用于青光眼及验光后对抗扩瞳药。

简史　毒扁豆碱最初是由德

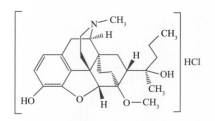

图 水杨酸毒扁豆碱结构式

国化学家约布斯特（Jobst J.）和黑塞（Hesse O.）于1864年从非洲西部的毒扁豆种子中分离得到，其结构到1925年才被美国科学家斯特德曼（Stedman E.）和巴奇（Barge G.）所确定。毒扁豆碱是已知最早的乙酰胆碱酯酶抑制剂。早在1864年天然毒扁豆碱已经应用于临床，作为一个有效的和特定的治疗阿托品中毒的良方。在1877年，天然毒扁豆碱被应用于眼科，主要治疗青光眼。毒扁豆碱的主要药理作用主要表现在能够短时间内有效抑制乙酰胆碱酯酶和丁酰胆碱酯酶，因此可用于青光眼、阿托品中毒和有机磷中毒的治疗。由于毒扁豆碱具有广泛的生物活性，其应用受到了大量关注，对其研究报道非常多。早在19世纪60年代，毒扁豆碱就被作为一种毒药进行了研究，但直到合成其类似物之后，才真正认识到其对乙酰胆碱酯酶的特殊亲和力。毒扁豆碱的应用主要是治疗阿尔茨海默病，但是它具有作用时间短、毒副作用大的缺点，因而对其合成和结构改造的合成工作一直在进行之中。

化学名称、性状、理化性质 水杨酸毒扁豆碱的化学结构系统命名为：[（3aR, 8bS）-3, 4, 8b-三甲基-2, 3a-二氢-1H-吡咯［2,3-b］吲哚-7-基]-N-甲基氨基甲酸甲酯水杨酸盐。根据国际纯粹和应用化学联合会命名规则，水杨酸

毒扁豆碱命名为：（3aR, 8aS）-1, 3a, 8-trimethyl-1H, 2H, 3H, 3aH, 8H, 8aH-pyrrolo［2,3-b］indol-5-yl N-methylcarbamate。水杨酸毒扁豆碱为无色或微带淡黄色有光泽的晶体或粉末，无臭，长期露置于空气或日光中渐变为淡红色，熔点186～187℃，溶于乙醇或三氯甲烷，稍溶于水（1:75）。

药物来源 水杨酸毒扁豆碱为毒扁豆碱的水杨酸盐，毒扁豆碱主要来源于非洲西部的毒扁豆种子。毒扁豆碱是四氢吡咯并吲哚环系的天然产物，已经发现了大量与其结构相似的生物碱，而且大都具有很强的生物活性。

临床应用及毒性 通常制成滴眼液形式给药。有抑制胆碱酯酶的作用，使胆碱能神经末梢所释放的乙酰胆碱免遭此酶的水解，从而充分发挥乙酰胆碱的作用。水杨酸毒扁豆碱并不破坏胆碱酯酶，只是与酶结合形成易解离的复合物，而使酶的活性暂时丧失，因而是一种可逆性胆碱酯酶抑制剂。水杨酸毒扁豆碱溶液滴眼有兴奋平滑肌及横纹肌的作用，能缩小瞳孔、降低眼内压，主用于青光眼等。它与中枢神经系统的作用概括为小剂量时兴奋，大剂量抑制，故较少做全身给药，只用于眼科。毒扁豆碱可通过血脑屏障进入脑组织，使脑内乙酰胆碱蓄积。

（张国林 罗应刚）

盐酸二氢埃托啡（dihydroetorphine hydrochloride） 一种镇痛和戒毒药物，是一种半合成生物碱类天然产物物二氢埃托啡的盐

酸盐，结构式见图。二氢埃托啡为人工半合成的一种阿片类生物碱吗啡的衍生物，属阿片受体激动剂类高效麻醉性的镇痛药。在镇痛和戒毒方面具有重要的药理作用。

简史 1967年英国化学家本特利（Bentley K.W.）等合成了二氢埃托啡，进行初步镇痛试验，并报道了它的等效镇痛效果为吗啡的1000倍以上，是一种强效镇痛药（止痛药）。盐酸二氢埃托啡是中国开发、研制的强效镇痛药，于1987年12月31日批准生产。因连用7～10天一般不至于形成对它自身的依赖，可起到代替脱瘾的目的，中国卫生部于1991年5月批准盐酸二氢埃托啡试用于阿片类戒毒。1991年6月正式批准生产上市，上市后部分地区存在滥用现象导致依赖性及中毒死亡病例时有发生。

化学名称、性状、理化性质 盐酸二氢埃托啡化学结构系统命名为7α-[1-(R)-羟基-1-甲基丁基]6, 14-内乙桥四氢东罂粟碱盐酸盐。根据国际纯粹和应用化学联合会命名规则命名为：（5R, 6R, 7R, 9R, 13S, 14R）-7-[(R)-2-hydroxypentan-2-yl]-6-methoxy-17-methyl-4, 5-epoxy-6, 14-ethanomorphinan-3-olhydrochloride。分子式$C_{25}H_{35}NO_4$·HCl，分子量450.02；比旋度$[\alpha]_D^{20} = -64.5° ～ -69.0°$（MeOH, $c = 1.0$）。盐酸二氢埃托

图 盐酸二氢埃托啡结构式

啡为白色或类白色结晶性粉末，在甲醇中溶解，在水或乙醇中微溶，在三氯甲烷中几乎不溶。

药物来源 盐酸二氢埃托啡是人工半合成的产物，生产中主要是片剂及针剂两种剂型。由蒂巴因、乙醇以及 1-己烯-3 酮通过狄尔斯-阿尔德反应、氢化、格利雅（Grignard）反应、结晶、水解、重结晶等过程合成得到。

临床应用及毒性 盐酸二氢埃托啡属化学合成的阿片受体激动剂，是高效麻醉性的镇痛药。临床使用主要是片剂及针剂两种剂型。盐酸二氢埃托啡主要用于镇痛和戒毒。广泛用于外科手术，如妇产科手术、恶性肿瘤转移的剧痛病例，也广泛用于骨折、烧伤、麻醉辅助等疼痛病例。与吗啡相比，二氢埃托啡的镇痛作用强而成瘾性小，出现了镇痛作用与成瘾作用分离的现象。二氢埃托啡用于各种外科手术的静脉复合麻醉，副作用也小于芬太尼、哌替啶和吗啡，且术后复苏也较此 3 种药物快。但是在临床应用上曾出现一些不良反应，如晕厥、药疹、呼吸停止、消化道反应（头晕、恶心、呕吐症状）、嗜睡等，并且过量服用盐酸二氢埃托啡可造成生理和心理依赖性，因此被列入麻醉药品严格管制。

（张国林　罗应刚）

yánsuānmáhuángjiǎn

盐酸麻黄碱（ephedrine hydrochloride）

一种支气管哮喘和低血压治疗药物，是一种生物碱类天然产物麻黄碱的盐酸盐，结构式见图。麻黄碱是一种从麻黄属植物中提取出来的芳香醇胺衍生物。盐酸麻黄碱是一种拟肾上腺素药，兼具有 α、β 两种肾上腺受体的兴奋作用。

简史 1885 年，日本化学家山成（Yamanashi G.）首先从麻黄 *Ephedra sinica* 中分离出不纯净但有类似麻黄活性的组分。1887 年日本化学家长井（Nagai N.）分离出一种纯净的碱性物质，命名为麻黄碱。1922 年，德国科学家埃姆德（Emde H.）等研究表明，麻黄碱的化学结构为 2-甲胺基-1-苯基-1-丙醇，含两个不对称碳原子；并观察到麻黄碱和伪麻黄碱在回流的盐酸中可相互转化，确定两者互为非对映异构体。1950 年，英国科学家布儒斯特（Brewster P.）等通过化学方法将麻黄碱的构型与（R）-（-）-扁桃酸和 L-丙氨酸的构型相关联从而确定了麻黄碱和伪麻黄碱的构型。中国药理学家陈克恢等证明麻黄碱具有拟交感活性，具有潜在的药用价值，是一种肾上腺素激动剂，能兴奋 α 及 β 受体。

化学名称、性状、理化性质

盐酸麻黄碱的化学结构系统命名为：（1R, 2S）-2-甲氨基-苯丙烷-1-醇盐酸盐。分子式 $C_{10}H_{15}NO \cdot HCl$，分子量 201.70；比旋度 $[\alpha]_D^{20} = -33.0° \sim -35.5°$（$H_2O$，$c = 5.0$）。盐酸麻黄碱为白色针状结晶或结晶性粉末，无臭，味苦，在水中易溶（1:4），在乙醇中溶解（1:15），在三氯甲烷或乙醚中不溶。熔点为 217～220℃。

药物来源 主要来源于麻黄属植物。麻黄属植物全世界共有 67 种，中国有 15 种及 2 个变种，主要分布于内蒙古、甘肃、山西、

图　盐酸麻黄碱的结构式

河北、四川等地，生长在沙丘、干草原、丘陵山地、荒滩等干燥地区。常见的有草麻黄、木贼麻黄、中麻黄、滇产丽江麻黄、矮麻黄、山岭麻黄、膜果麻黄、双穗麻黄、斑子麻黄。麻黄的不同部位有效成分含量不同，茎中的含量最高。工业生产中，还可以用苯丙烯或丙醛为原料合成麻黄碱。德国制药工业就曾用苯丙烯为原料生成二溴化合物后，与甲醇共热，再与甲基胺反应，得到外消旋的麻黄碱。沃尔斯塔特（Wllstätter R.）利用苯甲醛通过酿酒酵母 *Saccharomyces cerevisiae* 作用转化为（R）-（-）-1-羟基苯乙酮，后者在甲胺中经过铂催化氢化得到麻黄碱。

临床应用及毒性 盐酸麻黄碱是一种拟肾上腺素药，兼具有 α、β 两种肾上腺受体的兴奋作用。临床使用盐酸麻黄碱的片剂与注射液。盐酸麻黄碱为拟肾上腺素药，能兴奋交感神经。临床用其治疗支气管哮喘和各种原因引起的低血压状态，尤其蛛网膜下麻醉及硬脊膜外麻醉引起的低血压。亦用于滴鼻消除黏膜充血。外用制剂有盐酸麻黄碱注射液和盐酸麻黄碱滴鼻液。有增加兴奋程度的作用，服用过量时，可引致烦躁、失眠等中枢兴奋症状，也有致血压升高等副作用。盐酸麻黄碱是制造冰毒的重要原料，已被纳入易制毒化学品管理。由于非法买卖、套购含麻黄碱类复方制剂制造毒品案时有发生，含有盐酸麻黄碱成分的药品制剂已被 β 受体激动剂所取代。临床使用麻黄碱时，必须注意该药与巴比妥类、氨茶碱、吩噻嗪类、苯海拉明等药物的相互作用所致不良反应。

（张国林　罗应刚）

yánsuānkěkǎyīn

盐酸可卡因 （cocaine hydrochloride）

一种局部麻醉药，是一种生物碱类天然产物可卡因的盐酸盐，结构式见图。可卡因是从古柯属植物中获得的生物碱，是人类发现的第一种具有局部麻醉作用的天然生物碱。盐酸可卡因是长效酯类局部麻醉药，但同时也是一种具有成瘾作用的毒品。

简史 公元前 2500 年，南美原住民即嚼食古柯叶。1855 年，德国化学家菲烈德克（Friedrich G.）首度从古柯 *Erythroxylum novogranatense* 叶中提取出麻药成分，其后，德国哥廷根大学（University of Göttingen）博士生尼曼（Niemann A.）精制出更高纯度的物质，尼曼将其命名为古柯碱（cocaine）。1859 年，首部研究古柯树的药用书籍出版。1880 年代初期，以 6% 古柯碱成分之药酒问世，称为马林安尼。古柯碱有成瘾作用，古柯产地的人滥用的是古柯叶和古柯浆，而其他地方滥用的是可卡因。1914 年，美国政府率先将古柯碱列为禁药。在 1985 年出现了纯古柯碱后，至 21 世纪初古柯碱仍为世界主要毒品之一。20 世纪末，中国出现了首例可卡因贩毒案，21 世纪初吸贩可卡因的案件有逐年增多趋势。

化学名称、性状、理化性质 盐酸可卡因的化学结构系统命名为：8-甲基-3-（苯甲酰氧基）-8-氮杂双环［3.2.1］辛烷-2-甲酸甲酯盐酸盐。分子式 $C_{17}H_{21}NO_4 \cdot HCl$，分子量 339.82；比旋度 $[\alpha]_D^{20} = -71° \sim -73°$（$H_2O$, $c = 2.0$）。盐酸可卡因为白色结晶或结晶性粉末，无臭，在水中极易溶解，在乙醇中易溶，在三氯甲烷中溶解，在乙醚中不溶。可卡因的主要代谢产物有苯甲酰芽子碱和芽子碱甲酯，还可进一步水解生成芽子碱。

药物来源 可卡因化学名为苯甲酰甲基芽子碱，因其原料来自美洲大陆的传统灌木"古柯"，故又称古柯生物碱。可卡因可合成得到，但天然可卡因具有更低的成本、更高的纯度控制，是可卡因的主要来源。古柯 *Erythroxylum novogranatense* 为灌木，原产于秘鲁、玻利维亚、哥伦比亚，是美洲大陆的传统种植作物。世界上主要的古柯种植地区是拉丁美洲的哥伦比亚、秘鲁、玻利维亚和巴西所在的安第斯山和亚马孙，总面积在 20 万平方公里以上。其中秘鲁是世界上最大的可卡因产地，其古柯种植面积高达 8 万公顷以上。

临床应用及毒性 盐酸可卡因是一种局部麻醉药，最早用于局部麻醉和治疗哮喘。曾主要用于临床外科和眼科手术的局部麻醉，如口、鼻、咽、耳、尿道、阴道等手术麻醉。盐酸可卡因也是常用牙髓失活剂的主要成分。但因其毒性大并易于成瘾，且滥用可卡因会导致精神错乱、中风、癫痫发作等，故已被其他局部麻醉药所取代。

（张国林　罗应刚）

yánsuānluòbèilín

盐酸洛贝林 （lobeline hydrochloride）

一种中枢性呼吸抑制治疗药物，是一种生物碱类天然产物洛贝林的盐酸盐，结构式见图。洛贝林是从桔梗科植物山北美山梗菜 *Lobelia inflata* 中提取的生物碱，又叫山梗菜碱、祛痰菜碱、半边莲碱。盐酸洛贝林能选择性地兴奋颈动脉化学感受器，反射地兴奋呼吸中枢，在呼吸兴奋方面具有重要作用。对于肿瘤细胞有一定的抑制作用，可以逆转肿瘤细胞的多药耐药。

简史 1813 年，美国药物学家卡特勒（Cutler R. D.）将北美山梗菜作为治疗哮喘的主要药物。英国化学家普罗克特（Proctor J.）于 1838 年首次提取出其生物碱，并记录了其药理性质。1925 年德国化学家威兰（Wieland H. O.）首次报道洛贝林的化学结构并公布其合成方法，由此引导该物质纯化并开启洛贝林作为重要药物应用的新篇章。

化学名称、性状、理化性质 盐酸洛贝林的化学结构系统命名为：2-［（2R,6S）-1-甲基-6-［（S）-2-羟基-2-苯基乙基)]-2-哌啶基］苯乙酮盐酸盐。分子式 $C_{22}H_{27}NO_2 \cdot HCl$，分子量 373.92；比旋度 $[\alpha]_D^{20} = -56° \sim -58°$（$H_2O$, $c = 1.0$）。盐酸洛贝林为白色结晶或颗粒状粉末，无臭，味苦，水溶液显弱酸性反应，在乙醇或三氯甲烷中易溶，在水中溶解。

药物来源 盐酸洛贝林由山梗菜科山梗菜属植物中提取所得。山梗菜不同部位有效成分含量又差异，其中根部含量最高。山梗菜生于河边、沼泽、草甸子等水

图　盐酸可卡因的结构式

图　盐酸洛贝林的结构式

湿处，中国有 17 属约 150 种，主要分布在东北及山东、台湾、云南、江西等地。也可人工合成。

临床应用及毒性 盐酸洛贝林能选择性地兴奋颈动脉化学感受器，反射地兴奋呼吸中枢，在呼吸兴奋方面具有重要作用。主要用于各种原因引起的中枢性呼吸抑制，如新生儿窒息，吸入麻醉药及其他中枢抑制药如吗啡或巴比妥类中毒、一氧化碳引起的窒息以及肺炎、白喉等传染病引起的呼吸衰竭。洛贝林的盐酸盐或硫酸盐曾作为口服戒烟药。使用剂量过大可引起出汗、乏力、心动过速、呼吸抑制、血压下降、体温下降，甚至强直性阵挛性惊厥及昏迷。对于肿瘤细胞也有一定的抑制作用，可以逆转肿瘤细胞的多药耐药性。

（张国林　罗应刚）

yánsuānmǎfēi

盐酸吗啡（morphine hydrochloride）　一种麻醉性镇痛药，是生物碱类天然产物吗啡的盐酸盐（结构式见图）。吗啡是从罂粟 *Papaver somniferum* 等植物中分离得到的生物碱，具有镇痛、镇静、镇咳、兴奋平滑肌以及扩张血管等多种药理作用。在天然药物中，吗啡占有特殊的地位，其镇痛作用是其他天然药物无可匹敌的，一直被视为解除剧痛最有效的传统止痛药。

简史 吗啡是人类发现的第

图　盐酸吗啡结构式

一个生物碱，其来源植物远古时期就被用于镇痛。鸦片（罂粟未成熟果实中浆状物的干燥物）制品于公元前 700 年左右在亚述文字记载中用于镇痛。1804 年，德国药剂师泽尔蒂纳（F. Sertürner）第一次分离出纯吗啡，命名为 morphin（mopheus，希腊语，意为"睡眠之神"）。其后 120 余年许多科学家致力于吗啡的结构确证。英国牛津大学化学教授罗宾逊爵士（Robinson R.）和格兰德（Gulland J. M.）通过一系列的降解实验，于 1925 年才得出吗啡的分子结构。1927 年舍普夫（Schöpf C.）确证该结构。1952 年马歇尔·盖茨（M. Gates）和楚迪（Tschudi G.）完成其全合成，1968 年阐明其绝对构型。吗啡是强镇痛药的原形。吗啡的二乙酰化产物二乙酰吗啡，即海洛因（he-roin）。1874 年英国伦敦圣·玛丽医院药师 C.·莱特在吗啡中加入冰醋酸等物质，首次得到镇痛效果更佳的半合成化衍生物二乙酰吗啡（比吗啡的镇痛作用高 4～8 倍）。海洛因为白色粉末，微溶于水，易溶于有机溶剂，盐酸海洛因易溶于水，其溶液无色透明。到 1899 年 8 月 21 日，德国拜尔（Bayer）公司开始大批量生产，当时的目的是为了治疗吗啡成瘾者，并且作为强度麻醉剂去推销，正式定名为海洛因（hero-in）而用于临床。

化学名称、性状、理化性质 盐酸吗啡的化学结构系统命名为：（5R, 6S, 9R, 13S, 14R）-17-甲基-3-羟基-4,5-环氧-7,8-二脱氢吗啡烷-6-醇盐酸盐三水合物［N-甲基-4,5α-环氧-7,8-二去氢吗啡烷-3,6α-二醇盐酸盐三水合物］。分子式 $C_{17}H_{19}NO_3 \cdot HCl \cdot 3H_2O$，分子量 375.85；比旋度 $[\alpha]_D^{20} =$

$-110° \sim -115°$（H_2O，$c = 2.0$）。吗啡本身通过与酸成盐溶解于酸中，与强碱形成酚盐而溶解，基本不溶于乙酸乙酯、三氯甲烷和乙醚，但是 3∶1 三氯甲烷-异丙醇可溶解。盐酸吗啡为白色、有丝光的针状结晶或结晶性粉末，无臭，遇光易变质，在水中溶解，在乙醇中略溶，在三氯甲烷或乙醚中几乎不溶，其水溶液在酸性条件下（pH 3～3.5）相对稳定，在中性或碱性条件下易被氧化，生成伪吗啡和 N-氧化吗啡。

药物来源 吗啡是从鸦片（含有约 16% 的吗啡）或者罂粟浓缩物中提取的，经精制成盐酸盐。吗啡全合成的最大挑战是其独特的五环结构以及 5 个毗邻的手性中心的构建。1952 年，美国化学家马歇尔·盖茨（M. Gates）首先实现了吗啡的人工全合成。之后，有多种全合成路线被报道，但是，这些化学合成方法，从经济性上都无法和从天然罂粟中提取的方法相比拟。截至 2016 年，吗啡的商业供应仍依赖于从罂粟中提取分离。

临床应用及毒性 盐酸吗啡为麻醉性镇痛药，可口服，也可注射，几乎适用于各种严重疼痛，包括晚期癌变的剧痛；同时，能消除疼痛所引发的焦虑、紧张、恐惧等情绪反应，引起某种程度的惬意和快感。其副作用也是明显的，可导致便秘、恶心、呕吐、晕眩、输尿管及胆管痉挛等现象，还可造成人体注意力、思维和记忆性能的衰退；具有成瘾性，使得长期吸食者对其产生严重的依赖性。因此，盐酸吗啡是国家特殊管理的麻醉药品。临床上也用吗啡的硫酸盐，即硫酸吗啡。为了克服吗啡易上瘾和呼吸抑制等副作用，人们对吗啡进行了结构修饰，得到各种衍生物镇痛药和镇咳药，如埃托啡、二氢埃托啡、丁丙诺啡、可待因（吗啡的单甲基醚）、乙基吗啡。可待因是临床上最有效的镇咳药之一。而烯丙吗啡、纳曲酮、纳洛酮等衍生物镇痛作用减弱，有较强的吗啡拮抗作用。但是，海洛因（heroin）的合成，不仅没有造福人类，反而成为危害人类的"白色瘟疫"。临床使用中吗啡需要注意该药与阿托品类、西咪替丁、乙醇等的相互作用所导致的反应。

（张国林　罗应刚）

yánsuānnàluòtóng

盐酸纳洛酮 （naloxone hydro-chloride）

一种阻断鸦片类麻醉性镇痛药过量致呼吸抑制和成瘾性的药物，是一种半合成生物碱类天然产物纳洛酮的盐酸盐，结构式见图。纳洛酮是人工半合成的羟（二）氢吗啡酮衍生物，是研究阿片受体的理想工具药，也是临床上常用的吗啡拮抗药。

简史　1961 年，美国科学家菲什曼（Fishman J.）首先合成盐酸纳洛酮，为羟（二）氢吗啡酮衍生物，菲什曼申请了相关专利。同时，美国科学家布隆伯格（Blumberg H.）研究其活性。其后，由日本三协（Sankyo）公司的科学家发布盐酸纳洛酮的完整报告，并在 1962 年 3 月申请英国专利，1963 年 10 月获授权。1971年美国食品药品管理局批准其药

图　盐酸纳洛酮的结构式

$HCl \cdot 2H_2O$

用。1982 年，菲什曼和布隆伯格因长期研究纳洛酮的合成及其医学应用等而获得约翰·斯科特（John Scott）奖。约翰·斯科特是苏格兰爱丁堡的药剂师，以他命名的约翰·斯科特奖授予那些对人类健康、福祉做出卓越贡献的发现，如玛丽居里、爱迪生、怀特兄弟等曾获此奖。盐酸纳洛酮被世界卫生组织确认为基本药物，其价格便宜。

化学名称、性状、理化性质
盐酸纳洛酮的化学结构系统命名为：N-烯丙基-4,5α-环氧-9,10-二去氢吗啡烷-6-酮-3,14β-二醇盐酸盐二水合物。分子式 $C_{19}H_{21}NO_4 \cdot HCl \cdot 2H_2O$，分子式 399.87；比旋度 $[\alpha]_D^{20} = -170° \sim -181°$（$H_2O$，$c = 2.5$）。盐酸纳洛酮为白色或类白色吸湿性结晶或结晶性粉末，无臭，溶于水和醇，不溶于三氯甲烷和乙醚。

药物来源　盐酸纳洛酮主要是从二甲基吗啡半合成制得。

临床应用及毒性　盐酸纳洛酮是临床应用最广的阿片受体拮抗药，可解除麻醉性镇痛药所致呼吸抑制和成瘾性，用于麻醉镇痛药的过量和中毒治疗以及解救急性乙醇中毒。基础方面用于阿片受体、内源性阿片样物质和镇痛药作用机制的研究；对非麻醉药物过量（乙醇、安定）、休克、脑梗死、新生儿窒息综合征等应激性疾病进行了试用，也取得了较好的治疗效果。口服吸收效果差，一般注射给药。不良反应少见，偶可出现嗜睡、恶心、呕吐、心动过速、高血压和烦躁不安。

（张国林　罗应刚）

yánsuānyīngsùjiǎn

盐酸罂粟碱 （papaverine hydro-chloride）

一种高血压的治疗药物，是一种生物碱类天然产物罂

粟碱的盐酸盐，结构见图。罂粟碱是从植物中分离的苄基异喹啉生物碱。尽管罂粟碱存在于罂粟之中，但在结构与药理学作用上都与镇痛鸦片类生物碱有区别。

简史　罂粟碱为阿片中的异喹啉生物碱之一，于 1848 年由德国默克（Merk）家族的乔治默克（Merck G.）在攻读博士学位时自阿片中发现，含量约为 0.5% ~ 1%。德国化学家戈尔德施米特（Goldschmiedt G.）等于 1900 年确定了其结构式。罂粟碱是鸦片中第一个结构被确证的生物碱。在 1911 年，瑞士化学家皮克泰（Pictet A.）等实现其化学合成。

化学名称、性状、理化性质
盐酸罂粟碱的化学结构系统命名为：1-(3,4-二甲氧基苄基)-6,7-二甲氧基异喹啉盐酸盐。分子式 $C_{20}H_{21}NO_4 \cdot HCl$，分子量 375.85。盐酸罂粟碱为白色结晶性粉末，熔点 220~225℃；无臭，味稍苦；在三氯甲烷中溶解，在水中略溶，在乙醇中微溶（1：40），在乙醚中几乎不溶。

药物来源　罂粟碱可以从鸦片或收取鸦片后的罂粟壳中分离得到，经精制得其盐酸盐。但植物中罂粟碱含量较少，获取不易。21 世纪初，仅以合成制备，工业上主要以邻甲氧基苯酚为原料，经过甲醚化、氯甲基化和氰化钠亲核取代等一系列反应，经过异喹啉中间体制得。

图　盐酸罂粟碱结构式

HCl

临床应用及毒性 临床使用片剂与注射剂。盐酸罂粟碱是一种非特异性的血管松弛剂,对血管、胃肠道、胆管等平滑肌都有松弛作用,主要用于治疗内脏痉挛、血管痉挛,并间或用于勃起功能障碍;也有报道,局部用药可以治疗牛皮癣。口服易吸收,但差异大,生物利用度约为54%,临床主要经静脉注射途径给药。主要不良反应有:恶心、厌食、头痛、晕眩、便秘或腹泻;静脉注射过量或过快,可引起心室颤动甚至死亡;过敏患者还可出现肝脏损害。

(张国林 罗应刚)

yánsuānwěimáhuángjiǎn

盐酸伪麻黄碱(pseudoephedrine hydrochloride) 一种感冒、过敏性鼻炎、鼻炎及鼻窦炎引起的鼻充血症状缓解药物,是一种生物碱类天然产物伪麻黄碱的盐酸盐,结构式见图。伪麻黄碱是从麻黄草等植物中分离得到的有机胺类生物碱,是麻黄碱的差向异构体。盐酸伪麻黄碱临床上广泛用作鼻充血减轻剂,是许多复方感冒药的主要成分。

简史 麻黄是著名的药材,中国传统医学用作辛温解表和平喘药已有2000余年的历史。1889年默克(Merck)公司宣称首次获得了伪麻黄碱,1930年中国学者陈克恢阐明其药理作用,1949年德国学者弗罗伊登贝格(Freudenberg M. A.)等人确定了其绝对构型。麻黄生物碱应用广泛,国际

市场需求量巨大。

化学名称、性状、理化性质 盐酸伪麻黄碱的化学结构系统命名为:(S,S)-2-甲氨基-1-苯基-1-丙醇盐酸盐,也可命名为(S,S)-(1-甲氨基)乙基苯甲醇盐酸盐。分子式 $C_{10}H_{15}NO \cdot HCl$,分子量201.70;$[\alpha]_D^{20} = +60.0° \sim +62.5°$($H_2O$,$c = 5.0$);熔点183℃~186℃。盐酸伪麻黄碱为白色结晶性粉末,无臭,味苦,在水中极易溶解,在乙醇中易溶,在三氯甲烷中微溶,化学性质较稳定。

药物来源 伪麻黄碱是从麻黄科植物草麻黄、中麻黄或木贼麻黄中提取的一种生物碱,它和麻黄碱共存在于其中。中国具有较好的麻黄资源,麻黄内麻黄碱的含量很高;中国是从天然麻黄草中提取天然麻黄碱的唯一生产国。化学合成麻黄碱的产物为dl-麻黄碱和dl-伪麻黄碱的外消旋体,需要进一步进行化学拆分,其工艺条件严格,生产成本很高。因此制药工业上,大部分的伪麻黄碱是采用微生物发酵法,经过前体L-苯基乙酰基甲醇合成得到。中国和印度是伪麻黄碱的主要生产国。

临床应用及毒性 盐酸伪麻黄碱为肾上腺素受体激动剂。其药理作用与麻黄碱相同但相对较弱,通过选择性地作用于上呼吸道的肾上腺素受体,收缩上呼吸道血管,缓解鼻咽部黏膜充血、肿胀,使鼻塞症状减轻,且中枢副作用较小。临床适应于:减轻感冒、过敏性鼻炎、鼻炎及鼻窦炎引起的鼻充血症状,控制支气管哮喘。但是,麻黄碱为二类精神药品,同时又是多种毒品如冰毒和摇头丸的合成中间体,因此许多国家将其列为管制药品。

(张国林 罗应刚)

yánsuānkuíníng

盐酸奎宁(quinine dihydrochloride) 一种抗疟药物,是一种生物碱类天然产物奎宁的盐酸盐,结构式见图。奎宁(quinine)也称为金鸡纳碱,它是茜草科植物金鸡纳树 Cinchona ledgeriana 及其同属植物树皮中的主要生物碱。盐酸奎宁是一种4-甲氧基喹啉类抗疟药,是快速血液裂殖体杀灭剂。

简史 17世纪,印第安人开始用金鸡纳树皮的提取液来治疗疟疾。金鸡纳树皮的提取物用于疟疾可以追溯到1633年,英国医师西德纳姆(Sydenham T.)开的处方"一盎司树皮,一品脱红酒配比,每四小时八到九汤勺"。1820年,法国化学家佩尔蒂埃(Pelletier P. J.)和卡文图(Caventou J.)揭示出奎宁是金鸡纳霜的活性成分并且首先提取得到纯品。奎宁的结构确定经历了一个漫长的过程。1852年,法国科学家路易斯·巴斯德(Louis Pasteur)对其进行最初的立体化学研究,阐明其为左旋体。1854年,德国化学家斯特雷克(Strecker A.)确定它的实验式为 $C_{20}H_{24}N_2O_2$,之后被斯克柔普(Skroup Z. D.)所证实。1908年,德国化学家拉比(Rabe P.)做了大部分工作确证了它的各个原子的正确连接次序,直到1940年它的立体结构才被最终确定。奎宁

图 盐酸伪麻黄碱的结构式

图 盐酸奎宁的结构式

是喹啉类衍生物，能与疟原虫的 DNA 结合，形成复合物，抑制 DNA 的复制和 RNA 的转录，从而抑制原虫的蛋白合成，作用较氯喹弱。另外，奎宁能降低疟原虫氧耗量，抑制疟原虫内的磷酸化酶而干扰其糖代谢。奎宁也引起疟色素凝集，但发展缓慢，很少形成大团块，并常伴随着细胞死亡。电子显微镜观察，可见原虫的核和外膜肿胀，并有小空泡，血细胞颗粒在小空泡内聚合，此与氯喹的色素凝集有所不同。在血液中，一定浓度的奎宁可导致被寄生红细胞早熟破裂，从而阻止裂殖体成熟。奎宁对红外期无效，长疗程可根治恶性疟，但对恶性疟的配子体亦无直接作用，故不能中断传播。

化学名称、性状、理化性质 盐酸奎宁的化学结构系统命名为：($8S, 9R$)-6′-甲氧基-奎宁烷-9-醇二盐酸盐 [($8S, 9R$)-6′-methoxy-cinchonan-9-ol dihydrochloride]。根据国际纯粹和应用化学联合会命名规则命名为：(R)-[($2S, 4S, 5R$)-5-vinyl-1-azabicyclo[2.2.2]octan-2-yl]-(6-methoxyquinolin-4-yl)methanol dihydrochloride]。分子式 $C_{20}H_{24}N_2O_2 \cdot 2HCl$，分子量 397.34。$[\alpha]_D^{20} = -223° \sim -229°$（0.1 摩尔/升盐酸，$c = 3.0$）。盐酸奎宁为白色粉末，无臭，味极苦，遇光渐变色，水溶液显酸性反应。盐酸奎宁在水中极易溶解，在乙醇中溶解，在三氯甲烷中微溶，在乙醚中极微溶解。

药物来源 奎宁天然来源有限，仅存在于南美和东南亚等地区的茜草科（Rubiaceae）金鸡纳树属 *Cinchona*、铜色树属 *Remijia* 和 *Euprea* 属植物中，远远不能满足民间治病所需。在拟通过推广

种植金鸡纳而提高产量未能实现的情况下，科学家们开始了它的实验合成。德国化学家拉比（Rabe P.）在 1908 年给出了奎宁的最终结构，从而使化学界能理性地开始设计合成奎宁。整个分子中含有 4 个手性中心（3、4、8、9-位碳原子），给构建该复杂结构带来了挑战。在 1944 ~ 1945 年，美国化学家伍德沃德（R. B. Woodward）在拉比和瑞士化学家普雷洛格（Prelog V.）研究的基础之上，由邻硝基苯甲醛出发经过还原，重氮化，缩合等主要反应步骤完成了真正意义上的奎宁的全合成。继伍德沃德全合成奎宁之后，相继又有几位科学家从不同的反应物出发，实现了奎宁的合成。

临床应用及毒性 盐酸奎宁用于治疗脑型疟疾和其他严重的恶性疟。常致金鸡纳反应，有耳鸣、头痛、恶心、呕吐，视力听力减退等症状，严重者产生暂时性耳聋，停药后常可恢复。24 小时内剂量大于 4 克时，可直接损害神经组织并收缩视网膜血管，出现视野缩小、复视、弱视等。大剂量中毒时，除上述反应加重外，还可抑制心肌、扩张外周血管而致血压骤降、呼吸变慢变浅、发热、烦躁、谵妄等，多死于呼吸麻痹。少数患者对奎宁高度敏感，小量即可引起严重金鸡纳反应。少数恶性疟患者使用小量奎宁可发生急性溶血（黑尿热）致死。奎宁还可以引起皮疹、瘙痒、哮喘等。静脉滴注应密切观察血压变化。

（张国林 罗应刚）

yánsuāntǒngjiàndújiǎn

盐酸筒箭毒碱（tubocurarine hydrochloride） 简称氯化筒箭毒碱。一种外科手术麻醉药，是一

种生物碱类天然产物筒箭毒碱的盐酸盐，结构式见图。筒箭毒碱或 *d*-筒箭毒碱是从植物中提取的双苄基异喹啉类生物碱，是箭毒的毒性成分。盐酸筒箭毒碱，为去极化神经阻断药物中的一种肌肉松弛剂。在外科手术中常用于麻醉以使骨骼肌松弛。另外，筒箭毒碱还是一种长效的烟碱乙酰胆碱受体拮抗剂。

简史 南美的原住民从南美防己科（Menispermaceae）植物的树皮中获得盐酸筒箭毒碱，并将其制成箭毒用于狩猎以获得新鲜食物。"curare" 这个词最早起源于南美印第安人称作的箭毒 "ourare"。筒箭毒碱被称作 "tubocurarine"，还因为含有 curare 的植物样品通过管子 "tube" 被储存和运送到欧洲。法国生理学家贝纳德（Bernard C.）发现，由于筒箭毒碱难以穿越黏膜，所以它只能通过注射用药方能发挥功效，作用于肌肉神经接点。1942 年，加拿大麻醉学家格里菲斯（Griffith H. R.）和约翰森（Johnson G. E.）将筒箭毒碱用作助剂用于辅助全身麻醉。筒箭毒碱可松弛肌肉。静脉注射后，各部肌肉按顺序松弛：首先为眼与头部肌肉，其次为颈部、四肢、躯干肌，然后为肋间肌，最后为膈肌。药效消散后恢复的次序与之相反。筒箭毒碱对中枢神经系统无影响，大剂量使用时对神经节有一定阻

图 盐酸筒箭毒碱的结构式

断作用。筒箭毒碱还可促进组胺的释放。筒箭毒碱还具有神经节阻断和释放组胺作用，可引起心率减慢、血压下降、支气管痉挛和唾液分泌增加等。从结构上看，它是一种苄基异喹啉衍生物。从1948年英国化学家金（King H.）第一次阐释其结构开始，它的结构一直被误认为是一种双季铵盐结构，即2个氮都被双甲基化。直到1970年，英国化学家威尔金森（Wilkinson S.）才证实了筒箭毒碱的单季铵结构，即2个氮中只有1个是被双甲基化的，而另一个则是单甲基化叔胺。

化学名称、性状、理化性质　盐酸筒箭毒碱的化学结构系统命名为：$(1S,1'R)$-2,2',2'-三甲基-6,6'-二甲氧基-7',12'-二羟基-氯化筒箭毒𬍡盐酸盐五水合物。分子式 $C_{37}H_{41}ClN_2O_6 \cdot HCl \cdot 5H_2O$，分子量771.73；比旋度 $[\alpha]_D^{20} = +210° \sim +224°$（$H_2O$，$c = 0.1$）。盐酸筒箭毒碱为白色至微黄色结晶性粉末，在水中溶解（1∶40），在乙醇中略溶（1∶75），在三氯甲烷或乙醚中几乎不溶，在氢氧化钠溶液中溶解。比旋度测定：取该品精密称定，加水溶解并定量稀释制成每毫升中约含10毫克的溶液，放置3小时，依法测定比旋度为 +210° ~ +224°。

药物来源　筒箭毒碱从南美洲防己科植物和番本科植物中提取。

临床应用及毒性　氯化筒箭毒碱是去极化神经阻断药物中的一种肌肉松弛剂，具有使横纹肌松弛的作用，在外科手术中常用于麻醉以使骨骼肌松弛。以注射液使用，但因有麻痹呼吸肌的危险，现已少用。中国科学工作者从傣药亚手奴［学名防己科植物锡生藤，*Cissampelos pareira* L. var.

hirsute（Buch. ex DC.）Forman］中分离出外消旋筒箭毒碱，经甲基化制成其碘甲烷盐，称傣肌松，已用于外科手术作横纹肌松弛剂。21世纪初中国科学工作者从海南轮环藤和毛叶轮环藤中分离出左旋筒箭毒碱，其季铵盐已投产并用于临床。筒箭毒碱还是一种长效的烟碱乙酰胆碱受体拮抗剂。临床上曾用于治疗震颤麻痹、破伤风、狂犬病、士的宁中毒等，因有麻痹呼吸肌的危险，已少用。应用该品有麻痹呼吸肌的危险，应用前需先备好急救药品、器材。若呼吸停止，可给氧、气管插管，并作人工呼吸，或同时注射新斯的明（或依酚氯铵）以对抗之。重症肌无力患者忌用。静注大剂量可引起低血压。

（张国林　罗应刚）

yánsuānxiǎobòjiǎn

盐酸小檗碱（berberine hydrochloride）　一种胃肠炎和细菌性痢疾治疗药物，是生物碱类天然产物小檗碱的盐酸盐，结构见图。小檗碱（berberine）又称黄连素，是一种常见的来自植物的季铵型异喹啉生物碱。盐酸小檗碱主要用于治疗胃肠炎、细菌性痢疾等肠道感染、眼结膜炎、化脓性中耳炎等有效。发现盐酸小檗碱有阻断 α-受体，抗心律失常作用。

简史　小檗碱为季铵型异喹啉类生物碱，主要存在于毛茛科植物黄连 *Coptis chinensis*、芸香科

图　盐酸小檗碱的结构式

植物黄檗 *Phellodendron amurense*、小檗科小檗属 *Berberis* 植物中，其主要制剂为广泛应用的小檗碱，是应用非常广泛的从植物中提取出来的抗菌消炎药物。小檗碱不仅具有抗菌消炎、抗肠道细菌感染等作用，还有抗心律失常、扩张冠状血管、调血脂、降血糖、抗肿瘤、抗血小板聚集、抗消化性溃疡、促进胆汁分泌、兴奋大脑皮层、松弛血管平滑肌、兴奋子宫、膀胱、支气管、胃肠道平滑肌等作用。小檗碱体外对多种革兰阳性及阴性菌均具抑菌作用，其中对溶血性链球菌、金葡菌、霍乱弧菌、脑膜炎球菌、志贺痢疾杆菌、伤寒杆菌、白喉杆菌等有较强的抑制作用，低浓度时抑菌，高浓度时杀菌。对流感病毒、阿米巴原虫、钩端螺旋体、某些皮肤真菌也有一定抑制作用。体外实验证实小檗碱能增强白细胞及肝网状内皮系统的吞噬能力。痢疾杆菌、溶血性链球菌、金葡菌等极易对小檗碱产生耐药性，与青霉素、链霉素等并无交叉耐药性。小檗碱有较强的体内外抗肿瘤活性并能诱导 B16 细胞分化，同盐酸阿糖胞苷在体外具有协同作用。21世纪初，小檗碱在降血脂及糖尿病机制及应用方面得到了广泛的重视。

化学名称、性状、理化性质　盐酸小檗碱的化学结构系统命名为：5,6-二氢-9,10-二甲氧苯基[g]-1,3-苯并间二氧杂环戊烯[5,6-α]喹嗪氯化二水合物。分子式 $C_{20}H_{18}ClNO_4 \cdot 2H_2O$，分子量407.85。盐酸小檗碱为季铵生物碱，从乙醚中可析出黄色针状晶体，无臭，味极苦，熔点145℃，能缓慢溶解于冷水（1∶20）或冷乙醇（1∶100），在热水或热乙醇中溶解度比较大，

难溶于苯、乙醚和三氯甲烷。

药物来源　盐酸小檗碱主要存在于小檗科等4科10属的许多植物中。工业生产主要用小檗科植物三颗针 Berberis sargentiana、黄连 Coptis chinensis，芸香科植物黄皮树 Phellodendron chinese 或黄檗 Phe-llodendron amurense 的干燥树皮提取。

临床应用及毒性　盐酸小檗碱已广泛用于治疗胃肠炎、细菌性痢疾等，对肺结核、猩红热、急性扁桃腺炎、眼结膜炎、化脓性中耳炎和呼吸道感染也有一定疗效。口服不良反应较少，偶有恶心、呕吐、皮疹和药热，停药后即消失。静脉注射或滴注可引起血管扩张、血压下降、心脏抑制等反应，严重时发生阿斯综合征，甚至死亡。中国已宣布淘汰盐酸小檗碱的各种注射剂。少数人有轻度腹痛或胃部不适，便秘或腹泻。盐酸小檗碱还有阻断 α-受体、抗心律失常及降血脂的作用。

（张国林　罗应刚）

3-yǐxiānwūtóujiǎn

3-乙酰乌头碱（acetylaconitine）

一种非麻醉性镇痛药物，是从乌头属植物伏毛铁棒锤 Aconitum flavam 中首次分离得到的二萜生物碱，结构式见图，具有较明显的镇痛、局部麻醉、解热和消炎作用。

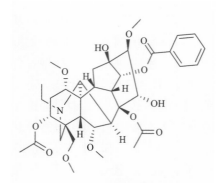

图　3-乙酰乌头碱的结构式

简史　3-乙酰乌头碱由畅行若等于1981年于伏毛铁棒锤中分离得到，并确定了结构。同年，唐希灿等研究了3-乙酰乌头碱氢溴酸盐的镇痛作用及无生理依赖性，使得该类化合物的镇痛作用开始受到广泛的关注。1984年，他们又发现了3-乙酰乌头碱的抗炎作用。1986年，唐希灿等又报道了3-乙酰乌头碱的镇痛及局部麻醉作用。随着相关研究逐步深入，3-乙酰乌头碱的抗高血压、抑制心肌收缩等性质也被逐渐揭示出来。在对3-乙酰乌头碱进行了深入的药理学、毒理学及临床研究之后，3-乙酰乌头碱已被开发为一种有效的抗炎镇痛药（新乌宁痛）上市销售。

化学名称、性状、理化性质　3-乙酰乌头碱的化学结构系统命名为：N-乙基-3α, 8β-乙酰氧基-14α-苯甲酰氧基-1α, 6α, 16β, 18-四甲氧基–乌头烷-13β, 15α-二醇。3-乙酰乌头碱为白色结晶性粉末，无臭，味苦。在三氯甲烷中易溶，在乙醚中略溶，在乙醇中几乎不溶。在水中不溶。闪点715.9℃，密度1.36 g/cm³，沸点715.9℃。

药物来源　主要从毛茛科伏毛铁棒锤的块根、北乌头 Aconitum kusnezoffii 的根、宣威乌头 Aconitum nagarum Stapf var. lasiandrum、狭盔高乌头 Aconitum sinomontanum var. angustius 的根和铁棒锤 Aconitum szechenyianum 的根中分离得到。

临床应用及毒性　3-乙酰乌头碱可提高疼痛阈，为非麻醉性镇痛药，镇痛作用强于吗啡、阿司匹林，起效缓慢但维持时间较持久，且无耐受性和成瘾性。口服和肌内注射易吸收，在体内以胆囊分布最多，主要由肾脏排出。用于各种中等疼痛、肩部周围炎、

颈椎病、风湿性关节炎、类风湿性关节炎、腰痛及扭伤、三叉神经痛、坐骨神经痛、带状疱疹、小手术后疼痛。另外兼有解热、局部麻醉和消炎作用，可减缓炎症早期的毛细血管渗透性的增高，对炎性水肿、渗出及炎症增殖的肉芽组织增生均有抑制作用。偶见有轻度头晕、恶心、呕吐、心悸、荨麻疹、寒战、胸闷等，但均可自行消失。对心脏病患者应严格掌握剂量，每天用药不宜超过2次，每次不超过0.3毫克。如遇严重不良反应应及时停药，可注射阿托品和高渗葡萄糖注射剂。

（张国林　罗应刚）

cǎowūjiǎsù

草乌甲素（bulleyaconitine A）

一种风湿免疫疾病及各种慢性疼痛治疗药物，是从药用植物滇西嘟啦 Aconitum bulleyanum 中分离得到的二萜生物碱，结构式见图，又名滇西嘟拉碱甲，具有良好的抗炎镇痛及免疫调节作用，安全性好。

简史　乌头在中国古代就已供药用，中医处方中乌头常用于治疗风湿及类风湿性关节炎、坐骨神经痛及胃、腹冷痛等疾患。生长在滇西的乌头属植物滇西嘟拉，当地民间用于止痛，其中有效成分为滇西嘟拉碱甲，又名草乌甲素，是中国研制成功的镇痛、抗炎药物。1980年中科院昆明植

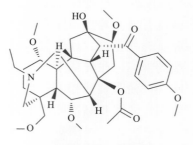

图　草乌甲素结构式

物研究所从滇西民间用于镇痛抗炎的草药滇西嘟拉中分离得此生物碱。1983 年中科院上海药物研究所证实草乌甲素有明显镇痛、抗炎作用，即进行临床前药理试验。1984 年分别在中国人民解放军第六医院、昆明医学院第一附属医院、第二军医大学附属长征医院、西安医学院第二附属医院、南京医学院第一附属医院和北京积水潭医院等 9 省市 29 所医院完成了 1678 例的临床试验。1985 年 5 月由云南省药检所及中科院昆明分院联合主持通过技术鉴定，由云南省红河州屏边制药厂正式投产，商品名为草乌甲素。

化学名称、性状及理化性质

草乌甲素，化学结构系统命名为：N-乙基-1α, 6α, 16β, 18-四甲氧基-8β-乙酰氧基-14α-（4-对甲氧基苯甲酰氧基）-乌头烷-13β-醇。分子式为 $C_{35}H_{49}NO_{10}$，分子量 643.77。无色透明块状结晶（乙醇结晶），易溶于乙醇、丙酮、三氯甲烷，水中不溶，稀盐酸或稀硫酸中极易溶解。对改良的碘化铋钾显橘黄色。

药物来源 草乌甲素是从滇西特有药用植物滇西嘟啦中分离出来的乌头属植物生物碱，属于现代植物药。滇西嘟啦是提取制备草乌甲素的重要原料。

临床应用及毒性 草乌甲素已被制成有片剂和口服液，临床上广泛用于治疗风湿免疫疾病及各种慢性疼痛，如类风湿关节炎、骨关节炎、肌纤维炎、颈肩痛、腰腿痛及四肢关节扭伤、挫伤、带状疱疹、癌症晚期疼痛等各种原因导致的慢性疼痛。经解放军第六医院、昆明医学院附属一院、第四军医大学附属二院等 29 个临床单位试用于 1678 例患者，结果表明草乌甲素对以上各种病症均有较好疗效，总有效率大于 90%，且无成瘾性。

（张国林 罗应刚）

guānfùjiǎsù

关附甲素（guanfu base A）

一种抗心律失常药物，是从黄花乌头 *Aconitum coreanum* 中首次分离得到的一种二萜生物碱，结构式见图，具有抗心律失常活性。

简史 中国唐代《证类本草》记载白附子，今称白附子为关白附子 aconite typhonium，是中药毛茛科黄花乌头的块根，以它入药，具有祛风、燥湿、化痰止痛的功效，主治中风、口眼歪斜、头痛、癫痫、风寒湿痹等症，是常用的中药之一。1965 年中国化学家高宏谨等首次从该植物中分出 6 种二萜类生物碱，随后又分离出 20 多种七元环二萜类生物碱，其中关附甲素、关附庚素、关附壬素具有较强的抗心律失常及抗炎、镇痛作用。后经研究发现，关附甲素可以选择性的减慢离体和整体动物的心率，并可对抗多种实验性心律失常，对其具有保护和治疗作用。关附甲素已由中国药科大学、中国科学院上海药物研究所和深圳大佛药业有限公司联合研制开发成一种全新结构类型安全、有效的广谱抗心律失常的原创类新药——盐酸关附甲素注射液，同时它也是中国第一个具有自主知识产权的抗心律失常药。

化学名称、性状及理化性质

关附甲素的化学结构系统命名为：2α, 13β-二乙酰氧基-海替生烷-11α, 14β-二醇。分子式为 $C_{24}H_{31}NO_6$，分子量 429.5。熔点 198℃，晶体熔点 154℃。比旋光 $[\alpha]_D^{22.8}=+49°$（三氯甲烷）。易溶于甲醇、乙醇、丙酮，不易溶于石油醚。

药物来源 关附甲素是从毛茛科黄花乌头的块根中提取的一种二萜生物碱，而黄花乌头在中国仅分布于东北、华北地区，主产于安图、和龙、长白山一带，极受地域限制。21 世纪初，市场对关附甲素需求量的逐步增大，但其自身生长周期较长，一般要 4~5 年才能入药，野生资源的供应量已远远不够，于是，中国于 1999 年开始进行野生变家种的研究，且已在辽宁、吉林东部低山区开始大面积人工栽培。

临床应用及毒性 临床实验表明，关附甲素有很强的生理活性，具有明显的抗心律失常作用，其抗心律失常作用的主要离子机制为抑制快 Na^+ 通道。对 L 型钙电流、延迟整流钾电流亦有抑制。可延缓心房、房室结、希浦系统和心室的传导；缩短房室结相对及有效不应期，其疗效相当于盐酸普罗帕酮（广谱高效膜抑制性抗心律失常药），发生的不良事件较盐酸普罗帕酮为轻。同时，它对乌头碱，毒毛旋花子苷引起的实验性心律失常也有效果，能降低 $CaCl_2$ 诱发大鼠室颤发生率和死亡率，提高兔、猫对刺激的致颤阈值，此外，关附甲素还具有明显的减慢心率作用，它的心率减慢机制是与 β 受体阻滞和 M 胆碱能的兴奋无关，是直接作用于窦房结所致，降低心肌氧的需求和改善血液供应，称为"特异性减慢心率药"。

（张国林 罗应刚）

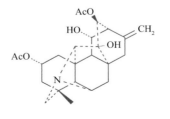

图 关附甲素的结构式

xīshùjiǎn
喜树碱（camptothecin）

一种拓扑异构酶Ⅰ抑制剂，是从植物喜树 Camptotheca acuminata 中首次分离得到的一种喹啉类生物碱，结构式见图。它通过抑制拓扑异构酶Ⅰ的作用而发挥细胞毒性，对恶性肿瘤和实体瘤均有良好的疗效。喜树碱及其衍生物抗肿瘤作用的发现被誉为"20世纪90年代抗癌药物的三大发现之一"。

简史 1957年，美国化学家沃尔（M. E. Wall）将1000个植物提取物送往美国国家癌症研究所进行抗肿瘤活性测试，测试结果表明仅有源自于喜树的提取物具有强烈的抗肿瘤活性。1963年，沃尔及其同事开始对喜树的抗肿瘤活性组分进行分离。经过两年努力，于1965年首次从喜树中分离到一种淡黄色针状固体——喜树碱。由于喜树碱具有特殊的五环复杂结构，受当时结构解析分析技术的限制，喜树碱化学结构的解析花了整整1年，最终通过对其衍生物进行单晶衍射得以确定。随后对其进行了为期3年（1966~1969年）的临床前研究，临床前研究时面临的主要挑战就是其水溶性差。因此人们对其进行内酯环的开环，制成溶解性有所提高的喜树碱钠盐。溶解性有效提高的同时直接导致其抗肿瘤活性的大幅下降，以及其毒副作用导致临床研究于1974年一度终

图　喜树碱的结构式

止。直到1985年，美国科学家项（Hsiang Y. H.）等发现喜树碱是通过抑制肿瘤细胞拓扑异构酶Ⅰ的活性而发挥细胞毒性，这种独特的抗癌机制再次引起研究者对喜树碱类药物的关注。1994年，喜树碱类药物首先在日本获准进行临床使用。1996年，喜树碱的两种衍生物伊诺替康（irinothecan）和拓扑替康（topothecan）得到美国食品药品管理局批准用于临床，其他衍生物如9-硝基喜树碱、10-羟喜树碱、伊沙替康（exatecan）、勒托替康（lurtotecan）等多种处于各期临床试验阶段，喜树碱类抗肿瘤新药可能会陆续上市。据估计，喜树碱类药物在全球的年销售额约为10~15亿美元。

化学名称、性状、理化性质 喜树碱的化学结构系统命名为：(S)-4-乙基-4-羟基-1H-吡喃并［3′, 4′：6, 7］吲嗪并［1, 2-b］喹啉-3, 14（4H, 12H）二酮。喜树碱为浅黄色针状结晶（甲醇－乙腈），熔点264~267℃，微具吸湿性，对光、热敏感易分解。极微溶于水，也难溶于普通有机溶剂，如甲醇、三氯甲烷、乙酸乙酯等，可溶于吡啶、二甲亚砜、醋酸和三氯甲烷与甲醇的混合液。在紫外光下表现强烈的蓝色荧光，和酸不能生成稳定的盐。

药物来源 主要来源于中国特有树种珙桐科植物喜树全株和印度茶茱萸科植物臭味假柴龙树 Nothapodytes foetida。喜树碱在喜树中含量在0.02%~0.6%（药材以干重计）之间。在印度的臭味假柴龙树中含量则为0.1%~2.62%。另外，从喜树和臭味假柴龙树等植物中分离的内生真菌也能够产生喜树碱。喜树碱及其衍生物广泛存在于是蓝果树科

（Nyssaceae）、茶茱萸科（Icacinaceae）、茜草科（Rubiaceae）、夹竹桃科（Apocynaceae）、葫蔓藤科（Gelsemiaceae）、桦木科（Betulaceae）等数十种植物中。喜树碱的全合成最早始于19世纪70年代，美国化学家斯托克（G. Stork）及舒尔茨（Schultz A. G.）于1971年首次对消旋的喜树碱进行全合成。根据构建喜树碱五环骨架策略的不同，划归为以下几类：以弗里德兰德（Friedlander）缩合为主要步骤构架B环的合成；以自由基环化反应为关键步骤构建B/C环的合成；以 N-烷基化及 sp^2-sp^2 碳碳键的形成为关键步骤构建C环的合成；以迈克尔（Michael）加成为关键反应构建D环的合成；以狄尔斯-阿尔德（Diels-Alder）反应为关键反应构建B/C环及D环的合成。多数合成方法存在路线过长，总产率过低等不足，较难实现工业化。截至2016年，喜树碱的商业供应仍依赖于从植物原料中提取分离。

临床应用及毒性 喜树碱作为一种原料药，具有抗肿瘤作用，抗癌机制独特，具有相当高的理论和应用研究价值。通过抑制拓扑异构酶Ⅰ的作用而发挥细胞毒性，对恶性肿瘤和实体瘤均有良好的疗效。对恶性肿瘤和实体瘤均有良好的疗效，如对结肠癌、膀胱癌、脑癌、乳腺癌、肺癌、淋巴癌、前列腺癌、卵巢癌、胰腺瘤、神经胶质瘤和淋巴网状细胞瘤等都有不同程度的疗效。副作用主要表现在泌尿系统反应，骨髓抑制和胃肠道反应，可有血尿、尿频、尿急、白细胞下降、腹泻、食欲不振、恶心等症状出现，严重时可引起肠麻痹和电解质紊乱，少数人可有脱发。研究

学者还发现重组变构人肿瘤坏死因子相关凋亡诱导配体（CPT）类药物不仅对人类免疫缺陷病毒1型（HIV-1）有效，还对其他与获得性免疫缺陷综合征相关的病毒也同样有效。此外，重组变构人肿瘤坏死因子相关凋亡诱导配体的二甲亚砜溶液还可用于治疗银屑病。

（张国林 罗应刚）

qiǎngxǐshùjiǎn
羟喜树碱（hydroxycamptothecin）

一种拓扑异构酶Ⅰ抑制剂类抗肿瘤药物，是从喜树 Camptotheca acuminata 中首次分离得到的一种喹啉类生物碱——喜树碱的衍生物，结构式见图。与喜树碱一样通过抑制拓扑异构酶Ⅰ的作用而发挥细胞毒性，临床上主要用于腹水型肝癌、头颈部肿瘤、胃癌、消化道肿瘤等。

简史 由于喜树碱强烈的抗肿瘤活性，美国化学家沃尔（M. E. Wall）及其同事继续对喜树的化学成分进行挖掘，于1969年从茎中发现喜树碱的衍生物——羟喜树碱。与喜树碱相比，羟喜树碱在治疗肿瘤方面具有更好的疗效和较小的毒副作用，已经日益成为喜树碱类衍生物研究重要的中间体。随着人们对10-羟喜树碱的深入研究及其在肿瘤治疗中越来越广泛的应用，10-羟喜树碱已成为抗肿瘤药物合成及应用研究领域中的一个新热点。羟

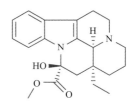

图 羟喜树碱的结构式

喜树碱在许多国家已获得广泛临床应用。此外，它还是已获得美国食品药品管理局批准临床应用的喜树碱类抗肿瘤药物伊诺替康（irinothecan，CPT-11）和拓扑替康（topothecan，TPT）的半合成的前体化合物。喜树中羟喜树碱的含量很低，不易获取，且要大量砍伐喜树，会造成严重地破坏自然资源，危及生态平衡。

化学名称、性状、理化性质 羟喜树碱的化学结构系统命名为：(S)-4-乙基-4,9-二羟基-1H-吡喃并［3′,4′：6,7］吲嗪并［1,2-b］喹啉-3,14-(4H,12H)-二酮。羟喜树碱为是一种黄色粉末或结晶性粉末，熔点为272～273℃，不溶于水，极微溶于甲醇和无水乙醇，见光不稳定，易溶于稀碱溶液。该分子为五环结构，分子结构是高度不饱和态，五环之间有连续的共轭系统，A和B为喹啉环，C为吡咯环，D为吡啶酮结构，E是一个具有S型手性碳的六元A-羟基内酯。

药物来源 主要来源于中国珙桐科植物喜树全株。另外，从喜树中分离的内生真菌也能够产生羟喜树碱。羟喜树碱的全合成法一般先合成20-(S)-喜树碱，再利用吡啶环还原或吡啶环氮氧化得到羟喜树碱。喹啉环氮氧化法是先使喜树碱氧化为N-氧化物，再经光化重排得羟喜树碱。该法的难点是光化重排反应的控制。喹啉环还原法是先将喜树碱的喹啉环还原得到四氢喜树碱，然后将其氧化得到羟喜树碱。该法的主要问题是如何提高氧化剂的选择性和减少副反应的发生。此外，还可利用菌体内的一系列酶促反应将喜树碱进行生物转化生成羟喜树碱。

临床应用及毒性 由于羟喜

树碱活性高、毒性小、疗效显著，同时副作用小、安全可靠、抗癌广谱，它在肿瘤治疗中的应用越来越广泛。通过与其他抗肿瘤药如5-氟尿嘧啶、甲酰四氢叶酸钙（亚叶酸钙）、卡培他滨等联合使用用于治疗肝癌、胃癌、直肠癌、膀胱癌以及慢性粒细胞白血病。除了用于上述肿瘤治疗外，在其他肿瘤方面也处于临床试用阶段。不良反应主要包括对消化系统的影响：主要表现为恶心、食欲减退等反应，但不影响治疗，停药后上述症状很快减轻并消失。对造血系统的影响：白细胞有一定程度下降，但能维持在 $1 \times 10^9/L$ 以上；对红细胞、血小板未发现明显抑制作用。对泌尿系统的影响：有少数病例出现尿急、尿痛及血尿，停药1周后逐渐消失。其他反应：有少数病例出现脱发，停药后可逐渐恢复。

（张国林 罗应刚）

chángchūn'àn
长春胺（vincamine）

一种外周血管扩张药物，是从夹竹桃科植物小蔓长春花 Vinca minor 中首次分离活性的一种吲哚生物碱，结构式见图。长春胺是强烈的电压门控钠通道抑制剂，能有效治疗和预防缺血性心脑血管疾病及其并发症，是一种心脑血管系统疾病的治疗药物。

简史 1953年，瑞士化学家施利特勒（Schlittler E.）从夹竹

图 长春胺的结构式

桃科植物小蔓长春花中首次分离出长春胺。1962 年，捷克化学家特罗亚内克（Trojanek J.）等确定其化学结构，直到 1968 年，长春胺的空间构型才得以确定。长春胺复杂的结构及其亲脂特性使其水溶性差，因此其口服生物利用度非常低。因此，人们通过各种手段对其进行结构修饰来提高其溶解性。天然提取的长春胺结构为右旋体，人工合成的长春胺为消旋体。长春胺在一定程度上具有调节脑循环、维持神经动态平衡、保护神经和抗氧化等作用。

化学名称、性状、理化性质 长春胺的化学结构系统命名为：14β-羟基-14, 15-二氢伊文卡烷-14α-甲酸甲酯。分子式 $C_{21}H_{26}N_2O_3$，分子量 354.44。白色粉末，可溶于酸性溶液。

药物来源 主要来源于夹竹桃科植物小蔓长春花，该植物分布于欧洲东南部、中部和中亚地区。此外，该植物中分离的内生菌也有产长春胺的能力。小蔓长春花中长春胺含量低，提取方法效率低，并且受到资源的制约，这些因素极大限制了其工业生产。长春胺原料药价格昂贵，大约为20 000 元/千克。长春胺全合成工艺路线是以色胺为起始原料，经过烯胺中间体，进一步合成长春胺。美国化学家屈内（Kuehne M. E.）于 1964 年完成了长春胺的全合成，但其收率低，路线长，成本较高。随后法国赛诺菲（Synthelabo）公司发表的专利方法，采用溴代腙与烯胺进行取代反应，KBH₄ 还原得顺式产物，D-二苯甲酰基酒石酸拆分得异构体，再用 TiCl₃ 和醋酸处理得长春胺，总收率 20.15%。该路线反应步骤短，总收率高，具有一定工业化的价值。

临床应用及毒性 长春胺是强烈的电压门控钠通道抑制剂，能有效治疗和预防缺血性心脑血管疾病及其并发症，是一类有前景的心脑血管系统药物。长春胺具有多种生物活性，能透过血脑屏障，使病变区脑组织维持和恢复葡萄糖的氧化分解代谢，使乳酸的产生和二氧化碳的释放恢复正常，从而扩张脑小血管，改善脑循环。对正常脑组织以及患者脑组织的正常脑区的血流无明显影响，也不影响全身血液循环，因此可以治疗缺血性心脑血管疾病、增强记忆力、治疗痴呆、改善视力、对心脑血管疾病及其并发症等有显著疗效，应用前景广阔。不能用于颅内肿瘤、颅内压力增高患者、妊娠妇女，也不能用于有脑源性痉挛倾向的患者。一般耐受良好，口服出现恶心、呕吐、腹痛及便秘等胃肠不适，偶见不安、失眠、荨麻疹。注射可引起出汗过多。

（张国林　罗应刚）

chángchūnxīdīng

长春西丁（vinpocetine） 一种脑血管疾病治疗药物，是从夹竹桃科小蔓长春花 *Vinca minor* L. 中提取分离得到的一种吲哚生物碱，结构式见图。它具有脑血管扩张和增强代谢活性的作用。

简史 长春西丁，最早由匈牙利化学家桑陶伊（Szántay C.）于 1975 年从夹竹桃科小蔓长春花中发现，随后匈牙利吉瑞药厂通

图 长春西丁的结构式

过将长春胺经转化获取。1976 年，德国化学家勒林茨（Lörincz C.）首次完成了其全合成。通过临床实际应用，如慢性脑血管障碍，中风痴呆后遗症等积累大量经验，1978 年长春西丁上市，用于多种脑血管疾病的治疗。虽然具有多年的研究和临床应用经验，但其确切作用机制仍不清楚。因其显著的临床效果和良好的安全性，应用范围不断扩大，已成为欧美及日本用于治疗心脑血管疾病常规用药。

化学名称、性状、理化性质 长春西丁的化学结构系统命名为：（3α, 16α)-伊文卡烷-14-甲酸乙酯。白色或淡黄色结晶性粉末，无臭、无味。在三氯甲烷、冰醋酸中易溶，在丙酮、醋酸乙酯、二甲替甲酰胺中略溶，在甲醇、乙醇、乙醚中微溶，在水中不溶。熔点为 149 ～ 153℃；比旋度 $[\alpha]_D^{20} = +127 \sim +134°$。

药物来源 长春西丁主要从含长春胺的植物中提取长春胺为原料进行半合成获取，也有用化学方法进行全合成的。半合成具有合成路线短，收率高，工艺简单成熟，成本低的优点，生产长春西丁多采用半合成路线。如以长春胺酸为原料，乙腈作溶剂，2-氟-1, 3, 5-三硝基苯作催化剂，以 92% 的收率合成得到长春西丁。日本化学家久下（Kuge Y.）等则将长春胺经 Ti（OEt)₄ 催化转酯得到长春胺乙酯，再经甲磺酸催化脱水以 71.1% 的总收率得到长春西丁。

临床应用及毒性 国外临床上已广泛用于缺血性高血压脑病、脑动脉硬化、脑局部缺血、间歇性脑血流供应不足、脑血管痉挛、早期脑动脉内膜炎、脑栓塞、脑血栓形成等多种疾病的治疗。长

春西丁的药理作用复杂多样，有的还未得到很好的证实，作用机制也还不明确。截至 2016 年，还没有一个作用能解释该药在临床应用中所有的好处。体内试验、离体试验和动物实验均表明长春西丁具有选择性血管扩张作用。临床用于治疗由于大脑血液循环障碍而引起的精神性或神经性症状，如因脑栓塞、脑出血后遗症、脑动脉硬化症等引起的眩晕、头沉、头昏、头痛、记忆力减退、行动障碍、语言障碍等。此外，还可应用于高血压脑病、脑血管痉挛、脑动脉内膜炎、进行性脑血管硬化。在眼科方面，用于视网膜和脉络膜血管硬化及血管痉挛。在耳科方面，用于治疗老年性耳聋、眩晕等。长期口服给药可出现收缩压和舒张压轻度下降，中枢症状如头晕、压力性头痛、一过性睡眠紊乱、内心不安、服药期间偶见胃不适、食欲减退、腹痛、腹泻等消化道反应，偶尔出现面部潮红，少见白细胞减少、血清转氨酶升高以及血尿素氮升高等不良反应。

（张国林　罗应刚）

chángchūnruìbīn

长春瑞滨（vinorelbine）

一种肿瘤化疗药物，是由生物碱类天然产物脱水长春碱等制备的一种半合成化合物，结构式见图，通过黏合于微管、抑制微管集合而

图　长春瑞滨的结构式

产生抗肿瘤活性。临床治疗多种肿瘤有效。

简史　长春瑞滨是半合成的长春花生物碱，1974 年由法国学者波捷（Potier）合成。酒石酸长春瑞滨由法国皮尔法伯（Pierre Fabre）公司研制并于 1989 年在法国生产上市后，在欧美许多国家注册销售，用于治疗非小细胞肺癌，1991 年获准用于治疗转移性乳腺癌。中国于 1993 年批准进口 10 毫克/毫升和 50 毫克/5 毫升两种剂型，由脱水长春碱制备。美国食品药品管理局于 1994 年 12 月批准将单制剂的长春瑞滨或与顺铂合用作为不可切除的晚期的非小细胞性肺癌患者的一线治疗药物。

化学名称、性状、理化性质　长春瑞滨的化学结构系统命名为：$(2\beta, 3\beta, 4\beta, 5\alpha, 12R, 19\alpha)$-4-（乙酰氧基）-6,7-二脱氢-15-[$(2R, 6R, 8S)$-4-乙基-1,3,6,7,8,9-六氢-8-(甲氧羰基)-2,6-桥亚甲基-2H-2-氮杂壬烯并［4,3-b］吲哚-8-基]-3-羟基-16-甲氧基-1-甲基-白坚木碱-3-羧酸甲酯。长春瑞滨为淡黄色晶体，可溶于甲醇、二甲亚砜，熔点 210℃。其酒石酸盐，即酒石酸长春瑞滨，分子式 $C_{45}H_{54}N_4O_8 \cdot 2C_4H_6O_6$，分子量 1079.12；$[\alpha]_D^{20} = +15° \sim +21°$（$H_2O$, $c = 0.4$）；白色或类白色粉末，或结晶性粉末，无臭；水、醇中易溶，丙酮、三氯甲烷中溶解，乙醚中微溶。

药物来源

长春瑞滨主要是由长春花生物碱脱水长春碱半合成制备，也可由环氧长春碱或硫酸长春碱为原料

制备，但环氧长春碱产量极少，不易获得。中国以国内货源广泛的脱水长春碱为原料制备。方法有三个：一是可以将脱水长春碱经邻氯过氧苯甲酸氧化，得 N-氧化物，然后用三氟乙酸酐处理开环，接着在水存在下重排而得；二法则是脱水长春碱经 N-氯代苯并三唑在 0～20℃氯代，所得 9′位氯代物在水存在下用四氟硼银处理缩环得到；三法是脱水长春碱经溴代琥珀酰亚胺在-78℃处理得 9′位溴代物，然后用四氟硼银处理而得。

临床应用及毒性　临床上使用酒石酸长春瑞滨注射液，对多种肿瘤有效。长春瑞滨通过黏合于微管、抑制微管集合而产生抗肿瘤活性，即导致癌细胞周期的 G_2 期和 M 期的中期有丝分裂的终止，并最终导致癌细胞的死亡。与长春新碱和长春碱相比较，长春瑞滨在远远低于轴突解聚作用所需的浓度下即可导致有丝分裂微管的完全解聚，从而使它具有更大的治疗指数。在国外有 40 多个国家将其用于治疗非小细胞肺癌，有 18 个国家用于治疗晚期乳腺癌。长春瑞滨通常易被患者耐受，在治疗中出现的最突出的不良反应是可逆的、非积累性白细胞减少症，伴随轻度至中度的贫血。如所有的长春花属生物碱那样，长春瑞滨会出现轻度至中度的便秘，其他的胃肠道毒性包括口炎、厌食和腹泻。还会出现脱发、急性或亚急性肺部并发症、肝药酶增加等非血液学不良反应，但发生的概率很低。

（张国林　罗应刚）

chángchūndìxīn

长春地辛（vindesine）

一种肿瘤化疗药物，是一种半合成的双吲哚类生物碱，结构式见图，别

名癌的散、长春花碱酰胺、长春酰胺、去乙酰长春花碱酰胺。具有周期特异性，主要用于乳腺癌、黑色素瘤、白血病等的治疗。注射一般使用其硫酸盐。

简史 20世纪50年代末至60年代初长春碱和长春新碱相继问世，均作为常用抗肿瘤植物药被广泛用于临床，但是因存在一些与剂量有关的毒副作用两者的使用受到限制。为尽量克服该弊端，1983年美国礼来（Lilly）公司通过化学半合成方法对长春碱进行了结构修饰改造，通过氨解或肼解、还原的方法得到了长春地辛。在美国和欧洲进行临床使用以来的研究结果表明，此药对治疗多种实体瘤如肺癌（非小细胞肺癌）、小细胞肺癌、消化道肿瘤、结肠直肠癌、乳腺癌、恶性黑色素瘤、肾癌、精原细胞瘤，以及属于血液系统肿瘤的恶性淋巴瘤、极性白血病及慢性粒细胞白血病急性变都有显著效果。

化学名称、性状及理化性质 长春地辛的化学结构系统命名为：3-氨基羰酰-4-去乙酰基-3-去甲氧羰酰长春碱。不溶于水，易溶于三氯甲烷、甲醇等有机溶剂。其硫酸盐，即硫酸长春地辛，分子式 $C_{43}H_{55}N_5O_7 \cdot H_2SO_4$，分子量852.02。白色或类白色的块状物或粉末；无臭；有引湿性；遇光、

热易变色。

药物来源 通过对长春碱的C-3位处的甲酯基进行了修饰，通过氨解或肼解、还原的方法制备。

临床应用及毒性 临床上使用硫酸长春地辛注射液。长春地辛的作用机制：通过与微管蛋白的结合实现，它们在微管蛋白二聚体上有共同的结合位点，可抑制微管聚合，妨碍纺锤体微管的形成，从而使分裂于中期停止，阻止癌细胞分裂增殖。临床上长春地辛广泛应用于急性淋巴细胞白血病、淋巴瘤、多发性骨髓瘤、慢粒急变等血液系统恶性肿瘤及支气管肺癌、乳腺癌、卵巢癌、食管癌等实体瘤的治疗。长春地辛的主要副作用为骨髓抑制和神经毒性，较长春新碱和长春碱抗瘤谱广，骨髓抑制低于长春碱，神经毒性低于长春新碱。

（张国林　罗应刚）

lìxuèpíng

利血平（reserpine） 一种高血压和精神疾病治疗药物，是从蛇根木 *Rauvolfia serpentina* 中分离得到的吲哚类生物碱，结构式见图。又称利舍平、寿比安、血安平、蛇根碱。对中枢神经系统有持久的安定作用。用于治疗高血压及精神类疾病。

简史 利血平从蛇根木（又称印度蛇根草）的干燥根中提取分离。蛇根木多个世纪以来都被

印度人用于治疗精神失常，发烧和解救蛇毒。20世纪初从蛇根木中发现一系列具有降血压功能的生物碱，其中印度化学家森（Sen G.）和博斯（Bose K. C.）于1931年发现了利血平降压和抗精神失常的作用。1952年，美国化学家施利特勒（Schlittler E.）从蛇根木中分离出了利血平，并于次年解析出其分子结构。1954年，在氯丙嗪问世后的两年，利血平也进市场，成为精神疾病治疗的常用药物之一。1958年，美国化学家伍德沃德（R. B. Woodward）完成了利血平的全合成。

化学名称、性状及理化性质 利血平的化学结构系统命名为：11, 17α-二甲氧基-18β-（3, 4, 5-三甲氧基苯甲酰氧基）-3β, 20α-育亨烷-16β-甲酸甲酯。分子式 $C_{33}H_{40}N_2O_9$，分子量608.69；比旋度 $[\alpha]_D^{20} = -115° \sim -131°$（三氯甲烷，$c = 1.0$）。熔点264～265℃（分解）。易溶于三氯甲烷、二氯甲烷、冰醋酸，能溶于苯、乙酸乙酯，稍溶于丙酮、甲醇、乙醇、乙醚、乙酸和柠檬酸的稀水溶液。溶液中利血平对光不稳定。利血平的盐酸盐为无色晶体，熔点224℃；吡啶复合物为黄色结晶，熔点183～186℃。醋酸中利血平转化为3,4-脱氢利血平鎓盐，显黄绿荧光，最大吸收398纳米。

药物来源 利血平最初是在

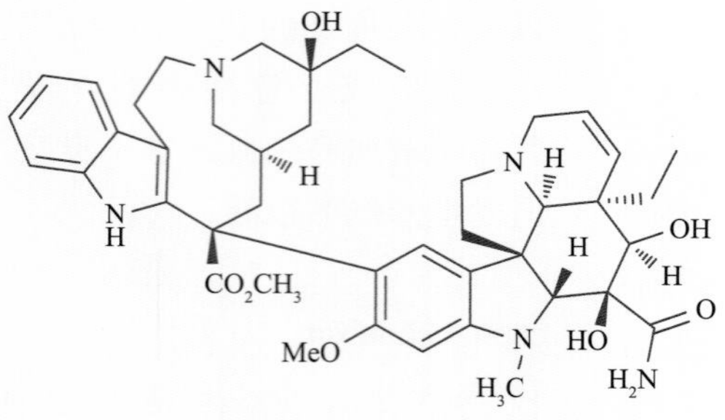

图　长春地辛结构式

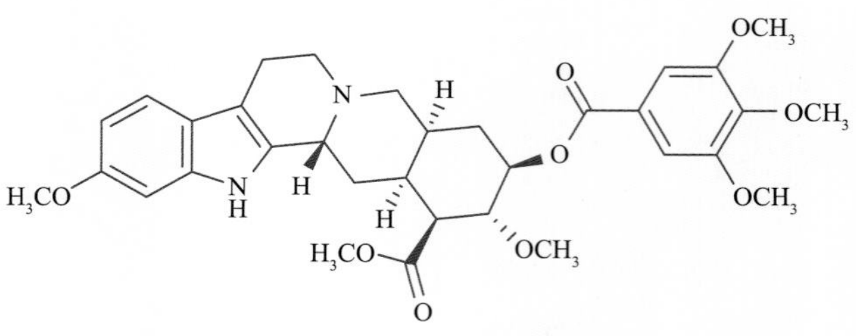

图　利血平的结构式

印度草药萝芙木属植物蛇根木中提取而成，其中利血平含量为0.04%～0.05%，此外，还有墨西哥的四叶萝芙木 Rauvolfia heterophylla，澳大利亚的东方狗牙花 Tabernaemontana orientalis。蛇根木的替代原料主要是催吐萝芙木，其利血平含量是中国云南萝芙木的2～3倍。虽然从萝芙木中已可提取出高纯的利血平，但是全合成生产也可行。1958年，美国有机化学家伍德沃德（R. B. Woodward）成功地以16步以上反应全合成利血平，成为有机化学的里程碑。由于其结构复杂，它已经成为经典化合物，并已成为众多全合成反应的目标。1989年，美国化学家斯托克（G. Stork）完成了利血平立体选择性全合成。

临床应用及毒性 利血平在临床上广泛用于轻度和中度高血压的治疗；降血压及安定药。降压作用起效慢，但作用持久。还可与其他降压药合用，用于重度与晚期或急性高血压。不推荐为一线用药。也有用于精神病性躁狂症状。常见不良反应有鼻塞、口干、抑郁、胃酸增多、腹泻、皮疹等，大剂量可出现面红、心律失常、心绞痛样综合征，心动过缓，偶可产生帕金森综合征。应注意，有精神抑郁性疾病或病史者，有溃疡病病史者、急性局限性肠炎、溃疡性结肠炎、帕金森综合征者禁用。

（张国林　罗应刚）

shuāngqīngkuínídīng

双氢奎尼丁（dihydroquinidine）

一种抗心律失常药物，是从金鸡纳树皮中分离得到的生物碱奎尼丁（quinidine）的天然衍生物，结构式见图。因与奎尼丁具有类似的药效和药动学性质，在临床上广泛作为抗心律失常药物。

图　双氢奎尼丁的结构式

简史 奎尼丁与奎宁一样具有抗疟活性，但奎尼丁对心脏传导的影响更大，作为抗心律失常药物在临床使用。奎尼丁的天然衍生物双氢奎尼丁，长期以来一直被认为是奎尼丁中的一种杂质（奎尼丁的来源植物不同，其中的双氢奎尼丁含量亦不同），是奎尼丁导致尖端扭转型室性心动过速的成分。但大量的动物实验和临床研究证实双氢奎尼丁具有与奎尼丁类似的抗心律失常作用。美国药物化学家巴拉日（Balazs T.）等从体内和体外实验比较了二者对大犬心脏的影响，结果发现二者在负性变力、变时性和变更神经传导性三方面的效应相当。美国药物化学家洪（Hong K.）等从电生理学作用、抗心律失常和药物性心律失常三方面对奎尼丁和双氢奎尼丁进行体外和体内研究，结果表明二者在体外细胞实验中具有相似电生理学性质，而以犬为模型的体内实验中，双氢奎尼丁具有更强的电生理效应和抗心律失常作用。双氢奎尼丁的口服毒副作用低于奎尼丁，因此将其作为一种抗心律失常药物在临床广泛使用。

化学名称、性状、理化性质
双氢奎尼丁的化学结构系统命名为：(8R, 9S)-6'-甲氧基-10,11-二氢奎宁烷-9-醇。为片状结晶（乙醚）或针状结晶（乙醇），熔

点为169℃，易溶于热乙醇，微溶于水和乙醚。光照不稳定，药用其盐酸盐。

药物来源 双氢奎尼丁可从奎尼丁的来源植物中分离得到，但主要来自奎尼丁的双键氢化。奎尼丁可从鸡纳树 Cinchona succirubra、药金鸡纳树 Cinchona officinalis 和西黄金鸡纳树 Cinchona calisaya 等金鸡纳属植物的树皮和根皮提取得到。奎尼丁的分子中含有4个手性碳，因此其化学合成难度较大，在1944年美国有机化学家曼彻斯特（Manchester H.）首次合成。

临床应用与毒性 双氢奎尼丁在临床上用于房性和室性早搏、房性心动过速、房扑、房颤等疾病的治疗，正常后可维持窦性心律，预防室上性和室性心动过速的发作。其毒副作用较大，安全范围小，可有恶心、呕吐、腹泻、头痛、耳鸣、视物模糊、血小板减少性紫癜、心动过速、血压下降、心室停搏甚至休克。可抑制地高辛等洋地黄药物的排泄，导致血浆中此类药物的浓度增加。

（张国林　罗应刚）

nímàijiǎolín

尼麦角林（nicergoline）

一种治疗阿尔茨海默病等中枢神经系统疾病的药物，是麦角类天然生物碱麦角醇（lysergol）的一种半合成衍生物，结构式见图，具有广泛的药理作用和临床应用，良好的安全性和耐受性使其成为阿

图　尼麦角林的结构式

尔茨海默病、周围血管疾病以及前庭中枢性平衡障碍等多种疾病的经典用药。

简史 尼麦角林的研究始于60年代后期，并于1972年在意大利上市销售，已在全球50余个国家登记注册。尼麦角林最初因其具有较强的α受体阻滞作用和扩张血管的作用而被用于诸如脑血管等血管性疾病的治疗。更进一步的研究表明，尼麦角林具有更广泛的药理作用，临床上已用于诸如痴呆与认知障碍、前庭中枢性平衡障碍以及脑白质疏松等疾病的治疗。

化学名称、性状、理化性质 尼麦角林的化学结构系统命名为：(8β)-10-甲氧基-1,6-二甲基麦角林-8-甲醇 5-溴-3-吡啶甲酸酯。为白色或类白色结晶性粉末，熔点为133～137℃。易溶于甲醇和乙腈，可溶于乙醇、乙酸乙酯和丙酮，微溶于乙醚，几乎不溶于水。尼麦角林在 pH 2.5～4 范围内基本稳定，在酸碱条件下均不稳定，17 位与 18 位之间的酯键易断裂而发生降解，生成 5-溴烟酸和麦角醇衍生物。

药物来源 尼麦角林主要通过半合成转化得到。1963年，意大利有机化学家贝尔纳德（Bernardl L.）等以商业化产品麦角酸为原料，在硫酸-甲醇中于室温下进行光反应，产物在四氢呋喃中以 LiAlH$_4$ 还原 8 位羧基，所得产物 10α-甲氧基-光麦角醇与 5-溴烟酸直接酯化，在碱性条件下与碘化钾反应生成尼麦角林。1980年，意大利有机化学家恩里科（Enrico C. M. E.）等以麦角醇为原料，在硫酸-甲醇中室温下进行光反应，生成的 10α-甲氧基-光麦角醇在碱性条件下与碘甲烷反应后，直接与 5-溴烟酸酯化后生成

尼麦角林。较以麦角酸为原料的合成方法而言，麦角醇为天然产物，可轻易从番薯属植物的种子中提取得到，且本身含有与烟酸酯化的醇羟基，避免了因还原 8 位羧基而产生的异构化。

临床应用与毒性 尼麦角林具有广泛的药理作用和临床应用，良好的安全性和耐受性。在临床上用于治疗阿尔茨海默病或血管性痴呆、中风、血栓、间歇性脑缺血、偏头痛，以及雷诺综合征、高血压、帕金森病、脑白质疏松等疾病。其毒副作用主要与中枢神经系统、消化系统及全身反映相关，包括口干、便秘、恶心、潮热、头晕等，一般都是暂时性的，症状较轻微。

(张国林 罗应刚)

shíshānjiǎnjiǎ

石杉碱甲（huperzine A） 一种阿尔茨海默病治疗药物，是从石杉科 *Huperziaceae* 植物中分离得到的一种生物碱，结构式见图。作为天然来源的乙酰胆碱酯酶（acetylcholinesterase，AChE）抑制剂，对阿尔茨海默病具有一定疗效。

简史 20 世纪 80 年代初，中国科学家们全力寻求治疗重症肌无力症的新药，结果发现从石松属植物中提取的石松生物碱类化合物具有很好的疗效。现代药理实验表明，石松生物碱对心血管系统和神经肌肉系统，以及与胆碱酯酶相关的疾病具有一定作

用。此外，还具有增强学习记忆的功能，不过并不显著。1986年，中国有机化学家刘嘉森等首次从民间草药千层塔 *Huperzia serrata*（Thunb.）中分离得到石杉碱甲并确定其结构。药理实验表明它是一个可逆的、高选择性、低毒性的胆碱酯酶抑制剂，能显著改善老年记忆力衰退，对阿尔茨海默病有效。

化学名称、性状、理化性质 石杉碱甲的化学结构系统命名为：(5R, 9R, 11E)-5-氨基-11-亚乙基-5,6,9,10-四氢-7-甲基-5,9-亚甲环辛四烯并［b］吡啶-2-酮。根据国际纯粹和应用化学联合会命名规则命名为：(1R, 9R, 13E)-1-amino-13-ethylidene-11-methyl-6-aza-tricyclo［7.3.1.0^{2,7}］trideca-2（7），3,10-trien-5-one。分子式 C$_{15}$H$_{18}$N$_2$O；分子量 242.32。白色或微黄色结晶粉末，熔点230℃，可溶于三氯甲烷、甲醇和乙醇等有机溶剂。

药物来源 石杉碱甲仅存在于石杉科植物当中。石杉科植物在全球分布约有 150 种，中国有47 种。此外，对本科植物进行离体培养，或培养从植物中分离得到的内生真菌，均可产生石杉碱甲。石杉碱甲所特有的桥环和氨基结构，为其全合成工作带来一定的困难。尽管消旋石杉碱甲的全合成或者光学纯的石杉碱甲的全合成已有报道，但是从植物中提取分离仍然是石杉碱甲的主要来源。

临床应用与毒性 临床上石杉碱甲使用片剂、胶囊剂、注射液等剂型。石杉碱甲主要用于改善老年人以及阿尔茨海默病或者血管性痴呆患者的记忆功能和认知能力，对轻、中型颅脑损伤导致的记忆力减退，以及智力低下或者智障患者均有明显的改善或

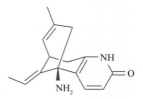

图 石杉碱甲的结构式

提高。各种动物毒理实验表明，石杉碱甲较其他胆碱酯酶抑制剂产生严重的胆碱能副作用较少，产生流涎副作用很弱。组织病理学检查显示狗和大鼠服用石杉碱甲 180 天后，其肝脏、心脏、肾脏、肺未见变化。未发现其在鼠类中有致突变作用，在鼠和兔子中未发现致畸性。药理学研究表明，石杉碱甲的潜在好处可能源于对 β-淀粉样肽形成过程的修饰、减轻氧化应激、保护神经、调节神经生长因子的表达与分泌及调控神经生长因子信号等。

（张国林　罗应刚）

yěbǎihéjiǎn
野百合碱（monocrotaline）

一种抗肿瘤药物，是从野百合属植物中分离得到的一种吡咯里西啶类生物碱，结构式见图。对多种实验性肿瘤有抑制作用。具有肝毒性，主要供局部应用。

简史　1884 年，美国植物学家贝西（Bessey C. E.）和化学家斯托克（Stalker M.）提出猪屎豆属植物的主要有毒成分为生物碱，但并未得到任何单体成分。直至 1935 年，美国有机化学家尼尔（Neal W. M.）等人从美丽猪屎豆 *Crotalaria spectabilis* 中分离得到了野百合碱，但化学结构并不明确。1939 年，美国有机化学家亚当斯（Adams R.）等从美丽猪屎豆以及凹猪屎豆 *Crotalaria retusa* 的种

子中分离得到了野百合碱，并通过一系列降解与合成实验，历时 13 年于 1952 年确定了野百合碱的化学结构。1980 年，中国科学院院士黄量等从民间治疗皮肤癌的一种野百合属植物农吉利 *Crotalaria sessiliflora* 中也分离得到野百合碱，药理实验证明其对小鼠肉瘤 180、白血病 615、瓦克癌 256 均有抑制作用。

化学名称、性状、理化性质　野百合碱的化学结构系统命名为：14β, 19-二氢-12β, 13β-二羟基-20-去甲野百合烷-11, 15-二酮；英文名：14β, 19-dihydro-12β, 13β-dihydroxy-20-norcrotalanan-11, 15-dione。分子式 $C_{16}H_{23}NO_6$，分子量 325.36。白色棱柱状结晶（无水乙醇），熔点 196～197℃，比旋度 $[\alpha]_D = -54.7°$（三氯甲烷）；与碘化铋钾试液反应生成红色沉淀。野百合碱不溶于石油醚，微溶于苯和水，略溶于乙醚和丙酮，可溶于无水乙醇和甲醇，易溶于三氯甲烷。

药物来源　野百合碱主要存在于野百合属植物中，如大叶猪屎豆 *Crotalaria assamica* Benth. 的茎叶、农吉利 *Crotalaria sessiliflora* L.、美丽猪屎豆 *Crotalaria spectabilis* Roth、凹猪屎豆 *Crotalaria retusa* 和小猪屎豆 *Crotalaria nana* Burn 的种子等，其中在农吉利种子种含量可达 0.4%，是提取野百合碱的重要资源。诸如日本有机化学家单羽（Niwa H.）等学者完成了对野百合碱的全合成研究，但主要来源仍然依赖植物的提取分离。

临床应用与毒性　临床主要试用于皮肤鳞状细胞癌和基底细胞癌，疗效较好，对急性白血病、子宫颈癌和阴茎癌也有效。野百合碱的毒性较大，包括骨髓抑制、

肝毒、胃肠道反应，泌尿系统刺激症状等，因此一般选择局部用药。21 世纪初，学者们主要从两方面解决野百合碱的毒性问题，一是从植物中寻找野百合碱的类似物，二是在野百合碱的基础上进行结构修饰。这两方面均已取得了一定进展，但在提高其抗癌活性和降低其毒性方面并无重大突破。

（张国林　罗应刚）

zhāngliǔjiǎn
樟柳碱（anisodine）

一种抗胆碱药物，是从茄科植物唐古特山莨菪 *Anisodus tanguticus*（Maxim.）Pascher 中提取分离得到的一种托品烷类生物碱，结构式见图，具有广泛的药理活性，是一种重要的神经系统用药。

简史　樟柳碱于 1965 年由中国医学科学院药物研究所从唐古特山莨菪中发现的一种新生物碱，药理作用与托品类化合物相似，有缓解平滑肌痉挛、散瞳、抑制分泌等抗胆碱作用，其毒性比东莨菪碱、阿托品、山莨菪等都低。1966 年 6 月，该药先在眼科试用，但副作用大。1977 年，徐州医学院的钱永忠用樟柳碱针剂治疗了 12 种耳鼻咽喉科疾病，其中以治疗突发性耳聋为最佳。经过多年的探索，终于找到了有效而安全的复方樟柳碱计量。

化学名称、性状、理化性质　樟柳碱的化学结构系统命名为

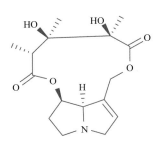

图　野百合碱的结构式

3α-[(S)-2-苯基-2,3-二羟基丙酰氧基]-6β,7β-环氧莨菪烷。与东莨菪碱相似，结构中均有氧桥存在，仅在托品酸的2位上多1个羟基，而阿托品及山莨菪碱均无氧桥存在。氢溴酸樟柳碱为白色结晶性粉末，无臭，味苦，熔点197～200℃，比旋度 $[\alpha]_D^{15}=$ $-29.46°$（H_2O，$c=1.0$）、$-12.25°$（EtOH，$c=0.93$）；在水和乙醇中易溶，在乙醚及三氯甲烷中不溶。

药物来源　樟柳碱是中国从唐古特山莨菪 Anisodus tanguticus (Maxim.) Pascher 中提取出的一种新生物碱，该植物在中国青海、西藏等省分布很广，资源丰富。青海民间称此植物为樟柳参，因此命名为樟柳碱。1975年进行樟柳碱全合成的研究。1982年谢晶曦等人报道了一种改进方法，即将3α-羟基莨菪-6-烯与位阻较小的乙酰阿托酰氯在碱催化下酯化，脱乙酸得到3α-阿托酰氧基莨菪-6-烯，然后氧化成6,7-环氧莨菪酯，边链双键用四氧化锇及 N-甲基吗啉-N-氧化物双羟化即得樟柳碱。此法可避免水解保护基及6,7环氧的开裂等，较为简便优越。

临床应用及毒性　樟柳碱是一种阻断 M-胆碱受体的抗胆碱药，已在神经科临床应用中取得一定效果，特别是血管性头痛、视网膜、血管痉挛、缺血性视神经炎、脑血管病引起的急性瘫痪、一氧化碳中毒所致的中枢功能障碍、震颤、麻痹、支气管哮喘、晕动病和有机磷农药中毒等。其中枢作用与东莨菪碱相似而较弱，外周抗胆碱作用如解除平滑肌痉挛，抑制唾液分泌均次于阿托品或东莨菪碱，扩瞳作用为山莨菪碱的5倍。拮抗有机磷农药中毒的作用较阿托品强，对血管有扩

张作用。樟柳碱口服吸收快而完全，大部分经肾脏排泄，消化道排出量仅占尿中排出量的2%左右。樟柳碱毒性较东莨菪碱小，其中枢作用强，较大剂量可致幻觉、健忘，偶见暂时性黄视、意识模糊、排尿困难等，骤然停药可引起头晕、呕吐等。

（张国林　罗应刚）

dīngxiùdōnglàngdàngjiǎn

丁溴东莨菪碱 （scopolamine butylbromide）

一种解痉药物，是生物碱类天然产物东莨菪碱的一种丁基化溴化物，结构式见图，别名解痉灵。东莨菪碱是来自植物的托品类生物碱。主要用于治疗胃肠痉挛或其他消化系统中的痉挛。

简史　丁溴东莨菪碱首先由德国学者于1950年合成，此后对其药理、临床和体内代谢进行了较深入的研究。20世纪80年代初时，西德和日本等国家均有丁溴东莨菪碱的生产，随后中国也开始大量合成。

化学名称、性状、理化性质　丁溴东莨菪碱的化学结构系统命名为：N-正丁基-6β,7β-环氧莨菪烷-3α-醇（S）-托品酸酯溴化物[（1S,3S,5R,6R,7S,8S）-6,7-环氧-8-丁基-莨菪-3-醇（S）-托品酸酯溴化物]。分子式 $C_{21}H_{30}BrNO_4$，分子量440.38；比旋度 $[\alpha]_D^{20}=$ $-18°～-20°$（H_2O，$c=10$）。呈白

图　丁溴东莨菪碱的结构式

色或类白色结晶性粉末，熔点140～144℃（分解）；无臭或几乎无臭，味苦；溶于水（1：1）、三氯甲烷（1：5），略溶于乙醇（1：50），几乎不溶于乙醚。由于丁溴东莨菪碱含有酯键，在一定的酸性或碱性溶液中会发生水解反应，产生的杂质为托品酸，因此在制剂生产、贮藏等过程中，应充分考虑上述因素对制剂产品稳定性的影响。因丁溴东莨菪碱在碱性溶液中极不稳定，未见使用碱的制剂生产工艺。云晓琳等研究发现，丁溴东莨菪碱在 pH 值为5.6～2.0的范围内较稳定，在 pH 值为2.0～1.0范围内，受 pH 值的影响较大，其降解程度随 pH 值的降低而增大，与 H^+ 浓度呈反比线性关系。

药物来源　丁溴东莨菪碱首先由德国学者于1950年合成，此后对其药理、临床和体内代谢进行了较深入的研究。为了满足临床需要，中国已具有比较成熟的合成方法。即采用氢溴酸东莨菪碱为原料，以碳酸钾游离得东莨菪碱，再在乙腈存在下，用溴丁烷季铵化即得。21世纪初，有人用莨菪碱与过量的丁基溴在高温下反应，然后通过纯化提取得到丁溴东莨菪碱。在该反应中，丁基溴既是反应底物也是反应溶剂，反应快，不需要其他介质。利用这种方法得到的丁溴东莨菪碱的产率较高，过量的丁基溴也很容易实现回收再利用。

临床应用及毒性　临床上广泛应用的丁溴东莨菪碱注射液，丁溴东莨菪碱胶囊和丁溴东莨菪碱片，其主要成分均为丁溴东莨菪碱，除对平滑肌有解痉作用外，尚有阻断神经节及神经肌肉接头的作用，但对中枢的作用较弱。丁溴东莨菪碱对肠道平滑肌解痉

作用较阿托品为强，故能选择性地缓解胃肠道、胆道及泌尿道平滑肌痉挛和抑制其蠕动，而对心脏、瞳孔以及唾液腺的影响较小，故很少出现类似阿托品引起的中枢神经兴奋、扩瞳、抑制唾液分泌等副反应。注射给药时，三环类抗抑郁药、奎尼丁及金刚烷胺可增强本品的抗胆碱作用。皮下或肌内注射时要注意避开神经与血管，如需反复注射，不要在同一部位，应左右交替注射，静注时速度不宜过快。

（张国林　罗应刚）

xiùjiǎ'ātuōpǐn

溴甲阿托品 （atropine methyl-bromide; methylatropine bro-mide; atropine methobromide; mebropine; dropine）

一种抗胆碱药物，是生物碱类天然产物阿托品的人工合成类似物，结构如图，别名胃乐平、胃疡平、散瞳新等。药理作用与阿托品相似，有很强的扩瞳与睫状肌麻痹作用，还可解除胃肠痉挛及抑制胃酸分泌。

简史　以溴甲阿托品为主的溴甲阿托品滴眼液在 1989 年成为中国国家卫生部批准的新药。

化学名称、性状、理化性质　溴甲阿托品的化学结构系统命名为：N-甲基-莨菪-3α-醇阿托品酸酯溴化物。白色结晶性粉末，熔点 215℃（分解）；无臭，味微苦；溶于水（1：1），乙醇（1：

20），不溶于乙醚、三氯甲烷。在酸性情况下（pH3～5）是很稳定的，在碱性条件下易水解，其稳定性较好，在常温贮存两年内各项指标没有明显改变。

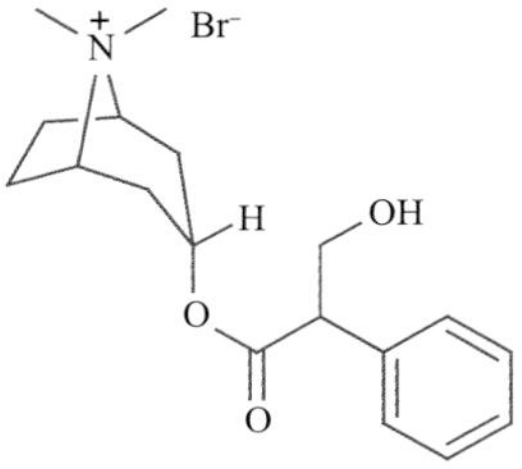

药物来源　溴甲阿托品是人工合成的解痉抗酸药。

临床应用及毒性　溴甲阿托品属季铵类抗胆碱药，药理作用与阿托品相似，为抗胆碱神经药，有接触胃肠痉挛及抑制胃酸分泌的作用，与阿托品比较，不易通过胎盘，能够解除胃肠痉挛，抑制胃酸分泌。有很强的扩瞳与睫状肌麻痹作用。有溴甲阿托品片和溴甲阿托品滴眼液，其主要成分溴甲阿托品的药理作用为：抑制受体节后胆碱能神经支配的平滑肌与腺体活动，并根据剂量的大小，有刺激或抑制中枢神经系统作用。解毒系在 M-胆碱受体部位拮抗胆碱酯酶抑制剂的作用，如增加气管、支气管系黏液腺与唾液腺的分泌，支气管平滑肌挛缩，以及自主神经节受刺激后的亢进。此外，阿托品能兴奋或抑制中枢神经系统，具有一定的剂量依赖性。对心脏、肠和支气管平滑肌作用比其他颠茄生物碱更强而持久。主要用于胃及十二指肠溃疡、胃酸过多症、胃炎、痉挛性大肠炎等。对一般患者副作用少见，但敏感者往往出现瞳孔扩大、口渴、排尿困难、便秘等，减量后症状即逐渐消失。

（张国林　罗应刚）

yìbǐngtuōxiùǎn

异丙托溴铵 （ipratropium bro-mide）

一种抗胆碱性支气管扩张平喘药物，是化学合成的生物碱类天然产物阿托品的一种类似物，结构式如图，别名爱喘乐、异丙托品、溴化异丙阿托品、溴异丙托品、溴化异丙基阿托品、

溴化异丙托品、异丙阿托品、SCH-1000 等。用于治疗慢性阻塞性肺病的抗胆碱性支气管扩张剂。

简史　异丙托溴铵在国外已使用近 10 年，其平喘疗效肯定。1980 年北京制药工业研究所试制成本品，又名溴化异丙东莨菪碱，已使用于临床。

化学名称、性状、理化性质　异丙托溴铵的化学结构系统命名为：N-异丙基-莨菪-3α-醇阿托品酸酯溴化物。异丙托溴铵为白色结晶性粉末，味苦。熔点232～233℃。溶于水，略溶于乙醇，不溶于其他有机溶剂。

药物来源　异丙托溴铵是一种合成的极性阿托品类似物。

临床应用及毒性　异丙托溴铵为新型季铵化合物抗胆碱药物，吸入给药时很少通过生物膜，不易被吸收，故不良反应少见。由异丙托溴季铵制成的药物剂型有气雾剂和雾化吸入液两种。临床应用异丙托溴季铵等抗胆碱类药物时，特别是老年人，如发现视力下降，应立即停药。异丙托溴季铵可以预防及治疗支气管哮喘和喘息样支气管炎，尤其是对 β 受体激动药引起的肌肉震颤、心痛过速等不能耐受患者更为适用。异丙托溴季铵对呼吸道有较高的选择性，有较强的支气管平滑肌松弛作用，而对呼吸道腺体和心血管作用较弱。如给大静脉注射

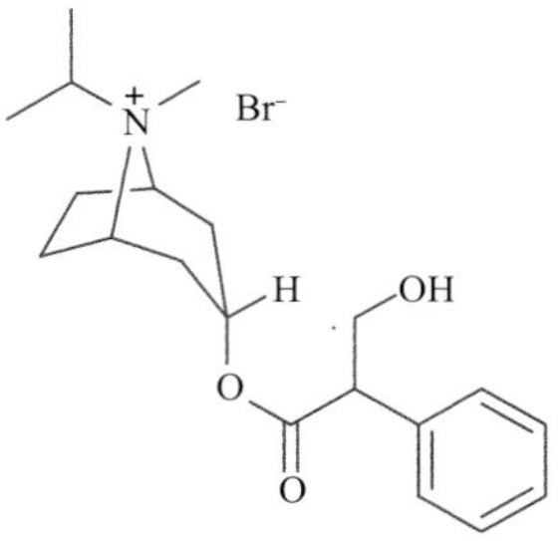

图　溴甲阿托品的结构式

图　异丙托溴铵的结构式

时，其扩张支气管的剂量只有抑制涎腺分泌、加快心率剂量的 $1/20 \sim 1/10$，气雾吸入时只有 $1/500 \sim 1/100$。人吸入 $0.28 \sim 1.2$ 毫克未见心率改变。异丙托溴季铵适用于防止哮喘发作，对急性病例控制疗效较差，对两种哮喘的疗效无显著差别，对哮喘的疗效不受年龄因素的影响，对痰量及痰黏稠度无明显影响。异丙托溴季铵为美国食品药品管理局批准的用于治疗慢性阻塞性肺病的抗胆碱性支气管扩张剂。一般无全身不良反应，个别患者可出现口干、口苦、喉刺激症状或咳嗽和气管痒感。对阿托品类药物过敏者禁用，患有闭角型青光眼、前列腺肥大者禁用。另外，妊娠妇女慎用。

(张国林　罗应刚)

zuǒxuánduōbā

左旋多巴（levodopa）

一种治疗帕金森病（又称震颤麻痹）的药物，是生物体可以通过 L-酪氨酸合成的氨基酸类天然产物，是生物体自身合成多巴胺的生物前体，结构式见图，又称 3-羟基-L-酪氨酸。由于碱性较弱，能克服多巴胺不能透过血脑屏障进入中枢的缺点。

简史　根据临床资料，帕金森病是第一种采用神经递质替代疗法的疾病。1958 年，瑞典生理学家卡尔松（Carlsson A.）等报道了多巴胺在哺乳动物大脑内分布的情况，左旋多巴能对抗由利血平引起的强直症等现象。大脑

图　左旋多巴的结构式

中的不均匀分布暗示了多巴胺可能是一种神经递质。1959 年，日本生理学家佐野与其同事描述了多巴胺、去甲肾上腺素和左旋多巴在人类大脑中的分布情况，并得出结论：多巴胺主要集中在大脑中的黑质纹状体，同去甲肾上腺素在大脑中具有重要作用。一年之后，奥地利学者赫伯特（Herbert E.）和 Oleh H. 报道了帕金森患者大脑中纹状体、苍白球中多巴胺含量极大减少的现象（减少将近 90%）。根据这些发现，人们开始尝试采用神经递质替代疗法，日本科学家佐野首次尝试采用 D, L-多巴来治疗帕金森患者，但效果并不突出。奥地利神经科学家伯克迈尔（Birkmayer W.）与美国生理学家巴尔博（Barbeau A.）及其同事则各自采用静脉注射 L-多巴的方法，取得了较好疗效，并证实了之前帕金森症是由基底神经节多巴胺含量减少所引起这一假设。但 L-多巴也会引起一些副作用，如恶心、呕吐等。毕克耶尔等发现外周脱羧酶抑制剂苄丝肼可减少 L-多巴在外周的代谢量，进而减少服药量以减轻副作用。

化学名称、性状、理化性质　左旋多巴的化学结构系统命名为：(L)-3-(3,4-二羟基苯基)-丙氨酸[(S)-3-羟基-酪氨酸]。分子式 $C_9H_{11}NO_4$，分子量 197.19。左旋多巴为白色或类白色结晶性粉末，无臭，无味，熔点 $276 \sim 278℃$（分解）。在水中微溶（1:600），在乙醇、三氯甲烷或乙醚中不溶；在稀酸中易溶。左旋多巴具有儿茶酚结构，极易被空气中的氧氧化变色。水溶液久置后，可变黄、红紫，直至黑色，高温、光、碱和重金属离子可加速其变化。

药物来源　在体内生物合成的途径为 L-酪氨酸在酪氨酸羟化酶的作用下形成左旋多巴。中国国内也有人从野生植物藜豆中提取。

临床应用及毒性　帕金森病（又称震颤麻痹），多发于老年人，是一种神经系统变性疾病，临床表现为经典的三联征：静止性震颤、肌肉强直和运动迟缓，并伴有直觉、识别和记忆障碍。左旋多巴由于碱性较弱，能克服多巴胺不能透过血脑屏障进入中枢的缺点，在体内透过血脑屏障进入脑内，代谢为多巴胺发挥药效。但口服的左旋多巴实际到达中枢神经系统只有约 1%，容易引起外周不良反应，临床上常与外周脱羧酶抑制剂合用，以减少左旋多巴在外周组织因代谢引起的损耗。左旋多巴临床用于帕金森症的治疗，对轻症及较年轻的患者、肌肉强直及运动困难疗效较好；对重症、年老体衰及肌肉震颤者及抗精神病药引起的锥体外系反应效果差，维生素 B_6 会加快左旋多巴的代谢作用，应慎用。左旋多巴的不良反应包括恶心、呕吐和焦虑等症状。

(张国林　罗应刚)

shènshàngxiànsù

肾上腺素（adrenaline；epinephrine）

一种过敏性休克、心搏骤停和支气管哮喘急性发作的急救和控制药物，是从动物的肾上腺中提取分离得到的一种弱碱性生物碱，属激素类，又名副肾素。其生物合成主要是在髓质铬细胞中首先形成去甲肾上腺素，然后进一步经苯乙胺-N-甲基转移酶（phenylethanolamine N-methyl-transferase）的作用，使去甲肾上腺素甲基化形成肾上腺素，结构式见图。肾上腺素能兴奋心脏，

收缩血管，松弛支气管平滑肌，临床上主要用于过敏性休克、心搏骤停的急救，控制支气管哮喘的急性发作。

简史 1894 年英国医生奥利弗（Oliver G.）与生理学家谢弗（Schäfer E. A.）发现肾上腺提取物具有收缩血管的作用，可用于止血，但并未为其命名。直到 1899 年，美国药理学家埃布尔（Abel J. J.）从肾上腺提取物种分离出一种化学物质，具有升高血压的作用，并将其命名为 epinephrin。随后，日本化学家高峰（Takamine J.）在参观埃布尔教授的实验室之后，将 epinephrin 进行了纯化，得到更高药理活性的化学纯物质并申请专利将其命名为 adrenalin。在专利公布之后，关于这种物质的命名引起了广泛的讨论。英国生理学家亨利·哈雷特·戴尔（Dale H. H.）则坚持使用 adrenaline 一词更为恰当。

化学名称、性状、理化性质 肾上腺素的化学结构系统命名为：(*R*)-4-(2-甲氨基-1-羟基乙基)-1,2-苯二酚。白色或类白色结晶粉末，在水中溶解度极小，不溶于乙醇、三氯甲烷、乙醚、脂肪油；在无机强酸或强碱溶液中易溶，氨溶液或碳酸钠溶液中不溶，饱和水溶液显弱碱性反应。熔点为 211~212℃（分解）。盐酸盐熔点 157℃；酒石酸盐熔点 147~154℃。在中性或碱性水溶液中不稳定，遇碱性肠液能分解，

故口服无效。与空气或日光接触易氧化成醌，进而聚合成棕色多聚体而失效。

药物来源 药用肾上腺素可从家畜肾上腺提取，人工合成方法可将邻苯二酚在氧氯化磷存在下用氯乙酸进行氯乙酰化，反应生成 α-氯-3,4-二羟基苯乙酮中间体，再经甲胺胺化，氢化，最后用酒石酸拆分制得肾上腺素。

临床应用及毒性 肾上腺素为内源性活性物质，具有拟交感作用，因而能兴奋心脏，收缩血管，松弛支气管平滑肌。临床上多用于过敏性休克、心搏骤停的急救，控制支气管哮喘的急性发作。主要不良反应为心悸、烦躁、头痛和血压升高等，血压剧升有发生脑出血的危险，故老年人慎用。也能引起心律失常，甚至心室纤颤，故应严格掌握剂量。禁用于高血压，器质性心脏病、糖尿病和甲状腺功能亢进症等。临床使用肾上腺素需注意它与普萘洛尔、三环抗抑郁药物及 α-阻滞药物的相互作用导致的不良反应。

（张国林　罗应刚）

qùjiǎshènshàngxiànsù
去甲肾上腺素（noradrenaline；norepinephrine）
去甲肾上腺素是肾上腺髓质分泌的一种儿茶酚胺激素。旧称"正肾腺素"，是肾上腺素去掉 *N*-甲基后形成的物质，结构式见图。它既是一种神经递质，主要由交感节后神经元

和脑内肾上腺素能神经末梢合成和分泌，是后者释放的主要递质，也是一种激素，由肾上腺髓质合成和分泌，但含量较少。循环血液中的去甲肾上腺素主要来自肾上腺髓质。

简史 1904 年，英国剑桥大学的一个年轻生理学工作者埃利奥特（Elliott T. R.）在研究动物膀胱和尿道的神经支配时，发现刺激交感神经的反应与注射肾上腺素的作用相似，从而提出一个设想，肾上腺素可能是交感神经末梢释放的化学刺激物，但并未引起广泛关注。经过德国的青年科学家勒维（Loewi O.）的研究证明刺激迷走神经在其末梢释放一种化学物质，借此传递神经冲动的效应，但交感物质的化学本质到底是什么？由于受到当时技术上的限制，世界各地实验室报道的结果很不一致，争论也很大，因而其研究进展一直很慢。直到 1946 年，瑞典生理学家冯·奥伊勒（von Euler U.）成功地分离出这个拟交感物质，他认为无论从生物学作用上，还是化学结构上，它都不是肾上腺素，而是与肾上腺素最接近的去甲肾上腺素（noradrenaline），是兴奋交感神经引起的主要神经递质。

化学名称、性状、理化性质 去甲肾上腺素的化学结构系统命名为：(*R*)-1-(3,4-二羟苯基)-2-氨基乙醇 [(*R*)-4-(2-氨基-1-羟基乙基)-1,2-苯二酚]，其酒石酸盐为白色无臭结晶性粉末，味苦，分子式 $C_8H_{11}NO_3 \cdot C_4H_6O_6 \cdot H_2O$，分子量 337.28；比旋度 $[\alpha]_D^{20} = -10° \sim -12°$（$H_2O$，$c = 5$）。见光或遇空气易变质。易溶于水，微溶于乙醇，难溶于乙醚、三氯甲烷。

药物来源 在生物体中酪氨

图　肾上腺素结构式

图　去甲肾上腺素结构式

酸在酪氨酸羟化酶催化下发生羟基化得到二羟基苯丙氨酸（L-DO-PA）。二羟基苯丙氨酸在磷酸吡哆醛和二羟基苯丙氨酸脱羧酶作用下脱羧生成多巴胺。后者在多巴胺-β-羟化酶和辅因子抗坏血酸存在下，发生羟基化，得到去甲肾上腺素。也可通过化学方法合成：邻苯二酚与氯乙酸和三氯氧磷共热生成3,4-二羟基氯乙酰苯，用氨的醇溶液氨解生成相应的胺，最后钯碳催化下羰基加氢，即得外消旋去甲肾上腺素。

临床应用及毒性　去甲肾上腺素既是一种神经递质，主要由交感节后神经元和脑内肾上腺素能神经末梢合成和分泌，是后者释放的主要递质，也是一种激素，由肾上腺髓质合成和分泌，但含量较少。循环血液中的去甲肾上腺素主要来自肾上腺髓质。去甲肾上腺素是强烈的 α 受体激动药，对 β_1 受体作用较弱，对 β_2 受体几无作用。通过 α 受体的激动作用，可引起小动脉和小静脉血管收缩，心脏方面表现主要是心肌收缩力增强，心率加快，心排血量增高。因此临床上常用于治疗急性心肌梗死、体外循环、嗜铬细胞瘤切除等引起的低血压；对血容量不足所致的休克或低血压；也有报道将其用于抑郁症的治疗。应注意用量过多时会引起严重头痛及高血压、心率缓慢、呕吐甚至抽搐等症状，强烈的血管收缩足以使生命器官血流减少，肾血流锐减后尿量减少，组织血供不足导致缺氧和酸中毒；持久或大量使用时，可使回心血流量减少，外周血管阻力增高，心排血量减少，后果严重；且易通过胎盘，使子宫血管收缩，血流减少，导致胎儿缺氧。

（张国林　罗应刚）

辛弗林（synephrine）　一种治疗休克和过敏性支气管哮喘疾病药物，是一些动植物种存在的生物碱类天然产物，可从芸香科植物酸橙 Citrus aurantium 或甜橙 Citrus sinensis 的干燥幼果中提取分离的得到，结构式见图。拟肾上腺素类药物，有轻微兴奋、收缩血管、扩张支气管、减肥等作用。

简史　在中国，酸橙又称枳实，是传统中药，主要被用来增强食欲和理气（能量）。在意大利，枳实自16世纪以来也是传统民间药方之一，被用来治疗疟疾等热病和作为抗菌剂使用。直到20世纪20年代，辛弗林以交感酚的名字出现在欧洲医药市场，最早由德国科学家拉施（Lasch F.）报道了它的药理学和毒理学性质，表明其具有升高血压、收缩外周血管、散瞳等作用。美国科学家泰恩特（Tainter M. L.）及塞登菲尔德（Seidenfeld M. A.）教授系统地阐述了辛弗林的左旋、右旋及酒石酸盐消旋体的不同作用效果。韩国学者桑（Song D. K.）及同事通过研究表明了辛弗林还有一定的抗抑郁效果。

化学名称、性状、理化性质　辛弗林的化学结构系统命名为：4-（1-羟基-2-甲基氨基乙基）苯酚 [1-（4-羟基苯基)-2-甲基氨基乙醇]。分子式 $C_9H_{13}NO_2$；分子量167.20。易溶于甲醇、乙醇，在强酸，强碱离子交换树脂色谱分

图　辛弗林结构式

离中易发生消旋化。其消旋体通常以盐酸盐（熔点150～152℃）、草酸盐（熔点221～222℃）、酒石酸盐（熔点188～190℃）存在。

药物来源　主要来源于芸香科（Rutaceae）植物酸橙及其栽培变种或甜橙的干燥幼果。在意大利生长的苦橙 Citrus aurantium var. amara 也发现较高含量的辛弗林。另外，有研究表明在人体血浆和其他哺乳动物组织中也发现了少量辛弗林。

临床应用及毒性　辛弗林结构类似于拟肾上腺素类药物，可刺激 α 和 β_3 肾上腺素受体，能提升能耗、血压、代谢、产热和减轻体重。广泛用于医药、食品、饮料等保健行业。美国食品药品管理局于2004年禁止在膳食补充剂中添加麻黄碱之后，辛弗林作为替代品得到了广泛的应用，但有报道称辛弗林在心血管方面具有副作用甚至毒性。加拿大卫生总署于2010年建议辛弗林日服用剂量要小于30毫克。辛弗林与咖啡因、甲基黄嘌呤、麻黄碱、牛磺酸等合用时，对心血管和中枢神经的刺激作用加剧，会引发头痛、癫痫、中风甚至心力衰竭。辛弗林已收载于北欧三国药典和德国药典，是天然兴奋剂。

（张国林　罗应刚）

消旋去甲乌药碱（dl-demethylcoclaurine；higenamine）　具有强心作用的活性天然产物，最早来源于日本附子 Aconitum japonicum 的异喹啉类生物碱，即附子Ⅰ号，结构式见图。

简史　消旋去甲乌药碱是日本科学家小管卓夫（Kosuge T.）于1974年首次发现，从105千克日本附子 Aconitum japonicum 中分离得到10毫克去甲乌药碱。

图　消旋去甲乌药碱的结构式

离体蛙心实验表明，去甲乌药碱是附子的有效成分，生物活性强。1975年中国医学科学院药物研究所用香兰醇为原料合成了去甲乌药碱，定名为附子Ⅰ号，并开始药理研究。中国学者黄龙珍于1981年成功地合成了此药。韩国化学家昌（Chang K. C.）等也进行了去甲乌药碱的人工合成，并对合成材料进行了研究。

化学名称、性状、理化性质　消旋去甲乌药碱的化学结构系统命名为：（±）-1,2,3,4-四氢-1-（4-羟基苯基）甲基-异喹啉-6,7二醇，分子式$C_{16}H_{17}NO_3$；分子量271.32。其盐酸盐为白色结晶，熔点260~262℃。

药物来源　去甲乌药碱主要来源于毛茛科植物日本附子根，睡莲科植物莲 Nelumbo nucifera 果实，买麻藤科植物小叶买麻藤 Gnetum parvifolium 茎。后来发现该生物碱存在于多种植物中，如细辛 Asarum sieboldii（55毫克/千克）、良姜 Alpinia officinarum（1.4毫克/千克）、丁香 Eugenia caryophllata（1.0毫克/千克）。现代生产中，还可以人工合成，合成方法以香兰醛为原料，合成苄基香兰醛、1-（3-甲氧基-4-苄氧基）-苯基-2-硝基-乙烯、β-（3-甲氧基-4-苄氧基）-苯乙胺，再进一步合成去甲乌药碱。也有以4-甲氧基苯基乙酸和3,4-二甲氧基苯乙胺为起始原料经酰化、环合、

还原、脱甲基4步反应得盐酸去甲乌药碱粗品，再经精制等步骤得到去甲乌药碱的工艺。

临床应用及毒性　消旋去甲乌药碱主要作用是强心，在治疗关节炎方面也有一定的作用。去甲乌药碱是β受体部分激动剂，其强心作用与兴奋受体有关。研究证明，去甲乌药碱是降压有效成分，具有兴奋β受体及阻断α_1受体的双重作用。盐酸去甲乌药碱对心血管系统具有正时性、正力性效应。在一定剂量时能增加心率、心输出量、心肌耗氧量及冠状动脉血流量，而又不使舒张压升高。因不良反应较小，它有可能成为临床较安全的心脏负荷试验药物，截至2016年正进行临床研究。

（张国林　罗应刚）

yānxiān'ān

烟酰胺（nicotinamide）　一种治疗糙皮病、口炎、舌炎、肝脏疾病和日光性皮炎等的药物，是广泛存在于动植物中的一种水溶性维生素，也称尼克酰胺或维生素PP，为烟酸的酰胺衍生物，结构式见图。易于吸收，广泛分布于体内，过量部分迅速以代谢产物或原形从尿排出。通过ATP作用，形成辅酶Ⅰ$^+$（NAD）或辅酶Ⅱ（NADP$^+$），在许多生物氧化、还原反应中起传递电子和质子的作用。

简史　早在1926年美国流行病学家戈德伯格（Goldberger G.）等人发现维生素B_5中含有预防和

图　烟酰胺的结构式

治疗糙皮病的因子。1937年美国生物化学家 Elvehijiem C. 等分离出烟酸，不久又在肝脏中获得了烟酰胺，由于它们的生理作用相仿，故一起被命名为抗糙皮病维生素。它是生物体内脱氢辅酶的组成部分，参与碳水化合物、脂肪和蛋白质的代谢，起传递电子和质子的作用，因此，烟酰胺广泛应用于食品和饲料添加剂、药品及原料药、生化剂、发色剂、电镀光亮剂、植物生长调节剂、头发生长促进剂等，其最大应用领域是饲料添加剂。

化学名称、性状、理化性质　烟酰胺的化学结构系统命名为：吡啶-3-甲酰胺。分子式$C_6H_6N_2O$，分子量122.13。为白色针状结晶或粉末，熔点129~131℃，比重1.4。无臭或几乎无臭，略带苦味，在水或乙醇中易溶，在甘油中溶解。在乙醚中几乎不溶；在碳酸钠试液或氢氧化钠试液中易溶。

药物来源　烟酰胺广泛存在于食物中，如肾、肝、肌肉、乳汁、蛋黄、花生和水果，可从牛肝或牛心提取。工业烟酰胺制备方法主要以3-甲基吡啶、2-甲基-5-乙基吡啶或喹啉为原料，通过氧化剂直接氧化或催化氧化生成烟酸或烟腈，再由烟腈水解或烟酸铵，工业上一般由烷基吡啶氧化制得。烟酰胺是重要的精细化工产品，欧美等先进国家需求和生产已基本稳定，但发展中国家需求逐年增加。

临床应用及毒性　烟酰胺为辅酶Ⅰ和辅酶Ⅱ的组成部分，在生物氧化呼吸链中起着递氢的作用，可促进生物氧化过程和组织新陈代谢，对维持正常组织（特别是皮肤、消化道和神经系统）的完整性具有重要作用，因此可

用于治疗糙皮病、口炎、舌炎、肝脏疾病及日光性皮炎。此外，尚有防治心脏传导阻滞、提高窦房结功能及抗快速型实验性心律失常作用，能显著地改善由维拉帕米所引起的心率减慢和房室传导阻滞，临床用于冠心病、病毒性心肌炎、风湿性心脏病及少数洋地黄中毒等伴发的心律失常（多数为其他药物无效后才应用）。一般对各度房室传导阻滞均有明显疗效，基本上经治疗后，传导阻滞均能消失，对病态窦房结综合征也有明显疗效，对束支传导阻滞疗效差。烟酰胺肌注可引起疼痛，个别可引起头晕、恶心、上腹不适、食欲不振等，可自行消失。妊娠初期过量服用有致畸的可能。异烟肼与烟酰胺两者有拮抗作用，长期服用异烟肼应补充烟酰胺。

（张国林　罗应刚）

yánhúsuǒyǐsù

延胡索乙素（tetrahydropalmatine）　一种抗焦虑、镇静和镇痛药物，是从中药延胡索 *Corydalis yanhusuo* 中提取分离获得的异喹啉类生物碱，又名四氢巴马汀、四氢帕马丁，结构式见图，具有特殊的镇痛，镇静，催眠作用。

简史　1908 年美国科学家赖辛格（Risinger R. C.）首次报道了延胡索乙素的结构。但是，直到 1933 年加拿大化学家曼斯克（Manske R. H. F.）从罂粟科紫堇

图　延胡索乙素的结构式

属植物延胡索 *Corydalis yanhusuo* 中分离出左旋延胡索乙素。1936 年，中国科学家赵承嘏也从延胡索块茎中分得 13 种生物碱分别命名为延胡索素甲、乙、丙、丁、戊、己、庚、辛、壬、癸、子、丑和寅。同年，黄鸣龙证明了乙素为 *dl*-四氢巴马汀。1961 年，英国化学家布拉德舍（Bradsher C. K.）合成了延胡索乙素，中国科学院上海药物研究所首先发现延胡索乙素具有中枢抑制、镇痛、镇静及催眠作用，毒性较低，安全性较大。

化学名称、性状、理化性质　延胡索乙素的化学结构系统命名为：*dl*-2, 3, 9, 10-四甲氧基-5, 8, 13, 13a-四氢-6*H*-二苯并［a, g］喹嗪［（13a*RS*）-2, 3, 9, 10-四甲氧基−小檗烷，（13a*RS*）-2, 3, 9, 10-tetramethoxyberbin）］。延胡索乙素为白色或淡黄色片状结晶。无臭。味微苦。放置后色渐变深。在乙醚或三氯甲烷中极易溶解。在水或碱溶液中几乎不溶。（±）：结晶（甲醇－水），熔点 148 ~ 149℃；其盐酸盐为针状结晶（甲醇），熔点 215 ~ 216℃。

药物来源　主要来源于罂粟科植物延胡索（元胡）块茎，另外在伏生紫堇 *Corydalis decumbens* 块茎，小花黄堇 *Corydalis racemosa* 全草，深山紫堇 *Corydalis pallida* 根；防己科植物华千金藤 *Stephania sinica* 根，黄叶地不容 *Stephania viridiflavens* 块；芸香科植物秃叶黄皮树 *Phellodendron chinese* var. *glabriusculum* 树皮含量也非常高。以上植物多数在中国均有分布。该生物碱亦可化学合成得到。

临床应用及毒性　具有特殊的镇痛，镇静，催眠作用，临床上用作镇痛药。用于内科病痛

（如消化性溃肠痛），产前阵痛，产后子宫缩痛，月经痛，头痛及失眠等症。证实延胡索乙素有益于治疗心脏病和肝损伤。它是一种钙离子通道阻滞剂和钾离子通道激活剂。同时也是一种强有力的肌松药。它还是一种潜在的鸦片和海洛因的戒断药，在人体的初步研究上已经取得了可喜的成果。延胡索乙素还有降压、抗心律失常、抗血栓、钙拮抗、抑制胃酸分泌等药理作用。有一些关于延胡索乙素的毒副作用报道，主要涉及对呼吸的抑制作用和影响心脏和神经系统的活动，而且也可能引起慢性肝炎。

（张国林　罗应刚）

luótōngdìng

罗通定（rotundine）　一种镇痛、镇静和解痉药物，是从罂粟科紫堇属植物中分离得到的异喹啉类生物碱，结构式见图，具有很好的止痛效果，临床上常运用于治疗各种疾病引起的疼痛，具有镇静及催眠作用。

简史　罗通定为左旋延胡索乙素，虽然延胡索乙素的结构早在 1908 年就有美国科学家赖辛格（Risinger R. C.）报道。但是，直到 1933 年加拿大化学家曼斯克（Manske R. H. F.）才从罂粟科 *Papaveraceae* 紫堇属植物延胡索 *Corydalis yanhusuo* 中将左旋延胡索乙素分离出来。1961 年，英国化学家布拉德舍（Bradsher

图　罗通定的结构式

C. K.）完成了延胡索乙素的合成。延胡索作为传统的中药，常作为活血、散瘀、理气、止痛的药物，主要因为其含有大量的左旋延胡索乙素。中国科学院上海药物研究所首先发现延胡索乙素具有中枢抑制剂，具有镇痛、镇静及催眠作用，毒性较低，安全性较大。延胡索乙素还有降压、抗心律失常、抗血栓、钙拮抗、抑制胃酸分泌等药理作用。

化学名称、性状、理化性质　罗通定为异喹啉类生物碱，化学结构系统命名为：l-2, 3, 9, 10-四甲氧基-5, 8, 13, 13a-四氢-6H-二苯并［a, g］喹诺里嗪［（13aS)-2, 3, 9, 10-四甲氧基-小檗烷，（13aS)-2, 3, 9, 10-tetramethoxyberbin］。分子式 $C_{21}H_{25}NO_4$，分子量 355.43；比旋度 $[\alpha]_D^{20} = -290° \sim -300°$（EtOH，c = 0.8）。为白色或微黄色片状或柱状结晶，无臭，味微苦，遇光受热颜色变黄。不溶于水，略溶于乙醇，易溶于三氯甲烷及乙醚。熔点 141 ~ 144℃。其盐酸盐，熔点 210℃。

药物来源　主要来源于罂粟科植物延胡索块茎，另外在伏生紫堇 Corydalis decumbens 块茎、小花黄堇 Fumaria racemosa 的全草，黄堇（深山紫堇）Corydalis edulis 的根、防己科植物华千金藤 Stephania japonica 的根、黄叶地不容 Stephania viridiflavens 的块根，芸香科植物秃叶黄皮树 Rutaceae Phellodendron 的树皮中含量也非常高。以上植物多数在中国均有分布。该生物碱亦可合成得到。

临床应用及毒性　临床使用片剂与注射液。药理研究认为罗通定与阻滞中枢多巴胺受体有关。具有很好的止痛效果，临床上常运用于治疗各种疾病引起的疼痛，具有镇静及催眠作用。其镇痛作用比哌替啶弱，对创伤及手术后疼痛的作用较差。除镇痛作用外，有明显的镇静催眠作用。罗通定对钙通道有抑制作用，阻滞 Ca^{2+} 内流，较大剂量对钠通道有抑制作用，还发现该药对细胞动作电位复极过程的影响除阻滞钙内流外，对 K^+ 外流也有阻滞作用。罗通定的最大优点是毒性低，安全性大，无成瘾性，为一类麻醉性镇痛药，该药还有降压、抗心律失常、钙拮抗等作用，并对顽固性呃逆和剧烈咳嗽有显著疗效。临床常使用硫酸罗通定注射液，用于胃溃疡及十二指肠溃疡的疼痛、紧张性失眠、痉挛性咳嗽等。对于左旋延胡索乙素的毒副作用报道，主要为呼吸的抑制作用和影响心脏和神经系统的活动，而且其也可能引起慢性肝炎。临床应用一般剂量未发现显著毒副反应，但较大剂量服用，部分患者有嗜睡、头晕、腹胀现象。个别患者较长期服用出现谷丙甲氨酶升高，尚见到有患者因使用药物而致发热现象。

（张国林　罗应刚）

fú'ěrkědìng

福尔可定（pholcodine）　一种镇咳药物，为半合成的吗啡衍生物，结构式见图，具有与可待因相似的药理活性。

简史　1950 年法国药物学家夏布里埃（Chabrier P.）等报道了福尔可定的合成路线。1954 年

图　福尔可定的结构式

英国药物学家梅（May A. J.）和韦迪卡姆（Widdicombe J. G.）使用包括物理的和化学的方法刺激一只麻醉猫咳嗽，比较了福尔可定、吗啡和可待因的止咳效果，1955 年英国科学家格林（Green A. F.）和沃德（Ward N. B.）使用电刺激麻醉猫咳嗽来确定福尔可定在抑制引起的咳嗽反应方面比可待因更为优越，1960 年，法国药物学家普里尼耶（Plisnier H.）报道了福尔可定在抑制由电刺激麻醉猫的喉上神经引发的咳嗽反应方面比可待因的磷酸盐提高了 2 倍，1970 年瑞士医学家埃迪（Eddy N. B.）等回顾了福尔可定的临床前药理和毒理活性。

化学名称、性状、理化性质　福尔可定的化学结构系统命名为：N-甲基-3-［2-(4-吗啉基）乙氧基］-4, 5α-环氧-7, 8-二脱氢吗啡喃-6α-醇水合物。分子式 $C_{23}H_{30}N_2O_4 \cdot H_2O$，分子量 416.52；比旋度 $[\alpha]_D^{20} = -94° \sim -98°$（EtOH，c = 2.0）。福尔可定为白色或几乎白色的结晶性粉末；无臭，味苦；易溶于无水乙醇、丙酮或三氯甲烷，在水中略溶，水溶液显碱性反应，微溶于乙醚中，可在稀盐酸中溶解。

药物来源　以吗啡为原料半合成制备获得。

临床应用及毒性　福尔可定具有与可待因相似的药理活性，临床上使用福尔可定片剂作为镇咳药。由福尔可定制成的复方制剂含福尔可定、盐酸苯丙烯啶、盐酸伪麻黄碱和愈创甘油醚。福尔可定是中枢性镇咳药，可选择性作用于延髓咳嗽中枢，抑制咳嗽。盐酸苯丙烯啶可竞争性、可逆性阻滞组胺受体，消除组胺导致的变态反应。盐酸伪麻黄碱可有效对抗鼻充血及咽鼓管充血。

愈创甘油醚通过扩张支气管及降低支气管分泌物黏度而发挥化痰作用。临床上用于剧烈干咳和中等程度的疼痛，毒性及成瘾性比可待因小；呼吸抑制较吗啡弱，新生儿和儿童对福尔可定耐受性较好，不致引起便秘或消化功能紊乱。

（张国林　罗应刚）

qiǎngdìbāfēn

羟蒂巴酚 （drotebanol）

一种强效镇咳药物，是吗啡的衍生物，结构如图，为阿片受体拮抗剂，具有很好的止咳和镇痛效果。

简史　20世纪70年代由日本的三共（Sankyo）公司以蒂巴因为原料合成得到羟蒂巴酚。1970年日本科学家桐小林（Kobayashi S.）和长谷川（Hasegawa K.）等人进行了动物药理学研究，报道在机械刺激豚鼠的实验中，羟蒂巴酚的止咳效果是磷酸可待因的14～25倍，在氨气刺激豚鼠和机械刺激狗的实验中是磷酸可待因的5倍和50倍。其镇痛效果在豚鼠和老鼠的实验中分别是磷酸可待因的2倍和4倍。羟蒂巴酚的呼吸抑制剂效果在麻醉狗实验中止咳剂量不起作用，而且要比磷酸可待因的效果弱。

化学名称、性状、理化性质　羟蒂巴酚的化学结构系统命名为：N-甲基-3,4-二甲氧基-吗啡烷-6β,14β-二醇。羟蒂巴酚为白色结晶性固体，熔点165～166℃；易溶于乙醇、三氯甲烷，溶于丙酮、苯、甲苯，不溶于水、乙醚，其盐酸盐是溶于水的；热稳定性好，在光照下和空气中也较为稳定。

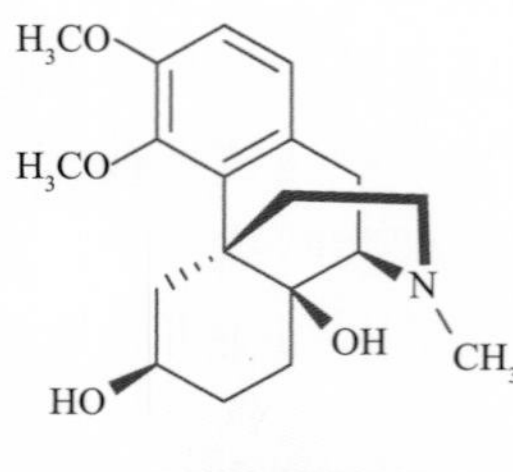

药物来源　主要用从罂粟中分离出来的一种异喹啉生物碱——蒂巴因作为原料，通过氧化、催化加氢、醚环破裂、甲基化和庞多夫（Ponndorf）还原合成羟蒂巴酚。

临床应用及毒性　由羟蒂巴酚制成的片剂和注射剂，临床上用于急、慢性支气管炎，肺结核，肺癌等各种原因引起的剧烈干咳。羟蒂巴酚抑制咳嗽中枢，为强效中枢性镇咳药，药理作用与可待因相似。口服用药的镇咳效果较磷酸可待因强5～14倍，皮下注射的作用较磷酸可待因强10～25倍，临床所用剂量仅为磷酸可待因的1/10，而且起效快，作用持久。而其副作用如便秘、抑制呼吸、催吐、降压、缩瞳及成瘾性均比可待因和吗啡弱，有成瘾性，应控制使用。

（张国林　罗应刚）

nàkědìng

那可定 （narcotine；noscapine）

一种无镇痛作用的止咳药，是从罂粟科植物中分离得到的具有内酯结构的苄基异喹啉生物碱，结构式见图。主要用于止咳，无镇痛、镇静和呼吸抑制等性质，也不使人体产生欣快感或依赖性。因其结构中有1个疏水的内酯环及其他一些与秋水仙碱相似的结构，故在随机筛选过程中被发现具有抗肿瘤活性。

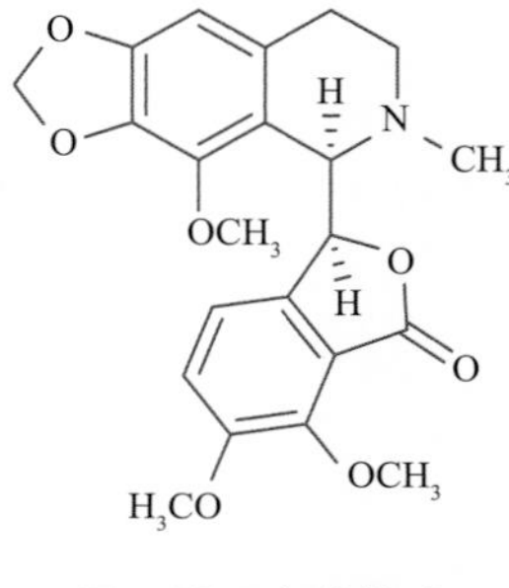

简史　1803年德罗斯恩（Derosne J. F.）从鸦片分离得到含有那可定的盐，称之为"narceine"。1817年罗比凯（P. Robiquet）从这种盐中纯化得到那可定。1953年，德杰拉西（Djerassi C.）等从异叶萝芙木 *Rauwolfia heterophylla* 中也分离得到。1895～1930年，那可定广泛用作抗疟药物。1930年发现那可定的镇咳作用。1954年莱特（Letter H.）描述了那可定具有微弱的有丝分裂毒性，而且其抗有丝分裂作用与N-甲基秋水仙碱协同。1997年在神经细胞PC12中那可定具有拮抗多巴胺生物合成的能力。1998年大鼠模型试验表明，那可定对不同恶性肿瘤具有抗肿瘤活性。2003年发现那可定的抗卒中活性，溴代那可定在肿瘤细胞中具有潜在的抑制有丝分裂和增殖的作用。2006年发现系列硝基那可定衍生物显示选择性杀死化学治疗抗性肿瘤细胞。2010年发现溴代那可定诱导巨大细胞和前列腺癌细胞自噬，也表明那可定对多囊卵巢综合征可能有治疗价值。21世纪初国际上广泛称那可定为"noscapine"。

化学名称、性状、理化性质　那可定的化学结构系统命名为：(1R, 1′S)-1-甲基-8-甲氧基-6,7-二氧亚甲基-1-(6,7-二甲氧基-3-异苯并呋喃酮亚基)-1,2,3,4-四氢异喹啉。据国际纯粹和应用化学联合会规则命名为：(3S)-6,7-dimethoxy-3-[(5R)-4-methoxy-6-methyl-7,8-dihydro-5H-[1,3]dioxolo[4,5-g]isoquinolin-5-yl]-3H-2-benzo-

图　羟蒂巴酚结构式

图　那可定结构式

furan-1-one。分子式为 $C_{22}H_{23}NO_7$，分子量 413.43。那可定为白色结晶性粉末或有光泽的棱柱状结晶，无臭；熔点为 174～177℃。比旋光度 $[\alpha]_D^{20} = +42°～+48°$（0.1 摩尔/升盐酸，$c = 2.0$）。在三氯甲烷中易溶，在苯中略溶，在乙醇或乙醚中微溶，在水中几乎不溶。其盐酸盐在水中溶解。

药物来源 主要来源于罂粟科植物罂粟 *Papaver somniferum* L. 的果实液汁，丽春花 *Papaver rhoeas* L. 的种皮，芸香科植物甜橙 *Citrus sinensis* L. Osbeck 的果实。以上植物在中国均有分布。那可定为苄基四氢异喹啉，其 1 位和 9 位具有两个手性碳。理论上具有两对对映异构体，分别为苏式构型（1S, 9S），（1R, 9R）和赤式构型（1R, 9S），（1S, 9S）。沈阳药科大学通过以 N-β-(3-甲氧基-4, 5-亚甲二氧基苯基) 乙基-6′, 7′-二甲氧基苯并呋喃酮-3-酰胺为原料，经比施勒－纳皮耶拉尔斯基（Bischler-Napieralski）反应和硼氢化钠还原制得那可定，该法制备苯酚类四氢异喹啉类化合物具有一定的立体选择性，产物构型以赤式对映体为主。

临床应用及毒性 那可定系外周性镇咳药，抑制肺牵张反射引起的咳嗽，镇咳作用一般维持 4 小时。无耐受性和依赖性。虽然偶见轻微的恶心、头痛、嗜睡症状，但是其糖浆和片剂还是临床上应用性很好的镇咳药。那可定与华法林有相互作用，如果华法林与那可定合用，则需要降低华法林的用量，那可定具有增强华法林抗凝的作用。在对秋水仙碱相似结构化合物的随机抗肿瘤作用筛选中发现了那可定的抗肿瘤活性，那可定及其衍生物抗肿瘤作用机制是通过影响微管动力学

性质，从而起到抗肿瘤作用。

（张国林 罗应刚）

sānjiānshānzhījiǎn
三尖杉酯碱（harringtonine）
一种治疗急性粒细胞白血病和恶性淋巴瘤的抗肿瘤药物，是从三尖杉属植物中分离得到的一种生物碱，结构式见图。

简史 1963 年美国化学家保德勒（Paudler W. W.）等首次从三尖杉和日本粗榧植物中分离得到三尖杉酯碱及三尖杉碱。1969 年，美国肯塔基大学鲍威尔（Powell R. G.）等报道从日本粗榧中又分到多种生物碱，其中三尖杉碱的酯类化合物对小鼠 P_{388} 和 L_{1210} 有一定疗效。次年，他们确定了三尖杉酯碱的结构。1970 年美国化学家帕兹（Pazzy K. G.）等提出了三尖杉碱的合成途径。

化学名称、性状、理化性质 三尖杉酯碱的化学结构系统命名为：(2R)-2, 5-二羟基-5-甲基-2-甲氧羰基甲基己酸三尖杉碱酯。三尖杉酯碱为白色结晶或微黄色无定形粉末，味苦，有引湿性，在碱性溶液中易分解。熔点 72～74℃；比旋度 $[\alpha]_D^{25} = -120°$（三氯甲烷，$c = 0.2$）。易溶于甲醇、乙醇或三氯甲烷，微溶于水和乙醚。

药物来源 三尖杉仅有 1 属 9 种，产于亚洲东部及中南半岛北部，中国产 7 种，3 个变种。其

图 三尖杉酯碱结构式

中，有药用价值的是三尖杉 *Cephalotaxus furtunei*、粗榧 *Cephalotaxus sinensis*、海南粗榧 *Cephalotaxus mannii* 及篦子三尖杉 *Cephalotaxus diver* 等，分布于中国秦岭至山东鲁山以南各省区及台湾。多生长在海拔 200～3000 米的山谷地带，常与阔叶树混交成林，资源丰富。种子、根、茎、树皮均可入药。三尖杉酯碱是三尖杉碱与侧链酸酯化的产物。三尖杉碱是由 1 分子酪氨酸和 1 分子苯丙氨酸衍生出来的变形的 1-苯乙基四氢异喹啉生物碱。通过对三尖杉酯碱衍生物的合成及构效关系的研究，已设计合成了 90 余个化合物，但其药理活性均低于天然酯碱。因此用被保护的氨基酸与三尖杉酯碱反应，得到苄氧羰酰氨基酸三尖杉酯碱，然后脱去苄氧羰酰基。这种用半合成法得到的氨基酸三尖杉酯碱，也能发挥其药效。

临床应用及毒性 三尖杉酯碱可以使核糖体解聚，蛋白质合成停止，为细胞周期非特异性药物，但对 S 期作用更显著。临床用于治疗急性粒细胞白血病，急性单核细胞性白血病及恶性淋巴瘤。主要毒性是对心脏，骨髓和胃肠道，但为可逆和非蓄积性。体内代谢个体差异较大，原形药物无明显蓄积。也可用于真性红细胞增多症，慢性粒细胞白血病及早幼粒细胞性白血病。近来有报道，三尖杉酯碱通过抑制基孔肯雅病毒（chikungunya virus）的蛋白质合成发挥其抗病毒作用。

（张国林 罗应刚）

gāosānjiānshānzhījiǎn
高三尖杉酯碱（homoharringtonine） 一种治疗慢性粒细胞性白血病的抗肿瘤药物，从中国常绿乔木三尖杉属（又名粗榧

属）植物中分离得到的一种生物碱，结构式见图，具有特殊的药理活性，主要为抗白血病作用。

简史 1963 年，美国化学家保德勒（Paudler W. W.）等首次从三尖杉 Cephalotaxus harringtonia 植物中分离得到三尖杉酯碱、异三尖杉酯碱、高三尖杉酯碱等。1970 年，美国化学家鲍威尔（Powell R. G.）等人确定了它们的结构，1972 年，他报道了有活性的三尖杉碱的衍生物的结构；1975 年，美国罗格斯大学化学生物学教授 Huang M. T. 等人观察到在网织红细胞裂解液里，剂量为 0.04~0.1 微摩尔/升高三尖杉酯碱抑制了 50% 的 Hela 细胞珠蛋白合成时亮氨酸的吸收，说明了高三尖杉酯碱有抑制蛋白质生物合成的作用。1995 年中国科学家卢大用发现了高三尖杉酯碱能抑制肿瘤细胞与纤维蛋白原结合现象，解释了后来报道的高三尖杉酯碱能抑制肿瘤转移的作用。后来的研究报道高三尖杉酯碱通过诱导肿瘤细胞程序性死亡机制。长期使用高三尖杉酯碱使得白血病细胞产生耐药，从而降低治疗效果。

化学名称、性状、理化性质 高三尖杉酯碱的化学结构系统命名为：（2R）-2,6-二羟基-6-甲基-2-甲氧羰基甲基庚酸三尖杉碱酯。分子式 $C_{29}H_{39}NO_9$，分子量 545.63；熔点 143~147℃。高三尖杉酯碱为白色或微黄色结晶性粉末或者无定型疏松固体；遇光色变深；易溶于甲醇、乙醇、三氯甲烷中，微溶于水或者乙醚。

药物来源 主要来源于中国南部及日本三尖杉属植物，包括中国来源的三尖杉 Cephalotaxus fortunei、篦子三尖杉 Cephalotaxus oliveri 等，日本来源的 Cephalotaxus harringtonia var. drupacea 等。1980 年，中国医学科学院药物研究所的赵知中等开始对高三尖杉酯碱的半合成研究，由于高三尖杉酯碱与三尖杉酯碱在化学结构的侧链上多了 1 个次甲基，先按照三尖杉酯碱的合成方法进行，但由于侧链部分三级羟基的存在，使得三尖杉酯碱类合成比较困难，此后，以双键为羟基的潜在形式通过各步反应，最后使双键变为羟基，成功合成高三尖杉酯碱。

临床应用及毒性 2012 年，美国食品药品管理局批准高三尖杉酯碱注射液上市，主要用于治疗不耐受的慢性期或者加速期慢性粒细胞性白血病；高三尖杉酯碱具有天然毒性，在单一剂量上对于心脏和肠胃系统都有毒性作用，可引起心肌缺血，窦性心动过速，房室传导阻滞等，对于肠胃则是引起厌食、呕吐等，且这种毒性效应与剂量有关。另外，在单一剂量上对于小鼠研究时，高三尖杉酯碱引起造血细胞抑制作用，且造成贫血，低血压现象。

（张国林　罗应刚）

qiūshuǐxiānjiǎn

秋水仙碱（colchicine） 一种治疗痛风、家族性地中海热、心包病等的药物，是从百合科秋水仙属植物秋水仙 Colchicum autumnale 的球茎和种子中提取的一种草酚酮类生物碱，结构式见图，具有高效的抗痛风和治愈风湿作用，其衍生物具有强的抗肿瘤和抗肝炎活性。

简史 1820 年，两名法国化学家佩尔蒂埃（Pelletier P. S.）和卡文图（Caventou J.）首次分离得到秋水仙碱粗品；1833 年，获得纯秋水仙碱并且被命名；1937 年，美国学者成功使用秋水仙素加倍曼陀罗等植物的染色体数；1949 年，秋水仙碱被证明有抗炎作用，且其消炎效果主要与微观蛋白的结合能力有关；1955 年，美国生物学家伊格斯蒂（Eigsti O. J.）和达斯廷（Dustin P. J.）将秋水仙碱用于植物的多倍体和双二倍体的培育；1987 年，美国植物学家埃伦费尔德（Ehrenfeld M.）发现秋水仙碱作为一种抗肿瘤的药物，本身的毒性很大，因此，毒性较小的衍生物被广泛地应用，包括去甲基秋水仙碱、三甲基秋水仙素酸甲酯、2-脱甲基和 3-脱甲基硫秋水仙碱，作为抗白血病药物；1991 年，美国医生华莱士（Wallace S. L.）和莱顿姆（Leightonm J. A.）发现秋水仙碱的毒性促使病患肾肝的衰竭；1994~1996 年，一名希腊医生帕达尼乌斯（Padanius D.）首次描述可以用于治疗痛风。由于秋水仙碱具有很强的生理活性，一直受到化学家和药理学家的重视，它的化学结构的认识经历了一段历程。1924 年，德国化学家

图　高三尖杉酯碱的结构式

图　秋水仙碱结构式

温道斯（Windaus）提出了它具有菲环骨架结构，后来美国化学家库克（Cook J. W.）在温道斯基础上提出应为七元环而非六元环，1955 年，美国化学家杜瓦（Dewar M. J. S.）提出了秋水仙碱是 C 环具有䓬酚酮的结构化合物，这种结构与秋水仙碱的各种反应、谱学数据以及 X 光衍射分析结果相符，1955 年确定了秋水仙碱的绝对构型。根据 CIP，即卡恩-英格尔-普雷洛格规则，手性构型为 S 型；但是，1984 年，美国药物化学家卡普拉罗（Capraro H. G.）和布鲁西（Brossi A.）及 1992 年博伊（Boye O.）等发现秋水仙碱由于轴向手性导致不对称现象，1988 年，布鲁西等发现秋水仙碱及其衍生物表现出强的负旋光特性，表明 S 型的联芳基团是与微管蛋白质相互作用的必需基团，1994 年，美国化学家伊莱尔（Eliel E. L.）和威伦（Wilen S. H.）指出秋水仙碱 A 环和 C 环之间的 C—C 键是手性轴，使得秋水仙碱有 4 个立体异构体。

化学名称、性状、理化性质 根据国际纯粹和应用化学联合会命名规则，秋水仙碱的化学结构系统命名为：N-[（7S）-1, 2, 3, 10-tetramethoxy-9-oxo-6, 7-dihydro-5H-benzo [a] heptalen-7-yl] acetamide。分子式 $C_{22}H_{25}NO_6$，分子量 399.14；比旋度 $[\alpha]_D^{20} = -240° \sim -250°$（EtOH，$c=1$）。秋水仙碱是一种淡黄色鳞片状结晶或粉末，由于它含有 1～5 个结晶水，遇光变暗，纯品为无色；具有弱极性而溶于水，可溶于部分有机溶剂中，如乙醚，苯，易溶于乙醇、三氯甲烷，但不溶于石油醚。

药物来源 主要来源于百合科秋水仙属 Narcissus 植物的茎及种子。此外，百合科其他植物如安圭拉氏兰属 Auguillaria、嘉兰属 Gloriosa、益辟坚属 Iphigenia 等也含有秋水仙碱类生物碱。中国国内只从云南丽江山慈姑 Iphigenia indica 中的球茎中提取秋水仙碱，但由于资源有限，云南昭通地区已开始从欧洲引种。秋水仙碱的由于合成路线较长，产率较低，主要依赖于提取分离秋水仙碱。

临床应用及其毒性 具有高效的抗痛风和治愈风湿作用，其衍生物具有强的抗癌、抗肿瘤、抗肝炎活性。秋水仙碱受到美国食品药品管理局认可授权，主要用于治疗痛风，有复合制剂丙磺舒-秋水仙碱，对于痛风疼痛，预防复发有较好疗效，然而，2009 年奥伯舍尔（L. Aubscher）等发现秋水仙碱由于其较强毒性使得在治疗痛风的同时引起胃病。秋水仙碱是抑制细胞有丝分裂的代表，具有抗肿瘤作用，临床应用资料表明，秋水仙碱软膏对皮肤癌和乳腺癌有一定抑制作用，但大剂量的秋水仙碱会损害骨髓及导致贫血。秋水仙碱在临床上可用于炎症，急性心包炎和肝炎的治疗，阿德勒（Adler Y.）等人在 1998 年报道临床应用秋水仙碱治疗心包炎患者，防止了心包炎复发。另外，对重型肝炎或者慢性活动性肝炎患者加用秋水仙碱后，可以减少激素用量或可以减少激素产生的副作用。对于硬皮病及家族性布氏杆菌病（地中海热）、淀粉样变性等病患服用秋水仙碱后，症状有不同程度的减轻。尽管，秋水仙碱有这么多的临床应用，但由于其毒性较大，往往引起一定的副作用，引起恶心，食欲减退腹胀，严重者出现便秘及胃出血。因此，对其结构修饰，研究构效关系，寻求秋水仙碱类似物及衍生物，如秋水仙胺、秋水仙酰胺、秋水仙碱的葡萄糖苷等用于肿瘤等治疗，秋水仙碱为其重要原材料。

（张国林 罗应刚）

běishāndòugēnjiǎn

北山豆根碱（dauricine） 一种抗心律失常药物，是从防己科植物蝙蝠葛 Menispermum dauricum 的根茎中提取的一种双苄基四氢异喹啉生物碱，结构式见图，又名蝙蝠葛碱、山豆根碱。主要用于抗心律失常、抗高血压，抗心肌缺血。

简史 1927 年，日本学者近藤平三郎等首次从蝙蝠葛根茎中分离得到北山豆根碱，但一直未能得到其游离生物碱的结晶；1943 年加拿大化学家曼斯克（Manske R. H.）等从蝙蝠葛属植物 Menispermum canadense 中分离了北山豆根碱，报道称可能是该植物唯一的生物碱；1935 年，近藤平三郎等对北山豆根碱的结构进行了分析，直到 1952 年才真正确定了北山豆根碱的结构式；

图 北山豆根碱结构式

1964 年，日本京都大学教授富田真雄、日本植物化学家冈本靖子等采用氧化铝柱色谱得到北山豆根碱的氯仿加成物结晶；1965 年，日本科学家卡马塔尼（Kametani T.）等人对北山豆根碱进行了人工全合成。

化学名称、性状、理化性质

根据国际纯粹和应用化学联合会命名规则，北山豆根碱的化学结构系统命名为：4-[[（1R）-1,2,3,4-四氢-6,7-二甲氧基-2-甲基-1-异喹啉基］甲基]-2-[4-[[（1R）-1,2,3,4-四氢-6,7-二甲氧基-2-甲基-1-异喹啉基］甲基]酚氧基］苯酚。分子式 $C_{38}H_{44}N_2O_6$，分子量 624.7；熔点 115℃；比旋度 $[\alpha]_D = -139°$（MeOH）。北山豆根碱为略微黄色无定形体，易溶于乙醇、丙酮及苯，略微溶于乙醚。在三氯甲烷-环己烷中结晶。

药物来源

主要来源于防己科蝙蝠葛属植物蝙蝠葛 *Menispermum dauricum* 的根茎。中国蝙蝠葛资源丰富，广泛分部于东北、华北、华中、华东等地。蝙蝠葛的愈伤组织、悬浮细胞、毛状根都已经构建，并且通过培养都可产生北山豆根碱。另外由于从植物中提取产量低且成本高，科学家进行了大量人工合成实验，1965 年，卡马塔尼（Kametani T.）等人就已经对北山豆根碱进行了人工全合成。北山豆根碱既可从植物中提取，也可以人工合成得到。北山豆根碱衍生物广泛存在于木防己属 *Cocculus*、轮环藤属 *Cyclea*、千金藤属 *Stephania*、青藤属 *Illigera*、蝙蝠葛属 *Menispermum*、青牛胆属 *Tinospora*、锡生藤属 *Cissampelos*、天仙藤属 *Menispermaceae* 等植物中。

临床应用及毒性

北山豆根碱为常见的抗心律失常药，北山豆根碱具有广谱的抗心律失常作用，尤其是抗缺血性心律失常。临床多应用于治疗持续性房颤、室上性期前收缩、室上性并行节奏点、室性早搏、室性并行节奏点，疗效非常好，研究还表明其对乌头碱、毒花毛碱 G 等引起的心率失常有良好作用。北山豆根碱还有扩张冠脉、增加心肌血流，改善心肌缺血、缺氧状态，稳定细胞膜性结构，维持细胞代谢功能的作用。另外也有治疗高血压的报道。口服北山豆根碱后，有时会出现食欲减退、嗜睡、腹胀、腹痛、大便次数增加等不良反应。

（张国林　罗应刚）

fěnfángjǐjiǎn

粉防己碱（tetrandrine）

一种治疗风湿痛、关节痛和神经痛的药物，是从中药防己科植物粉防己 *Stephamia tetrandra* 干燥块根中提取的双苄基异喹啉类生物碱，结构式见图，又名汉防己甲素。具有抗炎、镇痛、降压等活性，临床用于治疗高血压、硅肺、心律失常等。

简史

1928 年，日本学者近藤和失野从日本植物千金粉防己 *Stephania tetrandra* 中分离了粉防己碱；1937 年，陈（Chen KK）等发表了粉防己碱的药理和毒理研究结果，他们发现粉防己碱具有降压及心肌抑制作用。19 世纪 50 年代，中国普遍用于治疗高血压。1992 年，粉防己碱的降压机制被报道，作为一种钙离子拮抗剂影响血管动脉平滑肌且伴有心率减慢现象；另外，对于粉防己碱的抗肿瘤研究包括 1976 年日本药理学家黑田等报道粉防己碱具有直接细胞毒作用，因其具有抗肿瘤活性所需的某些特殊结构，构效关系尚不明确。2002 年韩国东义大学学者李（Lee C. M.）等研究了粉防己碱抑制人肺癌 A549 细胞株的生长和诱导细胞凋亡的分子机制，发现粉防己碱对 A549 的生长抑制作用呈时间依赖性，流式细胞分析证实粉防己碱增加了凋亡亚 G_1 和 G_1 期的数量；1991 年美国生理学家卡斯特拉诺娃（Castranova V.）等人报道了粉防己碱抗矽肺的研究，粉防己碱能与肺泡巨噬细胞稳固结合并抑制其活性，同时还抑制反应性氧代谢产物释放，减轻肺实质的损伤。研究证明粉防己碱有抗心肌细胞肥大，抑制动脉粥样硬化形成，调节心血管活性物质释放登心血管药理作用。体内和体外试验均显示对埃博拉病毒感染的治疗有效。

化学名称、性状、理化性质

根据国际纯粹和应用化学联合会命名规则，粉防己碱的化学结构系统命名为：9,20,21,25-四甲氧基-15,30-二甲基-7,23-二氧杂-15,30-二氧杂七环 $[22.6.2.2^{3,6}.1^{8,12}.1^{14,18}.0^{27,31}.0^{22,33}]$ 三十六烷-

图　粉防己碱结构式

3, 5, 8（34）, 9, 11, 18, 20, 22（33）, 24（32）, 25, 27（31）, 35-十二烯。粉防己碱为无色针晶, 熔点217~218℃（丙酮）; $[\alpha]_D=+286.7°$（三氯甲烷）; 不溶于水和石油醚, 易溶于乙醇、丙酮、乙酸乙酯、乙醚和三氯甲烷等有机溶剂及稀酸水中, 可溶于苯; 结构中有叔胺状态氮原子, 碱性较强。

药物来源 主要来源于防己科植物粉防己 *Stephania tetrandra* 的块根, 头花千金藤 *Stephania japonica* 的块根, 毛叶轮环藤 *Cyclea polypetala* 的根, 蝙蝠葛 *Menispermum dauricum* 藤茎。

临床应用及毒性 粉防己碱临床用于治疗高血压, 在早期临床研究中, 高血压患者服用粉防己碱都有明显全身压力降低, 提高了的左心室的舒张功能, 增加心输出量, 降低肺动脉和毛细血管压, 且无明显的副作用; 用粉防己碱治疗心绞痛和综合疗法药物（硝酸异山梨酯、普萘洛尔、硝苯地平及小剂量阿司匹林）没有明显的差别, 是完善的心绞痛治疗方案, 且舒血管药物的典型副作用, 在这些患者中均未出现; 粉防己碱临床应用于抗硅肺, 抗纤维化等有良好的治疗效果; 21世纪初, 粉防己碱用于逆转肿瘤多耐药性, 作为化学治疗增效剂来使用。粉防己碱作为一种天然药物有一定的毒性, 量较大时会导致组织刺激, 淋巴组织溶解及肝、肾损伤及肝功能损伤, 注射处疼痛及静脉炎, 血红素血症, 血红素蛋白尿等副作用。

（张国林　罗应刚）

huánwéihuángyángxīng D

环维黄杨星 D（cyclovirobuxine D）
一种治疗冠心病的药物, 是从黄杨科植物小叶黄杨 *Buxus sinica*（Rehd. Et Wils.）Cheng ssp. Sinica var parvifolia M. Cheng 及其同属植物中提取的一种甾体生物碱, 又称环常绿黄杨碱 D、黄杨碱等, 结构式见图, 是中国研制成功的治疗心脑血管疾病的新药。

简史 1949 年, 瑞士有机化学家施利特勒（Schlittler E.）等从锦熟黄杨 *Buxus sempervirens* L. 中分离纯化出不同的生物碱。1962 年, 美国药物化学家布朗（Brown K. S.）和库普钱（S. M. Kupchan）提出分离这些生物碱的方便方法并在 1966 年分离得到环维黄杨星 D。

化学名称、性状、理化性质 根据国际纯粹和应用化学联合会命名规则, 环维黄杨星 D 的化学结构系统命名为:（$3\beta, 5\alpha, 9\beta, 16\alpha, 20S$）-4, 4, 14-三甲基-3, 20-双（甲基氨基）-9, 19-环孕烷-16-醇。环维黄杨星 D 为无色针状结晶; 无臭, 味苦。在三氯甲烷中易溶, 在甲醇或乙醇中溶解, 在丙酮中略溶, 在水中微溶, 熔点为219~222℃, 熔融时同时分解。

药物来源 黄杨科植物小叶黄杨及其同属植物。

临床应用及毒性 在中国首次用于冠心病, 具有扩张血管、抗心绞痛、抗心律失常的作用。临床应用反馈显示, 它对多种心律失常、冠心病、心绞痛、心功能不全等心血管疾病均具有较好的疗效。心脑血管疾病为常见病、多发病, 环维黄杨星 D 疗效确切、适用范围广, 有长期的临床应用基础和大量适用人群, 据报道2001 年黄杨宁片为心脏病常用药销售额排名前 20 位的药品。但是环维黄杨星 D 是脂溶性生物碱, 水溶性差, 截至 2016 年仅有黄杨宁片剂上市, 不能满足对多种剂型的用药要求, 同时它的稳定性及生物利用度尚需提高。环维黄杨星 D 与组织和脏器的亲和力强, 药物潴留时间久, 长期的使用可能会因为药物的蓄积而引起一定的脏器损伤, 它的毒性靶器官主要是心、肝、肾三脏器。

（张国林　罗应刚）

kěkějiǎn

可可碱（theobromine）
一种扩张血管、心脏兴奋和利尿药物, 是从植物可可中提取的一种苦味生物碱, 结构式见图, 别名柯柯豆碱。可可碱是甲基黄嘌呤类化合物, 结构式见图, 具有扩张血管、利尿和兴奋心脏的作用。

简史 1841 年, 俄国化学家沃斯克雷森斯基（Voskresensky A.）首次在可可豆的提取物中得到了可可碱。他用大量沸水提取可可豆, 趁热过滤, 得到的滤液中加入醋酸铅沉淀, 再次过滤得到的滤液中加入硫化氢除去多余铅, 然后蒸干, 溶解于热乙醇, 最后通过冷却、重结晶得到可可碱。1882 年德国化学家费歇尔（E. Fischer）第一次从黄嘌呤合成了可可碱。由可可碱衍生的己酮

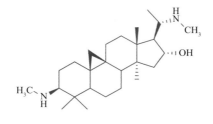

图　环维黄杨星 D 结构式　　　图　可可碱的结构式

可可碱也得到了应用。

化学名称、性状、理化性质 可可碱的化学结构系统命名为：3,7-二氢-3,7-二甲基-1*H*-嘌呤-2,6-二酮。可可碱为白色单斜形针状结晶性粉末，熔点 290~295℃，升华点 290~295℃。微溶于水、中度溶于胺，实际上不溶于苯、醚、四氯化碳和三氯甲烷，溶于氢氧化碱、浓酸和 20% 碱式磷酸钠水溶液。其盐类在水溶液中极容易分解成游离碱和酸，而游离碱则较稳定。

药物来源 可可碱是在可可豆中被发现，是可可和巧克力中主要的生物碱，可可粉中可可碱的含量为 2%~10%，而黑巧克力中可可碱的含量一般高于白巧克力［1 盎司（1 盎司 = 28.35 克）白巧克力中含可可碱 60 毫克，而 1 盎司黑巧克力中含巧克力 200 毫克］。其他含有可可碱的植物包括可乐果（1.0%~2.5%）、瓜拉那浆果、冬青浆果、巴拉圭茶、茶树等。

临床应用及毒性 在现代医学中可可碱可被用作血管扩张剂、利尿剂和心脏兴奋剂。因为可可碱可以利尿和扩张血管，它被用于治疗高血压。可可碱还有抗癌活性，2004 年就有研究者对于此申请了专利，但还没有投入实际应用。可可碱的过量食入会引起一些严重的副反应。最初会出现恶心、呕吐、腹泻、尿量增加等症状，严重者之后会导致心律失常、癫痫性发作、内出血、心脏病，最终死亡。

（张国林 罗应刚）

kāfēiyīn

咖啡因（caffeine） 一种精神兴奋药物，是从可可豆和茶叶等中提取的一种黄嘌呤生物碱类化合物，结构见图，又称咖啡碱、马黛因、甲基可可碱、瓜拿纳因子。一种中枢神经兴奋剂，能够暂时驱走睡意并恢复精力。

简史 1819 年，德国化学家斐迪南（Ferdinand R. F.）第一次分离得到比较纯的咖啡因，并称之为 "kaffebase"。1821 年 3 位法国化学家罗比凯（P. Robiquet）、佩尔蒂埃（Pelletier P. J.）和卡文图（Caventou J.）也分别成功分离得到了咖啡因。其中罗比凯首次分离得到纯的咖啡因并描述了它的特性，而佩尔埃迪首次进行了元素分析。1827 年法国化学家德里（Oudry M.）从茶叶中也分离得到了咖啡因。1895 年，德国化学家费歇尔（E. Fischer）第一次完成了从原材料到咖啡因的全合成，并在两年后得到了咖啡因的结构式，这也是他 1902 年获得诺贝尔奖的一部分工作。作为药物使用外，由于咖啡因的诸多活性加之透过皮肤屏障的能力，在化妆品中得到应用。由于咖啡因抑制磷酸二酯酶活性从而在脂解过程中促进脂肪降解，具有潜在的抗氧化活性保护紫外照射，另外咖啡因改善皮肤血液微循环，通过抑制 5-α-还原酶刺激毛发生长等。

化学名称、性状、理化性质 咖啡因的化学结构系统命名为：1,3,7-三甲基黄嘌呤或 3,7-二氢-1,3,7 三甲基-1*H*-嘌呤-2,6-二酮。分子式为 $C_8H_{10}N_4O_2 \cdot H_2O$，分子量 212.21。纯的咖啡因是白色的，强烈苦味的粉状物或针状，熔点 237℃，沸点 178℃，微溶于水，乙酸乙酯、三氯甲烷、嘧啶、吡咯、四氢呋喃中可溶；乙醇和丙酮中一般可溶；石油醚、醚及苯中微溶。

药物来源 咖啡因存在于许多植物中。人类最常使用的含咖啡因的植物包括咖啡、茶及可可。其他不经常使用的包括一般被用来制茶或能量饮料的巴拉圭冬青和瓜拿纳树。两个咖啡因的别名马黛因和瓜拿纳因子就是从这两种植物演化而来。世界上最主要的咖啡因来源是咖啡豆，另一个重要来源是茶，每杯茶的咖啡因含量一般只有每杯咖啡的一半。由可可粉制的巧克力也含有少量的咖啡因。

临床应用及毒性 咖啡因是一种中枢神经兴奋剂，能够暂时驱走睡意并恢复精力。主要用于解救因急性发感染中毒、催眠药、麻醉药、镇痛药中毒引起的呼吸、循环衰竭。与溴化物（如溴化钠、溴化钾）合用，使大脑皮层的兴奋、抑制过程恢复平衡，用于神经官能症。与阿司匹林制成复方制剂用于一般性头痛，与麦角胺合用用于偏头痛。中枢神经兴奋作用较弱，小剂量增强大脑皮层兴奋过程，有祛除疲劳、振奋精神的作用。剂量增加可兴奋延髓呼吸中枢及血管运动中枢，特别是当这些中枢处于抑制状态时，作用更为显著。口服容易吸收。咖啡因也是世界上最普遍使用的精神药品，适度地使用有祛除疲劳、兴奋神经的作用，临床上用于治疗神经衰弱和昏迷复苏。咖啡因可以有效抵抗威胁人类身体健康的自由基，而自由基是造成许多疾病（如心肌病变、动脉硬化、中风、肺气肿、帕金森病）

图 咖啡因的结构式

的主因。自由基过多会使身体代谢受到影响、破坏细胞，进而使得器官组织受影响。咖啡因还可以保护心脏血管，它含有高成分的多酚化合物，这一类化合物是强力的抗氧化剂，能延缓低密度脂蛋白的氧化时间高达 3 倍，可以溶解血液凝块及阻止血栓的形成；咖啡还可以增强血管收缩，避免血管扩张而头痛。另外咖啡因还有抗忧郁、控制体重、促进消化、改善便秘、止痛及增强身体敏捷度等功效。但是大剂量或长期使用咖啡因也会对人体造成损害，特别是它也有成瘾性，一旦停用会出现精神萎顿、浑身困乏疲软等各种戒断症状，虽然其成瘾性较弱，戒断症状也不十分严重。但由于药物的耐受性而导致用药量不断增加时，咖啡因就不仅作用于大脑皮层，还能直接兴奋延髓，引起阵发性惊厥和骨骼震颤，损害肝、胃、肾等重要内脏器官，诱发呼吸道炎症、妇女乳腺瘤等疾病，甚至导致吸食者下一代智能低下、肢体畸形。

（张国林　罗应刚）

chájiǎn

茶碱（theophylline）

一种利尿和治疗哮喘的药物，从茶叶、可可豆中提取的一种黄嘌呤生物碱类化合物，结构式见图，具有强心、利尿、扩张冠状动脉、松弛支气管平滑肌和兴奋中枢经系统等作用。

简史　1888 年德国生物学家

图　茶碱的结构式

科赛尔（Kossel A.）首次从茶叶中分离得到并鉴定了茶碱。7 年后，两位德国化学家介绍了一种用 1,3-二甲尿酸合成茶碱的方法。1990 年德国科学家特劳伯（Traube W.）发明了另一种合成方法，称之为"特劳伯（Traube）合成"。1902 年，茶碱作为利尿剂首次投入临床应用，又经历了 20 年后它才被推荐用于哮喘治疗。

化学名称、性状、理化性质　茶碱的化学结构系统命名为：1,3-二甲基-3,7-二氢-1H-嘌呤-2,6-二酮，分子式 $C_7H_8N_4O_2$，分子量 180.16，熔点：270～274℃。纯的茶碱是白色晶体或结晶性粉末，无臭、味苦，常温下微溶于乙醚、乙醇、三氯甲烷；水中极微溶，溶于氢氧化钠碱液、氨水、稀盐酸和稀硝酸中。

药物来源　茶碱主要来自茶叶和可可豆。有报道称茶碱含量最高的一种可可豆是克里奥洛可可豆。

临床应用及毒性　茶碱的主要作用有放松支气管平滑肌、加强心肌收缩、加快心律、增加血压、增加肾血流、抗炎症及兴奋中枢神经系统等。茶碱是最常应用的支气管扩张药，在临床上主要用来治疗慢性阻塞性肺病、哮喘、支气管炎、婴儿呼吸暂停及心脏性呼吸困难等，但治疗指数幅度窄，可能引起严重中毒。茶碱与许多种药物（如苯妥英类的抗癫痫药物和西咪替丁类的抗溃疡药物）都有相互作用，使用时要注意配伍禁忌。茶碱的毒性常出现在血清浓度为 15～20 微克/毫升，特别是在治疗开始，早期多见的有恶心、呕吐、易激动、失眠等，当血清浓度超过 20 微克/毫升，可出现心动过速、心律失常，血清中茶碱超过 40 微

克/毫升，可发生发热、失水、惊厥等症状，严重的甚至呼吸、心跳停止致死。胃肠症状以呕吐最常见，腹痛约 10%。神经症状以震颤和神经质最常见，偶有迟钝、昏迷、精神错乱状态；癫痫发作，在部分继发全身性发作（STC）> 26 毫克/升、> 30 毫克/升和 > 40 毫克/升的患者中分别为 8%、10% 和 14%，病死率 29%，神经后遗症 5%。心血管表现主要是窦性心动过速占 2/3，快速室上性心律失常占 18%，室性早搏占 1/5，大剂量或快速静滴偶尔引起持续性室速、室颤、心脏骤停、低血压。此外，有低钾血症、高血糖、白细胞增多、低磷酸血症和高钙血症等。临床使用茶碱必须注意该药与苯妥英钠、红霉素、四环素、喹诺酮、两性霉素 B 等的相互作用。临床已知的茶碱类药物及其衍生物已经有 300 多种，最为常用的茶碱类药物有氨茶碱、胆茶碱、二羟丙茶碱等。

（张国林　罗应刚）

èrqiǎngbǐngchájiǎn

二羟丙茶碱（diprophylline；dy-phylline；nep-phylline；glyfyl-line）

一种治疗哮喘的药物，是化学合成的茶碱的衍生物，结构式见图，磷酸二酯酶（PDE）抑制剂。又称喘定、丙羟茶碱、甘油茶碱。

简史　1946 年，二羟丙茶碱首先由美国化学家梅尼（Maney

图　二羟丙茶碱的结构式

P. V.）等人合成，其合成方法为将茶碱溶于沸水，加等摩尔量 NaOH 或 KOH 加热回流，再蒸发至黏稠，缓慢加入 1-氯丙醇（1-氯-2,3-二羟基丙酮），反应生成二羟基丙茶碱，最后在酒精中提纯。随后美国化学家琼斯（Jones J. W.）和梅尼（Maney P. V.）共同改进了二羟基丙茶碱制备工艺，主要过程为将茶碱溶于沸水中，然后加入等摩尔量 NaOH 或 KOH 强碱，在搅拌情况下缓慢加入 1-氯丙醇，持续加热直到温度达到 110℃，然后减压脱水，最后混合物在酒精中重结晶提纯而得。以色列化学家伊谢（Ishay D.）对二羟基丙茶碱合成工艺及其药学活性方面做了大量研究，其基本合成工艺为茶碱与 KOH 在水相中连续蒸发干，再加入 1-氯丙醇及甲醇进行反应，二羟丙茶碱收率可达 78%。上述的反应过程都产生了大量副产物盐类，为解决这一问题，1983 年，德国科学家宾德（Binder V.）等提出相应的二羟基茶碱改进工艺，该工艺以 2,3 环氧-1-丙醇代替 1-氯丙醇与茶碱在碱性条件下进行反应制备二羟丙茶碱，该反应过程避免了大量盐生成。以 2,3 环氧-1-丙醇代替 1-氯丙醇与茶碱为主要反应原料，水相介质时二羟丙茶碱收率可高达 85% 左右，以甲醇有机相为反应介质时二羟基丙茶碱收率最高可达 93.8%。2009 年，中国学者任新安采用茶碱与 1-氯丙醇在碱性条件下发生缩合反应为合成路线，对二羟丙茶碱的工艺进行优化，对各工艺条件进行了单因素及多因素实验，确定了以下最佳工艺条件：最佳反应条件为：茶碱浓度为：30%；搅拌形式及速度为：桨式、180 转/分钟；1-氯丙醇加入时间为：60 分钟；反应

料液 pH 值为 1；反应温度为 70℃。在新的最佳工艺条件下二羟丙茶碱缩合收率达到了 86.03%，较原生产工艺提高 5%。同时因物料配比优化，1-氯丙醇、NaOH 液碱原材料消耗较优化前分别降低了 9.7%、11.5%，达到了降低成本、减少污染的目的。

化学名称、性状及理化性质 二羟丙茶碱的化学结构系统命名为：1,3-二甲基-7-（2,3-二羟丙基）-3,7-二氢-1H-嘌呤-2,6-二酮，7-（2,3-dihydroxypropyl）theophyl-line。分子式 $C_{10}H_{14}N_4O_4$，分子量 254.25。二羟丙茶碱为白色粉末或颗粒；无臭，味苦。易溶于水，在乙醇中微溶，在三氯甲烷或乙醚中极微溶解。熔点：160 ~ 164℃。二羟丙茶碱遇光易变质，宜避光密闭贮存。

药物来源 来源于合成。二羟基茶碱的中国国内生产厂家主要有山东新华、石药集团、吉林舒兰等，合成工艺均采用茶碱钠盐路线，使用 1-氯丙醇为主要原料合成二羟丙茶碱。

临床及毒性 二羟丙茶碱 pH 值近中性，对胃肠道刺激小，主要用于口服给药。其支气管扩张作用较氨茶碱少。心脏副作用也很轻，仅为茶碱的 1/10。主要通过担当腺苷受体拮抗剂和磷酸二酯酶抑制剂，用于治疗支气管哮喘、喘息性支气管炎、肺水肿、心源性水肿、心绞痛等。二羟丙茶碱的不良反应类似茶碱，剂量过大时可出现恶心、呕吐、易激动、失眠、心动过速、心律失常。甚至可发生发热、脱水、惊厥等状，严重的甚至呼吸、心搏骤停。

（张国林　罗应刚）

ānchájiǎn

氨茶碱（aminophylline） 一种治疗哮喘的药物，是茶碱与乙二

胺的 2:1 复合物，结构式见图，是呼吸内科治疗哮喘、气管炎、慢性支气管炎的有效平喘药物之一。又称阿咪康、安释定。

简史 1909 年，氨茶碱首先由德国学者格吕特尔（Grüter R.）将计量茶碱溶于乙二胺水溶液制备而成。但是生成的氨茶碱不稳定，暴露在空气中或加热至 40℃时，化合物会分解从而失去乙二胺，为此，1947 年美国学者布莱克（Black F.）采用 3 摩尔/升茶碱溶液（有机弱碱吡啶，喹啉或 α-甲基吡啶）与 2 摩尔/升乙二胺水溶液反应生成氨茶碱。1953 年美国学者尼尔森（Nielsen F. T.）改进了制备氨茶碱的方法，采用无水或含水晶体的茶碱作为原料，与乙二胺蒸气和水蒸气反应生成氨茶碱。该方法最突出的特点是茶碱粉末在容器中反应时不需搅动，减少反应装置等优点。

化学名称、性状及理化性质 氨茶碱的化学结构系统命名为：1,3-二甲基-3,7-二氢-1H-嘌呤-2,6-二酮 1,2-乙二胺盐二水合物，分子式 $(C_7H_8N_4O_2)_2 \cdot C_2H_8N_2 \cdot 2H_2O$，分子量 456.46。按无水物计算，含茶碱（$C_7H_8N_4O_2$）应为 84.0% ~ 87.4%；含乙二胺（$C_2H_8N_2$）应为 13.5% ~ 15.0%。氨茶碱为白色或微黄色的颗粒或粉末，易结块；微有氨臭，味苦；

图　氨茶碱的结构式

在空气中吸收二氧化碳，并分解成茶碱；水溶液显碱性反应。氨茶碱在水中溶解，在乙醇中微溶，在乙醚中几乎不溶。1,2-乙二胺的作用主要为增加水溶性，使茶碱发挥作用。

药物来源　来源于合成。

临床及毒性　氨茶碱主要用于治疗支气管哮喘、哮喘性支气管炎、阻塞性肺气肿等缓解喘息症状，同时对于急性心功能不全、心源性哮喘和胆绞痛也有作用，对新生儿（早产儿）呼吸暂停也有作用。①治疗肺动脉高压：氨茶碱可直接改变肺动脉壁 Ca^{2+} 浓度与减少 Ca^{2+} 外流，抑制磷酸二酯酶使平滑肌松弛，降低肺血管阻力及肺动脉压，减少肺血管外渗，消除肺水肿。②治疗睡眠呼吸暂停综合征及早产儿窒息：氨茶碱通过兴奋呼吸中枢，促进儿茶酚胺类交感神经递质的释放，增强膈肌收缩力及低氧反应，对睡眠呼吸暂停有效，小儿优于成人。对早产儿窒息还可兴奋心肌，预防心动过缓。③防治全麻后昏睡及呼吸抑制：氨茶碱兴奋中枢、降低二氧化碳诱发呼吸启动阈值，增加机体对疼痛的反应性及神经-肌肉传导功能和肌张力，逆转呼吸抑制。④治疗顽固性咳嗽：适用于受凉后或吸入刺激性气体后引起的咳嗽，但需排除肺及支气管器质性病变。⑤治疗心律失常：心肌缺血时，腺苷释放明显增加，可致心绞痛、心动过缓、房室传导阻滞等。静脉滴注三磷腺苷后，引起的不同程度的房室传导阻滞，小剂量氨茶碱可消除。病态窦房结综合征的发生也可能与腺苷受体数目改变、敏感性增加或腺苷异常缓慢分解有关。⑥治疗急性肾炎、肾综合征出血热：氨茶碱可抑制血栓及抗基底膜抗体的形成，扩张肾血管，增加肾血流及滤过率，改善肾脏微循环，激活肾小球的泌尿功能，有助于肾衰竭的缓解。⑦治疗再生障碍性贫血：氨茶碱可刺激造血干细胞，扩张骨髓血管，有利于粒细胞生成。⑧治疗移植排斥反应：氨茶碱是一种免疫调节药，可选择性激活抑制性 T 细胞。抑制激素耐受患者的急性排异现象，降低血肌酐、增加尿量。另有报道，可用于胆绞痛、荨麻疹、婴儿猝死综合征、脑血栓形成、急性乙醇中毒、原发性震颤等病症的治疗。氨茶碱比茶碱水溶性高，易于溶解和吸收。但氨茶碱碱性较高，局部刺激性大，口服易致恶心、呕吐、食欲下降等胃肠道反应。肌注局部可有红肿疼痛等。氨茶碱的轻度中毒症状，主要有恶心、呕吐、腹痛、失眠、焦虑不安，学龄前期儿童常表现为睡眠和行动异常。严重中毒症状，除消化道症状外，有发热、精神失常、谵妄、抽搐、脱水、昏迷、心律失常（心动过速、频繁期前收缩、心房纤颤等）。发生中枢性抽搐者病死率高达 50%，其血药浓度>40 毫克/升，可无先兆，也可在恶心、呕吐、头痛等一般毒性症状之前发生。氨茶碱呈强碱性（pH 值 9.60），对心脏刺激性大，原有心脏病或低氧者，氨茶碱剂量过大或静脉给药速度太快，易致心律失常。

（张国林　罗应刚）

dǎnchájiǎn

胆茶碱（choline theophyllinate；cholinophylline；kofylline）　一种治疗哮喘的药物，为茶碱与胆碱的复合物，结构式见图，为呼吸系统用药，主要用于平喘。别名茶碱胆酸盐。是茶碱与胆碱的复合制剂。

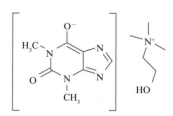

图　胆茶碱的结构式

化学名称、性状及理化性质　胆茶碱的化学结构系统命名为：1,3-二甲基-3,7-二氢-1*H*-嘌呤-2,6-二酮 *N*,*N*,*N*-三甲基-2-羟基乙铵盐。分子式 $C_7H_7N_4O_2 \cdot C_5H_{14}NO$，分子量 283.33。按干燥品计算，含 $C_{12}H_{21}N_5O_3$ 不得少于 98.5%。胆茶碱为白色结晶性粉末，熔点为 187~192℃；微有胺臭、味咸、苦。胆茶碱在水中易溶，在乙醇中溶解，在三氯甲烷或乙醚中微溶。

药物来源　来源于合成。

药理及毒性　为呼吸系统用药，主要用于平喘。作用与氨茶碱相似，有松弛支气管及血管平滑肌、强心与利尿作用。口服吸收迅速，对胃黏膜刺激性较小，作用时间亦较长。主要用于支气管哮喘，也用于心绞痛、胆绞痛及心脏性水肿等。

（张国林　罗应刚）

yānjiǎn

烟碱（nicotine）　一种替代疗法的戒烟药物，是一种存在于茄科植物中的生物碱，俗名尼古丁，也是烟草的重要成分，烟碱的结构式见图。

图　烟碱的结构式

简史 尼古丁的名字，来自烟草植物的学名 *Nicotiana tabacum*。1560 年，法国人 de Villemain J. N. 将烟草的种子由巴西寄回巴黎，并将之推广于医疗用途。1828 年，德国医生波塞尔特（Posselt W. H.）和化学家赖曼（Reimann K. L.）首次从烟草中分离得到尼古丁，1893 年德国科学家平纳（Pinner A.）确定尼古丁的结构。1904 年德国学者彼特（Pictet A.）和罗奇（Rotschy A.）成功合成得到尼古丁。由于 *N*-甲基四氢吡咯在吡啶环上的位置不同，可产生一系列的异构体，即 α-烟碱、β-烟碱、γ-烟碱。在烟草体内主要为 β-烟碱，通常所说的烟碱也是指 β-烟碱。

化学名称、性状及理化性质
烟碱的化学结构系统命名为：(S)-3-(1-甲基吡咯-2-基)-吡啶，或者 (S)-*N*-甲基-2［β］-吡啶基四氢吡咯；分子式 $C_{10}H_{14}N_2$；分子量 162.23；密度 1.01 克/毫升。沸点 247℃；尼古丁是无色油状液态物质，可溶于水、乙醇、三氯甲烷、乙醚、油类，尼古丁可渗入皮肤。游离态的尼古丁燃点低于准点，空气中低蒸气压时，其气体达 35℃（即 308K 或 95 °F）会燃烧。尼古丁具旋光性，有两个光学异构体。

药物来源 烟碱主要来源于茄科植物，如土豆、番茄、绿胡椒以及烟草，也来源于人工合成。

药理及毒性 烟碱的神经保护作用：1994 年，日本学者阿凯克（Akaike）等利用培养的大鼠皮层神经元（取自 16～18 天龄的胎鼠大脑皮层）进行研究表明，烟碱能保护暴露于谷氨酸环境的神经元，这是首次证明，烟碱能对抗由 *N*-甲基-D-天冬氨酸（NM-DA）受体介导的谷氨酸引起的神经毒性作用。美国学者发现，左旋烟碱能增强阿尔茨海默病患者的注意力，但由于烟碱对胃肠道、心血管系统及中枢神经系统有副作用，人们又对副作用少、选择性高的烟碱类似物如 ABT-418 进行了研究。提出 ABT-418 有可能参与对神经元的保护作用和减缓病程的发展。21 世纪初，美国学者给阿尔茨海默病患者使用烟碱透皮贴剂，发现试验组患者注意力有明显改善，但在运动和记忆功能测试中试验组未表现出优势。烟碱的保护作用主要是由烟碱受体介导的，通过抑制由钙离子内流引起的一氧化氮合成，促进某些细胞因子合成以及其他级联反应来实现。尼古丁会使人上瘾或产生依赖性，重复使用尼古丁也增加心脏速度和升高血压并降低食欲。大剂量的尼古丁会引起呕吐以及恶心，严重时人会死亡。

（张国林　罗应刚）

làjiāosù

辣椒素（capsaicins；capsaicin）
一种外用止痛剂，是从辣椒中提取的生物碱类活性成分，结构式见图。能刺激感官神经纤维，导致神经肽的释放，疼痛的感觉，血管舒张，血管渗透性增加导致红斑和水肿。它对哺乳动物包括人类都有刺激性并可在口腔中产生灼烧感。辣椒素是一种疏水亲脂、无色、无嗅的结晶或蜡状化合物。

简史 1816 年，德国化学家布乔兹（Bucholz C. F.）首次提取到不纯的辣椒素化合物。由于是从辣椒属植物中提取的，他将这种物质称为"capsicin"（即番椒油）。英国学者 Thresh J. C. 分离出了纯度很高的辣椒素，并于 1976 年将其命名为"capsaicin"（即为辣椒素）。1898 年奥地利学者米科（Micko K.）首次分离出辣椒素纯品。辣椒素化学组成的确定是 1919 年由美国学者纳尔逊（Nelson E. K.）首次完成的，他也部分确认了辣椒素的分子结构。1930 年奥地利学者斯帕思（E. Spath）和达林（Darling S. F.）完成了对辣椒素的人工合成。1961 年，日本化学家小菅（Kosuge S.）和稻垣（Inagaki Y.）从红辣椒中分离出了若干种辣椒素的类似物，并将它们命名为"capsaicinoids"（即辣椒素类物质）。他们利用色谱、核磁共振等手段详细分析了辣椒辛辣物质的化学组成后发现：天然辛辣物质是由一系列同类物组成，它们的结构和性质与辣椒素非常相似。中国在 1977 年就有利用辣椒油制剂治疗化脓创伤的研究报道，相对较早。近 30 多年辣椒素在医疗保健方面的研究一直是重点，其次是生物防治，再次是辣椒素作为食品添加剂和其在美容产品中的应用。

化学名称、性状及理化性质
辣椒素的化学结构系统命名为：*N*-［(4-羟基-3-甲氧基苯基)-甲基］-8-甲基-(反)-6-壬烯基酰胺，简称反-8-甲基-*N*-香草基-6-壬烯基酰胺，分子式为 $C_{18}H_{27}NO_3$。辣椒素为白色的片状晶体，熔点为 64.5℃。辣椒素易溶于甲醇、乙醇、丙酮、三氯甲烷及乙醚中，

图　辣椒素结构式

也可溶于碱性水溶液中。

药物来源 辣椒素主要来源于红辣椒。

药理及毒性 刺激感官神经纤维，导致神经肽的释放，疼痛的感觉，血管舒张，血管渗透性增加导致红斑和水肿。它对哺乳动物包括人类都有刺激性并可在口腔中产生灼烧感。辣椒素具有抑制二氯荧光素氧化作用。外用软膏和皮肤贴片中含有浓度在0.025%~0.15%之间的辣椒素，用以缓解周围神经病变所产生的疼痛比如带状疱疹后遗神经痛。辣椒和胡椒中的辣椒素能够起到降血压和胆固醇的功效，进而在很大程度上预防心脏病；辣椒中的主要成分辣椒素具有促进肌肉增长、抑制肌肉萎缩的作用。

（张国林 罗应刚）

diànyùhóng

靛玉红（indirubin） 一种治疗慢性粒细胞性白血病药物，是从中药青黛中分离出来的双吲哚类生物碱，结构式见图。又称炮弹树碱B。

简史 1969年，中国医学科学院输血及血液学研究所报道了当归芦荟丸治疗慢性粒细胞白血病的临床疗效。并证明青黛为其有效药物，青黛在中药中用作抗炎、镇静、退热、抗菌以及抗病毒作用。靛玉红为青黛中的有效成分。中国临床应用发现靛玉红对骨髓抑制不明显，但有胃肠道副作用，溶解度极小，口服吸收差，为提高疗效，一些合成工作

图 靛玉红结构式

者对靛玉红的化学结构进行改造。籍秀娟等人对靛玉红构效关系研究发现，该类化合物其双吲哚骨架无论是C_2—C_3、C_2—C_2或者C_3—C_3连接，均能保持疗效，并发现N-1位取代能增强该类药物的抗癌活性，但链长超过C4以上则疗效降低甚至无效，另外增强溶解性能提高疗效。

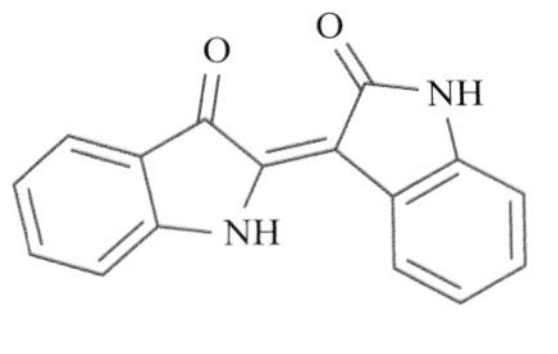

化学名称、性状及理化性质 靛玉红化学结构系统命名为：3-(1,3-二氢-3-氧代-2H-吲哚-2-亚基)-1,3-二氢-2H-吲哚-2-酮；靛玉红为暗红色针状结晶，熔点356~358℃。溶于乙酸乙酯、丙酮、三氯甲烷、乙醚，不溶于水，微溶于乙醇。密度：$1.417g/cm^3$。

药物来源 靛玉红存在于豆科植物木蓝叶及爵床科植物马蓝 *Baphicacanthus cusia* 的根茎、十字花科植物菘蓝 *Isatis tinctoria* 的根、玉蕊科植物炮弹树 *Couroupita guianensis*。

临床应用及毒性 靛玉红具有抗肿瘤作用；抑制流行性感冒病毒感染的人体表皮细胞受激活调节正常T细胞表达和分泌因子（RANTES）的表达。在体外斑马鱼模型以及体内人脐静脉内皮细胞（HUVEC）模型中表现出具有抑制血管生成作用；具有抑制过敏性接触性皮炎作用；抑制延迟型过敏症炎性反应；抑制表皮生长因子受体（EGFR）激化以及诱导型上表皮因子CDC25B基因的表达。临床上对慢性粒细胞性白血病具有明显的抑制作用，但本身水溶性及脂溶性均较差，经口服给药限制其吸收。可用于异常骨髓增生症及嗜酸性粒细胞增多症。临床应用过程中显效较慢，部分患者可出现腹痛、腹泻，甚至便血等胃肠道症状。

（张国林 罗应刚）

dāntiēlèi yàowù

单萜类药物（monoterpenoid drugs） 由两个异戊二烯单位构成的分子骨架、含10个碳原子的一系列萜类药物。单萜类化合物具有挥发性，它们的含氧衍生物（醇类、醛类、酮类）多具有香气；有些单萜类化合物在植物体内以苷的形式存在，不具有挥发性。

结构类型分类 单萜类化合物可分为链状型和单环、双环、三环等环状型两大类，其中以单环和双环型两种结构类型所包含的单萜化合物最多。构成的碳环多为六元环，亦有三元环、四元环、五元环和七元环，如图所示。

在药用植物资源中的分布、来源 单萜类化合物广泛分布于高等植物的腺体、油室和树脂道等分泌组织中，在昆虫和微生物代谢产物及海洋生物中亦存在。除三环单萜天然成分数目较少外，其他类均有许多天然成分存在，主要存在于各种挥发油中。

生物活性及应用 单萜类化合物是植物挥发油的主要组成成分，是医药、食品和化妆品工业的重要原料，常用作芳香剂、防腐剂、矫味剂、消毒剂及皮肤刺激剂。在医药上，如薄荷醇对皮肤和黏膜有清凉和弱的麻醉作用，用于镇痛和止痒，也有防腐和杀菌作用；樟脑有局部刺激作用，兴奋与强心作用，消炎、镇痛、抗菌、止咳作用，调节肝药酶作用，可用于神经痛、炎症和跌打损伤的搽剂，并可作为强心剂；龙脑有发汗、兴奋、镇痉作用等，且有显著的抗缺氧作用。在化妆品和食品工业上，如薄荷醇还用于牙膏和食品的香料；樟脑有防腐作用；龙脑有防止虫蛀蚀作用。

（杨秀伟）

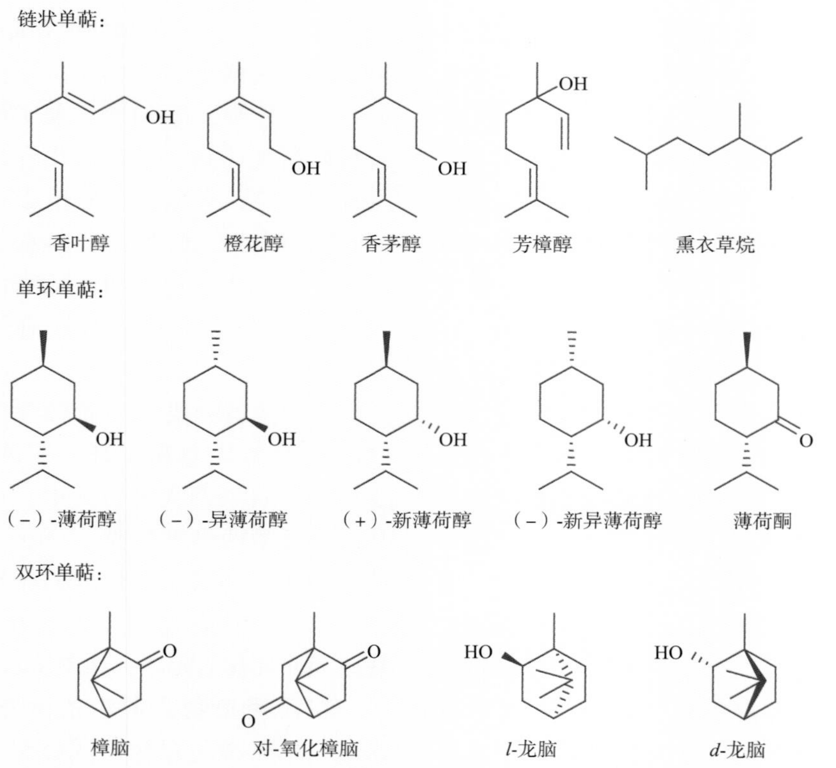

链状单萜:

香叶醇　　　橙花醇　　　香茅醇　　　芳樟醇　　　熏衣草烷

单环单萜:

（–）-薄荷醇　　（–）-异薄荷醇　　（+）-新薄荷醇　　（–）-新异薄荷醇　　薄荷酮

双环单萜:

樟脑　　　　对-氧化樟脑　　　　l-龙脑　　　　d-龙脑

图　单萜类化合物结构式

bòhenǎo

薄荷脑（menthol）

从唇形科薄荷属植物薄荷的叶和茎中提取得到的薄荷油中的一种饱和的环状醇。属于单萜类天然产物，化学结构式见图，分子中含有 3 个手性中心，共有 8 种立体异构体。其中左旋薄荷脑带有令人轻快、振奋、甜的刺激气味，有很强的清凉作用，应用价值较高，市场上的基本上都是左旋薄荷脑。薄荷脑可选择性刺激人体皮肤或黏膜的冷觉感受器，产生冷觉反射和冷感，引起皮肤黏膜血管收缩；此外对深部组织的血管亦可引起

图　薄荷脑的结构式

收缩，从而产生治疗作用。临床上多入口服片剂或醑剂、软膏剂，外用涂患处应用。内服可缓解局部炎症（咽喉炎）及治疗感冒，且有健胃、祛风的作用。外用消炎、止痛、止痒、促进血液循环、减轻水肿等。

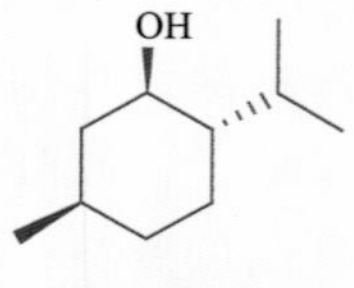

简史　薄荷的属名 "Mentha" 是从希腊神话中妖精门忒（Menthe）而来。在圣经中都曾提及薄荷。薄荷最早期于欧洲地中海地区及西亚洲一带盛产。现主要产地为美国、西班牙、意大利、法国、英国、巴尔干半岛等，中国大部分地方如云南、江苏、浙江、江西等都有出产。历史上薄荷脑都是从植物中提取的，欧洲最早的相关信息是弗吕辛格（Flückinger）于 1771 年报道，其产量受季节等环境因素影响较大。1902 年布鲁内尔（Brunel）首先提出了用镍为催化剂，在 160℃ 时

将麝香草酚氢化可得到各种薄荷脑异构体的混合物。随后，德国德之馨公司和日本高砂公司（采用诺贝尔奖获得者、日本著名化学家野依良治开发的合成方法）等推出了化学合成薄荷脑，口感稳定，价格相对便宜，得到了市场和医药界的广泛认可。中国和印度是世界上生产天然薄荷脑的两个大国。薄荷脑在较低浓度（<2%）时呈现良好的清凉作用，随着浓度的增大，清凉作用逐渐减弱，不适反应逐渐增加；当浓度提高到 2%～5% 时，表现出刺激和局部麻醉作用，当浓度达到 5%～10% 时，有明显的灼烧感。薄荷脑的刺激作用可致血管舒张，同时由于其本身的亲脂性，使其具有很好的辅助药物局部渗透作用，已成功地作为多种药物的渗透促进剂应用于动物和人体。薄荷脑局部应用后能提高皮肤及皮肤以下肌肉温度，由此被广泛用作一种抗刺激药物（如抗风湿病药）。薄荷脑能作用于传导瘙痒感觉的神经元而抑制瘙痒感觉的传导，且能诱导瘙痒局部温度降低，有望辅助治疗瘙痒症状。薄荷脑还作用于口腔和鼻腔黏膜、呼吸系统、胃肠道、膀胱或中枢神经系统。

化学名称和理化性质　薄荷脑化学名称为（1R, 2S, 5R）-rel-5-甲基-2-异丙基环己醇 [（1R, 2S, 5R）-rel-5-methyl-2-（1-methylethyl）-cyclohexanol]，分子式 $C_{10}H_{20}O$，属手性药物，具左旋光性；无色针状或棱柱状结晶或白色结晶性粉末，有薄荷的特殊香气，味初灼热后清凉；在水中极微溶解，极易溶于乙醚、三氯甲烷和乙醇等有机溶剂；在乙醇溶液显中性反应。取薄荷脑精密称定，加乙醇制成每 1 毫升中含

0.1 克的溶液，按《中华人民共和国药典》2015 版通则 0621 测定，比旋度为 −49 °～−50 °（c = 10，乙醇）。

药物来源 薄荷脑主要来源于唇形科薄荷属植物薄荷 *Mentha haplocalyx* Briq.，其新鲜茎和叶经水蒸气蒸馏、冷冻、重结晶获得。薄荷脑可由天然薄荷原油提纯亦可用合成法制取。如：①从香茅醛制造。将右旋香茅醛用酸催化剂（如硅胶）环化成左旋异胡薄荷脑，分出左旋异胡薄荷脑，氢化生成左旋薄荷脑。其立体异构体经热裂解可部分地转变成右旋香茅醛，再循环使用。②从百里酚制造。在间甲酚铝存在下，对间甲酚发生烷基化反应生成百里酚。经催化加氢得到四对薄荷脑立体异构体（消旋薄荷脑、消旋新薄荷脑、消旋异薄荷脑和消旋新异薄荷脑）。将其进行蒸馏，取消旋薄荷脑馏分，酯化后经反复重结晶，进行异构体分离和光学拆分。分离得到的左旋薄荷脑酯经皂化后得到薄荷脑。可用蒸馏法将消旋薄荷脑与其他 3 对异构体分开，剩下的异构体混合物在百里酚氢化条件下可平衡成消旋薄荷脑、消旋新薄荷脑、消旋异薄荷脑，比例为 6∶3∶1；从混合物中可再分出消旋薄荷脑。消旋薄荷脑经苯甲酸酯饱和溶液或其超冷混合物以左旋酯接种结晶，分开后皂化，得纯左旋薄荷脑；剩余的右旋薄荷脑及其他异构体可再按氢化条件平衡转变为消旋薄荷脑。③左旋薄荷脑亦可由月桂烯合成。④左旋薄荷脑亦可由左旋薄荷酮合成。⑤左旋薄荷脑亦可由右旋胡薄荷酮合成。⑥左旋薄荷脑亦可由右旋柠檬烯合成等。

临床应用及毒性 薄荷脑内服可作为祛风药，用于头痛及鼻、咽、喉炎症等；滴鼻用于伤风鼻塞；吸入或喷雾用于咽喉炎；外用可局部止痛、止痒，用于头痛、眩晕、蚊虫叮咬。常与樟脑合用，可增强止痒效果。薄荷脑用作芳香剂及调味品广泛应用时，在规定剂量范围内（日摄入量 0～0.2 毫克/千克）被认为是无毒无害的，但随着广泛和大量使用其不良反应亦时有发生，在应用时应慎重。薄荷醇脑的口服剂量一般为 6～12 毫克，致死剂量一般为 50～500 毫克/千克。在幼儿鼻腔使用含有薄荷脑的滴鼻剂或油膏具有危险性，将会引起虚脱。薄荷脑对皮肤和眼睛有刺激作用以及一定的毒性，大量使用时必须戴好手套以及安全眼镜。应用时应遵医嘱，婴幼儿禁用。薄荷脑对大鼠和小鼠的半数致死量均大于 4000 毫克/千克；对豚鼠皮肤无致敏性。

（杨秀伟）

hújiāotóng

胡椒酮（piperitone） 又称对薄荷-1-烯-3-酮（*p*-menth-1-en-3-one；3-carvomenthenone）。从禾本科香茅属植物云香草的全草中提取分离得到的单萜类活性成分。胡椒酮结构式见图，分子中含有 1 个手性中心，共有 2 个立体异构体。药用为消旋异构体混合物。能对抗组织胺气雾所致豚鼠支气管痉挛，按 1.2 毫升/千克剂量肌注可完全保护豚鼠不致发生呼吸困难和惊厥；气雾吸入给药虽不能阻止惊厥发生、仅能明显延迟惊厥

图　胡椒酮的结构式

发作时间，但也有解痉作用，作用较短暂。对蛋清吸入所致豚鼠过敏性支气管痉挛有显著保护作用，按 0.8 毫升/千克剂量肌注可保护豚鼠不发生惊厥；剂量增至 1.2 毫升/千克可完全保护豚鼠不发生任何反应。在豚鼠离体肺灌流实验中，对支气管平滑肌有显著直接舒张作用，直接作用于平滑肌，比氨茶碱作用还强，说明其松弛支气管平滑肌作用较强。对离体兔肠可使肠肌自发活动消失、张力下降，亦能对抗氯化钡的兴奋作用。按 2.4 毫升/千克剂量肌注，对电刺激豚鼠喉上神经所致咳嗽反射有抑制作用，说明有镇咳作用。按 500 毫升/千克剂量皮下注射，可显著缩短环己巴比妥对小鼠的催眠时间，说明有中枢兴奋作用。对从老年慢性气管炎患者痰液中分离出的甲型和乙型链球菌、肺炎球菌、金黄色葡萄球菌等 18 种细菌生长均有一定的抑制作用。

简史 1900 年，史密斯（Smith HG）等研究澳大利亚和塔斯曼尼亚（tasmania）东部和东南部生长的桉属植物薄荷尤加利精油 *Eucalyptus Dives* oil 时鉴定出胡椒酮，1921 年确定了分子结构中双键的位置，1948 年进行了全合成。中国在 1967～1971 年间从民间治疗支气管哮喘的芸香草发掘出胡椒酮，制成胶囊和气雾剂，临床用于治疗慢性支气管炎，取得良好疗效。

化学名称和理化性质 化学名称为 3-甲基-6-(1-甲基乙基)-2-环己烯-1-酮〔3-methyl-6-(1-methylethyl)-2-cyclohexen-1-one〕，分子式 $C_{10}H_{16}O$，CAS 号 89-81-6。右旋体：液体，薄荷气味，沸点 232～235℃，$[\alpha]_D^{20} = +49.13$（c = 0.01，MeOH）。左旋体：液体，

沸点 109.5 ~ 110.5℃，$[\alpha]_D^{20} =$ -15.9（$c = 0.01$，MeOH）；几乎不溶于水，溶于乙醇和油。消旋体：液体，沸点 232 ~ 233℃。

药物来源 主要来源于禾本科香茅属植物云香草 *Cymbopogon distans*（Nees）A. Camus 的全草，消旋体；胡椒科植物胡椒 *Piper nigrum* L. 的油，消旋体；桃金娘科植物薄荷尤加利 *Eucalyptus dives* Schau. 的油，消旋体；禾本科植物信浓香茅 *Cymbopogon sennaarensis* Chiov. 的油，右旋体；松科植物北美云杉 *Picea sitchensis*（Bong）Carr. 的叶，左旋体。

临床应用及毒性 具有镇咳、祛痰、平喘、抗菌作用，临床用于治疗慢性支气管炎。对小鼠半数致死量，灌胃为 4.32 毫克/千克，皮下注射为 1.42（1.203 ~ 1.676）毫克/千克；给犬缓慢静脉推注的致死量为 0.40 克/千克，引起心搏缓慢，血压下降，呼吸加快、急促。气雾剂无胃肠道副作用，但其局部刺激性大，吸入时易引起呛咳。

（杨秀伟）

zhāngnǎo
樟脑（camphor；2-bornanone；2-camphanone） 最重要的单萜酮之一，主要存在于樟树的挥发油中。天然樟脑是右旋体，合成樟脑是消旋体，结构见图，是世界上最早被使用的天然化合物之一。皮下注射对抑制状态的呼吸中枢、血管运动中枢及心肌有兴奋作用，但对正常动物作用较弱。

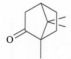

图 樟脑的结构式

对儿童心脏血管系统的影响主要表现在心脏功能活动好转、心跳有力、脉搏充盈度增强和动脉压的调整等方面。它对心血管系统的作用可能与它在体内的代谢产物氧化樟脑（oxacamphora）有关，氧化樟脑有明显的强心、升压和兴奋呼吸的作用，能延长小鼠入睡时间、缩短睡眠时间并增加小鼠的自主活动次数。樟脑对皮肤黏膜有刺激作用，涂于皮肤可刺激皮肤冷觉感受器而产生清凉感，可用于十滴水和人丹等清凉降暑药物中。增进局部血液循环，并有微弱的局部麻醉与防腐作用，可镇痛、止痒并消除炎性反应，亦有镇咳作用。对尼莫地平、西替利嗪均有促透皮吸收作用。适量内服樟脑制剂可刺激肠黏膜反射地增加肠蠕动，对胃有温热作用而产生舒适感，表现其祛风作用。樟脑亦有良好的体外抗菌和杀螨的作用。樟脑还用于配制薄荷、白柠檬和果仁等食品香精；配制花露水、日用化妆品等日用香精；军火工业制无烟火药的爆炸稳定剂；农药工业制杀虫剂、防腐剂等；纤维素酯类和醚类、聚氯乙烯的增塑剂等。

简史 樟脑是发现较早的天然化合物之一，1893 年伯德特（Bredt）确定了樟脑的化学结构，1947 年弗雷德加（Fredga）确定了它的立体构型，对于天然右旋樟脑的立体结构经过了一百多年的研究才得以确定。中国是世界上生产樟脑和樟油最多的国家，产量约占全世界总产量的 80%，樟脑在中国国民经济上占有重要地位。中国加工利用樟脑最早的记载是在明朝（1600 年），但过去一向禁止私自制造，到 1725 年以后清政府才利用樟树造船时所剩下的木屑碎片制造樟脑。自 19

世纪以后成为台湾主要工业之一。21 世纪初，中国大量生产樟脑和樟油，除国内应用外，还满足国际上的需求。

樟脑是一种天然手性化合物，本身只含有一种对映体，以其为原料制备其他一些手性化合物不需要经过对映体拆分，利用原有的手性中心在分子的适当部位引入新的功能团，可制成手性试剂，在合成工业中有重要的作用。

化学名称和理化性质 化学名称为 1,7,7-三甲基-双环[2.2.1]庚烷-2-酮；分子式 $C_{10}H_{16}O$，CAS 号 76-22-2。无色或白色晶体，颗粒状或易破碎的块状；普通品的纯度约为 99.5%，能在常温升华；熔点 179℃，沸点 204℃，闪点 64℃；水溶性为 0.12 克/100 毫升（25℃）；有刺激性芳香味。

药物来源 主要为樟科植物樟 *Cinnamomum camphora*（L.）Presl 的根、干、枝、叶等经水蒸气蒸馏得到挥发油，再用分馏法从中提取得到（天然樟脑）或用化学方法制得（合成樟脑）。天然樟脑是右旋体，合成樟脑是消旋体，两者在医疗及工业用途上无差异。

临床应用及毒性 樟脑油溶液或其磺酸钠盐水溶液供皮下或肌内注射，用于心脏衰弱、虚脱、呼吸中枢不全麻痹、各种毒物中毒（洋地黄、三氯甲烷、水合氯醛、磷等）、肺炎或其他疾病时增强呼吸和循环，用于急救。樟脑擦剂用于镇痛、止痒。口服有祛风和轻微祛痰作用。急性毒性半数致死量，小鼠灌胃为 1310 毫克/千克，大鼠皮下注射为 70 毫克/千克，大鼠吸入为 500 毫克/立方米。急性经口毒性和急性吸入毒性属低毒级，对家兔皮肤无刺激性。亚急性毒性试验中，大鼠经皮给药剂量达 1000 毫克/千克动物未发现异常；大鼠吸入给药 28 天毒性试验中，最小有作用浓度 139.3 毫克/立方米（4 小时/天），最大无作用浓度 32.3 毫克/立方米（4 小时/天）。

（杨秀伟）

duìsǎnhuātīng

对伞花烃（*p*-cymene）

普遍存在于多种植物精油中。但通常对伞花烃在植物精油中含量较低，没有单独提取分离利用的价值，多采用转化或通过合成方法制备，如从松节油制备、从蒈烯（carene）制备。对伞花烃结构见图，是一种重要的有机合成中间体，用途广泛。它可以直接用于冰制食品、软饮料、口香糖、糖果、调味料等中，用于调配化妆品、皂用和洗涤剂用香精，可用于合成多种多环麝香型香料和其他含芳环香料、除草剂、杀菌剂等，用于合成对甲酚及其下游系列产品等，作为配制油漆的稀释剂和其他类似用途。

简史 对伞花烃是发现较早的天然化合物之一。1950 年，瓦尔蒂亚宁（Vartiainen）发现对伞花烃具有驱虫作用，可用于治疗鱼绦虫病。1975 年，中国药学工作者从防治慢性气管炎有效的中草药宽叶杜香挥发油中筛选出对伞花烃为有效成分，2010 年对伞花烃胶丸被批准为国药准字号药品。

化学名称和理化性质 化学名称为 1-甲基-4-(1-甲基乙基)-苯。别名 1-异丙基-4-甲基苯；1-甲基-4-(1-甲基乙基) 苯；1-甲基-4-异丙基苯；2-对-甲苯基丙烷；4-异丙基-1-甲基苯；4-异丙基甲苯；4-甲基异丙基-苯；伞花烃；聚伞素；对-异丙基甲苯；对-甲基枸烯；对-甲基异丙基苯；分子式 $C_{10}H_{14}$；CAS 号 99-87-6。无色至淡黄色无臭液体；熔点-68℃，沸点 176～178℃（文献值），密度 0.86 克/毫升（25℃，文献值）；蒸气密度 4.62（相对空气），蒸气压 1.5 毫米汞柱（1 毫米汞柱＝133.3 帕斯卡）（20℃），折射率 n20/D 1.490（文献值），闪点 47.2℃。

药物来源 主要为杜鹃花科植物宽叶杜香 *Ledum Palustre* L. var. dllatatum Wahlanbere 的新鲜叶及带叶的枝条，经水蒸气蒸馏得到挥发油，再经过精馏分离而得到。

临床应用及毒性 用于慢性气管炎，支气管炎，喘息性支气管炎，支气管哮喘以及因气候变化、感冒发热引起的咳喘反复发作等呼吸道病症。灌胃急性毒性半数致死量，小鼠为 2203 毫克/千克，大鼠为 4750～5112 毫克/千克。小鼠和大鼠饲养环境中最高允许浓度为 10 毫克/立方米。少数患者服用后有轻微头晕、口干等现象，均可自行消失。

（杨秀伟）

ānyóu

桉油（eucalyptus oil）

从桃金娘科植物蓝桉、樟科植物樟或上述两科同属其他植物经水蒸气蒸馏得到的挥发油，是一种复杂的混合物。蓝桉桉油中主要含桉油精，其含量大于 70.0%；还含有柠檬烯、α-蒎烯等成分。从樟所蒸馏的挥发油主要成分亦是桉油精，但亦含有黄樟素等毒性成分；黄樟素对人有中度毒性，为低剂量肝脏致癌因子。蓝桉所蒸馏的挥发油不含黄樟素，因此，口服药用桉油必须为桃金娘科植物蓝桉叶所蒸馏得到的挥发油，以保证用药的安全性。桉油精（eucalyptol），又称 1,8-桉树脑（1,8-cineole），归属于单萜类天然产物，化学结构式见图。

简史 1770 年英国植物学家班克斯（Banks J.）等发现桉树。桉树原产澳大利亚，早年从其叶提取桉油，主要作为化工原料使用，1900 年澳大利亚生产的蓝桉油和桉叶油素一并进入了世界市场。1967 报道了它的抗炎活性；1994 年有了其在动物和人体的试验报道，包括毒性和对疾病的治疗作用。中国于 1890 年引种桉树于广州，1896 年引种蓝桉于昆明。中国桉叶油生产开始于 1958 年，产地主要集中在云南、广西、贵州和重庆等地，到 21 世纪初中国已经是全球最大的桉叶油生产和出口国之一。2014 年桉叶油出口量为 9 774 505 千克，出口价格为 11.55 美元/千克。东盟、欧盟、印度、美国和澳大利亚是中国桉叶油出口的主要地区。

化学名称和理化性质 桉油为无色或微黄色的澄清液体；有特异的芳香气，微似樟脑，味辛、凉；贮存日久，色稍变深；在 70%乙醇水溶液中易溶。相对密度按《中华人民共和国药典》2015 版通则 0601 测定，应为

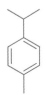

图 对伞花烃的结构式

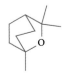

图 桉油精结构式

0.895 ~ 0.920；折光率按《中华人民共和国药典》2015 版通则 0622 测定，应为 1.458 ~ 1.468。桉油属于对热及氧（气）较敏感的芳香油组分，传统水蒸气蒸馏法提取的桉油多为油素的同分异构体，物理性质十分接近，分馏过程宜在低温、减压和隔绝氧气的条件下进行。在 35 ~ 70℃蒸出的主要是单萜烯类化合物，70 ~ 100℃产物是单萜含氧化合物，80 ~ 110℃产物是倍半萜烯及含氧化合物，各类组分常呈交叉状态。主要成分为桉油精，分子式 $C_{10}H_{18}O$，在油中的含量不低于 70%；与乙醇、三氯甲烷、乙醚及油可混溶，几乎不溶于水。

药物来源 桉油来源于桃金娘科植物蓝桉 *Eucalyptus globulus* Labill.、樟科植物樟 *Cinnamomum camphora*（L.）Sieb. 或上述两科同属其他植物经水蒸气蒸馏得到的挥发油。

生物活性及应用 桉油具有较强的广谱抗菌作用，对金黄色及白色葡萄球菌、链球菌、结核杆菌、大肠及副大肠杆菌以及各型痢疾杆菌均有较好的抑菌效果；对蠕形螨和滴虫均有较强的杀灭作用；5%桉油对中华按蚊、致倦库蚊、白纹伊蚊均有明显驱避作用；具有明显抑制核因子（NF-κB）、肿瘤坏死因子等多种炎性因子的表达和活化，从而发挥其抗炎作用。桉油还能促进药物经皮吸收。临床吸入或气管滴入桉油对结核患者有明显的疗效，特别是在消除空洞等症状方面具有明显作用。桉油制剂吉诺通胶囊（德国保佳时公司生产）用于治疗肺气肿、中耳炎、鼻窦炎等有肯定的疗效。

桉油是中国首家取得国家登记的植物精油类广谱杀虫剂，能从根本上控制害虫，长期使用可明显增加农作物产量、改善品质，为绿色食品原料作物和有机农业产品的生产提供了一种植物源农药。

（杨秀伟）

bòhesùyóu

薄荷素油（peppermint oil） 别名薄荷油，为从唇形科薄荷属植物薄荷的新鲜茎和叶经水蒸汽蒸馏、冷冻、部分脱脑加工的挥发油。非处方药；为芳香药、调味药和祛风药。主要成分组成为薄荷脑、薄荷酮、柠檬烯、薄荷脑乙酸酯；含薄荷脑（$C_{10}H_{20}O$）应为 28.0% ~ 40.0%。

简史 薄荷素油具有悠久的药用历史，被美国食品药品管理局视为安全无毒药物。早在 1948 年美国报道了薄荷素油的物理和化学特性；1972 年见报它的抗过敏作用，1983 年见报它的大鼠口服短期毒性试验结果，未见毒性反应。其后，中国学者对薄荷素油的医用和食用进行了较深入的研究。

化学名称和理化性质 薄荷素油为无色或淡黄色的澄清液体；有特殊清凉香气，味初辛、后凉；存放日久，色渐变深；与乙醇、三氯甲烷或乙醚能任意混合。相对密度按《中华人民共和国药典》2015 版通则 0601 测定，应为 0.888 ~ 0.908；旋光度按《中华人民共和国药典》2015 版通则 0621 测定，应为 -17° ~ -24°；折光率按《中华人民共和国药典》2015 版通则 0622 测定，应为 1.456 ~ 1.466；熔点为 42 ~ 44℃。

药物来源 唇形科薄荷属植物薄荷 *Mentha haplocalyx* Briq. 的新鲜茎和叶。

生物活性及应用 薄荷素油对小鼠和家兔皆有抗早孕和抗着床作用；有明显的利胆作用、一定的解痉作用和较弱的抗炎镇痛作用；有预防家兔胆固醇结石形成的作用；有清凉、止痛、止痒作用。外用能麻醉神经末梢。小鼠灌胃给药的最大耐受量大于 4000 毫克/千克；腹腔注射的半数致死量为 1144.9 ± 78.5 毫克/千克。尸检主要脏器未见明显病变。临床上可用于皮肤或黏膜产生清凉感以减轻不适及疼痛；疏肝理气、利胆；用于慢性结石性胆囊炎、慢性胆囊炎及胆结石肝胆郁结，湿热胃滞证。还用于牙膏与口腔卫生用品、食品、卷烟、酒、清凉饮料、化妆品与香皂的加香。

（杨秀伟）

ézhúyóu

莪术油（zedoary turmeric oil） 从姜科姜黄属植物莪术（温莪术）经水蒸气蒸馏提取的挥发油，主要含有多种倍半萜类物质。主要成分组成为倍半萜类的牻牛儿酮、呋喃二烯；含牻牛儿酮（$C_{15}H_{22}O$）不少于 7.5%，含呋喃二烯（$C_{15}H_{20}O$）不少于 10.0%。非处方药。

简史 国本草早有记载莪术有破血散结、行血止痛的功效，为破血行气治疗积聚癥瘕的常用中药。20 世纪 80 年代初期中国发掘出莪术油最初是作为抗肿瘤的药物应用于临床，随着药理学、病理学研究和制剂的开发，莪术油在不同类型的疾病中得到了广泛应用，其疗效得到临床的充分肯定。

化学名称和理化性质 莪术油为浅棕色或深棕色的澄清液体；气特异，味微苦而辛；在甲醇、乙醇、丙酮、乙酸乙酯、三氯甲烷、乙醚、甲苯或石油醚中易溶，几乎不溶于水。相对密度按《中华人民共和国药典》2015 版通则

0601 测定，应为 0.970 ~ 0.990；比旋度按《中华人民共和国药典》2015 版通则 0621 测定，应为 +20° ~ +25°（*c* = 5，乙醇）；折光率按《中华人民共和国药典》2015 版通则 0622 测定，应为 1.500 ~ 1.510。

药物来源 姜科姜黄属植物莪术 *Curcuma wenyujin* Y. H. Chen et C. Ling 的干燥根茎。

生物活性及应用 莪术油能直接抑制、破坏肿瘤细胞，且可诱导肿瘤细胞凋亡、抑制肿瘤血管生成、增强机体自身的免疫功能，促进机体对肿瘤的免疫反应等，直接干预或辅助治疗恶性肿瘤；对金黄色葡萄球菌、链球菌等均有较强的抑制作用，对流感病毒、副流感病毒 I 和 III、呼吸道合胞病毒等有轻微抑抑制作用，对副流感 II 型病毒有较强的抑制作用；莪术油滴眼液体外抗菌和抗病毒作用较弱，但体内抗菌和抗病毒作用较强；对小鼠醋酸腹膜炎、烫伤小鼠局部水肿、巴豆油引起的小鼠局部炎症、大鼠棉球肉芽孢皆有明显的治疗作用；还具有抗癫痫等作用；抑制前列腺增生、镇痛、解痉、防治白内障、保肝、防治紫外线损伤等作用。莪术油亚急性毒性试验未见明显毒性反应，病理切片各组织均未见异常，说明莪术油是低毒、安全的药物。但莪术油注射液体外有明显的溶血现象，且家兔肌注莪术油体内溶血试验仍为阳性。莪术油制剂在临床上主要用于呼吸及消化系统炎症；病毒性心肌炎；在宫颈癌、肝癌及心血管疾病治疗方面均取得了令人满意的疗效。临床使用的莪术油剂型一般包括注射液、滴眼液、乳剂、霜剂、栓剂、软膏等。

(杨秀伟)

mǔjīngyóu
牡荆油（vitex oil） 从马鞭草科牡荆属植物牡荆的新鲜叶经水蒸气蒸馏得到的挥发油，主要含有多种倍半萜类物质，如 *β*-丁香烯、*α*-蒎烯、1,8-桉叶素等；含标示性成分 *β*-丁香烯（$C_{15}H_{24}$）不少于 20.0%。非处方药。

简史 20 世纪 70 年代初期北京医疗队在江西德兴从地产药材牡荆研制出牡荆油胶丸治疗慢性支气管炎，其疗效得到临床的充分肯定，1978 年获得 "全国科技大会奖"。

化学名称和理化性质 牡荆油为淡黄色至橙黄色的澄清液体；具特殊的香气，味微辛辣；能与无水乙醇、三氯甲烷或乙醚任意混合，在水中几乎不溶。相对密度按《中华人民共和国药典》2015 版通则 0601 测定，在 25℃ 时应为 0.890 ~ 0.910；折光率按《中华人民共和国药典》2015 版通则 0622 测定，应为 1.485 ~ 1.500。

药物来源 马鞭草科牡荆属植物牡荆 *Vitex negundo* L. var. *cannabifolia*（Sieb. et Zucc.）Hand. Mazz. 的新鲜叶。

生物活性及应用 牡荆油有止咳、祛痰和平喘的作用；临床观察 108 例慢性支气管炎患者，有效率为 69.44%。此外，牡荆油能促使白蛋白合成和调节免疫球蛋白，提示可用于慢性肝病。临床使用的牡荆油剂型一般为胶丸。

(杨秀伟)

sōngjiéyóu
松节油（turpentine oil） 从松科松属数种植物中渗出的油树脂，经蒸馏或其他方法提取得到的挥发油，主要成分是萜烯类物质。松节油的成分随树种、树龄和产地不同而异，用马尾松松脂加工

的优级和一级松节油，其主要成分是 *α*-蒎烯，其次是 *β*-蒎烯等，还有少量的倍半萜烯，即长叶烯和石竹烯。医用松节油，《中华人民共和国药典》2015 版规定标示成分 *α*-蒎烯（$C_{10}H_{16}$）不少于 80.0%。松节油属于非处方药。

简史 早在中国本草书籍《本草经集注》就有松节药用的记载。1951 年西方报道了松节油可作为组织渗透剂应用。中国松节油资源丰富，从 20 世纪 50 年代开始生产松节油衍生物，80 年代有了一定发展，真正的大发展是到 2000 年之后；年产量居世界前列，占全球的 75% 左右，主要出产于福建、云南、广东、广西和江西。

化学名称和理化性质 松节油为无色至微黄色的澄清液体；臭特异；长期贮存或暴露空气中臭渐增强，色渐变黄；易燃，燃烧时发生浓烟。在乙醇中易溶，与三氯甲烷、乙醚或冰醋酸能任意混合，在水中不溶。相对密度按《中华人民共和国药典》2015 版通则 0601 测定，应为 0.850 ~ 0.870；馏程按《中华人民共和国药典》2015 版通则 0611 测定，在 154 ~ 165℃ 馏出的数量不得少于 90.0%（毫升/毫升）；折光率按《中华人民共和国药典》2015 版通则 0622 测定，应为 1.466 ~ 1.477。

药物来源 松科松属 *Pinus* 数种植物中渗出的油树脂。

生物活性及应用 松节油体外抑菌实验及对动物实验性体癣、癣菌病治疗观察表明具有较强的抗真菌（白色念珠菌等）作用；对金黄色葡萄球菌、大肠杆菌等亦有一定的抑菌作用，且具有一定的消炎作用。体外溶石实验表明，5% 医用松节油乳剂能使胆色

素型结石在 60 小时后全溶；松节油具有增进局部血液循环，缓解肿胀和轻微止痛作用，临床上用于减轻肌肉痛、关节痛、神经痛以及扭伤；外用，用脱脂棉蘸取少量，用于涂搽患处并搓揉；临床上偶见皮肤刺激和过敏等不良反应。无论是在西方国家还是在中国，松节油是一种重要的工业原料，更多地用于合成工业；由于它是一种优良的有机溶剂，广泛用于油漆、催干剂、胶黏剂等工业。松节油在农药增效剂及杀虫剂中亦有广泛应用。

(杨秀伟)

xiāngmáoyóu

香茅油 (citronella oil)

从禾本科香茅属数种植物地上部分经水蒸气蒸馏提取得到的挥发油，主要成分是香茅醛、香叶醇和香茅醇。香茅油属于非处方药。

简史 香茅是最重要的热带香料作物之一，原产地是在东南亚亚热带地区。香茅属植物全世界有 70 多种，主要分布在东半球热带及亚热带地区；中国有 20 多种，主要分布在云南、四川、广东、广西、贵州、台湾、福建、海南等省区。香茅物种不同，所提制的香茅油含有的主要成分不同，如柠檬香茅主要含柠檬醛，爪哇香茅主要含香茅醛、香茅醇和香叶醇等。世界上主要栽培品种有爪哇香茅 *Cymbopogon wintorianus* Jowitt 和锡兰香茅 *C. nardus* Rondle。20 世纪 60 年代国外已有香茅油药用的报道。21 世纪初，香茅油已被国内外广泛用于医药工业、食品、日用化学。

化学名称和理化性质 香茅油为浅黄色至棕黄色澄清流动液体；有似香茅醛的特征香气。可溶于大多数挥发性油、矿物油和乙醇，不溶于甘油和丙二醇。爪

哇型油：相对密度 0.880 ~ 0.895 (20/20℃)，折光率 1.466 ~ 1.473，旋光度 0° ~ −5° (20℃)，主要成分香茅醛达 35% ~ 45%，香叶醇达 85%。锡兰型油：相对密度 0.894 ~ 0.910 (20/20℃)，折光率 1.479 ~ 1.487，旋光度 −12° ~ −22° (20℃)，主要成分香茅醛达 5% ~ 16%，香叶醇达 60%。

药物来源 禾本科 (Gramineae) 香茅属 *Cymbopogon* 植物，爪哇型油来自东南亚、印度、印度尼西亚、中美、南美栽培的 *Cymbopogon nardus* (Linnaeus) W. Wat-sonvar. *mahapengiri* Winter，亦称爪哇香茅 *Cymbopogon winteranus* Jowitt 的新鲜的或半干的地上部分；锡兰型油来自斯里兰卡 (锡兰) 的 *Cymbopogon nardus* (Linnaeus) W. Wat-sonvar. *nardus* 的新鲜的或部分干燥的叶和茎。国内外亦有应用同属其他植物制作香茅油。

生物活性及应用 香茅油具有抗菌、抗寄生虫、消炎等作用，亦能促进韧带结缔组织再生、扩张血管、促进血液循环和淋巴流动；对小鼠具有镇静、催眠、抗癫痫作用。临床上可用于治疗呼吸道、鼻窦和膀胱感染以及消化系统疾病，寄生虫病，肌肉和韧带撕裂，刺激甲状腺；亦可作为抗焦虑、镇静和抗惊厥剂应用；有助于缓解头痛、肾脏感染和肿胀。香茅油亦可用作杀虫剂、驱蚊药和皂用香料；用于提取香茅醛，供合成羟基香茅醛、香叶醇和薄荷脑。

(杨秀伟)

táoyèshānhúgān

桃叶珊瑚苷 (aucubin；aucuboside；rhimantin)

车前科 (Plantaginaceae) 植物的代表性成分，归类为环烯醚萜类。桃叶珊

瑚苷，结构见图，分子中含有 1 个环烯醚萜苷元和 1 个葡萄糖基。具有促进干细胞再生，明显抑制乙型肝炎病毒 DNA 复制，抗氧化、抗菌、免疫调节等作用，有望成为治疗人类慢性炎症性等疾病的药物。

简史 1905 年，波奎洛 (Bourquelot) 和赫里西 (Hérissey) 首先从山茱萸科植物日本桃叶珊瑚 *Aucuba japonica* 的叶中发现了 1 个不稳定苷元的单糖苷一水化合物，命名为桃叶珊瑚苷，但因不稳定而无法分离并确认其结构；直到 1946 年，才确定了其分子式；1964 年，确定了分子的绝对构型；2009 年，用单晶 X 射线衍射法确认了它的绝对构型。早在 1946 年，卡托 (Kato) 报道了桃叶珊瑚苷能刺激副交感神经中枢从组织清除尿酸至血液，刺激尿酸从肾脏排泄。嗣后相继报道桃叶珊瑚苷对糖尿病大鼠和糖尿病性脑病大鼠有神经保护作用，营养神经元细胞，可延长小鼠的环己烯巴比妥睡眠时间。桃叶珊瑚苷还可通过阻断 α-毒蕈环肽对肝脏 RNA 生物合成的抑制作用，从而保护 α-毒蕈环肽所致小鼠毒性。保护四氯化碳所致小鼠肝损伤。桃叶珊瑚苷还有抗氧化及延缓衰老、抗骨质疏松作用。

图 桃叶珊瑚苷的结构式

化学名称和理化性质 化学名称为 (1*S*,4*aR*,5*S*,7*aS*)-1,4a,5,7a-四氢-5-羟基-7-(羟甲基)-环戊烷并 [c]-吡喃-1-基 *β*-D-吡喃葡萄糖苷；分子式 $C_{16}H_{24}O_9$；CAS 号 479-98-1。白色针状结晶（乙醇），熔点 181℃（乙醇-乙醚），$[\alpha]_D^{20} = -150.5°$（*c* = 0.5，水）。溶于水、乙醇及甲醇，几乎不溶于三氯甲烷、乙醚和石油醚。苷键极易为酸水解断裂，得到的苷元分子中含有半缩醛结构，性质活泼，容易进一步发生氧化聚合等反应。

药物来源 主要来源于车前科植物车前 *Plantago asiatica* L. 的种子，玄参科植物地黄 *Rehmanniaglutinosa* Libosch. 的根、玄参 *Scrophularia ningpoensis* Hemsl. 的根，山茱萸科植物桃叶珊瑚 *Aucuba chinensis* Benth.、日本桃叶珊瑚 *Aucubajaponica* Thunb. 的叶，杜仲科植物杜仲 *Eucommia ulmoides* Oliv. 的叶、皮、种子，等。

临床应用及毒性 桃叶珊瑚苷通过促进成骨作用和抑止破骨细胞活性产生抗骨质疏松的效应，有望成为抗骨质疏松药物。小鼠灌胃桃叶珊瑚苷的最大耐受剂量为 40 克/千克。6 个月的长期毒性试验中，大鼠的体重、毛发、活动、饮食等一般状况无明显异常；血液学和血液生化学指标皆在正常生理值范围内；心、肝、脾、肺、肾、胃、肠等脏器和组织未见病理改变；试验期内未发现大鼠有死亡等其他毒性反应出现。

（杨秀伟）

zǐchún

梓醇（catalpol）

玄参科（Scrophulariaceae）地黄属 *Rehmannia* 植物的代表性成分，为一种不稳定的环烯醚萜苷类化合物。又称 7,8-双氧桃叶珊瑚苷；桃叶珊瑚苷-7,8-环氧化物；梓果次苷；去（对-羟基苯甲酰基）梓苷。梓醇结构见图，分子中含有 1 个环烯醚萜苷元和 1 个葡萄糖基。具有神经保护、利尿、抗炎、降血糖、抗肝炎病毒及抗癌等作用。

简史 1947 年，普卢维尔（Plouvier）从紫葳科植物紫葳楸 *Catalpa bignonioides* Walt. 和玄参科植物锈毛泡桐 *Paulownia tomentosa* C. Koch. 的茎皮中发现了 1 个不稳定苷元的单糖苷，命名为 "catalpinoside"；直到 1965 年，才得到纯品；1971 年通过化学方法确定了其绝对构型；1989 年进一步用单晶 X 射线衍射法确认了它的绝对构型。1961 年伦恩（Lunn）在进行 catalposide 化学结构鉴定时，将 catalposide 用碱水解得到 1 个次苷，命名为 "梓醇（catalpol）"，后经证实 catalpinoside 与 catalpol 为同一物质，现多用梓醇（catalpol）这一名称。1963 年，基穆拉（Kimura）等又从紫葳科植物梓树 *Catalpa ovata* Meow 的果实得到梓醇，并发现了它的利尿作用。之后相继报道梓醇的降血糖、神经保护、抗癌、抗炎、止血、解痉等作用。

化学名称和理化性质 化学名称为 (1*aS*,1*bS*,2*S*,5*aR*,6*S*,6*aS*)-1a,1b,2,5a,6,6a-六氢-6-羟基-1a-（羟甲基）氧杂环丙烷 [4,5] 环戊 [1,2-c] 吡喃-2-基 *β*-D-吡喃葡萄糖苷；分子式为 $C_{15}H_{22}O_{10}$；CAS 号 2415-24-9。白色结晶性粉末，熔点 207～209℃（分解），$[\alpha]_D^{22} = -122°$（稀乙醇）。易溶于水、甲醇，不溶于乙酸乙酯或三氯甲烷。

药物来源 主要来源于玄参科植物地黄 *Rehmannia glutinosa* Libosch. 的块根和叶、锈毛泡桐 *Paulownia tomentosa* C. Koch. 的茎皮、毛蕊花 *Verbascum thapsus* L. 的全草、白色毛蕊花 *Verbascum lychnitis* L. 的叶、花，紫葳科植物紫葳楸 *Catalpa bignonioides* Walt. 的茎皮、梓树 *Catalpa ovata* Meow 的果实等。

临床应用及毒性 随着提取工艺优化和原料来源范围不断扩大，梓醇已具有大量生产的可能，将其开发成新型治疗药物的前景广阔。小鼠按最大剂量（1000 毫克/千克）在 1 天内灌胃给予最大限度的梓醇（50 毫克/毫升），未出现明显的中毒症状及死亡。连续观察 2 周，所有小鼠毛色光洁、活动及饮食正常，无死亡。梓醇对小鼠的急性毒性反应不明显，安全且无毒性。

（杨秀伟）

jīngnípínggān

京尼平苷（geniposide）

又称羟异栀子苷、栀子糖苷、异栀子苷。茜草科（Rubiaceae）植物栀子 *Gardenia jasminoides* Ellis 干燥成熟果实的主要成分，为一种环烯醚萜苷类化合物。京尼平苷结构见图，分子中含有 1 个环烯醚萜苷元和 1 个葡萄糖基。具有缓泻、利胆、镇痛、抗炎、治疗软组织损伤以及抑制胃液分泌和降低胰淀粉酶等作用。可制成天然食用着色剂栀子蓝和栀子红，亦

图 梓醇的结构式

是用于治疗心脑血管、肝胆等疾病及糖尿病的原料药物。

简史 1969 年，京尼平苷被伊努耶（Inouye）首次从茜草科植物栀子的果实、叶、叶柄中发现。1973 年，Endo 确定了它的化学结构。同年，从山茱萸科植物矮来木 Cornus suecica L. 的全草也分离鉴定出京尼平苷。1974 年，报道京尼平苷具有润肠通便的作用，明显抑制醋酸诱发的小鼠扭体反应。之后不断报道京尼平苷对急性炎症渗出有较明显的抑制作用，具有镇痛作用、保肝利胆作用、降血糖及调血脂作用、神经营养和神经保护作用、抗血栓形成作用、对局灶性脑缺血的治疗作用、对大鼠慢性前列腺炎的治疗作用和心肌缺血再灌注损伤的保护作用、对氧化应激损伤血管内皮细胞的保护作用、减肥作用、对重症急性胰腺炎治疗作用等，京尼平苷还能调节软骨细胞周期，促进软骨细胞增殖。

化学名称和理化性质 化学名称为（1S,4aS,7aS）-1-(β-D-吡喃葡萄糖氧基)-1,4a,5,7a-四氢-7-(羟甲基)-环戊［c］吡喃-4-羧酸甲酯；分子式 $C_{17}H_{24}O_{10}$；CAS 号 24512-63-8。无色针晶（丙酮），熔点 163 ~ 164℃，$[\alpha]_D^{20}$ = +7.5°。易溶于水、甲醇，不溶于乙酸乙酯或三氯甲烷。

药物来源 主要来源于茜草科植物栀子 Gardenia jasminoides Ellis、水栀子 Gardenia jasminoides Ellis var. radicans （Thunb.） Makino、大花栀子 Gardenia jasminoides form. Grandiflora （Lour.） Makino、朱如拉 Gardenia jasminodes Ellis 等的果实。栀子中京尼平苷含量随产地的不同，在 3% ~ 8% 之间。

临床应用及毒性 随着提取工艺的优化和原料来源范围的不断扩大，京尼平苷已具有大量生产的可能，将其开发成新型治疗药物的前景广阔。灌胃京尼平苷，560 毫克/千克未对小鼠表现出明显肝毒性，1860 毫克/千克可导致谷丙转氨酶活性增高，总胆固醇含量增加。

（杨秀伟）

mǎqiángān

马钱苷 （loganin；7-hydroxy-6-desoxyverbenalin；loganoside）

又称马钱子苷，马钱素，番木鳖苷。山茱萸科植物山茱萸 Cornus officinalis Sieb. et Zuce. 干燥成熟果肉的主要成分之一，为一种环烯醚萜苷类化合物。马钱苷结构见图，分子中含有 1 个环烯醚萜苷元和 1 个葡萄糖基。具有抗炎、抗氧化、抗休克、提高学习记忆、保护神经细胞等作用。

简史 1884 年，发现了马钱苷；1937 年提出了它的分子式为 $C_{17}H_{26}O_{10}$；1961 年提出了它的化学结构式；1968 年确定了它的绝对构型；1969 年制备了马钱苷五乙酰单甲酯溴化物（loganin pentaacetate monomethyl ether bromide）单晶、1980 年制备了马钱苷单晶，通过 X 射线衍射法确认了其化学结构；其间，1973 年完成了全合成。至此，马钱苷的化学结构得到了完全确定。1961 年、1968 年、1973 年、1976 年相继报道从马钱子 Strychnos nux-vomica 果浆、Mytragyna parvifolia Korth 的叶、山茱萸 Cornus officinalis Sieb. et Zucc. 的果肉、日本蓝盆花 Scabiosa japonica Miq. 的新鲜根等分离鉴定出马钱苷。1974 年伊努耶（Inouye）等最先报道了马钱苷的泻下活性，之后不断报道其抗炎、抗氧化应激、神经保护、提高认知能力等作用。在糖尿病大鼠，马钱苷具有调血脂、降低血糖、升高血清瘦素水平等作用。马钱苷还具有促进大鼠前脂肪细胞增殖，抑制大鼠前脂肪细胞分化的作用，调整肝脏组织炎症因子水平。

化学名称和理化性质 化学名称为（1S,4aS,6S,7R,7aS）-1-(β-D-吡喃葡萄糖氧基)-1,4a,5,6,7,7a-六氢-6-羟基-7-甲基-环戊［c］吡喃-4-羧酸甲酯；分子式 $C_{17}H_{26}O_{10}$；CAS 号 18524-94-2。白色粉末，熔点：222 ~ 223℃；水中极易溶解，较少溶于 96% 乙醇中，微溶于无水乙醇，几乎不溶于乙醚、石油醚、乙酸乙酯、丙酮和三氯甲烷。

药物来源 主要来源于山茱萸科植物山茱萸 Cornus officinalis Sieb. et Zucc. 的干燥成熟果肉；忍冬科植物忍冬 Lonicera japonica

图 京尼平苷的结构式

图 马钱苷的结构式

Thurb. 的根。

临床应用及毒性 马钱苷具有神经保护作用，能够提高学习记忆和认知水平，抑制 β-分泌酶（β-secretase）活性，具有开发成新型治疗神经退行性疾病药物的前景。

（杨秀伟）

lóngdǎnkǔgān

龙胆苦苷 （ gentiopicroside；gentiopicrin）

龙胆科龙胆属植物的特征性成分之一，为一种环烯醚萜苷类化合物。龙胆苦苷结构见图，分子中含有 1 个裂环环烯醚萜苷元和 1 个葡萄糖基。具有抗炎、镇痛、保肝利胆、刺激胃酸及胃液分泌、兴奋神经等作用。

简史 1905 年，发现龙胆苦苷；1910 年，确认在龙胆根中存在龙胆苦苷；1913 年又分别从黄花龙胆 *Gentiana punctata* L. 的根，獐牙菜属植物 *Swertia vivace*，黄龙胆 *Gentiana lutea* L. 的茎和叶中发现。但直到 1961 年才确定它的化学结构，1964 年确定了它的化学结构的绝对构型。此后陆续报道从龙胆属和獐牙菜植物分离鉴定出龙胆苦苷。1979 年，林（Hayashi）等报道了龙胆苦苷对角叉菜胶所致大鼠足跖肿胀的抑制作用；1994 年，孔多（Kondo）等报道了龙胆苦苷对小鼠化学性和免疫性肝损伤的抑制作用。以后围绕着龙胆苦苷的抗炎、保肝作

图　龙胆苦苷的结构式

用的报道不断增多。给急性肝损伤小鼠灌胃龙胆苦苷后，血清谷丙转氨酶和谷草转氨酶水平降低，肝组织中的谷胱甘肽过氧化物酶活力增加，胆流量明显增加，胆红素质量浓度升高。在醋酸扭体法和热板法试验发现龙胆苦苷有镇痛作用，对急、慢性炎症反应均有较好的抑制作用，且对炎症的后续发热亦有一定的解热作用。此外，龙胆苦苷在体外对人肺腺癌细胞株 A549 增殖具有一定的抑制作用，对 SMMC-7721 人肝癌细胞具有杀伤效应，可抑制人肝癌细胞的增殖；还具有抗氧化作用。

化学名称和理化性质 化学名称为 （5R, 6S）-5-乙烯基-6-(β-D-吡喃葡萄糖氧基)-5,6-二氢-1H, 3H-吡喃［3,4-c］吡喃-1-酮；分子式 $C_{16}H_{20}O_9$；CAS 号 20831-76-9。淡黄色针晶（无水乙醇），熔点：191℃；易溶解于水、甲醇及乙醇等溶剂，几乎不溶于乙醚、石油醚、乙酸乙酯、丙酮和三氯甲烷。

药物来源 主要来源于龙胆科植物条叶龙胆 *Gentiana manshurica* Kitag.、龙胆 *Gentiana scabra* Bunge、三花龙胆 *Gentiana triflora* Pall 或坚龙胆 *Gentiana regescens* Franch. 的干燥根及根茎，秦艽 *Gentiana macrophylla* Pall.、麻花秦艽 *Gentiana straminea* Maxim.、粗茎秦艽 *Gentiana crassicaulis* Duthie ex Burk. 或小秦艽 *Gentiana dahurica* Fisch. 的干燥根。

临床应用及毒性 龙胆苦苷保肝作用明显，还可直接刺激胃酸及胃液的分泌，具有开发成新型治疗炎症及相关疾病药物的前景。大剂量应用龙胆苦苷会产生麻醉作用，能增加巴比妥钠的麻醉作用。

（杨秀伟）

zhāngyácàinèizhǐ

獐牙菜内酯 （swerilactones）

龙胆科獐牙菜属植物青叶胆 *Swertia mileensis* T. N. Ho et W. L. Shih 干燥全草的代表性成分，獐牙菜内酯 H～K 结构见图，为 4 个结构复杂的 C29 骨架内酯，生源上属于裂环烯醚萜三聚体，是由两分子 C10 骨架裂环烯醚萜和 1 分子 C9 骨架裂环烯醚萜聚合而来。

简史 龙胆科植物青叶胆在云南彝族和哈尼族等少数民族地区治疗急慢性肝炎具有悠久的历史，临床治疗肝炎疗效确切，已经被历版《中华人民共和国药典》收载。2009 年，耿长安等首先从青叶胆的干燥全草分离鉴定出獐牙菜内酯 A、B、C、D；2010 年又报道分离鉴定出獐牙菜内酯 E、F、G；2011 年报道分离鉴定出獐牙菜内酯 H、I、J、K、L、M、N、O。其中，用单晶 X 射线衍射法确认了獐牙菜内酯 H、I、J、K 的结构，包括立体构型。獐牙菜内酯 A、B 和 C、D 分别为 1 对 C18 和 C20 骨架内酯，生源上属于裂环烯醚萜二聚体，獐牙菜内酯 A 和 B 是由两分子 C9 骨架裂环烯醚萜聚合而成；獐牙菜内酯 C 和 D 是两分子 C10 骨架裂环烯醚萜的聚合产物；獐牙菜内酯 E 和 F 为 1 对 C16 骨架内酯，分子中具有罕见的萘环体系；獐牙菜内酯 G 为通过 C—C 键直接相连的裂环烯醚萜苷元二聚体；獐牙菜内酯 L 和 M～O 分别为 C12 和 C13 骨架裂环烯醚萜苷元，不同于常见的 C8、C9 和 C10 骨架环烯醚萜。上述 15 个化合物具有不同程度的抗乙肝病毒活性。特别是獐牙菜内酯 H～K 具有显著抑制乙肝病毒 DNA 复制活性。2012 年，"獐牙菜内酯 H～K，其药物组合物及其用途"获得中国发明专利。

獐牙菜内酯H　　　　　　獐牙菜内酯I　　　　　　獐牙菜内酯J　　　　　　獐牙菜内酯K

图　獐牙菜内酯 H、I、J、K 的结构式

化学名称和理化性质　獐牙菜内酯 H，分子式 $C_{30}H_{32}O_{11}$，CAS 号 1300029-05-3；无色方晶，熔点 268～269℃，$[\alpha]_D^{26} = -10.16°$（$c = 2.60$，吡啶）。獐牙菜内酯 H，分子式 $C_{29}H_{28}O_{10}$，CAS 号 1300029-06-4；无色方晶，熔点 204～205℃，$[\alpha]_D^{16} = -12.22°$（$c = 0.12$，三氯甲烷-甲醇 = 1∶1，体积/体积）。獐牙菜内酯 J，分子式 $C_{29}H_{28}O_{10}$，CAS 号 1300029-07-5；无色方晶，熔点 266～267℃，$[\alpha]_D^{23} = -2.78°$（$c = 0.25$，三氯甲烷-甲醇 = 1∶1，体积/体积）。獐牙菜内酯 K，分子式 $C_{29}H_{26}O_9$，CAS 号 1300029-08-6；无色方晶，熔点 250～251℃，$[\alpha]_D^{23} = -6.91°$（$c = 0.14$，三氯甲烷-甲醇 = 1∶1，体积/体积）。

药物来源　来源于龙胆科植物青叶胆 *Swertia mileensis* T. N. He et W. L. Shi 的干燥全草。

临床应用及毒性　青叶胆在云南彝族和哈尼族等少数民族地区治疗急慢性肝炎，临床治疗肝炎疗效确切，已经被历版《中华人民共和国药典》收载。市面上出售的青叶胆制剂包括青叶胆片和青叶胆胶囊等。青叶胆含有的獐牙菜内酯 H～K 具有显著抑制乙

肝病毒 DNA 复制活性（半抑制浓度 = 1.53～5.34 微摩尔/升），与临床抗乙肝病毒药物拉米夫定（3TC）活性相当。獐牙菜内酯 H 主要作用于乙肝病毒增强子 ENⅡ，不同于现有的抗乙肝病毒药物。獐牙菜内酯 H～K 药物组合物已获得中国发明专利，应用于制备抗乙型病毒性肝炎药物和治疗乙型病毒性肝炎药物。

（杨秀伟）

zhīzhūxiānghuánxīmítiē

蜘蛛香环烯醚萜（jatamans valeriana iridoid）

败酱科缬草属植物蜘蛛香 *Valeriana jatamansi* Jones；*Valeriana wallichii* D. C. 干燥根茎及根的代表性成分，主要成分之一为缬草素（valtrate），结构见图。蜘蛛香环烯醚萜总提取物具有镇静催眠作用；对胃肠运

动有一定的抑制作用，可缓解利血平化小鼠的胃肠功能亢进，有望成为抗焦虑和治疗肠易激综合征的药物。

简史　1962 年埃里克·舒尔茨（Erich Schulz）从蜘蛛香的根和根茎首次得到一个镇痛活性的化合物，碱或酸水解得到异戊酸（isovaleric acid）和羊油酸（caproic acid）；1966 年蒂斯（Thies）等得到一类具有镇静作用的新型天然产物，称之为异缬草烷酸酯类（isovalerian acid esters）成分；1968 年又分离出缬草素、乙酰缬草素（acevaltrate，又称乙酰缬草三酯）、二氢缬草素（didrovaltrate，又称二氢缬草三酯）及缬草醛（baldrinal）和其他一些环烯醚萜类化合物。以后陆续报道了缬香环烯醚酯（valeriandoid）A、B、C，异缬草三酯异戊酰氧基醇（isovaltrate isovaleroyloxyhydrin），蜘蛛香环烯醚萜缬草三酯（jatamanvaltrate）N、O，岩败酱环烯醚萜素 B（rupesin B），高缬草醛（homobaldrinal），缬草环烯醚萜三酯（valeriotriate）A、B，11-甲氧基毛莨迷醛（11-methoxyviburtinal），缬草环烯醚萜四酯 A（valeriotetrate A），异戊酰氧基羟

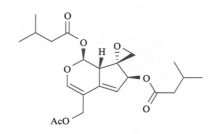

图　缬草素的结构式

基二氢缬草三酯（isovaleroxy-hydroxydihydrovaltrate），缬草苦苷（valerosidate）等。蜘蛛香环烯醚萜类成分灌胃，能抑制小鼠的自发活动，提高阈下剂量戊巴比妥钠诱导小鼠入睡动物数，延长阈上剂量戊巴比妥钠诱导小鼠睡眠时间，延长戊四氮、士的宁和异烟肼诱发小鼠惊厥的潜伏期，降低戊四氮、士的宁引起的小鼠惊厥死亡率；减缓小鼠胃排空和小肠推进作用，抑制利血平导致的小鼠胃肠运动亢进，改善慢性应激致肠易激综合征大鼠模型的胃肠功能，减少排便次数，其机制可能与调节从胃肠到中枢的 5-羟色胺水平有关。在高架十字迷宫试验中，蜘蛛香环烯醚萜类成分显示出明显的抗焦虑作用。

药物来源　来源于败酱科缬草属植物蜘蛛香 *Valeriana jatamansi* Jones （*Valeriana wallichii* D. C.）的干燥根茎及根。

临床应用及毒性　蜘蛛香曾载于《滇南本草》和《本草纲目》，以及1977年版和2010年版《中华人民共和国药典》一部，具有理气止痛、消食止泻、祛风除湿、镇静安神之功效，用于脘腹胀痛、食积不化、腹泻痢疾、风湿痹痛、腰膝酸软、失眠等。药理学研究证明蜘蛛香环烯醚萜类成分对肠易激综合征具有良好的治疗作用；对中枢有抑制作用，"蜘蛛香及其提取物在制备治疗焦虑症的药物中的用途"已获得中国发明专利。蜘蛛香环烯醚萜有望发展成为抗焦虑和治疗肠易激综合征的药物。蜘蛛香环烯醚萜无成瘾性和依赖性，无明显的毒副作用。蜘蛛香水提物给小鼠腹腔注射的半数致死量为 22.05 克／千克。

（杨秀伟）

bèibàntiēlèi yàowù

倍半萜类药物 （sesquiterpenoid drugs）

由3分子异戊二烯（结构式见图1）聚合而成，含有15个碳原子的天然萜类及其衍生物的药物，是天然高沸点芳香精油的主要组成成分，具有多种骨架结构和多样的生物活性，是天然药物的重要类型之一。

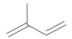

图 1　异戊二烯的结构式

结构特点及类型　倍半萜类药物具有多样的母核结构，主要是由3分子异戊二烯焦磷酸酯构成的焦磷酸金合欢酯经过一系列环化、重排、氧化等复杂过程转化形成。按照基本碳骨架成环数目将该类天然药物归纳为5种：无环、单环、双环、三环和多环倍半萜类药物（结构式见图2）。虽然倍半萜类药物分子结构的母核上仅有15个碳原子，但其基本碳骨架结构的类型的多样性和产生的复杂衍生物的数量均居萜类之首，这是由于生物体内多种酶参与的一系列次生代谢过程所致。其共同的结构特点是分子中具有手性碳原子，具有复杂多变的立体化学结构，多以醇、酮、内酯的形式存在，其中以内酯型结构为最多。

1971年，中国科学家屠呦呦首次从黄花蒿中成功筛选出一种具有过氧桥结构的倍半萜内酯类抗疟活性成分青蒿素；1979年，中国药物学家梁晓天等从传统中药鹰爪根中发现了同样具有过氧结构的没药烷型倍半萜类抗疟活性成分鹰爪甲素。1977年，李（Lee）等人首次发现 α-亚甲基-γ-内酯结构片段是愈创木烷型倍半萜具有抗肿瘤和抗菌活性的重要官能团；1999年，日本学者玉雅（Yuuya）等通过衍生化法得到一系列愈创木内酯类化合物，进一步证实含 α-亚甲基-γ-内酯单元的倍半萜的抗肿瘤活性高于含普通内酯基团的活性。1971年，孔多（Kondo）等从 *Chamaeryparis* 类树木中发现了具有末端炔键的桉烷型倍半萜，并证明该类成分具有显著的驱白蚁活性。1974年，美国科研人员从娄地青霉 *Penicillium roqueforti* 中分离得到首个艾里莫芬型倍半萜类微生物毒素 PR-toxin，直到1984年，Copasso 等以 PR-toxin 的结构为参照，通过系列构效关系研究发现三元氧环是该类成分的主要活性基团。

倍半萜类药物具有来源丰富，结构类型多样，药理活性显著等特点，众多国内外学者针对其化学合成工艺开展了大量的研究，

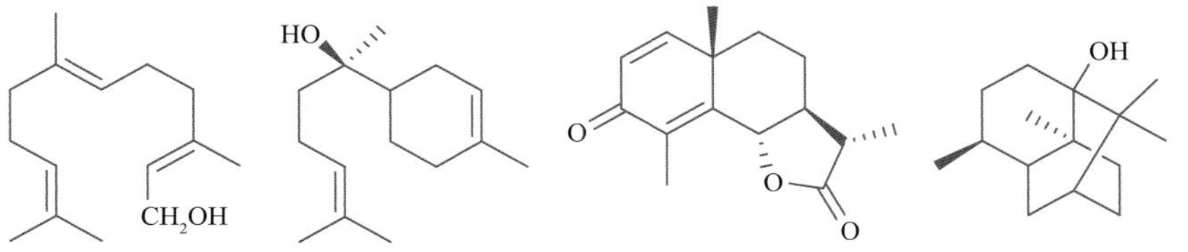

金合欢醇
无环倍半萜类
倍半萜醇类

α-甜没药萜醇
单环倍半萜类
倍半萜醇类

α-山道年
双环倍半萜类
倍半萜内酯类

广霍香醇
三环倍半萜类
倍半萜醇类

图 2　代表性倍半萜类天然药物的结构类型

但由于合成反应复杂、步骤多、收率低和成本高，实现工业化生产困难重重，该类药物分子的制备方法仍是从天然产物中提取分离为主。其常用的提取方法包括溶剂提取法（见天然产物溶剂提取技术）、水蒸气蒸馏法（见天然产物水蒸气蒸馏提取技术）、超临界萃取法（见天然产物超临界流体提取技术）、超声波辅助提取法、微波辅助提取法等；主要的分离纯化技术有色谱分离法（见天然产物色谱分离技术）和膜分离法两大类；结构表征方法有紫外光谱（UV）、红外光谱（IR）、质谱（MS）、核磁共振谱（NMR）和X射线晶体衍射等；分析测定方法有分光光度法、高效液相色谱法、气相色谱法、毛细管电泳法以及各种色谱-质谱联用技术等。

来源和分布 倍半萜类药物广泛分布于植物、海洋生物、微生物及昆虫的组织中，尤其在微生物及菊目（asterales）、芸香目（rutales）、山茱萸目（cornales）及木兰目（magnoliales）植物中含量最丰富。该类药物分子多以各种氧化态形式，如醇、酮、内酯等存在于挥发油中，是挥发油中高沸点部分（250～280℃）的主要组成成分，也是芳香油香味差异的重要调节者。此外，为了达到改善药物溶解性、提高生物利用度以及疗效的目的，部分药物来源于进一步结构修饰（氧化、还原、酯化等）获得的系列衍生物。

生物活性及应用 倍半萜类药物具有多样的生物活性，如抗肿瘤、抗炎、抗菌、抗神经毒性、驱虫杀虫活性等，这主要决定于其多变的化学结构。例如：抗肿瘤活性方面的代表性成分榄香烯、姜黄醇、伊洛福芬等，构效关系

研究显示，内酯型分子所含的"α-亚甲基-γ-内酯"结构是其抗肿瘤的主要药效基团；抗疟疾方面有突出贡献的代表药物有青蒿素、蒿甲醚、双氢青蒿素、青蒿素琥珀酸单酯等，其分子中特殊的过氧桥结构是该类药物的主要药效基团。此外，倍半萜类药物在增强植物自身的生态竞争性等方面具有重要的生理功能和意义，例如：植物生长调节物质、植保素、化感物质、昆虫拒食剂、植物杀虫剂等。

倍半萜类药物在治疗人类重大疾病，如肿瘤、心脑血管疾病、获得性免疫缺陷综合征等方面具有良好的应用和潜在价值。在临床上的应用主要有抗疟疾、抗肿瘤、抗高血压、抗老年性痴呆、中枢神经抑制剂、透皮吸收促进剂、酶抑制剂、免疫调节等方面。

（师彦平 王瑞）

qīnghāosù

青蒿素（artemisinin） 从植物黄花蒿中提取分离的含有过氧桥的倍半萜内酯类天然药物。中国首先从该植物中发现。青蒿素结构见图，结构独特、高效低毒，具有抗疟、抗肿瘤、抗菌、增强免疫等药理作用，被世界卫生组织推荐为世界范围内治疗脑型疟疾和恶性疟疾的理想首选药物。

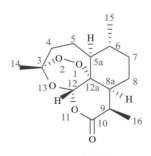

图 青蒿素的结构式

以此为先导化合物，研发出系列活性更强，人体更易吸收的抗疟新药，如双氢青蒿素、蒿甲醚、蒿乙醚、青蒿素琥珀酸单酯等。属倍半萜类药物。

简史 1971年，中国科学家屠呦呦首次从黄花蒿中成功筛选出一种中性提取物，获得了对鼠疟、猴疟疟原虫100%的抑制率。为此，2011年，她获得美国纽约拉斯克奖，是中国科学家首次获得的国际医学大奖；2015年，她成为中国首位诺贝尔生理学或医学奖获得者。1972年，从该提取物中成功分离得到一种无色针状晶体，应用X射线衍射法，确定了该抗疟有效单体的立体化学结构，命名为青蒿素。1973年，临床研究取得与实验室一致的结果，抗疟新药青蒿素由此诞生。1983年，许杏虎等人完成了从青蒿中含量较高的青蒿酸到青蒿素的半合成；1986年，许杏虎以R（+）-香草醛为原料，经十几步完成青蒿素全合成。2012年，张万斌等首次以常规化学方法实现了对抗疟药物青蒿素的高效人工合成，大幅降低了生产成本，有力推动青蒿素实现大规模工业化生产。

化学名称和理化性质 青蒿素的化学名称为（3R, 5aS, 6R, 8aS, 9R, 12S, 12aR）-八氢-3, 6, 9-三甲基-3, 12-氧桥-12H-吡喃并［4, 3-j］-1, 2-苯并二噻平-10（3H）-酮。青蒿素为无色针状晶体，味苦；在丙酮、乙酸乙酯、三氯甲烷、苯及冰醋酸中易溶，在乙醇和甲醇、乙醚中可溶解，微溶于冷石油醚，在水中几乎不溶；常规状态下较为稳定，但遇强碱则很快溶解，其内酯环打开的同时发生重排和分解；因其具有特殊的过氧基团，易受热、湿及还原性物质影响而分解。CAS

号 63968-64-9。

药物来源 青蒿素主要是从菊科蒿属植物黄花蒿 Artemisa annua L. 中直接提取得到。黄花蒿中青蒿素的含量有时可高达 1%，但一般都偏低，通常为 0.05%~0.2%；除了 1~2 个含量很低的种外，该化合物还没有从蒿属（约 400 个种）的其他种中分离得到。黄花蒿虽然是世界广布品种，但除中国重庆东部、福建、广西、海南部分地区外，绝大多数地区生产的黄花蒿中的青蒿素含量都很低，无利用价值。由于黄花蒿植物中青蒿素的含量较低，难以满足市场需求。虽已能以青蒿酸为底物被半化学合成以及全合成，但是由于合成反应复杂、步骤多、收率低和成本高，仍难以实现工业化生产。此外，利用植物组织培养及基因工程技术大规模生产青蒿素，从而改变青蒿素依赖天然的局面，已成为研究热点。1998 年，在青蒿芽、青蒿毛状根和青蒿发根农杆菌等培养体系中进行的青蒿素合成技术已实现突破，并极有可能被应用于工业化生产。

临床应用及毒性 由青蒿素制成的制剂主要有片剂、油剂、油混悬剂与水浸剂四种，临床上主要用于间日疟、恶性疟的症状控制，以及耐氯喹虫株的治疗，也可以用以治疗凶险型恶性疟、系统性红斑狼疮及盘状红斑狼疮等症。

青蒿素毒性低，使用安全，无明显不良反应。少数病例出现轻度食欲减退、恶心呕吐、腹泻等胃肠道反应，不加治疗便可自行恢复。水混悬剂对注射部位有轻度刺激，个别患者会出现一过性转氨酶升高，轻度皮疹。

（师彦平　王　瑞）

shuāngqīngqīnghāosù

双氢青蒿素（dihydroartemisinin） 一种抗疟疾药物，是中国自行研制的抗疟疾新药青蒿素的首个重要衍生物，属半合成倍半萜类药物。化学结构式见图 1，晶体以 b 构型存在，溶液中则以 a、b 两种构型存在；羟基的引入，不但提高了抗疟活性，还以此为衍生化底物，先后研发上市了系列该类抗疟药物，有蒿甲醚、蒿乙醚、青蒿素琥珀酸单酯等。具有安全、高效、剂量小、服用方便等特点。临床上适用于各类疟疾的治疗，尤以抗氯喹恶性疟疾等疗效最佳，被公认为当前青蒿素类药物的优选者。

简史 1972 年，中国中医研究院抗疟科研小组，从黄花蒿中成功发掘出青蒿素后，随即展开了化学结构的研究；1973 年，屠呦呦教授首先将青蒿素经硼氢化钠还原得到了衍生物——双氢青蒿素，同时也认定了其极具研发成新抗疟药的价值。1985~1992 年，历经 7 年，中国中医研究院按照新药审批规则完成了 26 项研究内容，成功完成"双氢青蒿素及其片剂"的研发，获批两个一类《新药证书》，其临床抗疟药效为青蒿素的 4~8 倍，获得"全国十大科技成就奖"，经非洲多年使用，被称为中国"神药"。1993

年，双氢青蒿素单药片剂由中国卫生部批准生产。1996 年，获国家火炬计划项目资助的复方双氢青蒿素片进入研发阶段，并与 1997 年，获越南卫生部批准注册生产。1996 年，双氢青蒿素栓剂（DATM 栓）研制成功，临床研究结果表明，其抗疟疗效明显优于二盐酸奎宁静滴，且未见任何不良反应。2000 年，双氢青蒿素被《中国药典》和《国际药典》第三版收载，列为广泛使用的抗疟药物。双氢青蒿素已成为世界范围内治疗疟疾传染病的最佳药物。

化学名称和理化性质 双氢青蒿素的化学名称为（3R, 5aS, 6R, 8aS, 9R, 10S, 12R, 12aR)-八氢-3, 6, 9-三甲基-3, 12-氧桥-12H-吡喃并［4, 3-j]-1, 2-苯并二噻平-10（3H）醇。双氢青蒿素为白色针状晶体，无臭，味苦；在三氯甲烷中易溶，在丙酮中可溶解，在乙醇或甲醇中微溶，在水中几乎不溶；熔点为 145~150℃，熔融时同时分解；因其具有特殊的过氧基团，易受热、湿及还原性物质影响而分解。CAS 号 71939-50-9。

药物来源 双氢青蒿素为青蒿素的重要衍生物，将过氧桥的倍半萜内酯结构中的羰基经硼氢化钠一步还原生成半缩醛结构后得到，反应式如图 2 所示。

临床应用及毒性 临床上双氢青蒿素主要以片剂和栓剂使用，可用于各类疟疾的治疗，尤其适用于抗氯喹、抗哌喹恶性疟和凶险型脑型疟的救治。其临床抗疟疗效是青蒿素的 4~8 倍，且具有吸收好、分布广、排泄和代谢迅速、高效、低毒等优点，被公认为世界范围内治疗疟疾传染病的最佳药物。两种剂型药物在临床使用剂量均未见明显不良反应，

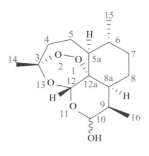

图 1　双氢青蒿素的结构式

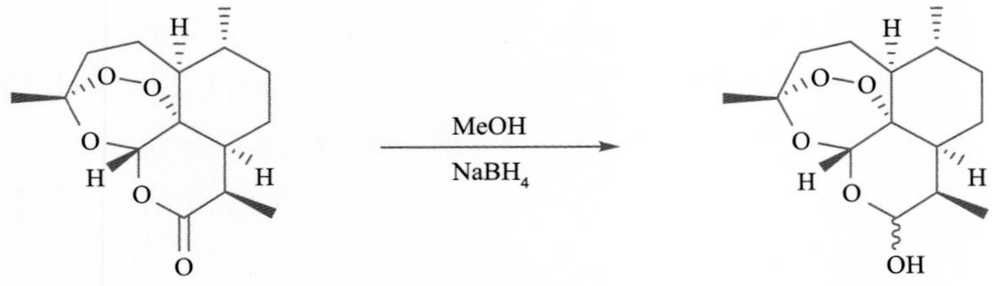

图2　双氢青蒿素的半合成路线

少数病例出现轻度网织红细胞一过性减低。

（师彦平　王　瑞）

hāojiǎmí

蒿甲醚（artemether）　一种抗疟疾药物，是中国自行研制的抗疟疾新药青蒿素的脂溶性衍生物，属半合成倍半萜类药物。化学结构见图1，有a、b两种构型。临床上所用为a和b型混合物，主要用于恶性疟疾及退热治疗，能杀灭疟原虫红细胞内期裂殖体，具有毒性较低，体内转运迅速，排泄快等特点，药效试验证明，其抗疟作用是青蒿素的10～20倍。中国第一个被国际公认的首创新药，被世界卫生组织列为治疗凶险型疟疾和脑型疟疾的首选药品。

简史　1972年，中国中医研究院成功发掘青蒿素后，随即展开了其构效关系的研究，并阐明了青蒿素结构中的过氧键是其主要的药效基团；1973年，屠呦呦教授首先将青蒿素经硼氢化钠还

图1　蒿甲醚的结构式

原得到了双氢青蒿素。1975年，全国抗疟研究内部会议公开了青蒿素构效关系研究结果，为深入开展青蒿素衍生物研究打开局面。1976年，中国科学院上海药物研究所开启了青蒿素衍生化研究项目，1987年，中科院上海药物研究所和昆明制药厂共同研制的蒿甲醚及其注射剂获批新药证书，成为中国第一个被国际公认的首创新药，与1997年蒿甲醚油针剂被世界卫生组织列入第9版基本药物目录。1992年，国家军事医学科学院，以本芴醇和蒿甲醚组方研制出复方蒿甲醚获批新药证书，其具有治愈率高和延缓抗疟耐药性的特点，堪称抗药性疟疾的"克星"，并与2002年被世界卫生组织列入第12版基本药物目录。1991～2002年，复方蒿甲醚已相继获得包括中国、美国、澳大利亚及欧洲等49个国家和地区的复方药物发明专利权，成为中国率先在国际上获得专利的化学药品，也是世界复方药物中拥有发明专利保护国别最多、覆盖面最大的药物之一。

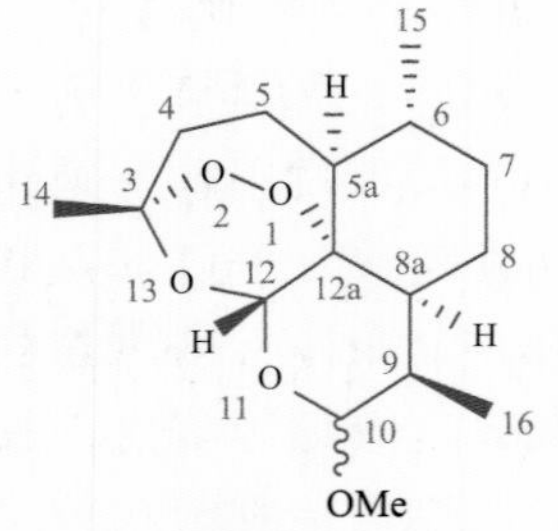

化学名称和理化性质　蒿甲醚的化学名称为（3R, 5aS, 6R, 8aS, 9R, 12S, 12aR）-十氢-10-甲氧基-3, 6, 9-三甲基-3, 12-氧桥-12H-吡喃并［4, 3-j］-1, 2-苯并二噻平。蒿甲醚为白色结晶或结晶性粉末，无臭，味微苦；在丙酮和三氯甲烷中极易溶，在乙醇或乙酸乙酯

中易溶，在水中几乎不溶；熔点为86～90℃，熔融时同时分解；因其具有特殊的过氧基团，易受热、湿及还原性物质影响而分解。CAS号71963-77-4。

药物来源　蒿甲醚为青蒿素的重要衍生物，主要通过半合成方法得到，无天然来源。首先青蒿素与硼氢化钠反应得到双氢青蒿素，在酸性条件下，双氢青蒿素再与甲醇反应生成10-甲基还原青蒿素，即蒿甲醚，其有a、b两种差向异构体，以b构型为主（约占98%）。制备过程以青蒿素为原料，可实现一步工艺合成蒿甲醚，也可经两步工艺得到蒿甲醚。半合成路线见图2。

临床应用及毒性　临床上蒿甲醚主要以片剂、胶囊剂和肌内注射剂使用，可用于治疗恶性疟和间日疟，尤其对抗氯喹恶性疟和凶险型恶性疟的急救疗效显著。其临床抗疟疗效是青蒿素的10~20倍，具有疗效佳，显效快，体内转运迅速，排泄快等优点，复燃率低（8%），与伯氨喹合用可进一步降低复燃率。此外，临床上还可用于血吸虫病和急性上呼吸道感染的高热病的治疗。蒿甲醚毒性较低，主要表现为一定的胚胎毒作用，孕妇慎用；其他不良反应轻微，个别病例出现网织红细胞一过性降低及门冬氨酸氨基转移酶、丙氨酸氨基转移酶轻度升高。

（师彦平　王　瑞）

hāoyǐmí

蒿乙醚（arteether）　一种抗疟疾药物，是青蒿素的脂溶性衍生物，属半合成倍半萜类药物。其化学结构见图1，有a、b两种异构体。由中国研究人员首先报道其半合成方法，后在世界卫生组织热带病研究和培训专门计划署

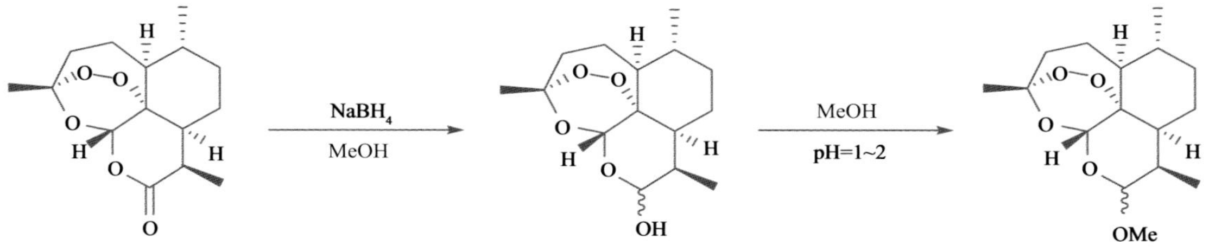

图2 蒿甲醚的半合成路线

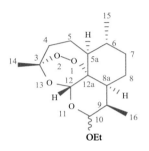

图1 蒿乙醚的结构式

支持下，世界卫生组织疟疾化疗指导委员会与欧洲制药公司合作研发成功的又一青蒿素类抗疟新药。临床上使用以 b 构型为主，可用于各种恶性疟疾的治疗，效果良好，疟原虫清除快，但具有一定的胚胎毒性和中枢神经系统毒性。

简史 1972 年，中国中医研究院成功发掘青蒿素后，随即展开了其构效关系的研究，并阐明了青蒿素结构中的过氧键是其主要的药效基团；1973 年，屠呦呦教授首先将青蒿素经硼氢化钠还原得到了双氢青蒿素。1975 年，全国抗疟研究内部会议公开了青蒿素构效关系研究结果，为深入开展青蒿素衍生物研究打开局面。1976 年，中国科学院上海药物研究所开启了青蒿素衍生化研究项目，并于 1980 年首先报道了蒿乙醚的半合成研究及其抗疟药效评价工作。1981 年，青蒿素及其衍生物的抗疟研究国际学术会议在

北京举行，世界卫生组织希望和中国合作共同开发此类抗疟药，进而在世界范围内广泛使用。由于当时历史条件的限制，中国相关临床科研资料与发达国家的新药研制标准尚存差距，这类抗疟药物当时并未申请专利保护。1985 年，在世界卫生组织热带研究训练署的支持下，世界卫生组织疟疾化疗研究委员会和荷兰 ACF 公司合作开启了青蒿素衍生物——蒿乙醚注射剂的研发，1993 年，完成了蒿乙醚临床前药理学和毒理学的全部研究。1993 年，蒿乙醚 I 临床研究分别在荷兰和泰国完成验证。2000 年，蒿乙醚注射剂成功上市，但由于其在中枢神经系统的毒副作用，未能成功申报进入世界卫生组织的基本药品目录。

化学名称和理化性质 蒿乙醚的化学名称为 (3R, 5aS, 6R, 8aS, 9R, 12S, 12aR)-十氢-10-乙氧基-3, 6, 9-三甲基-3, 12-氧桥-12H-吡喃并 [4, 3-j]-1, 2-苯并二噻平。蒿乙醚为白色结晶或结晶性粉末，无臭，味微苦；在丙酮和三氯甲烷中极易溶，在水中几乎不溶，在 50%～100% 的乙醇或油中易溶，且非常稳定；熔点为 80～82℃；因其具有特殊的过氧基团，易受热、湿及还原性物质影响而分解。CAS 号 75887-54-6。

药物来源 蒿乙醚为青蒿素的重要衍生物，主要通过半合成

方法得到，无天然来源。首先青蒿素与硼氢化钠反应得到双氢青蒿素，在酸性条件下，双氢青蒿素再与乙醇反应生成 10-乙基双氢青蒿素，即蒿乙醚，其有 a、b 两种差向异构体，以 b 构型使用为主。半合成反应路线见图 2。

临床应用及毒性 临床上蒿乙醚主要以肌内注射剂使用，多以 b 构型为主，适用于各种恶性疟原虫感染性疟疾的治疗，效果良好，疟原虫清除快。抗疟疗效优于青蒿素，但稍逊于蒿甲醚。蒿乙醚毒性较低，主要表现为一定的胚胎毒作用，孕妇慎用；但存在多种不良反应，肌内注射部位疼痛，存在间歇性、非特异性中枢神经紊乱，如头痛、厌食等，还可引起胃肠系统功能紊乱，如腹泻、呕吐等，以及诱发上呼吸道感染、肺炎。此外，原有心电图异常的患者偶尔会出现 Q-Tc 间期延长等症状。

(师彦平 王 瑞)

qīnghāosùhǔpòsuāndānzhǐ
青蒿素琥珀酸单酯 (artesunate) 又称青蒿琥酯。一种抗疟药物，为唯一能制成水溶性制剂的青蒿素有效衍生物，是中国广西桂林制药二厂自主研发的首个获批国家一类新药证书的抗疟新药，属半合成倍半萜类药物。化学结构式见图 1，有 a、b 两种异构体，主要以 b 构型入药。可杀灭红细胞内期的疟原虫，能迅速

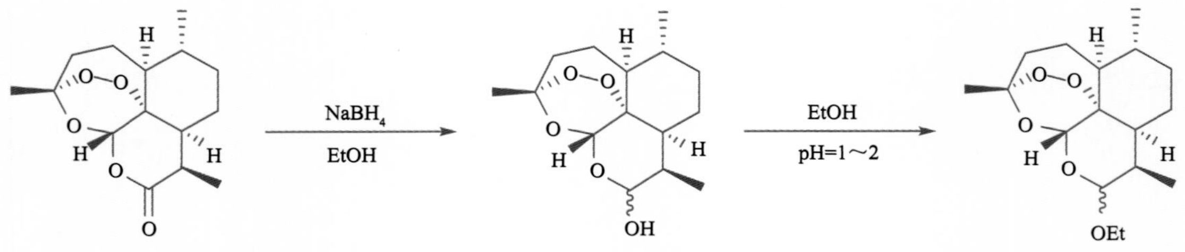

图 2　蒿乙醚的半合成路线

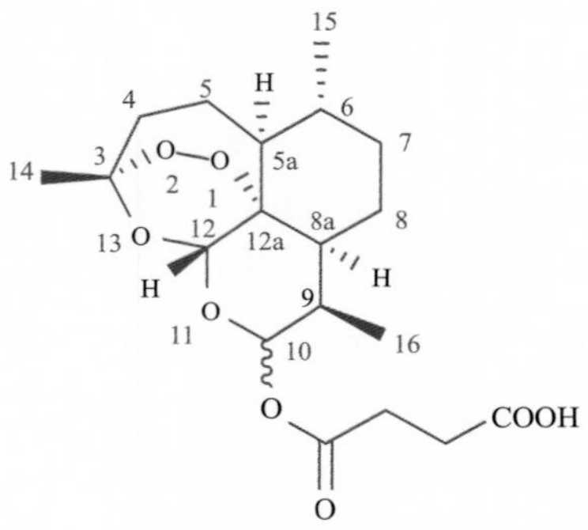

图 1　青蒿琥酯的结构式

控制病情，适用于各类疟疾患者，尤其用于治疗抗氯喹和哌喹的恶性疟和凶险型脑型疟疾，具有活性高、退热快、原虫转阴时间短、毒副作用小等特点，被世界卫生组织誉为"最有效"的抗疟药。但其复燃率较高，因此，临床上主要用作急性疟疾危重患者的抢救。

简史　1972 年，中国中医研究院成功发掘青蒿素后，随即展开了其构效关系的研究，并阐明了青蒿素结构中的过氧是其主要药效基团；1973 年，屠呦呦教授首先将青蒿素经硼氢化钠还原得到了双氢青蒿素。1975 年，中国全国抗疟研究内部会议公开了青蒿素的构效关系研究结果，为深入开展青蒿素衍生物研究打开局面。1977 年，桂林制药二厂在青蒿素结构基础上，成功完成了青蒿琥酯的化学合成。1981 年，在世界卫生组织第 4 次国际疟疾化

疗会议中得到认可被并列为优先开发项目。1987 年，青蒿素琥珀酸单酯获得国家卫生部颁发的新中国第一张一类新药证书；同年，由桂林制药二厂、上海医药工业研究院、广州中医学院等合作研制的青蒿素琥珀酸单酯注射液也获批新药证书。2002 年，青蒿素琥珀酸单酯片剂被世界卫生组织列入第 12 版基本药物目录。截至 2016 年，已在近 40 个国家和地区注册销售。

化学名称和理化性质　青蒿素琥珀酸单酯的化学名称为（3R, 5aS, 6R, 8aS, 9R, 12S, 12aR）-十氢-3, 6, 9-三甲基-3, 12-氧桥-12H-吡喃并［4,3-j］-1, 2-苯并二噻平-10-醇，琥珀酸单酯。青蒿素琥珀酸单酯为白色结晶性粉末，无臭，味微苦；在乙醇、丙酮和三氯甲烷中易溶解，在水中略溶；熔点 97～98℃；因其具有特殊的过氧基团，易受热、湿及还原性物质影响而分解。CAS 号 88495-63-0。

药物来源　青蒿素琥珀酸单酯为青蒿素的重要衍生物，主要通过半合成方法得到。首先青蒿素与硼氢化钠反应得到双氢青蒿素；在三氯甲烷与吡啶存在下，双氢青蒿素再与丁二酸酐反应得到青蒿素琥珀酸单酯。半合成反应式见图 2。

临床应用及毒性　临床上使

用的青蒿琥酯药物剂型主要有片剂、栓剂、肌内或静脉注射剂，对疟原虫无性体有较强杀灭作用，能迅速控制疟疾发作，适用于各类疟疾患者，尤其适用于治疗抗氯喹和哌喹的恶性疟和凶险型脑型疟疾，具有抗疟活性高、低毒速效等特点，但临床研究显示其复燃率较高，主要用作急性疟疾及危重患者的抢救。青蒿素琥珀酸单酯具有明显胚胎毒作用，孕妇慎用；其他不良反应轻微，个别病例会出现网织红细胞一过性降低。

（师彦平　王瑞）

lǎnxiāngxī

榄香烯（elemene）　从活血化瘀中草药温莪术中提取的抗肿瘤有效部位，是中国自主研发的国家二类非细胞毒性的广谱抗肿瘤新药。榄香烯（注射液或口服液）是以 β-榄香烯为主要活性成分（含量 65% 以上），含 β-榄香烯、δ-榄香烯和 γ-榄香烯三者的混合液。3 种成分为同分异构体，结构见图，分子量仅为抗癌药紫杉醇的 1/4，能透过血脑屏障，诱发肿瘤细胞凋亡，抑制肿瘤细胞的生长，是中国首个经循证医学系统评价（Meta 分析）证实对肺癌、脑癌、肝癌、鼻咽癌、食管癌、骨转移癌等恶性肿瘤及癌性胸腹水安全有效的抗肿瘤植物药，具有广谱抗肿瘤，疗效确切，毒

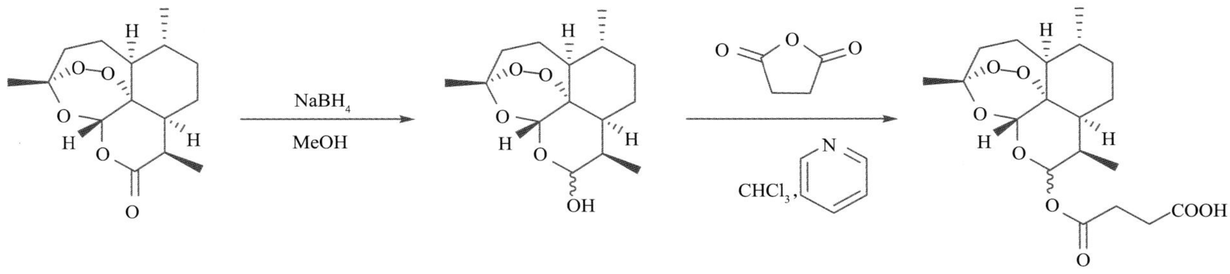

图2　青蒿素琥珀酸单酯的半合成路线

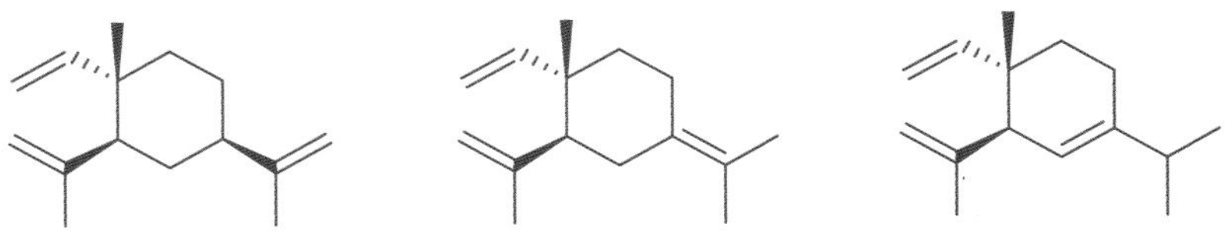

图　榄香烯中主要成分的结构式

β-榄香烯　　　γ-榆香烯　　　δ-榄香烯

副作用轻微等突出优点，属倍半萜类药物。

简史　1975年，中国民间赤脚医生首先发现温莪术挥发油具有抗肿瘤、抗病毒作用，用于治疗宫颈癌等病症疗效显著。1981年，中国学者首次报道了从传统活血化瘀中草药温莪术挥发油中分离的β-榄香烯具有抗肿瘤活性，后经联合研究证实莪术油抗肿瘤主要活性成分是榄香烯。1986年，"重大疾病防治药物β-榄香烯"专题正式纳入中国国家"七五"科技攻关计划。1995年，以β-榄香烯为主要成分的榄香烯乳注射液被国家批准为二类抗癌新药。随着中国国家"七五""八五""十五""十一五"系列国家科技攻关计划专题研究的不断深入，2001年，正式列入"国家高技术产业化抗肿瘤药专项示范工程项目"。2013年，中国自主研发的榄香烯脂质体系列靶向抗癌天然药物（榄香烯原料药、榄香烯脂质体注射液、榄香烯脂质体口服

乳）荣获国家科技进步二等奖。

化学名称和理化性质　榄香烯为β-榄香烯、δ-榄香烯和γ-榄香烯的混合液。榄香烯为无色油状物；易溶于乙醇、三氯甲烷、丙酮等有机溶剂中。

药物来源　主要来源于姜科植物温郁金（温莪术、黑郁金）*Curcuma wenyujin* Y. H. Chen et C. Ling 的挥发油。

临床应用及毒性　榄香烯的注射液或口服液能透过血脑屏障，渗透到骨骼组织，诱发肿瘤细胞凋亡，抑制肿瘤细胞的生长，可改变和增强免疫原，促进机体免疫反应，对实体瘤可增强疗效，降低放化疗毒副作用，是一种广谱抗肿瘤药物。临床上，该药在治疗肺癌、脑癌、肝癌、胃癌、乳腺癌、宫颈癌、卵巢癌、皮肤癌、淋巴癌、骨转移癌等恶性肿瘤及癌性胸、腹腔积液等方面均疗效显著。此外，其在治疗其他化疗药物产生耐药性的卵巢癌等病症时仍有较好的疗效，且不良

反应较少。

榄香烯毒副作用较小，对正常细胞和周围白细胞影响较小。临床应用证实，榄香烯最大的优点是它不会引起白细胞降低，也不会引起肝脏、肾脏、心脏及脑组织的器质性病变，尤其对骨髓没有抑制作用，因此晚期癌症患者仍能使用。临床用药的不良反应包括：部分患者用药后可有静脉炎、发热、局部疼痛、过敏反应、轻度消化道反应；部分患者初次用药后，会有轻微发热，多在38℃以下；因榄香烯在低剂量（1次2毫克/千克）时有较强的活血化瘀作用，对血小板减少症或有进行性出血倾向的患者应该慎用。

（师彦平　王　瑞）

β-lǎnxiāngxī

β-榄香烯（β-elemene；levo-β-elemene）　从多种植物挥发油中提取的天然倍半萜烯类活性化合物。作为中国二类抗肿瘤新药榄香烯的主要活性成分，用于治疗恶性浆膜腔积液、肺癌、消化道肿瘤、脑瘤以及其他浅表性肿瘤。β-榄香烯结构见图，分子中含有3个手性中心和3个特征的末端双键结构。β-榄香烯能穿透血脑屏障，对颅内恶性肿瘤、肺癌、肝癌、乳腺癌及直肠癌等均有很好的抗癌活性；且具有副作用小、无耐药性、增强机体免疫

图 β-榄香烯的结构式

力等特点；与放化疗合用不仅能增强疗效，还能逆转化疗药的耐药性。截至 2016 年，正处于临床研究阶段，有望成为中国拥有自主知识产权的一类抗癌新药。

简史 1957 年，研究人员从土木香油中提纯了 β-榄香烯，并进行了结构鉴定。1981 年，中国学者首次报道了从传统活血化瘀中草药温莪术挥发油中分离的 β-榄香烯具有抗肿瘤活性。1986 年，"重大疾病防治药物 β-榄香烯"专题正式纳入国家"七五"科技攻关计划。1995 年，以 β-榄香烯为主要成分的榄香烯乳注射液被国家批准为二类抗癌新药。随着色谱分离分析技术的不断提高，逐渐从榄香烯混合物研发过渡到了"β-榄香烯"单体抗癌活性研究。1996 年，"九五"国家科技攻关计划专题研究"β-榄香烯（单体）抗癌的研究"正式立项。2005 年 1 月，按中国药品监督管理部门和美国食品药品管理局双重标准进行的 β-榄香烯 Ⅰ 期临床研究获得中国药品监督管理部门批准。2007 年 6 月，Ⅰ 期临床研究结果验证了 β-榄香烯的安全性以及其对肺癌脑转移和恶性脑胶质瘤良好治疗效果。截至 2016 年，β-榄香烯拥有比较完善的国际范围的专利保护，更加深入的 Ⅱ、Ⅲ 期临床研究正在进行中。

化学名称和理化性质 β-榄香烯的化学名称为（5S, 10S, 7R）-榄香-1, 3, 11 三烯。β-榄香烯为无色油状物；易溶于乙醇、三氯甲烷、丙酮等有机溶剂中；$[\alpha]_D^{20} = -15°$（$c = 2$，三氯甲烷）；沸点 114～118℃（1.20 千帕）。CAS 号 515-13-9。

药物来源 β-榄香烯主要是从植物中提取获得。含 β-榄香烯的植物有 40 多种，其中含量在 1% 以上的有 10 多种，如天女木兰油、温莪术油、罗浮叶油、树兰花油、石南藤油等，其中天女木兰油含量最高（27%），色谱峰附近的峰也较少，但该油产量少、价格高、因此用作提取原料成本太高，不宜作为工业生产原料。香料化工用香茅油提取香精后的油角含 β-榄香烯较高，成本低，产量也高，是一种理想的提取 β-榄香烯原料。

临床应用及毒性 β-榄香烯具有诱导肿瘤细胞凋亡、抑制肿瘤细胞增殖、抗肿瘤转移和主动免疫保护等直接和间接的抗肿瘤作用，还有抗氧化、抗菌、抗病毒、改善微循环等作用，临床上 β-榄香烯可以单独应用，或与其他化疗药物合用于治疗恶性浆膜腔积液、肺癌、消化道肿瘤、脑瘤、乳腺癌以及其他浅表性肿瘤的治疗。在临床应用中，β-榄香烯是以口服乳剂和注射用乳剂为主要剂型，但其非水溶性的特性及注射乳剂对血管的刺激、疼痛及发热等不良反应均影响其在临床上的推广。作为新兴抗肿瘤药物，β-榄香烯诱导细胞凋亡的直接作用靶点、信号传导途径及其是否有特异性均有待开展深入细致的研究。

（师彦平 王 瑞）

α-tiánmòyàotiēchún

α-甜没药萜醇（α-bisabolol，α-BIS） 又称没药醇、红没药醇、甜没药萜醇。存在于多种植物挥发油中的主要抗炎活性成分，是自然界中存在较多的倍半萜类化合物之一。分子结构式见图，具有没药烷型骨架和两个手性中心，天然的（-）-α-甜没药萜醇的抗炎和抗痉作用均强于（+）-α-甜没药萜醇和（±）-α-甜没药萜醇，具有抑制神经胶质瘤细胞的生长及促进创伤愈合的作用，临床上用作透皮吸收促进剂，属单环倍半萜类药物。

简史 20 世纪初，人们从植物春黄菊的精油中发现了含量较高的（-）-α-甜没药萜醇。1955 年，霍勒布（Holub）等首先完成了该天然药物的化学合成。之后，系列药理药效研究证明，其具有消炎、愈合溃疡、溶解胆石等作用。1991 年，巴里（Barry）等通过 5-氟尿嘧啶及丙酮缩曲安西龙做透皮比较试验，报道了（-）-α-甜没药萜醇可有效降低脂质转移率，增加了药物透皮量，证明其作为临床药物透皮促渗剂。

化学名称和理化性质 α-甜没药萜醇的化学名称为（6R, 7R）-7α-羟基没药烷-3, 10-二烯。α-甜没药萜醇为无色或白色晶体，沸点 154～156℃，溶于低级醇（乙醇、异丙醇）、脂肪醇、甘油酯和石蜡，几乎不溶水和甘油。CAS 号 515-69-5。

药物来源 α-甜没药萜醇的合成大多是以苧烯、香芹酮和橙花叔醇等天然产物通过半合成方

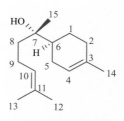

图 α-甜没药萜醇的结构式

法得到，但主要来源仍是从各类精油中提取得到，包括菊科植物母菊 Matricaria chamomilla L. 全草，杨梅科植物香杨梅 Myrica gale L. 挥发油，半日花科植物树脂半日花 Cistus ladaniferus L. 叶，菊科植物巴西菊 Eremanthus elaeagnus Sch. -Bip. 和香子兰菊 Vanillosmopsis erythropappa Sch. -Bip. 的木材油等。

临床应用及毒性 作为多种药用植物挥发油的主要活性成分，α-甜没药萜醇具有抗炎、抗菌、抗血吸虫、抗消化性溃疡、接触平滑肌痉挛等作用，可有效抑制神经胶质瘤细胞的生长及促进创伤愈合。临床上用作药物透皮吸收促进剂，与丙二醇合用能显著增强 5-氟尿嘧啶和丙酮缩去炎松的透皮吸收。具有低毒性、低刺激性的特点。

（师彦平　王瑞）

yìnfángjǐdúsù
印防己毒素（picrotoxin，PTX；cocculus）

又称苦味毒、木防己苦毒素、衡州乌药灵。从防己科植物印度防己种子中提取得到的倍半萜内酯类天然药物，为印防己毒内酯（picrotoxinin）和印防己苦内酯（picrotin）质量比 1∶1 的混合物。结构见图，所含的两

个化合物中均具有三元氧环、γ-内酯环和桥环内酯结构。印防己毒素在中枢神经系统中为抑制性递质—γ-氨基丁酸（γ-aminobutyric acid，GABA）的人工拮抗剂，较大剂量时，对脊髓和大脑亦有兴奋作用。临床上主要用于解救巴比妥类催眠药中毒。属倍半萜类药物。

简史 早在 16 世纪，人们就开始使用印度防己植物中的毒素来毒死鱼和杀死身上的虱子。1812 年，布莱（Boullay）首先分离得到了印防己毒素，但当时认为它是单一成分。直到 19 世纪 80 年代，研究人员通过重结晶等手段成功实现了印防己毒内酯和印防己苦内酯两种成分的分离。1955 年，汉森（Hansen）等通过成分熔点研究证明了印防己毒素是由印防己毒内酯和印防己苦内酯按 1∶1 组成的混合物。印防己毒素的药理学研究始于 19 世纪初，早期的研究工作初步证明了其对中枢神经系统的作用，并证明其可引发惊厥和痉挛。20 世纪 20~40 年代，科研人员先后报道了印防己毒素在解救水合氯醛和巴比妥类药物中毒的显著作用。1957 年，普尔普拉（Purpura）等通过实验证实了印防己毒素可作

为 γ-氨基丁酸拮抗剂使用。系统药理学研究也不断证明了其在中枢神经系统中的作用。

化学名称和理化性质 印防己毒内酯的化学名称为 8α,9α-环氧-6α-羟基苦味毒-12-烯-2β（11β），3β（15β)-双内酯；印防己苦内酯的化学名称为 8a,9a-环氧-6a,12-二羟基苦味毒-2β（11β），3β（15β)-双内酯。印防己毒素为白色晶体，味极苦，有剧毒。熔点 203℃；$[\alpha]_D^{16}=-29.3°$（$c=4$，乙醇）。易溶于甲醇、浓氨水和氢氧化钠水溶液，可溶于热水（200 毫克/毫升，100℃）；常温下，1 克印防己毒素可溶于约 350 毫升水或 13.5 毫升乙醇。CAS 号 124-87-8。

药物来源 防己科植物印度防己 Anamirta cocculus L.（Cocculus indicus）的种子。

临床应用及毒性 印防己毒素为较强的中枢神经兴奋药，主要兴奋延髓的呼吸和血管运动中枢，临床上适用于解救巴比妥类催眠药药物和水合氯醛中毒，但对乙醇中毒无效。印防己毒素作为呼吸中枢兴奋剂已较少使用，多用作中枢神经 γ-氨基丁酸拮抗剂。

印防己毒素能增强吗啡的脊髓兴奋作用，因而禁用于解吗啡中毒，有引起惊厥的危险。其不良反应颇似尼可刹米，剂量达到 20 毫克即可产生中毒，出现症状多涎、高血压、呕吐、呼吸加快；在用很大剂量时可产生痉挛或阵挛性惊厥。

（师彦平　王瑞）

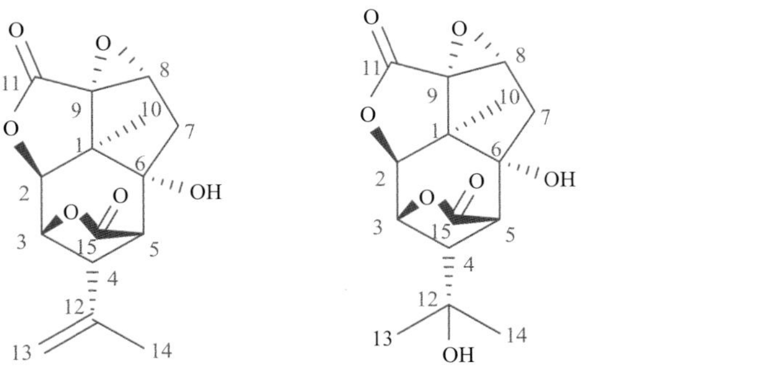

mǎsāngdúsù
马桑毒素（coriamyrtin）

又称马桑素内酯、马桑内酯。从马桑属植物及其寄生中提取分离的倍半萜内酯类天然药物。结构见图，分子结构中含有两个三元氧环和 1

图　印防己毒素主要成分的结构式

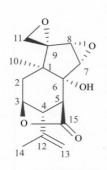

图　马桑毒素的结构式

个桥环内酯结构。能够消除精神症状，具有控制兴奋、消除幻觉妄想以及使退缩少动患者增加外界活动能力的作用。临床上用于治疗精神分裂症，对巴比妥类药物中毒有拮抗作用。属苦毒素类倍半萜类药物。

简史　1864 年，里班（Riban）等首次从欧洲马桑 *Coriaria mytifolia* 中分离得到马桑毒素；1893 年，被证明是日本马桑 *Coriaria japonica* 的主要有效成分；之后，其显著的毒性和特殊的药理活性吸引研究人员不断从马桑属植物中分离出马桑内酯类衍生物；1913 年，马歇尔（Marshall）等首先从 3 种新西兰马桑 *Coriaria ruscifolia*，*Coriaria thymifolia*，*Coriaria augnstissima* 中分离出来羟基马桑毒素，并证明其毒性比马桑毒素更强；1982 年日本科研人员在前人研究的基础上完成了马桑毒素的全合成；1997 年，韦宏等从云南产马桑根中分离得到双氢马桑毒素、阿朴马桑素素、羟基马桑亭。1969 年，中国科研人员首次将含有马桑毒素的马桑寄生用于治疗精神分裂症，有效率达 83%，与当时各国所采用的胰岛素和盐酸氯丙嗪等疗法的疗效相近；1987 年，冈田拓夫（Takuo Okuda）等进一步证实了马桑毒素及羟基马桑毒素均可用于人类精神分裂症的治疗，且疗效显著。

化学名称和理化性质　马桑毒素的化学名称为 $7\alpha,8\alpha$-环氧-$9\alpha,11$-环氧-6α-羟基苦味毒-12-烯。马桑毒素为单斜棱柱晶体，味苦，熔点 $229\sim230{}^{\circ}\!C$；$[\alpha]_{D}^{25}=+13.9{}^{\circ}$（$c=0.75$，甲醇）；易溶于热乙醇及乙醚中，略溶于水及无水乙醇。CAS 号 2571-86-0。

药物来源　天然存在于马桑科马桑属植物的根、茎、叶及果实中，如马桑 *Coriaria sinica* Maxim.，新西兰马桑 *Coriaria ruscifolia* L.（Tutu）、日本马桑 *Coriaria japonica* A. Gray，百里香叶马桑 *Coriaria thynifolia* Huma. Et Bonpl. 等植物，其中果实和叶中含量较高，此外，在该属植物的桑寄生中也有大量分布。

临床应用及毒性　临床上用于治疗精神分裂症及巴比妥类催眠药中毒的拮抗剂。具有控制兴奋、消除幻觉妄想以及使退缩少动患者增加外界活动能力的作用，能够消除精神分裂症状；对巴比妥类药物中毒所致呼吸抑制有拮抗作用，其作用比印防己毒素及戊四氮更强，但安全性较小。

马桑素素可引起肝损伤、肾损伤、心肌损伤、细胞凋亡，误服量大于 4 克/千克体重者可出现恶心、呕吐、头昏、乏力、出汗、反复抽搐、呼吸加快、昏迷、心律失常等中毒症状。中毒后无特效解毒剂，轻度中毒者可经洗胃、补液及对症等治疗治愈，从毒理作用和临床表现看，重度致死的主要原因是反复抽搐及迷走神经兴奋引起的心搏骤停。

（师彦平　王　瑞）

jiānghuángchún

姜黄醇（curcumol）　又称莪术醇、姜黄环氧奥醇。从姜科姜黄属植物莪术的挥发油中分离得到

的天然活性化合物。结构见图，该化合物为半缩酮的氢化奥类成分，由五元环和七元环并合而成，其中七元环通过半缩酮的氧桥又形成了 1 个五元环和六元环，降低了 3 个环的张力，形成较稳定的刚性结构，属倍半萜类药物。姜黄醇可抑制肿瘤细胞的核酸代谢，同时使机体的特异性免疫增强，临床上主要用于宫颈癌的治疗。作为莪术挥发油抗癌、抗病毒、抗菌等作用的主要活性成分之一，以姜黄醇为检测指标的莪术油制剂作为抗癌药物收载于1977 版《中华人民共和国药典》，1995 年之后的多版《中国药典》以抗病毒药收载。

简史　1965 年，广（Hiroshi Hikino）等从姜科姜黄属植物莪术 *Curcuma zedoaria* Rosc. 的根茎中首次分离得到了姜黄醇。1972～1977 年，中国科研人员先后报道了以姜黄醇为主要活性成分之一的莪术提取物在宫颈癌治疗方面的疗效和临床应用。以姜黄醇为检测指标的莪术油制剂被1977 版《中华人民共和国药典》收载为抗癌药物，被 1995 年之后的多版药典收载为抗病毒药。此后，作为莪术挥发油抗癌、抗病毒、抗菌等作用的主要活性成分之一，姜黄醇受到广泛关注。2005 年，徐立春等采用噻唑蓝法和提取检测 RNA 的方法研究天然姜黄醇对

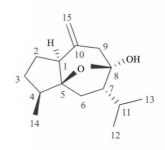

图　姜黄醇的结构式

乳腺癌细胞、宫颈癌细胞、卵巢癌细胞的抑制作用，结果显示其作用机制可能为抑制肿瘤细胞增殖及 RNA 的合成。2007 年，徐立春等利用现代生物学技术修饰构建瘤苗研究姜黄醇对机体的抗肿瘤免疫反应，说明其能够通过增强肿瘤的免疫原性及机体的抗肿瘤效应来抑制肿瘤生长，并通过临床上对实体瘤术后患者进行瘤苗接种研究，证明该瘤苗可显著提高胃癌患者的细胞免疫功能，增强肿瘤的综合治疗效果。截至 2016 年，除中国外尚无姜黄醇活性单体市售制剂，随着各方面研究的开展和深入，姜黄醇作为新的抗肿瘤药物，将为临床恶性肿瘤的综合治疗提供新的治疗手段。

化学名称和理化性质 姜黄醇的化学名称为 $5\beta,8\beta$-环氧-8α-羟基愈创木-10（15）-烯。姜黄醇为无色针状晶体（无水乙醇），熔点 143~144℃，$[\alpha]_D^{25} = -40.5°$（$c = 1.75$，乙醇）。无紫外吸收，亦无荧光发生。易溶于乙醚、三氯甲烷、四氢呋喃，可溶于甲醇、乙醇、乙腈，微溶于石油醚，几乎不溶于水。常温条件下储存质量稳定。加热条件下可变晶为棒状，并发生升华现象。CAS 号 4871-97-0。

药物来源 主要来源于姜科姜黄属植物莪术的根茎，包括蓬莪术 *Curcuma phaeocaulis*、广西莪术 *Curcuma kwangsiensis* 和温莪术 *Curcuma wenyujin*。

临床应用及毒性 姜黄醇可有效抑制肿瘤细胞的核酸代谢，同时使机体的特异性免疫增强，产生明显的免疫保护作用。临床上主要用于宫颈癌的治疗，采用局部瘤体注射给药，能直接抑制和破坏癌细胞，疗效显著。将 0.5% 的姜黄醇以局部瘤体注射为主，配合局部上药及静脉或动脉插管给药，对于早期宫颈癌患者临床疗效较好。用适当浓度的姜黄醇（5~10 毫克/升）对自体肿瘤细胞进行系列生物修饰制成新型疫苗接种至实体瘤术后患者，能明显提高胃癌患者的细胞免疫功能，增强肿瘤综合治疗效果。此外，作为莪术油制剂的主要活性成分，临床上还用作小儿上呼吸道感染、小儿肺炎、支气管炎、腮腺炎、病毒性肠炎、消化性溃疡的治疗药物。

姜黄醇对正常组织细胞生长无明显影响，长期应用对主要脏器无损害。小鼠急性毒性的半数致死量为 250 毫克/千克，亚急性毒性的半数致死量为 163.4 毫克/千克。

（师彦平 王 瑞）

ā'wèitiēníng

阿魏萜宁（ferutinin） 从伞形科阿魏属植物的根中提取得到的倍半萜类活性化合物。阿魏萜宁结构见图，分子中含有 1 个对羟基苯甲酸酯的药效基团及 4 个手性中心。具有抗生育和雌激素活性，可有效抑制破骨细胞增殖和促进成骨细胞分化，随着构效关系和作用机制研究的不断深入，其有望成为新型植物雌激素类药物。

简史 1973 年，尼科诺夫（Nikonov）等首先从伞形科植物 *Ferula tenisecta* 中分离得到阿魏萜宁，并鉴定了它的结构。1988 年，辛格（Singh）等报道了阿魏萜宁的抗生育活性，证明了大鼠口服该化合物能抑制妊娠，且对切除卵巢的雌性大鼠有雌激素的活性。2002 年，阿彭迪诺（Appendino）等证实了在低于雌二醇 200 倍的剂量下，阿魏萜宁仍然可以表现出明显的雌激素活性，并于 2004 年报道了关于阿魏萜宁的构效关系研究，进一步证明其分子中对羟基苯甲酸药效基团的重要性。2009 年，皮斯特（Peister）等报道了阿魏萜宁对大鼠切除卵巢后由于雌激素缺乏而引发骨质疏松症的药效作用显著。之后的系列药理药效实验均证明了其对破骨细胞的抑制活性。2013 年，扎瓦蒂（Zavatti）等通过免疫荧光实验验证了阿魏萜宁可有效促进成骨细胞分化，改善骨质疏松症状。

化学名称和理化性质 阿魏萜宁的化学名称为 6α-对羟基苯甲酰基-4β-羟基胡萝卜-8-烯。阿魏萜宁为无色油状物，沸点 121~122℃，$[\alpha]_D^{22} = +66.1°$（$c = 1.36$，乙醇）。易溶于三氯甲烷、四氯化碳、乙醚、乙醇等，微溶于石油醚，不溶于水。与三氯化铁发生特征的颜色反应，遇热的碱液中易发生分解。CAS 号 41743-44-6。

药物来源 主要来源于伞形科阿魏属植物杰氏阿魏 *Ferula jaeschkeana* Vatke 的根茎，绵羊阿魏 *Ferula ovina*、西奈阿魏 *Ferula sinaica* Boiss.、准噶尔阿魏 *Ferula songorica* Pall. 的根及菊科植物沙地抱持艾纳香 *Blumea amplectens* var. *arenaria* 的地上部分。

临床应用及毒性 阿魏萜宁具有显著的抗生育和雌激素活性，可有效抑制妊娠及破骨细胞增殖，并促进成骨细胞分化，有望成为新型植物雌激素类药物，用于临

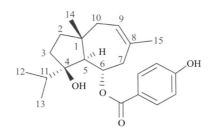

图 阿魏萜宁的结构式

床上治疗因雌激素缺乏引起的骨质疏松等一系列症状。

（师彦平 王 瑞）

yīluòfúfēn

伊洛福芬（irofulven；hydroxy-methylacylfulvene；MGI 114）

从担子菌 Clitocybe illudens 中提取分离得到的一种隐伞杯素（illudin S）的半合成的倍半萜类药物，是酰基富烯类（acylfulvenes）新型抗癌药物。与已有的抗癌药物相比，伊洛福芬有独特的化学结构，结构见图，即分子结构中具有 α，β-不饱和酮、多烯共轭体系和易于触发烷基化反应的环丙基结构和作用机制，即共价结合到 DNA 中，抑制 DNA 合成诱导凋亡，有对抗多种实体瘤的能力，并且与已有的几类抗癌药物有协同作用。

简史 1950 年，玛乔丽（Marjorie Anchel）等首次从担子菌 Clitocybe illudens 中分离得到抗真菌活性成分 illudin S 和 illudin M，其对金黄色葡萄球菌具有显著的抑制活性，但动物实验显示其具有较强的毒性。1965 年，松元（Matsumoto T.）等报道了 illudin S 具有显著的抗癌活性和毒性。之后，大量具有类似结构的倍半萜类化合物被不断分离和合成得到，包括 illudol，bisacylfulvenes，dehydroilludin M 等。1971 年，在酰基富烯类抗癌活性倍半萜的构效关系研究中，特雷弗（Trevor C. McMorris）等在合成 bisacylful-

图 伊洛福芬的结构式

venes 时以中间体的形式首次合成了伊洛福芬；1996 年，特雷弗等首次完成了伊洛福芬的临床前体外抗癌活性测试；同年，特雷弗等完成了从 illudin S 到伊洛福芬的半合成。后期系列临床试验证实其良好的抗肿瘤活性和低毒性。1998 年，作为一种新型的倍半萜类抗肿瘤药物正式上市。

化学名称和理化性质 伊洛福芬的化学名称为 6′（R）-羟基-3′-（羟甲基）-2′，4′，6′-三甲基-6′，7′-二氢螺环［环丙烷-1，5′-［5H］茚］-7′-酮。伊洛福芬为橘黄色晶体，熔点 127～129℃；$[\alpha]_D^{25} = -639°$，（c = 0.096，乙醇）；在丙酮、乙酸乙酯、三氯甲烷中易溶，在乙醇和甲醇、乙醚中可溶解；常规状态下较为稳定，但遇强酸不稳定。CAS 号 158440-71-2。

药物来源 主要来源于担子菌 Clitocybe illudens 及真菌 Omphalotus illudens 的发酵液代谢物隐杯伞素半合成产物。虽然松元等已通过多种方法完成了伊洛福芬的全合成，但由于合成反应复杂、步骤多、成本高，仍难以实现工业化生产。

临床应用及毒性 临床上用于多种癌症的治疗，包括胰腺癌、顽固性/复发性老年上皮卵巢癌、乳腺癌、宫颈癌、胃癌、甲状腺癌、复发性恶性神经胶质瘤等，均取得良好的效果；在用于激素治疗无效的前列腺癌、吉西他滨（qemcitabine）治疗无效的晚期胰腺癌患者仍具有一定的抗肿瘤活性，但其对已经接受过大剂量化疗的患者的抗肿瘤活性则很有限；此外，临床试验证实，伊洛福芬与多种化学治疗药物有协同抗癌作用。

根据临床试验结果，伊洛福芬给药剂量为 24 毫克/千克，疗

程为 14 天时可能导致严重的视网膜毒性，0.55 毫克/千克的剂量也会发生持续的视网膜毒性，而大部分视觉毒性在接受伊洛福芬治疗中或治疗之后症状有所缓解。

（师彦平 王 瑞）

miánfēn

棉酚（gossypol）

又称棉毒素、棉籽醇、棉籽酚。从棉籽中提取的一种多酚羟基联萘醛类天然药物，存在于细胞间色素腺体中，是植物用来抵御病原霉菌和虫害的次生代谢产物。棉酚结构见图，分子有 3 种互变异构体，双醛式、双内醚式、双烯酮式，均为杜松烷型双分子衍生物；具有特征的联萘结构，无手性碳但有旋光性，消旋体及左旋棉酚具有抑制精子生成作用，其中左旋棉酚效果好，毒副反应小，而右旋棉酚无生物活性。棉酚制剂主要有 3 种：精制棉酚、醋酸棉酚和甲酸棉酚，早期作为男性节育药使用；衍生物醋酸棉酚可用于治疗子宫肌瘤、功能性出血等疾病。属倍半萜类药物。

简史 19 世纪末，朗莫尔（Longmore）等在研究染料色素是首先分离得到，但由于黄色棉酚在光照条件下不稳定，从而限制了它的应用。1915 年，棉酚被认为是棉籽中的毒性物质，后续研究证明了其对非反刍动物的毒性。棉酚复杂的多酚结构及多种对映体和互变异构形式，使得早期结构鉴别工作面临巨大挑战，直到 1938 年，亚当斯（Adams）等采用化学降解等方法确定了其化学结构；随即爱德华（Edward）等完成了棉酚的全化学合成。1957 年，中国首先报道食用粗制生棉籽油可导致男性不育，其有效成分便是棉酚，深入的抗生育药效、作用机制、毒性等研究，发现棉

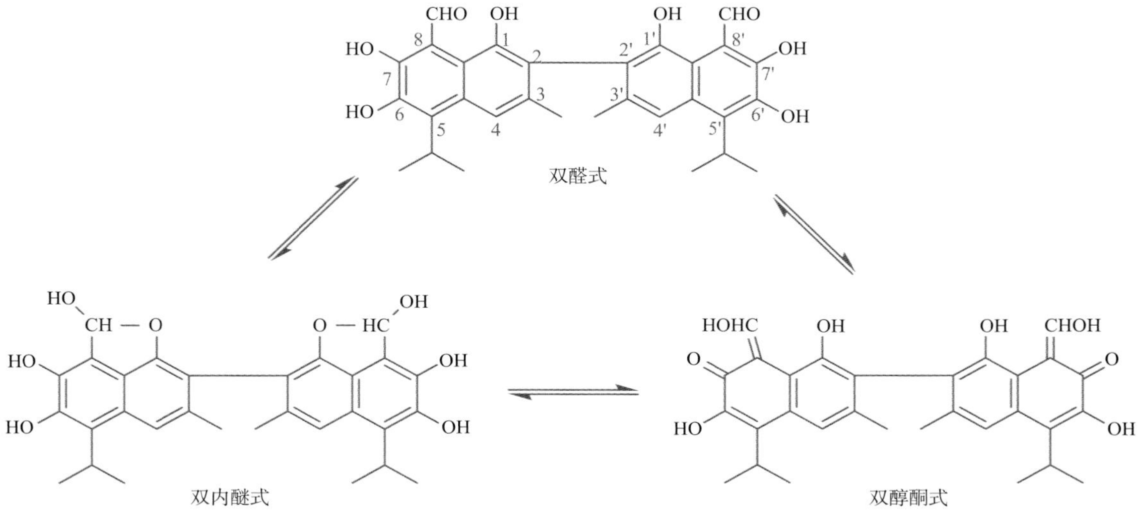

图　棉酚的结构式

酚抗生育的靶细胞主要是睾丸生精细胞，可抑制精子的发生，由此引起世界各国的高度重视，毒性研究证实棉酚作为男性避孕药直接使用时具有严重的毒副作用，如低血钾症。20 世纪 60 年代初，其抗肿瘤活性被证实，棉酚不再被视为毒性化合物，而被作为具有潜在价值的天然药物进行研究开发。经过 40 多年的努力，对棉酚抗肿瘤的探索无论在实验室研究还是临床试用均取得了良好进展，随着研究的不断深入，棉酚有望成为一种新型抗肿瘤药物。

化学名称和理化性质　棉酚的化学名称为 2,2′-双（8-甲酰基-1,6,7-羟基-5-异丙基-3-甲基萘）。棉酚为黄色晶体，3 种互变异构体的熔点分别为 184℃（双醛式），199℃（双内醚式），204℃（双烯酮式）。溶于甲醇、乙醇、乙醚、三氯甲烷及二甲基甲酰胺，易溶于稀碳酸钠和碳酸铵水溶液，微溶于环己烷及高沸点的石油醚，不溶于低沸点的石油醚及水。CAS 号 303-45-7。

棉酚的结构式中含有醛基和羟基，化学性质活泼，极易被氧化而变质。它的乙醇溶液或碱金属盐的水溶液对氧化剂很敏感，甚至可被空气中的氧气所氧化，颜色增深直至棕黑色。棉酚呈弱酸性，易和氢氧化钠等碱性水溶液反应，呈姜黄色；如遇浓的氢氧化钠溶液，在大气中颜色由姜黄色转为紫红色。在稍高于熔点的温度下延长加热，棉酚脱水成为失水棉酚。棉酚和羧酸反应生成络合物，如醋酸棉酚和甲酸棉酚，生成的络合物在水和热的作用下又分解为原先的羧酸和棉酚。

药物来源　主要从锦葵科植物桐棉 *Thespesia populnea* Soland 的花，草棉 *Gossypium herbaceum* L.、陆地棉 *Gossypium hirsutum* L. 等的成熟种子、根皮中提取得到。

临床应用及毒性　棉酚最初被中国试用作男性节育药，如甲酸棉酚抗生育药，后因毒性较大影响其临床应用。处方药醋酸棉酚用于治疗子宫肌瘤、功能性出血、子宫内膜异位等疾病。中国科研协作组对棉酚片治疗 358 例恶性肿瘤分析结果显示，其对肾、肺、肝癌疗效较好；国外也报道了多例肾上腺癌患者口服棉酚药物疗效显著。此外，棉酚还有明显的镇咳作用，临床应用于老年慢性气管炎疗效明显。

棉酚毒性较大，主要体现在：棉酚可以促进肾脏组织合成前列腺素及抑制钾-钠三磷酸腺苷酶的活性，降低肾脏保留钾的能力，从而导致低钾血症；棉酚可与许多功能蛋白质和一些酶结合，使它们失去活性，还可与铁离子结合，干扰血红蛋白的合成，引起缺铁性贫血。棉酚可致生精上皮萎缩，造成死精或少精，导致永久性无精子症，影响生育能力。

（师彦平　王瑞）

xiǎobáijúnèizhǐ
小白菊内酯（parthenlide）　从菊科药用植物小白菊 *Tanacetum parthenium* 中分离得到的一种倍半萜内酯类天然药物。小白菊内酯结构见图，分子具有大环吉马烷型骨架和特征的 α-亚甲基-γ-丁内酯结构。其具有显著的抗炎、抗肿瘤等药理活性，国外曾主要用于治疗皮肤感染、风湿病和偏头痛等症。研究显示小白菊内酯可诱导多种恶性肿瘤细胞凋亡，有望成为新的抗肿瘤药物。

图　小白菊内酯的结构式

简史　1959 年，赫劳特（Herout）等首先从木兰科植物黄兰花 Michelia champaca 中分离得到。1965 年，卡马特（Kamat）等利用化学衍生化法结合核磁共振技术鉴定了它的准确结构，并定名为小白菊内酯（parthenolide）。1973 年，科尔（Cole）等通过体外实验发现了小白菊内酯具有抗肿瘤活性。随着细胞和分子生物学的飞速发展，研究发现其对人体肝癌、卵巢癌、胰腺癌、乳腺癌等多种恶性肿瘤细胞均具有显著的抑制活性。2003 年，研究发现小白菊内酯可通过有效抑制 NF-κB 的激活，诱导细胞凋亡，产生细胞毒作用。2005 年，约尔丹（Jordan）等发现小白菊内酯能在基本不损伤正常骨髓细胞的情况下，选择性的消灭引发急性和慢性骨髓性白血病的干细胞。21 世纪初，在欧美市场上已有小白菊制剂保健品销售，主要用于预防和治疗偏头痛。随着药理活性和作用机制研究的不断深入，小白菊内酯的抗炎和抗癌药用价值将得到更大体现。

化学名称和理化性质　小白菊内酯的化学名称为 $4\alpha, 5\alpha$-环氧-$6\alpha H$-吉玛烷-1（10），11（13）-二烯-12-羧酸-γ-内酯。小白菊内酯为无色或白色晶体，沸点 115～116℃，$[\alpha]_D^{25} = -78°$（$c = 0.25$，二氯甲烷）。易溶于丙酮、乙酸乙酯、二甲亚砜等有机溶剂，不溶于水。长期暴露空气中易被氧化，遇强酸、强碱不稳定。CAS 号 20554-84-1。

药物来源　主要来源于木兰科观光木属植物宿轴木兰 Tsoongiodendron odorum、菊科艾菊属植物小白菊 Tanacetum parthenium 提取得到，此外，木兰科木兰属、含笑属及菊科蒿属等多种植物也有分布。

临床应用及毒性　小白菊内酯具有抗炎、抗肿瘤、抗氧化等多种药理特征，可抑制肿瘤坏死因子 α、白介素-1b、白介素-12 等多种炎症介导因子；可诱导肿瘤细胞凋亡，特定作用于 IκB 激酶复合体，抑制核转录因子 NF-κB 的活性，达到抗肿瘤药效；能选择性消灭急性和慢性骨髓性白血病的干细胞，从根本上遏制白血病病情。以小白菊内酯为主要活性成分的小白菊提取物还可用于偏头痛、风湿性关节炎等多种疾病的治疗。

（师彦平　王　瑞）

báiguǒnèizhǐ

白果内酯（bilobalide；ginkgolide BB；bilobalid）　又称银杏内酯 BB。银杏科植物银杏 Ginkgo biloba L. 的干燥叶中特有的倍半萜内酯类天然药物。白果内酯结构见图，分子中含有 1 个独特的叔丁基结构、3 个 γ-内酯环及多个手性中心，属倍半萜类药物。作为银杏叶制剂的重要活性成分，

图　白果内酯的结构式

治疗心脑血管疾病疗效显著。此外，其对神经系统有较强保护作用，在促进神经生长、防止脑、脊髓神经脱髓鞘以及营养神经、保护神经等方面作用显著，对因年老而出现的认知功能障碍、记忆障碍等现象有奇效。

简史　20 世纪 60 年代初，德国即研制出治疗心脑血管疾病的良药，即银杏叶制剂"梯波宁（tebonin）"，该制剂在医药市场上十分畅销，深受患者信赖。1969 年，克劳斯（Klaus Weinges）等首先从新鲜的银杏树叶中提取分离得到活性成分白果内酯，确定其分子中含有 1 个独特的叔丁基结构和 3 个 γ-内酯环的骨架。法国在 70 年代初也开发出银杏制剂"多拿肯（tanaban）"，疗效同样显著，银杏制剂成为当时人们治疗脑血管疾病的首选天然药物。2001 年，银杏叶提取物注射剂正式被引入中国，开始了中国银杏叶类注射液的仿制和创新。2006 年，中国自主研发的、由银杏叶的提取有效部位银杏总内酯，包括白果内酯、银杏内酯 A、B、C 制成的、用于治疗脑卒中的中药注射液正式进入临床研究阶段；2011 年，取得中国新药证书和生产批件；2012 年 4 月，正式上市销售。但 2005 年版《中华人民共和国药典》中，仅对银杏叶制剂中萜类内酯的总量有限制，而对白果内酯的含量没有明确的要求，导致市场所售银杏叶制剂中白果内酯含量参差不齐。作为银杏叶制剂的主要活性成分，白果内酯神经保护作用显著，其作为阿尔茨海默病治疗的一类新药仍处于研发阶段，尚未在临床上使用。

化学名称和理化性质　白果内酯的化学名称为（3aS, 5aR, 8R, 8aS, 9R, 10aS）-9-(1,1-二甲基

乙基)-10, 10a-二 氢-8, 9-二羟基-4H, 5aH, 9H-呋喃并 [2, 3-b] 呋喃并 [3′, 2′：2, 3] 环戊烷并 [1, 2-c] 呋喃-2, 4, 7（3H, 8H）-三酮。白果内酯为白色片状晶体，味苦。易溶于乙醇、丙酮、丁酮、乙酸、乙酯、二甲亚砜等有机溶剂中，水溶解性：< 0.1 克/100 毫升（21℃）；$[\alpha]_D^{20} = -64.3°$（c=2，丙酮）。高温条件下（>300℃）易分解，遇强酸强碱不稳定。CAS 号 33570-04-6。

药物来源 主要是从银杏科植物银杏 Ginkgo biloba L 的干燥叶中提取分离得到。

临床应用及毒性 临床上作为银杏制剂，如银杏内酯注射液的主要药效成分，用于治疗缺血性中风等心脑血管疾病，疗效显著。此外，药理实验显示，作为神经系统、精神病的药物，白果内酯对因年老而出现的认知功能下降、行为障碍、生活能力下降等现象有奇异的疗效，也可用于治疗创伤性神经病、脑病和脊髓病，如阿尔茨海默病、帕金森综合征、脑水肿、糖尿病脑卒中等，主要症状有软瘫或麻痹性痴呆，非正常神经反射、肌肉萎缩、语言失调、视力和听力失调、眩晕、神经失调和缺乏集中性，记忆力减退及定向力消失等。

（师彦平 王 瑞）

shāndàonián

山道年（santonin） 又称蛔蒿素、驱蛔素、α-山道年。从菊科植物蛔蒿 Seriphidium cinum 未开放花蕾中提取得到的一种结晶性倍半萜内酯类天然药物。山道年结构见图，分子中含有两个共轭烯酮的内酯结构，主要用作驱蛔虫和驱蛲虫剂，是中国最早专治蛔虫病的一种药品，属倍半萜类药物。在解放初期，这种专治蛔

虫的药品，在保障了中国青少年儿童和广大群众的身体健康中发挥了巨大的作用，当时广大群众将这种驱蛔药剂俗称为 "宝塔糖"，后因其毒性较大，20 世纪 80 年代在中国已被淘汰。主要用作各种倍半萜类化合物的合成用手性原料。

简史 1940 年，中国科学家黄鸣龙首先研究推定了山道年及其类似物的相对构型。在此基础上，1951 年，三桥（Mitsuhashi）等推定了系列山道年类似物的绝对构型。1954 年，阿贝（Abe）等完成了山道年的人工合成，但并未用于规模化生产。1952 年，被认为是苏联境内独一无二的特有药用植物蛔蒿的种子被带到中国；1954 年，蛔蒿药材在山东潍坊引种成功，中国山道年驱蛔药剂实现自给。1970 年，中国研究人员完成了对苯提取、乙醇精制旧工艺的技术革新，实现钙盐法高效提取精制山道年，大大降低了生产成本。1982 年 9 月，由于毒性较大，中国国家卫生部和国家医药管理局宣布包括 "山道年" 驱蛔药在内的 127 种药品与剂型予以淘汰。

化学名称和理化性质 山道年的化学名称为桉叶烷-1, 4-二烯-3-酮-6α, 12-内酯。山道年为无色斜方楔形透明结晶或白色粉末，初无味，继则转苦，有毒。溶于醇、醚、三氯甲烷、碱类和多数

挥发油和脂肪油，微溶于水；沸点升华；熔点 170～173℃；$[\alpha]_D^{25} = -170°$（c=2，乙醇）；受光线照射渐变黄色。在中性条件下较稳定，在氢氧化钙碱性溶液中，形成山道年酸钙盐，可增加其在水中溶解度。加酸至酸性（pH 值 1～2），山道年酸钙盐复变成山道年酸并环合成山道年而不溶于水。微量山道年与氢氧化钾乙醇溶液共热，呈紫红色；与 1:1 的硫酸-水溶液共热，再加 1 滴三氯化铁，先呈现黄色，然后转变成红色，再后变为紫色。CAS 号 481-06-1。

药物来源 来源于多种亚洲产蒿属 Artemisia 植物的干燥头状花序中提取的一种有毒成分。主要是利用分子中的特殊内酯结构，使用钙盐法高效提取，即取蛔蒿花蕾，加石灰乳（pH 11～12）热水浸煮，得到的浸出液用盐酸中和后减压浓缩，冷却，再用盐酸调 pH 至 1～2，搅拌加热后得环合液。将环合液充分冷却析出山道年结晶。所得粗品用乙醇重结晶得山道年成品。

临床应用及毒性 临床上曾用作驱蛔虫和驱蛲虫药，口服给药，多制作成蛔糖浆、驱蛔片等成药。能兴奋蛔虫神经节，使其神经发生痉挛性收缩，因而不能附着于肠壁，当给用泻药后，使蛔虫排出体外。治疗剂量为 0.03～0.06 克，每晚 1 次。

山道年毒性大，有刺激性，服用过量时可引起近视，听觉、嗅觉和味觉的变化，引发眩晕、头痛、呕吐、痉挛及精神错乱，排尿时可使尿呈深黄色或粉红色，严重者可出现血尿及中枢抑制甚至死亡。因其明显的毒副作用，现已为效力更强毒性更低的药物所代替。

（师彦平 王 瑞）

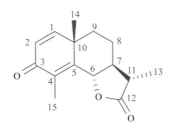

图　山道年的结构式

èrtiēlèi yàowù

二萜类药物（diterpenes drugs）

由 4 分子异戊二烯结构单元相互连接而成的骨架结构含有 20 个碳原子的天然有机化合物及其衍生物的药物。

结构类型　该类药物含有 C_{20} 核心骨架见图，主要有以下四种结构类型：单环二萜类，基本骨架是含六元碳环的环植烷结构；双环二萜类，基本骨架是含 C_6—C_6 环系的半日花烷结构和含螺 [4.4] 壬烷环系的银杏内酯类结构；三环二萜类，基本骨架是含 C_6—C_6—C_6 环系的松香烷结构、含 C_6—C_8—C_6 环系的紫杉烷结构及含 C_5—C_6—C_8 环系的截短侧耳素类结构；四环二萜类，基本骨架是含 C_5—C_7—C_7—C_3 环系的巨大戟烷结构、含 C_5—C_7—C_6—C_3 环系的巴豆烷结构及含 C_6—C_6—C_6—C_5 环系的贝壳杉烷结构。为了达到改善药物溶解性、提高生物利用度以及提高疗效的目的，该类化合物还可衍生成盐类、醚类和酯类等。二萜类药物结构上的共性是：①基本骨架含有 1~4 个碳环，在不同类型的药物分子中以特定的方式相连接或稠合形成刚性结构，对发挥分子的药理活性具有重要作用。②官能团多变，均含有偕二甲基，大多数被酯基、羧基和羟基取代，分子中多形成内酯、环氧和共轭体系，因此药物分子的溶脂性高，水溶性差。当药物进入机体内，将会与体液产生"疏水相互作用"，并与体内的生物大分子发生共价结合，从而有助于提高分子的药理活性。③立体化学复杂，大多数含有多个手性中心，具有特定的空间结构和构象，从而在机体内能够特异性地与不同受体相结合，对发挥分子的药理活性起着关键作用。

来源和分布　二萜类药物来源丰富，大多数分布在药用植物中，如松科（Pinaceae）不同属植物，红豆杉科（Taxaceae）红豆杉属 *Taxus* 植物，卫矛科（Celastraceae）雷公藤属 *Tripterygium* 植物，大戟科（Euphorbiaceae）大戟属 *Euphorbia* 植物，唇形科（Labiatae 或 Lamiaceae）植物毛喉鞘蕊花 *Coleus forskohlii* 和丹参 *Salvia miltiorrhiza*，银杏科（Ginkgoaceae）植物银杏 *Ginkgo biloba*，爵

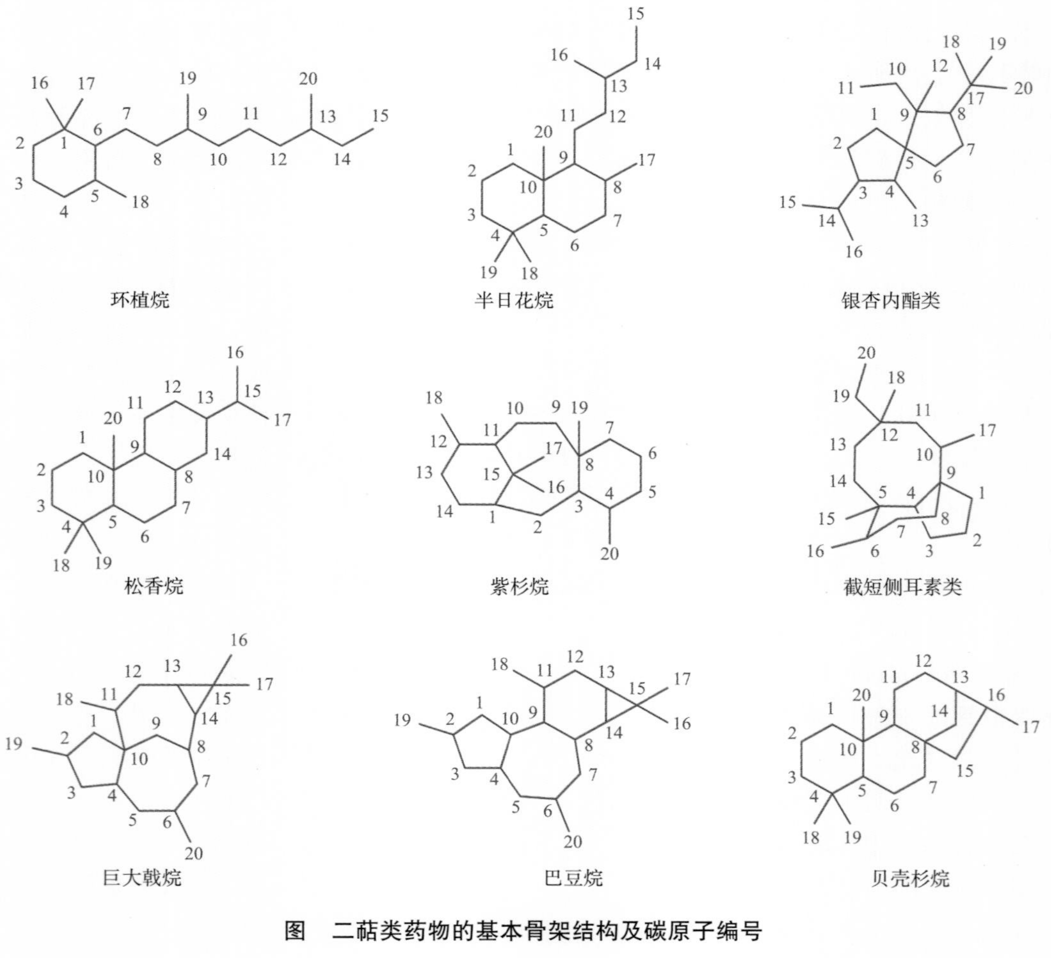

图　二萜类药物的基本骨架结构及碳原子编号

床科（Acanthaceae）植物穿心莲 *Andrographis paniculata* 等。部分二萜类药物来源于动物肝脏、乳汁和卵，担子菌类（Basidiomycetes）和植物组织细胞培养等。此外，植物内生真菌也可代谢产生二萜类药物，但通常含量极低。

制备技术 二萜类药物极性中等或偏低，易溶于各种有机溶剂如醇类、酯类、醚类、丙酮、三氯甲烷等，常用的提取方法主要有：有机溶剂冷浸、回流、超声和微波提取法，水煎法和超临界 CO_2 流体萃取法。该类药物在自然界中通常有大量（几十至几百个）化学结构、理化性质及色谱行为都与之相似的类似物共同存在，组成成分比较复杂，因此大多需要采取多种分离方法相结合，才能得到纯度较高的产品。通常采用的制备方法有：液－液萃取、固相萃取、各种色谱填料（如正相和反相硅胶、凝胶、大孔吸附树脂等）的常压柱色谱、中压液相色谱、高效液相色谱、高速逆流色谱、沉淀法和结晶法等。该类药物的分析测定方法有反相高效液相色谱、高效液相色谱－质谱联用、紫外－可见分光光度法以及薄层扫描测定法。该类药物由于化学结构复杂，虽然全合成也能实现（如紫杉烷类和银杏内酯类），但反应步骤较长，目标产物收率低，生产成本高，大多不适于工业化生产。从自然界中提取分离含量高的结构类似物，然后通过半合成的方法获得目标分子是该类药物的主要来源。此外部分该类药物也可以通过微生物转化的方法得到。

生物活性及应用 二萜类药物的药理活性广泛，包括抗肿瘤、抗炎、抗菌、抗病毒、抗氧化、抗血小板聚集、心肌和脑缺血损伤的保护、免疫调节等作用。不同结构类型的二萜类药物临床适应证相似和差异并存：单环二萜类药物维生素 A 主要用于防治维生素 A 缺乏症（如夜盲症、眼干燥症、角膜软化症等）。双环二萜半日花烷类佛司可林、银杏内酯类药物银杏内酯和三环二萜松香烷类药物丹参酮可用于治疗冠心病、心绞痛、心肌梗死、心力衰竭、中风、脑梗死等心脑血管疾病，半日花烷类药物穿心莲内酯用于清热解毒和凉血消肿，松香烷类药物依卡倍特钠用于治疗胃溃疡和胃炎，雷公藤内酯醇用于治疗类风湿性关节炎和系统免疫异常疾病。三环二萜截短侧耳素类药物瑞他帕林用于治疗局部感染性疾病，紫杉烷类药物紫杉醇、多烯紫杉醇、卡巴他赛能有效治疗多种恶性肿瘤（如乳腺癌、卵巢癌、非小细胞肺癌、前列腺癌等）。四环二萜巨大戟烷类药物巨大戟醇甲基丁烯酸酯用于治疗多种皮肤病（如角化病、基底细胞癌等）、白血病和膀胱肿瘤，巴豆烷类药物佛波酯用于肿瘤和炎症药理学研究，贝壳杉烷类药物冬凌草甲素、毛萼乙素用于治疗炎症和肿瘤。

（黎胜红）

wéishēngsù A

维生素 A（vitamin A） 一类人体必需的营养物质，最早从动物肝脏和蛋奶制品中提取分离得到，属二萜类药物，环植烷类，通常指视黄醇，泛指所有具有类似视黄醇生理活性的化合物，包括视黄酸、13-顺-视黄酸、视黄醇醋酸酯和维生素 A 棕榈酸酯，统称为视色素类药物，化学结构见图 1。维生素 A 具有维持人体视觉、免疫、细胞分化和胚胎生长发育等药理作用，临床上以丸剂、胶囊剂、滴剂、注射剂、乳剂、凝胶剂使用，用于治疗夜盲症、眼干燥症、角膜软化症和皮肤粗糙等维生素 A 缺乏症。视黄酸和 13-顺-视黄酸别名维 A 酸和异维 A 酸，有诱导细胞分化活性，临床上以片剂、膏剂、丸剂、胶囊剂、凝胶剂使用，用于治疗痤疮等多种皮肤病及急性早幼粒细胞白血病。

简史 中国唐代医学家孙思邈在《千金要方》中记载用动物肝脏可治疗夜盲症。1913 年，美国营养学家麦科勒姆（E. V. McCollum）及化学家戴维斯（M. Davis）发现食物中存在一种能促进小鼠生长的重要物质，被称作"脂溶性 A 因子"，1920 年英国生物化学家德拉蒙德（C. Drummond）提出将该物质命名为维生素 A。1931 年瑞士化学家卡勒（P. Karrer）首次确定了维生素 A 的化学结构，因此获得 1937 年诺贝尔化学奖。1933 ～ 1935 年，美国化学家瓦尔德

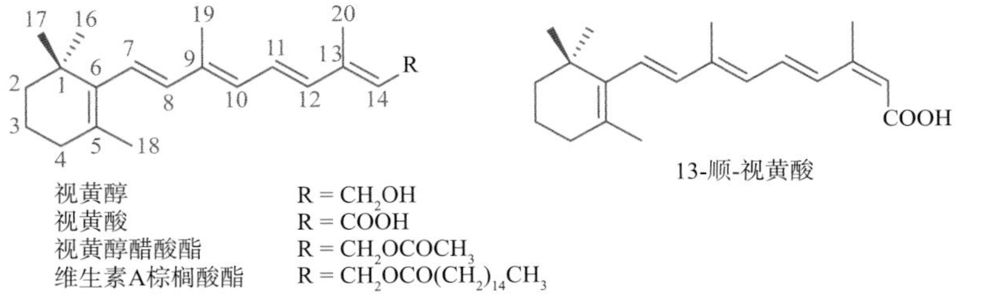

视黄醇	R = CH₂OH
视黄酸	R = COOH
视黄醇醋酸酯	R = CH₂OCOCH₃
维生素A棕榈酸酯	R = CH₂OCO(CH₂)₁₄CH₃

图 1　维生素 A 类化合物结构式

（G. Wald）发现了维生素 A 对人体视觉的重要功能，因此获得 1967 年的诺贝尔生理学或医学奖。由于维生素 A 的功能是在视网膜上被发现的，因此英国学者莫顿（Morton）建议将维生素 A 改名为视黄醇。1946 年，荷兰学者阿伦斯（J. F. Arens）和多普（D. A. van Dorp）以 β-紫罗兰酮为原料合成得到类似物维生素 A 酸，但活性比维生素 A 弱。由于维生素 A 非常不稳定，容易发生氧化降解，为了保持其活性通常被转换成相对稳定的酯的形式。1947 年以瑞士学者艾斯勒（O. Isler）等合成得到维生素 A 醋酸酯，并于 1948 年由瑞士罗氏（Hoffmann-La Roche）公司首次实现其工业化生产。维生素 A 棕榈酸酯比其醋酸酯更稳定，是维生素 A 最重要的衍生物之一。1949 年，美国赫士睿（HOSPIRA）公司研制的维生素 A 棕榈酸酯注射液被美国食品药品管理局（FDA）批准上市，用于治疗不能口服给药的维生素 A 缺乏症患者。1967 年，美国生物化学家埃默里克（R. J. Emerick）等发现视黄醇及视黄醇醋酸酯在动物体内均能被代谢成视黄酸。视色素类化合物对表皮细胞分化具有显著作用，以视黄酸为有效成分的药物制剂于 1971 年被美国食品药品管理局批准上市用于治疗痤疮，以 13-顺-视黄酸为有效成分的药物制剂于 1982 年被美国食品药品管理局批准上市，用于治疗重度痤疮和角化病。1987 年法国学者尚邦（P. Chambon）等及美国学者埃文斯（M. Evans）等同时发现了视黄酸受体（RARs）与甾体和甲状腺激素受体类似，均为核受体。视黄酸对急性早幼粒细胞白血病也有很好的治疗作用，其软胶囊于 1995 年

被美国食品药品管理局批准上市。截至 2013 年，在中国上市的维生素 A 类药物包括维生素 A 糖丸、胶丸、注射液，维生素 A 棕榈酸酯眼用凝胶，维 A 酸片、胶丸、胶囊、凝胶、乳膏、软膏，异维 A 酸胶丸、凝胶，以及各种维生素 AD 和 AE 等药物。此外大量研究证明视色素类化合物能够调控胚胎发育、器官形成和细胞增殖、分化和凋亡等，是人体维持正常代谢和机能所必需的物质。

化学名称、性状、理化性质　视黄醇化学名称为（2E, 4E, 6E, 8E)-3, 7-二甲基-9-(2, 6, 6-三甲基环己烯-1-基）壬-2, 4, 6, 8-四烯-1-醇，CAS 号 68-26-8，分子式为 $C_{20}H_{30}O$。黄色片状或粉末状结晶，熔点为 61～63℃；溶于无水乙醇、甲醇、三氯甲烷、乙醚等有机溶剂，难溶于水和甘油；在光、热、氧和酸性环境中不稳定，易被氧化降解，形成双键环氧或环化产物或烯碳链的 9、11、13 位发生双键顺反异构化，强酸条件下还会形成脱水产物。视黄醇醋酸酯化学名称为（2E, 4E, 6E, 8E)-3, 7-二甲基-1-乙酰氧基-9-(2, 6, 6-三甲基环己烯-1-基）壬-2, 4, 6, 8-四烯-1-醇，CAS 号 127-47-9，分子式为 $C_{22}H_{32}O_2$。黄色结晶或固体，熔点为 57～58℃；溶于无水乙醇和甲醇，难溶于水。维生素 A 棕榈酸酯化学名称为（2E, 4E, 6E, 8E)-3, 7-二甲基-1-棕榈酰氧基-9-(2, 6, 6-三甲基环己烯-1-基）壬-2, 4, 6, 8-四烯-1-醇，CAS 号 79-81-2，分子式为 $C_{36}H_{60}O_2$。淡黄色黏稠状液体，无刺激性，熔点 28～31℃；溶于乙醇、三氯甲烷和乙醚，不溶于水和甘油；热不稳定，易发生双键异构化生成 13-顺-异构体。视黄酸化学名称为（2E, 4E, 6E, 8E)-3, 7-二甲

基-9-(2, 6, 6-三甲基环己烯-1-基）壬-2, 4, 6, 8-四烯酸，CAS 号 302-79-4，分子式 $C_{20}H_{28}O_2$。黄色结晶性粉末，有芳香气味，熔点 180～182℃；溶于二甲亚砜，微溶于乙醇，难溶于水和甘油；为热力学稳定存在构型。13-顺-视黄酸化学名称为（2Z, 4E, 6E, 8E)-3, 7-二甲基-9-(2, 6, 6-三甲基环己烯-1-基）壬-2, 4, 6, 8-四烯酸，CAS 号 4759-48-2，分子式为 $C_{20}H_{28}O_2$。橙红色片状结晶，熔点为 175℃；溶于乙醇，难溶于水；热不稳定，易发生双键异构化。

药物来源　维生素 A 主要来源于动物肝脏、乳制品和蛋类等食物。视黄醇醋酸酯、维生素 A 棕榈酸酯、视黄酸和 13-顺-视黄酸也存在于动物肝脏中。植物中的类胡萝卜素（carotenoids）在进入人体后会被氧化断裂生成维生素 A。临床上使用的维生素 A 均为化学方法合成得到的维生素 A 醋酸酯，主要有 "$C_{14}+C_6$ 路线"、"$C_{15}+C_5$ 路线" 和 "串联路线"（图 2）。维生素 A 棕榈酸酯的主要合成方法包括：①维生素 A 醋酸酯和棕榈酸在脂肪酶催化下制备得到。②维生素 A 醋酸酯和棕榈酸烷基酯在甲醇钠作用下生成。③维生素 A 和棕榈酰氯在三乙胺条件下反应得到。

临床应用及毒性　维生素 A 临床上以口服为主，如维生素 A 软胶囊、糖丸、胶丸，用于预防和治疗夜盲症、眼干燥症、角膜软化症等维生素 A 缺乏症。长期大剂量应用可引起维生素 A 过多症，甚至引起慢性中毒或急性中毒；慢性肾功能衰竭时慎用。维生素 A 棕榈酸酯临床上以注射剂使用，用于治疗不能口服给药（如厌食、恶心、呕吐、术前和术后）的维生素 A 缺乏症患者。常

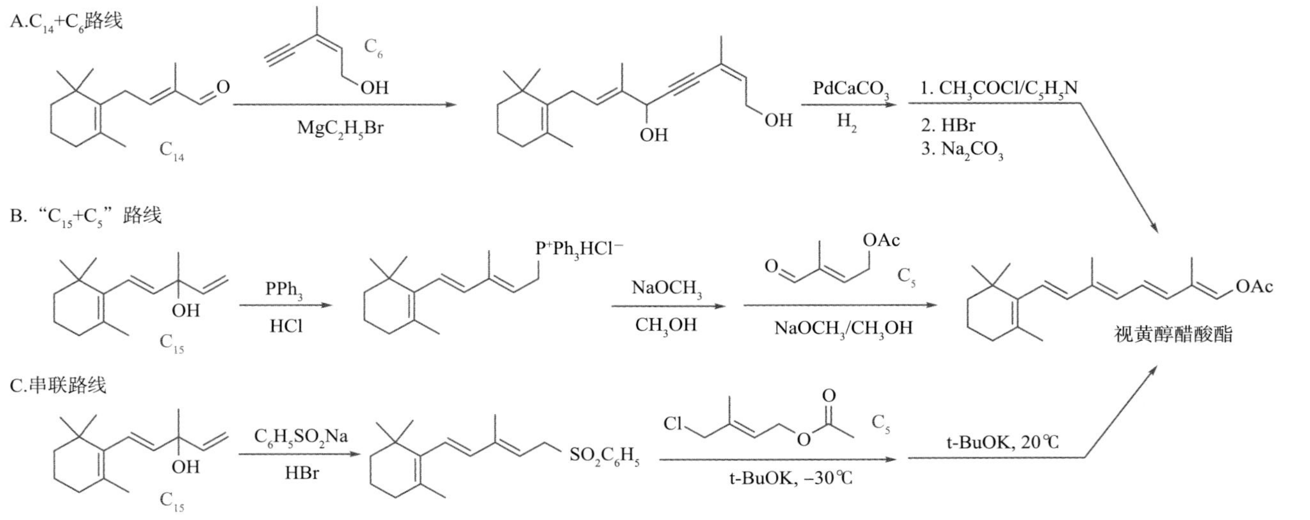

A. C₁₄+C₆ 路线 / B. "C₁₅+C₅" 路线 / C. 串联路线

A. $C_{14}+C_6$路线

MgC_2H_5Br

$PdCaCO_3$ / H_2

1. CH_3COCl/C_5H_5N
2. HBr
3. Na_2CO_3

B. "$C_{15}+C_5$" 路线

PPh_3 / HCl

$NaOCH_3$ / CH_3OH

$NaOCH_3/CH_3OH$

视黄醇醋酸酯

C. 串联路线

$C_6H_5SO_2Na$ / HBr

t-BuOK, −30℃

t-BuOK, 20℃

图2　视黄醇醋酸酯的合成路线

见不良反应有疲劳、恶心、呕吐、食欲减退、刺激性、头痛、嘴唇或皮肤干裂、脱发。维生素 A 棕榈酸酯眼用凝胶作为角膜保护的辅助治疗，用于各种原因引起的干眼症（如干燥综合征、神经麻痹性角膜炎和暴露性角膜炎），以及由于泪膜保护缺乏造成的结膜和角膜刺激症状，不良反应有烧灼感、眼睑黏着、视物模糊、过敏反应。以视黄酸为有效成分的药物维 A 酸片及外用维 A 酸凝胶、乳膏，临床用于治疗痤疮、扁平疣、白斑、毛发红糠疹、毛囊角化病等，口服药物副作用有头痛、头晕、口干、脱屑及肝损伤，外用药物会引起皮肤刺激性；维 A 酸软胶囊用于治疗急性早幼粒细胞白血病、光损伤皮肤和皮肤癌，不良反应有皮肤黏膜干燥、消化道反应、头晕及关节痛。妊娠妇女、严重肝肾功能损害者禁用，儿童慎用。以 13-顺-视黄酸为有效成分的异维 A 酸胶丸和凝胶临床用上于治疗结节囊肿型痤疮和毛发红糠疹等疾病，毒副作用严重，包括维生素 A 过多症、致畸作用、骨质疏松及血液毒性

等；孕妇、哺乳期妇女、维生素 A 过量、肝肾功能不全及高脂血症患者禁用。

（黎胜红）

chuānxīnliánnèizhǐ

穿心莲内酯（andrographolides）　一类天然抗感染药物，从爵床科植物穿心莲 *Andrographis paniculata* 的提取物中分离得到，属二萜类药物，半日花烷类，与其天然类似物 14-脱氧-11,12-二脱氢穿心莲内酯及半合成衍生物穿琥宁统称穿心莲内酯类药物，均以半日花烷的对映体形式存在，化学结构见图。主要有抗炎、抗菌和抗病毒活性，临床上以片剂、丸剂、胶囊剂和注射制剂使用，

用于治疗细菌性和病毒性上呼吸道感染疾病及痢疾。

简史　爵床科植物穿心莲在印度及印度尼西亚等国家被用于治疗肝病、肠道疾病和肾结石等，在中国其醇提取物被用于治疗细菌性痢疾、急性肠胃炎、扁桃体炎和咽喉炎等。1911 年印度尼西亚学者戈特（K. Gorter）从穿心莲中分离得到穿心莲内酯结晶。1951～1952 年，瑞士学者施维泽（R. Schwyzer）等和印度尼西亚学者克莱普尔（R. Kleipool）分别确定穿心莲内酯分子中存在 α,β-不饱和-γ-内酯和末端双键。1959 年，美国化学家卡瓦（M. P. Cava）等首次提出穿心莲内酯完整的结

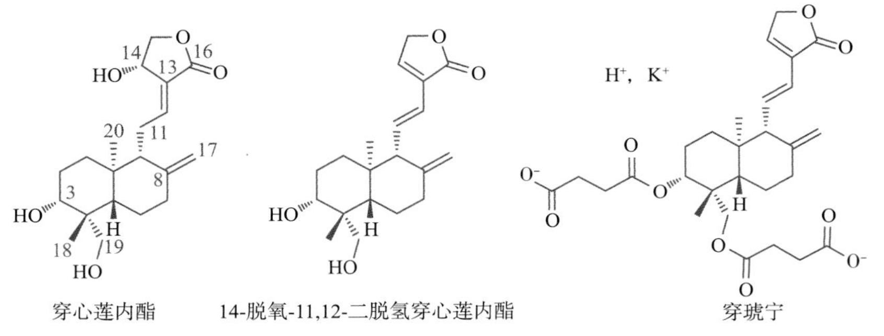

穿心莲内酯　　14-脱氧-11,12-二脱氢穿心莲内酯　　穿琥宁

图　穿心莲内酯结构式

构。但直到 1984 年，穿心莲内酯的准确结构才由日本学者藤田（T. Fujita）等通过单晶 X 射线衍射鉴定。1973 年，广州药品检验所研究人员通过药理研究发现穿心莲内酯具有体内抗菌解热作用。1973 年，英国学者艾伦（B. Alan）和约瑟夫（D. C. Joseph）从穿心莲中分离得到 14-脱氧-11, 12-二脱氢穿心莲内酯。1980 年，中国学者邓文龙等发现半合成衍生物 14-脱氧-11, 12-二脱氢穿心莲内酯-3, 19-二琥珀酸半酯有显著的抗炎活性，其钾盐穿琥宁制成粉针剂被批准上市，用以治疗病毒性肺炎和上呼吸道感染疾病。美国 Paracelsian 公司于 1995 年起开展穿心莲内酯治疗人类免疫缺陷病毒（HIV）感染、神经退行性疾病和癌症方面的临床前研究，但于 2005 年由于公司破产被迫终止。2004 年，中国学者夏一峰等研究发现穿心莲内酯的抗炎机制为抑制核因子活化 B 细胞 κ 轻链增强子（NF-κB；一类广泛存在于真核生物中的核转录因子，与调控细胞增殖和凋亡、免疫调节、炎症发生以及血管生成等许多重要生命过程密切相关）的激活。此外，研究发现穿心莲内酯及其半合成类似物也具有抗肿瘤和镇痛等药理作用。截至 2013 年，在中国已上市的穿心莲内酯类药物还有穿心莲内酯片、穿心莲内酯滴丸及穿心莲内酯胶囊等。

化学名称、性状、理化性质

穿心莲内酯化学名称为（3*E*）-3-{2-[（1*R*, 4a*S*, 5*R*, 6*R*, 8a*S*）-5, 8a-二甲基-2-亚甲基-5-羟甲基-6-羟基十氢-1-萘基］亚乙基}-4-羟基-二氢-2（3*H*)-呋喃酮，CAS 号 5508-58-7，分子式为 $C_{20}H_{30}O_5$。分子中含有 6 个手性中心，属手性化合物，比旋度为 -112.7°（*c* = 0.53,甲醇）；白色方棱形或片状结晶，无臭，味苦，熔点为 230~231℃；易溶于甲醇、乙醇和丙酮，难溶于水；不稳定，易发生内酯水解、开环、异构化及双键氧化反应。14-脱氧-11, 12-二脱氢穿心莲内酯化学结构命名为：3-{（1*E*）-2-[（1*R*, 4a*S*, 5*R*, 6*R*, 8a*R*）-5, 8a-二甲基-2-亚甲基 5-羟甲基-6-羟基十氢-1-萘基］乙烯基}-2（5*H*)-呋喃酮（CAS 号：42895-58-9），分子式为 $C_{20}H_{28}O_4$。分子中含有 5 个手性中心，属手性天然药物，比旋度为 + 5.4°（*c* = 1.02，甲醇）；白色针状结晶，无臭，味苦，熔点为 203~204℃；易溶于乙醇和丙酮，可溶于三氯甲烷，难溶于水。穿琥宁化学结构系统命名为：4-{{（1*R*, 2*R*, 4a*S*, 5*R*, 8a*S*）-1, 4a-二甲基-5-[（*E*）-2-（2-氧代-2, 5-二氢-3-呋喃基）-6-亚甲基-2-（3-羧基丙酰氧基）乙烯基]十氢-1-萘基} 甲氧基}-4-氧代丁酸酯钾盐，CAS 号 76958-99-1，分子式为 $C_{28}H_{35}O_{10}K$。白色或微黄色结晶性粉末，熔点为 135~137℃；易溶解于生理盐水或 5%葡萄糖注射液，但随温度降低溶解性也降低。

药物来源　穿心莲内酯主要从穿心莲的茎和叶中提取分离得到。14-脱氧-11, 12-二脱氢穿心莲内酯可从穿心莲植物中提取分离得到，也可由穿心莲内酯经脱水反应而得。将穿心莲内酯在吡啶中与琥珀酸酐进行酯化反应，进一步脱水成盐后可得到穿琥宁。

临床应用及毒性　穿心莲内酯和 14-脱氧-11, 12-二脱氢穿心莲内酯临床上以片剂、丸剂和胶囊剂使用，用于治疗上呼吸道感染和细菌性痢疾，偶见轻微肠胃道反应和药物过敏，脾胃虚寒者和过敏体质者慎用，糖尿病患者禁服。穿琥宁在临床以注射剂使用，主要用于病毒性肺炎和病毒性上呼吸道感染，会导致过敏性休克、血小板减少、皮肤过敏等严重不良反应，孕妇慎用，忌与酸、碱性药物或含有亚硫酸氢钠、焦亚硫酸钠的药物配伍。

（黎胜红）

fósīkělín

佛司可林（forskolin; colforsin）　又称鞘蕊花素、考福新。一种强心降压药物及腺苷酸环化酶（一种能催化三磷酸腺苷生成环腺苷酸的蛋白，广泛存在于哺乳动物细胞膜中），药理学研究工具药物，从唇形科植物毛喉鞘蕊花 Coleus forskohlii 的提取物中分离得到，属二萜类药物，半日花烷类，其半合成衍生物考福新酯盐酸盐为同类型重要药物，化学结构见图 1。为腺苷酸环化酶的直接激活剂，作用机制独特，具有很好的正性肌力和血管扩张作用。临床上以滴剂或注射剂使用，用于治疗青光眼和急性心力衰竭。

简史　唇形科鞘蕊花属植物毛喉鞘蕊花是印度传统药用植物，用于治疗心脏病、肠道不适和呼吸紊乱等多种疾病，在中国也有

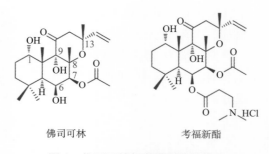

佛司可林　　　考福新酯

图 1　佛司可林与考福新酯结构式

分布。1974 年印度中央药物研究所（CDRI）的杜贝（M. P. Dubey）等从毛喉鞘蕊花的根中分离得到降血压和解痉活性主要成分，命名为锦紫苏醇（coleonol）。1975 年该研究所坦登（J. S. Tandon）等通过核磁共振一维谱方法和单晶 X 射线衍射等方法确定了锦紫苏醇的结构，但 C-7 位的构型鉴定有误。1977 年印度 Hoechst 生物制药公司苏扎（N. J. de Souza）等分离得到佛司可林，用圆二色谱和单晶 X 射线衍射方法确定了其正确的结构，并发现该化合物还具有强心活性。1985 年，美国学者萨克塞纳（A. K. Saksena）等采用碱催化重排结合单晶 X 射线衍射分析以及标准品直接比对，确定锦紫苏醇和佛司可林为同一化合物。1981 年，德国 Hoechst 制药公司梅茨格（H. Metzger）和林德纳（E. Lindner）研究发现，佛司可林能直接激活离体心脏组织中的腺苷酸环化酶，使细胞内环腺苷酸（一种细胞内传递信息的小分子，对细胞的生理活动与物质代谢起到调节作用）水平迅速升高，因此成为研究腺苷酸环化酶药理学的重要工具药物。佛司可林对与环腺苷酸相关的多种疾病如心力衰竭、高血压、青光眼和哮喘等均具有很好的药理作用，但由于其水溶性差，口服时生物利用度低，且对不同亚型腺苷酸环化酶选择性不高，使其临床应用受到限制。印度 Sami Labs 公司采用环糊精助溶制成的佛司可林滴眼液能有效降低人眼内压，于 2006 年在印度被批准上市，用于治疗开角型青光眼。1986 年，日本化药株式会社（Nippon Kayaku）立江（T. Tatee）等合成得到水溶性佛司可林衍生物考福新酯，随后发现该化合物具有更强的腺苷酸环化酶激动活性，选择性好，对腺苷酸环化酶亚型 V 的亲和力更高，作用时间也更长。该公司研制的考福新酯注射液于 1998 年在日本被批准上市，用于治疗急性心力衰竭。

化学名称、性状、理化性质　佛司可林化学名称为 7β-乙酰氧基-8,13-环氧-1α,6β,9α-三羟基半日花烷-14-烯-11-酮，CAS 号 66575-29-9，分子式为 $C_{22}H_{34}O_7$。分子中含有 8 个手性中心，属手性天然药物，比旋度为 $-26.2°$（$c = 1.68$，三氯甲烷）；白色结晶或粉末，无气味，对皮肤、眼睛和黏膜有刺激性，熔点 230~232℃；能溶于乙醇和三氯甲烷，难溶于水，性质稳定。考福新酯盐酸盐化学名称为 6-（3-二甲氨基丙酰基）佛司可林盐酸盐，CAS 号 138605-00-2，分子式为 $C_{27}H_{43}NO_8 \cdot HCl$。白色粉末，易溶于水和甲醇，性质稳定，熔点 265~267℃。

药物来源　佛司可林主要从种植的毛喉鞘蕊花块状根中提取分离得到。也可以通过多条全合成路线得到，但反应步骤多（需 20 步以上），产率很低，难以实现工业化生产。以佛司可林为起始原料，通过 7 步反应半合成得到考福新酯，产率可达 62%（图 2）。

临床应用与毒性　佛司可林滴眼液临床上用于治疗开角型青光眼；考福新酯注射液临床上用于急性心力衰竭，口服也有效。佛司可林对皮肤和黏膜有刺激性，严重时会引发过敏性反应，常染色体显性或隐性的遗传性多囊肾病患者禁用。考福新酯的主要毒性是心肌纤维化，不良反应为心悸、脸红和头疼，偶尔会引起心动过速和心律失常。

（黎胜红）

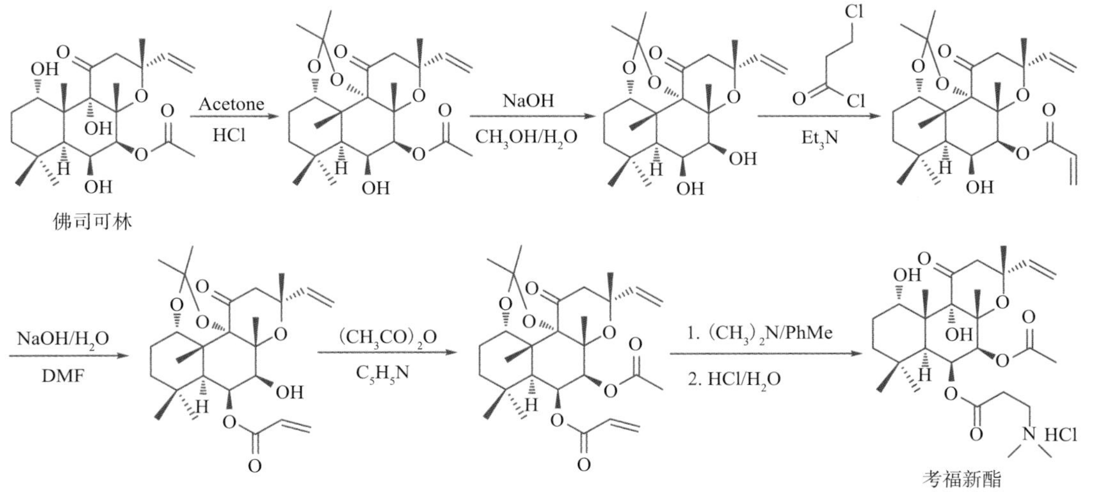

图 2　考福新酯半合成路线

依卡倍特钠 （ecabet sodium）

又称五水化脱氢松香酸12-磺酸钠盐（12-sulfodehydroabietic acid 12-sodium salt pentahydrate）。一种治疗胃炎和胃溃疡的药物，为松香中的活性天然产物松香酸的衍生物，属半合成二萜类药物，松香烷类，化学结构式见图1。具有胃黏膜保护作用，对幽门螺杆菌有抑制作用。临床上以颗粒剂使用，主要用于治疗胃黏膜损伤、急性和慢性胃炎及胃溃疡。

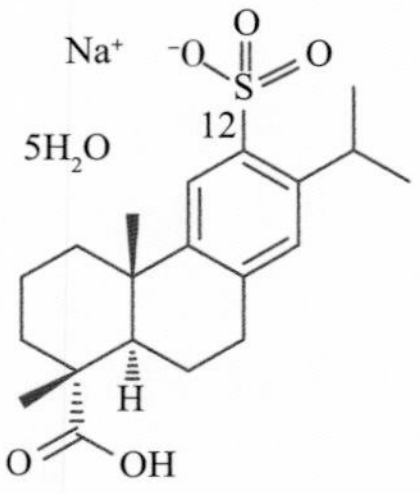

图1　依卡倍特钠结构式

简史　松香是松柏类植物树干内分泌出来的黏稠状液体经蒸馏得到的一种天然树脂，呈微黄色至棕红色，富含二萜酸类化合物，其中松香酸的含量较高。1904年新西兰化学家伊斯特菲尔德（T. H. Easterfield）等鉴定了松香酸的基本结构，1940年美国学者霍维（A. G. Hovey）和霍金斯（T. S. Hodgins）通过化学反应确定了松香酸完整的平面结构。1956年美国学者吉尔伯特·斯托克（G. Stork）和舒伦贝格（J. W. Schulenberg）通过全合成方法得到脱氢松香酸外消旋体，与天然的右旋脱氢松香酸的红外光谱完全相同，从而使松香酸的立体构型被确定。1985年，日本田边制药公司瓦达（H. Wada）等制备了一系列脱氢松香酸C-12位

和C-18位被亲水基团（如氨基、氨甲酰基、脲基、氨磺酰基、磺酸基等）取代的衍生物，并对它们进行了抗溃疡活性研究，发现其中五水化脱氢松香酸12-磺酸钠盐具有很强的抑制小鼠胃蛋白酶的活性，被称作依卡倍特钠，并作为抗溃疡药物进行研究开发。1993年，依卡倍特钠在日本首次被批准上市，用于治疗胃溃疡，紧接着于1995年又批准其用于治疗胃炎。2005年，由天津田边制药有限公司研制的依卡倍特钠在中国获准上市，用于治疗胃黏膜损伤、急性和慢性胃炎及胃溃疡。1994年日本学者丰（I. Yutaka）发现依卡倍特钠对幽门螺杆菌还具有很好的抑制活性。2000年日本学者伊希卡瓦（T. Ichikawa）等发现依卡倍特钠对眼干燥症也有很好的治疗作用，截至2013年仍在临床研究之中。

化学名称、性状、理化性质　依卡倍特钠化学名称为（+）-（1R,4aS,10aR)-1,4a-二甲基-7-(1-甲基乙基)-1,2,3,4,4a,9,10,10a-八氢-1-菲甲酸-6-磺酸钠五水化物，CAS号219773-47-4，带5分子结晶水，分子式为$C_{20}H_{27}NaO_5S \cdot 5H_2O$。分子中含有3个连续的手性中心，属手性天然药物，比旋度为+59.4°（c=0.50，水）；白色固体，稍有薄荷

香味，味微苦，溶于二甲亚砜，碱性条件下易溶于水，酸性条件下溶解度降低。

药物来源　依卡倍特钠无天然来源，通过半合成得到。主要以松香中的松香酸为原料，进行脱氢、磺酸化及成盐反应得到，或由歧化松香（为松香在150~300℃及钯碳催化剂作用下直接生成）中的脱氢松香酸经磺酸化及成盐反应得到（图2）。

临床应用及毒性　依卡倍特钠在临床上以颗粒剂口服使用，用于治疗胃黏膜损伤（糜烂、出血、红肿、水肿），急性胃炎，慢性胃炎的急性发作期，以及胃溃疡。不良反应有皮疹、荨麻疹、便秘、腹泻、胸部压迫感和周身疲乏感。

（黎胜红）

丹参酮 （tanshinones）

一类治疗心血管疾病和抗菌消炎的药物，最早从唇形科植物丹参 *Salvia miltiorrhiza* 根的提取物脂溶性部位分离得到，属于二萜类药物，19-降松香烷类，主要包括隐丹参酮、丹参酮ⅡA和半合成衍生物丹参酮ⅡA磺酸钠，化学结构见图。具有扩张血管、改善微循环、抗血小板聚集、抗血栓形成、抗急性缺氧、抗菌、抗炎、抗氧化及抗肿瘤等药理活性，毒性小。临

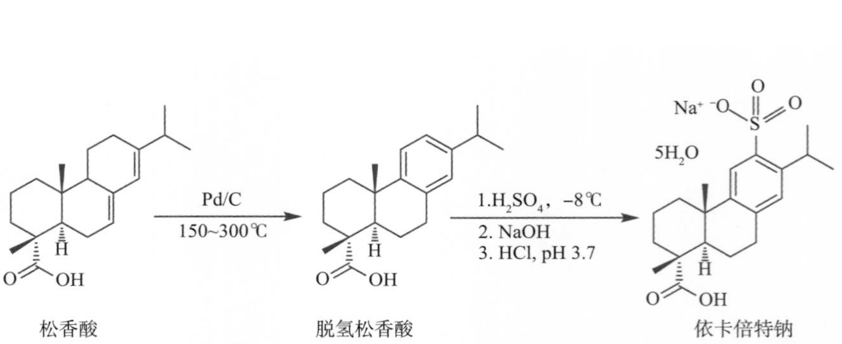

图2　依卡倍特钠合成路线

床上以胶囊剂、注射剂和片剂等使用，主要用于治疗各种缺血性心血管疾病及感染性疾病。

简史 唇形科 Labiatae（Lamiaceae）植物丹参的药用始载于《神农本草经》，东晋、南北朝已用于治疗化脓性感染，明代李时珍在《本草纲目》中记载"丹参能破宿血，补新血，通心包络，为血分药也"。日本学者娜卡（M. Naka）和福岛（T. Fukushima）认为丹参根中的红色成分是其作为补血药的基础，并于1934年从其乙醇提取物中分离得到3个红色结晶丹参酮Ⅰ、Ⅱ和Ⅲ，初步研究证明分子中含有邻醌和4-甲基萘的部分结构。1941年，日本学者泷浦（K. Takiura）发现丹参酮Ⅱ和Ⅲ均为混合物，经分离纯化得到隐丹参酮和丹参酮ⅡA，通过化学方法鉴定了隐丹参酮的平面结构。1960年，日本学者亿村（Y. Okumura）等通过紫外光谱、红外光谱及化学反应确定了丹参酮ⅡA的结构。1968年英国学者贝利（A. C. Baillie）和汤姆森（R. H. Thomson）通过合成方法得到隐丹参酮和丹参酮ⅡA，进一步证实了其化学结构。1976年，中国学者房其年等发现丹参酮类化合物对金黄色葡萄球菌和人型结核杆菌具有较强的抑制作用。1978年中国学者钱名堃等发现，丹参酮ⅡA的水溶性衍生物丹参酮ⅡA磺酸钠与丹参酮ⅡA相比具有更好和更快的吸收性，并具有扩张冠状动脉和增加心肌收缩力的作用，因此推荐临床试用。由上海第一生化药业有限公司生产的丹参酮ⅡA磺酸钠注射液于1995年被批准在中国国内上市，用于冠心病、心绞痛、心肌梗死的辅助治疗。由河北兴隆希力药业有限公司研制的丹参酮胶囊作为抗菌消炎药也于1995年被批准在国内上市。2008年，韩国KT&G Life Sciences公司启动了隐丹参酮治疗肥胖症、脂肪性肝炎、肝硬化和脂肪肝的Ⅱ期临床试验，截至2014年仍在进行之中。此外，大量研究表明，丹参酮类化合物还具有较好的抗肿瘤、抗氧化及辅助治疗糖尿病等药理活性，分子中的醌型超共轭体系为其重要活性基础。截至2014年，以丹参酮类化合物为有效或指标成分在中国上市的药物还有丹参舒心胶囊、丹参片及含有丹参提取物的各种复方制剂等。

化学名称、性状、理化性质 隐丹参酮的化学名称为（1R）-1,6,6-三甲基-1,2,6,7,8,9-六氢菲并［1,2-b］呋喃-10,11-二酮（CAS号：35825-57-1），分子式为$C_{19}H_{20}O_3$。隐丹参酮为橙色针状结晶，熔点为190~190.5℃，比旋度为-81.8°（c=0.11，三氯甲烷）；溶于乙醇、甲醇、丙酮和三氯甲烷等有机溶剂，微溶于水。丹参酮ⅡA化学名称为1,6,6-三甲基-6,7,8,9-四氢菲并［1,2-b］呋喃-10,11-二酮，CAS号为568-72-9，分子式为$C_{19}H_{18}O_3$。丹参酮ⅡA为樱红色针状结晶，有特殊气味，熔点为209~210℃；溶于乙醇、丙酮和乙醚等有机溶剂，微溶于水。丹参酮ⅡA磺酸钠化学名称为1,6,6-三甲基-10,11-二酮-6,7,8,9-四氢菲并［1,2-b］呋喃-2-磺酸钠，CAS号69659-80-9，分子式为$C_{19}H_{17}SO_6Na$。丹参酮ⅡA磺酸钠为砖红色结晶性粉末，味微苦，熔点194~196℃，易溶于热水，溶于冷水、甲醇或乙醇，不溶于三氯甲烷。丹参酮药物分子中的醌型结构电子行为活跃，高温和见光易被氧化还原。

药物来源 隐丹参酮和丹参酮ⅡA主要从丹参根部提取分离得到，在甘西鼠尾草 Salvia przewalskii 和云南鼠尾草 Salvia yunnanensis 等多种鼠尾草属植物的根中均有分布，在唇形科植物迷迭香 Rosmarinus officinalis、分药花 Perovskia abrotanoides、Meriandra benghalensis 及瑞香科植物白木香 Aquilaria sinensis 等其他科属植物中也有分布。丹参酮ⅡA在醋酸酐存在下用浓硫酸磺化、盐析、重结晶，即可得到丹参酮ⅡA磺酸钠。

临床应用及毒性 以隐丹参酮为有效成分制成的丹参酮胶囊临床上用于治疗痤疮、扁桃腺炎、外耳道炎、蜂窝组织炎、乳腺炎、骨髓炎、疖、痈以及外伤和烧伤感染等。以丹参酮ⅡA为主要有效成分制成的丹参舒心胶囊临床上用于治疗冠心病引起的心绞痛、胸闷及心悸等。以丹参酮ⅡA磺酸钠为有效成分制成的注射液临床上用于治疗冠心病、心绞痛、

隐丹参酮　　丹参酮ⅡA　R＝H　丹参酮ⅡA磺酸钠　R＝SO₃Na

图　隐丹参酮、丹参酮ⅡA和丹参酮ⅡA磺酸钠结构式

心肌梗死的辅助治疗。含有丹参提取物的复方制剂（如复方丹参片等）在临床上被广泛用于冠心病等各种心血管疾病的治疗。丹参酮类药物毒性较小，少数出现过敏反应，孕妇禁用。

(黎胜红)

léigōngténgnèizhǐchún

雷公藤内酯醇 (triptolide)

又称雷公藤甲素。一种治疗免疫系统疾病和银屑病的药物，最早从卫矛科植物雷公藤 *Triptergium wilfordii* 的提取物中分离得到，属于二萜类药物，松香烷类，以 18 (4→3) 迁移松香烷（C-18 位甲基从 C-4 位迁移到 C-3 位）的形式存在，化学结构见图。雷公藤内酯醇具有抗炎、免疫抑制和抗肿瘤等药理活性，有强毒性。临床上主要以片剂、软膏剂使用，用于治疗风湿性关节炎等免疫系统疾病和银屑病。

简史 雷公藤为有毒植物，在中国民间用于治疗炎症及自身免疫系统疾病已有几百年历史。中国药用植物化学家赵承嘏于 1936 年就开始研究雷公藤根中的萜类色素。1972 年美国化学家库普钱（S. M. Kupchan）等首次从雷公藤乙醇提取物中分离得到对小鼠白血病细胞有抑制活性的化合物，命名为雷公藤内酯醇，通过核磁共振氢谱方法和单晶 X 射线衍射确定了其结构和绝对构型。

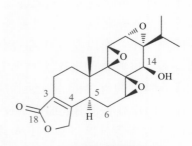

图 雷公藤内酯醇结构式

1977 年中国云南省植物研究所与河南省医学科学研究所研究人员从昆明山海棠 *Triptergium hypoglaucum* 中也分离得到雷公藤内酯醇，并发现该化合物具有抗癌活性。1981 年中国学者程自珍等研制的雷公藤片剂（含 2%～5% 总二萜内酯）被用于治疗类风湿关节炎。1984 年福州市皮肤病防治院将雷公藤内酯醇软膏用于治疗银屑病。1999 年美国学者卡奥（P. N. Kao）等发现雷公藤内酯醇的免疫抑制和抗炎活性的作用机理与抑制 T 细胞中的白介素 2（一种在机体免疫调节中发挥重要作用的细胞因子）的表达相关。研究发现雷公藤内酯醇的抗肿瘤作用靶点是核糖核酸（RNA）聚合酶，2011 年美国学者利乌（J. O. Liu）等发现，人着色性干皮病 B 组（XPB）蛋白（一种存在于所有生物体细胞中的重要蛋白，即是真核细胞是通用转录因子 TFIIH 的大亚基，也是核酸剪切修复途径中关键的功能蛋白）是雷公藤内酯醇发挥其抗炎、免疫抑制、避孕和抗肿瘤等重要药理活性的直接作用靶点。2015 年利乌等进一步发现，雷公藤内酯醇中的 12,13-环氧基团是共价修饰 XPB 蛋白的 Cys342 残基（第 342 位半胱氨酸）的官能团。2016 年利乌和美国学者庞珀（M. G. Pomper）等合作发现，葡萄糖苷化修饰后的雷公藤内酯醇衍生物糖化雷公藤甲素（glutriptolide）水溶性提高，可以实现靶向肿瘤细胞给药，并具有持久抗肿瘤活性。构效关系研究表明，雷公藤内酯醇分子中的环氧乙烷和内酯环结构的存在对发挥其药理活性具有重要作用；C-14 位 β 羟基与其细胞毒活性和水溶性均有关；C-5 位被羟基取代后能明显

降低其毒性，同时保持较好的免疫抑制和抗癌活性。截至 2013 年，已上市的雷公藤内酯醇药物有雷公藤片、雷公藤总萜片、雷公藤双层片和雷公藤内酯醇软膏。

化学名称、性状、理化性质 雷公藤内酯醇的化学名称为 7, 8, 9, 11-β-12, 13-α-环氧基-14β-羟基松香-3, 4-α, β-不饱和 γ-内酯。CAS 号 38748-32-2，分子式 $C_{20}H_{24}O_6$。分子中含有 9 个连续的手性中心，属手性天然药物，比旋度为−154°（$c = 0.369$，二氯甲烷）；白色晶体，熔点为 226～227℃；易溶于丙酮、甲醇、乙酸乙酯和三氯甲烷等有机溶剂，难溶于水。在中性条件下相对稳定；在碱性和强酸性条件下不稳定，容易发生水解反应，生成雷公藤内酯三醇（triptriolide）和雷公藤内酯酮（triptonide）。

药物来源 雷公藤内酯醇主要来源于雷公藤属植物雷公藤、昆明山海棠、苍山雷公藤 *Triptergium forretii* 及东北雷公藤 *Triptergium regelli* 的全株，在茎叶含量较高。雷公藤内酯醇可以通过全合成方法得到（见雷公藤内酯全合成），但由于合成反应步骤多和收率低尚未实现工业化生产。

临床应用及毒性 由雷公藤内酯醇制成的片剂具有祛风除湿、活血通络、消肿止痛的功效，临床上用于寒湿侵袭和瘀血阻络引起的关节肿痛，屈伸不利、畏寒肢冷、遇寒加重、腰膝无力或寒热交错等症，以及类风湿性关节炎；软膏临床上被用于治疗银屑病。雷公藤内酯醇毒性很大，对性腺有明显的抑制作用，可使肝功能异常，还会出现恶心、胃部不适、腹胀、纳差、胸闷、心慌、皮疹、口腔溃疡、皮肤色素沉着、下肢水肿、眼干涩等不良反应。

胃和十二指肠溃疡活动期、孕妇和哺乳期妇女、严重心律失常者、骨髓造血障碍患者及患有肝脏疾病等严重全身疾病者禁用，心、肝、肾功能不全或严重贫血、血小板、白细胞低下者慎用。

（黎胜红）

yínxìngnèizhǐ

银杏内酯（ginkgolides）　一类治疗心脑血管疾病的药物，从银杏科植物银杏 *Ginkgo biloba* 的叶和根皮提取物中分离得到，属于二萜类药物，银杏内酯类，主要包括银杏内酯 A、B 和 C，化学结构见图。具有抗血小板聚集的药理活性，能够有效地防止血栓的形成，毒性较小。临床上以片剂、丸剂、酊剂、颗粒剂、胶囊剂及注射剂使用，主要用于治疗各种心脑血管疾病。

简史　银杏又名白果树和公孙树，为中生代孑遗植物，在中国作为药用已有 600 多年历史。1932 年，日本化学家富鲁卡瓦（S. Furukawa）从银杏叶中分离得到银杏内酯类成分，并进行了初步的结构研究。1965 年，全球第一个治疗心血管疾病的银杏叶提取物制剂梯波宁（Tebonin）在德国上市。随后，以银杏内酯为主要活性成分的银杏叶提取物制剂

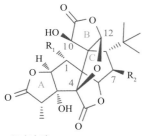

银杏内酯A　R₁ = R₂ = H
银杏内酯B　R₁ = OH, R₂ = H
银杏内酯C　R₁ = R₂ = OH

图　银杏内酯 A、B 和 C 结构式

金纳多（Egb761）在德国和法国上市。1967 年日本学者中西香尔（K. Nakanishi）等从银杏根皮的甲醇提取物中分离得到银杏内酯 A、B 和 C，通过核磁共振氢谱方法和化学反应等方法鉴定了其结构，并用单晶 X 衍射确定其绝对构型，与相同时间日本学者冈边（K. Okabe）等报道的结果完全一致。1985 年，法国药理学者布拉凯（P. G. Braquet）等研究发现，银杏内酯是血小板活化因子（platelet-activating factor, PAF；一种由血小板和多种炎症组织产生的内源性磷脂，是有效的血小板聚集诱导剂，与许多疾病密切相关）的强拮抗剂，其中银杏内酯 B 的活性最强，银杏内酯 C 活性最弱。1996 年美国学者帕帕佐普洛斯（V. Papadopoulos）发现银杏内酯 A 和 B 对外周型苯二氮卓受体（一种线粒体外膜蛋白，广泛分布于中枢神经系统等各个组织中，与人类免疫、衰老和癫痫等疾病密切相关）有调节作用，因而具有中枢神经系统保护作用。构效关系研究表明，银杏内酯分子中的 B 环、C 环和叔丁基是其抗血小板活化因子活性所必需的结构，内酯环 A 则可被亲脂基团取代；C-1 和 C-10 位羟基被大取代基或芳香基取代后活性增强；C-7 位羟基的存在会降低活性，而 C-7 位引入氯原子却可提高活性。以银杏内酯为主要成分的银杏叶提取物于 2008 年在韩国被批准上市，用于治疗中风和心肌梗死。2010 年 7 月，由广州市新花城生物科技有限公司研制的银杏内酯 B 型注射液用于治疗脑梗死已完成Ⅲ期临床实验并申请注册。截至 2013 年，在中国已上市的银杏内酯类药物包括银杏内酯注射液、银杏酮酯滴丸、银杏叶片、银杏

叶丸、银杏叶酊、银杏叶颗粒、银杏叶胶囊、银杏叶口服液等。

化学名称、性状、理化性质　银杏内酯 A 化学名称为（6*R*, 8*S*, 10*R*, 13*S*, 16*R*）-16-甲基-8-（2-甲基-2-丙基）-6, 17-二羟基-2, 4, 14, 19-四氧杂六环［8.7.2.0^{1,11}.0^{3,7}.0^{7,11}.0^{13,17}］十九烷-5, 15, 18-三酮，CAS 号 15291-75-5，分子式为 $C_{20}H_{24}O_9$。分子中含有 7 个手性中心，属手性天然药物，比旋度为 -53.4°（*c* = 1.00，乙醇）；白色结晶，熔点为 330 ~ 332℃。银杏内酯 B 化学名称为（6*R*, 8*S*, 10*R*, 13*S*, 16*R*）-16-甲基-8-（2-甲基-2-丙基）-6, 12, 17-三羟基-2, 4, 14, 19-四氧杂六环［8.7.2.0^{1,11}.0^{3,7}.0^{7,11}.0^{13,17}］十九烷-5, 15, 18-三酮，CAS 号：15291-77-7，分子式为 $C_{20}H_{24}O_{10}$。分子中含有 8 个手性中心，属手性化合物，比旋度为 -52.6°（*c* = 1.00，乙醇）；白色结晶，熔点为 295 ~ 298℃；银杏内酯 C 化学名称为（6*R*, 8*S*, 9*R*, 10*S*, 12*S*, 13*S*, 16*R*）-16-甲基-8-（2-甲基-2-丙基）-6, 9, 12, 17-四羟基-2, 4, 14, 19-四氧杂六环［8.7.2.0^{1,11}.0^{3,7}.0^{7,11}.0^{13,17}］十九烷-5, 15, 18-三酮，CAS 号 15291-76-6，分子式为 $C_{20}H_{24}O_{11}$。分子中含有 9 个手性中心，属手性化合物，比旋度为 -14.7°（*c* = 1.00，乙醇）；白色结晶，熔点为 300 ~ 301℃。银杏内酯易溶于乙醇、甲醇、丙酮和乙酸乙酯等有机溶剂，微溶于水，对酸碱均稳定。

药物来源　银杏内酯为银杏植物特有的化学成分，主要存在于其叶和根皮中，含量极低。银杏组织和细胞培养也能产银杏内酯，但由于产率低和技术难度大，尚未实现工业化生产。银杏内酯 A 和 B 的全合成也于 1988 年由美

国化学家科里（E. J. Corey）等首次完成（见银杏内酯 B 全合成），但合成工艺复杂烦琐，也难以用来工业化生产。

临床应用及毒性 以银杏内酯为主要有效成分制成的酊剂、丸剂、片剂、颗粒剂、胶囊、银杏滴丸、口服液、注射液等具有活血化瘀通络的功效，临床上主要用于治疗瘀血阻络引起的胸痹、心痛、中风、半身不遂、謇舌强语塞，以及冠心病、心绞痛、脑梗死等心脑血管疾病。不良反应为胃部不适、恶心、过敏性皮炎、荨麻疹、头痛、过敏反应等。孕妇和心力衰竭者慎用。

（黎胜红）

dōnglíngcǎojiǎsù
冬凌草甲素（rubescensin A；oridonin）

一种抗炎和抗肿瘤天然产物，最早从香茶菜属植物冬凌草 Isodon rubescens 中分离得到，属二萜类药物，贝壳杉烷类，以对映体形式存在，化学结构见图。具有抗炎、抗菌和抗肿瘤药理作用，临床上以胶囊剂、片剂和糖浆剂口服，用于治疗慢性扁桃体炎、咽炎、喉炎和口腔炎，以及癌症辅助治疗药物。

简史 唇形科（Labiatae）香茶菜属 Isodon 多种植物在中国药用历史悠久，使用广泛，在日本药用记载始于明治年代，晚于中国。1975 年，中国植物资源与植物化学家孙汉董与河南省冬凌草

协作组合作对治疗食道癌和贲门癌的有效药物冬凌草的抗癌活性成分进行了研究，并于 1976 年分离得到了它的主要化学成分，通过紫外光谱、红外光谱和核磁共振氢谱方法鉴定了其结构，经药理学和动物实验研究发现该化合物对人体食管鳞癌细胞株有明显细胞毒作用，对多种动物移植性肿瘤有抑制作用，证实其为抗癌活性成分，并命名为冬凌草甲素（rubescensin A），这与同一时期日本学者藤田（E. Fujita）从延命草 Isodon japonicus 中分离得到的微量成分 oridonin 为同一化合物。构效关系研究发现，α-亚甲基环戊酮结构片段是冬凌草甲素的抗肿瘤活性中心。冬凌草甲素在冬凌草中含量高，可达 0.5%，其发现大大加速和推动了河南冬凌草在抗炎、抗菌和抗癌药物方面的开发应用。1977 年，冬凌草提取物作为清热消炎药治疗咽喉肿痛在中国上市并被《中华人民共和国药典》收载。2005 年，孙汉董等与美国药理学家郑永齐等合作发现冬凌草甲素还具有显著的抗炎活性，其作用机制与抑制核因子活化 B 细胞 κ 轻链增强子（NF-κB；一类广泛存在于真核生物中的核转录因子，与调控细胞增殖和凋亡、免疫调节、炎症发生以及血管生成等许多重要生命过程密切相关）的转录活性从而干扰脱氧核糖核酸（DNA）的合成相关。截至 2013 年，以冬凌草提取物为原料在中国已批准上市的药物包括胶囊剂、片剂、糖浆剂及含片。

化学名称、性状、理化性质 冬凌草甲素化学名称为对映-1β, 6α, 7β, 14α-四羟基-7β,20-环氧-贝壳杉-16-烯-15-酮（CAS 号：28957-04-2），分子式为 $C_{20}H_{28}O_6$。

分子中含有 9 个连续的手性中心，属手性天然药物，比旋度为 -46.0°（c = 1.00，吡啶）；冬凌草甲素为无色凌柱状结晶，味极苦，熔点为 248～250℃，可溶于甲醇、乙醇、乙醚等有机溶剂，难溶于水。

药物来源 冬凌草甲素主要从多种香茶菜属植物如冬凌草、延命草、毛叶香茶菜 Isodon japonica、疏花毛萼香茶菜 Isodon eriocalyx var. laxiflora、粗果香茶菜 Isodon lasiocarpa、长管香茶菜 Isodon longituda 等的叶或地上部分提取分离得到。由于冬凌草甲素结构复杂，尚无关于其半合成或全合成成功的研究报道。

临床应用及毒性 以冬凌草甲素为有效成分制成的冬凌草胶囊剂、片剂、糖浆剂及含片具有清热消肿的功效，临床上用于治疗慢性扁桃体炎、咽炎、喉炎和口腔炎，并可用作癌症辅助治疗药物。冬凌草甲素毒性较弱，尚未发现其明显的毒副作用。

（黎胜红）

máo'èyǐsù
毛萼乙素（eriocalyxin B）

一种具有抗肿瘤作用的天然产物，最早从唇形科植物毛萼香茶菜 Isodon eriocalyx 中分离得到，属于二萜类药物，贝壳杉烷类（kauranes），以对映体形式存在，化学结构见图。主要具有抗肿瘤、抗白血病和抗炎药理活性。

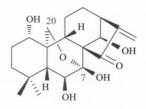

图 冬凌草甲素结构式

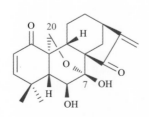

图 毛萼乙素结构式

简史 1982 年，中国植物化学科技工作者王宗玉和许云龙从唇形科植物毛萼香茶菜叶的乙醚提取物中分离得到毛萼乙素，通过紫外光谱、红外光谱、核磁共振氢谱方法和化学反应鉴定了其结构。1995 年，中国植物资源与植物化学家孙汉董等研制的毛萼香茶菜含片作为抗菌消炎药物被批准上市。2002 年，孙汉董等发现毛萼乙素对人白血病 K562 细胞和人膀胱癌 T24 细胞有明显的抑制作用。2006 年，孙汉董等与美国药理学家郑永齐等合作发现毛萼乙素能够抑制核因子活化 B 细胞 κ 轻链增强子（NF-κB；一类广泛存在于真核生物中的核转录因子，与调控细胞增殖和凋亡、免疫调节、炎症发生以及血管生成等许多重要生命过程密切相关）的转录而发挥抗炎活性。2007 年，孙汉董等与中国血液病与分子生物学家陈竺和陈赛娟合作发现，毛萼乙素诱导急性髓系 M_{2b} 型白血病细胞凋亡具有较高的选择性，可望成为一种靶向治疗 M_{2b} 型白血病的候选药物。2013 年，陈竺和陈赛娟研究发现，毛萼乙素给药可以有效缓解小鼠实验性自身免疫性脑脊髓炎（EAE；T 细胞介导的中枢神经系统脱髓鞘疾病），减轻其脊髓病灶部位的炎性浸润和脱髓鞘病变。2014 年，中国学者李艳与赵勤实、孙汉董等合作发现，p50 蛋白（NF-κB 家族成员之一）是毛萼乙素发挥抗肿瘤活性的作用靶点。构效关系研究表明，毛萼乙素结构中的 α，β-不饱和酮基是其抗肿瘤活性重要的官能团，C-6 和 C-7 位羟基化学修饰后活性降低，7, 20-环氧结构比 3, 20-环氧结构活性强。

化学名称、性状、理化性质 毛萼乙素化学命名为对映-6α, 7α-二羟基-7β, 20-环氧-贝壳杉-2, 16-二烯-1, 15-二酮，CAS 号 84745-95-9，分子式为 $C_{20}H_{24}O_5$。分子中含有 7 个手性中心，属手性天然药物，比旋度为 -185.2°（$c=0.108$，三氯甲烷）；无色针晶，熔点为 216~218℃，溶于丙酮和三氯甲烷等有机溶剂，难溶于水。

药物来源 毛萼乙素主要从毛萼香茶菜及其变种疏花毛萼香茶菜 *Isodon eriocalyx* var. *laxiflora* 的叶或地上部分提取分离得到，此外假细锥香茶菜 *Isodon coetsoides* 也能产该化合物，但含量不高。1990 年中国有机化学家周维善等从冬凌草甲素经 6 步反应半合成得到毛萼乙素，但是总产率仅为 11%。

临床应用及毒性 以毛萼乙素为主要成分制成的毛萼香茶菜含片具有清热消肿和消炎止咳的功效，临床上用作抗菌和消炎药物。毛萼乙素还具有广谱抗肿瘤作用，可望用作白血病和乳腺癌等癌症的辅助治疗药物。尚未发现毛萼乙素有明显的毒副作用。

（黎胜红）

zǐshānchún

紫杉醇（paclitaxel） 一种抗肿瘤药物，最早从红豆杉属 *Taxus* 植物（又称紫杉）的树皮提取物中分离得到，属于二萜类药物，紫杉烷类（taxanes），为第一个被用于肿瘤化学治疗的紫杉烷类药物，化学结构见图。具有抗肿瘤和抗炎作用，有强毒性。临床上以注射剂使用，主要用于治疗卵巢癌、乳腺癌、非小细胞肺癌、头颈癌、食管癌、胃癌、子宫内膜癌、宫颈癌、艾滋病相关型卡波西肉瘤、生殖细胞肿瘤、血管肉瘤和复发非何金氏淋巴瘤等恶性肿瘤。为一种新型的微管抑制剂类抗肿瘤药物，作用机制独特，疗效显著，在抗肿瘤药物中占有重要地位，被认为是天然抗肿瘤药物研究领域最重大的发现之一。

简史 紫杉烷二萜是红豆杉属植物的主要成分，最早由德国药剂师卢卡斯（H. Lucas）于 1856 年从欧洲红豆杉 *Taxus baccata* 枝叶中发现，称紫杉碱（taxin）。1956~1958 年，德国学者格拉夫（E. Graf）及同事发现紫杉碱主要由 A 和 B 两个化合物组成，并首次分离得到其单体。1962 年，英国学者利思戈（B. Lythgoe）等提出紫杉碱 B 的降解产物氧-肉桂酰基紫杉素 I（O-cinnamoyltaxicin-I）可能的平面结构。1963 年，日本学者中西香尔（K. Nakanishi）等通过核磁共振氢谱方法等研究确定了紫杉碱的降解产物紫杉宁（taxinine）的平面结构，与相同时间利思戈等及日本学者尤约（S. Uyeo）等报道的结果完全

图 紫杉醇结构式

一致，因此 3 位学者于 1964 年将该类化合物的结构骨架统一命名为紫杉烷。1965 年，中西香尔等确定了紫杉宁结构中所有手性中心的立体化学。1966 年，美国化学家瓦尼（M. C. Wani）和沃尔（M. E. Wall）从太平洋紫杉 *Taxus brevifolia* 的树皮中分离得到高活性成分紫杉醇，得率仅为 0.014%，具有强的抗白血病和抗肿瘤活性，并于 1971 年通过核磁共振氢谱方法分析，结合对其两个醇解产物的衍生物的单晶 X 射线衍射研究，鉴定其结构为一个复杂新颖和高氧化度的含氮紫杉烷二萜。1979 年，美国药理学家霍维茨（S. B. Horwitz）等研究发现，紫杉醇不仅抗肿瘤活性强，作用机制也比较独特，能够促进微管蛋白聚合生成微管，使得微管蛋白和微管之间的平衡失调，阻断细胞分裂周期，从而导致肿瘤细胞的凋亡。由于紫杉醇是第一个被发现能够促进微管聚合的化合物，因此被作为先导化合物进行更深入的药理学研究，并于 80 年代成功进入到临床研究。1992 年，美国食品药品管理局（FDA）批准美国百时美施贵宝（Bristol-Myers Squibb）公司生产的紫杉醇注射液用于治疗卵巢癌，紧接着批准其用于治疗乳腺癌，此后其临床适应证被不断扩大。1995 年，由中国医学科学院药物研究所研制的紫杉醇注射液获得中华人民共和国卫生部颁发的新药证书。紫杉醇由于水溶性差，其注射液大多采用聚氧乙烯蓖麻油提高其溶解性，该增溶剂会导致严重的过敏反应，因此国内外针对紫杉醇新型制剂（如脂质体、纳米粒、微乳化和磷脂复合物等）的研究和开发一直在持续之中。2004 年，由南京绿叶思科药业有

限公司等研制的注射用紫杉醇脂质体成功上市，减少了过敏反应。此外，由美国阿博利斯科学（Abraxis Bioscience）公司等研制的注射用紫杉醇（白蛋白结合型），也于 2005 年被美国食品药品管理局批准上市，不仅减小了副作用，而且作用时间更长。截至 2013 年，紫杉醇药物已在世界上 50 多个国家上市，被广泛用于各种晚期和恶性肿瘤的化学治疗。

化学名称、性状、理化性质　紫杉醇的化学名称为（2α, 5β, 7β, 10β, 13α）-1, 7-二羟基-4, 10-二乙酰氧基-2-苯甲酰氧基-13-[（2*R*, 3*S*）-3-苯甲酰氨基-2-羟基-3-苯丙酰氧基]-5, 20-环氧紫杉烷-11-烯-9-酮，CAS 号 33069-62-4，分子式 $C_{47}H_{51}NO_{14}$。分子中含有 11 个手性中心，属手性天然药物，比旋度为 -49° 至 -55°（*c* = 1.00，甲醇）；白色或近白色细针状结晶或粉末，无味，熔点为 213~216℃，易溶于甲醇、乙醇、乙酸乙酯、丙酮和三氯甲烷等有机溶剂，微溶于水（约 0.25 微克/毫升）。在二甲亚砜中相对稳定，氯仿中次之，甲醇中相对不稳定，加热浓缩时主要会发生 7-OH 的异构化反应，生成热力学上结构更稳定的 7-表-紫杉醇，同时还会发生酯水解反应脱去 C-10 位乙酰基和 C-13 位侧链取代基，生成 10-去乙酰基紫杉醇、7-表-10-去乙酰基紫杉醇和巴卡亭Ⅲ。

药物来源　紫杉醇主要来源有：①从红豆杉属植物提取分离，但由于含量较低（通常小于 0.02%），分离纯化困难，尤其是共同存在的三尖杉宁碱与紫杉醇结构较为相近，色谱行为非常相似，普通方法难以将二者分离。②通过大规模植物细胞培养获得，缺点是产量不稳定及生产成本高。

③从植物中高含量（可达枝叶鲜重 0.1%）的前体化合物 10-去乙酰基巴卡亭Ⅲ（10-deacetylbaccatin Ⅲ）通过半合成方法得到（见紫杉醇半合成），为紫杉醇最重要的来源。植物内生真菌产紫杉醇也有不少研究报道，但均未能实现工业化生产。紫杉醇复杂的分子结构引起了世界有机合成家们的极大兴趣和长期深入研究，到 2010 年至少有 6 条不同的路线可以全合成得到紫杉醇，但由于合成方法复杂，步骤多，产率低，成本昂贵，难以实现工业化生产。

临床应用及毒性　紫杉醇在临床上以注射剂使用，主要用于卵巢癌、乳腺癌和非小细胞肺癌的一线（通常与顺铂联合用药）和二线治疗，人类获得性免疫缺陷综合征相关型卡波西肉瘤的二线治疗，以及头颈癌、食管癌、胃癌、子宫内膜癌、宫颈癌、生殖细胞肿瘤、血管肉瘤和复发非霍奇金淋巴瘤等多种恶性肿瘤的治疗。白蛋白结合型紫杉醇适用于治疗联合化疗失败的转移性乳腺癌和辅助化疗后 6 个月内复发的乳腺癌（除临床禁忌外，既往化疗中应包括蒽环类抗癌药），与卡铂联合用于不能手术或放疗的晚期或转移性非小细胞肺癌患者的一线治疗，与吉西他滨联合用于转移性胰腺癌的一线治疗。紫杉醇脂质体可用于卵巢癌的一线化疗及卵巢转移性癌的治疗，也可用于曾用含阿霉素（多柔比星）标准化疗的乳腺癌患者的后续治疗和复发患者的治疗，还可与顺铂联合用于不能手术或放疗的非小细胞肺癌患者的一线化疗。紫杉醇会导致过敏反应（潮红、皮疹、呼吸困难、荨麻疹、低血压）、骨髓抑制（白细胞和中性粒细胞减少、血小板降低、贫血）、神经毒

性（轻度麻木、疲乏、感觉异常、肌无力）、心血管毒性（低血压、短时间心动过缓）、肌肉关节疼痛、胃肠道反应（恶心、呕吐、腹泻、黏膜炎）、肝脏毒性、脱发和局部炎症反应，这些不良反应大多为紫杉烷类药物的主要毒性。为预防发生过敏反应，治疗前应用糖皮质激素类药物（如地塞米松）、苯海拉明和 H_2 受体拮抗剂进行预处理。对紫杉醇和其他用聚氧乙烯蓖麻油配制的药物有过敏反应者、中性粒细胞数低于 $1.5 \times 10^9 / L$ 者和孕妇禁用。紫杉醇与特拉珠玛合用效果较好；与奎奴普丁/达福普汀同时给药可提高其血药浓度；使用顺铂后再给药可产生更严重的骨髓抑制；与阿霉素合成会加重中性粒细胞减少和口腔炎；与表柔比星同时给药会加重其毒性；磷苯妥英和苯妥英会降低其作用；使用紫杉醇时接种活疫苗会增加活疫苗感染的风险；细胞色素 CYP2C8 和 CYP3A4 底物或抑制剂类药物可干扰紫杉醇的代谢，应避免共同使用。紫杉醇的两个半合成类似物，多烯紫杉醇和卡巴他赛，作为肿瘤化学治疗药物，已被广泛用于乳腺癌、非小细胞肺癌、前列腺癌、胃腺癌和头颈癌等的治疗。

（黎胜红）

duōxīzǐshānchún

多烯紫杉醇（docetaxel）　一种肿瘤化疗药物，为抗肿瘤药物紫杉醇的衍生物，属于半合成二萜类药物，紫杉烷类（taxanes），第二个被用于肿瘤化学治疗的紫杉烷类药物，化学结构见图。具有抗肿瘤药理作用，有强毒性。临床上以注射剂使用，主要用于治疗乳腺癌、非小细胞肺癌、前列腺癌、胃腺癌、头颈癌、食管癌和子宫内膜癌等恶性肿瘤，属

微管抑制剂类抗肿瘤药物。

简史　新型抗肿瘤天然药物紫杉醇发现以来，由于其水溶性差、毒副作用大和耐药性的出现，大量工作致力于从红豆杉属植物中寻找更理想的抗肿瘤天然紫杉烷类化合物，截至 2010 年已有 600 多个结构与紫杉醇相似的紫杉烷二萜从红豆杉属不同种植物的不同部位中被分离鉴定，但均未发现具有开发成药物的前景。与此同时，为了寻找抗肿瘤活性更好、选择性高、毒副作用小、耐药性低、溶解性好的新一代紫杉烷衍生物，大量关于紫杉醇结构修饰和构效关系的研究工作也被开展，发现紫杉烷 C_6 — C_8 — C_6 一环系骨架、5, 20-环氧丙烷结构、C-13 位酯基侧链对保持抗肿瘤活性很重要，其他取代基（如 C-2 位苯甲酰氧基和 C-4 位乙酰氧基）的改变也会导致活性降低或升高，在此基础上国内外学者合成了大量紫杉醇类似物，部分化合物显示出良好的成药前景。其中，法国国家科学研究院（CNRS）的波捷（Potier）等人 1986 年半合成得到的紫杉烷衍生物多烯紫杉醇，与紫杉醇相比 C-10 位脱去乙酰基，C-13 位侧链上的苯甲酰基被叔丁氧羰基替代，作用机制仍然相似，但溶解性提高，吸收期延长，外排减慢，因此显示出更强的抗肿瘤活性。由法国罗纳普朗克〔Rhone-Poulenc Rorer，已改为赛诺菲–阿文蒂斯（Sanofi-Aventis）〕公司研制的多烯紫杉醇注射液于 1995

年获准在南非和墨西哥上市，用于治疗乳腺癌和非小细胞肺癌，并于 1996 年被美国食品药品管理局（FDA）批准上市，用于治疗蒽环类药物耐药转移性乳腺癌，随后又批准其治疗铂类药物耐药转移性 Ⅲ B/Ⅳ 期非小细胞肺癌，以及激素抵抗性前列腺癌、头颈癌、胃癌等。截至 2013 年，多烯紫杉醇药物已经在世界上 50 多个国家上市，与紫杉醇一道成为治疗实体肿瘤应用最广泛的细胞毒药物以及肿瘤化学治疗的里程碑药物。

化学名称、性状、理化性质

多烯紫杉醇的化学名称为（2α, 5β, 7β, 10β, 13α）-1, 7, 10-三羟基-4-乙酰氧基-2-苯甲酰氧基-13-[（$2R$, $3S$）-2-羟基-3-（2-甲基-2-丙氧羰基）氨基-3-苯丙酰氧基]-5, 20-环氧紫杉烷-11-烯-9-酮，CAS 号 114977-28-5，分子式 $C_{43}H_{53}NO_{14}$。属手性天然药物，比旋度为 $-36°$（$c = 0.74$，乙醇）；白色结晶性粉末，易溶于乙醇、丙酮和乙醚等有机溶剂，略溶于水（约 6~7 微克/毫升）。在酸性、碱性和加热条件下均不稳定，C-7 位羟基会发生差向异构化反应，生成 7-表-多烯紫杉醇。此外在碱性条件下还会发生酯水解反

图　多烯紫杉醇结构式

应，脱去 C-13 位侧链取代基，生成 10-去乙酰基巴卡亭Ⅲ（10-deacetylbaccatin Ⅲ）和 7-表-10-去乙酰基巴卡亭Ⅲ；同时还会伴随氧化反应的发生，生成 7-表-10-氧代-10-去乙酰基巴卡亭Ⅲ和 7-表-10-氧代多烯紫杉醇。

药物来源　多烯紫杉醇通过半合成得到，无天然来源。主要原料为红豆杉属植物枝叶中提取分离得到的高含量前体化合物 10-去乙酰基巴卡亭Ⅲ。

临床应用及毒性　多烯紫杉醇在临床上以注射剂使用，单独或与阿霉素、环磷酰胺、顺铂、泼尼松、氟尿嘧啶联合用药，主要用于治疗晚期或转移性乳腺癌和非小细胞肺癌，也被用于激素抵抗转移性前列腺癌、晚期胃腺癌、头颈鳞状细胞癌、食管癌和子宫内膜癌等恶性肿瘤的治疗。多烯紫杉醇具有紫杉烷类药物的主要毒性，会导致过敏反应、骨髓抑制、神经毒性、心血管毒性、关节疼痛、胃肠道反应、肝脏毒性、脱发和注射部位反应，此外会发生体液潴留（水肿、胸腔积液、腹水、心包积液、毛细血管通透性增加、体重增加），同时还可能由于脓毒病造成死亡。在接受多烯紫杉醇治疗前需预服糖皮质激素类药物（如地塞米松）以减轻体液潴留的发生。对多烯紫杉醇和吐温-80 有严重过敏反应者、白细胞数低于 1.5×10^9/L 者和肝功能有严重损害者禁用。CYP3A4 抑制剂类药物（如酮康唑、红霉素、环孢素等）可干扰多烯紫杉醇的代谢，应避免共同使用。

（黎胜红）

kābātāsài

卡巴他赛（cabazitaxel）　一种肿瘤化疗药物，为抗肿瘤药物紫杉醇的衍生物，属于半合成二萜类药物，紫杉烷类（taxanes），第三个被用于肿瘤化学治疗的紫杉烷类药物，化学结构见图 1。具有抗肿瘤药理作用，有强毒性。临床上以注射剂使用，主要用于治疗既往含有多烯紫杉醇治疗方案的激素抵抗转移性前列腺癌，属微管抑制剂类抗肿瘤药物。

简史　新型抗肿瘤药物紫杉醇和多烯紫杉醇发现以来，由于肿瘤细胞中底物与 P-糖蛋白（P-glycoprotein，P-gp）[一种依赖于三磷酸腺苷（adenosine triphosphate，ATP）的药物转运泵，可以降低药物在细胞内的浓度]之间高度的亲和性而产生了严重的耐药性，使得紫杉醇和多烯紫杉醇的抗肿瘤治疗效果和临床应用受到了限制。2000 年前后，由法国罗纳普朗克[Rhone-Poulenc Rorer，已改为赛诺菲－阿文蒂斯（Sanofi-Aventis）]公司研发的半合成紫杉烷衍生物卡巴他赛，与多烯紫杉醇相比其 C-7 位和 C-10 位羟基被甲醚化，使得底物与 P-糖蛋白之间的亲和力大大减弱，因此卡巴他赛对多烯紫杉醇耐药的前列腺癌仍然具有疗效。同时，这两个甲基的存在也为卡巴他赛提供了超常的穿透血脑屏障的能力。2010 年，由赛诺菲－阿文蒂斯公司生产的卡巴他赛注射液被美国食品药品管理局（FDA）批准与泼尼松联合用于治疗既往含有多烯紫杉醇治疗方案的激素抵抗转移性前列腺癌，随后于 2011 年被批准在欧盟、

英国和加拿大上市，2014 年被批准在日本上市。

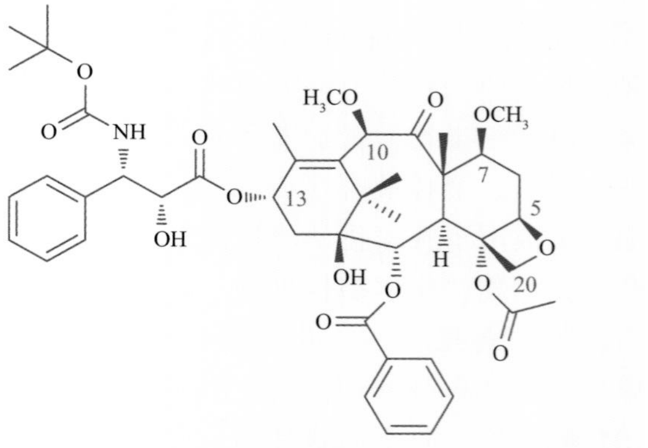

化学名称、性状、理化性质　卡巴他赛的化学名称为（2α, 5β, 7β, 10β, 13α）-1-羟基-7,10-二甲氧基-4-乙酰氧基-2-苯甲酰氧基-13-[（2R, 3S）-2-羟基-3-（2-甲基-2-丙氧羰基）氨基-3-苯丙酰氧基]-5,20-环氧紫杉烷-11-烯-9-酮·丙烷-2-酮（1:1），CAS 号 183133-96-2，为丙酮溶剂化物，分子式 $C_{45}H_{57}NO_{14} \cdot C_3H_6O$。分子中含有 11 个手性中心，属手性天然药物，比旋度为 $-47.2°$（c = 1.0，甲醇）；白色或近白色粉末，易溶于乙醇，难溶于水。在 pH 5.4 左右相对稳定，在强酸性和强碱性条件下均不稳定，容易发生酯基水解反应而脱去 C-13 位侧链取代基。

药物来源　卡巴他赛通过半合成得到，无天然来源。主要原料为红豆杉属植物枝叶中提取分离得到的前体化合物 10-去乙酰基巴卡亭Ⅲ（10-deacetylbaccatin Ⅲ），具体合成路线见图 2。

临床应用及毒性　卡巴他赛在临床上以注射剂使用，与泼尼松联合用药，适用于治疗既往含有多烯紫杉醇治疗方案的激素抵抗转移性前列腺癌。卡巴他赛具

图 1　巴他赛结构式

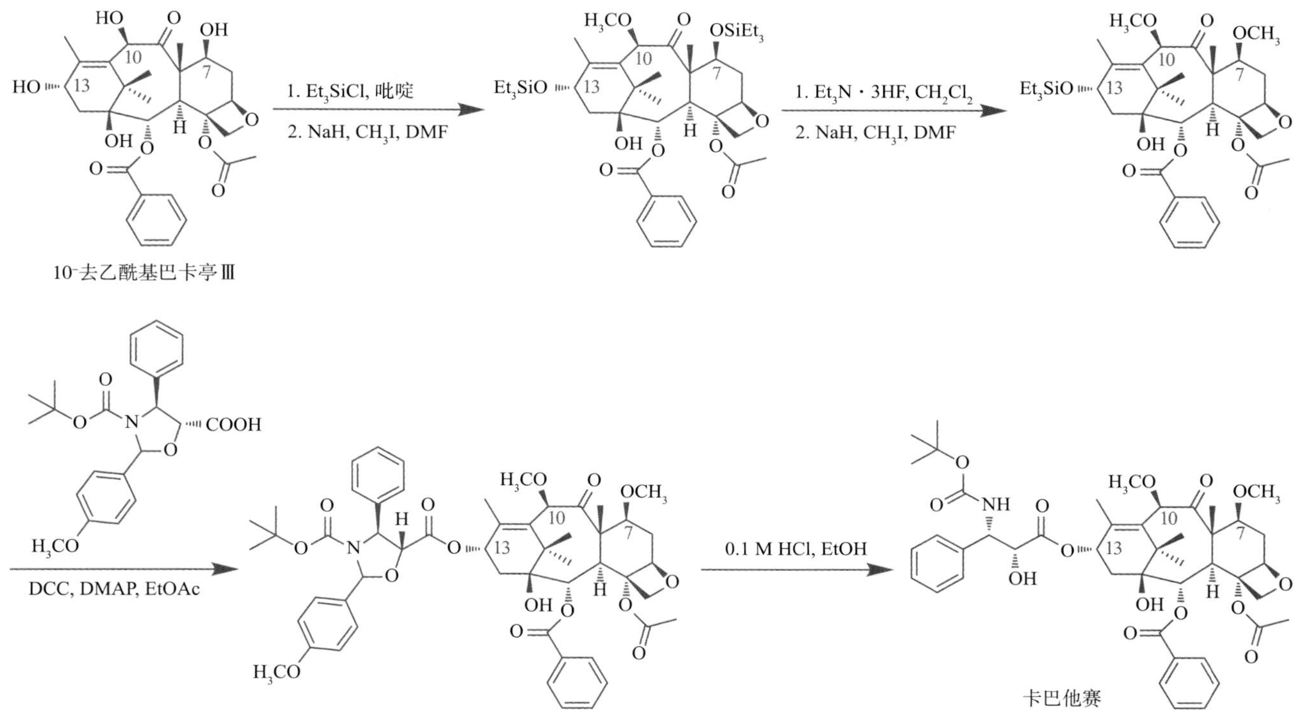

10-去乙酰基巴卡亭Ⅲ

图2　卡巴他赛的半合成路线

有紫杉烷类药物的主要毒性，会导致过敏反应、骨髓抑制、神经毒性、关节疼痛、胃肠道反应和脱发等不良反应，此外还可能由于感染和肾衰竭而导致死亡。治疗前应用糖皮质激素类药物（如地塞米松）、苯海拉明和 H_2 受体拮抗剂进行预处理。对卡巴他赛和吐温-80 有严重过敏反应者及白细胞数低于1500/立方毫米者禁用。CYP3A 抑制剂类药物可干扰卡巴他赛的代谢，应避免共同使用。

（黎胜红）

fóbōzhǐ

佛波酯（phorbol esters）　一类用于肿瘤和炎症药理学研究的工具药物，最早从巴豆油（croton oil）中分离得到，属于二萜类药物，巴豆烷类。佛波酯类药物包括佛波醇（phorbol）C-12 和 C-13 位（或仅在 C-13 位）羟基连有酯基侧链（通常为 2～18 个碳原子的脂肪侧链）的系列化合物，最

具代表性的化合物是十四烷酰佛波醇乙酸酯（12-*O*-tetradecanoylphorbol-13-acetate，TPA；phorbol-12-myristate-13-acetate，PMA），化学结构式见图。具有强烈的皮肤刺激性、促进肿瘤发生和促进炎症等药理作用，毒性很大，通常被用作相关疾病药理学研究的工具药物。

简史　1920～1926 年德国学者 B. Flasehenträger 等从巴豆油中

得到一个约含 20% 的结晶，称作佛波醇，并发现其酰化产物具有毒性。1941 年，英国肿瘤学家贝伦布卢姆（I. Berenblum）发现巴豆油中的成分巴豆脂对小鼠皮肤有共同致癌作用。1964 年德国学者黑克尔（E. Hecker）等从巴豆油中分离得到其毒性、促炎和共致癌活性物质，用核磁共振氢谱方法和裂解反应鉴定了其裂解产物佛波醇的初步结构，并于 1967

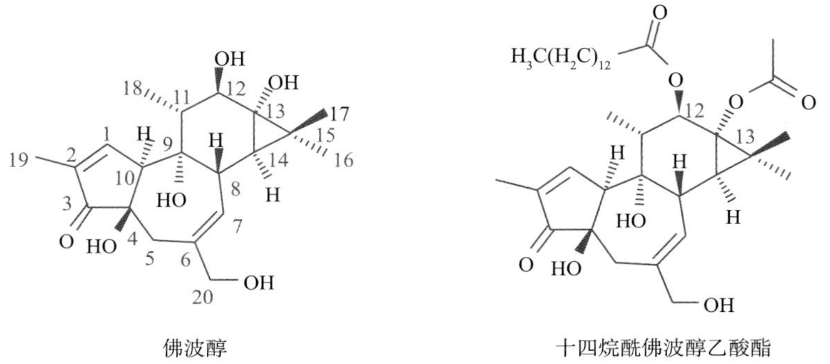

佛波醇　　　　十四烷酰佛波醇乙酸酯

图　佛波醇和十四烷酰佛波醇乙酸酯结构式

年进一步鉴定了佛波醇完整的平面结构，同年英国学者弗格森（G. Ferguson）等通过单晶 X 衍射确定了佛波醇的立体化学。1967 年，黑克尔又从巴豆油中分离鉴定了十四烷酰佛波醇乙酸酯等 11 个佛波酯类化合物。1983 年，美国学者尼德尔（J. E. Niedel）等发现十四烷酰佛波醇乙酸酯是通过激活蛋白激酶 C（一类能催化蛋白质丝氨酸和苏氨酸残基磷酸化的磷脂依赖性激酶，广泛分布于动物细胞和组织中，参与信号传导过程，并能调节细胞生长和分化）而促进肿瘤细胞生长。1995 年美国学者赫尔利（J. H. Hurley）等对佛波醇-13-乙酯与蛋白激酶 C_δ 的复合物晶体结构进行 X 衍射分析，发现佛波酯类化合物可以通过 C-3、C-4 和 C-20 位取代基的氧原子与蛋白质形成氢键相结合。

化学名称、性状、理化性质　佛波醇化学名称为（1a*R*, 1b*S*, 4a*R*, 7a*S*, 7b*S*, 8*R*, 9*R*, 9a*S*）-1, 1, 6, 8-四甲基-3-羟基-4a, 7b, 9, 9a-四羟基-1, 1a, 1b, 4, 4a, 7a, 7b, 8, 9, 9a-十氢-5*H*-环丙 [3, 4] 苯 [1, 2-e] 薁-5-酮，CAS 号：17673-25-5，分子式为 $C_{20}H_{28}O_6$。分子中含有 8 个连续的手性中心，属手性天然药物，比旋度为+104.2°（*c* = 0.20，甲醇）；无色结晶，有弱刺激性，熔点为 238～240℃；易溶于丙酮、乙醇、甲醇等有机溶剂，微溶于水。十四烷酰佛波醇乙酸酯化学名称为 12-*O*-十四烷酰佛波醇-13-乙酸酯，CAS 号 16561-29-8，分子式为 $C_{36}H_{56}O_8$。属手性天然药物，比旋度为+49.0°（*c* = 1.00，二噁烷）；无色油脂，无芳香味，有强刺激性；易溶于三氯甲烷、丙酮、乙醚、甲醇等有机溶剂，难溶于水，在酸性或碱性条件下易发生水解反应生成佛波醇。

药物来源　佛波酯主要来源于大戟科（Euphorbiaceae）和瑞香科（Thymelaeaceae）多种植物，如巴豆 *Croton tigilium*、麻风树 *Jatropha curcas*、白木乌桕 *Sapium japonicum*、麒麟掌 *Euphorbia frankiana* 和海漆 *Excoecaria agallocha*，在种子中含量较高。1997 年由美国化学家温德（P. A. Wender）等通过 17 步反应全合成方法首次合成得到外消旋的佛波醇前体。2016 年美国学者川邑（S. Kawamura）等以（+）-3-蒈烯为原料经 19 步反应全合成得到（+）-佛波醇，使得全合成方法生产佛波醇成为可能。

临床应用及毒性　佛波酯被用作肿瘤药理学研究的工具药物，主要用于研究肿瘤细胞的生长、发育和凋亡机制，并被用作抗肿瘤和抗炎新药研究的工具药物。佛波酯对人和动物的毒性都很大，能够促进肿瘤的生长，诱导炎症发生；对皮肤有强烈刺激作用，能够诱导表皮细胞过度增生，引起皮肤发炎和疼痛。

（黎胜红）

jùdàjǐchúnjiǎjīdīngxīsuānzhǐ

巨大戟醇甲基丁烯酸酯

（ingenol mebutate）　一种皮肤疾病治疗药物，最早从大戟科植物 *Euphorbia paralias* 的乳汁中分离得到，属于二萜类药物，巨大戟烷类（ingenanes），化学结构见图 1。能选择性地激活蛋白激酶 C，具有诱导细胞死亡的药理作用，有刺激性。临床上以凝胶剂局部外用，主要用于治疗日光性角化病。

简史　几个世纪以来，大戟属植物南欧大戟 *Euphorbia peplus* 和泽漆 *Euphorbia helioscopia* 的提取物在世界上被广泛用作皮肤病（如皮肤病疣和皮肤癌）的局部治疗药物。1968 年，德国学者黑克尔（E. Hecker）首次从大戟属植物 *Euphorbia ingens* 中分离得到共致癌活性成分——巨大戟醇（ingenol），1971 年德国学者策希迈斯特（K. Zechmeister）等通过核磁共振氢谱方法及乙酰化产物的单晶 X 射线衍射确定了其结构。1980 年，英国学者埃文斯（F. J. Evans）等从大戟属植物 *Euphorbia paralias* 的乳汁中分离得到皮肤刺激性和细胞毒性活性成分，通过质谱、核磁共振氢谱方法以及对该化合物进行催化水解、乙酰化等，并与巨大戟醇及其三酯的核磁共振数据进行比较，确定了该化合物的结构并命名为巨大戟醇甲基丁烯酸酯。2005 年，英国学者洛德（J. M. Lord）等发现巨大戟醇甲基丁烯酸酯能选择性地激活蛋白激酶 C（一类能催化蛋白质丝氨酸和苏氨酸残基磷酸化的磷脂依赖性激酶，广泛分布于动物细胞和组织中，参与信号传导过程，并能调节细胞生长和分化）从而具有很强的抗白血病作用。此外研究表明，巨大戟醇甲基丁烯酸酯对皮肤病变和紫外线损伤具有很好的疗效，并能有效地抑制多种肿瘤细胞株的增殖。2012 年，由丹麦利奥制药有限（LEO Pharma A/S）公司研制的巨大戟醇甲基丁烯酸酯凝胶被美

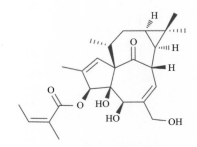

图 1　巨大戟醇甲基丁烯酸酯结构式

国食品药品管理局（FDA）批准上市，用于治疗日光性角化病，之后又被批准在欧盟、加拿大、巴西和澳大利亚上市。

化学名称、性状、理化性质　巨大戟醇甲基丁烯酸酯化学名称为［（1S，4S，5R，6R，9S，10R，12R，14R）-3，11，11，14-四甲基-7-羟甲基-5，6-二羟基-4-［（2Z）-2-甲基－丁烯酰氧基］-15-氧代四环［7.5.1.0^{1,5}.0^{10,12}］十五烷-2，7-二烯，CAS 号 75567-37-2，分子式为 $C_{25}H_{34}O_6$。分子中含有 8 个手性中心，属手性天然药物，比旋度为 44°～49°；白色至淡黄色结晶粉末，有刺激性，熔点为 154.1～156.8℃；易溶于苯、甲醇和异丙醇，可溶于乙醇、甲醇、乙腈和丙酮，难溶于水。

药物来源　巨大戟醇甲基丁烯酸酯来源于大戟属许多植物，如南欧大戟、火殃勒 *Euphorbia antiquorum* 和 *E. paralias*，但含量较低。对提取分离得到的含量较高的前体化合物巨大戟醇进行半合成是巨大戟醇甲基丁烯酸酯的另一主要来源，具体合成路线见图2。从（+）-3-蒈烯通过 14-步反应可以合成得到（+）-巨大戟醇，使得全合成方法生产巨大戟醇甲基丁烯酸酯成为可能。

临床应用及毒性　巨大戟醇甲基丁烯酸酯在临床上以凝胶剂使用，主要用于治疗日光性角化病的局部治疗。巨大戟醇甲基丁烯酸酯凝胶会引起用药部位疼痛、瘙痒、感染和肿胀等局部皮肤反应，以及鼻咽炎和头痛等不良反应。

（黎胜红）

ruìtāpàlín

瑞他帕林（retapamulin）　一种抗细菌药物，为活性天然产物截短侧耳素的衍生物，第一个被用于人类疾病治疗的截短侧耳素类（pleuromutilins）抗菌药物，属于半合成二萜类药物，化学结构见图1。抗菌作用机制独特，能抑制细菌蛋白质的合成，对革兰阳性菌和部分阴性菌均有很好抑制活性。临床上以软膏剂外用，用于治疗脓疱疮和小面积伤口感染。

简史　1951 年，美国学者卡瓦纳（F. Kavanagh）等从侧耳属高等真菌 *Pleurotus mutilus* 和 *P. passeckerianus* 的培养液中分离得到抗菌活性成分截短侧耳素结晶并进行了初步的结构鉴定。1962 年瑞士化学家阿里戈尼（D. Arigoni）通过核磁共振氢谱方法等首次确定了截短侧耳素的完整结构，1963 年英国化学家伯奇（Birch）等进一步证实了其结构。1966 年阿里戈尼和伯奇等阐明了截短侧耳素的生物合成途径。1974 年奥地利学者霍格内尔（G. Hogenauer）等发现截短侧耳素类化合物能键合到细菌核糖体 50S 亚基上，抑制肽基转移酶的活性，使细菌蛋白质的合成受阻，从而发挥其抗菌活性。由于该独特的抗菌作用机制，截短侧耳素很少与其他抗菌药物发生交叉耐药。1976 年奥地利学者埃格（H. Egger）等对截短侧耳素类构效关系研究发现，C-3 位羰基和 C-11 位羟基为抗菌活性必须，C-14 侧链中的硫醚基对抗菌活性及溶解性也很重要。截短侧耳素半合成衍生物泰妙菌素（tiamulin）于 1979 年被批准用于预防和治疗猪痢疾，另外一个半合成衍生物沃尼妙林（valnemulin）于 1999 年在欧盟国家被批准上市用于预防和治疗猪痢疾及猪肺炎。为了开发适用于人类的截短侧耳素类抗菌新药，1997 年英国葛兰素史

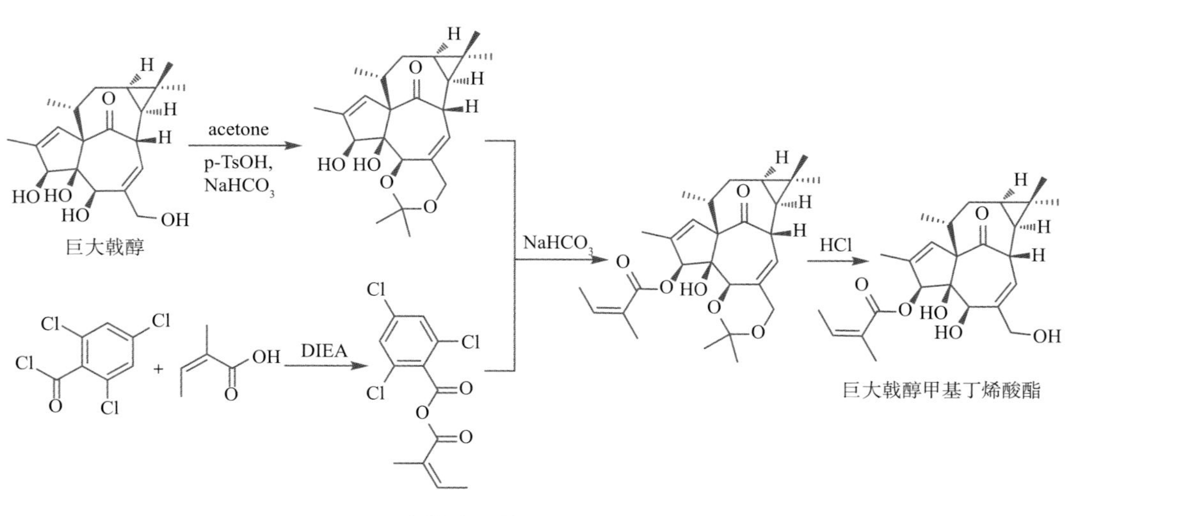

图2　巨大戟醇甲基丁烯酸酯的半合成路线

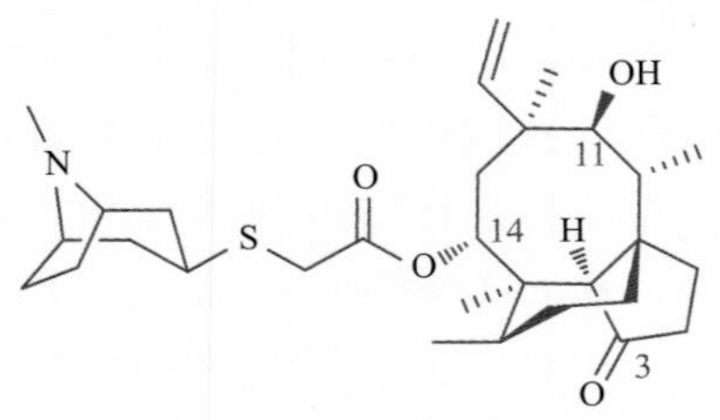

图 1　瑞他帕林结构式

克（Glaxo Smith Kline）公司研发了瑞他帕林，对感染皮肤及皮肤组织的大多数细菌如金黄色葡萄球菌、β-溶血性链球菌等革兰阳性细菌及凝固酶阴性葡萄球菌等有很强的抑制活性。2007 年美国食品药品管理局（FDA）批准葛兰素史克公司研制的 1% 瑞他帕林软膏上市，作为局部外用药用于治疗细菌性皮肤感染。瑞他帕林于 2007 年被批准在欧盟国家上市，用于治疗脓疱疮和感染性的小面积裂伤、擦伤和缝合伤口，并于 2009 年被批准在韩国上市。

化学名称、性状、理化性质　瑞他帕林化学名称为（1S, 2R, 3S, 4S, 6R, 7R, 8R, 14R）-2, 4, 7, 14-四甲基-4-乙烯基-3-羟基-6-[（1R, 5S）-8-甲基-3-磺酰基-8-氮杂二环［3.2.1］辛基］乙酰氧基-9-羰基三环［5.4.3.0^{1,8}］十四烷，CAS 号 224452-66-8），分子式 $C_{30}H_{47}NO_4S$。分子中含有 11 个手性中心，属手性天然药物，白色或浅黄色结晶状固体，熔点为 126～128℃；溶于甲醇和三氯甲烷等有机溶剂，遇强氧化剂易变。

药物来源　瑞他帕林无天然来源，通过半合成得到，以截短侧耳素为原料，主要有两条合成路线。第一条路线经甲磺酰化得到截短侧耳素-22-甲磺酸酯，再在碱性条件下与外-8-甲基-8-氮杂二环［3.2.1］辛烷-3-硫醇盐酸盐缩合即得到瑞他帕林；另一条路线先将 14-位侧链末端羟基进行巯基化生成［（巯基）-乙酸］-妙林，再与内-8-甲基-8-氮杂双环［3.2.1］-3-辛烷醇-甲磺酸酯通过亲核取代反应生成瑞他帕林（图 2）。

临床应用及毒性　瑞他帕林临床上以软膏剂外用，主要用于治疗金黄色葡萄球菌和化脓性链球菌感染引起的脓疱性皮炎以及感染性的小面积裂伤、擦伤和缝合伤口。不适用于口腔、鼻腔、眼或阴道内使用。常见的不良反应为用药部位刺激、头痛、恶心、发热、腹泻和鼻咽炎，并有一定的妊娠毒性。

（黎胜红）

sāntiělèi yàowù

三萜类药物（triterpenoid drugs）　由 30 个碳原子组成的萜类药物，其生源是由 6 个异戊二烯单位连接而成。三萜类化合物在自然界中分布广泛，主要存在于植物中，其中部分三萜化合物由于其良好的生物活性，被作为药物在临床中使用。

结构类型　该类药物除少数以直链、单环、二环及三环形式存在外，主要以四环及五环的结构类型存在，结构式见图。其主要结构类型有：鲨烯类（直链三萜），四环三萜类（包括羊毛脂烷型、达玛烷型、葫芦烷型、环阿屯烷型、甘遂烷型、大戟烷型、原萜烷型、楝烷型和苦木烷型），

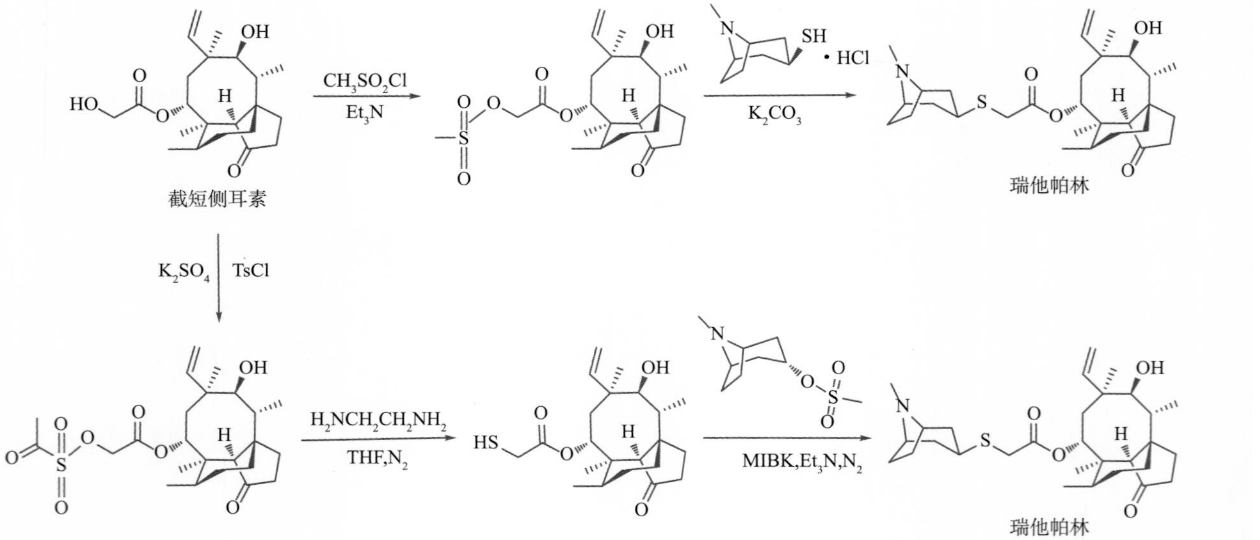

图 2　瑞他帕林的半合成路线

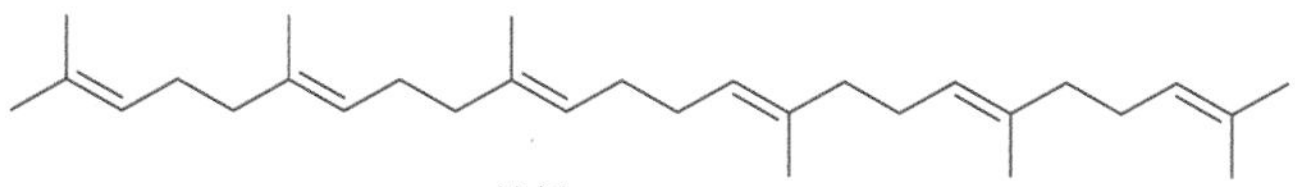

鲨烯

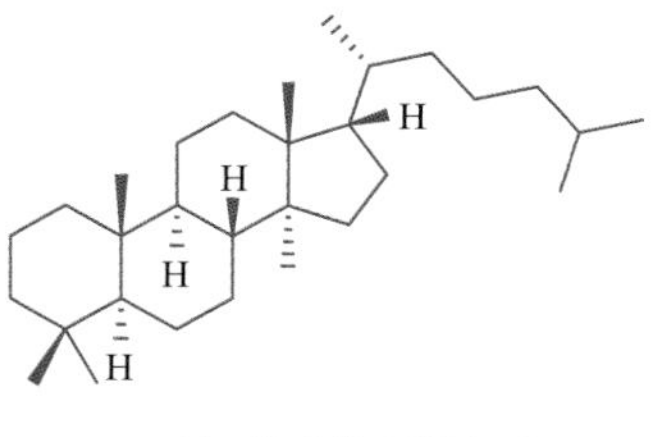

四环三萜（羊毛甾烷型） 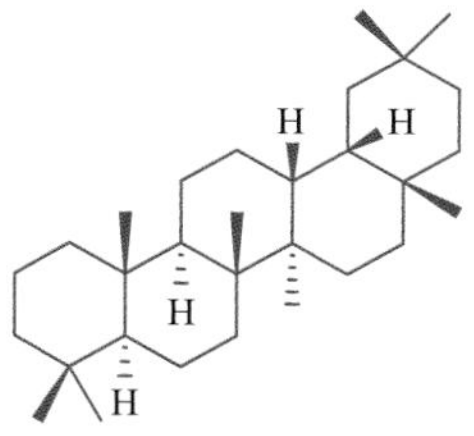　　　五环三萜（齐墩果烷型）

图　三萜结构类型

五环三萜类（包括齐墩果烷型、乌索烷型、羽扇豆烷型、木栓烷型、何帕烷型和异何帕烷型）。

来源及分布　三萜类药物广泛存在于植物界中，单子叶植物和双子叶植物中均有分布，其中石竹科、五加科、豆科、七叶树科、远志科、桔梗科、玄参科等植物中三萜的含量较高。三萜也存在于灵芝等大型真菌中、海参等海洋生物中。许多重要的中草药如人参、甘草、柴胡、黄芪、桔梗等均含有大量三萜类化合物。

结构特点及生物活性　三萜类化合物可以看作是由鲨烯通过不同方式环合形成的，而鲨烯则是由二分子倍半萜金合欢醇焦磷酸酯缩合生成。三萜类化合物在生物体中一般以游离形式存在，也有以醚、酯及糖苷的形式存在。由于三萜苷元具有不同程度的亲脂性，糖链具有亲水性，因而，该苷类化合物一般具有表面活性剂的作用。强烈振摇其水溶液能产生持久性泡沫，因此该苷类化合物又称为三萜皂苷。多数三萜皂苷能与体内胆甾醇结合生成不溶性的分子复合物，破坏血红细胞的渗透性而发生崩解，产生溶血现象。如达玛烷型衍生的人参皂苷，20（S）-原人参三醇皂苷具

有溶血作用。三萜类药物还具有多种生物活性，其中四环三萜类药物具有益气、滋补强壮、利尿、抗肿瘤、昆虫拒食及抗炎等活性，如灵芝中的羊毛甾烷衍生物、黄芪中的黄芪醇、人参和三七中的人参皂苷、雪胆属植物中的雪胆素和鸦胆子中的鸦胆子素等。五环三萜类化合物具有保肝抗炎、促进伤口愈合、抗人类免疫缺陷病毒和抗肿瘤等生物活性，其中代表性的药物有齐墩果酸、甘草酸、甘草次酸、积雪草苷、白桦脂酸、熊果酸、血塞通和血栓通等。

制备及分析技术　三萜类化合物主要从药用植物中经提取纯化获得。三萜类药物根据其极性的差异可采取不同的溶剂进行提取，一般情况下，三萜和三萜皂苷类化合物均可采用极性溶剂如甲醇和乙醇等进行提取。与传统的溶剂提取法相比，随后发展起来的 CO_2 超临界萃取、超声波和微波提取方法，具有提取效率高、环境污染小和成本低等优点，已在工业上被广泛采用。浸提物经水分散后，依次采用石油醚、乙酸乙酯、正丁醇等不同极性的溶剂萃取，得到的乙酸乙酯部位主要含三萜类化合物，而正丁醇部位则主要含三萜皂苷。利用三萜

和三萜皂苷的在不同溶剂中的溶解度差别，如三萜皂苷难溶于乙醚、丙酮等溶剂，可采用分段沉淀法进行分离。色谱技术是分离纯化三萜和三萜皂苷最常用的方法，利用不同的分离材料和分离流动相进行分离可获得高纯度的化合物。三萜类化合物在无水条件下，与强酸（硫酸、磷酸、高氯酸）、中等强酸（三氯乙酸）或者路易斯（Lewis）酸（氯化锌、氯化铝、三氯化锑）作用，会产生颜色变化或荧光。这主要是由于在酸的作用下，使羟基脱水，增加三萜中的双键结构，再经双键、双分子缩合等反应生成共轭多烯系统，又在酸的作用下形成正碳离子而显色。因此，可利用颜色反应对三萜类化合物进行定性检测，这些检测试剂如：醋酐-浓硫酸反应、五氯化锑反应、三氯醋酸反应、三氯甲烷-浓硫酸反应、冰醋酸-乙酰氯反应等。

临床适应证及应用　三萜类药物具有广泛的生物活性，如抗肿瘤、免疫系统调节作用、心血管系统的调节作用、保肝、解毒、溶血、抗病毒、抗微生物、消炎镇痛、止咳祛痰和抗生育等。多个三萜类化合物已作为药物在临床中得到应用，例如，齐墩果酸已应用于临床治疗肝炎，甘草次酸琥珀酸半酯钠盐自60年代开始，一直是临床常用的抗溃疡药物。含三萜的雷公藤提取物临床用于治疗类风湿性关节炎、系统性红斑狼疮和肾炎等疾病。唐松草中的多叶唐松草皂苷（foetoside C）等具有抗肿瘤活性，并有望成为新的抗肿瘤药物。此外，茶叶、茶子中的三萜皂苷具有降压作用，人参和黄芪中的三萜皂苷能够增强机体免疫功能，大豆中的大豆皂苷可抑制血清中脂类的氧化以

及过氧化脂质的生成，并且有减肥作用。

（岳建民）

qídūnguǒsuān

齐墩果酸（oleanolic acid）

从木犀科、龙胆科、伞形科及葫芦科等植物中分离得到的齐墩果烷型五环三萜类的天然药物。其具有抗菌作用，对于病毒性迁延性慢性肝炎有良好治疗作用。

简史 1908 年，英国的化学家鲍尔斯（F. B. Powers）首次从木樨科植物油橄榄 *Olea europeae* L. 的叶中分离得到齐墩果酸，1946 年德国化学家鲁齐卡（Ruzicka）确定其结构。齐墩果酸是中国首次从植物中发现的治疗急性黄疸型肝炎和慢性病毒性肝炎比较理想的药物，其片剂、胶囊剂都已上市销售，应用广泛，由于其难溶于水，口服制剂体外溶出度及口服生物利用度很低，新剂型、新材料的使用有待研究。齐墩果酸的结构修饰、合成及生物活性等方面得到了广泛的研究，取得了有意义的结果。据不完全统计，已发现有 126 种植物含有齐墩果酸。

化学名称和理化性质 化学结构式的系统命名为（4aS, 6aR, 6aS, 6bR, 8aR, 10S, 12aR, 14bS）-10-羟基-2, 2, 6a, 6b, 9, 9, 12a-7 甲基-1, 3, 4, 5, 6, 6a, 7, 8, 8a, 10, 11, 12, 13, 14b-十四氢化苊-4a-羧酸，分子式为 $C_{30}H_{48}O_3$，结构式见图。

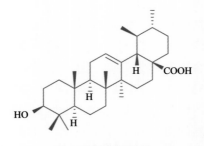

图　齐墩果酸结构式

无色针状晶体、无味；不溶于水、可溶于乙醇、三氯甲烷、乙醚、丙酮等。熔点：310℃，比旋度 $[\alpha]_D^{20} = +79.50°$（$c=0.1$，三氯甲烷），乙酸酐－浓硫酸反应（Liebermann-Burchard）呈紫红色。

药物来源 主要来源木犀科植物齐墩果 *Olea europaea* L. 的叶，女贞 *Ligustrum lucidum* Ait. 的果实，在龙胆科（Gentianaceae）、伞形科（Umbelliferae）及葫芦科（Cucurbitaceae）的各属植物中也有广泛分布。以游离或结合成苷的形式广泛存在于白花蛇舌草、山楂、丁香、大枣、女贞子、枇杷叶、橡木、夏枯草等植物中。

制备及分析技术 齐墩果酸的人工合成较为困难，中国国内均从植物中分离提取。其工艺主要分为 3 种，分别是醇提-酸碱处理法、酸醇提取-碱、三氯甲烷处理法以及发酵-酸碱处理法。齐墩果酸的强疏水性影响了其在胃肠道的溶出和吸收，导致生物利用度降低，将其制成钠盐或者改变剂型，如滴丸剂或固体分散片，可以大大提高齐墩果酸的生物利用度。高效液相色谱的等的广泛应用，使得其含量测定更为简单快速及准确。

临床应用及毒性 自 20 世纪 70 年代齐墩果酸首次用于治疗肝炎以来，研究人员不断发现其新的药理作用，齐墩果酸还具有显著地抗肿瘤活性，对人乳腺癌 MCF-7 细胞、T 细胞淋巴瘤、人肺癌 PGCL3 细胞增殖有抑制作用，还能抑制小鼠体内肿瘤生长。齐墩果酸系肝病辅助药，临床用于治疗急性病毒性肝炎、慢性肝炎、肝硬化等，还发现它具有一定的抗人免疫缺陷病毒活性，具有非常广阔的开发前景。齐墩果酸的动物实验表明其在一定剂量

下，无明显毒副作用，齐墩果酸片的应用抽样表明其个别患者会产生胃肠道反应，血小板降低，痤疮样皮疹，但停药后，症状可消失。

（岳建民）

xióngguǒsuān

熊果酸（ursolic acid）

存在于多种植物中的一个乌索烷类的五环三萜类药物，结构式见图。具有抗炎、抗真菌、抗肿瘤、抗溃疡和抗病毒等活性，常被用于化妆品以及替代药物。

简史 1920 年德国学者诺谊（Nooyen），发现 4 种冬青属植物中含有熊果酸，1931 年美国化学家查尔斯（Charles E Sando）提出其化学式为 $C_{38}H_{40}O_3$，1935 年德国化学家豪席尔德（Hauschild）从巴拉圭冬青中得到一个结晶化合物，误认为是甾醇并命名为 matesterol，1938 年英国化学家古德森（Goodson）发现熊果酸是 α-香树脂醇（α-amyrin）的氧化产物，1940 年美国化学家门迪夫（Mendive）从巴拉圭冬青中同时分离到了 α-香树脂醇和熊果酸，并发现 mates-terol 和熊果酸为同一化合物。熊果酸广泛分布于多种植物、蔬菜和水果中。

化学名称和理化性质 化学结构系统命名为 3β-羟基-12-烯-28-乌索酸，分子式为 $C_{30}H_{48}O_3$。白色针状细晶体，熔点 277 ~

图　熊果酸结构式

278℃，比旋度 $[\alpha]_D^{25}=+67.5°$（$c=1$，氢氧化钾溶液）。不溶于水和石油醚，易溶于吡啶、丙酮、甲醇和乙醇等有机溶剂。

药物来源 熊果酸主要以游离和糖苷的形式存在，已发现其在约 7 个科 46 个属 62 种植物中有分布。主要为木犀科植物女贞 *Ligustrum lucidum* Ait. 的叶，杜鹃药科植物熊果 *Arctostaphylos uva-ursis* Sprengel.，蔷薇科植物枇杷 *Eriobotrya japonica* （Thunb.）Lindl. 的叶，玄参科植物毛泡桐 *Paulownia tomentosa* （Thunb.）Steud. 的叶，唇形科植物夏枯草 *Prunella vulgaris* L. 的全草，冬青科冬青属铁冬青 *Ilex rotunda* Thunb. 的叶，槲寄生科植物槲寄生 *Viscum coloratum* （Kom.）Nakai. 的叶和果实等，含量颇高。

药物制备方法 熊果酸广泛存在于植物中，不溶于水和石油醚，易溶于乙醇和甲醇等。提取方法主要有溶剂提取法（冷浸和回流）、超声提取法、微波提取法和 CO_2 超临界提取法等。超临界提取具有时间短、污染小和提取率较高等优点，是熊果酸提取中采用较多的工艺方法。色谱技术是分离纯化熊果酸最常用的方法，利用不同的分离材料和分离流动相进行分离可获得高纯度的化合物。

临床应用及毒性 熊果酸具有降低谷丙转氨酶、消退黄疸、增进食欲和恢复肝功能的作用。在抗肿瘤方面，熊果酸对肿瘤形成和生长各阶段具有预防和抑制作用。熊果酸不同程度对人体的正常细胞具有一定的毒害作用，但其毒性较低、毒性周期短。

（岳建民）

xuèsāitōng

血塞通（xuesaitong） 主要是由五加科人参属植物三七中的有效成分三七总皂苷制成的中成药，有针剂、片剂等剂型。血塞通在临床用于治疗脑血管疾病，包括急性缺血性脑血管疾病、脑血管出血后遗症、瘫痪及视网膜静脉阻塞等疾病。

简史 五加科多年生草本植物三七 *Panax notoginseng* （Burk）F. H. Chen，是中国中药宝库中的珍贵资源，主产于云南、广西等地，别名参三七、田七。性味甘、微苦、温、归肝、胃经。作为传统中药，三七具有化瘀止血、活血定痛之效，主要用于人体内外各种出血之症及跌打损伤、瘀滞肿痛。近代研究发现三七的主要活性成分是三七总皂苷（panax notoginosides，PNS），其块根中含总皂苷约 12%。1986 年，云南省卫生厅以及科委通过对三七总皂苷的鉴定，批准在昆明药厂生产云南三七总皂苷注射剂，后又被众多药厂改良成片剂，胶囊，复方胶囊，及复方滴丸等产品剂型。

药物来源及主要成分 从三七中提取有效成分三七总皂苷制成的中成药。成分是三七总皂苷 [达玛烷型四环三萜皂苷，主要为人参皂苷 Rg₁（三醇皂苷）、人参皂苷 Rb₁（二醇皂苷）、三七皂苷 R₁]，结构式见图。

临床应用及毒性 血塞通用于中风偏瘫，脉络瘀阻，胸痹心痛；缺血性脑血管病、脑血管后遗症，冠心病心绞痛；视网膜血管阻塞、眼前房出血、青光眼；急性黄疸性肝炎、病毒性肝炎；外伤、软组织损伤及骨折恢复期；痔疮、静脉曲张等。药理作用包括：①抗血栓，主要是人参三醇皂苷具显著抑制血小板聚集、抗凝血酶、促进纤维蛋白溶解过程。②对心血管系统的作用，三七总皂苷能扩张冠脉和外周血管、降低外周阻力、减少和降低心肌耗氧量、增加心肌灌注量、增加脑血流量、对心肌和脑缺血有一定改善作用。③抗心律失常。④抗动脉粥样硬化，三七总皂苷在消化道内同脂类结合形成不易吸收的物质，防止脂质在血管内沉积从而保护内膜，减少损伤，防止动脉硬化。同时，还具有抗炎、保肝、抗肿瘤、镇痛以及对中枢神经系统和对糖代谢具有双向调节作用。不良反应包括：过敏性休克、心绞痛、支气管哮喘、急性药物性肝炎、腹痛、发热、血尿、重症药疹等。

（岳建民）

xuèshuāntōng

血栓通（xueshuantong） 20 世纪 80 年代广西梧州市第三制药厂和中山医学院联合研制的三七提

人参皂苷 Rg₁：$R_1 = H, R_2 = glc, R_3 = glc$
三七皂苷 R₁：$R_1 = H, R_2 = glc, R_3 = xyl(2-1)glc$

人参皂苷 Rb₁：$R_1 = glc(1-2)glc, R_2 = glc(1-6)glc$

图 人参皂苷 Rg₁、Rb₁ 以及三七皂苷 R₁ 的结构式

取物注射液，后又被众多药厂改良成冻干粉针剂，胶囊，复方胶囊，以及复方滴丸等产品剂型。成分是三七总皂苷，用于视网膜中央静脉阻塞、眼前房出血、青光眼、脑血管后遗症以及病毒性肝炎的治疗。

简史 五加科人参属植物三七 *Panax notoginseng* （Burk.） F. H. Chen，主产于云南，广西等地。传统中医常用其根部，生用或研细粉。药性：甘，微苦，温。有化瘀止血，活血定痛、滋补强壮的效用。中山医学院、梧州市第三制药厂等单位协作，对三七干燥块根提取物5%水溶液进行了研究。经药理试验及临床验证，血栓通有扩张血管和改善血液循环的功能，经治疗的视网膜中央静脉阻塞和脑血管病后遗症患者有显著的改善，并于1983年通过了申报。

药物来源及主要成分 由三七 *Panax notoginseng* （Burk.） F. H. Chen 干燥块根提取物制成。成分是三七总皂苷（panax notogi-nosides，PNS），主要成分为人参皂苷 Rg_1、Rb_1、Re、Rd 和三七皂苷 R_1，结构式见图。

临床应用及毒性 ①心脑血管疾病：血栓通所含三七三醇皂苷具有明显的内皮素拮抗剂作用，能扩张冠状动脉，增加冠脉血供；具有降血压作用，能减慢心率，降低后负荷，降低心肌氧耗和提高心肌氧利用率；具有阻滞钙通道的作用，抑制窦房结及异位起搏点自律而抗心律失常；能显著改善反映红细胞变形能力减弱的指标，即全血高切黏度，抑制血小板聚集，增加冠脉血流。②泌尿系统疾病：血栓通注射液具有抗凝、调节血脂、改善微循环及增强免疫力等作用，可应用于肾病综合征的治疗。③消化系统疾病：血栓通活血化淤，可以改善肝脏微循环，改善肝的血液及氧气供应，从而增加肝脏血流量，促进肝细胞再生，抑制肝细胞纤维化，对老年慢性乙型肝炎疗效尤为明显。④内分泌疾病：血栓通能提高红细胞的变形能力，改善红细胞的携氧能力，并使全血黏度、红细胞压积及纤维蛋白含量均明显降低，有助于微循环的改善，有助于血液流变学指标的改善。⑤五官科疾病：外伤性玻璃体视网膜出血以及突发耳聋有疗效。

毒副作用包括：①过敏反应。皮肤潮红瘙痒、出现红斑、荨麻疹、斑丘疹、剥落性皮炎、药疹。②神经系统。发冷、寒战、头晕、头痛等。③呼吸系统。喉头水肿、急促、憋气、呼吸困难等。④肌肉关节。肌肉、关节疼痛。⑤血液系统。低血钾等。

（岳建民）

三七总皂苷（total saponins of panax notoginseng，PNS） 五加科（Araliaceae）人参属 *Panax* 植物三七 *Panax notoginseng* 的主要有效活性成分。包含多种皂苷，以三七皂苷 R_1、人参皂苷 Rb_1、人参皂苷 Rg_1、人参皂苷 Re 以及人参皂苷 Rd 为主要成分。具有扩张血管，抑制血小板凝结，增加心脑血流量等药理作用，临床上主要用于心脑血管疾病的治疗。

结构类型 根据《中华人民共和国药典》规定，三七总皂苷中含有的三七皂苷 R_1（$C_{47}H_{80}O_{18}$）不得少于 5.0%、人参皂苷 Rg_1（$C_{42}H_{72}O_{14}$）不得少于 25.0%、人参皂苷 Re（$C_{48}H_{82}O_{18}$）不得少于 2.5%、人参皂苷 Rb_1（$C_{54}H_{92}O_{23}$）不得少于 30.0%、人参皂苷 Rd（$C_{48}H_{82}O_{18}$）不得少于 5.0%，并且以上 5 种皂苷的总量不得低于 75%（供口服）或 85%（供注射）。它们的结构通式见图 1，R_1、R_2 以及 R_3 上为不同的糖取代。

药物来源 从五加科植物三七 *Panax notoginseng*（Burk）F. H.

人参皂苷Rg₁：$R_1 = H$, $R_2 = glc$, $R_3 = glc$
人参皂苷Re：$R_1 = H$, $R_2 = glc$, $R_3 = rha (1-2) glc$
三七皂苷R₁：$R_1 = H$, $R_2 = glc$, $R_3 = xyl (2-1) glc$

图 人参皂苷 Rg_1、Rb_1、Re、Rd 和三七皂苷 R_1 的结构式

人参皂苷Rb₁：$R_1 = glc (1-2) glc$, $R_2 = glc (1-6) glc$
人参皂苷Rd：$R_1 = glc (1-2) glc$, $R_2 = glc$

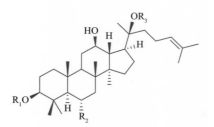

图 1 三七总皂苷结构通式（R_1、R_2 以及 R_3 上为不同的糖取代）

Chen. 的主根或根茎中提取得分离到的总皂苷。

制备与鉴别　以《中华人民共和国药典》为例，将三七粗粉用70%的乙醇提取，滤液减压浓缩得到粗提物，通过大孔吸附树脂柱分离，去除水洗部分，减压浓缩80%乙醇洗脱部分，最后经进一步脱色和精制获得。研究表明采用少量溶媒、短时间、多次的提取工艺，可以提高三七总皂苷的提取率。不同粒径的三七粉末对总皂苷的提取率影响不大，并且三七粉碎过细时，因含大量皂苷极易产生泡沫和暴沸，不宜大生产，因此考虑到生产的综合效益，三七粒径达到8目即可。

三七总皂苷质量可根据其基于高效液相色谱的指纹图谱进行评价，即将三七总皂苷的色谱图（图2）与标准指纹谱图对照，其供试样品与对照样品指纹图谱的相似度不得低于0.95。

药理作用　三七总皂苷具有活血化瘀、通脉活络、抑制血小板聚集和增加脑血流量的作用。随着研究的不断深入，发现了三七总皂苷许多新的药理作用和临床用途，包括对缺血性损伤的保护作用、对神经细胞损伤的保护作用、对心肌细胞的保护作用、对脊髓损伤的保护作用以及促进造血细胞生长、抗炎和抗肝、肺纤维化等作用。

临床应用及毒副作用　临床可用于治疗缺血性脑血管疾病、脑出血后遗症瘫痪、视网膜中央静脉阻塞、眼前房出血、青光眼以及病毒性肝炎等。此外，还可用于治疗糖尿病性神经病变、婴儿腹泻、支气管炎、颅脑损伤、轻中度肾衰竭等。

轻微的毒副作用包括：极少例的咽喉干燥、头昏、心慌等现象，停药后即可恢复正常。

（岳建民）

qīyèzàogān

七叶皂苷（aescine）　从七叶树科（Hippocastanaceae）植物干燥果实或种子（娑罗子）中分离提取得到的30多种皂苷的总称。具有抗渗出及增加静脉张力、消肿、抗炎和改善血液循环的作用。临床上用于脑水肿、创伤或手术后引起的肿胀，也用于静脉回流障碍性疾病。

简史　七叶树科植物欧洲七叶树 Aesculushippocastannum、日本七叶树 Aesculus turbinate Blume 和中国天师栗 Aesculus Wilsonii Rehd 的果实或种子统称为娑罗子，从中都可以提取分离得到七叶皂苷。欧洲七叶树，又名欧马栗 horse chestnut，该树以美观的外形和极强的适应性而分布于全球，早在18世纪即用于解热，19世纪后期扩大应用于治疗痔疮。七叶树的化学研究开始于19世纪，首先从七叶树种子中分离出了皂苷和其他化合物。温特施泰因（Winterstein）等从七叶树种子的水解物中得到了一种糖苷元叫"七叶皂苷元（escigenin）"，其分子式为 $C_{35}H_{58}O_7$，后来 Ruzicka 等人把它修正为 $C_{30}H_{48}O_5$，这和其五环三萜苷元的结构一致，结构式见图。杰格（Jeger）等人确认七叶皂苷元属齐墩果烷骨架。

1953年，默克尔（Merkel）在前人研究基础上从欧马栗总皂苷中得到两个结晶，命名为 ecsin（溶血）和 prosapogenin（不溶血）。前者经碱水解可以得到七叶皂苷元、α-甲基-β-羟基丁酸（酸水解后可得到惕各酸）、乙酸、葡萄糖、木糖和葡萄糖醛酸等。进一步研究发现七叶皂苷的苷元包括原七叶皂苷元和玉蕊精醇 C（barringenol C），结构式见下，组成约为8:2，其形成了超过30个的皂苷类化合物。七叶皂苷包含 α 和 β 型两种异构体，两种异构体理化性质差别较大。当 β 型七叶皂苷的水溶液加热到100℃时，其结构中乙酰基会发生迁移，而转化成 α 型七叶皂苷。β 型七叶皂苷是其主要活性成分。

1969年，伍尔夫（Wulf）等用核磁共振波谱、X 射线等技术确定了其中一个主要皂苷的结构，其后国内外学者对该属植物中的皂苷类成分进行了深入的研究。国内相关研究主要集中在21世纪前后的30年。

七叶皂苷主要以其钠盐的形式被广泛用于临床。欧洲七叶树的制剂，如德国的"Repanl"（注射剂）、"Qescusan Germd"（糖衣片、栓剂）。日本用七叶树种子治疗咽喉肿痛和眼疾，截至2016

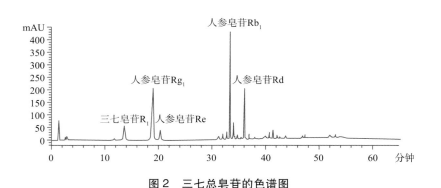

图2　三七总皂苷的色谱图

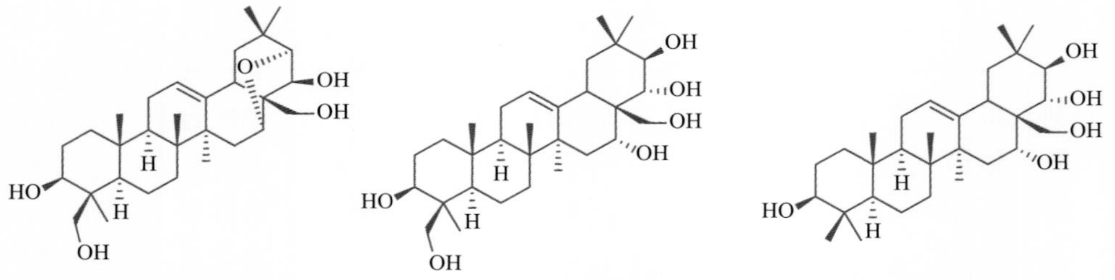

七叶皂苷元（escigenin）　　原七叶皂苷元（protoescigenin）　　玉蕊精醇（barringenol C）

图　七叶皂苷元的结构式

年，出售的药品有"Venostascin"（注射剂、胶囊、软膏）和"Tochikinon"（片剂）。1984年，"娑罗子皂苷提取、制剂工艺和外科临床应用"项目，通过了湖北省科委鉴定。中国有多家药企生产七叶皂苷注射液。

药物来源　从七叶树科 Hippocastanaceae 植物，如欧洲七叶树 Aesculus hippocastannum、日本七叶树 Aesculus turbinata Blume 和中国天师栗 Aesculus Wilsonii Rehd 的干燥成熟果实或种子（娑罗子）中分提取的30多种皂苷的混合物。

分离制备　七叶皂苷的分离制备过程通常是先用有机溶剂萃取，过滤后得到的萃取物可用活性炭除去杂质，或者用沉淀法得到七叶皂苷；常用大孔吸附树脂对总皂苷进行处理，以去除其中的水溶性色素、多糖和无机盐等杂质，一般先以水洗脱除去其水溶性杂质，再用不同浓度的乙醇进行洗脱，得到各皂苷组分。

药理作用　主要包括：①抗炎、抗渗出作用。②减轻和消除水肿或血肿形成。③神经保护作用。④具有促皮质甾酮作用。

临床应用及毒副作用　主要用于治疗脑水肿、创伤或手术引起的肿胀，也用于静脉回流障碍性疾病。临床还可以用于治疗膝状神经节炎、肺心病、肛管水肿、心绞痛，促进脑功能恢复，抗渗出和消肿，抗肿瘤等。

主要不良反应是胃肠道反应、眩晕、头痛和瘙痒。也有罕见的风疹和呼吸困难等过敏反应报道。《马丁代尔大药典》推荐成人静脉使用七叶皂苷钠，其最大日剂量应为20毫克，过量可能会出现急性肾功能衰竭。与其他具有肾脏毒性的药物联用，可导致急性肾功能衰竭。

(岳建民)

zāitǐlèiyàowù

甾体类药物（steroid drugs）

具有环戊烷骈多氢菲结构母核的一类药物。"甾"字为象形文字，甾体基本结构中有 A，B，C，D 四个环（可以有不同的稠和方式），像"田"字；C-10 和 C-13 各有一个甲基，C-17 有一侧链，像"巛"字，"甾"字十分形象地表示了这类化合物的基本结构骨架，见图1。

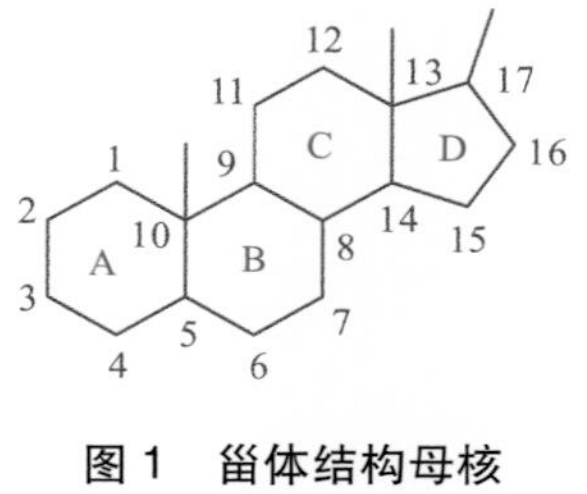

图1　甾体结构母核

甾体是存在于生物体内且与生命过程密切相关的一类物质。多位科学家由于从事与甾体相关的研究而获得诺贝尔奖。如：德国科学家海因里希·威兰（Heinrich Wieland）因为发现胆汁酸并确定其结构组成，阿道夫·温道斯（Adolf Windaus）因其在甾醇领域的贡献尤其是胆固醇的发现及结构确定分别获得了1927和1928年的诺贝尔化学奖；美国科学家爱德华·肯德尔（Edward Kendall），菲利普·亨奇（Phillip Hench）和瑞士科学家塔德乌什·赖希施泰因（Tadeusz Reichstein）因发现肾上腺皮质激素可的松及其结构和生理效应，共同获得了1950年的诺贝尔生理学或医学奖等。20世纪30年代，随着雌酮、雌二醇、睾酮等的发现、提取分离和结构确定，开创了甾体化学和甾体药物研究的新局面，许多甾体药物相继被合成和研发出来，被称为"性激素"时代，也是甾体药物发展的黄金时代。20世纪40年代由于甾体激素药物的使用量的不断增加，仅依靠天然来源难以满足临床使用的需求，人们开始用薯蓣皂苷元作为原料进行甾体激素的合成，解决了甾体激素药物的来源问题，为甾体激素药物的广泛实用提供了保障。随着合成工艺的不断完善和创新，更多的药物大量、廉价地投入市场。20 世纪 50 年代后期到 60 年代初期，出现了口服避孕药，促进了社会多方面的历史性革新。20 世纪 70 年代以后，由于有机合成的迅猛发展，将甾体激素药物的工业生产提升到前所未有的高度。20 世纪 80 年代初，甾体新型植物生长调节剂油菜素内酯的发现为农业生产带来了质的飞跃。20 世纪 90 年代以后，越来越多的具有特殊生物活性的甾体化合物不断被发现，推动了甾体类药物的发展。

结构类型 甾体类药物根据其骨架稠合方式及 C-17 侧链的结构进行分类，主要包括 C21 甾类、强心苷、甾体皂苷、植物甾醇、昆虫变态激素、胆汁酸等，结构式见图 2。

C21 甾是一类含有 21 个碳原子的甾体衍生物，以孕甾烷或其异构体为基本结构骨架，多具有抗炎、抗肿瘤、抗生育等生物活性，构成了临床应用的两类重要药物，即以黄体酮为代表的孕酮类激素和以可的松为代表的肾上腺皮质激素。雌甾烷类具有雌激素的生理活性，结构骨架由 18 个碳原子构成，在自然界中并不是以烷类，而多以醇或酮等形式存在，分为雌醇类和雌酮类。雄甾烷类具有雄激素的生理活性，结构骨架由 19 个碳原子组成，可分为三类：雄甾酮类、雄甾醇类和睾酮类。强心苷是一类具有强心作用的甾体苷类，由强心苷元和糖两部分组成。强心苷元 C-17 位连有五元或六元不饱和内酯环，分别称为甲型强心苷元和乙型强心苷元。在已知的强心苷元中，大多数属于甲型强心苷元；糖部分多为去氧糖类，常见的有 D-洋地黄毒糖、L-夹竹桃糖、D-加拿大麻糖等。

甾体皂苷是一类由甾体皂苷元与糖缩合而成的甾体苷类。甾体皂苷元由 27 个碳原子组成，以螺甾烷为基本碳架。螺甾烷结构中有 6 个环，除甾体母核 4 个环 A、B、C、D 外，E 环和 F 环以螺缩酮的形式相连构成，根据 C-25 位的构型不同分为螺旋甾烷和异螺旋甾烷两类。组成甾体皂苷的糖以 D-葡萄糖、D-半乳糖、D-木糖、L-鼠李糖和 L-阿拉伯糖较为常见。

植物甾醇为甾体母核 C-17 位连有 8~10 个碳原子链状侧链的甾体类衍生物。昆虫变态激素可以认为是植物甾醇的衍生物或代谢产物，A/B 环大多顺式稠合，C-17 位为 8~10 个碳原子的多羟基侧链。

胆汁酸类是胆烷类衍生物，结构基本骨架由 24 个碳原子构成，在动物胆汁中通常以侧链的羧基与甘氨酸或牛磺酸结合成甘氨胆汁酸或牛磺胆汁酸，并以钠盐的形式存在。

来源和分布 甾体类药物在自然界中分布十分广泛。强心苷类药物主要分布于夹竹桃科、玄参科、百合科、萝藦科、十字花科、毛茛科、卫矛科、桑科等十几个科的植物。常见植物有毛花洋地黄、紫花洋地黄、黄花夹竹桃、毒毛旋花子、铃兰、海葱、羊角拗等。早期的激素类药物主要从动物或人的尿液、腺体中提取，由于激素在体内含量很低，生化提取耗费很大。甾体类激素多利用自然界某些植物中富含的甾体类化合物为原料，通过结构改造得到不同类型的甾体激素药物。植物甾醇几乎在所有植物中均存在，是植物细胞的重要组分。昆虫变态激素最初在昆虫体内发

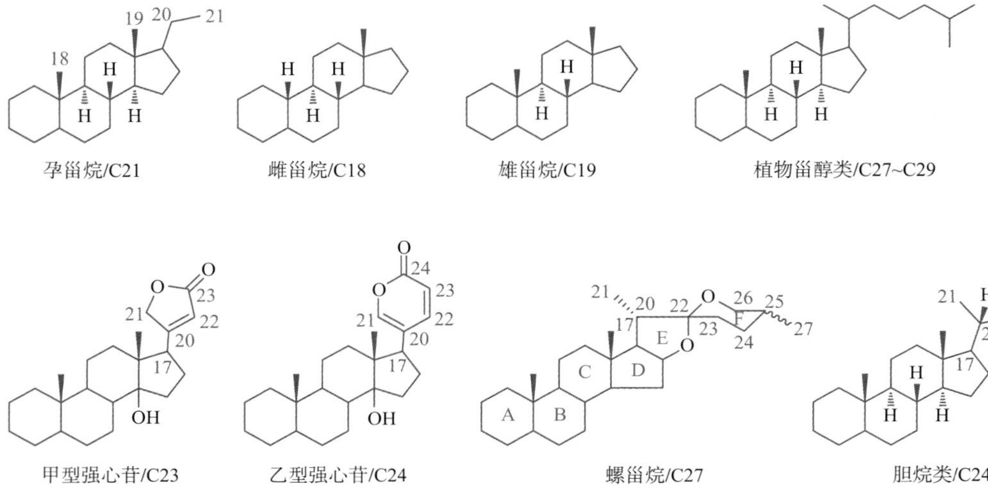

图 2　甾体类药物骨架分类

现，后从植物界中也有发现，如苋科植物牛膝等。胆汁酸类药物主要存在于动物胆汁中，如动物药熊胆粉、牛黄。

生物活性及应用 甾体类药物是应用于临床的一类重要药物，具有抗炎、强心、抗肿瘤、抗生育等多种生物活性。广泛地用于治疗风湿性关节炎、心脏病、阿尔茨海默病、红斑狼疮、血管新生等疾病及用作避孕药。

孕酮类激素是最为常用的口服避孕药。代表药物黄体酮是天然存在的孕酮类激素，其于1934年从孕妇的尿液中分离得到。黄体酮口服后经胃肠道吸收会被破坏而失活，因此只能注射使用。通过对黄体酮的结构进行改造，获得了一系列孕酮类孕激素，如甲羟孕酮、甲地孕酮、氯地孕酮等，它们都是强效的口服孕激素和避孕药。

雌甾烷类激素具有雌激素的生理活性，代表药物如雌二醇、雌三醇、雌酮等。雌激素在临床上主要配合其他药物（如三合激素）用于诱导发情、人工刺激泌乳、治疗胎盘潴留、人工流产、治疗子宫炎等。雄甾烷类激素具有雄激素的生理活性，代表药物如睾酮，具有维持肌肉强度及质量、维持骨质密度及强度、提神及提升体能等作用。

肾上腺皮质激素主要应用于肾上腺皮质功能减退症及垂体功能减退症的替代治疗，其中糖皮质激素抗炎作用较强，亦可用于过敏性和炎症性疾病。代表药物如可的松、氢化可的松、去氧皮质酮等。

强心苷具有直接加强心肌收缩力和减慢心率的作用，临床上主要用于治疗慢性心功能不全、心律失常等心脏疾病。代表药物如地高辛、甲地高辛、毛花苷C等。

甾体皂苷类代表药物薯蓣皂苷，用于改善冠状动脉供血不足，治疗冠心病和心绞痛，其水解产物薯蓣皂苷元是合成甾体激素类药物的重要原料。

维生素D属于植物甾醇衍生物，主要用于维生素D缺乏症的预防和治疗如绝对素食者、肠外营养患者、胰腺功能不全、肝胆疾病等、小肠疾病、胃切除等，其代表药物有维生素D_2、维生素D_3等。

昆虫变态激素具有蜕皮活性，最早在昆虫体内发现，是昆虫蜕皮时的必要激素。该类药物具有促进人体蛋白质合成，排除体内胆甾醇、降低血脂、抑制血糖上升等作用。代表化合物如20-羟基蜕皮酮。

胆汁酸类甾体药物在脂肪代谢中起作用，临床上用于治疗胆固醇型胆结石。代表药物如鹅去氧胆酸、熊去氧胆酸等。

(庚石山 陈霞)

dìgāoxīn

地高辛（digoxin） 一种强心药，最早从玄参科毛地黄属植物中分离得到，属于甾体类天然药物，强心苷类。化学结构如图，由1分子异羟基洋地黄毒苷元与3分子D-洋地黄毒糖（D-digitoxose）缩合而成。

简史 洋地黄类药物应用已有超过200年历史，地高辛是最有代表性的一种。自1785年起，它就作为强心药被用于治疗水肿、心律不齐和慢性心衰，并一直作为心衰治疗的主要药物之一。对其结构的研究直到1930年才取得重大突破，美国巴勒斯－威康（Burroughs Wellcome）制药公司研究人员史密斯（Sydney Smith）首次确定了从毛花洋地黄 *Digitalis lanata* 的叶子中分离得到的地高辛的分子组成为 $C_{41}H_{64}O_{14}$，并用弱盐酸加热酸水解后经质谱确定其结构由1分子苷元和3分子去氧糖组成。1938年瑞士化学家施泰格尔（Steiger）和塔德乌什·赖希施泰因（Tadeusz Reichstein）通过大量化学降解和合成的方法第一次提出了地高辛苷元的平面结构。随后在1953年赖克斯坦对其平面结构进行了修正并最终确定了地高辛的正确结构。

化学名称和理化性质 地高辛的化学名称为3β-[O-β-D-洋地黄毒糖基-(1→4)-β-D-洋地黄毒糖基-(1→4)-β-D-洋地黄毒糖基]-12β,14β-二羟基-5β-强心甾-20(22)烯。分子式 $C_{41}H_{64}O_{14}$。属手性化合物，具有旋光性，比旋度+13.4°～+13.8°（$c = 10$，吡啶）。白色结晶或结晶性粉末；无臭，味苦；熔点235～245℃（分解）。在吡啶中易溶，在稀醇中微溶，在三氯甲烷中极微溶解，在水或乙醚中不溶。

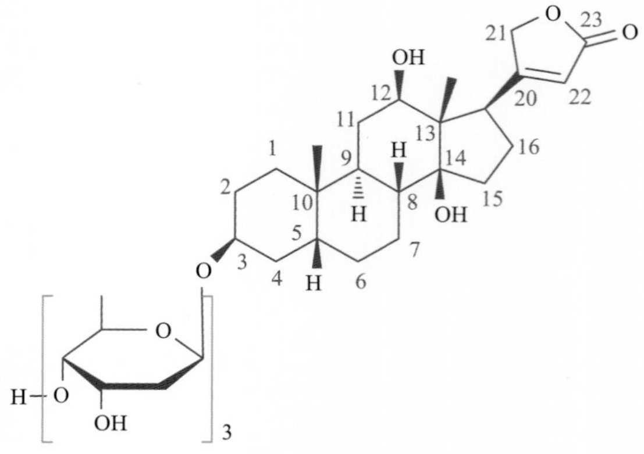

图 地高辛结构式

药物来源 由于地高辛结构复杂，合成反应步骤多，收率低，成本高，很难实现工业化生产，所以现代的地高辛药物的生产仍然依赖于从植物中获得。地高辛主要来源于毛花洋地黄 *Digitalis lanata* 和紫花洋地黄 *Digitalis purpuea* 等植物。

临床作用及毒性 由地高辛制成的制剂有地高辛片、地高辛胶囊、地高辛注射剂等，属于中效强心苷药物，由于该药作用较迅速，体内蓄积较少，因此曾在临床上广泛使用。用药途径为口服和静脉注射。用于治疗慢性心功能不全，以及一些心律失常如心房纤颤、心房扑动、阵发性室上性心动过速等心脏疾病。地高辛的有效治疗的安全范围狭窄，治疗量与中毒量非常接近，个体差异亦较大，若服用不当，易发生中毒反应。地高辛中毒表现一般有胃肠道反应、神经系统反应和心脏毒性三个方面，其中，期前收缩特别是室性早搏最常见，严重者可发展为室性心动过速甚至心室纤颤而死亡。由于几次大规模临床随机对照试验显示在严格控制血药浓度的前提下，地高辛对慢性心功能不全患者死亡率并没有明显改善，地高辛在临床已不常用。

（庾石山　陈　霞）

jiǎdìgāoxīn

甲地高辛 （medigoxin；β-methyldigoxin）

别名甲基狄戈辛，为一种强心药，源于地高辛，为地高辛的末端糖位羟基甲基化衍生物，属于半合成强心苷类药物，化学结构见图。

简史 地高辛末端糖 4 位羟基被甲基化的衍生物。

化学名称和理化性质 甲地高辛的化学名称为 3β-［O-4-O-甲基-β-D-洋地黄毒糖基-(1→4)-β-D-洋地黄毒糖基-(1→4)-β-D-洋地黄毒糖基］-12β,14β-二羟基-5β-强心甾-20（22）烯。分子式 $C_{42}H_{66}O_{14}$。白色或类白色结晶性粉末；无臭，味苦。在三氯甲烷中略溶，在甲醇、乙醇中极微溶解，在水中几乎不溶。

临床应用及毒性 由甲地辛制成的制剂有甲地高辛片和甲地高辛注射剂，临床用于急、慢性心力衰竭，对合并房颤伴快速室率的患者可减慢室率。甲地高辛总的疗效显著优于地高辛。其活性和药物的亲脂性显著增强，具有胃肠道吸收好，起效快等特点。毒性同地高辛。

（庾石山　陈　霞）

K-dúmáoxuánhuāzǐgān

K-毒毛旋花子苷 （K-strophanthoside）

又称毒毛苷，为一种强心药，最早从夹竹桃科植物绿毒毛旋花 *Strophanthus kombe* Oliv. 的干燥成熟种子中分离得到，属于强心苷类天然药物，化学结构见图。

简史 17 世纪非洲的土著居民经常利用毒毛旋花属 *Strophanthus* 植物的种子和茎皮制作毒箭防御野兽，这引起了药物化学家

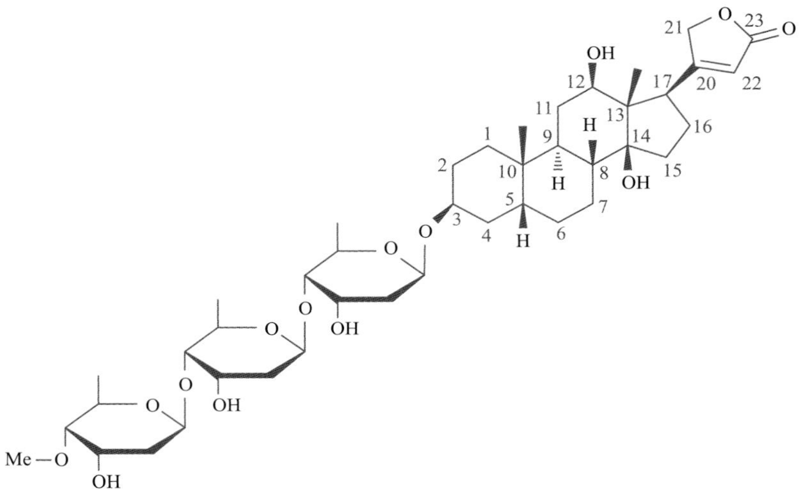

图　甲地高辛结构式

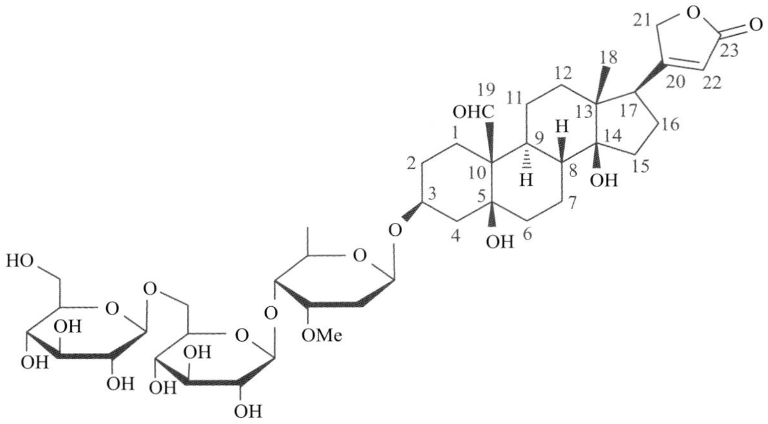

图　K-毒毛旋花子苷结构式

们的极大兴趣。药物化学家们从毒毛旋花子属的多种植物中均发现了同一类活性物质，并命名为毒毛旋花苷（strophanthin）。为了避免命名的混乱，1904 年托梅斯（Thomes）建议将植物种名的第一个字母放在专有名词毒毛旋花苷（strophanthin）的前面以区别来自于不同植物的强心苷类成分，如"K-strophanthin"来源于绿毒毛旋花 Strophanthus kombe，"G-stro-phanthin"来源于旋花羊角拗 Stro-phanthus gratus，"H-strophanthin"来源于箭毒羊角拗 Strophanthus hispidus 等等。K-毒毛旋花子苷的命名就来源于此。

对从绿毒毛旋花中制得的箭毒的研究始于 1888 年，大量的化学家对其进行了后续的研究，从绿毒毛旋花的种子中发现了两个毒毛旋花苷组分，均为混合物。研究发现经过水解后，它们拥有相同的苷元，即毒毛旋花子苷元（strophanthidin）。1922 年美国化学家雅各布斯（Jacobs）和海德尔伯格（Heidelberger）首次阐明了毒毛旋花子苷元的分子组成为 $C_{23}H_{32}O_6$。随后，他们历经 14 年的化学降解、合成等大量实验，于 1936 年确定毒毛旋花子苷元的平面结构和相对构型。

化学名称和理化性质　K-毒毛旋花子苷的化学名称为 3β-［O-β-D-葡萄糖基-（1→6）-β-D-葡萄糖基-（1→4）-3-O-甲基-β-D-洋地黄毒糖基］-5β,14β-二羟基-19-羰基-5β-强心甾-20（22）烯。分子为 $C_{42}H_{64}O_{19}$，分子量 872。具有旋光性，比旋度 +14.0°（$c = 1.1$，甲醇）。白色结晶或结晶性粉末；无臭，味苦；熔点 198～200℃。遇光易变质。在水或稀乙醇中溶解，在三氯甲烷中极微溶解，在乙醚或苯中几乎不溶。

药物来源　K-毒毛旋花子苷主要来源于夹竹桃科植物毒毛旋花子属植物。

临床应用及毒性　临床应用制剂有 K-毒毛旋花子苷注射液，为速效强心苷。适用于急性充血性心力衰竭。由于其拟交感样作用，可增加心肌耗氧量，且其毒性作用发生快而突然，常可导致患者猝死，因而临床已不常用，偶被用于小儿先天性心脏病伴发急性心衰者。

（庾石山　陈霞）

línglándúgān

铃兰毒苷（convallatoxin）　一种强心药，最早从百合科植物铃兰中分离得到，属于强心苷类天然药物，化学结构见图。

简史　1929 年瑞士巴塞尔化学家瓦尔特（Walter Karrer）首次从山谷中盛开的百合科植物铃兰 Convallariae majalis L. 中分离得到铃兰毒苷。因为它的强心作用超越了当时已知的强心药，引起了化学家和药理学家的极大兴趣。为了阐明该药物的化学结构，化学家进行了大量的有机合成实验以及大胆的猜想。德国哥根廷大学切舍（Tschesche）和维尔纳（Werner Haupt）等对结构的确定起到了关键性的作用，他们将铃兰毒苷进行水解生成苷元，然后

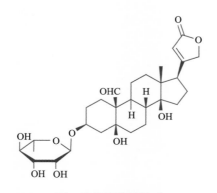

图　铃兰毒苷结构式

进行一系列的合成、酯化、环化、异构化等实验，将其与已经确定结构的 K-毒毛旋花苷元进行了一系列对比实验，确定了铃兰毒苷的苷元结构在平面结构和立体结构上与毒毛旋花子苷元相同，不同的是糖部分。与其他已知的包含 2-去氧糖的强心苷不同，铃兰毒苷中的糖为 L-鼠李糖，其与苷元的连接比较牢固，不易水解。

化学名称和理化性质　铃兰毒苷的化学名称为 5β,14β-二羟基-19-羰基-强心甾-20（22）烯-3β-O-α-L-鼠李糖苷。分子式 $C_{29}H_{42}O_{10}$，分子量 550。具有旋光性。白色结晶性粉末，无臭，味苦。熔点 238～239℃。难溶于水，可溶于乙醇。

药物来源　该药物主要来源于百合科植物铃兰 Convallariae majalis。

临床应用及毒性　与 K-毒毛旋花子苷相近，为高效、速效、短效强心苷。作用比洋地黄毒苷强 5 倍，可视为 K-毒毛旋花子苷的代用品。铃兰毒苷只适宜静脉注射，静脉注射后 5～10 分钟显效，1～2 小时达最大效应，维持约 1～2 日。蓄积作用比洋地黄小。适用于急性和慢性充血性心力衰竭、阵发性心动过速。

（庾石山　陈霞）

qùyǐxiānmáohuāgān

去乙酰毛花苷（deslanoside）　又称西地兰 D，为一种强心药，最早从毛花洋地黄中分离得到，属于强心苷类天然药物，化学结构见图。

简史　1933 年瑞士巴塞尔科研人员阿图尔（Arthur Stoll）和瓦尔特（Walter Kreis）从毛花洋地黄叶中分离得到一系列强心苷，分别为毛花洋地黄苷 A、B、C，这 3 个强心苷的苷元部分分别是

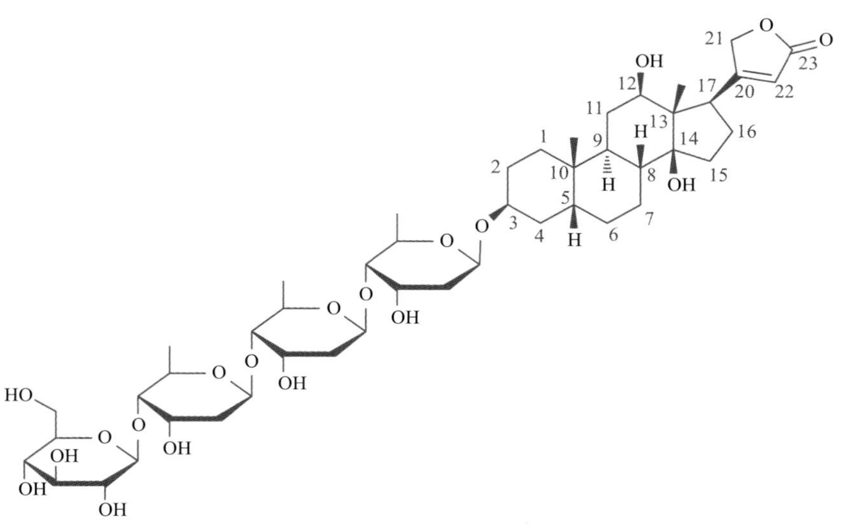

图　去乙酰毛花苷结构式

洋地黄毒苷元、羟基洋地黄毒苷元、异羟基洋地黄毒苷元。除了苷元部分不同外，这3个强心苷含有相同的糖基取代，都是由3分子洋地黄毒糖（其中1分子洋地黄毒糖的3位羟基被乙酰化）和1分子葡萄糖组成。其中，毛花洋地黄苷C亲水性较强，适合于注射但是由于毒性较大，安全性小，临床上已经基本不用。临床上多使用去乙酰毛花洋地黄苷C，安全性好过毛花洋地黄苷C。其结构上比毛花洋地黄苷C少了1个乙酰基，亲水性更强，口服吸收不好，适于注射，作用基本与地高辛相似，毒性小，安全性大，为速效强心苷。毛花洋地黄苷C别名西地兰，而去乙酰毛花洋地黄苷C（简称去乙酰毛花苷）别名西地兰D，注意区别二者，有利于安全用药。

化学名称和理化性质　去乙酰毛花苷的化学名称为3β-[(O-β-D-葡萄吡喃糖基（1→4)-β-D-洋地黄毒糖基-(1→4)-β-D-洋地黄毒糖基-(1→4)-β-D-洋地黄毒糖基]-12β,14β-二羟基-5β-强心甾-20

(22)烯。分子式$C_{47}H_{74}H_{19}$，分子量942。白色结晶性粉末，无臭，味苦，有引湿性。在甲醇中微溶，在乙醇中极微溶解，在水或三氯甲烷中几乎不溶。

药物来源　该药物主要来源于夹竹桃科。最初来源于毛花洋地黄中，后来在毒毛旋花子、铃兰、羊角拗等植物中也有发现。

临床作用及毒性　临床使用制剂有去乙酰毛花苷注射液，静脉注射或肌内注射。去乙酰毛花苷注射液主要用于治疗心力衰竭，由于其作用较快，适用于急性心功能不全或慢性心功能不全急性加重的患者。其作用较洋地黄、地高辛快，但比K-毒毛花苷稍慢。静脉注射开始作用时间为5～30分钟，作用维持2～4天。由于排泄较快，蓄积性较小。临床用于急性和慢性心力衰竭、心房颤动

和阵发性室上性心动过速。

（庾石山　陈　霞）

yángjiǎoniùgān

羊角拗苷（divaricoside）　一种强心药，最早从羊角拗中分离得到，属于强心苷类天然药物，化学结构见图。

简史　1953年瑞士化学家塔德乌什·赖希施泰因（Tadeusz Reichstein）和申德勒（Schindler）首次从夹竹桃科羊角拗属植物羊角拗 Strophanthus divaricatus 中分离得到羊角拗苷并确定了其结构。

化学名称和理化性质　羊角拗苷的化学名称为沙门苷元3β-O-α-L-夹竹桃糖苷，其苷元为沙门苷元，糖部分为L-夹竹桃糖。分子式$C_{30}H_{46}O_8$，分子量534。具有旋光性，比旋度$[\alpha]_D^{22} = -30.9°$（$c=0.67$，甲醇）。白色结晶性固体，熔点192～195℃。

药物来源　该药物主要来源于夹竹桃科羊角拗属植物羊角拗，在同属植物 Strophanthus wightianus Wall. 及卵萼羊角拗 Strophanthus caudatus 中也有分布。

临床作用及毒性　羊角拗苷临床作用与K-毒毛花苷相似，作用较迅速，蓄积性较低。口服后1小时起效，1～3小时达最大效应，作用维持4～6小时。静脉注射2分钟内生效，10分钟作用达高峰。

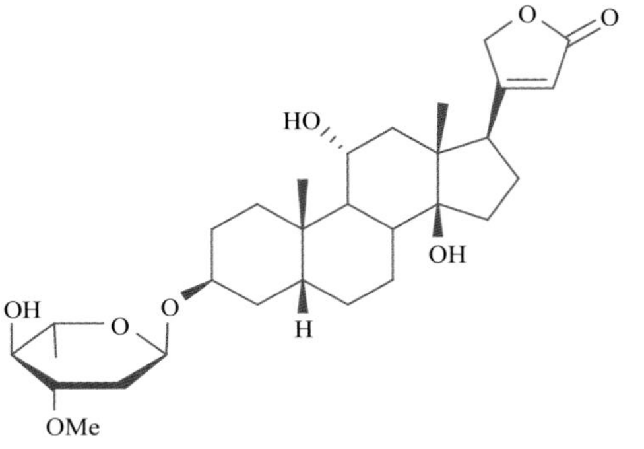

图　羊角拗苷结构式

半衰期 5～30 分钟，作用持续 1～1.5 小时。口服量的 10%～40%在 24 小时内以原形从尿中排泄。用于充血性心力衰竭、心肌梗死，尤适用于急性病例。

(庞石山　陈霞)

yángdìhuángdúgān

洋地黄毒苷（digitoxin）

别名强心素，是一种强心药，从玄参科毛地黄属植物中分离得到，属于强心苷类天然药物，化学结构见图，是由 1 分子洋地黄毒苷元与 3 分子 D-洋地黄毒糖（D-digitoxose）缩合而成。

简史　早在 1775 年英国植物学家兼医生威日林（William Withering）研究发现洋地黄对水肿患者具有极佳的治疗效果，并在同年发表了足以创造新纪元的论文，这一发现掀起了药物工作者们研究的热潮。后来的研究发现洋地黄药物具有强心作用，而且它的强心作用优于任何其他的强心药。自此关于洋地黄的大量研究工作被报道，但在 19 世纪早期并没有找到洋地黄中活性成分。为了激励科学家，1835 年法国巴黎的药学研究机构设立高额奖项来奖励能从中分离出活性成分的药物研究者。1841 年法国化学家尤金（Eugène Homolle）和西奥多·奥古斯都（Théodore-Auguste Quevenne）最早从紫花洋地黄 *Digitalis purpurea* 中成功分离得到了具有较高活性的晶体样的混合物"digitaline"，并因此得到了这份奖项。1875 年法国斯特拉斯堡大学（University of Strasbourg）施米德贝格（Schmiedeberg）教授从紫花洋地黄的叶子中分离出洋地黄毒苷晶体。1920 年瑞士苏黎世学者马克斯（Max Cloett）酸水解洋地黄毒苷，得到了洋地黄毒苷元，研究显示苷元仅有比较弱的强心活性。1925 年德国哥根廷大学阿道夫·温道斯（Adolf Windaus）教授通过改进前人所用的方法最终获得了高纯度洋地黄毒苷。美国化学家沃尔特·雅各布（Walter Jacobs）和瑞士化学家塔德乌什·赖希施泰因（Tadeusz Reichstein）分别采用化学降解、水解、氧化等化学手段鉴定了洋地黄毒苷元平面结构和立体构型。但是直到 1962 年法国化学家巴塞尔才确定了糖基的结构，并确定了洋地黄毒苷的分子组成。1985 年，威斯纳（Wiesner）等人首次完成了洋地黄毒苷的合成。

化学名称和理化性质　洋地黄毒苷的化学名称为 3β-［O-β-D-洋地黄毒糖基-（$1\rightarrow4$）-β-D-洋地黄毒糖基-（$1\rightarrow4$）-β-D-洋地黄毒糖基］-14β-羟基-5β-强心甾-20（22）烯。分子式 $C_{41}H_{64}O_{13}$，分子量 764。具有旋光性，比旋度 $[\alpha]_D^{20}=$ 4.8°（$c=1.2$，1,4-二氧杂环乙烷）。白色结晶性固体，无臭。熔点 256～257℃。略溶于三氯甲烷，微溶于乙醇、乙醚，不溶于水。

药物来源　洋地黄毒苷主要来源于玄参科洋地黄属毛花洋地黄 *Digitalis lanata* 和紫花洋地黄 *Digitalis purpurea* 等植物中。21 世纪初，毛花洋地黄仍是洋地黄毒苷的重要来源。

临床作用及毒性　洋地黄毒苷属于慢效强心苷类药物，口服吸收完全，作用持久而缓慢。临床上主要用于充血性心力衰竭，由于其作用慢而持久，适用于慢性心功能不全患者长期使用，兼有治疗水肿的效果，尤其适用于伴有肾功能损害的充血性心力衰竭患者。制剂有洋地黄毒苷片和洋地黄毒苷注射液。由于其治疗剂量和中毒剂量很接近，所以极易发生不良反应。常见的不良反应有呕吐，心律失常等。

(庞石山　陈霞)

图　洋地黄毒苷结构式

cùsuānkědìsōng

醋酸可的松（cortisone acetate）

别名可的松醋酸酯、皮质素、醋酸皮质酮，是一种抗炎药，为甾体类天然药物可的松的醋酸酯，属肾上腺皮质激素类甾体药物，化学结构见图。

简史　1928 年美国明尼苏达州立大学药剂科主任菲利普·亨奇（Phillip Hench）从风湿性关

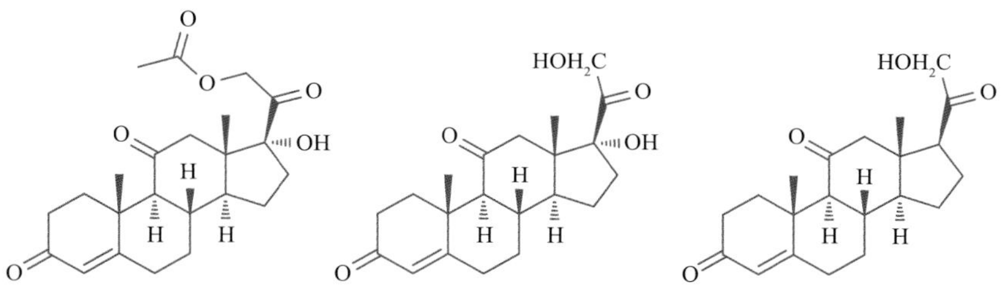

醋酸可的松　　　　可的松　　　　化合物A

图　醋酸可的松和可的松结构式

节炎患者身上发现关节炎的治疗与某种内分泌物质有关，这种物质其实就是可的松。美国化学家爱德华·肯德尔（Edward Kendall）最早致力于肾上腺皮质激素的研究。他在 1933 年从肾上腺的提取物中首次获得可的松。1946 年默克公司研究人员首次合成了可的松。1948 年爱德华·肯德尔和菲利普·亨奇尝试使用可的松的醋酸盐，即醋酸可的松治疗风湿性关节炎症，疗效非常显著，这是人类第一次用一种内源性的化学物质治好了一种不治之症。菲利普·亨奇由于发现肾上腺皮质激素可的松及其结构和生理效应，与爱德华·肯德尔、瑞士的塔德乌什·赖希施泰因（Tadeusz Reichstein）共同获得了 1950 年的诺贝尔医学奖。

化学名称和理化性质　醋酸可的松的化学名称为 17α-羟基孕甾-4-烯-3, 11, 20-三酮-21-醋酸酯。分子式 $C_{23}H_{30}O_6$。具有旋光性，比旋度 $[\alpha]_D^{20} = +210° \sim +217°$（$c = 1$，1, 4-二氧杂环乙烷）。白色或近白色结晶性粉末，无臭、初无味，随后有持久的苦味。易溶于三氯甲烷，微溶于乙醇或醚，不溶于水。

药物来源　醋酸可的松来源于肾上腺皮质。

临床应用及毒性　临床上主要用于肾上腺皮质功能减退症及垂体功能减退症的替代治疗，抗炎作用较强，亦可用于过敏性和炎症性疾病。醋酸可的松可迅速由消化道吸收，在肝脏组织中转化为具有活性的氢化可的松而发挥效应，口服后能快速发挥作用，而肌内注射吸收较慢。上市的剂型主要有混悬液（局部注射用）及醋酸可的松片剂。长期使用可引起类库欣综合征。大量应用可引起谵妄、不安、定向力障碍、抑郁等精神症状。

（庹石山　陈霞）

qīnghuàkědìsōng

氢化可的松（cortisol；hydrocortisone）　别名皮质醇、考的索、可的索、氢化皮质素。属于甾体类天然药物，C_{21} 甾，肾上腺糖皮质激素类。化学结构见图 1。

简史　氢化可的松最早是爱德华·肯德尔（Edward Kendall）于 1937 年从肾上腺皮质激素中提纯得来。1949 年默克公司的研究人员文德勒（N. L. Wendler）和马克斯（Max Tishler）成功实现了氢化可的松的化学合成，确保了足够量的氢化可的松用于临床研究。

化学名称和理化性质　氢化可的松的化学名称为 $11\beta, 17\alpha, 21$-三羟基孕甾-4-烯-3, 20-二酮，分子为 $C_{21}H_{30}O_5$，分子量 362。具有旋光性，比旋度 $[\alpha]_D^{20} = +162° \sim +169°$（$c = 1$，无水乙醇）。白色或近白色结晶性粉末，无臭，初无味，随后有持续的苦味，遇光易变质。熔点为 212 ～ 222℃，熔融同时分解。在乙醇或丙酮中略溶，在三氯甲烷中微溶，在乙醚中几乎不溶，在水中不溶。

药物来源　氢化可的松最早从肾上腺皮质激素中提取得到，现已人工合成。

临床应用及毒性　氢化可的松为短效肾上腺皮质激素类药物，临床上用于肾上腺皮质功能减退症、严重感染、自身免疫性疾病、过敏性疾病、各种原因引起的休克、血液系统疾病、激素合成障碍所致的各型肾上腺增生症以及其他一些炎症疾病的治疗。上市的主要剂型有片剂、滴眼液、气雾剂和注射液。

醋酸氢化可的松（hydrocortisone acetate）　氢化可的松的 C-21 位醋酸酯衍生物。化学名称为 $11\beta, 17\alpha$-二羟基孕甾-4-烯-3, 20-二酮-21-醋酸酯，化学结构见图 2。分子式 $C_{23}H_{32}O_6$，分子量

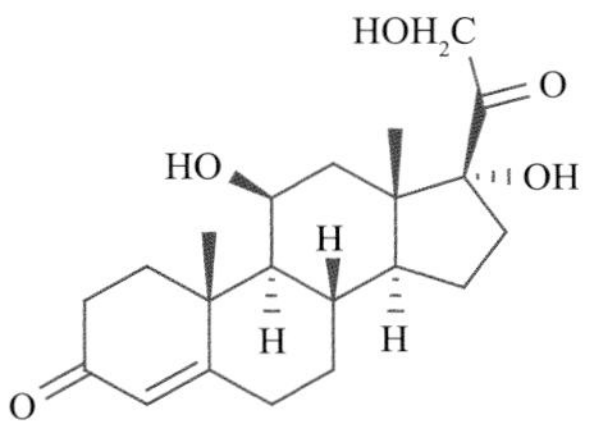

图 1　氢化可的松结构式

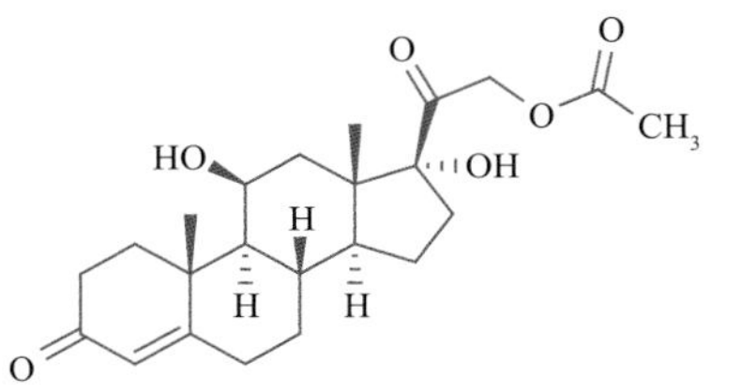

图 2　醋酸氢化可的松结构式

404。比旋度 $[\alpha]_D^{20} = +158° \sim +165°$（$c = 10$，1,4-二氧杂环乙烷）。白色或类白色的结晶性粉末，无臭。熔点 216～224℃，熔融时同时分解。在甲醇、乙醇或三氯甲烷中微溶，在水中不溶。临床上主要用于治疗类风湿性关节炎、风湿热、痛风、支气管哮喘等。针剂用于结核性或化脓性脑膜炎、结核性胸膜炎、脓胸、关节炎、腱鞘炎、肌腱劳损等。滴眼剂用于各种眼炎。霜剂用于过敏性或脂溢性皮炎、瘙痒症等。

氢化可的松琥珀酸钠 氢化可的松的 C-21 位琥珀酸酯衍生物。化学名称为 $11\beta,17\alpha$-二羟基-孕甾-4-烯-3,20-二酮-21-琥珀酸酯钠盐，结构式见图 3。分子式 $C_{25}H_{33}NaO_8$，分子量 484。比旋度 $[\alpha]_D^{20} = +135° \sim +145°$（$c = 1$，乙醇）。白色或类白色的粉末；无臭；有引湿性。在水中易溶，在乙醇中略溶，在三氯甲烷中不溶。具有抗炎、抗过敏和抑制免疫等多种药理作用。

图 3 氢化可的松琥珀酸钠结构式

（庾石山 陈霞）

cùsuānfúqīngkědìsōng

醋酸氟氢可的松（fludrocortisone acetate） 一种抗炎药物，属于甾体类药物，糖皮质激素类，为氢化可的松的 C-9 位氟衍生物的醋酸酯。化学结构见图。

简史 氟氢可的松是在氢化可的松的 C-9 位引入 α-氟原子而成的，其活性为醋酸可的松的 11

图 醋酸氟氢可的松结构式

倍，而盐皮质激素活性也随之显著增加。然而由于钠潴留作用增加，使得此类药物未能成为内服药物，只能作为外用皮肤病治疗药物。为增加药物的脂溶性，后期修饰成氟氢可的松的 C-21 醋酸酯盐，即醋酸氟氢可的松。

化学名称和理化性质 醋酸氟氢可的松的化学名称为 $11\beta,17\alpha$-二羟基-9α-氟孕甾-4-烯-3,20-二酮-21-醋酸酯。分子式 $C_{23}H_{31}FO_6$，分子量 422。比旋度 $[\alpha]_D^{20} = +148° \sim +156°$（$c = 1$，1,4-二氧杂环乙烷）。白色至微黄色的结晶性粉末；无臭，无味；有引湿性。在乙醇或三氯甲烷中略溶，乙醚中微溶，水中不溶。

临床应用及毒性 临床上主要有三方面的应用：①替代治疗，与糖皮质激素一起作用于原发性肾上腺皮质功能减退症的替代治疗。②直立性低血压，适用于低肾素低醛固酮综合征和自主神经病变所致的直立性低血压。③局部应用，用于治疗脂溢性湿疹、接触性皮炎及肛门、阴部瘙痒等症。应用的主要剂型有片剂和软膏剂。

（庾石山 陈霞）

cùsuānqùyǎngpízhìtóng

醋酸去氧皮质酮（desoxycortone acetate） 一种内分泌系统用药，属于半合成甾体类药物，C_{21} 甾类，来源于肾上腺体的去氧

皮质酮的醋酸盐衍生物。化学结构见图，具有孕甾-4-烯-3,20-二酮-21-醋酸酯结构。

简史 早在 20 世纪 30 年代，科学家们就发现肾上腺体的提取物可以使肾上腺皮质被切除的动物保持正常的生命体征，并将该提取物制成一个有效制剂，用于患有原发性艾迪生病（Addison disease）的患者身上。随后研究人员尝试精炼提取物使其达到最好的活性。1936 年迎来了肾上腺激素研究的一个突破，巴黎巴塞尔大学塔德乌什·赖希施泰因（Tadeusz Reichstein）教授从肾上腺皮质中分离得到了一个晶体样化合物，这个甾醇类化合物并没有如期望般显示肾上腺皮质激素类活性，反而显示了雄激素活性，因此将其命名为肾上腺雄甾酮（adrenosterone）。从肾上腺皮质中提取的第一个具有肾上腺皮质激素活性的化合物是皮质酮（corticosterone），去氧皮质酮则于 1938 年分离得到，这是从肾上腺体中分离得到的第五个活性化合物。在该化合物的合成醋酸去氧皮质酮产率很高，使得它成为第一个临床上使用的肾上腺激素药物。1939 年汽巴（Ciba）医药公司把它做成油针剂上市销售，作为盐皮质激素药物给患有艾迪生病的患者使用。

化学名称和理化性质 醋酸去氧皮质酮的化学名称为孕甾-4-

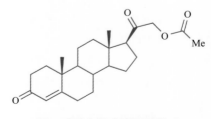

图 醋酸去氧皮质酮结构式

烯-3, 20-二酮-21-醋酸酯。分子式 $C_{23}H_{32}O_4$，分子量 372。具有旋光性，比旋度 $[\alpha]_D^{20} = +175° \sim +185°$（$c = 1$，乙醇）。白色或类白色结晶性粉末；无臭，无味。熔点 155 ~ 161℃。在乙醇或丙酮中略溶，在植物油中微溶，在水中不溶。

临床应用及毒性 醋酸去氧皮质酮为内分泌系统用药，用于原发性肾上腺皮质功能减退症的替代治疗。对肝病、妊娠期、黏液性水肿等患者，半衰期及作用时间延长，故剂量应适当减少，以防钠潴留、水肿、高血压和低血钾。

（庾石山 陈 霞）

gāotóng

睾酮（testosterone） 又称睾固酮、睾丸素、睾丸酮。为天然的雄激素，首次来源于动物的睾丸，属于甾体类天然药物，雄甾烷类性激素。化学结构见图 1，具有 17β-羟基雄甾-4-烯-3-酮结构。

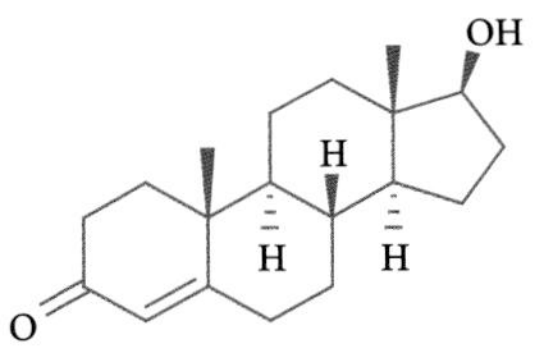

图 1 睾酮结构式

简史 1926 年巴黎研究人员阿尔贝（Albert Pezard）报道发现公鸡鸡冠的生长速度取决于睾丸的功效，阉割后鸡冠缩小而植入睾丸后又恢复原来的生长速度。就像研究人员发现有大量的孕激素存在于孕妇尿液中，爱沙尼亚多尔帕特大学教授洛伊（S. Loewe）同样发现雄激素存在于男性尿液中。1930 年布特南特（Butenandt）从已经移除雌激素的尿液中分离得到纯的激素，称为男性酯酮，并于 4 年后鉴定了它的结构。1934 年巴黎汽巴（Ciba）公司从胆固醇合成得到此化合物。

1935 年阿姆斯特丹大学教授厄恩斯特（Ernst Laqueur）等从牛睾丸中提取出了雄激素，发现从尿液和睾丸中提取出的雄激素在阉割的老鼠身上并没有显示相同的活性。两种提取物对老鼠的精囊腺都有促生长作用，但是尿液的提取物活性明显弱于睾丸提取物。这个发现说明在睾丸中存在一种新的雄激素，称为睾酮（testosterone）。睾酮促进公鸡鸡冠生长的活性是男性酯酮的 10 倍，促进阉割老鼠的精囊腺生长的活性是男性酯酮的将近 70 倍，所以得出结论睾酮是真正的雄性激素，男性酯酮是睾酮的代谢产物。睾酮化学结构是由汽巴（Ciba）医药公司研究人员鲁齐卡（Ruzicka）和维特斯坦（Wettstein）通过从胆固醇合成睾酮的过程中证实并确定的。

化学名称和理化性质 睾酮的化学名称为 17β-羟基雄甾-4-烯-3-酮，分子式 $C_{19}H_{28}O_2$，分子量 288。具有旋光性，比旋度 $[\alpha]_D^{24} = +109°$（$c = 4$，乙醇）。白色结晶性粉末，无气味。熔点 153 ~ 157℃。

药物来源 由男性的睾丸或女性的卵巢分泌，肾上腺亦分泌少量睾酮。雄性动物中也存在。

睾酮也可通过半合成得到。以去氢表雄酮为原料，经氧化、还原，得到睾酮和双氢睾酮的混合物，其中双氢睾酮用二氧化锰（MnO_2）氧化可转化成睾酮，合成路线见图 2。

临床应用及毒性 睾酮是天然的雄激素，最重要的男性激素，最初的用途是治疗性腺功能低下症，即太少或没有自然睾酮分泌的病症。在荷尔蒙补充疗法下适当地使用睾酮可以维持血液中睾酮的含量达至正常水平。但亦有副作用，比如不育、失去性欲、骨质疏松等。睾酮在消化道内易被破坏，口服无效。对睾酮进行

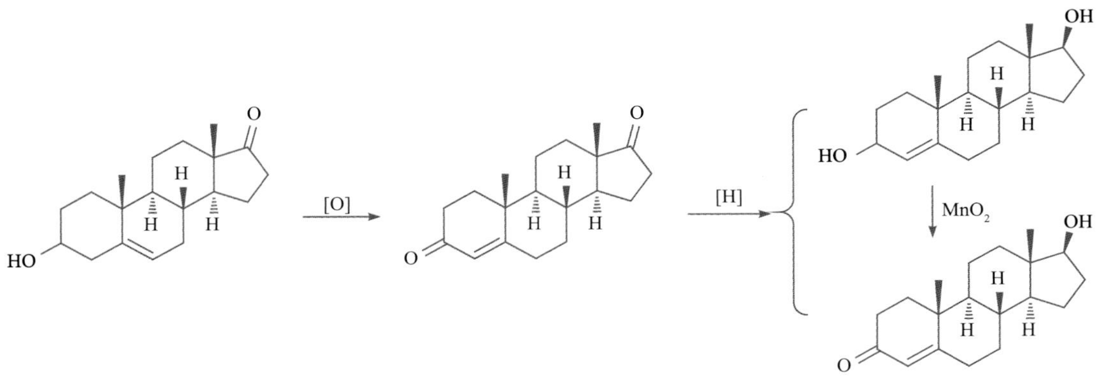

图 2 睾酮合成路线式

结构改造，将 17 位羟基酯化制成前体药物，如丙酸睾酮、苯丙酸睾酮、庚酸睾酮、十一酸睾酮等，为临床上主要应用的雄激素。

丙酸睾酮　化学名称为雄甾-4-烯-3-酮-17β-丙酸酯，结构式见图 3。分子式 $C_{22}H_{32}O_3$，分子量 344。为白色或淡黄色结晶性粉末，熔点 118~122℃，不溶于水，易溶于醇、醚、吡啶、植物油中。丙酸睾酮为睾酮的衍生物，作用与睾酮相似，但肌内注射作用时间持久。临床常用于原发性睾丸功能减退症的雄激素替代治疗；性器官发育不良如无睾症、隐睾症；青春期发育延迟及侏儒症；各种慢性消耗性疾病等。妇科用于月经过多、功能性子宫出血、子宫肌瘤、再障贫血、老年骨质疏松以及再生障碍性贫血等。亦用于绝经前或绝经 5 年以内的晚期癌症，尚可用于子宫肌瘤、卵巢癌、肾癌、多发性骨髓瘤等。已上市的剂型主要有注射剂（油溶液）。

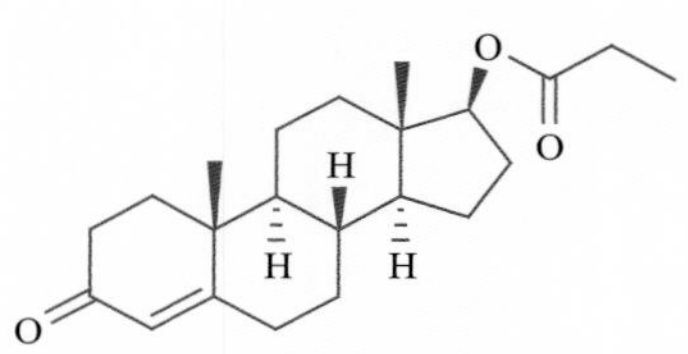

图 3　丙酸睾酮结构式

苯丙酸睾酮　化学名称为-雄甾-4-烯-3-酮-17β-苯丙酸酯，结构式见图 4。分子式 $C_{28}H_{36}O_3$，分子

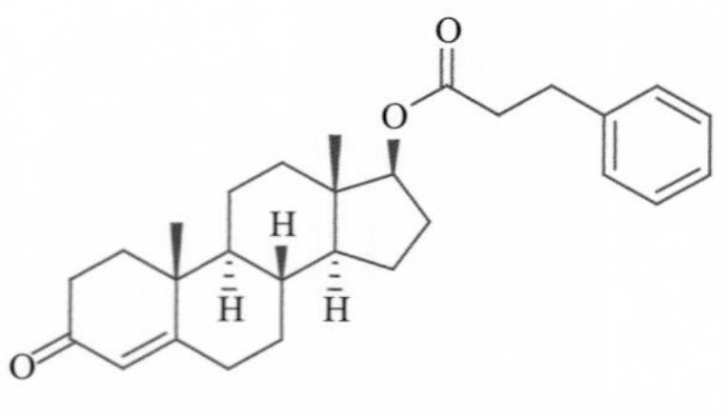

图 4　苯丙酸睾酮结构式

量 420。苯丙酸睾酮是睾酮的衍生物，作用与睾酮相似，用于治疗雄激素缺乏症和月经过多或子宫肌瘤等症。

庚酸睾酮　化学名称为-雄甾-4-烯-3-酮-17β-庚酸酯，结构式见图 5。分子式 $C_{26}H_{40}O_3$，分子量 400。庚酸睾酮为睾酮的衍生物，作用与睾酮相似，适用于男性性功能不全、性器官发育不良、不育症、隐睾症和无睾症等；也可用于女性功能性子宫出血、更年期综合征、乳腺癌及性器官癌；肝硬化、再生障碍性贫血、骨质疏松等消耗性疾病。

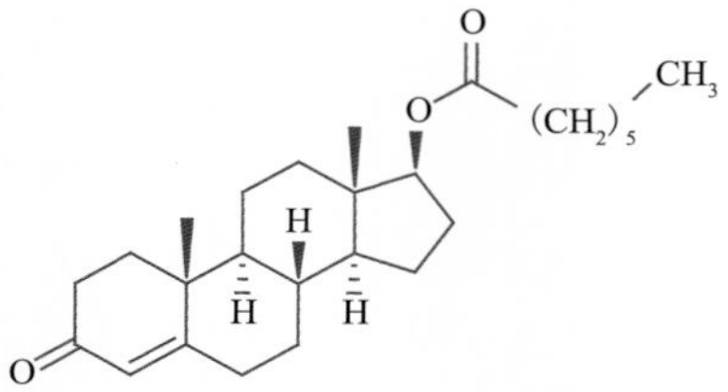

图 5　庚酸睾酮结构式

十一酸睾酮　化学名称为-雄甾-4-烯-3-酮-17β-十一烷酸酯，结构式见图 6。分子式 $C_{30}H_{48}O_3$，分子量 456。白色结晶或结晶性粉末；无臭。熔点 60~63℃。比旋度 $[\alpha]_D^{24}$ = +68°~ +72°（c=1.4，1,4-二氧杂环乙烷）。在三氯甲烷中极易溶解，在乙醇中溶解，在甲醇、植物油中略溶，在水中不溶。为睾酮的十一酸酯衍生物，与睾酮作用相似，可促进男性生长，男性第二性特征和睾丸、副性腺结构的发育；促进蛋白质合成和减少分解，增强免疫功能，促进骨骼生长；促进红细胞生成。临床用于男性性激素分泌不足的

替代治疗，如男性性功能低下症、睾丸切除以后类无睾症、垂体功能低下、内分泌性阳痿、男子更年期症状、某些因生精功能失调而致的不育症以及再生障碍性贫血。已上市的剂型主要有注射液、胶囊及复方睾酮酯注射液。

（庚石山　陈霞）

cítóng

雌酮（estrone）　别名雌素酮，是首次来源于妊娠妇女尿液中的具有甾体结构的雌甾烷类性激素药物。化学结构见图。

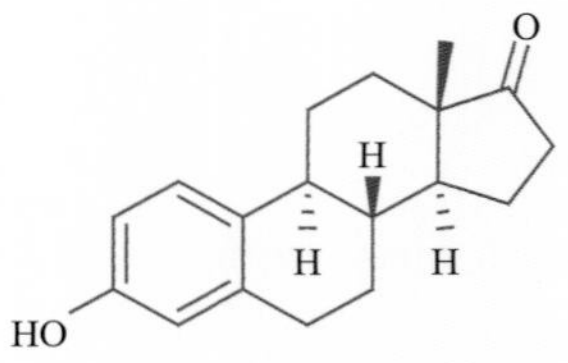

图　雌酮结构式

简史　19 世纪末器官疗法盛行，维也纳妇科医生鲁道夫（Rudolf Chrobak）发现用牛卵巢提取物能够治疗患者切除卵巢后带来的不良反应。这一发现激发了很多研究人员开始制备卵巢提取物以缓解更年期的紊乱。1912 年巴黎的亨利（Henri Iscovesco）和维也纳的费尔纳（Fellner）用有机溶剂乙醇、乙醚或丙酮获得卵巢提取物，并注射给阉割动物，发现有性激素活性。1923 年华盛顿大学的埃德加·艾伦（Edgar Allen）和爱德华·多伊西（Edward

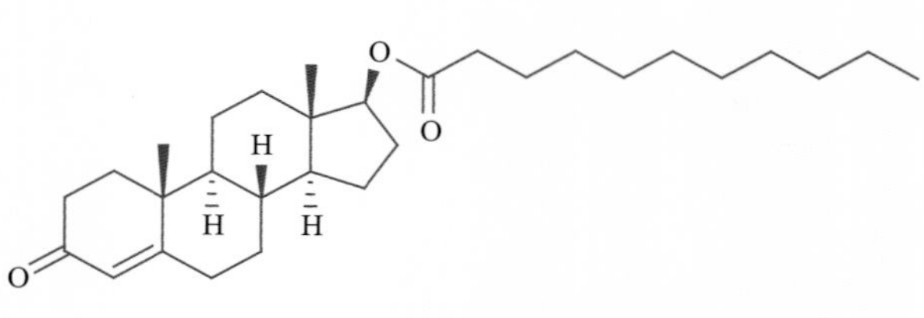

图 6　十一酸睾酮结构式

Doisy）建立了雌激素活性的分析技术。1927 年德国柏林的妇科大夫在艾伦（Allen）和多伊西（Doisy）的方法基础上建立了一个能检测尿液中雌激素含量的方法，随后他们发现在妇女孕期时在尿液中雌激素的含量显著升高。1927 年阿姆斯特丹大学拉奎尔（Laqueur）教授从人的胎盘中获得了高纯度的雌激素物质，同年在著名的英国医学杂志《柳叶刀》（The Lancet）上发表。1929 年多伊西（Doisy）从妊娠的马尿中分离得到了一个结晶样物质，通过酸水解、碱化的方法成功分离到了雌激素。两个月以后，阿道夫·温道斯（Adolf Windaus）的学生阿道夫·布特南特（Adolf Butenandt）从孕尿中分离得到了同样的物质。1935 年国家联盟委员会同意将其命名为雌酮（estrone）。1938 年伦敦的詹姆士·库克（James Cook）和他的同事采用化学方法确定了雌酮和雌三醇的结构。

雌酮是天然雌激素的一种，首先用于治疗更年期紊乱症，月经不调，激素缺乏症。但是 20 世纪 50 年代，雌酮被其他雌激素制剂代替。

化学名称和理化性质 化学名称为 3-羟雌甾-1, 3, 5（10）-三烯-17-酮。分子式 $C_{18}H_{22}O_2$，分子量 270。白色结晶性固体粉末，无臭。熔点 254.5℃。

药物来源 来源于妊娠马尿中，亦存在于其他妊娠动物的卵巢或卵泡液、人的胎盘和母马的尿液中。

临床应用及毒性 主要用于治疗子宫发育不全、月经失调、更年期障碍等，因来源困难，已少用。

（庾石山 陈霞）

雌三醇（estriol） 来源于人的胎盘和孕妇尿的具有甾体结构的天然雌甾烷类性激素药物。化学结构见图。

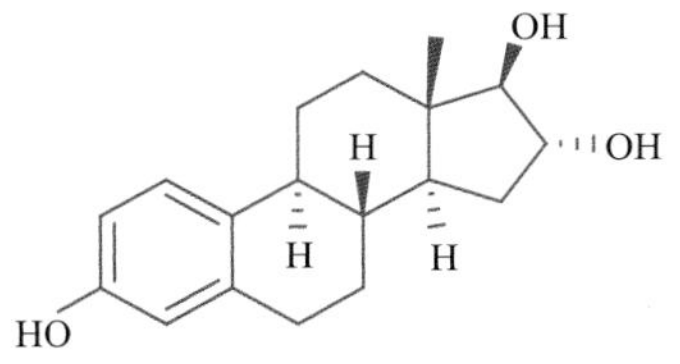

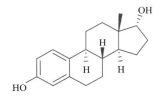

图 雌三醇结构式

简史 1930 年伦敦大学的马里安（Guy Marrian）从妊娠妇女尿中首次分离到雌三醇，因其结构中含有 3 个羟基而得名。

化学名称和理化性质 雌三醇的化学名称为雌甾-1, 3, 5（10）三烯-3, 16α, 17β-三醇。分子式 $C_{18}H_4O_3$，分子量 288。白色结晶性粉末，无臭，无味，熔点为 282℃。不溶于水，溶于乙醇、乙醚、丙酮、三氯甲烷，易溶于吡啶。

药物来源 主要来源于人的胎盘和孕妇尿液中。雌三醇是一种性激素，可从孕妇尿中检出，在妊娠期间大量释放出来，随着妊娠的进行，在尿中的排出量逐渐增加，至分娩后减弱。

临床应用及毒性 口服雌激素活性约为雌酮的 6 倍，但比雌二醇弱。临床上用于子宫颈炎，尤其适用于绝经期综合征、老年性阴道炎。亦可用于中期引产及

人工流产的辅助药物。还能降低血管的通透性和脆性，可用于多种出血的治疗，对月经过多、扁桃体或子宫切除术后有快速止血作用。已上市的剂型主要有片剂、注射液、外用混悬剂及栓剂等。

（庾石山 陈霞）

雌二醇（estradiol） 别名求偶二醇，是最早从妊娠马尿中提取出来的具有甾体结构的雌甾烷类性激素天然药物。化学结构见图 1。根据 C-17 位羟基构型不同分为 α、β 两种类型，临床上使用的是 β-雌二醇。

简史 1932 年布特南特（Butenandt）等发现将雌酮氢化可生成一种全新的物质，雌二醇，其活性是雌酮的 8～10 倍。1935 年多伊西（Doisy）从母猪的卵巢中分离到了雌二醇，证明它是一种天然的雌激素。1985 年美国汽巴（Ciba）制药公司成功研发了雌二醇透皮缓释剂并在美国上市，为雌二醇皮下缓释制剂。后来，以雌二醇为先导化合物研发出了苯甲酸雌二醇和戊酸雌二醇等新型药物。

化学名称和理化性质 雌二醇的化学名称为雌甾-1, 3, 5（10）-三烯-3, 17β-二醇。分子式 $C_{18}H_{24}O_2$，分子量 272。具有旋光性，比旋度 $[\alpha]_D^{20} = +76° \sim +83°$（$c = 1$，乙醇）。白色或乳白色结晶性粉末；无臭。熔点为 175～180℃。在 1, 4-二氧杂环乙烷或丙酮中溶解，在乙醇中略溶，在水

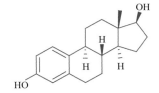

图 1 α-雌二醇和 β-雌二醇结构式

中不溶。

药物来源 来源于妊娠马尿，也可从人的胎盘、妊妇尿、猪卵巢等中获得。虽然动物的某些腺体组织中含有这些激素，但是含量极少。主要通过半合成或全合成得到。雌二醇全合成路线：以6-甲氧基-1-四氢萘酮为起始原料，与2-甲基-1,3-环戊二酮加成，环合及氢化后得到雌酮，再用硼氢化钾还原得到雌二醇（图2）。

临床应用及毒性 临床用于治疗由于卵巢功能不全或卵巢激素不足等原因引起的雌激素缺乏所致的症状如潮热，出汗，生殖器萎缩等。已上市的剂型主要有：注射剂、霜剂和雌二醇控释贴片。

苯甲酸雌二醇 化学名称为雌甾-1,3,5（10）-三烯-17β-醇-3-苯甲酸酯，结构式见图3。分子式 $C_{25}H_{28}O_3$，分子量 376。比旋度 $[\alpha]_D^{20} = +58° \sim +63°$（$c=1$，1,4-二氧杂环乙烷）。白色结晶性粉末；无臭。熔点 191～196℃。在丙酮中略溶，在乙醇或植物油中微溶，在水中不溶。苯甲酸雌二醇为雌二醇 C-3 位羟基苯甲酸酯化的衍生物，是第一个上市的雌激素衍生物药物，1936 年德国柏林先灵-卡尔巴恩（Schering-Kahlbaun）医药公司取得油针剂注射液的专利权，后来生产企业改名为 Progynon-B。苯甲酸雌二醇能促进和调节女性器官及副性征的正常发育，但较大剂量时能抑制催乳素释放减少乳汁分泌。苯甲酸雌二醇有抗雄激素作用，并降低血中胆固醇，增加钙在骨中的沉积。临床常用于卵巢功能不全、闭经、绝经期综合征、退奶及前列腺癌等。不良反应常见有恶心、呕吐、头昏、白带增多等，饭后服用或减少剂量可以减轻症状。久用可引起子宫内膜过度增生或发生出血。长期大量应用可因水钠潴留而引起水肿。肝肾功能不全者慎用。已上市的主要剂型有苯甲酸雌二醇注射液。

戊酸雌二醇 化学名称为雌甾-1,3,5（10）-三烯-17β-戊酸酯，结构式见图4。分子量 $C_{23}H_{32}O_3$，分子量 356。比旋度 $[\alpha]_D^{25} = +41° \sim +47°$（$c=1$，1,4-二氧杂环乙烷）。白色结晶性粉末；无臭。熔点 145～150℃。在乙醇、丙酮或三氯甲烷中易溶，在甲醇中溶解，在植物油中微溶，在水中几乎不溶。戊酸雌二醇为雌二醇 C-17 位羟基戊酸酯化的衍生物，为雌二醇的前药。戊酸雌二醇于 20 世纪 50 年代生产，已经成为广泛使用的雌激素类药物之一，合成路线见图5。一旦被体内摄取吸收，戊酸雌二醇经肝脏代谢成 17β-雌二醇，起到促进和调节女性生殖官和副性征的正常发育的作用。

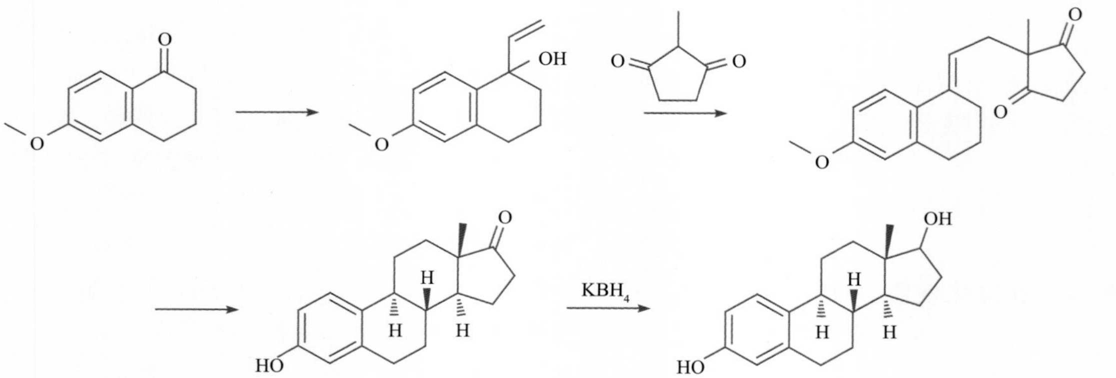

图2 雌二醇合成路线

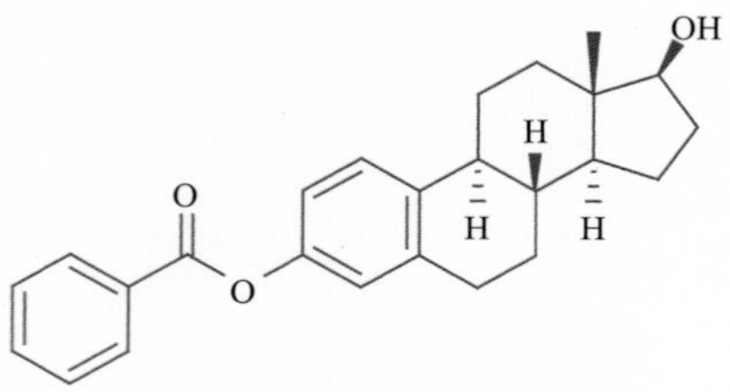

图3 苯甲酸雌二醇结构式

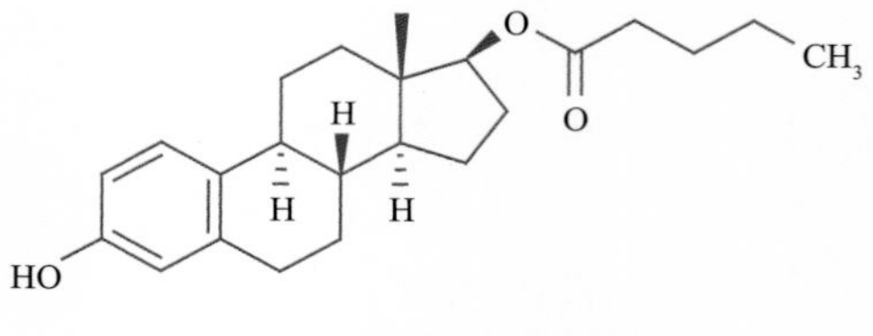

图4 戊酸雌二醇结构式

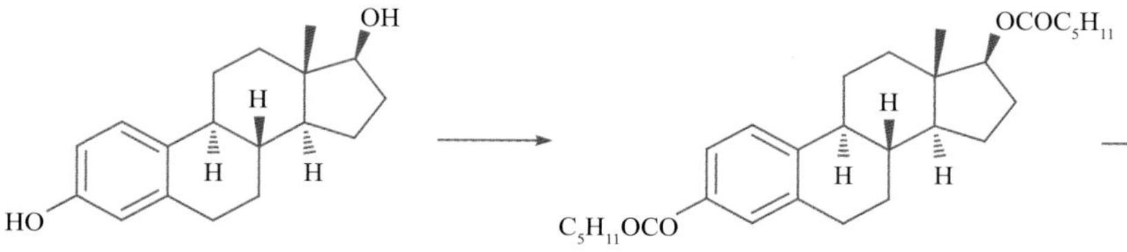

图5　戊酸雌二醇的合成路线

临床用于补充雌激素不足，治疗女性性腺功能不良，闭经、更年期综合征等。与孕激素类药合用，能抑制排卵，可作避孕药。与雌二醇本身比较，戊酸雌二醇进入体内后缓慢释放吸收，持续时间较长，尤其是作为油针剂静脉注射体内能很好的延长半衰期。

（庾石山　陈　霞）

quēcíchún

炔雌醇（ethinyl estradiol）

具有甾体结构的雌甾烷类性激素。炔雌醇的化学结构见图1，为雌酮的衍生物。

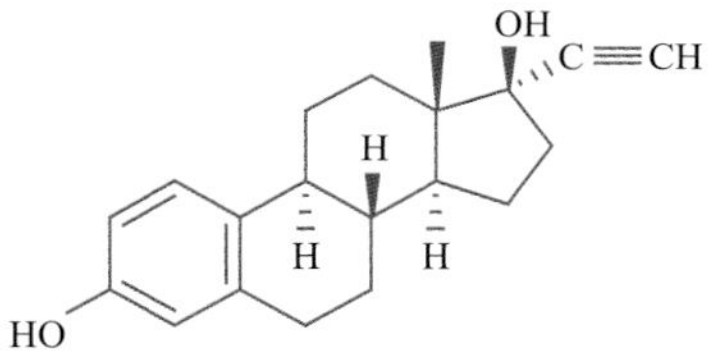

图1　炔雌醇结构式

简史　1934年柏林先灵（Schering）公司研究人员汉斯·伊霍芬（Hans Inhoffen）和沃尔特·霍威格（Walter Hohlweg）发现在黄体酮的C-17位增加乙炔基团可以使药物口服有效。基于这样的发现，他们采用相同的方法将雌酮转化为炔雌醇。动物实验显示与雌二醇有相同的效果，但是口服给药效果至少是雌酮的20倍。

化学名称和理化性质　炔雌醇的化学名称为 3,17β-二羟基-17α-乙炔基-雌甾-1, 3, 5 (10)-雌甾三烯。分子式 $C_{20}H_{24}O_2$，分子量 296。比旋度 $[\alpha]_D^{20} = -26°$ ~ $-31°$（$c=1$，吡啶）。白色或类白色的结晶性粉末；无臭。熔点 $180 \sim 186℃$。在乙醇、丙醇或乙醚中易溶，在三氯甲烷中溶解，在水中不溶。

药物来源　主要通过半合成得到，合成路线见图2。

临床应用及毒性　治疗女性性功能不良、闭经、更年期综合征等；用于晚期乳腺癌治疗；与孕激素类药合用，能抑制排卵，可作口服雌激素类避孕药；用于诊断下丘脑-腺垂体-性腺功能障碍和治疗促性腺激素分泌不足所致性腺功能低下的闭经和不育症；还用于前列腺癌、青春期延迟或提前和子宫内膜异位。

（庾石山　陈　霞）

nī'ěrcíchún

尼尔雌醇（nilestriol）

具有甾体类结构的雌甾烷类性激素。化学结构如图，为雌三醇的衍生物，是雌二醇与雌酮的代谢物，属于长效缓释雌激素类药物。

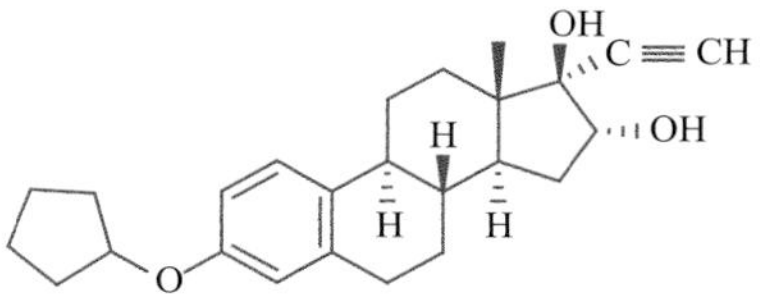

图　尼尔雌醇结构式

简史　尼尔雌醇最早是1971年从雌三醇研发而来，并在中国首先上市，在治疗绝经期综合征上优于雌三醇，具有相似于雌二醇衍生物的活性。尼尔雌醇的雌激素活性与雌三醇、乙炔雌三醇环戊醚、乙炔雌三醇相比，活性最强，口服吸收良好，皮下注射时其雌激素活性为炔雌醚的3倍，为雌三醇环戊醚的10倍；口服时其活性是雌三醇环戊醚的30倍。

化学名称和理化性质　尼尔雌醇的化学名称为 3-(环戊氧基)-17α-乙炔基-雌甾-1, 3, 5 (10)-三烯-16α, 17β-二醇。分子式 $C_{25}H_{32}O_3$，分子量 380。比旋度 $[\alpha]_D^{20} = +2° \sim +10°$（$c=1$，无水乙醇）。

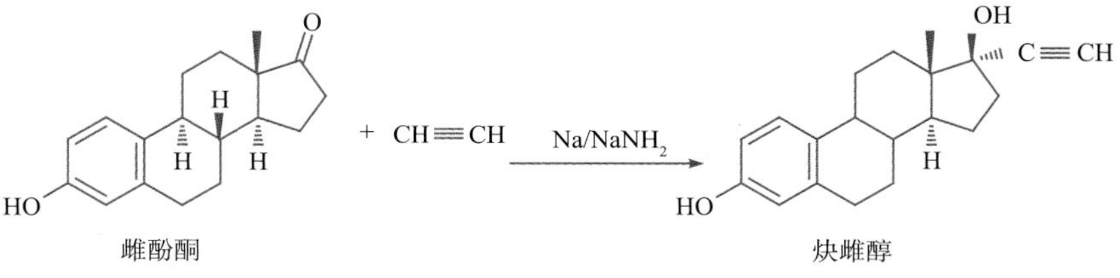

图2　炔雌醇的合成路线

白色或类白色结晶性粉末。熔点160~165℃。在三氯甲烷中易溶，在丙酮中溶解，在乙醇中略溶，在水中几乎不溶。

药物来源 通过半合成得到。

临床应用及毒性 临床上用于绝经妇女雌激素缺乏引起的症状，绝经期综合征，老年性阴道炎和萎缩性尿道炎；预防绝经后的心血管疾病；预防骨质疏松；治疗低雌激素症等。

(庚石山 陈霞)

rènmǎcítóng

妊马雌酮（conjugated estrogen） 又称结合型雌激素。是首次从妊马尿中分离得到的具有甾体结构的雌甾烷类性激素混合物，主要成分包括雌酮硫酸钠、马烯雌酮硫酸钠和马萘雌甾醇硫酸钠，化学结构见图。

简史 妊马雌酮是从妊马尿中提取的水溶性天然结合型雌激素。最早是1942年由惠氏公司生产销售。

化学名称和理化性质 妊马雌酮的主要成分是>50%的雌酮硫酸钠、15%~25%的马烯雌酮硫酸钠和马萘雌甾醇硫酸钠。雌酮硫酸钠的化学名称为 3-羟雌甾-1, 3, 5（10）-三烯-17-酮-3-硫酸钠盐；马烯雌酮硫酸钠化学名称为3-羟雌甾-1, 3, 5（10），7-四烯-17-酮-3-硫酸钠盐；马萘雌甾醇硫酸钠化学名称为 3-羟雌甾-1, 3, 5（10），6, 8-五烯-17-酮-3-硫酸钠

盐。妊马雌酮为浅黄色无定形粉末，无臭或微臭，溶于水。可与生理盐水或右旋糖酐配用，忌同酸性溶液配伍。

药物来源 由怀孕的母马尿中提取得到。

临床应用及毒性 妊马雌酮作用与雌酮、雌二醇相同，特点是口服有效，不易被肝脏灭活，且副作用较小。具有较好的止血作用，能促使血管周围酸性黏多糖增加，并增强毛细血管和小血管壁；同时能使凝血酶原、凝血因子 V 等增加，可控制毛细血管出血及手术出血等。临床常用于治疗阴道炎。还用于卵巢功能不全、子宫发育不良、功能性子宫出血、绝经期综合征、老年性阴道炎及前列腺癌等，也用于鼻出血、妇产科出血及手术时出血。已上市的主要有片剂及注射液两种剂型。服用妊马雌酮可能有恶心、呕吐、腹胀、乳房增大、疼痛、体液潴留、体重增加、水肿等不良反应，单独使用妊马雌酮使子宫内膜腺癌发生的危险性升高，一定程度增加乳腺癌发生危险性。

(庚石山 陈霞)

huángtǐtóng

黄体酮（progesterone） 又称孕酮、黄体素、助孕酮，是首次从卵巢黄体中分离得到的具有孕甾-4-烯-3, 20 二酮结构的天然性激素药物。化学结构见图。

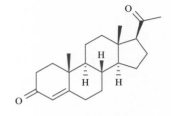

图 黄体酮结构式

简史 早在 1898 年美国南希大学组织学家奥古斯特·普勒南（Auguste Prenant）证明卵巢中的黄体是一个内在分泌物的腺体。20 年后美国罗切斯特大学乔治·科纳（George Corner）教授从母猪的卵巢里制备了活性提取物，可以防止卵巢切除兔子的发育不全。1934 年，4 个研究小组分别独立地分离得到了黄体酮，并确定了化学结构。因为黄体酮可以维持妊娠，因此命名为孕酮。黄体酮口服后经胃肠道吸收会被破坏而迅速失活，因此只能注射使用。1954 年，德国先灵制药公司（Schering AG）开始报道了一系列供肌内注射的黄体酮 C-17 位衍生物的油针剂，这激起了药物化学家们对黄体酮结构修饰改造的热潮，成功研制了一系列强效的口服孕酮类孕激素，如安宫黄体酮（甲羟孕酮）、甲地孕酮、氯地孕酮等。

化学名称和理化性质 黄体酮的化学名称为孕甾-4-烯-3, 20 二酮。分子式 $C_{21}H_{30}O_2$，分子量 314。比旋度 $[\alpha]_D^{25} = +186°$~

NaO₃SO 雌酮硫酸钠

NaO₃SO 马烯雌酮硫酸钠

NaO₃SO 马萘雌甾醇硫酸钠

图 妊马雌酮主要成分结构式

+198°（*c* = 1，乙醇）。白色或几乎白色的结晶性粉末；无臭，无味。熔点为 128 ~ 131℃。在三氯甲烷中极易溶解，在乙醇、乙醚或植物油中溶解，在水中不溶。

药物来源　天然黄体酮来源于卵巢、肾上腺以及怀孕期间的胎盘。在植物核桃中也有存在。但是天然黄体酮含量极少且生产成本昂贵，而利用某些植物中含有的甾体类化合物作为原料进行结构改造即可得到不同类型的甾体类药物，如用胆甾醇作为原料可制备黄体酮。

临床应用及毒性　黄体酮主要用于女性出现的痛经、功能性闭经、功能性子宫出血，先兆流产或反复性流产、子宫内膜异位症、治疗晚期乳腺癌、子宫内膜腺癌及肾癌等。黄体酮的作用还体现在月经来潮时由于子宫内膜失去雌激素和孕激素的支持而发生脱落后能够继续人为地补充雌激素或者孕激素。尤其是孕激素，可以使子宫内膜在月经期间仍能保持继续增厚的水平，为受精卵植入做好准备，从而实现推迟月经以维持妊娠的继续。不良反应偶有恶心、呕吐及头痛等；有时候可致乳房胀痛、腹胀；若肝肾功能不全、血栓栓塞性疾病、过期流产、心脏病、水肿患者禁用。

（庾石山　陈霞）

āngōnghuángtǐtóng

安宫黄体酮 （medroxyproges-terone acetate，MPA）

具有孕甾烷类结构的性激素半合成天然药物。又名醋酸甲羟孕酮。安宫黄体酮化学结构见图 1，是黄体酮的衍生物。

简史　1937 年瑞士苏黎世联邦理工大学（ETH）研究人员利奥波德（Leopold Ruzicka）和克劳斯·霍夫曼（Klaus Hofmann）

以及德国先灵制药公司（后被拜耳收购）研究人员维利·洛格曼（Willy Logemann）分别独立开展研究了一系列口服的黄体酮衍生物，发现其中的一个衍生物炔孕酮（ethisterone）和黄体酮一样可以作为口服的孕激素，但由于化学结构上固有的与性激素相似的特点，使得炔孕酮及其类似物具有男性化的副反应，尤其是怀有女婴的孕妇的禁忌药品。1954 年先灵（Schering AG）公司研究人员卡尔·容克曼（Karl Junkmann）报道了炔孕酮的 C-17 位的乙酰化衍生物，可代替静脉注射油针剂的药性持久的口服药。这引发了科学家们极大的兴趣。其中，普强（Upjohn）公司开发的 17α-乙酰基黄体酮证明为具有潜力的黄体酮药物，口服有活性，但作为油针剂，并没有明显的持久的活性。随后，多个制药公司竞争性地制备了 17α-乙酰基黄体酮的 6-甲基衍生物，即醋酸甲羟孕酮。1956 年 9 月法国研究人员兴泰克（Syntex）率先递交了专利申请，同年 11 月美国普强公司也申请了醋酸甲羟孕酮的生产专利。醋酸甲羟孕酮的药效是炔孕酮的 25 倍左右。

化学名称和理化性质　安宫黄体酮的化学名称为 6α-甲基-孕甾-4-烯-3，20-二酮-17α-醋酸酯。

分子量 $C_{24}H_{34}O_4$，分子量 386。具有旋光性，比旋度 $[\alpha]_D^{20}$ = +47° ~ +53°（*c* = 1，丙酮）。白色或类白色的结晶性粉末；无臭。熔点 202 ~ 208℃。在三氯甲烷中极易溶解，在丙酮中溶解，在乙酸乙酯中微溶，在无水乙醇中微溶，在水中不溶。

药物来源　安宫黄体酮为黄体酮衍生物，通过半合成得到，具体合成路线见图 2。

临床应用及毒性　安宫黄体酮为黄体酮衍生物，是作用较强的孕激素，相比黄体酮，口服更容易吸收。其半衰期比较长，有比较稳定的血药浓度。大剂量具有抗肿瘤作用，也具有显著的增进肿瘤患者食欲、增加体重、缓解疼痛和自觉症状的辅助疗效。临床上用于激素失衡引起的功能性出血、闭经、子宫内膜异位症等。亦用于对激素敏感的肿瘤，如乳腺癌、子宫内膜癌、前列腺癌的姑息治疗，曾经认为对肾癌有效，现已认为疗效极微，不过因副作用低，仍有使用者。大剂量可用作长效避孕针。已上市的剂型主要有片剂和注射剂。

（庾石山　陈霞）

jiǎdìyùntóng

甲地孕酮 （megestrol acetate，MA）

又名醋酸甲地孕酮。具有孕甾烷类结构的性激素，化学结

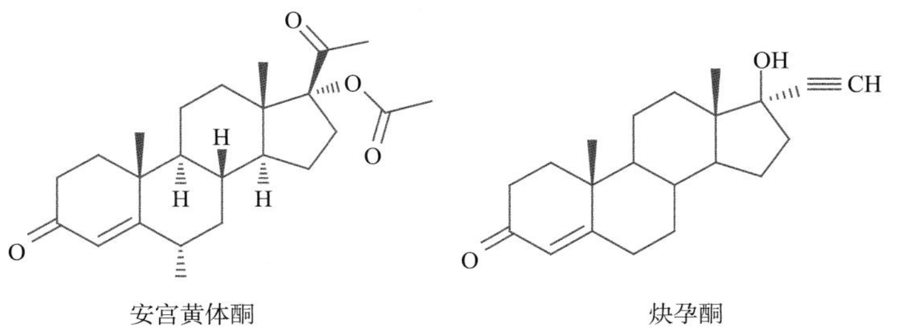

图 1　安宫黄体酮和炔孕酮结构式

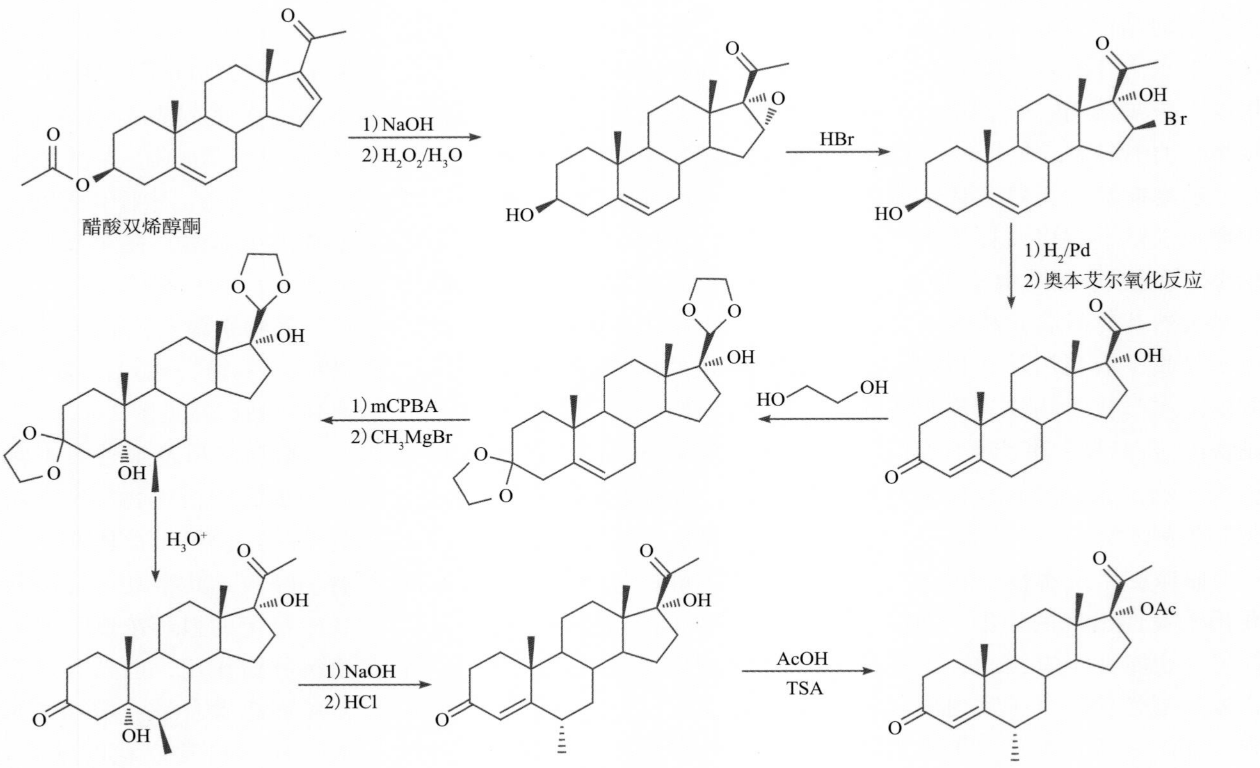

醋酸双烯醇酮

1) NaOH
2) H₂O₂/H₃O

HBr

1) H₂/Pd
2) 奥本艾尔氧化反应

1) mCPBA
2) CH₃MgBr

H₃O⁺

1) NaOH
2) HCl

AcOH
TSA

图 2　安宫黄体酮的合成路线

构见图，是黄体酮的衍生物。

简史　甲地孕酮是英国研究人员彼得罗（Vladimir Petrow）在制备甲羟孕酮时偶然发现的。彼得罗无意间使用氧化试剂将制备过程中产生的一个中间体氧化，生成了甲地孕酮，令人惊讶的是甲地孕酮具有显著的抑制排卵活性，是直到1958年发现的最有效的排卵抑制剂，成为英国科学家研制的第一个口服避孕剂。

化学名称和理化性质　甲地孕酮的化学名称为6-甲基-17α-羟基孕甾-4,6-二烯-3,20-二酮-17-醋酸酯。分子式 $C_{24}H_{32}O_4$，分子量384。比旋度 $[\alpha]_D^{20} = +9° \sim +12°$（$c = 5$，三氯甲烷）。白色或类白色的结晶性粉末；无臭，无味。熔点 213～220℃。在三氯甲烷中易溶，丙酮或乙酸乙酯中溶解，乙醇、乙醚中微溶，水中不溶。

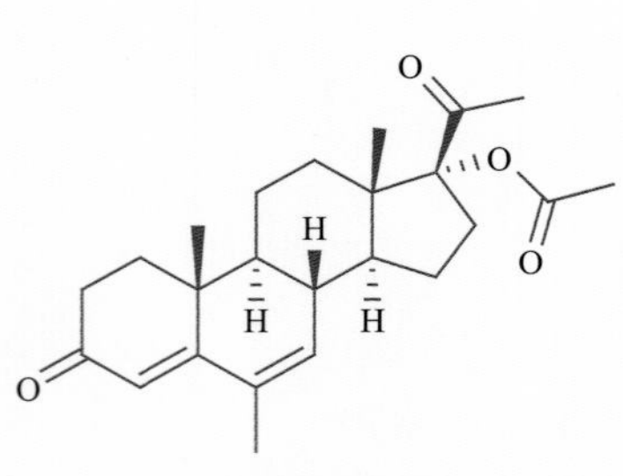

药物来源　甲地孕酮为黄体酮衍生物，通过半合成得到。

临床应用及毒性　甲地孕酮为高效孕激素，但比左炔诺孕酮和炔诺酮为弱；口服时孕激素作用约为黄体酮的25倍，无雌激素和雄激素活性，但有明显抗雌激素作用；对垂体促性腺激素的释放有一定的抑制作用，抑制排卵，还能影响宫颈黏液稠度和子宫内膜正常发育，从而阻止精子穿透，孕卵不易着床。动物致畸实验表明对家兔具有死胎率增加和致畸作用。临床用于治疗月经不调、

痛经、闭经、功能性子宫出血、子宫内膜异位症；晚期乳腺癌和子宫内膜腺癌；亦可用作短效复方口服避孕片的孕激素成分。已上市的剂型主要为片剂。

（庚石山　陈　霞）

lǜdìyùntóng

氯地孕酮（chlormadinone acetate，CMA）　又名醋酸氯地孕酮，是具有孕甾烷类结构的性激素，化学结构见图，是黄体酮的衍生物。

简史　1958年，墨西哥兴泰

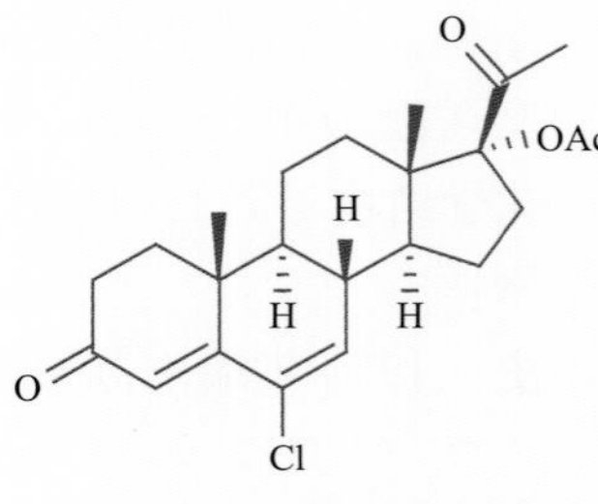

图　甲地孕酮结构式

图　氯地孕酮结构式

克（Syntex）研究组和德国默克（E. Merck AG）公司在合成黄体酮的6-甲基衍生物时，发现了C-6位加入1个氯原子，可以阻碍药物的代谢失活，因此，他们各自独立合成了氯地孕酮。1965～1971年，由美国礼来公司生产上市，于1972年在美国停用。

化学名称和理化性质 氯地孕酮的化学名称为6-氯-17α-羟基黄体酮醋酸酯。分子式 $C_{23}H_{29}ClO_4$，分子量404。比旋度 $[\alpha]_D^{20} = -10° \sim -14°$（$c=2$，乙腈）。白色至微黄色结晶性粉末；无臭，无味。熔点 $206 \sim 214℃$。在三氯甲烷中易溶，在甲醇中略溶，在乙醇中微溶，在水中不溶。

临床应用及毒性 氯地孕酮为口服强效孕激素，用于紧急避孕药。能够大大减少妊娠的可能性。可与长效雌激素炔雌醚配伍组成复方炔雌醚片，可作为长效口服避孕药。不良反应有恶心、呕吐、头昏、乏力、白带增多、月经失调、乳房胀痛等。

（庾石山　陈霞）

wéishēngsù D_2

维生素 D_2（vitamine D_2）

又称麦角骨化醇（ergocalciferol），是具有 9,10-开环麦角甾-5,7,10(19),22-四烯-3β-醇结构的维生素类药物，可通过紫外线照射植物中的麦角甾醇（ergosterol）而获得，属于甾体类药物。化学结构见图1。

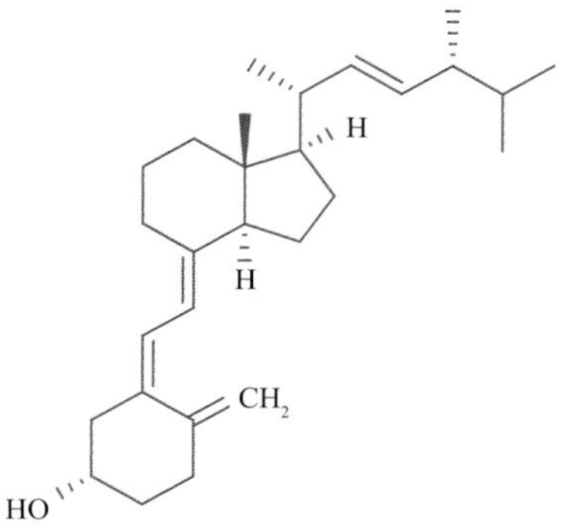

图1　维生素 D_2 结构式

简史 1912年英国学者高兰·霍普金斯（Gowland Hopkins）提出软骨病是由于在婴儿骨头的生长期缺乏钙、磷酸盐等微量成分而引起的。1918年，他的学生梅兰比（Mellanby）通过实验确定动物脂肪诸如黄油、羊脂和肝油这些食物可以治疗佝偻病。1924年，纽约内科医生艾尔弗雷德·赫斯（Alfred Hess）通过阳光或紫外线治愈了患有佝偻病的婴儿，因此认为抗佝偻病的原理可能是维生素原被太阳光照射时某种物质转变为维生素 D，1927年纽约内科医生赫斯（Hess）和哥根廷大学阿道夫·温道斯（Adolf Windaus）教授发现了维生素 D 原即是麦角甾醇。1932年，温道斯（Windaus）教授与德国法本公司埃伯菲尔德（Elberfeld）实验室合作分离得到了麦角甾醇经太阳照射后的产物－维生素 D_2。1936年温道斯（Windaus）确定了维生素 D_2 的结构。

药物来源 维生素 D_2 的合成采用光化学的方法：对原料麦角甾醇进行紫外线照射而产生，合成路线见图2。

化学名称和理化性质 维生素 D_2 的化学名称为9,10-开环麦角甾-5,7,10(19),22-四烯-3-醇。分子式 $C_{28}H_{44}O$，分子量396。比旋度 $[\alpha]_D^{20} = +102.5° \sim +107.7°$（$c=4$，无水乙醇）。无色针状结晶或白色结晶性粉末；无臭，无味；遇光或空气均易变质。在三氯甲烷中极易溶解，在乙醇、丙酮或乙醚中易溶，在植物油中略溶，在水中不溶。

临床应用及毒性 维生素 D_2 可促进小肠黏膜刷状缘对钙的吸收及肾小管重吸收磷，提高血钙、血磷浓度，协同甲状旁腺激素（PTH）、降钙素（CT），促进旧骨释放磷酸钙，维持及调节血浆钙、磷正常浓度。维生素 D_2 可促使钙沉着于新骨形成部位，使枸橼酸盐在骨中沉积，促进骨钙化及成骨细胞功能和骨样组织成熟。

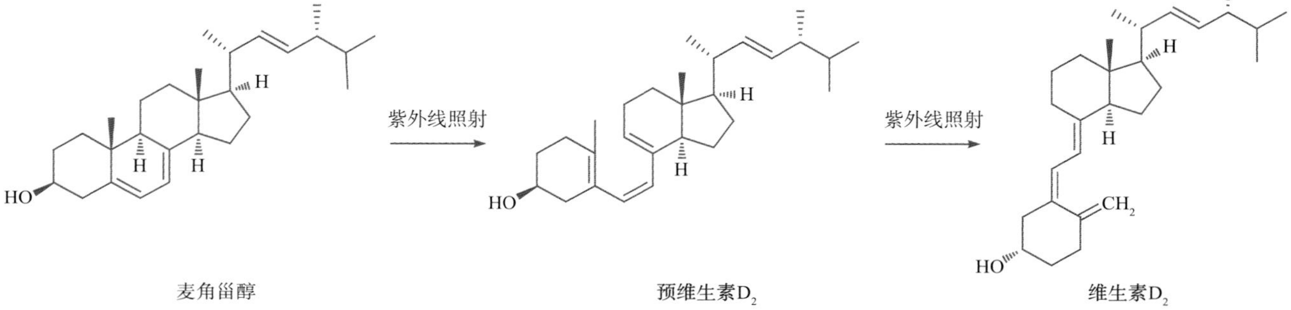

麦角甾醇　　　　　预维生素D_2　　　　　维生素D_2

图2　维生素 D_2 合成路线

临床上用于维生素 D 缺乏症的预防和治疗，如绝对素食者、肠外营养患者、胰腺功能不全、肝胆疾病、小肠疾病、胃切除等；用于慢性低钙血症、低磷血症、佝偻病及伴有慢性肾功能不全的骨软化症及甲状旁腺功能低下的治疗；用于治疗急慢性及潜在手术后手足搐搦症及特发性手足搐搦症。不良反应有便秘、腹泻、恶心呕吐等；短期内摄入大剂量维生素 D_2 可导致严重中毒反应引起的高钙血症。

（庾石山　陈　霞）

wéishēngsù D_3

维生素 D_3

维生素 D_3（vitamine D_3） 又称胆钙化醇（cholecalciferol），是具有 9,10-开环胆甾-5,7,10(19)-三烯-3β-醇结构的维生素类药物，属于甾体类药物，由日光中紫外线照射人体表皮和真皮内含有的 7-脱氢胆固醇转变而成的。化学结构见图 1。

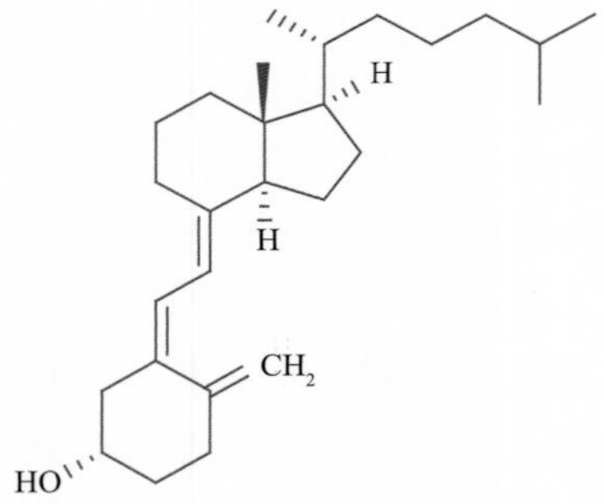

图 1　维生素 D_3 结构式

简史　维生素 D_3 于 1936 年从鳕鱼中发现。诺贝尔化学奖获得者阿道夫·温道斯（Adolf Windaus）发现皮肤中存在的 7-脱氢胆固醇，经太阳光照射后转化为具有抗佝偻病作用的维生素 D_3，这解释了晒太阳能治疗佝偻病的原理。1966 年，美国威斯康星·麦迪逊大学赫克托（Hector）教授实现了维生素 D_3 的人工合成。同时，赫克托发现维生素 D_3 的主要代谢物–骨化二醇，具有比维生素 D_3 更好的活性。因此，在 20 世纪 70 年代早期骨化二醇被用于治疗甲状旁腺功能减退患者和肾透析患者的低钙血症。

药物来源　维生素 D_3 通过光化学合成获得：对原料 7-去氢胆固醇进行紫外线照射而产生，路线见图 2。

化学名称和理化性质　维生素 D_3 的化学名称为 9,10-开环胆甾-5,7,10(19)-三烯-3β-醇。分子式 $C_{27}H_{44}O$，分子量 384。比旋度 $[\alpha]_D^{20} = +105° \sim +112°$（$c = 0.5$，无水乙醇）。无色针状结晶或白色结晶性粉末；无臭，无味；遇光或空气均易变质。在乙醇、丙酮、三氯甲烷或乙醚中极易溶解，在植物油中略溶，在水中不溶。

临床应用及毒性　维生素 D_3 在体内主要通过促进钙和磷的吸收而调节多种生理功能。主要功能是调节体内钙、磷代谢，维持血钙的和血磷的水平，从而维持牙齿和骨骼的正常生长及发育，对肿瘤的生长也有一定的抑制作用。过量服用维生素 D 会引起急性中毒。维生素 D_3 应用的剂型较多，有片剂、胶丸剂、胶性钙注射剂和注射剂等。

骨化三醇　别名钙三醇，是维生素 D_3 最重要的活性代谢产物之一，由维生素 D_3 经肝和肾羟化酶代谢生成，药理作用和维生素 D_3 相同。临床上用于绝经后骨质疏松、慢性肾功能衰竭尤其是接受血液透析患者的肾性骨营养不良症、术后甲状旁腺功能低下、特发性甲状旁腺功能低下、假性甲状旁腺功能低下、维生素 D 依赖性佝偻病和低血磷性维生素 D 抵抗型佝偻病等。已应用的剂型有片剂、胶囊剂和注射剂等。

活性维生素 D_3　别名阿法骨化醇，为维生素 D_3 的另一种活性代谢产物，具有调节骨的无机盐作用。其在肝脏中迅速转化为 1,25-$(OH)_2D_3$，对体内的钙和磷平衡起重要作用，并能降低血中甲状腺激素的水平，减少骨骼消融，改善因绝经、衰老及应用类甾醇引起的骨质疏松有关的肠道钙吸收不良等。临床上用于治疗骨质疏松症，促进骨质形成，增加骨量；治疗慢性肾功能不全引

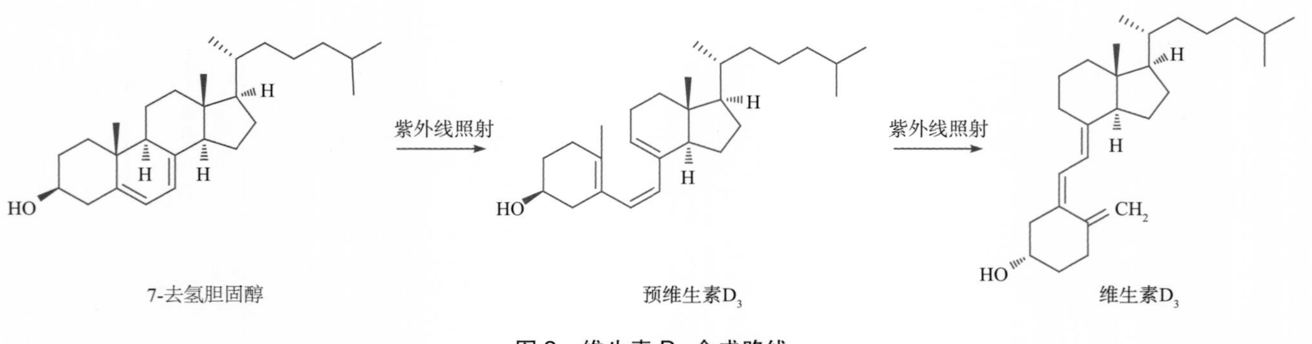

7-去氢胆固醇　　　紫外线照射→　　　预维生素 D_3　　　紫外线照射→　　　维生素 D_3

图 2　维生素 D_3 合成路线

起的维生素 D 代谢异常所伴随的各种症状，如低血钙、痉挛、骨痛、骨病变等；治疗甲状腺功能低下，维生素 D 抵抗性佝偻病，维生素骨软化症等伴随维生素 D 代谢异常所出现的低血钙、痉挛、骨痛、骨病变等；促进小肠上皮细胞对钙的吸收；抑制自发性甲状腺激素分泌亢进，降低碱性磷酸酶。已应用的剂型主要为胶囊剂等。

（庾石山　陈霞）

yóucàisùnèizhǐ

油菜素内酯 （brassinolide）

又称芸苔素内酯，是一种广谱植物生长调节剂，是国际上公认的活性最强的高效、广谱、无毒植物生长激素。首次从油菜花粉中分离得到，属于植物甾醇类天然产物。化学结构见图 1。

简史 1970 年美国科学家米切尔（Mitchell）从油菜 *Brassica napus* L. 和桤木 *Alnus glutinosa* 的花粉中首次发现了一类可显著促进植物生长的多成分混合物。1979 年，美国学者迈克尔·格罗夫（Michael Grove）从油菜花粉中分离得到油菜素内酯或油菜甾醇内酯纯品，并确定其结构为具有甾体骨架的七元环甾醇类内酯化合物。此后，油菜素内酯及其一系列类似物纷纷从多种植物中分离鉴定出来，如油菜素内酯、长春花甾酮、香蒲甾醇、茶甾酮、脱氧长春花甾酮、28-去甲基长春

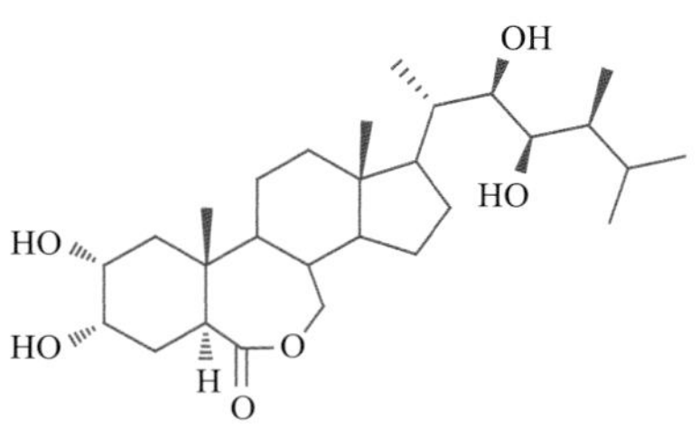

图 1　油菜素内酯结构式

花甾酮等。

药物来源 油菜素内酯存在于多种植物中，如被子植物（紫菜薹、扁豆、菜豆、水稻、玉米、荞麦、牵牛花、宽叶香蒲、向日葵、赤杨、柑橘和蚊母树叶）、裸子植物（黑松、北美云杉、欧洲赤松），在低等植物中也有存在，其他如未成熟的白菜种子、绿茶叶等植物中也存在。油菜素内酯在花粉和未成熟的种子中的含量约为千万分之一，在茎和叶中含量更低。由于油菜素内酯在植物中含量很低，80 年代初，人工合成油菜素内酯及其类似物获得成功。代表性的合成路线如下：以猪去氧胆酸（hydeoxycholic acid）为起始原料，经多步反应得到产物，见图 2。

化学名称和理化性质 油菜素内酯的化学名称为：（22R, 23R, 24S）-2α, 3α, 22, 23-四羟基-β-高-7-氧杂-5α-麦角甾-6-酮。分子式 $C_{28}H_{48}O_6$，分子量 480。白色结晶性固体，熔点 274～275℃，为无毒的作物生长调节剂。

应用和毒性 对植物的生长有促进作用。通过促进细胞膜系统质子泵对氢离子的泵出，导致自由空间酸化，使细胞壁松弛有利于细胞扩张加大营养的吸收从而促进生长。提高植物抗旱性，改善植物渗透调节，提高植物光合速率，提高植物抗寒性、抗热性、抗病性、抗盐性，增强植物的抗药性，对植物的衰老起调节作用。

（庾石山　陈霞）

dìàoxīnxuèkāng

地奥心血康 （di'aoxinxuekang）

从薯蓣科植物黄山药 *Dioscorea pan-thaica* Prain et Burkill 和穿龙薯蓣 *Dioscorea nipponica* Makino 的

根茎提取物研发的抗心肌缺血天然药物，主要成分为甾体总皂苷，为中药二类新药。地奥心血康中的甾体总皂苷的化学结构主要有两类：呋甾烷醇类皂苷和螺甾烷醇类皂苷。该两类甾体皂苷的苷元结构式见图。

简史 1981 年中国科学院成都生物研究所李伯刚等研究员开始开展心血康的研究。1987 年，地奥心血康研制成功。1988 年，地奥心血康被卫生部批准为预防和治疗冠心病新药。1994 年，地奥心血康被卫生部列为国家基本药物。自 2000 年起，地奥心血康胶囊被收载为《中国药典》正式中成药品种。

化学名称和理化性质 地奥心血康为甾体总皂苷；浅黄色或浅棕黄色粉末；无臭，味微苦，有吸湿性。在甲醇或热乙醇中溶解，在水中略溶，在乙醚中不溶。

药物来源 地奥心血康为薯蓣科植物黄山药 *Dioscorea pan-thaica* Prain et Burkill、穿龙薯蓣 *Dioscorea nipponica* Makino 的根茎提取物。

临床应用及毒性 地奥心血康具有活血化瘀，行气止痛，扩张冠脉血管，改善心肌缺血的功效，临床主要用于冠心病和心绞痛的治疗和预防（适用于慢性稳定性冠心病，包括无症状的心肌缺血和慢性稳定性心绞痛），可以缓解和改善心绞痛与心肌缺血，对于高血压症、高脂血症、某些心律失常亦有一定疗效。其不良反应发生率较低，且较轻微，一般停药后可自行缓解，未见有肝肾功能损害的报道。最常见的是胃肠道反应，如腹部不适、腹泻等，发生率为 0.5%～8.7%，其次为头晕、头痛及皮肤过敏反应。偶有头晕、头痛，可自行缓解。

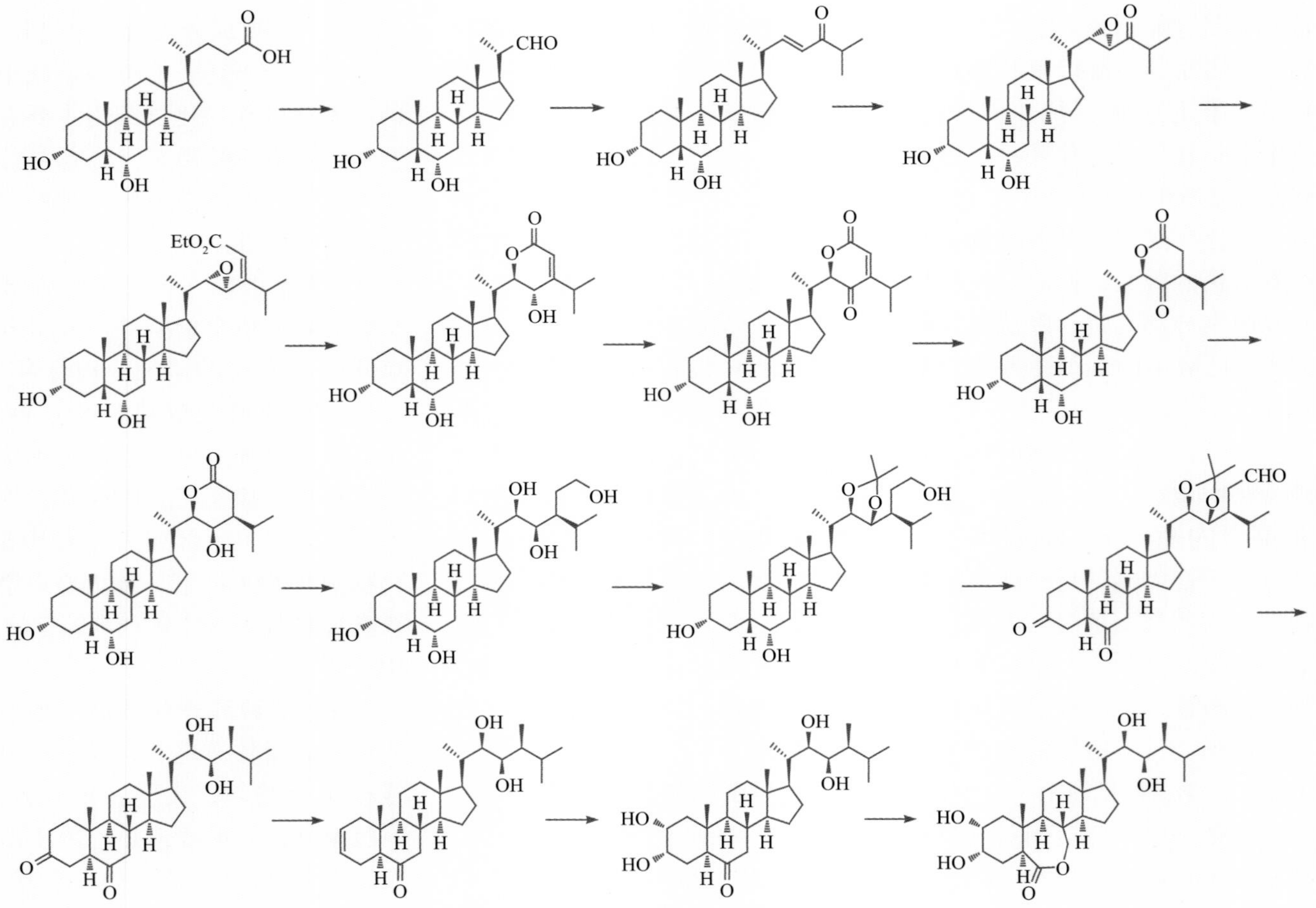

图2　油菜素内酯合成路线

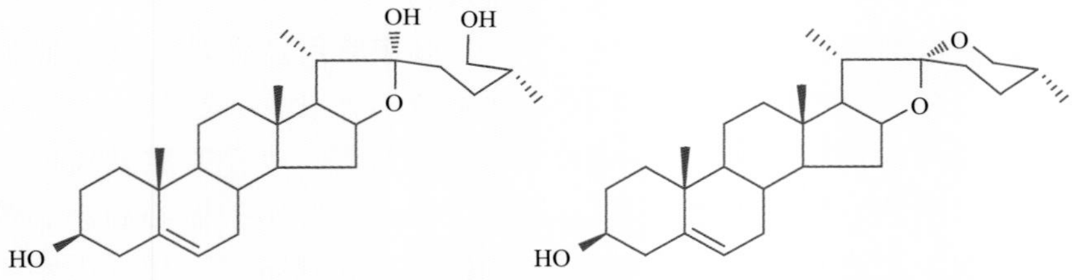

图　地奥心血康中呋甾烷醇类和螺甾烷醇类皂苷元结构式

极少数病例空腹服用地奥心血康有胃肠道不适。

制法　将地奥心血康与适量的淀粉混匀，制颗粒，装入胶囊，即得。

(庚石山　陈霞)

xīnnǎoshūtōng

心脑舒通 (xinnaoshutong)

蒺藜科植物蒺藜草 Tribulus terrestri

地上全草提取的蒺藜甾体总皂苷而制成的天然药物，其商品名和通用名均为心脑舒通，主要以胶囊和片剂应用于临床。蒺藜甾体总皂苷主要包括呋甾醇和螺甾醇两类，以后者为主，广泛应用于心脑血管疾病的预防和治疗。

简史　蒺藜始载于《神农本草经》，列为上品，于2005年载

入《中华人民共和国药典》，以干燥成熟果实入药，主治平肝解郁、活血祛风、明目、止痒等。20世纪80年代，吉林敖东洮南药业股份有限公司研究人员根据蒺藜治疗胸痹的古效验方，运用现代科学方法，将蒺藜的干燥地上全草提取物制成胶囊和片剂，于1987年开始生产并投放临床应用，即为心脑舒通。

化学名称和理化性质　心脑舒通为蒺藜甾体总皂苷；浅黄色或浅棕黄色粉末；无臭，味苦，有吸湿性。该品在甲醇或热乙醇中溶解，在水中略溶，在乙醚中不溶。

药物来源　心脑舒通为蒺藜植物地上部分的甾体总皂苷的提取物。

临床应用及毒性 具有活血化瘀、舒利血脉的功能。用于防治胸痹心痛、中风恢复期的半身不遂、语言障碍和动脉硬化等心脑血管缺血性疾患，以及各种血液高黏症。偶有口干、头晕、腹泻、上腹不适、面部潮红等。毒性及不良反应尚不明确。

（庾石山　陈　霞）

mùzhīsùlèi yàowù

木脂素类药物（lignan drugs）

由两个或多个 C_6—C_3 结构单元相互连接衍生而成的一类低分子量天然有机化合物。其中，C_6—C_3 结构单元具有正丙基苯的特征（图1），以含有两个 C_6—C_3 结构单元的化合物最为多见。

文献记载，从自然界获得的第一个木脂素类化合物是橄榄树脂素（olivil）（图2），由意大利学者佩尔蒂埃（Pelletier P. J.）于1816年从橄榄油中得到。1918年，德国化学家施勒特（G. Schroeter）等，通过化学降解和合成关联等方法，确定的愈创木酸（guaiaretic acid）的平面结构（图2），是人们认识木脂素类天然产物的第一个分子结构。

结构类型 英国化学家罗宾森（R. Robinson）于1927年报道，他注意到许多天然化合物拥有一种共同的 C_6—C_3 结构单元特征（即正丙基苯单元），认为可能由桂皮基单元衍生而来。随后于1936年，英国化学家霍沃思（R. D. Haworth），首次用木脂素类（lignans）定义了这类天然产物，指出这些天然产物拥有两个正丙基苯结构单元，且结构单元之间通过 β-β' 碳原子相互连接。由于早期发现的这类化合物均来源于植物树脂，或木质组织的提取物，"木脂素（lignan）"的词义包含来源于"木质组织"之意。随着植物中发现这类化合物的数量增加，为了统一结构中原子的编号，并且对不同结构进行系统命名，于1961年德国学者弗罗伊登伯格（Freudenberg）和韦恩斯（K. Weinges）建议，对木脂素类化合物结构中的两个正丙基苯单元的碳原子，分别用 1~9 和 1'~9' 进行规范编号。因此，在木脂素类化合物的霍沃思（Haworth）定义中，对 β 和 β' 碳原子的编号，可分别用 8 和 8' 代替。同时，他们注意到一些木脂素的结构中，除苯环外还具有其他环系。因此，建议把它们归为独立的结构类型，用"环木脂素类（cyclolignans）"表示。随后，发现了众多天然化合物，在它们的结构中，尽管含有两个正丙基苯单元，但两个单元之间并不是通过 β, β'（或 8,8'）碳原子相互连接，超出了霍沃思关于木脂素类化合物的定义范围。为此，于1972年，巴西化学家戈特利布（O. R. Gottlieb）提出，把两个正丙基苯单元之间不通过 β, β'（或 8,8'）碳原子相互连接的天然产物，归为另一类型，用新木脂素类（neolignans）表示，其中包含两个单元之间通过氧原子连接的化合物。随着木脂素类天然产物数量和结构变化情况的增加，为了进一步统一和规范其命名，于2000年国际纯粹和应用化学联合会（International Union of Pure and Applied Chemistry，IUPAC），提出了木脂素类化合物定义和命名的新建议，引入了木脂烷、新木脂烷和氧新木脂烷等的骨架结构分类定义，以及相关系统命名规则。其中，把两个 C_6—C_3 单元之间通过 8,8' 碳原子直接连接者定义为木脂烷类（lignanes）；两个 C_6—C_3 单元之间通过非 8,8' 碳原子直接连接者定义为新木脂烷类（neolignanes）；两个 C_6—C_3 单元之间通过醚键氧原子连接者定义为氧新木脂烷类（oxyneolignanes）（图3）。另外，将含3个 C_6—C_3 结构单元的化合物定义为倍半新木脂素类（sesquineolignans），含有4个 C_6—C_3 结构单元者为二新木脂素类（dineolignans）；含有5个 C_6—C_3 结构单元者为二倍半新木脂素类（sesterneolignans）；含有6个 C_6—C_3 结构单元者为三新木脂素类（trineolignans）。

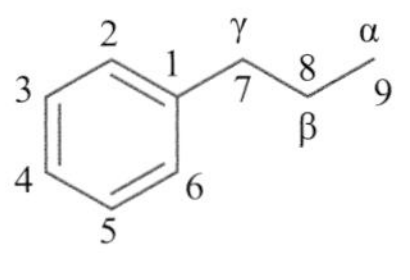

图1　正丙基苯（C_6—C_3 基本单元）的结构及其碳原子编号

（其中 α、β 和 γ 也可依次编号为 9、8 和 7）

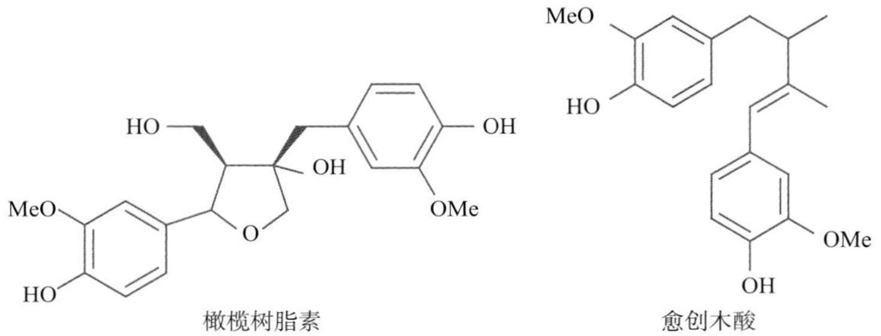

橄榄树脂素　　愈创木酸

图2　橄榄树脂素和愈创木酸结构式

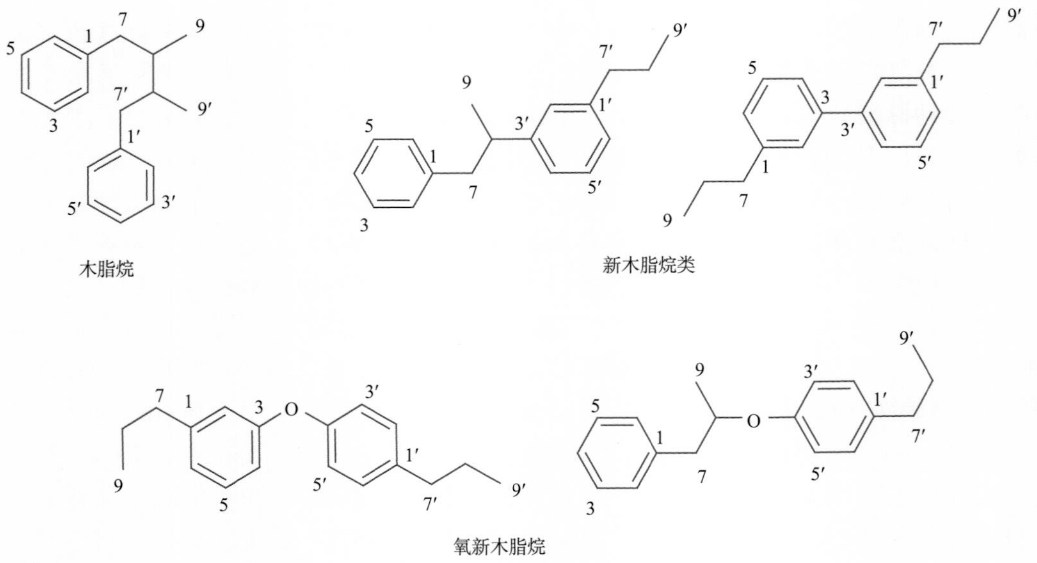

木脂烷　　　　新木脂烷类

氧新木脂烷

图3　木脂素类天然产物基本类型的代表性骨架结构

　　来源和分布　木脂素类化合物主要存在于植物界，尤其在松柏纲植物中最为多见，且含量较高。从包括松科、樟科、胡椒科、亚麻科、芸香科、爵床科、肉豆蔻科、五味子科、木兰科、小檗科、菊科、瑞香科、马兜铃科等60多科的植物中，已发现约1500个木脂素类化合物；在不同植物的根、茎、叶、花、果实和种子等部位中均有发现。食用植物花椒、胡椒、八角、芝麻和亚麻，以及常用中药五味子、厚朴、辛夷、细辛和五加皮等中，均含有大量的木脂素类化合物。在人和猴等哺乳动物的尿液和蛋汁中发

现了两个特殊的木脂素类天然产物，内内酯（enterlactone）和内二醇（enterdiol）（图4），且在尿液中的分泌量与排卵周期和受孕进程有关，显示有雌激素样作用。但是有实验研究显示这两个化合物可能源于饲料亚麻籽，是由亚麻籽主要成分在体内的代谢产物，哺乳动物能否自身产生内源性的内内酯和内二醇及其衍生物尚无定论。另外，植物内生真菌也可代谢产生木脂素类化合物。

　　生物活性及应用　木脂素类化合物的主要生物活性包括抗氧化、抗肿瘤、抗病毒、抗炎、镇痛、抗真菌、免疫抑制和雌激素样作用等。在应用方面，鬼臼毒素是最具代表性的化合物，有抗肿瘤和抗病毒等多种活性，以及临床应用价值；鬼臼毒素的3个半合成衍生物，替尼泊苷、依托泊苷和依托泊苷

磷酸酯，均是重要的化学治疗药物，用于治疗多种肿瘤。另外，去甲基双氢愈创木酸（nordihydroguaiaretic acid，NDGA）（图5）是一种重要的抗氧化剂，在20世纪40年代以后，在食品行业应用广泛；随后临床上发现的一些肝肾衰竭、肝硬化、肾囊肿和肾癌等病例，认为可能与食用甲基双氢愈创木酸有关。因此，于1970年美国食品药品管理局（FDA）发布禁令，被禁止在食品行业应用。甲基双氢愈创木酸还具有抗炎和皮肤保护等功效，在化妆品中应用普遍。

（石建功）

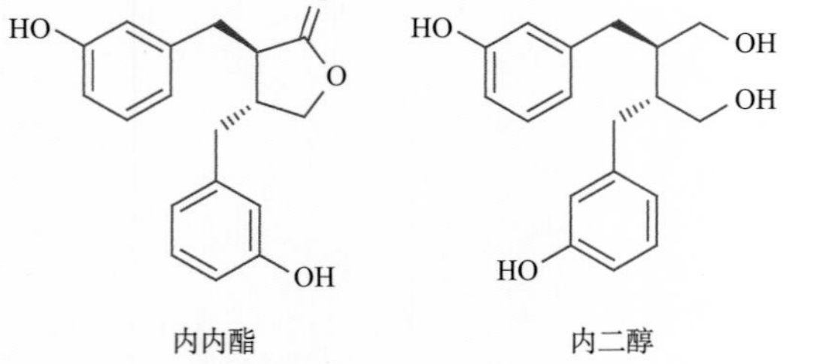

内内酯　　　　内二醇

图4　内内酯、内二醇的结构式

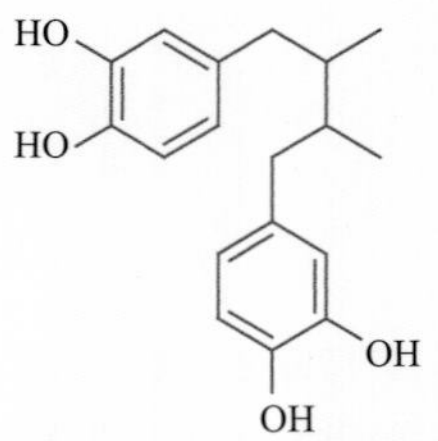

图5　去甲基双氢愈创木酸的结构式

guǐjiùdúsù
鬼臼毒素（podophyllotoxin）

一种抗人乳头瘤病毒药物，最早从鬼臼属植物根和块茎提取物中分离得到，归属于木脂素类天然产物，2,7'-环木脂烷类（2,7'-cyclolignanes），即早期文献中所指的芳基四氢萘类（arylnaphthalenes），化学结构见图。具有抗有丝分裂、抗病毒和抗肿瘤等药理作用，有强毒性和刺激性。临床上以软膏剂、霜剂或酊剂外用，主要用于治疗人乳头瘤病毒引起的尖锐湿疣和其他疣。

简史 1880年，俄国药物学家波德维索茨基（A. Podwyssotzki），首次从鬼臼脂中分离到一种白色粉末状固体，将其称为鬼臼毒素。鬼臼脂是一种棕色粉末状混合物，具有特殊气味和刺激性，最早收载于1820年《美国药典》（XI），作为泻下剂和驱虫药使用，由小檗科（Berberidaceae）鬼臼属植物盾叶鬼臼 *Podophyllum peltatum* L. 根和块根，经酒精提取制备得到，其中鬼臼毒素含量达9%以上。1942年，美国医生卡普兰（I. W. Kaplan）发现，局部使用鬼臼脂，可使尖锐湿疣完全消退；1946年，美国药理学者金（L. S. King）和沙利文（M. Sullivan）发现，与生物碱类天然产物秋水仙碱的作用相似，鬼臼脂能够引起

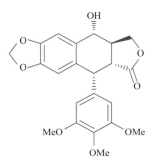

图 鬼臼毒素结构式

兔子和人皮肤细胞有丝分裂异常。以上发现，促使美国药物化学家哈特韦尔（J. L. Hartwell）和药理学家贝尔金（M. Belkin）的研究小组，对鬼臼脂的抗肿瘤作用进行深入研究。于1947年，哈特韦尔等首次报道，在体内外，鬼臼脂和鬼臼毒素均可导致肉瘤37细胞坏死；同年贝尔金报道，鬼臼脂对小鼠肉瘤180细胞生长也有强抑制作用。同时，哈特韦尔等还发现，鬼臼毒素致肉瘤37细胞坏死的作用，较鬼臼脂强3倍以上，并从鬼臼脂中分离到与鬼臼毒素具有相似药理作用的鬼臼毒素衍生物，α-盾叶鬼臼素、β-盾叶鬼臼素和4'-去甲基鬼臼毒素，以及其他衍生物。于1932年，德国化学家博尔舍（W. Borsche）和斯帕思（E. Spath）的研究小组，经过化学降解和合成实验研究，首次提出了鬼臼毒素的一种平面化学结构。于1950年，哈特韦尔等通过对鬼臼毒素及其类似物α-盾叶鬼臼素和β-盾叶鬼臼素化学结构的系统研究，修正了博尔舍和施帕特提出的鬼臼毒素结构，并于1953和1957年，先后确定了鬼臼毒素的相对构型和绝对构型。鬼臼毒素的外用酊剂和软膏分别于1990和1997年，获美国食品药品管理局（FDA）批准上市。鬼臼毒素具有显著的抗肿瘤等多种药理作用，由于内服或注射可产生严重的呼吸抑制等毒性，因此未能开发成为内服或注射用药物。

化学名称和理化性质 化学名称为（-）-(7R,7'R,8R,8'R)-7-羟基-3',4',5'-三甲氧基-4,5-亚甲二氧基-2,7'-环木脂烷-9',9-内酯，分子式 $C_{22}H_{22}O_8$。属手性天然药物，具左旋光性；白色结晶性固体，无气味，有刺激性；不溶于

水，易溶于三氯甲烷、丙酮、甲醇和乙醇等有机溶剂。在中性和弱酸性条件下相对稳定，在碱性和强酸性条件下不稳定，容易发生反式稠合内酯环的异构化和水解反应，生成顺式稠合或内酯环开裂的衍生物。

药物来源 主要来源于小檗科鬼臼属植物盾叶鬼臼和西藏鬼臼 *Podophyllum emodi* Wall 的根和块茎，可通过提取分离的方法获得。在小檗科鲜黄连属 *Jeffersonia*、山荷叶属 *Diphylleia* 和八角莲属 *Dysosma* 植物中，也有较高的含量；鬼臼毒素也普遍存在于柏科（Cupressaceae）刺柏属 *Juniperus* 多种植物的干燥针叶中。以上植物多数在中国均有分布。另外，从盾叶鬼臼和西藏鬼臼中分离得到的内生真菌，通过培养也可以产生鬼臼毒素。鬼臼毒素的衍生物广泛存在于爵床科（Acanthaceae）、莲叶桐科（Hernandiaceae）、橄榄科（Burseraceae）、大戟科（Euphorbiaceae）、亚麻科（Linaceae）、马鞭草科（Verbenaceae）和芸香科（Rutaceae）等的数十种植物。

可通过半合成或全合成得到。鬼臼毒素的合成由美国化学家根斯勒（W. J. Gensler）等于1966年首次完成，从苦鬼臼素转化得到，转化率达到45%左右。经过合成化学家数十年的努力，已有10多种全合成鬼臼毒素的方法和路线，但是由于合成反应复杂、步骤多、收率低、成本高，难以实现工业化生产，鬼臼毒素的商业供应仍依赖于从植物原料中提取分离。鬼臼毒素全合成的最大挑战是其结构中存在4个手性碳原子，并且在碱性条件下很容易发生异构化，生成无活性的苦鬼臼素。

临床应用及毒性 由鬼臼毒素制成的外用酊剂和软膏剂，是临床上治疗尖锐湿疣的最有效药物之一。另外，也有用于治疗牛皮癣有效的报道。外用鬼臼毒素后，可引起皮肤烧灼感、瘙痒、溃疡和脱皮，不宜连续长时间使用。鬼臼毒素的3个半合成类似物，依托泊苷、替尼泊苷和依托泊苷磷酸酯，作为肿瘤化学治疗药物，已广泛用于小细胞肺癌、恶性淋巴瘤、恶性生殖细胞瘤和白血病等的治疗。鬼臼毒素是半合成制备这些抗肿瘤药物的重要原料之一。

(石建功)

tìníbógān

替尼泊苷（teniposide） 一种肿瘤化疗药物，源于活性天然产物鬼臼毒素的研究，为第一个用于肿瘤化学治疗的鬼臼毒素结构的优化产物，属半合成木脂素类，2,7'-环木脂烷类（2,7'-cyclolignanes），化学结构见图1。具有拓扑异构酶Ⅱ抑制活性，以及抑制肿瘤细胞生长繁殖等药理作用。临床上以注射剂使用，主要用于治疗急性淋巴细胞白血病。

简史 于1956年，瑞士山德士（Sandoz）制药有限公司的斯

图1 替尼泊苷结构式

托尔（Stoll）和瓦特堡（A. Wartburg）等，用西藏鬼臼 Podophyllum emodi Wall 中分离得到的总苷类混合物为原料，与苯甲醛反应，得到一种混合物（即SP-G），并用鬼臼毒素为原料，半合成得到鬼臼酸乙基肼（podophyllic acid ethyl hydrazide）；经药理活性测定，发现这些衍生物不但保留了与鬼臼毒素相似的药理活性，而且毒性更低；经临床试验后，于1963年，分别以口服和注射剂在瑞士等西欧国家上市，用于治疗肿瘤，SP-G 口服制剂还用于治疗风湿性关节炎。但是由于它们对呼吸道的副作用，以及 SP-G 是一个混合物、组成不完全清楚，未能得到推广。于1962年，斯塔赫林（H. F. Stahelin）用非黏附培养细胞的方法，发现 SP-G 能够明显延长 L1210 白血病小鼠的寿命，但是从中分离得到的主要成分，并不具有相关活性，相互之间也无协同作用。因此，认为 SP-G 中存在未知的微量活性物质。经过两年多的细致研究，证明 SP-G 中的微量活性物质是 4'-去甲基表鬼臼毒素亚苄基 β-D-葡萄糖苷（4'-demethylepipodophyllotoxin benzylidene glucoside，DEPBG），且发现其药理作用机制与以前得到的鬼臼毒素衍生物完全不同，不能在细胞分裂的中期阻滞有丝分裂，而能够阻止细胞繁殖进入有丝分裂。于1967年，进一步优化得到去甲基表鬼臼毒素 β-D-葡萄糖苷与噻吩甲醛缩合的衍生物，即替尼泊苷（代号为 VM-26），并经放大制备后，于1969年开始临床实验，1976年在瑞士等国家上市。在 1978 年，瑞士山德士（Sandoz）制药有限公司将替尼泊苷，以及正在研究中的依托泊苷，一并转让至美国百时美施（Bris-

tol-Mayers）公司进一步研究。替尼泊苷注射剂于1994年，获美国食品药品管理局（FDA）批准上市。

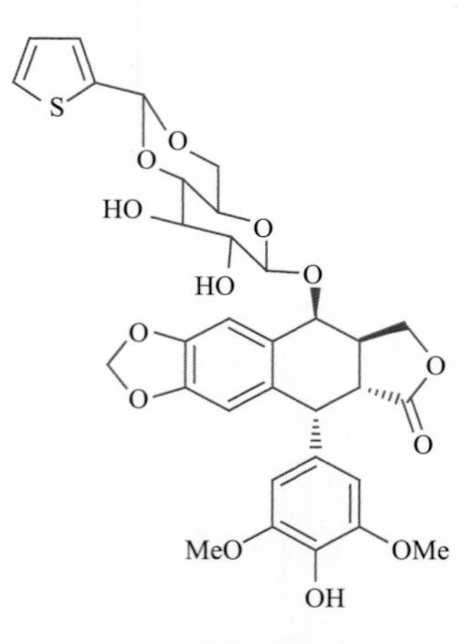

化学名称和理化性质 化学名称为 4'-去甲基表鬼臼毒素-7-[4,6-O-(R)-2-噻吩亚甲基]-β-D-吡喃葡萄糖苷，分子式为 $C_{32}H_{32}O_{13}S$。属手性天然药物，具左旋光性；白色结晶性固体，无气味，有刺激性；在水中的溶解度较低，易溶于三氯甲烷、丙酮、甲醇和乙醇等有机溶剂。在中性条件下相对稳定；在碱性和强酸性条件下不稳定，容易发生反式稠合内酯环的异构化和水解反应，生成顺式稠合或内酯环开裂的衍生物；在酸性情况下，可发生噻吩亚甲基和糖基的水解等反应，生成水解产物。

药物来源 无天然来源，通过半合成得到。主要合成原料包括鬼臼毒素或去甲基表鬼臼毒素，及其它们的葡萄糖苷，主要从小檗科鬼臼属植物西藏鬼臼 Podophyllum emodi Wall 和盾叶鬼臼 P. peltatum，以及鲜黄连属 Jeffersonia、山荷叶属 Diphylleia 和八角莲属 Dysosma 植物中，提取分离获取。最简便的合成方法是去甲基表鬼臼毒素葡萄糖苷与噻吩甲醛缩合，一步反应即可得到。但是，该原料在植物中的含量很低，获取困难。因此，1969年，瑞士山德士（Sandoz）制药有限公司的库恩（M. Kuhn）和瓦特堡（A. Wartburg）等，以植物中高含量易得的鬼臼毒素为原料，经过5步反应，高收率地半合成得到了去甲基表鬼臼毒素葡萄糖苷。这一合成路线成为替尼泊苷研发的关键，并成为产业化半合成制备替尼泊苷的基本方法，简化合成路线见图2。

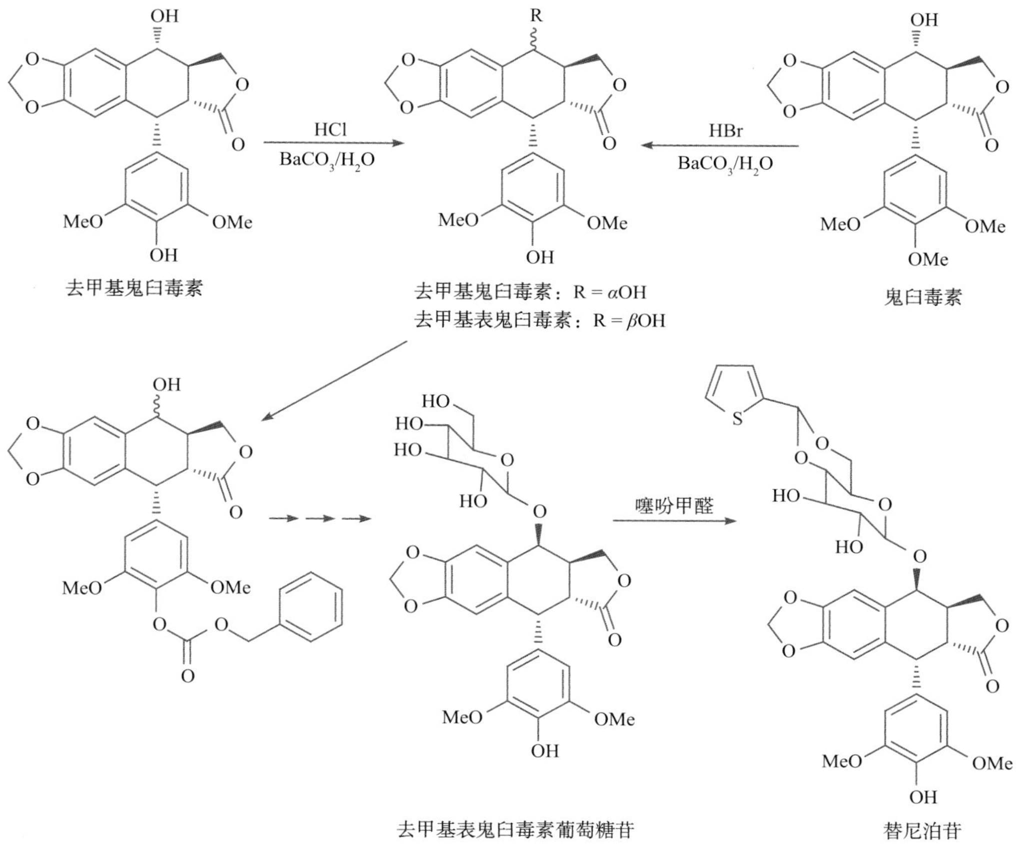

图 2　替尼泊苷的半合成路线

临床应用及毒性　临床上以注射剂使用，口服无效；主要用于治疗恶性淋巴瘤、急性淋巴细胞白血病、卵巢癌、睾丸肿瘤和膀胱癌；对中枢神经系统恶性肿瘤，如神经母细胞瘤、胶质瘤和星形细胞瘤，以及转移瘤和霍奇金病等也有效。替尼泊苷可使骨髓抑制，导致血小板和白细胞减少，脱发，停药后可恢复；可致恶心、呕吐、食欲不振、腹痛、腹泻胃肠道反应，以及寒战、发热、心动过速、支气管痉挛、低血压、皮肤潮红、水肿和荨麻疹等过敏样反应。快速静滴时可发生血压骤降，甚至虚脱，不宜直接静脉推注；输注于静脉外可发生组织坏死或血栓栓塞性静脉炎。替尼泊苷主要由胆汁排泄，有肝肾功能损害或肿瘤已侵犯骨髓的患者慎用。

（石建功）

yītuōbógān

依托泊苷（etoposide）　一种抗肿瘤药物，来源于活性天然产物鬼臼毒素的研究，为继替尼泊苷之后第二个用于临床的鬼臼毒素结构的优化产物，属半合成木脂素类，2,7′-环木脂烷类（2,7′-cyclolignanes），化学结构见图1。具有拓扑异构酶Ⅱ抑制活性，以及抑制肿瘤细胞生长繁殖的作用。临床上以注射剂和胶囊剂使用，主要用于治疗肺癌和睾丸癌。

简史　依托泊苷的研发制程是与替尼泊苷同时进行的，源于鬼臼脂中具有抗肿瘤作用的鬼臼毒素衍生物的发现。20世纪50年代末60年代，瑞士山德士（Sandoz）制药有限公司，在进行

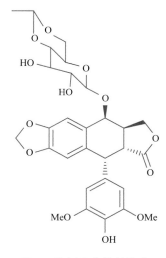

图 1　依托泊苷的结构式

鬼臼毒素衍生物结构修饰改造的过程中，先后于1966和1967年，优化得到了依托泊苷（代号为VP-16）和替尼泊苷（代号为VM-26）。由于在体外抑制肿瘤细

胞繁殖方面，依托泊苷的活性较替尼泊苷低 10 倍左右，因此首先选择了替尼泊苷进行开发。与此同时，在多种体内抗肿瘤活性模型上比较评价过程中，发现在大多数情况下，依托泊苷的活性优于替尼泊苷，并且依托泊苷还显示出显著的免疫抑制作用，在弗氏（Freund）佐剂致大鼠风湿性关节炎模型上，几乎能够完全防止关节水肿；尤其是发现口服给药时，依托泊苷的抗肿瘤等作用明显优于替尼泊苷；于 1971 年开始依托泊苷的临床试验。于 1976 年替尼泊苷在瑞士等国成功上市的同时，依托泊苷的临床实验和注册申请也在顺利进行。然而，由于当时瑞士山德士（Sandoz）制药公司发展策略的改变，不再把肿瘤化疗药物的研究作为公司发展的重点方向，因此于 1978 年，将替尼泊苷的推广以及依托泊苷的后续研发和注册等，转让给了美国百时美施（Bristol-Mayers）公司。经过继续完善后，依托泊苷注射剂和口服胶囊剂以分别于 1983 和 1986 年，首次获美国食品药品管理局（FDA）批准，用于治疗肺癌和睾丸癌。

依托泊苷的抗肿瘤药理作用机制与替尼泊苷相同，主要是通过抑制 Ⅱ 型拓扑异构酶（1982年），使双链或单链 DNA 断裂破坏（1974 年），阻碍细胞进入有丝分裂，导致细胞繁殖循环停止于 S 晚期和 G2 期，进而抑制细胞生长繁殖。替尼泊苷和依托泊苷抑制 Ⅱ 型拓扑异构酶的作用机制，是用于临床后，才得以确证的，这与许多其他天然产物衍生的药物一样，药理作用机制的确证，通常滞后于临床应用。

化学名称和理化性质　化学名称为 4′-去甲基表鬼臼毒素-7-[4,6-O-(R)-亚乙基]-β-D-吡喃葡萄糖苷，分子式为 $C_{29}H_{32}O_{13}$。属手性天然药物，具左旋光性；白色结晶性固体，无气味，有刺激性；难溶于水，易溶于乙醇等有机溶剂。在 pH 值为 5 的溶液中最稳定；在碱性溶液中，会发生反式稠合内酯环的异构化和水解反应，生成内酯环为顺式稠合的无活性的依托泊苷异构体以及内酯环开裂的衍生物。

药物来源　通过半合成得到，无天然来源。依托泊苷的最简便半合成方法是以去甲基表鬼臼毒素葡萄糖苷为原料，与乙醛缩合即可得到。由于该原料的植物来源有限，因此与替尼泊苷的半合成方法一样，在生产中主要利用植物中高含量易得的鬼臼毒素合成去甲基表鬼臼毒素葡萄糖苷，再经过与乙醛缩合制备依托泊苷。另外，也可以用去甲基表鬼臼毒素为原料，得到葡萄糖单元被苄基保护的依托泊苷，其在甲醇中重结晶后，在四氢呋喃中，经钯碳催化氢化脱去苄基保护基团得到，简化合成路线见图 2。

临床应用及毒性　临床上以注射剂和胶囊剂使用；主要用于治疗小细胞肺癌和睾丸癌，对急性粒细胞白血病、恶性淋巴瘤、膀胱癌、前列腺癌、胃癌、绒毛膜上皮癌、卵巢癌、恶性葡萄胎和神经母细胞瘤等也有一定疗效。常见不良反应有脱发、骨髓抑制、白细胞和血小板减少、贫血、食欲减退、恶心、呕吐、心悸、头晕、腹泻和腹痛；还可有低血压、静脉炎等，有时可出现皮疹、红斑和瘙痒等过敏症状。静注时，药液不可外漏，静滴时速度不得过快，至少 30 分钟，否则易引起低血压；不能作胸腔、腹腔和鞘

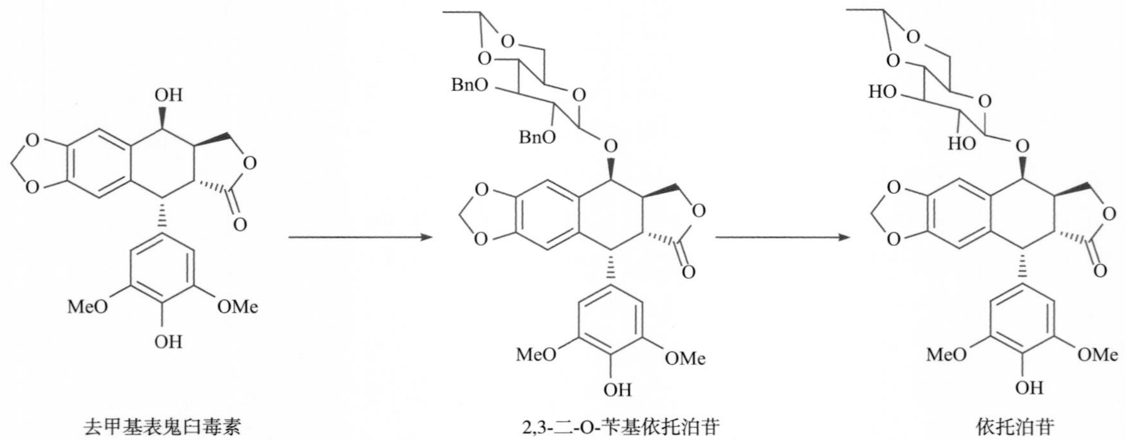

去甲基表鬼臼毒素　　　　　2,3-二-O-苄基依托泊苷　　　　　依托泊苷

图 2　依托泊苷的半合成路线

内注射；不能与葡萄糖溶液混合，在葡萄糖注射液中不稳定，可形成微细沉淀。因此，应使用等渗盐水稀释。依托泊苷主要经肝脏代谢，经尿排出，有骨髓功能障碍和过敏史以及肝肾功能损害者慎用。

（石建功）

yītuōbógānlínsuānzhǐ

依托泊苷磷酸酯 （etoposide phosphate；etopophos）

一种抗肿瘤药物，源于活性天然产物鬼臼毒素的研究，为继替尼泊苷和依托泊苷之后，第三个临床用于肿瘤化学治疗的鬼臼毒素结构的优化产物，属半合成木脂素类，2,7′-环木脂烷类（2,7′-cyclolignanes），化学结构见图1。具有拓扑异构酶Ⅱ抑制活性，以及抑制肿瘤细胞生长繁殖的作用。临床上以注射剂使用，主要用于治疗肺癌和睾丸癌等多种肿瘤患者的化疗。由依托泊苷经过磷酸酯化半合成得到的水溶性衍生物，是依托泊苷的前药，在体内转化为依托泊苷发挥作用。与依托泊苷有同等的抗肿瘤作用，但克服了依托泊苷水溶性差，注射应用中

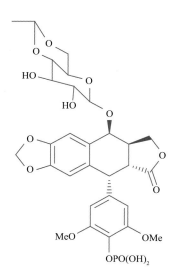

图 1　依托泊苷磷酸酯结构式

容易形成沉淀的缺点。

简史　依托泊苷磷酸酯的研制是基于前药（prodrug）概念研发的抗肿瘤药物。前药本身不具有药理活性或仅具有弱的药理活性，但给药后在体内可以转化为具有强活性的形式；前药也应该是能够使其转化为活性形式的体内酶的底物。1988年美国百时美施贵宝（Bristol-Mayers Squibb）公司的生物化学家森特（P. D. Senter）等利用抗体导向的酶前药治疗原理，首次报道了依托泊苷磷酸酯的细胞毒活性研究结果，在几种细胞模型上，发现依托泊苷磷酸酯的细胞毒活性较母体化合物依托泊苷弱100倍以上，但是当细胞用共价连接有碱性磷酸脂酶的肿瘤导向的单克隆抗体处理后，依托泊苷磷酸酯具有与母体化合物依托泊苷相当的细胞毒活性。随后，百时美施贵宝公司的药理学家罗斯（W. C. Rose）等通过裸鼠肿瘤模型，证明依托泊苷磷酸酯具有与母体化合物依托泊苷相当的体内抗肿瘤作用，并于1990年总结报道了相关临床前试验研究结果。百时美施贵宝公司于1991年启动该药得临床研究，经过临床毒性和生物等效性等系统实验，确证依托泊苷磷酸酯静脉注射后很快（<15分钟）完全转化为依托泊苷，具有与依托泊苷相同的临床药效和毒性，而依托泊苷磷酸酯的良好水溶性，在其注射剂制备中不需要加入其他助溶剂。依托泊苷磷酸酯于1996年，首次获美国食品药品管理局（FDA）批准上市。

化学名称和理化性质　化学名称为4′-去甲基表鬼臼毒素-7-[4,6-O-(R)-亚乙基]-β-D-吡喃葡萄糖苷4′-磷酸二氢酯，分子式为

$C_{29}H_{33}O_{16}P$。属手性天然药物，具左旋光性；白色结晶性固体，无气味，有刺激性；在水中的溶解度可达20毫克/毫升。在中性、酸性和碱性水溶液中均不稳定，在pH为4~5的溶液中最稳定。在碱性溶液中，会发生反式稠合的内酯环的异构化和水解，以及磷酸酯的水解反应，生成内酯环为顺式稠合的无活性的依托泊苷异构体，以及内酯环开裂的衍生物；在酸性环境中，会发生糖苷键的水解和内酯环的开裂等反应，生成相应的衍生物。注射剂中的依托泊苷磷酸酯可转化生成依托泊苷，转化速度对温度敏感，温度升高转化速度明显加快。依托泊苷磷酸酯注射剂要求在2~8℃保存。

药物来源　由半合成获得。可用与依托泊苷相同的、植物来源的去甲基表鬼臼毒素为原料，首先制备去甲基表鬼臼毒素双苄基磷酸酯，随后经两步主要反应得到；简化路线见图2。

临床应用及毒性　以注射剂使用，临床用途与依托泊苷相同，主要用于治疗小细胞肺癌、睾丸恶性生殖细胞瘤和白血病等。依托泊苷磷酸酯的常见的不良反应和毒性也与依托泊苷相同，主要有骨髓抑制、白细胞和血小板减少、贫血、脱发、食欲减退、恶心、呕吐、心悸、头晕、腹泻和腹痛等。

（石建功）

wǔwèizǐbǐngsù

五味子丙素（schizandrin C）

又称五味子素C。一种具有保肝作用的天然有机化合物，最早从中药北五味子提取物中分离得到，归属于木脂素类天然产物，2,2′-环木脂烷类（2,2′-cyclolignanes），即早期文献中所指的联苯并环辛

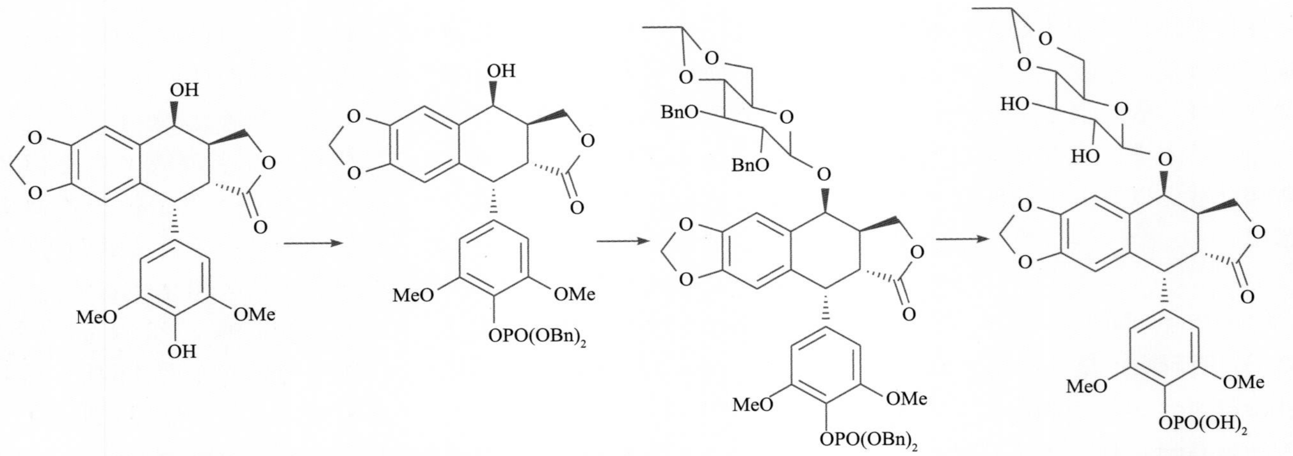

去甲基表鬼臼毒素　　　去甲基表鬼臼毒素双苄基磷酸酯　　　　　　　　　　　　依托泊苷磷酸酯

图2　依托泊苷磷酸酯的半合成路线

二烯类（dibenzocyclooctadienes），化学结构见图1。主要有降低血清谷丙转氨酶的药理活性，是临床使用的中药五味子及其提取物制剂的抗肝炎和保肝有效成分之一。

简史　20纪70年代初，中国学者发现服用五味子干粉及其制成的蜜丸，能够明显缓解慢性迁延性肝炎患者的症状，特别是能够明显降低患者的血清谷丙转氨酶。根据以上临床报道，从1972年起，中国科学家开始了五味子化学成分及其药理作用的研究。药理学家包天桐等于1974年首次报道，五味子提取物对化学物质引起的动物血清谷丙转氨酶升高有抑制效果。药物化学家陈延镛

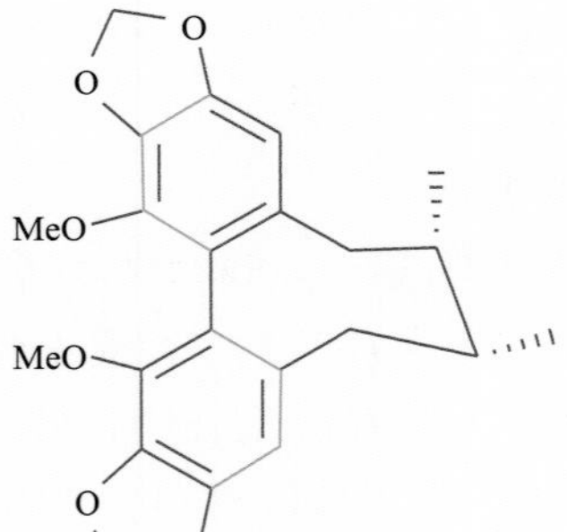

图1　五味子丙素结构式

和黎连娘等于1976年报道，从北五味子的已醇提取物中分离得到具有相同和相似结构的化合物，且经药理活性测定发现，其中5种化合物具有抗四氯化碳致小鼠肝损伤作用，分别取名为五味子甲素、五味子乙素、五味子丙素、五味子醇甲和五味子醇乙，并通过化学降解和合成关联等方法，首次确定了它们结构中两个甲基的顺式构型，但是在五味子丙素结构鉴定中，关于苯环上取代基位置的确定，由于缺少直接和可靠的证据，引起了异议。鉴于五味子丙素较好的降谷丙转氨酶作用和化学毒物致肝脏损伤保护作用，在五味子中的含量较低，以及文献中对其结构确定的分歧，1974年药物化学家谢晶曦等人开始五味子丙素及其异构体的全合成研究，但是在1983年报道研究结果之前，美国学者史蒂文森（R. Stevenson）等通过不同的合成路线，于1981年已完成五味子丙素的非手性全合成，并修证了五味子丙素的结构。80年代，黎连娘等从南五味子 Kadsura longi-pedunculata 提取物中也分离得到一系列类似物，从化学成分的相

似性方面，为传统中药北五味子和南五味子作为具有相似功效的药物应用，提供了科学依据；同时，发现从南五味子中得到的五味子丙素有右旋光性，与从北五味子中得到的相反，确定为右旋五味子丙素。至2014年，从包括北五味子属 Schisandra 和南五味子属 Kadsura 的10余种植物提取物中，已经分离鉴定了160个左右的类似物；同时，发现包括五味子丙素在内的一些类似物，对乙型肝炎e抗原（HBeAg）和人类免疫缺陷病毒的复制有抑制活性。

化学名称和理化性质　化学名称为（-）-（2aS, 8S, 8′R）-4, 5；4′, 5′-双亚甲二氧基-3, 3′-二甲氧基-2, 2′-环木脂烷，分子式为 $C_{22}H_{24}O_6$。有轴手性和左旋光性；白色结晶性固体，无气味，无刺激性；不溶于水，易溶于三氯甲烷、丙酮、甲醇和乙醇等有机溶剂；在酸碱性条件下，稳定。

药物来源　主要分布于北五味子 Schisandra chinensis 中，可提取分离获得，但含量低，分离比较困难，制备成本较高。史蒂文森（R. Stevenson）等和谢晶曦等，

先后完成了五味子丙素的非手性合成，是（±）-五味子丙素消旋体的化学合成来源。特别是，谢晶曦等人合成方法的原料简单易得，以常见的没食子酸为原料，得到关键中间体，再通过 9 步反应得到（±）-五味子丙素。简化合成路线见图 2。

临床应用及毒性 由五味子及其提取物制成的制剂，如五仁醇胶囊和复方五仁醇胶囊，作为滋补肝肾药物用于治疗急慢性肝炎等，对降低转氨酶有较明显效果，五味子丙素及类似化合物是其主要有效成分。在五味子丙素合成研究中，先后开发出联苯双酯和双环醇两种药物，与五味子丙素具有相似的药理活性，临床上用于治疗肝炎等引起血清氨基转移酶升高。

（石建功）

liánběnshuāngzhǐ

联苯双酯（bifendate；biphenyldicarboxylate） 一种抗肝炎药物，来源于活性天然产物五味子丙素的研究，为合成五味子丙素过程中发现的一个中间体活性化合物，归属于木脂素类天然产物的简化合成衍生物，化学结构见图 1。具有与五味子丙素相似的药理作用，能降低血清谷丙转氨酶，对化学毒物致肝脏损伤有保护作用；临床上以片剂和滴丸剂使用，主要用于治疗慢性迁延性肝炎等引起的血清谷丙转氨酶升高。

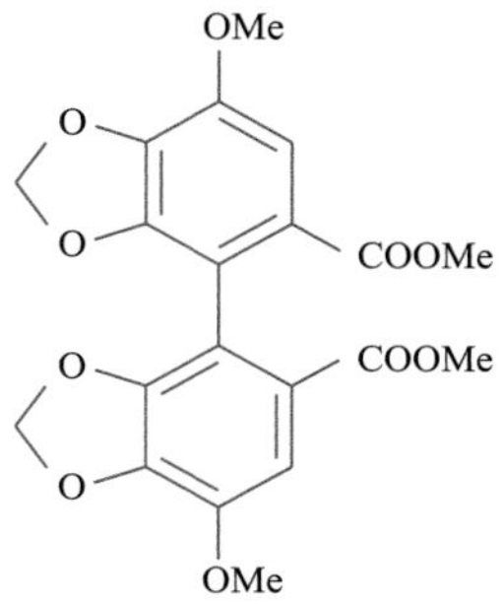

简史 联苯双酯的研发源于对中药五味子活性成分及五味子丙素的研究。1974 年中国药物化学家谢晶曦等人开始五味子丙素的全合成研究，在此过程中，发现全合成五味子丙素中得到的中间体联苯双酯，与五味子丙素相

似，也具有明显的降血清谷丙转氨酶和化学毒物致肝脏损伤保护作用。由于联苯双酯合成步骤简单，以没食子酸为原料仅需 5 步化学反应便可高收率得到，因此对它进行了开发研究。1978 年开始临床试验，联苯双酯片和滴丸制剂，先后于 1980 年和 1983 年经中国国家药品监督管理部门批

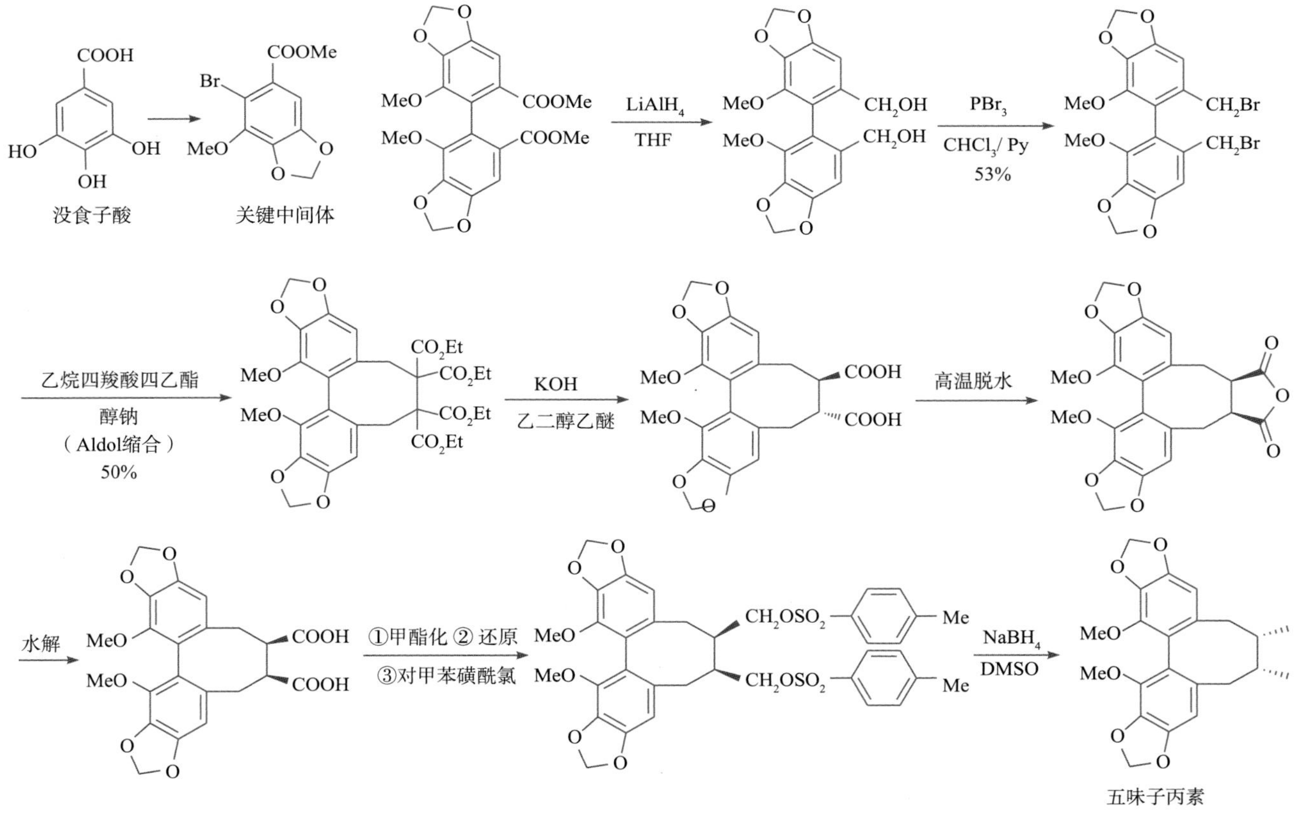

图 1 联苯双酯结构式

图 2 （±）-五味子丙素的合成路线

准生产；自 2000 年起，已陆续在埃及、印度尼西亚、越南、缅甸、蒙古、韩国等多个国家注册上市，用于乙型肝炎和丙型肝炎的治疗。滴丸剂的生物利用度较片剂高 2 倍以上，对慢性肝炎的临床治疗效果，滴丸剂用量是片剂的 1/3。由于该药上市时，中国尚未实施专利法，因此无知识产权保护，至 2014 年，已经有 140 余个药品生产企业拥有该产品的生产批准文号。

化学名称和理化性质　化学结构的系统命名为（±）-4,4′-二甲氧基-5,6；5′,6′-双亚甲二氧基-2,2′-二甲氧羰基联苯，分子式为 $C_{20}H_{18}O_{10}$。属轴手性消旋体混合物，无旋光性；白色结晶性固体，无气味，无刺激性；在水中几乎不溶解，易溶于三氯甲烷、丙酮、甲醇和乙醇等有机溶剂。在中性和弱酸性条件下稳定；在碱性和强酸性条件下，容易发生酯键水解反应，生成相应的酸。

药物来源　通过合成得到，无天然来源。合成方法是以没食子酸为原料，经 5 步反应得到，简化合成路线见图 2。

临床应用及毒性　以片剂和滴丸口服制剂应用；主要用于治疗慢性迁延性肝炎和慢性活动性肝炎等引起的血清谷丙转氨酶升高；可使血清谷丙转氨酶大幅度降低，对 80% 以上的由慢性迁延性肝炎引起的血清谷丙转氨酶升高有效。停药后易出现反跳现象，停药短期内可能出现较用药前血清谷丙转氨酶更高的情况，半数以上患者在停药后的半年内谷丙转氨酶会反跳，但再次给药仍有效。不良反应较轻，个别患者可出现轻度呕吐、口干、皮疹、黄疸等。

（石建功）

shuānghuánchún

双环醇（bicyclol）　中国有自主知识产权的第一个抗肝炎药物，来源于抗肝炎药物联苯双脂衍生物的结构改造研究，归属于木脂素类天然产物五味子丙素的简化合成衍生物，化学结构式见图 1。具有更强的降血清谷丙转氨酶和肝损伤保护作用，兼有抗肝炎病毒和抗肝纤维化作用。临床上以口服片剂应用，用于治疗慢性肝炎所致的氨基转移酶升高。

简史　20 世纪 90 年代初，中国药物化学家张纯贞和药理学家刘耕陶合作，在联苯双酯抗肝炎药物研究的基础上，发现联苯双脂的衍生物双环醇，在四氯化碳、D-氨基半乳糖、对乙酰氨基酚、卡介苗加脂多糖等物质诱导的多种模型小鼠上，作用效果均明显优于联苯双酯；并且在大剂量下，双环醇有降低天门冬氨酸氨基转移酶的作用。进一步的研究显示，双环醇能够刺激体外培养肝脏细胞中蛋白质的合成、抗四氯化碳所致大鼠和小鼠肝纤维化；特别是在 0.2 克／千克剂量下，双环醇不但能够降低鸭肝病毒感染鸭的血清和肝脏中鸭肝病毒 DNA 的含量，在 10^{-4} 摩尔／升浓度下，也能显著抑制 2.2.15 细胞株（即转染人乙肝病毒 DNA 的人肝脏细胞株 HepG2）中，乙型肝炎表面抗原（HBsAg）和乙型肝炎 e 抗原（HBeAg）以及人乙肝病毒 DNA 的复制。另外，双环醇还能够抑制四氯化碳与肝微粒体脂质结合，抑制氯仿自由基和氧自由基的生成，抑制肝线粒体肿胀，抵抗刀豆蛋白诱导的肝细胞凋亡，抑制刀豆蛋白诱导的 T 淋巴细胞凋亡

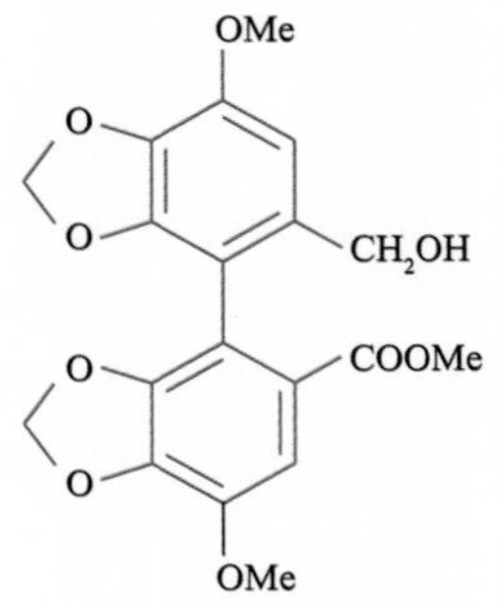

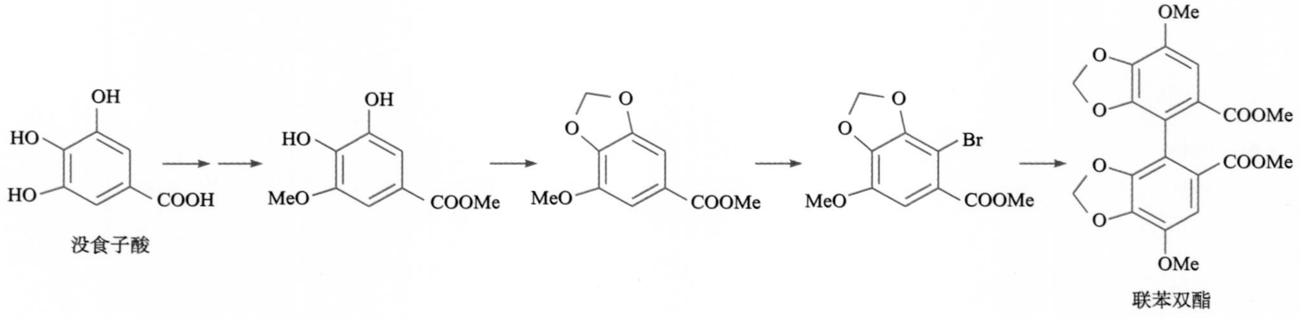

图 1　双环醇结构式

图 2　联苯双酯的合成路线

以及细胞表面蛋白 Fas 和 FasL 的表达等。这些研究结果，证明双环醇是一种作用于多靶点的保肝药物。1996 年开始临床试验，2001 年经中国国家药品监督管理部门批准，由北京协和药厂试生产；随后，开展了Ⅳ期临床试验，完成 2000 例乙型肝炎和近 100 例丙型肝炎的临床评价，肯定了疗效和安全性，于 2005 年获准正式生产。

化学名称和理化性质 化学结构的系统命名为（±）-4,4′-二甲氧基-5,6；5′,6′-双亚甲二氧基-2-羟甲基-2′-甲氧羰基联苯，属轴手性消旋体混合物，无旋光性；白色结晶性固体，无气味，无刺激性；不溶于水，易溶于三氯甲烷、丙酮、甲醇和乙醇等有机溶剂；在中性和弱酸性条件下稳定；在碱性和强酸性条件下，容易发生酯键水解反应生成相应的酸。

药物来源 无天然来源，由全合成制备得到。合成方法是首先合成联苯双酯后，4 步反应得到，简化合成路线见图 2。

临床应用及毒性 以口服制剂应用，适用于治疗慢性乙型肝炎和慢性丙型肝炎等所致的氨基转移酶升高，对降低血清氨基转移酶升高有显著效果；对降低天冬氨酸转氨酶也有一定效果。停

药后的反跳率较联苯双酯低；不良反应较轻，个别患者可出现头晕和过敏性皮疹。过敏严重者禁用双环醇；有肝功能失代偿者，如胆红素明显升高、低白蛋白血症、肝硬化腹水、食管静脉曲张出血、肝性脑病和肝肾综合征等，应遵医嘱，慎用。

（石建功）

huángtónglèi yàowù
黄酮类药物（flavonoid drugs）
两个具有酚羟基的苯环（A 与 B 环）通过中央三碳原子相互连接而成的一系列药物。即其基本碳架符合 $C_6 — C_3 — C_6$ 通式（图 1）。双苯吡酮类、高异黄酮类、鱼藤酮类、2-苯乙基色原酮类等基本碳架虽不符合 $C_6 — C_3 — C_6$ 通式，但习惯上也称为黄酮类。黄酮类药物结构中常连接有酚羟基、甲氧基、甲基、异戊烯基等官能团。此外，它还常与糖结合成苷。由 2 个基本碳架为 $C_6 — C_3 — C_6$ 结构单元通过 C — C 或 C — O — C 键方式连接而成的称为双黄酮类。

结构类型分类 根据中央三碳链的氧化程度、是否构成环状以及 B-环连接位置（2 或 3 位）等，可将黄酮类药物主要分为几类，见图 2。

在药用植物资源中的分布、

来源 黄酮类广泛分布于植物界，并以黄酮醇类最为常见，其次为黄酮类。在被子植物中分布最为集中，类型最全、结构最复杂、含量也高；蕨类植物普遍存在；苔藓植物大都含有；藻类、菌类很少发现；裸子植物类型较少，仅见双黄酮类。黄酮较多分布于芸香科、石楠科、唇形科、伞形科、豆科等植物；异黄酮比较集中于豆科植物。据统计，异黄酮约有 70% 分布于豆科植物，其余分布在鸢尾科、桑科等植物中；橙酮多存在于菊科植物，在玄参科、败酱草科中也偶有发现；双黄酮几乎全部集中在裸子植物的银杏科、松科、杉科等植物；黄酮在木本和草本植物中的分布也有所不同，如木犀草素、芹菜素多存在于草本植物，槲皮素、山柰酚多存在于木本植物，黄酮与黄酮醇很少共存于同一植物，二氢黄酮和二氢黄酮醇却常共存于同一植物中。

生物活性特点 ①对心脑血管系统的作用：芦丁、橙皮苷、d-儿茶素等有维生素 P 样作用，能降低血管脆性及异常的通透性，可用作防治高血压及动脉硬化的辅助治疗剂。芦丁、槲皮素、葛根素、黄芩苷、黄芩素等均具有明显的扩张冠状动脉作用。②保

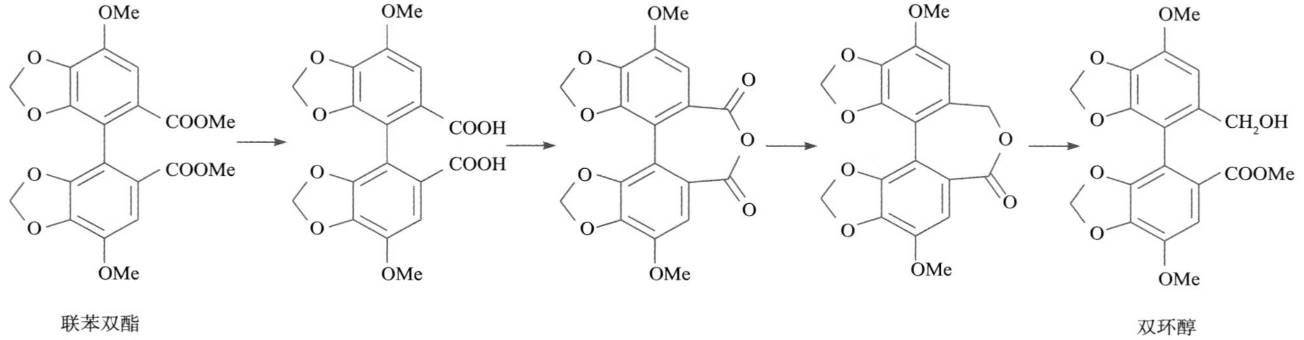

图 2 双环醇的合成路线

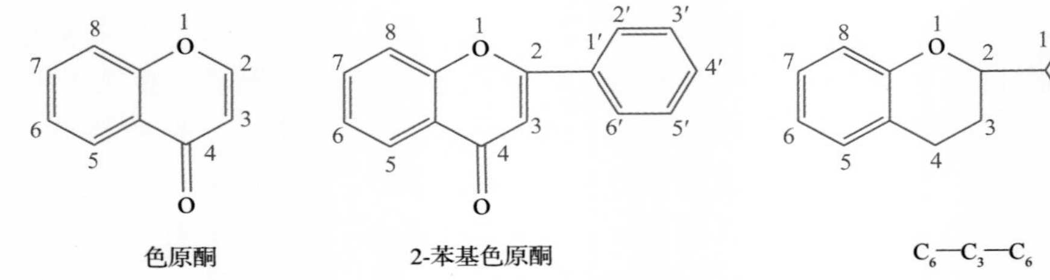

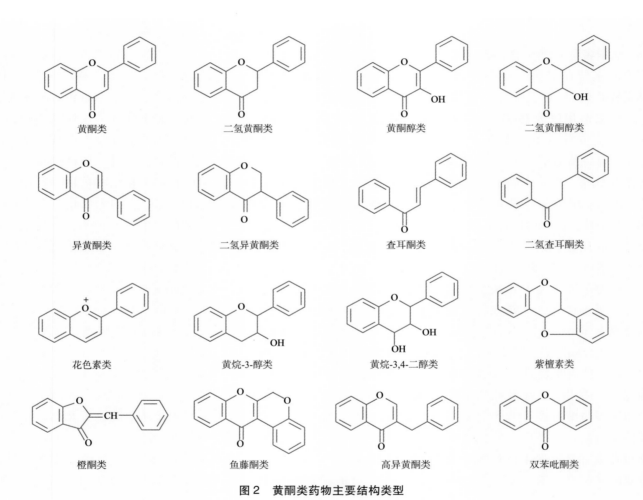

图1 黄酮类骨架

色原酮   2-苯基色原酮 $C_6—C_3—C_6$

黄酮类   二氢黄酮类   黄酮醇类   二氢黄酮醇类

异黄酮类   二氢异黄酮类   查耳酮类   二氢查耳酮类

花色素类   黄烷-3-醇类   黄烷-3,4-二醇类   紫檀素类

橙酮类   鱼藤酮类   高异黄酮类   双苯吡酮类

图2 黄酮类药物主要结构类型

肝作用：水飞蓟宾、异水飞蓟宾、黄芩苷、黄芩素等具有很强的保肝作用。③抗炎作用：芦丁及其衍生物曲克芦丁、二氢槲皮素等对前列腺素诱发的大鼠足爪水肿、甲醛引发的关节炎及棉球肉芽肿等均有明显的抑制作用。黄酮的抗炎作用可能与前列腺素生物合成过程中的脂氧合酶受到抑制有关。④抗菌作用：木犀草素、黄芩苷、黄芩素等均具有一定程度的抗菌作用。⑤雌性激素样作用：因染料木素、大豆素等异黄酮与己烯雌酚结构相似，故具有雌性激素样作用。⑥解痉作用：异甘草素及大豆素等具有类似罂粟碱（papaverine）解除平滑肌痉挛样的作用，大豆苷、葛根黄素等葛根黄酮类成分可以缓解高血压患者的头痛等症状。

制备技术和分析方法 黄酮苷类及极性稍大的苷元常用水煎煮或不同浓度的甲醇、乙醇回流提取。由于酚羟基可与碱形成盐，增加其在水中的溶解度，故也可用弱碱性的水溶液进行提取，如芦丁就是通过碱提取酸沉淀的方法获得的。为防止共存的酶将苷水解为苷元，不能用冷水或温水长时间浸泡药材。紫外光谱在黄酮类化学结构类型表征上具有重要的作用。黄酮类化合物紫外光谱（甲醇溶液中），在 220～290 纳米的主峰称为 Ⅱ 带，300～400 纳米的主峰称为 Ⅰ 带，当 Ⅰ 带与 Ⅱ 带峰高相近时，为黄酮、黄酮醇类；当 Ⅱ 带峰高大大强于 Ⅰ 带时，为二氢黄酮、二氢黄酮醇、异黄酮类；当 Ⅱ 带峰高大大弱于 Ⅰ 带时，为橙酮、查耳酮类。圆二色谱法常用于二氢黄酮 2 位和二氢黄酮醇 2，3 位的绝对构型表征。测定苷的分子量或分子式时需用软电离质谱。

临床适应证及应用 芦丁、槲皮素、曲克芦丁、橙皮苷、*d*-儿茶素、葛根素、灯盏花素等主要用于防治心脑血管系统疾病。水飞蓟宾、黄芩苷、黄芩素等主要用于防治急、慢性肝炎，肝硬化及多种中毒性肝损伤，此外黄芩苷、黄芩素也用于防治心脑血管系统疾病。大豆素、大豆苷等具有雌激素样作用。

（裴月湖）

huángqínsù

黄芩素（baicalein） 又称黄芩黄素、黄芩苷元。CAS 登记号：491-67-8。1919 年通过化学合成方法获得，1923 年又从中药黄芩 *Scutellaria baicalensis* Georgi 中分离获得的具有 5,6,7-三羟基取代的黄酮，属于黄酮类药物，结构式见图，由于在黄芩中含量最高故得此名。

简史 1919 年，意大利巴格里尼（Bargellini）等人通过化学

图 黄芩素结构式

合成的方法获得了黄芩素。1923 年，日本学者柴田等人用 50% 乙醇从黄芩根中提取得到大量黄芩苷，并用浓硫酸水解黄芩苷得到葡萄糖醛酸及 1 个黄酮衍生物，该黄酮衍生物与同时从黄芩根中分离获得的另一个黄酮衍生物理化性质相同，命名为黄芩素，分子式为 $C_{15}H_{10}O_5$，黄色。由于黄芩素三乙酰化物的理化性质与 5,6,7-三羟基黄酮三乙酰化物一致，最终确定黄芩素的结构为 5,6,7-三羟基黄酮。1970 年日本学者幸田（Koda Akihide）等人连续报道了黄芩素的抗主动过敏、被动过敏及哮喘的活性。自 2000 年以来，有关黄芩素的抗菌、抗病毒、抗炎、抗氧化及清除自由基、抗肿瘤、保肝、对心脑血管保护等活性不断被报道。用于治疗病毒性感冒的黄芩素片在中国已获临床试验批件，并已进入临床 Ⅰ 期研究。

化学名称和理化性质 黄芩素化学名称为：5,6,7-三羟基-2-苯基-4*H*-1-苯并吡喃-4-酮或 5,6,7-三羟基黄酮。黄芩素为黄色针状结晶（乙醇），熔点 264～265℃，分子式 $C_{15}H_{10}O_5$，分子量 270.24。无气味。不溶于水，易溶于甲醇、乙醇、丙酮、醋酸乙酯及热冰醋酸等有机溶剂，微溶于三氯甲烷，在环己烷中溶解度差。溶于稀氢氧化钠呈绿棕色，但不稳定，易氧化成绿色。对光、碱、金属离子稳定性差，在中性和弱酸性条件下相对稳定，碱性条件下不稳定。抗坏血酸和 Na_2SO_3 具有提高黄芩素溶液稳定性的作用。

来源 黄芩素均来自于以黄芩苷或含黄芩苷较高的中药或天然药物为原料，通过酸水解、酶解等方法将黄芩苷降解成黄芩素，

再通过分离、纯化方法获得。含黄芩苷较高的中药或天然药物主要有唇形科植物高黄芩 *Scutellaria altissima* L. 全草（主要是根部），并头草 *S. Scrodiifolia* Fisch.（*S. galericulata* L.）的叶和根，紫葳科植物木蝴蝶 *Oroxylum indicum*（L.）Vent. 的种子和茎皮，车前科植物大车前 *Plantago major* L. 的叶。

制备方法 黄芩素在中药及天然药物中的含量很低，直接从中药或天然药物中提取难度较大。黄芩素的主要制备方法有：①以黄芩苷为原料，通过稀酸将黄芩苷水解成黄芩素。②以含黄芩苷较高的中药或天然药物为原料，用稀酸水溶液煎煮，稀酸可将黄芩中的黄芩苷水解成黄芩素，然后通过一些较简单的分离、纯化方法即可获得黄芩素。③以含黄芩苷较高的中药或天然药物为原料，加入一定量水，酶解数小时，提取、分离、纯化后，即可获得黄芩素。

临床应用与毒性 黄芩素片已获临床试验批件，适用于病毒性感冒的治疗。黄芩素安全性较好，暂未发现有明显毒副作用。

（裴月湖）

huángqíngān

黄芩苷（baicalin） 又称黄芩甙、贝加灵、黄芩素-7-*O*-β-D-葡萄吡喃糖醛酸苷，CAS 登记号：21967-41-9。最早从中药黄芩 *Scutellaria baicalensis* Georgi 干燥根中分离获得的具有 5,6-二羟基-7-*O*-β-D-葡萄吡喃糖醛酸取代的黄酮，属于黄酮类药物，结构式见图，由于在黄芩根中含量最高故得此名。在化学结构中含有葡萄糖醛酸基，故有光学活性。

简史 1923 年，日本柴田等人从黄芩干燥根中分离获得一个类似于野黄芩苷的淡黄色化合物，

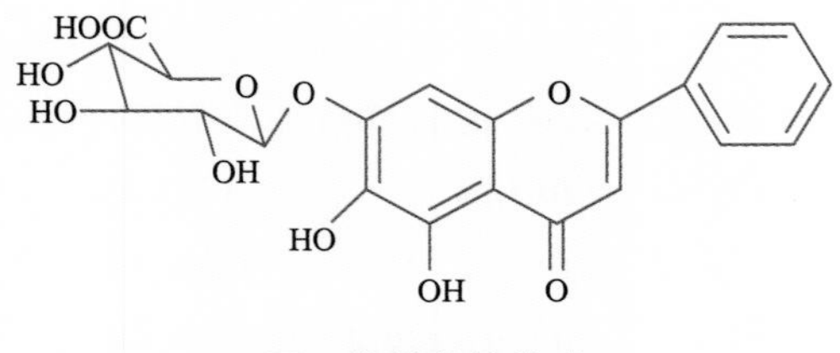

图　黄芩苷结构式

分子式为 $C_{21}H_{18}O_{11}$，并于 1930 年确定了黄芩苷葡萄糖醛酸的连接位置为 7 位。1984 年，报道了黄芩苷能抑制醋酸所致小鼠血管通透性增加和减少药物诱导的大鼠足跖肿胀，表明黄芩苷具有抗炎活性。2006～2011 年分别报道了黄芩苷能显著减轻卡介苗和脂多糖所致小鼠的免疫性肝损伤，对异烟肼联合利福霉素钠所致小鼠肝损伤具有保护作用，对四氯化铵和 D-半乳糖所致小鼠急性肝损伤具有保护作用，对氨基半乳糖联合脂多糖所致小鼠急性肝损伤具有保护作用等。

化学名称和理化性质　黄芩苷化学名称为：5,6-二羟基-7(O-β-D-葡萄吡喃糖醛酸基)-2-苯基-4H-1-苯并吡喃-4-酮或 5,6-二羟基-7-O-β-D-葡萄吡喃糖醛酸基-黄酮。黄芩苷为淡黄色针晶，熔点 223～225℃，比旋度 $[\alpha]_D = +128°$（$c=0.2$，吡啶-水），分子式 $C_{21}H_{18}O_{11}$，分子量 446.36。易溶于 N,N-二甲基甲酰胺、吡啶，难溶于甲醇、乙醇、丙酮，几乎不溶于水、乙醚、苯、三氯甲烷中。黄芩苷有羧基，呈酸性，故可溶于碳酸氢钠、碳酸钠及氢氧化钠等碱性溶液中，在碱液中初显黄色，然后逐渐变为暗棕色。黄芩苷为含酚羟基的化合物，与金属离子能形成络合物，故在使用过程中，不宜在碱液中长时间放置，应避免与金属离子接触。

药物来源　黄芩苷均是从中药及天然药物中提取分离获得。用于提取分离黄芩苷的主要原料是唇形科植物高黄芩 *Scutellaria altissima* L. 全草（主要是根部），并头草 *S. Scrodiifolia* Fisch.（*S. galericulata* L.）的叶和根，紫葳科植物木蝴蝶 *Oroxylum indicum* (L.) Vent. 的种子和茎皮，车前科植物大车前 *Plantago major* L. 的叶。因黄芩苷含有羧基，故在植物中主要以盐的形式存在。

制备方法　黄芩苷的制备多以黄芩为原材料，采用醇提、酸水沉淀的方法获得粗品。再通过碱溶、酸水沉淀和用甲醇重结晶的方法获得黄芩苷精品。

临床应用与毒性　黄芩苷具有抑菌、抗病毒、抗炎、抗变态反应及解痉，利尿、利胆、保肝、降脂、镇静、解热、降低脑血管阻力、增加脑血流量等多方面作用，在临床上主要用于急、慢性肝炎，迁延性肝炎的辅助治疗。注意事项是孕妇及过敏体质者慎用。黄芩苷安全性较好，暂未发现有明显的毒副作用。临床上使用的主要是黄芩苷胶囊、黄芩苷片等口服制剂。

（裴月湖）

dēngzhǎnhuāsù

灯盏花素（breviscapinun）　又称灯盏乙素、野黄芩苷、野黄芩甙、元参素、红盏花素、印黄芩苷、高黄芩甙、高黄芩苷。从灯盏花中提取的灯盏乙素和少量灯盏甲素的混合物，灯盏乙素是其主要的有效成分，属于黄酮类药物。灯盏乙素 CAS 登记号：27740-01-8，最早从中药黄芩的干燥根中分离获得的具有 4′,5,6-三羟基-7-O-β-D-葡萄吡喃糖醛酸取代的黄酮，结构式见图。在化学结构中含有葡萄糖醛酸基，故有光学活性。

简史　灯盏花又名灯盏细辛、灯盏菊，系菊科飞蓬属植物短葶飞蓬的干燥全草，首见于明代医学家兰止庵所著《滇南本草》中，具有治疗左瘫右痪，风湿疼痛的功效。云南省丘北县苗族医生罗氏使用灯盏花治疗中风偏瘫，为秘方，20 世纪 70 年代中草药群众运动中，罗氏献出了该秘方。后经临床验证灯盏花对高血压、脑出血、脑血栓形成，脑栓塞多发性神经炎、慢性蛛网膜炎等及其后遗症具有长效疗效，并对风湿病、冠心病也有一定疗效。1976 年云南省药物研究所从灯盏花中分得 6 个单体化合物。1980 年中国学者李承珠等通过动物实验，探究了灯盏花对家兔血凝的影响，结果表明灯盏花具有减少血小板计数，抑制血小板聚集，抑制内凝血，促进纤溶活性的功能。同年 5 月在昆明召开的治疗瘫痪新药灯盏花素鉴定会上确定了灯盏花素为灯盏乙素和少量灯盏甲素的混合物，并将灯盏乙素的化学结构确定为 4′,5,6-三羟基黄酮-7-葡萄吡喃糖醛酸苷，灯盏甲素结

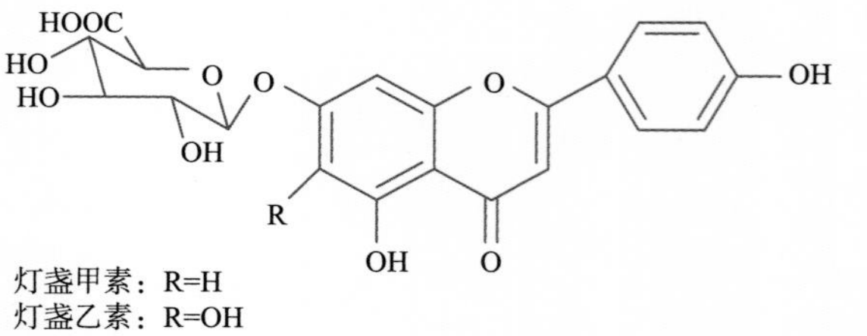

灯盏甲素：R=H
灯盏乙素：R=OH

图　灯盏花素结构式

构未定。此次会议上还肯定了灯盏花素在治疗闭塞性脑血管疾病所致瘫痪及脑出血所致后遗瘫痪的显著疗效。

化学名称和理化性质 灯盏花素为黄色粉末，有一定吸湿性，无臭，无味或味微咸。水溶性和脂溶性均不佳。灯盏乙素化学名称为：5,6-二羟基-7-(O-β-D-葡萄吡喃糖醛酸基)-2-(4-羟基苯基)-$4H$-1-苯并吡喃-4-酮或 4′,5,6-三羟基-7-O-β-D-葡萄吡喃糖醛酸基-黄酮。黄色针状结晶（乙醇），熔点大于 310℃，230℃ 以上变暗。比旋度 $[\alpha]_D$ = -14°（水）、-139°（吡啶）。分子式：$C_{21}H_{18}O_{12}$，分子量 462.37。溶于碱和冰醋酸、吡啶，微溶于一般有机溶媒，不溶于水。灯盏甲素化学名称为：4′,5-二羟基-7-O-β-D-葡萄吡喃糖醛酸基-黄酮，也可命名为：4′,5-二羟基黄酮-7-O-β-D-葡萄吡喃糖醛酸苷。分子式：$C_{21}H_{18}O_{11}$，分子量：446.36102。灯盏甲素和灯盏乙素均有羧基，呈酸性，故可溶于碳酸氢钠、碳酸钠及氢氧化钠等碱性溶液中。

药物来源 灯盏花素均是从中药灯盏细辛中提取分离获得。灯盏细辛系菊科飞蓬属植物短葶飞蓬 *Erigeron breviscapus*（Vant.）Hand.-Mazz. 的干燥全草。主要分布于中国西南省区，如云南、湖南、广西、贵州、四川及西藏等地，常见于海拔 1200～3500 米的山中和亚高山开旷山坡、草地或林缘。

药物的制备方法 灯盏花素多以灯盏细辛为原料，采用醇提、碱溶、酸沉淀的方法获得粗品。在通过用甲醇重结晶的方法获得灯盏花素纯品。

临床应用与毒性 灯盏花素具有扩张脑血管、降低脑血管阻力、增加脑血流量、抗心肌缺血、改善微循环、抗血小板聚集、提高机体耐缺氧能力等作用。在临床上主要用于治疗心脑血管病，如闭塞性血管疾病、脑血栓、脉管炎冠心病、心绞痛；缺血性脑血管病的急性期、恢复期及后遗症，如脑供血不足、脑血栓等导致的瘫痪、痴呆及中风等。其不良反应主要有过敏性皮炎，寒战、高热，关节肿胀，上消化道出血，腹泻，过敏性休克，四肢无力，心血管反应等。主要禁忌证是出血性疾病和脑出血者禁用。在临床上使用的主要剂型有普通片剂，颗粒剂、注射剂、注射粉针剂等。

（裴月湖）

lúdīng

芦丁（rutin） 又称芸香苷、芸香甙、芸香叶苷、紫槲皮甙、路丁、络通、槲皮素-3-O-芸香糖苷、维生素 P，CAS 登记号：153-18-4。最早从天然药物芸香的果实中分离获得的具有 3′4′5,7-四羟基-3-O-芸香糖基取代的黄酮醇，属于黄酮醇类药物，结构式见图，由于芸香的学名（即拉丁名）为 *Ruta graveolens*，故将该药物命名为 rutin，芦丁是根据音译的汉语名。在化学结构中含有芸香糖基，故有光学活性。

简史 1936 年匈牙利化学家圣捷尔吉·阿尔伯特（Szent-Györgyi A.）等从柠檬和红辣椒中发现了能使衰弱的毛细血管重新恢复正常的一种物质，并将其称为维生素 P。虽然当时没有证实，但后来美国医生拉芙（Raoph R. L.）等认为其中的芦丁就是重要的活性成分，并在 1946 通过给患者每次口服 20 毫克芦丁，每日 3 次，证实了芦丁有较好的恢复毛细血管的作用，且未发现明显的毒副作用。美国学者罗伯特（Robert H. W.）在 1947 年采用动物实验的方法证实了芦丁既没有急性毒性也没有明显的慢性毒性。1946 年，美国医生麦克莱恩（Maclean A. L.）等报道了芦丁在视网膜出血方面的应用，美国宾夕法尼亚大学的医生格里菲思（Griffith J. Q.）等于 1947 年报道了芦丁在控制高血压导致的出血并发症方面的应用，并对其进行了 400 例左右的临床研究。芦丁于 1947 年在美国开始作为处方药使用。

化学名称和理化性质 芦丁化学名称为：3-[O-α-L-鼠李吡喃糖-(1→6)-O-β-D-葡萄吡喃糖基]-5,7-二羟基-2-(3,4-二羟基苯基)-$4H$-1-苯并吡喃-4-酮或 3′,4′5,7-四羟基-3-[O-α-L-鼠李吡喃糖-(1→6)-O-β-D-葡萄吡喃糖基]-黄酮。芦丁为浅黄色针状结晶，熔点 176～178℃，比旋度 $[\alpha]_D^{23}$ =

图 芦丁结构式

+13.82°（乙醇）、$[\alpha]_D^{20} = -39.43°$（吡啶），分子式：$C_{27}H_{30}O_{16}$，分子量：610.51。芦丁 1 克溶于 7 毫升甲醇、8000 毫升水、200 毫升沸水、23 毫升沸乙醇、290 毫升冷乙醇，易溶于碱水，在三氯甲烷、乙醚和苯中不容。水溶液在空气中逐渐变深，加热至 185~192℃ 时，变成棕色胶状体，约在 215℃ 时分解。芦丁为含邻二酚羟基的化合物，与金属离子能形成络合物，故在使用过程中，不宜在碱液中长时间放置，应避免与金属离子接触。

药物来源 芦丁是从中药及天然药物中提取分离获得的，用于提取分离芦丁的主要原料是豆科植物槐 *Sophora japonica* 的槐米（槐米是槐花的花蕾，槐米中芦丁的含量与槐米的产地及采收时间有关，其含量在 10%~28%）。有关从药食两用植物荞麦中提取芦丁的报道也较多，甜荞（普通荞麦 *Fagopyrum esculentum*）和苦荞（鞑靼荞麦 *Fagopyrum tatarirum*）各组织中都含有芦丁。芦丁广泛存在于自然界，在超过 30 个科的植物当中都有分布。几乎所有的芸香科和石楠科植物中均含有芦丁，尤以芸香科的芸香草 *Ruta graveolens*、豆科植物的槐米、蓼科植物的荞麦、金丝桃科植物红旱莲、鼠李科植物光枝勾儿茶、大蓟科植物野梧桐叶含量较为丰富。此外，它还存在于冬青科植物毛冬青、木樨科植物连翘、豆科植物槐角以及烟草、枣、杏、橙皮、柚子皮、柠檬皮和番茄等植物中。

药物的制备方法 ①依据酚类药物在碱水中溶解度大，在酸水中溶解度小的性质，采用碱水提取、酸水沉淀的方法获得。②依据芦丁在热水中溶解度大，在冷水中溶解度小的性质，采用热水提取、冷却静置的方法获得。

临床应用与毒性 芦丁具有维生素 P 样作用，能保持及恢复毛细血管的正常弹性，降低其通透性、减少脆性等，并有抗炎、抗病毒、抑制醛糖还原酶等作用。在临床上主要用于脆性增加的毛细血管出血症，也用于高血压脑病、脑出血、视网膜出血、出血性紫癜、急性出血性肾炎、再发性鼻出血、创伤性肺出血、产后出血等的辅助治疗。在临床上使用的主要是片剂，由于芦丁在水中溶解度很小，影响了其药效的发挥。在临床使用中未见有关其毒副作用的报道。

（裴月湖）

曲克芦丁（hydroxyethylrutin）

又称维脑路通、羟乙基芦丁、托克芦丁、维生素 P_4。以芦丁为原料经羟乙基化制成的黄酮醇类药物，曲克芦丁不是化学单体，是一种由一羟乙基芦丁、二羟乙基芦丁、三羟乙基芦丁（2 种）、四羟乙基芦丁等 5 个化合物组成的混合物，其中主要的成分是 7,3′,4′-三-O-β-羟乙基芦丁（结构式见图）。由于在化学结构中含有葡萄糖和鼠李糖基，故有光学活性。

简史 因芦丁水溶性不好，肠道吸收差，影响体内分布及临床疗效的发挥，为了改善芦丁的临床疗效，国内外专家学者对芦丁的化学结构进行了修饰。1966 年法国科学家库尔巴（Courbat. P）等通过芦丁与醋酸钠，乙醇钠和甲醇的硼酸-醋酸钠溶液反应进行羟乙基化，得到了 5 个芦丁的羟乙基化衍生物，其水溶度大大高于芦丁。同年，法国科学家库尔巴等采用纸色谱方法分离获得了 5 个曲克芦丁衍生物的单体化合物，并通过紫外光谱确定了这 5 个单体化合物的化学结构。

化学名称和理化性质 曲克芦丁不是单体化合物，是一种由 5 个羟乙基化芦丁衍生物组成的混

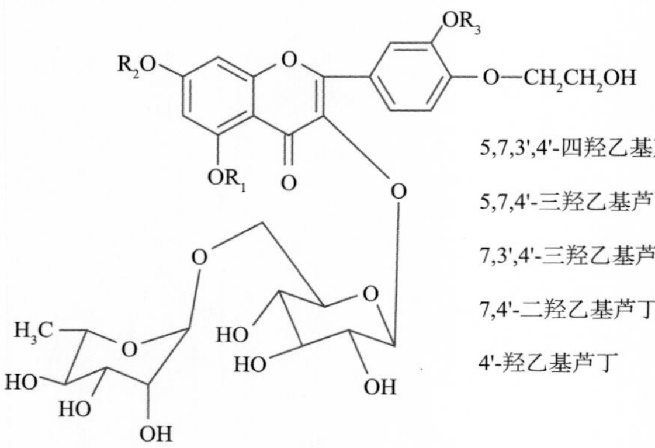

	R_1	R_2	R_3
5,7,3′,4′-四羟乙基芦丁	—CH_2CH_2OH	—CH_2CH_2OH	—CH_2CH_2OH
5,7,4′-三羟乙基芦丁	—CH_2CH_2OH	—CH_2CH_2OH	H
7,3′,4′-三羟乙基芦丁	H	—CH_2CH_2OH	—CH_2CH_2OH
7,4′-二羟乙基芦丁	H	—CH_2CH_2OH	H
4′-羟乙基芦丁	H	H	H

图 羟乙基芦丁结构式

合物，他们分别是 5,7,3′,4′-四羟基乙氧基黄酮-3-O-[α-L-鼠李吡喃糖-(1→6)-O-β-D-葡萄吡喃糖]苷、5,7,4′-三羟基乙氧基黄酮-3-O-[α-L-鼠李吡喃糖-(1→6)-O-β-D-葡萄吡喃糖]苷、7,3′4′-三羟基乙氧基黄酮-3-O-[α-L-鼠李吡喃糖-(1→6)-O-β-D-葡萄吡喃糖]苷、7,4′-二羟基乙氧基黄酮-3-O-[α-L-鼠李吡喃糖-(1→6)-O-β-D-葡萄吡喃糖]苷、4′-羟基乙氧基黄酮-3-O-[α-L-鼠李吡喃糖-(1→6)-O-β-D-葡萄吡喃糖]苷，其中7,3′4′-三羟基乙氧基黄酮-3-O-[α-L-鼠李吡喃糖-(1→6)-O-β-D-葡萄吡喃糖]苷（亦称 7,3′,4′-三羟乙基芦丁）含量最高，口服制剂含量 60% 以上，注射剂含量 80% 以上。7,3′,4′-三羟乙基芦丁，分子式：$C_{33}H_{42}O_{19}$，分子量 742.68。曲克芦丁为黄色至棕黄色粉末，无水品熔点 156℃（实际是不同程度曲克芦丁混合物的熔点），具吸湿性，无气味，微溶于乙醇、丙酮、正丁醇、醋酸乙酯、三氯甲烷，溶于吡啶、乙二醇，易溶于水、甲醇、甘油、丙二醇，不溶于乙醚、苯和烃类溶剂。曲克芦丁水溶液在紫外光下呈现浅绿黄色荧光，当用水稀释时逐步变成青色或蓝色。在三氯化铝存在下，曲克芦丁水溶液在日光下闪烁黄色，在紫外光下出现绿色荧光。其乙醇溶液与盐酸和镁粉反应呈现红色。

药物来源　曲克芦丁是芦丁的化学结构修饰物，属于半合成类药物。

药物的制备方法　①以水合芦丁和氯乙醇为原料在维生素 C 或重亚硫酸钠的存在下，通过加热反应获得。②以水合芦丁和环氧乙烷为原料，以氢氧化钠、吡啶等碱为催化剂，通过加热反应

获得。由于芦丁分子有 4 个酚羟基，在反应过程中先后生成一羟、二羟、三羟、四羟乙基芦丁，且除四羟乙基芦丁外一羟、二羟、三羟乙基芦丁都有异构体，故反应复杂，很难得到高纯度三羟乙基芦丁（如含量达到 99% 以上）。

临床应用与毒性　曲克芦丁能抑制血小板凝集，有防止血栓形成、改善微循环的作用；能对抗 5-羟色胺、缓激肽引起的血管损伤，增加毛细血管抵抗力，降低毛细血管通透性，可防止血管通透性升高引起的水肿；对急性缺血性脑损伤有较好的保护作用。曲克芦丁在临床上使用的制剂主要是片剂和注射剂，适用于脑血栓形成和脑栓塞所致的偏瘫、失语以及心肌梗死前综合征、动脉硬化、中心性视网膜炎、血栓性静脉炎、静脉曲张、血管通透性升高引起的水肿等。多年的临床实践证明，曲克芦丁有效、安全。但关于其不良反应的报告也有逐年增多的趋势。其不良反应包括神经系统不良反应，常见于精神失语、昏迷、嗜睡、急性脑水肿；泌尿系统不良反应；血液系统不良反应；过敏性休克、过敏性哮喘等。一般来讲，静滴时的严重不良反应比较多见，肌注及口服时不良反应比较轻。

（裴月湖）

gégēnsù

葛根素（puerarin）　又称葛根黄酮、葛根黄素、黄豆苷元 8-C-葡萄糖苷、8-β-D-葡萄吡喃糖-4′,7-二羟基异黄酮，CAS 登记号：3681-99-0。最早从中药葛根中分离获得的具有 8-β-D-葡萄吡喃糖基-4′,7-二羟基取代的异黄酮，属于异黄酮类药物，结构式见图，由于在甘葛藤根和野葛根中含量最高故得此名。在化学结构中含

有葡萄糖基，故有光学活性。

图　葛根素结构式

简史　1959 年日本学者柴田等对葛根的化学成分进行了研究，异黄酮类是葛根的主要成分，其中葛根素含量最高。1978 年伊德（Eade Ronald A.）等完成了葛根素的全合成。1982 年中国范理礼等人报道了葛根素有扩张冠状动脉的作用，并在不影响心输出量的前提下降低心率、血压和外周阻力。1987 年报道了葛根素具有β-肾上腺素受体阻断作用。1992年报道了葛根素能够在缺血再灌注损伤中对心肌组织起保护作用。1998 年报道了葛根素有保护神经细胞的作用。1999 年中国宣波等人报道了葛根素对视神经缺血性损伤的保护作用。葛根素注射液于 1993 年在中国获准上市。

化学名称和理化性质　葛根素化学名称为：7-羟基-8（β-D-葡萄吡喃糖基）-3（4-羟基苯基）-4H-1-苯并吡喃-4-酮或 8-β-D-葡萄吡喃糖-4′,7-二羟基异黄酮。葛根素为白色针状结晶，熔点 187℃，分子式 $C_{21}H_{20}O_9$，分子量 416.38。在水和有机溶剂中溶解度都不大，加热可溶于水、甲醇、乙醇，但不溶于乙酸乙酯、三氯甲烷、苯；不被酶水解，也不被稀酸、稀碱水解。葛根素为含酚羟基的化合物，遇碱溶液变黄，与金属离子能形成络合物，故在使用过程中，

不宜在碱液中长时间放置，应避免与金属离子接触。

药物来源 葛根素是从中药中提取分离获得的，用于提取分离葛根素的主要原料是豆科植物野葛 *Pueraria lobata* （Willd.） Ohwi 和甘葛藤 *Pueraria thomsonii* Benth. 的干燥根。

药物的制备方法 野葛根或甘葛藤根粉碎后，用乙醇回流提取，回收乙醇，用正丁醇萃取，得葛根素粗品，用冰醋酸重结晶，即得葛根素结晶。

临床应用与毒性 葛根素具有提高免疫，增强心肌收缩力，保护心肌细胞，降低血压，抗血小板聚集等作用，在临床上使用的主要剂型有片剂、注射剂等。主要适应证是用于辅助治疗冠心病、心绞痛、心肌梗死、视网膜动、静脉阻塞、突发性耳聋。主要禁忌证是严重肝，肾损害、心衰及其他严重器质性疾病患者禁用；有出血倾向者慎用；在尚未通过验证葛根素对胎儿是否有毒性的情况下，孕妇慎用；葛根素在组织分布广，在尚未清楚葛根素是否可以通过母乳排出的情况下，不建议在哺乳期使用。随着葛根素在临床上的广泛使用，有关不良反应报道的较多，尤其是注射液，能造成诸如过敏性休克、过敏性药疹、药物性皮炎、速发喉头水肿、面部血管水肿、肝肾损害、谷丙转氨酶增高、肾绞痛、血红蛋白尿、急性溶血、心搏骤停、窦房结抑制、药物热等不良反应。其发生原因与患者体质、药物及其纯度、制剂中所用赋形剂等有关。

（裴月湖）

húpísù

槲皮素（quercetin）

又称槲皮黄素、栎精。CAS 登记号：117-

39-5。广泛存在于水果、蔬菜和谷物等植物中的具有 3, 5, 7, 3′4′-五羟基取代的黄酮醇，属于黄酮醇类药物，结构式见图。其英文名"quercetin"最早出现于 1857 年，来源于"quercetum"，意为栎树。

简史 1904 年德国科斯塔内基（Kostanecki）等人对槲皮素进行了全合成。1936 年德国珍妮（Jeney）等人报道了槲皮素既能增强正常蛙心的活力，也能使活力下降的蛙心恢复活力，并可使不规律的心跳恢复正常。1947 年美国安徒生（Andersen）等人报道高剂量的槲皮素能够预防肉毒梭菌所产生的毒性。1954 年日本卡托（Kato）等人报道槲皮素对离体蛙心的作用强于芦丁，家兔静脉注射实验证实槲皮素和芦丁一样具有轻微的利尿作用，抗氧化活性槲皮素优于芦丁，毛细血管稳定活性远强于芦丁。

化学名称和理化性质 槲皮素化学名称为：3, 5, 7-三羟基-2 (3, 4-二羟基苯基)-4*H*-1-苯并吡喃-4-酮。槲皮素为黄色针晶（无水乙醇），熔点 313～314℃，分子式 $C_{15}H_{10}O_7$，分子量 302.24。无气味，难溶于水、环己烷、三氯甲烷，溶于热乙醇，乙醚和碱。

药物来源 槲皮素在自然界分布非常广泛，尤其在植物果实中，如蜡菊属、大戟属、卡尔文

斯基属。在茄科、鼠李科、西番莲科等多个科属植物中均有分布，尤其在伞形科几乎所有植物中均有分布。

药物的制备方法 豆科植物槐 *Sophora flavescens* Ait. 的干燥花蕾中含有大量的芦丁，芦丁的苷元就是槲皮素。可通过直接用稀酸水溶液加热的方法从槐的干燥花蕾中提取获得槲皮素。

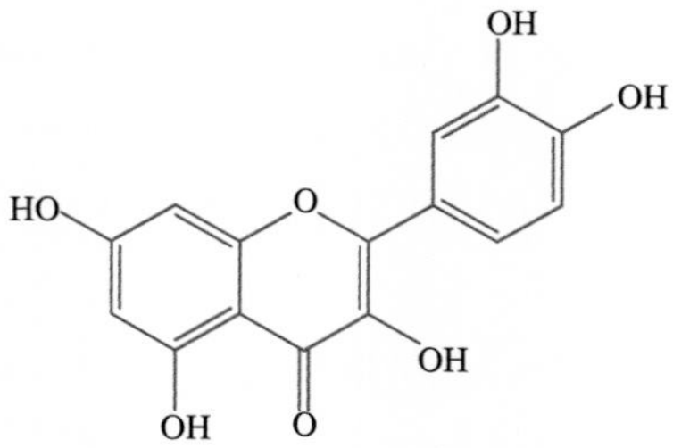

临床应用与毒性 以槲皮素为主要成分的制剂并投入临床治疗的药物还没有，应用槲皮素对 90 名人乳头瘤病毒（HPV）阳性的非典型鳞状上皮细胞（ASCUS）患者治疗后，发现槲皮素能够有效地阻断人乳头瘤病毒的复制，阻止病情的发展，从而有效降低宫颈癌的发生率。经常摄入富含槲皮素的饮食能够降低吸烟人群罹患肺癌的风险。通过适量食入富含槲皮素的洋葱能够调节心脏危险因子的代谢，改善男性吸烟者的血脂障碍、高血压、高血糖，且无炎症引起，达到心脏保护作用。

（裴月湖）

shānnàifēn

山奈酚（kaempferol）

又称山奈黄素、山奈黄酮醇、山奈素、莰非醇、猫眼草素Ⅰ、百蕊草素Ⅲ。CAS 登记号：520-18-3。广泛存在于植物界具有 3, 5, 7, 4′-四羟基的黄酮醇，属于黄酮醇类药物，结构式见图。

简史 山奈酚最早发现于

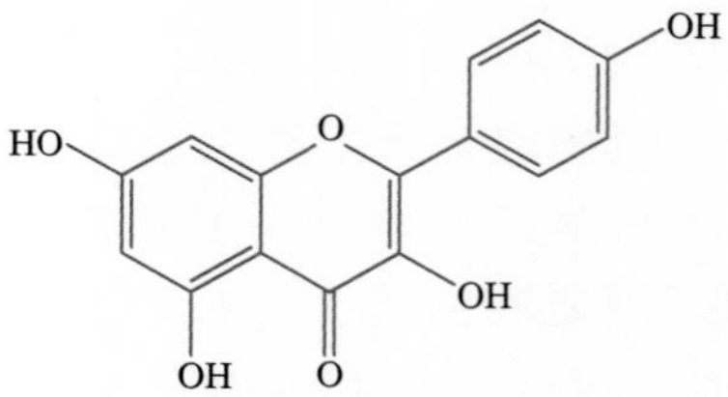

图 槲皮素结构式

图 山奈酚结构式

1910 年，自 1950 年后发现山奈酚在自然界中广泛存在。1960 年德国博尔科夫斯基（Borkowski）等人对 14 个天然黄酮的解痉作用进行了研究，发现其中山奈酚的解痉作用活性最强。1966 年日本真木（Maki）等人报道山奈酚具有增强毛细血管渗透性的活性。1968 年德国彼得（Peter）等人发现山奈酚具有血管舒张和解痉活性。1969 年苏联马卡罗夫（Makarov）等人报道山奈酚具有一定的抗炎活性及维生素 P 样作用。

化学名称和理化性质　山奈酚化学名称为：3,5,7-三羟基-2（4-羟基苯基)-4*H*-1-苯并吡喃-4-酮。山奈酚为黄色针晶（无水乙醇），熔点 276 ~ 278℃，分子式 $C_{15}H_{10}O_6$，分子量 286.24。无气味，不溶于水，溶于热乙醇、乙醚和碱。

药物来源　山奈酚在自然界分布非常广泛，在十字花科、夹竹桃科、五桠果科、毛茛科、豆科等多个科属植物中均有分布。

制备方法　山奈酚可以从百蕊草、凤仙花、山奈等植物中提取分离获得。也可以用间苯三酚和对羟基苯甲醛为原料进行化学合成而得。

临床应用与毒性　山奈酚的活性多样，如抗肿瘤作用、抗感染及抗炎作用、对动脉粥样硬化及糖尿病的预防作用、蛋白激酶抑制及免疫抑制作用等。过量的山奈酚可以对小鼠 McCoy 细胞系产生毒性。

（裴月湖）

mǔjīngsù

牡荆素（vitexin）　又称牡荆黄素、8-葡萄吡喃糖基芹菜素。CAS 登记号：3681-93-4。最早从产于新西兰的马鞭草科植物牡荆 *Vitex littoralis* 中分离获得的具有 5,7,4'-三羟基-8-C-*β*-D-葡萄吡喃糖基取代的黄酮，属于黄酮类药物，结构式见图。由于最早从滨牡荆中分离获得，故得此名。在化学结构中含有葡萄糖基，故有光学活性。

简史　英国珀金（Perkin A. G.）等人在 1900 年首次确定了牡荆素是一个以芹菜素为苷元的葡萄糖苷，其分子式为 $C_{21}H_{20}O_{10}$。1975 年美国弗朗西斯（Frances）等人通过 X 单晶衍射的方法确认了牡荆素的化学结构。自 2000 年以来的研究表明，牡荆素对缺血性心肌损伤具有良好的保护作用，其作用可能与增加冠脉和心肌血流量、降低血管射血阻力、降低全血及血浆黏度、提高红细胞变形能力、抑制血栓形成等有关。

化学名称和理化性质　牡荆素化学名称为：8-C-*β*-D-葡萄吡喃糖基-5,7-二羟基-2（4-羟基苯基)-4*H*-1-苯并吡喃-4-酮或 8-C-*β*-D-葡萄吡喃糖基-5,7,4'-三羟基黄酮。牡荆素为黄色粉末（乙醇），熔点 258~259℃，分子式 $C_{21}H_{20}O_{10}$，分子量 432.38。$[\alpha]_D^{20}=-14.5°$（$c=2.79$，吡啶）。无气味。在水、醇等溶剂中溶解度均不大。在弱酸性条件下较其他苷类化合物稳定。

药物来源　牡荆素在自然界分布比较广泛，在牡荆属、侧金盏花属、金莲花属、落叶松属、胡枝子属、牡豆树属等多种植物中均有分布。中国多以山楂为原料提取该化合物，亦有以檀香叶为原料提取该物质的。

制备方法　利用牡荆素对酸比较稳定和在水中溶解度很小的特点，先以山楂叶为原料提取出总黄酮，再用酸水解总黄酮中其他黄酮苷，静置，析出牡荆素粗品，重结晶后即可获得牡荆素的纯品。

临床应用与毒性　以其为主要成分用于治疗心脑血管疾病的专利在中国已公开。

（裴月湖）

图　牡荆素结构式

yínyánghuògān

淫羊藿苷（icariin）　CAS 登记号：489-32-7。最早从小檗科植物淫羊藿 *Epimedii Brevicornus* 中分离获得的具有 5-羟基-4'-甲氧基-8-异戊烯基-3-O-*α*-L-鼠李吡喃糖基-7-O-*β*-D-葡萄吡喃糖基取代的黄酮醇，属于黄酮醇类药物，结构式见图。在化学结构中含有葡萄糖基和鼠李糖基，故有光学活性。

简史　1975 年日本德刚康雄等人从淫羊藿中分离获得了淫羊藿苷，并确定了其化学结构。1982 年中国刘崇铭等人报道淫羊藿苷能降低心脏外周血管阻力。1995 年中国何（He W.）等人报道淫羊藿苷具有免疫调节作用。同年韩国人李（Lee M K）等人报道淫羊藿苷有较强的抗肝脏毒性作用。

化学名称和理化性质　淫羊藿苷化学名称为：5-羟基-3（O-*α*-L-鼠李吡喃糖基)-7（O-*β*-D-葡萄吡喃糖基)-2（4-甲氧基苯基)-8（3-甲基-2-丁烯-1-基）4*H*-1-苯并吡喃-4-酮。淫羊藿苷为黄色针晶，熔点 223~225℃，分子式 $C_{33}H_{40}O_{15}$，分子量 676.67。$[\alpha]_D^{15}=-87.1°$（吡

图　淫羊藿苷结构式

啶）。无气味，溶于水、乙醇、乙酸乙酯，不溶于乙醚、苯、三氯甲烷等溶剂中。

药物来源　淫羊藿苷主要分布于小檗科植物淫羊藿 *Epimedium brevicornum* Maxim.、箭叶淫羊藿 *E. sagittatum* Maxim.、柔毛淫羊藿 *E. pubescens* Maxim.、巫山淫羊藿 *E. wushanense* T. S. Ying、朝鲜淫羊藿 *E. koreanum* Nakai 的干燥茎叶中。

制备方法　淫羊藿苷在植物中的含量不高，多采用各种色谱的方法从小檗科淫羊藿属植物的叶中分离获得。

临床应用与毒性　淫羊藿苷具有增加心脑血管血流量，延缓肾衰竭进程，增强雄性生殖功能，改善血液流变学和促进造血，调节机体免疫，抗衰老等作用。对以淫羊藿苷及次淫羊藿苷为主要成分的淫羊藿总黄酮的长期毒性研究（12 周）证实所查各项指标与对照组比较均无明显异常，表明淫羊藿总黄酮无明显的长期毒性。

（裴月湖）

shānzhāyèzǒnghuángtóng

山楂叶总黄酮 （total flavones of hawthorn leaf）　中药材山楂叶提取物中黄酮类化合物的总称，主要成分为金丝桃苷、槲皮素、芦丁、牡荆素、牡荆素葡萄糖苷、牡荆素鼠李糖苷等黄酮类成分，结构见图。山楂叶总黄酮具有明显的抗心脑血管疾病作用，《中华人民共和国药典》（2015 年版一部）收载的"益心酮片"，其处方就是山楂叶提取物，含量测定以金丝桃苷计，功能与主治为："活血化瘀，宣通血脉。用于瘀血阻脉所致的胸痹，症见胸闷憋气、心前区刺痛、心悸健忘、眩晕耳鸣；冠心病心绞痛、高脂血症、脑动脉供血不足见上述证候者"。

简史　山楂叶在中国用药有悠久历史，东晋《肘后方》中就有山楂叶"茎叶煮汁，洗漆疮"的记载。1981 年，德国学者阿蒙（H. P. T. Ammon）和汉德尔（M. Handel）对山楂（含山楂叶）的药效、药动学及毒性进行了系统的总结。20 世纪 90 年代末，多位国内学者对山楂叶的化学成分进行了详细的研究，从中获得了 100 多种化合物，包含多种黄酮类化合物。2005 年版《中国药典》正式收载的山楂叶提取物（益心酮片），其中主要的化学成分是总黄酮。

化学名称和理化性质　山楂叶总黄酮为浅棕色至棕黄色的粉末；气特异，味苦，具引湿性。

药物来源　蔷薇科植物山里红 *Crataegus pinnatifida* Bge. var. *major* N. E. Br. 或山楂 *Crataegus pinnatifida* Bge. 的干燥叶经加工制成的黄酮类化合物的富集物。具体获取方法如下：取山楂叶，粉碎成粗粉，照《中华人民共和国药典》流浸膏剂与浸膏剂项下的渗漉法，以乙醇为溶剂，进行渗漉，收集渗漉液，减压回收乙醇至相对密度约 1.04（60℃）的清膏，加等量水稀释后，加 1/6 倍量的石油醚（60～90℃），振摇，取水层，用 0.7 倍量的乙酸乙酯振摇提取，减压回收乙酸乙酯，并浓缩至干即得。

临床应用及毒性　现代药理学证明，山楂叶总黄酮具有抗动脉粥样硬化的作用、扩张血管、兴奋中枢神经改善心脏活力、软化血管、降低血压和胆固醇作用；强心作用；开胃消食，消除肉食积滞作用；活血化瘀，有助于解除局部淤血状态，对跌打损伤有辅助疗效；对子宫有收缩作用，并能促进产后子宫复原；减少自由基的生成，能增强机体的免疫力，有防衰老、抗癌的作用。临床使用的益心酮片或软胶囊的主要成分是"山楂叶总黄酮"，其对心脑血管疾病具有广泛确切的治疗作用。它一方面降低心肌耗氧量，另一方面增加冠脉血流量，降低血液黏度，增加心肌营养性血液供应，对心肌缺血缺氧性心脏疾病有显著的疗效；山楂叶总黄酮可显著增加脑血流量，改善血流变学特征，减少过氧化脂质的产生。

（张培成）

yínxìngyèzǒnghuángtóng

银杏叶总黄酮 （total flavones of ginkgo leaf）　银杏叶提取物中黄酮类化合物的总称，是银杏叶的主要活性成分之一，含量较高。也是临床上使用的舒血宁系列产品（包括注射液、片剂等）的主要药效成分。银杏叶中黄酮类成分包括黄酮和双黄酮及其苷类，

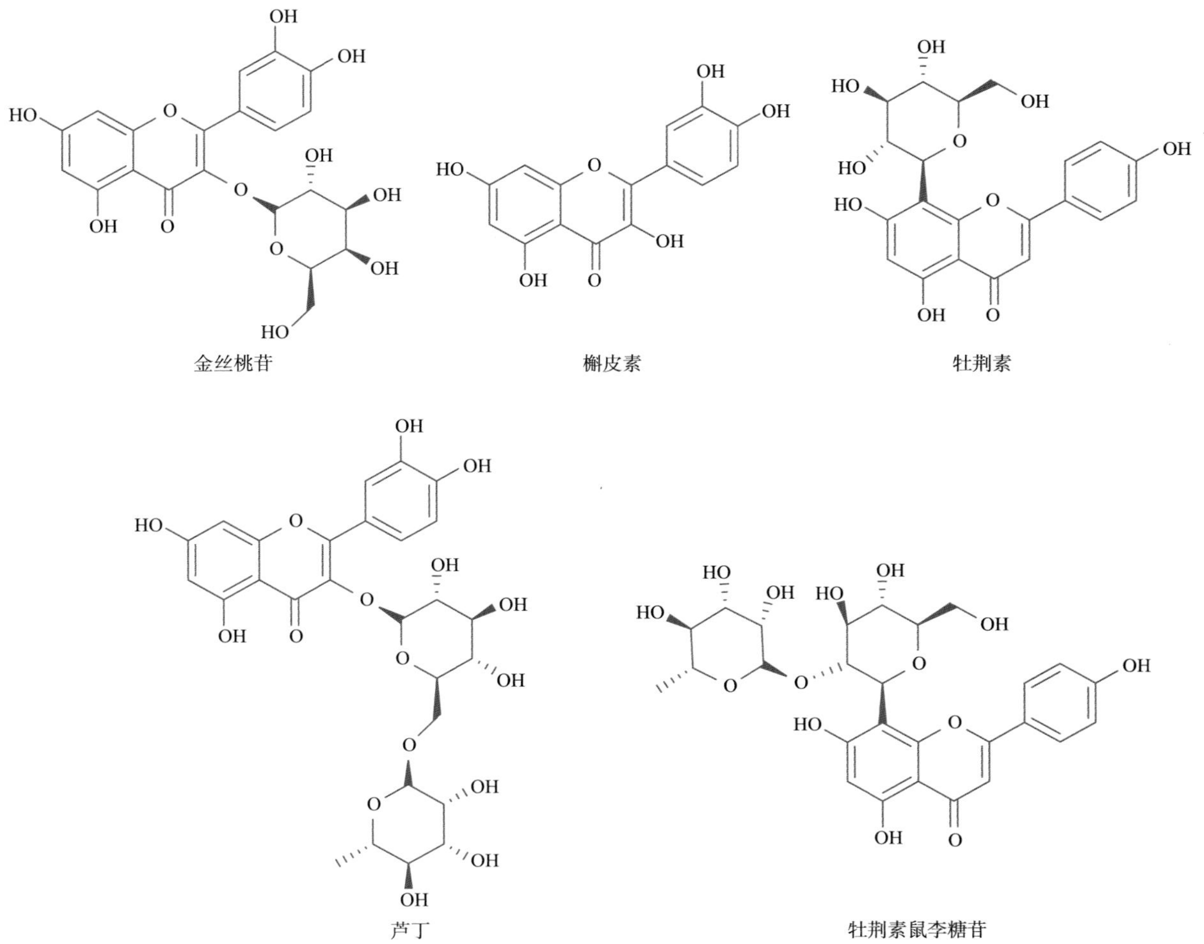

金丝桃苷　　　　　槲皮素　　　　　牡荆素

芦丁　　　　　　牡荆素鼠李糖苷

图　山楂叶中主要的黄酮类成分结构式

其黄酮苷元主要有 3 种，即槲皮素、山柰酚、异鼠李素，结构见图 1，其他还有杨梅素、芹菜素、木犀草素、三粒小麦黄酮等；银杏叶中的双黄酮是由两分子黄酮母核通过碳碳键连接而成的一类化合物，包括银杏素、异银杏素、穗花杉双黄酮、7-去甲基银杏双黄酮等，结构见图 2。这些黄酮类化合物在治疗心脑血管疾病方面显示了较好的疗效。

简史　在中国，银杏叶入药始于明代，民间以银杏叶治疗老年性心血管疾病。关于黄酮类化合物的研究始于 20 世纪 30 年代。1932 年，日本学者古川周二最早从银杏叶中提取到一种黄酮类混合物，而后法国学者巴克（W. Baker）曾将此物质命名为银杏黄素（ginkgotin）。1941 年，日本学者中泽浩一从银杏黄素分离得到一化合物，并确定其分子式为 $C_{32}H_{22}O_{10}$。随后，巴克等又应用逆流分配法从银杏黄素混合物中分离出异银杏黄素（isoginkgotin）、白果黄素（bilobatin），并于 1959 年提出其结构式。1982 年，法国学者弗朗索瓦丝（Francoise Briancon-Scheid）等人用高效液相色谱法成功得到了纯度较高的双黄酮类化合物。1991 年，德国 Schwade 制药公司生产了银杏叶提取物 EGb761（extracts of *Gingkgo Biloba*），质量标准指标为黄酮苷 ≥24%，萜内酯 ≥6%，银杏酸 <0.0005%（≤10 ppm），此标准为许多国家所公用。银杏叶总黄酮作为银杏叶提取物的重要组成成分，因提取物具有独特的生理、药理、保健治疗作用，自 1980 年以来，对其理化、药理、提取工艺、临床应用进行深入研究并制定了药物质量标准。

理化性质　银杏叶总黄酮为浅黄棕色可流动性棕黄色粉末，略有银杏叶香味。

药物来源　银杏叶总黄酮为银杏科植物银杏 *Ginkgo biloba* L. 的干燥叶中黄酮类化合物的富集物。

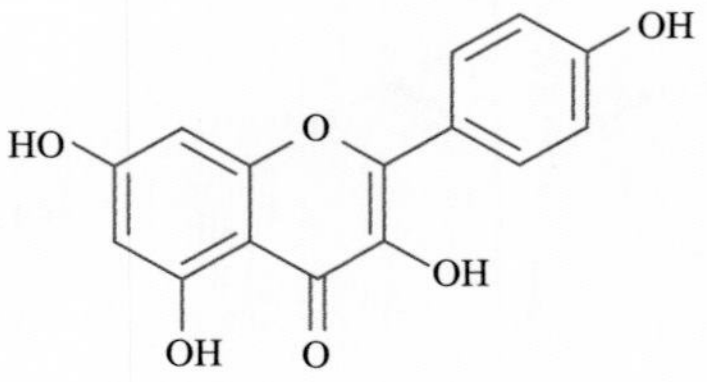

图 1 银杏叶总黄酮中主要的黄酮苷元结构式

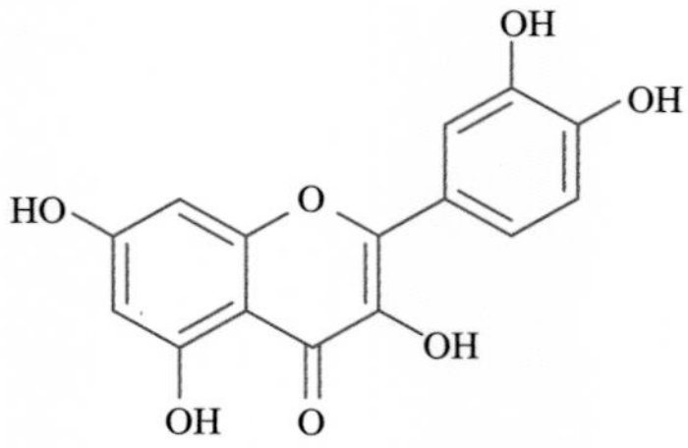

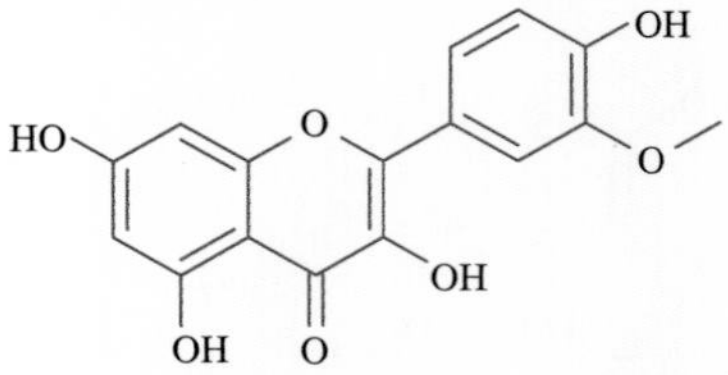

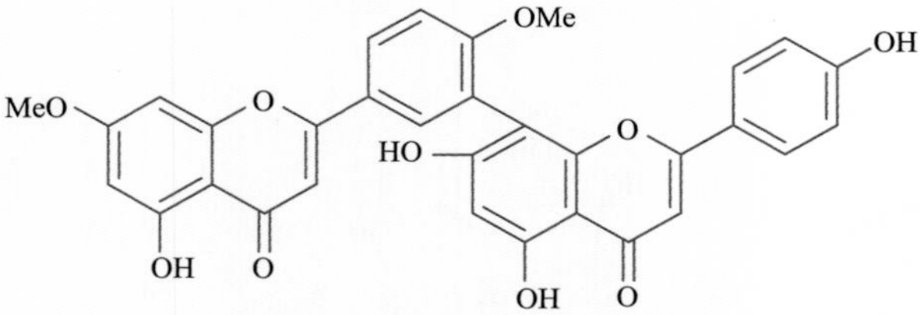

山奈酚　　　　　　　槲皮素　　　　　　　异鼠李素

图 2 银杏叶中的双黄酮结构式

银杏素 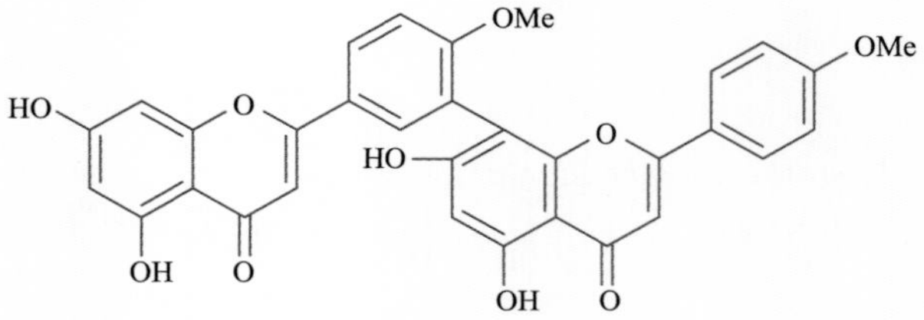　　　　　　　异银杏素

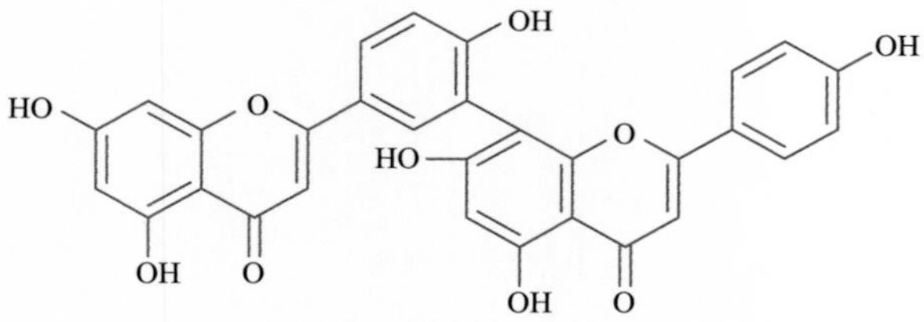

穗花杉双黄酮 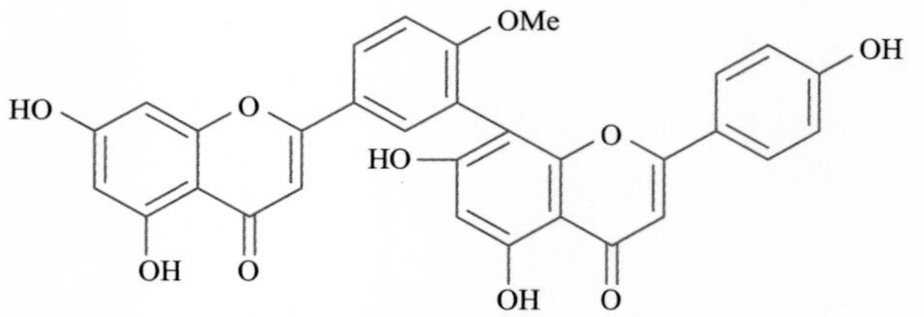　　　　7-去甲基银杏双黄酮

临床应用及毒性 银杏叶总黄酮作为临床上使用的舒血宁系列产品（包括注射液、片剂等）的主要药效成分，具有扩张血管，改善微循环功能；用于缺血性心脑血管疾病、冠心病、心绞痛、脑栓塞、脑血管痉挛等，此外银杏叶总黄酮还具有清除有害的氧化自由基，提高免疫能力，具有防癌抗衰功能。

（张培成）

dàdòusù

大豆素（daidzein） 又称大豆苷元、黄豆苷元、大豆黄酮，化学通俗名为 7,4′-二羟基异黄酮，结构见图，是一种具有雌激素样作用的天然有机化合物。它可从大豆或其他植物中分离得到，也可以通过合成获得。此外，药理方面它还具有明显的抗缺氧等活性。

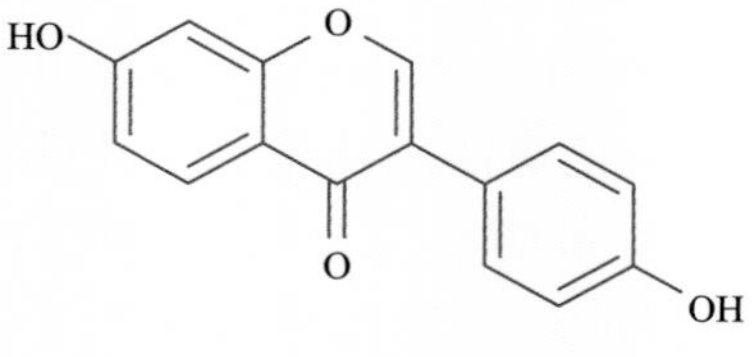

简史 1931 年，德国学者瓦尔茨（E. Walz）从黄豆 *Soja hispida* 中分离得到大豆素，此后又有学者于 1934 年用乙酰化的 7-羟基-

图 大豆素结构式

4′-甲氧基异黄酮通过脱甲氧基和乙酰基也得到了大豆素。1954 年，《科学》（*Science*）杂志上报道了大豆素具有雌激素活性。1959 年从葛根中也分离得到了大豆素，之后红车轴草 *Trifolium pretense*、洪都拉斯黄檀 *Dalbergia stevensonii* Standl 中都分离得到过大豆素。到了 1976 年，已经可以用 4-羟基苄基-2,4-二羟基苯基酮和 *N,N*-二甲基甲酰胺二甲缩醛回流反应合成获得大豆素。1994 年美国学者常（Chang Y. C.）等人对这方法进行了改进，在微波条件下反应得到大豆素。

化学名称和理化性质 大豆

素化学名称为：7-羟基-3-(4-羟苯基)-4*H*-1-苯并吡喃-4-酮（CAS：486-66-8）。大豆素为淡黄色棱柱结晶（稀乙醇），分子式 $C_{15}H_{10}O_4$，无气味；溶于乙醇及乙醚，分解点 315~323°。

药物来源 大豆素存在于豆科植物红车轴草 *Trifolium Pratense* L. 全草、紫苜蓿 *Medicago sativa* L. 全草、葛根 *Pueraria lobata* Willd.、大豆 *Glycine max*（L.）种子、尼泊尔黄花木 *Piptanthus nepalensis* Hook. 茎、翼齿豆 *Pterodon appariciol* Pedersoli 木材、野葛 *Pueraria thunbergiana* Benth. 花、广豆根 *Sophora subprostrata* Chun et T. Chen 根、洪都拉斯黄檀 *Dalbergia stevensonii* Standl. 树茎中，可以提取分离获得。合成方面，1994 年常（Chang Y. C.）等人用间苯二酚和 4-羟基苯乙酸为原料得到 4-羟基苄基 2,4-二羟基苯酮，此原料继续和 *N,N*-二甲基甲酰胺二甲缩醛在微波条件下反应得到大豆素。

临床应用及毒性 雌激素样活性，抗肿瘤，抗氧化，预防骨质疏松，抗心律失常，提高非特异性免疫功能。临床上用于防治肿瘤，防止心血管疾病，治疗骨质疏松，治疗免疫系统疾病等。以大豆素为主成分的药品为黄豆苷元片，用于治疗用于高血压病及症状性高血压、冠心病、脑血栓、眩晕症、突发性耳聋的辅助治疗，也可用于妇女更年期综合征。黄豆苷元胶囊在妇产科、神经内科、心血管内科、耳鼻喉科等领域应用广泛且无明显毒性。

（张培成）

dàdòugān

大豆苷（daidzin） 化学通俗名为 7,4'-二羟基异黄酮-7-*O*-葡萄糖苷（结构式见图），其苷元为大豆素，是从大豆及其他植物中分离得到的具有雌激素样作用的一种天然药物。大豆苷药理活性丰富，除雌激素样作用外还具有抗氧化、抗骨质疏松、预防骨坏死、神经保护活性、抗菌活性、降温、解痉等作用。

简史 德国学者瓦尔茨（E. Walz）在 1931 年从黄豆 *Soja hispida* 中分离得到大豆苷，并通过酸水解和甲基化得到了糖和甲基化的苷元（4-甲基大豆素），进一步确定了糖为葡萄糖，并根据苷元 7 位未连接甲基，最终确定了糖连接在 7 位羟基上。1959 年日本学者柴田（S. Shibata）从葛根中也分离得到了大豆苷，并对其解痉活性进行了研究。同年洛兰（F. Lorand）等人用大豆素和乙酰溴葡萄糖合成得到了大豆苷。1976 年法国学者帕里斯（R. R. Paris）从黄花木中也分离得到了大豆苷。1977 年日本学者仲基（H. Nakamoto）等人报道了大豆苷具有降温和解痉的活性。

化学名称和理化性质 大豆苷化学名称为：7-羟基-3-(4-羟苯基)-4*H*-1-苯并吡喃-4-酮-7-葡萄糖苷，CAS：552-66-9。大豆苷为白色粉末，分子式 $C_{21}H_{20}O_9$，熔点 233~235℃。比旋度 $[\alpha]_D^{20} = -36.4°$（0.02 摩尔/升，KOH）。

药物来源 豆科植物大豆 *Glycinemax*（L.）merr 种子，葛根 *Pueraria lobata* 根，黄花木 *Piptanthus nepalensis* 嫩枝，紫苜蓿 *Medicago sativa* L. 全草，决明子 *Cassia tora L.* 和其他豆科植物等。

临床应用及毒性 雌激素样活性，抗氧化，抗骨质疏松，预防骨坏死，神经保护活性，抗菌活性，抑制醛脱氢酶活性，降血脂，和降温和解痉活性。临床上用于乳腺癌、前列腺癌、心脏病、骨质疏松症、心血管疾病及妇女更年期综合征等多种疾病，具有独特疗效。

（张培成）

shuǐfēijìbīn

水飞蓟宾（silybin） 从中药水飞蓟种子的种皮中获得的黄酮苯丙素类天然产物混合物，由立体异构体的水飞蓟宾 A 和水飞蓟宾 B 按 1:1 的比率组成，结构式见图 1。水飞蓟宾是自然界中首次发现的黄酮苯丙素类化合物，结构上由花旗松素和松柏醇耦合而成，在黄酮苯丙素中最具代表性，同时相关研究也最多。药理活性主要是保肝、抗肿瘤和抗氧化等。

简史 国外学者辛德勒（H. Schindler）在 1952 年从植物水飞蓟果实中发现了含水飞蓟宾的黄酮类型化合物，1960 年贾尼亚克（I. B. Janiak）等人对从水飞蓟中得到的水飞蓟宾成分进行了理化性质的研究，包括颜色反应、红外和紫外光谱的研究，初步确定了此类成分为二氢黄酮醇类化合物。1968 年德国学者汉塞尔（R. Hansel）和他的英国合作者佩尔特（A. Pelter）给出了水飞蓟宾

图　大豆苷结构式

的结构为两个黄酮木脂素类的结构，见图2。

1972年汉塞尔通过合成的方法确定了水飞蓟宾的结构为第一个结构。进一步，1975年，佩尔特等人确定了水飞蓟宾中含有两个立体异构体水飞蓟宾A和水飞蓟宾B，不同主要是在木脂素部分C-α和C-β的不同。以后的近30年，对水飞蓟宾中两个异构体的分离纯化仍然进行，直到2003年来自美国的研究者金（N. C. Kim）等人通过制备液相分离得到了纯的水飞蓟宾A和水飞蓟宾B，并确定了水飞蓟宾A和水飞蓟宾B的绝对构型。

化学名称和理化性质 水飞蓟宾化学名称为：水飞蓟宾A，{（2R,3R）-3,5,7-三羟基-2-[（2R,3R）-3-(4-羟基-3-甲氧基苯基)-2-羟甲基-2,3-二氢苯并[1,4]-二噁英-6-基]-色原烷-4-酮}；水飞蓟宾B，{（2R,3R）-3,5,7-三羟基-2-[（2R,3R）-3-(4-

羟基-3-甲氧基苯基)-2-羟甲基-2,3-二氢苯并[1,4]-二噁英-6-基]-色原烷-4-酮}。水飞蓟宾为类白色结晶性粉末，分子式$C_{25}H_{22}O_{10}$，无臭、味微苦涩，有引湿性，易溶于丙酮、乙酸乙酯、甲醇、乙醇，略溶于三氯甲烷，几乎不溶于水。

药物来源 菊科药用植物水飞蓟 *Silybum marianum* L. 的种子，主要是种皮。

临床应用及毒性 具有保肝、抗肿瘤、抗心血管疾病、抗氧化、保护脑缺血损伤等药理作用。水飞蓟宾有明显的保护和稳定肝细胞的作用，用于治疗急慢性肝炎、肝硬化、肝中毒等病。对肝炎患者症状、肝功能均有明显的改善。它还具有稳定细胞及细胞内生物膜的作用，具有抗效射的作用，能抑制甲醛引起的腹膜炎。以水飞蓟宾为主成分的药品包括水飞蓟宾胶囊，益肝灵片和水飞蓟宾葡甲胺片等，临床上

主要用于各种肝炎的治疗。

（张培成）

érchásù

儿茶素（catechin） 典型的黄烷3-醇类化合物，具有黄烷醇的光谱特征。最初由儿茶中提取而来，是一种酚性物，能与蛋白质产生沉淀。

简史 早在19世纪初，美国科学家乌尔特（Ultee AJ）和多森（Dorssen WV）首次发现儿茶素存在于新鲜的可可豆。大约20年后，儿茶素的消旋体结构由美国科学家埃达（Ada WB）（1931年）和弗罗伊登伯格（Freudenberg）（1932年）等人确定。该化合物的绝对与相对构型由澳大利亚科学家伯奇（Birch）等人于1957年确定。中国对儿茶素（表儿茶素）类结构的临床研究始于19世纪末，含儿茶素的中成药制剂已在临床应用。

化学名称和理化性质 儿茶素的基本母核为5,7,3',4'-4羟基

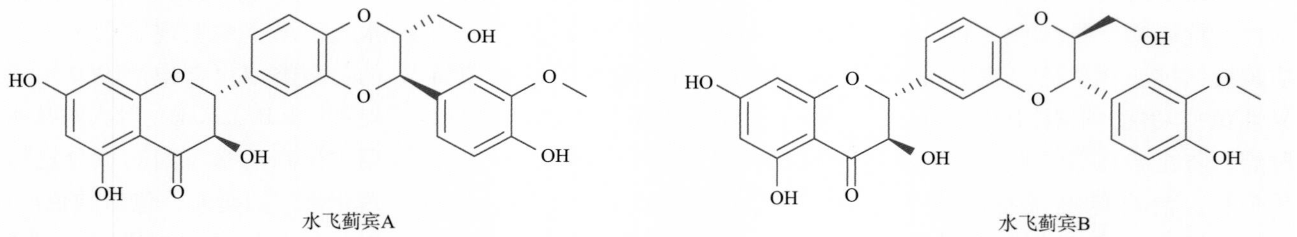

图1 水飞蓟宾结构式

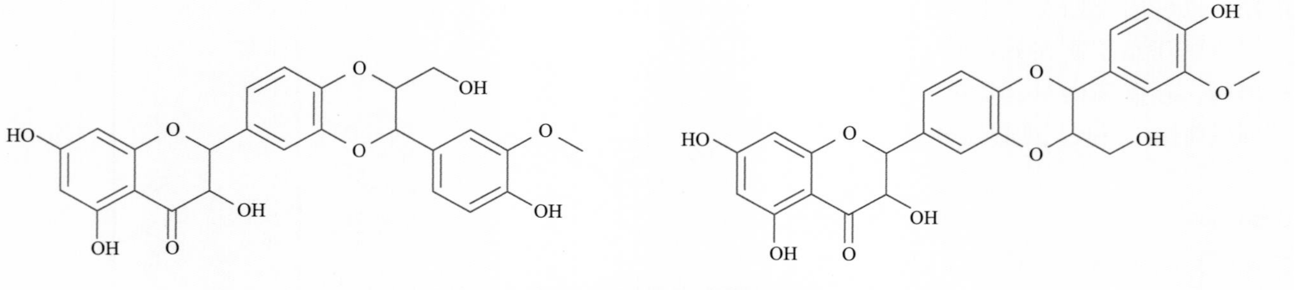

图2 A. Pelter 确定的水飞蓟宾结构式

黄烷-3-醇，分子中具有 2 个手性碳原子，存在顺、反几何异构体。其反式异构体为儿茶素，具有 2 种旋光异构体：（+）-儿茶素和（−）-儿茶素，见图。儿茶素为白色结晶性粉末，难溶于苯、三氯甲烷、石油醚等小极性溶剂；亲水性较强，易溶于含水乙醇、热水、甲醇、乙酸乙酯及冰醋酸等溶剂。

药物来源 儿茶素作为鞣质的组成单元，在植物中分布广泛，其中以儿茶 *Acacia catechu*、委陵菜 *Potentilla chinensis*、大黄 *Rheum palmatum*、山茶 *Camellia japonica* 为多，此外在其他科属中也有分布，如银杏科的银杏、夹竹桃科的罗布麻、麻黄科的麻黄、棕榈科的槟榔、翅子藤科的五层龙、杜鹃花科的越橘、楝科的日本苦楝、樟科的红楠、金丝桃科的贯叶金丝桃、罗汉松科的竹柏，以及榆科的美洲榆、景天科血红茶子等。此外，绿茶中也含有丰富的儿茶素类化合物且具有多种药理活性。

临床应用及毒性 儿茶素类化合物是酚性物，是天然优质的自由基清除剂，可抑制脂类的过氧化过程，提高人体代谢功能与免疫功能，降低血压与血糖，可用于预防肝脏及冠状动脉硬化，延缓人体衰老。以黄烷醇类化合物（儿茶素与表儿茶素）为主要成分之一的中成药"替保"（心脑健片），具有抗凝，促进纤维蛋白原溶解，防止血小板黏附，降低血浆纤维蛋白原的作用，对心血管病伴高纤维蛋白原症及动脉粥样硬化，肿瘤放疗、化疗所致的白细胞减少症有防治作用。

（张培成）

biǎo'érchásù
表儿茶素（epicatechin）
典型的黄烷 3-醇类化合物，具有黄烷醇的光谱特征。最初由儿茶中提取而来，是一种酚性物，能与蛋白质产生沉淀。

简史 早在 19 世纪初，美国科学家乌尔特（Ultee AJ）和多森（Dorssen WV）首次发现儿茶素存在于新鲜的可可豆。20 多年后，儿茶素的消旋体结构由美国科学家埃达（Ada WB）（1931 年）和弗罗伊登伯格（Freudenberg）（1932）等人确定。该化合物的绝对构型与相对构型由澳大利亚科学家伯奇（Birch）等人于 1957 年确定。中国对表儿茶素（儿茶素）类结构的临床研究始于 19 世纪末，含表儿茶素的中成药制剂已在临床应用。

化学名称和理化性质 表儿茶素的基本母核为 5,7,3′,4′-4 羟基黄烷-3-醇，分子中具有 2 个手性碳原子，存在顺、反几何异构体。其顺式异构体为表儿茶素，为儿茶素的同分异构体。具有 2 种旋光异构体：（+）-表儿茶素和（−）-表儿茶素，见图，而后者通常被称为表儿茶素。（−）-表儿茶素为结晶性固体粉末，熔点 242℃，比旋度 $[\alpha]_D^{24} = -55.7°$（$c=1.0$，50%丙酮水）。（−）-表儿茶素的在可见光下不显颜色，在 225 纳米与 280 纳米处有最大吸收峰；与酚性显色剂如氨性硝酸银等反应可生成黑色或蓝色物质；此外，与 Ag^+、Hg^{2+}、Cu^{2+}、Fe^{3+} 等离子也可发生沉淀反应。

药物来源 表儿茶素是儿茶素的同分异构体，在植物中也广泛分布，其中以豆科（儿茶）、茜草科（儿茶钩藤）、山茶科（山茶）为多；此外，在其他科属中也有分布。

临床应用及毒性 表儿茶素与儿茶素是一类酚性物，能使重金属和蛋白质沉淀，显示出较普遍的生物活性，具有抗氧化、保护心血管系统、肝保护活性以及清除自由基作用。可防心血管疾病，具有抗氧化作用。以黄烷醇类化合物（儿茶素与表儿茶素）为主要成分之一的中成药"替保"（心脑健片）具有抗凝，促进纤维蛋白原溶解，防止血小板黏附，降低血浆纤维蛋白原的作用，对心血管病伴高纤维蛋白原症及动脉粥样硬化，肿瘤放疗、化疗所致的白细胞减少症有防治作用。

（张培成）

chéngpígān
橙皮苷（hesperidin）
又称陈皮苷或橘皮苷，为陈皮的主要化学成分之一。归属于黄酮类药物的二氢黄酮类，是 3′,5,7,-三羟基-4-甲氧基二氢黄酮与 1 分子芸香糖于 7 位成苷形成的化合物。化学结构见图。

简史 20 世纪 30 年代初，匈牙利科学家（1937 年诺贝尔生理学或医学奖获得者）圣捷尔吉·阿尔伯特（Szent-Györgyi A）

图 儿茶素结构式

图 表儿茶素结构式

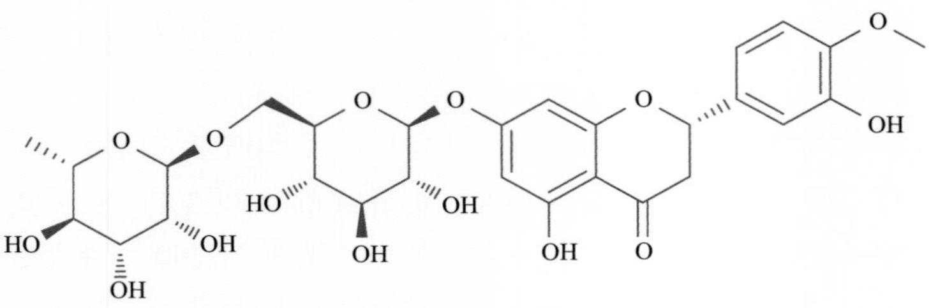

图　橙皮苷结构式

在研究柠檬皮提取物时无意中得到一种白色结晶（命名为维生素P），该物质的抗坏血作用要比维生素C的作用强约10倍。进一步研究发现，维生素P（柠檬素）是由黄酮组成的混合物，主要成分为橙皮苷。

化学名称和理化性质　橙皮苷的化学名称为3′,5,7-三羟基-4-甲氧基二氢黄酮-7-O-α-鼠李糖-(1-2)-葡萄糖苷，分子式为$C_{28}H_{34}O_{15}$。淡黄色结晶性粉末，易溶于吡啶、氢氧化钠溶液，溶于二甲基甲酰胺，微溶于甲醇和热冰醋酸，极微溶于乙醚、丙酮、三氯甲烷和苯。

药物来源　广泛存在于豆科、唇形花科、蝶形花科、芸香科、柑橘属植物中。橙皮苷主要来源于陈皮、枳壳和柑橘皮。制备工艺中主要应用热水提取法、醇提酸沉法、碱提酸沉法。其中碱提酸沉法操作简单、成本低，提取率较高。

临床应用及毒性　橙皮苷为维生素P类药，能降低毛细血管脆性，临床上用于高血压病的辅助治疗，可作为防止动脉硬化和心肌梗死的药物。食品工业中，可用作天然抗氧化剂；也可用于化妆品行业。

（张培成）

xiāngdòusùlèi yàowù

香豆素类药物（coumarin）　一

类母核为苯骈α-吡喃酮，具有顺式邻羟基桂皮酸内酯结构的天然产物。香豆素类化合物属于C_6—C_3结构的苯丙素类物质。香豆素是一大类衍生物的母体，这些衍生物中有些存在于自然界，有些则由合成方法制得；部分以游离形式存在，或与糖结合在一起形成香豆素苷类。其母核见图1。

简史　最早的香豆素类成分于1820年由沃格尔（Vogel）从圭亚那的豆科植物零陵香豆（tonka bean），即黄香草木犀 *Melilotus officinalis* 中分离得到，"coumarin"即来源于零陵香豆的加勒比语名称"coumarou"。但后来的研究表明，1812年瓦奎林（G. Vaquelin）就从瑞香属植物 *Daphne alpina* 中首次分得香豆素类化合物瑞香甙（daphnin），但其结构直到1930年才确定为8-羟基-7-O-β-D-葡萄糖基香豆素。菲蒂格（Fittig）等在1868年确定了coumarin具有苯骈α-吡喃酮的化学结构，由此确立了香豆素这一天然产物类群。此后多种有生理活性的香豆素类成分被发现。香豆素类成分也越来越多地被开发成为药物。

结构类型　香豆素主要有两种方式，比较常见的是按生源所形成的基本骨架分类，分为简单香豆素、呋喃香豆素、吡喃香豆素和其他香豆素四种类型，也有根据香豆素中所含氧取代基的数量和位置进行分类。

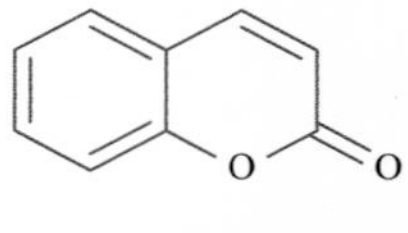

简单香豆素，是指只在苯环是有取代基的香豆素。取代基包括羟基、甲氧基、亚甲基等，如七叶内酯（图2）、蛇床子素、滨蒿内酯和瑞香素。

呋喃香豆素，是指香豆素核上的异戊烯基与邻位酚羟基合环成呋喃环。成环后常伴随着降解失去3个碳原子。呋喃香豆素又分为直线型和角型两种结构。直线型分子是由C-6位异戊二烯基与C-7位羟基环合而成，3个环在一条直线上，如补骨脂素（图3）。角型分子是由C-8异戊烯基与C-7羟基环合而成，3个环不在同一条直线上，如茴芹内酯。

吡喃香豆素，香豆素的C-6或C-8异戊烯基与邻酚羟基环合而成2,2-二甲基-α-吡喃结构，形成吡喃香豆素，它们也分为直线型和角型。例如美花椒内酯为直线型吡喃香豆素，白花前胡丙素（图4）则属于角型吡喃香豆素。

其他类型香豆素是指骨架的α-吡喃环上有取代基的香豆素类，如C-3，C-4上有苯基、羟基、异

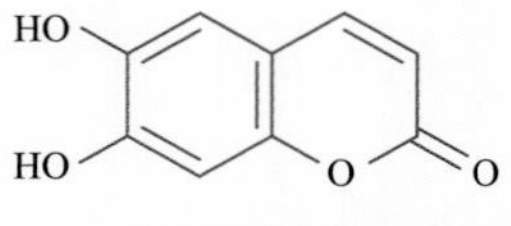

图2　七叶内酯结构式

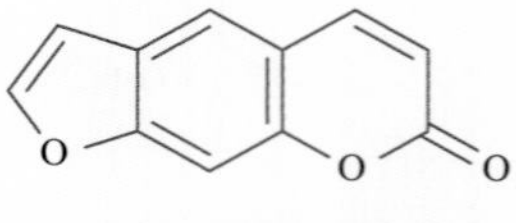

图1　香豆素母核

图3　补骨脂素结构式

戊烯基、烃基等取代。例如华法林和逆没食子酸（图5）。

来源和分布　香豆素类成分广泛存在于植物、少数动物和微生物中。大多存在于植物的花、叶、茎与果实中。统计表明主要分布于100多科200多种植物中，其中在双子叶植物中的伞形科（Umbelliferae）、芸香科（Rutaceae）和桑科（Moraceae）分布最多，其他在豆科（Leguminosae）、木犀科（Oleaceae）、虎耳草科（Saxifragaceae）、茄科（Solanaceae）、菊科（Compositae）和兰科（Orchidaceae）中分布也较多。如滨蒿内酯多分布于菊科植物茵陈蒿或滨蒿中，蛇床子素多分布于伞形科植物蛇床、欧前胡中。另外，香豆素类成分在动物和微生物中也有发现，如来自黄曲霉菌 *Aspergillus flavus* 中的黄曲霉素类，发光真菌 *Armillarialla tabescens* 中的亮菌素类。

香豆素类成分在植物体内的

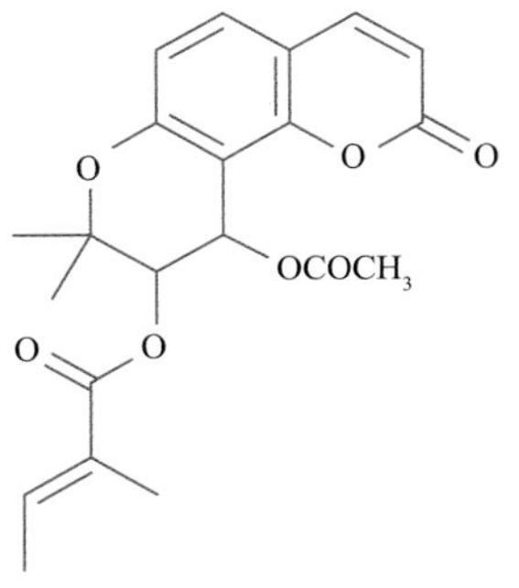

图4　白花前胡丙素结构式

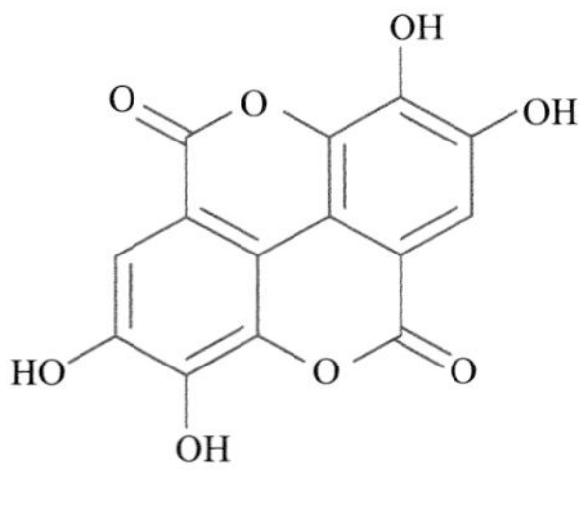

图5　逆没食子酸结构式

存在形式多样，大部分以单香豆素形式存在，少部分以双分子或3分子的聚合物形式存在。香豆素也可以和其他结构单元结合，形成香豆素复合物。例如，与糖结合形成香豆素苷，与苯丙素结合形成香豆素-木脂素复合物。

香豆素类成分是由莽草酸途径生物合成而来。由莽草酸经由分支酸和预苯酸产生苯丙酮酸或对羟基苯丙酮酸，其经氨基化反应，产生苯丙氨酸和酪氨酸，经脱氨反应转变成桂皮酸和对羟基桂皮酸，桂皮酸衍生物经顺反异构变成顺式桂皮酸苷，环合后形成香豆素类成分。化学合成途径也多种多样，从反应物来看，多以水杨醛及间苯二酚为起始合成原料，此外，基于丙炔酸衍生物的反应也被认为是合成香豆素类物质的有效方法。

生物活性及应用　香豆素类成分具有抗病毒、抗肿瘤、抗微生物、抗炎等多方面的生物活性。该类化合物中如蛇床子素具有抗肿瘤、抗病毒、抑制血小板聚集等药理活性；瑞香素具有镇痛、抗炎、抗心肌缺血等活性；华法林具有抑制血小板聚集、抗血栓等活性；双香豆素的抗凝血活性，导致肝脏毒性的黄曲霉素，抑制人类免疫缺陷病毒1型反转录酶的胡桐内酯类，能显著扩张血管的凯琳内酯类；补骨脂素具有光敏活性作用。另有研究发现，来源于蛇床子和毛当归的一种香豆素类活性成分蛇床子素，具有抑制乙型肝炎表面抗原（HBsAg）的药理活性。海棠果内酯（calophylloide）具有很强的抗凝血作用。前胡中存在的一系列角型二氢吡喃香豆素——凯琳内酯类香豆素的酰化物，能通过钙离子拮抗作用而发挥显著的冠状动脉扩

张作用，可用于治疗心绞痛等症，已经成为研究热点。

制备技术、结构表征分析方法　香豆素类化合物因具有共同的香豆素母核结构，故在紫外光下多可显示蓝色或紫色荧光。分子量小的香豆素化合物有挥发性，能随水蒸气蒸出，并能升华。当C-5位有羟基取代且C-8位无取代时或C-8位有羟基且C-5位无取代时能与吉布斯（Gibb's）试剂[2,6-二氯（溴）苯醌氯亚胺]在弱碱性条件下可与酚羟基对位的活泼氢缩合成蓝色配合物，与埃默森（Emerson）试剂（氨基安替比林和铁氰化钾）可与酚羟基对位活泼氢生成红色缩合物。

香豆素的结构表征，对于荧光性质来讲，香豆素在可见光下为无色或浅黄色结晶，在紫外光下显示蓝色荧光，一般情况下香豆素遇碱荧光都增强。对于紫外光谱来说，在274纳米和311纳米处有最大吸收（分别是苯环及α-吡喃酮环的吸收）。当母核上有氧原子取代时，最大吸收向长波长移动。对于红外光谱，α-吡喃酮羰基吸收带在1750~1700厘米$^{-1}$之间，羰基附近若有羟基形成分子内氢键，吸收带移至1680~1660厘米$^{-1}$之间。芳香环的双键吸收带在1600~1500厘米$^{-1}$处。呋喃香豆素除了上述吸收带之外，另有呋喃环双键引起的1639~1613厘米$^{-1}$之间强而尖的吸收带。香豆素类化合物的核磁共振氢谱，若在α-吡喃酮环上无取代基，则可见耦合常数为9.5赫兹的1对双峰，3-H在δ6.1~6.4，4-H在δ7.5~8.3分别出现信号。C-7有氧取代时，3-H受屏蔽作用向高场位移0.17 ppm，C-5氧取代也产生类似的效应。香豆素类化合物的 ^{13}C-NMR，香豆素

母核有 9 个碳原子，多数在 δ 100~160 区域内，取代基效应明显，当某一碳原子上有连氧取代基后，直接相连的碳向低场位移 30 ppm；邻位碳向高场位移 13 ppm；对位碳向高场位移 8 ppm 左右。香豆素母核上的化学位移一般如下（δ）：C-2（160），C-3（116），C-5（143），C-4a（119），C-6（124），C-7（131），C-8（116），C-8a（153）。

香豆素类成分既可以从植物中提取得到，也可人工合成获得。如瑞香素为中药祖师麻抗炎镇痛的有效成分，可以人工合成，但制备来源仍以从植物提取为主。临床上有瑞香素胶囊等制剂，用于治疗各种关节炎、血栓闭塞性脉管炎和心绞痛等。华法林是人工合成得到的口服抗凝血药，最初是由 20 世纪 40 年代美国威斯康星（Wisconsin）大学合成。临床主要用于下肢深静脉血栓和肺栓塞的抗凝治疗，房颤患者的抗凝治疗，人工心脏瓣膜置换术后抗凝治疗等一系列和凝血有关的血栓栓塞疾病。

随着研究深入，香豆素类成分在某些疾病的预防与治疗方面具有很好的开发前景。现临床上使用的香豆素类药物主要用于治疗血栓形成疾病、心血管疾病。胡桐内酯类香豆素具有显著抑制人类免疫缺陷病毒 1 型反转录酶活性已经得到广泛认同，且研究表明双香豆素具有稳定微管活性能够协同紫杉醇发挥抗癌作用，这说明香豆素类成分在治疗获得性人类免疫缺陷综合征和肿瘤疾病方面也将发挥着重大作用。

（孔令义）

bīnhāonèizhǐ

滨蒿内酯（scoparone） 又称二甲氧香豆素、七叶内酯二甲醚。

主要来源于菊科植物茵陈蒿 Artemisia capillaris Thunb、滨蒿 Artemisia scoparia Waldst. et Kit. 的活性化合物，6,7-二甲氧基香豆素，归属于香豆素类药物。CAS 号：120-08-1。结构见图。

简史 滨蒿内酯首先由日本学者世良正一从日本产茵陈蒿种子中得到并确定分子结构为 6,7-二甲氧基香豆素，是生药茵陈蒿平肝利胆、松弛平滑肌的主要活性成分。

化学名称和理化性质 分子式为 $C_{11}H_{10}O_4$，化学结构命名：6,7-二甲氧基-2H-1-苯并吡喃-2-酮（6,7-dimethoxy-2H-chromen-2-one），为白色或黄色绒毛状结晶（乙醇），无臭，味苦。熔点：145~146℃。易溶于乙醇、丙酮、三氯甲烷，难溶于水，不溶于石油醚。

药物来源 滨蒿内酯主要从植物中提取获得，如从菊科植物茵陈蒿 Artemisia capillaris Thunb. 的茎和叶；猪毛蒿 Artemisia scoparia 花、种子、果实；芸香科植物印度枸（木桔）Aegle marmelos 根；青花椒 Zanthoxylum schinifolium 树皮；Fagaria macophylla 木材；伞形科植物木柴胡 Bupleurum fruticescens 地上部分；Ferula oopoda 树脂；木兰科植物、美国鹅掌楸 Liriodendron tulipifera 树皮中提取分离得到。

滨蒿内酯天然来源广泛，也可通过半合成及全合成方法制备。滨蒿内酯与秦皮乙素化学结构十分近似，半合成方法即将秦皮乙

图 滨蒿内酯结构式

素 6、7 位上的羟基甲基化后，即可获得滨蒿内酯。全合成方法是以苯胺为原料，经重铬酸钠氧化制得对苯醌，对苯醌与乙酸酐反应生成 1,2,4-苯三酚三乙酯，再与苹果酸发生环化反应得秦皮乙素（6,7-二羟基香豆素），经硫酸二甲酯甲基化可得滨蒿内酯（6,7-二甲氧基香豆素）。

临床应用及毒性 滨蒿内酯具有多方面的药理活性，如平喘，研究发现滨蒿内酯在体外可抑制哮喘豚鼠脾淋巴细胞转化和脾淋巴细胞产生白介素 2（IL-2）的水平，这可能是其治疗哮喘的免疫学机制之一。对心血管系统的作用，研究发现滨蒿内酯对去氧肾上腺素激动离体大鼠胸主动脉平滑肌 α_1 受体引起的收缩反应呈非竞争性抑制，并呈现剂量依赖性。阻断 β 受体，不影响滨蒿内酯的扩血管效应，提示滨蒿内酯抑制血管平滑肌依内钙与依外钙性收缩，可能是其舒张血管平滑肌的主要机制。对肝脏代谢的作用，研究证实，滨蒿内酯能抑制黄嘌呤氧化酶的活性，从而调节肝微粒体中葡萄糖醛酸转移酶及磺基转移酶的活性，起到保护肝脏免受外界致癌物毒害的作用。另有免疫抑制、抗辐射等药理作用。国内外对滨蒿内酯的药理作用机制研究仍不充分且存在争议，导致以滨蒿内酯为主要成分的新药研发受限。临床上有平喘的作用，用于治疗喘息性支气管炎有效。临床每次 0.2 克，日服 3 次，止喘效果明显，有效率 83%。可减轻心绞痛。滨蒿内酯含量较高的茵陈蒿主要用于治疗黄疸性肝炎、胆囊炎等疾病。毒性：小鼠口服半数致死量为 7246 毫克/千克，940 毫克/千克。

（孔令义）

shéchuángzǐsù

蛇床子素（osthole）　又称甲氧基欧芹酚、欧芹酚-7-甲醚。主要来源于伞形科植物蛇床 *Cnidium monnieri* 的成熟果实，具有 7-甲氧基-8-(3-甲基-2-丁烯基)-异戊烯基香豆素结构的活性化合物，归属于香豆素类药物。CAS 号：484-12-8。结构见图。

简史　蛇床子素是赫佐格（Herzog）和克罗恩（Krohn）在 1909 年从伞形科植物欧前胡 *Imperatoria ostruthium* L. 中首次提取分离得到的天然香豆素类化合物，因在伞形科植物蛇床的干燥成熟果实蛇床子 *Fructus cnidii* 中含量较高，故而得名。现代药理实验研究表明，蛇床子素具有抗骨质疏松症、抗高血压、抗心律失常、扩张血管、降低外周阻力等功效。

化学名称和理化性质　分子式为 $C_{15}H_{16}O_3$，化学结构命名为：7-甲氧基-8-(3-甲基-2-丁烯基)-2H-1-苯并吡喃-2-酮［7-methoxy-8-(3-methyl-2-butenyl)-2H-1-benzopyran-2-one］。黄绿色粉末或白色针状结晶，溶于碱溶液、甲醇、乙醇、三氯甲烷、丙酮、乙酸乙酯和沸石油醚等，不溶于水和石油醚。熔点：83～84℃。

药物来源　蛇床子素主要从植物中提取获得。如从伞形科植物欧前胡 *Imperatoria ostruthium* L.、毛当归 *Angelica pubescens*、圆当归 *Angelica archangelica*、栓翅芹 *Prangos pabularia* 等植物的根及根茎、蛇床 *Cnidium monnieri* 果实、芸香科植物八角黄皮 *Clausena anisata* 根皮、单叶芸香 *Haplophyllum bungei* 地上部分；柑橘属 *Citrus*、黄皮属 *Clausena* 和芸香草属 *Haplophyllum* 植物木材、叶和树皮中提取分离得到。蛇床子素药物也可通过合成得到。主要采用的合成路线为克莱森（Claisen）重排，此路线原料易得，操作简单，且收率较高。1933 年斯帕思（E. Spath）确定了蛇床子素的结构之后，首次合成了蛇床子素。斯帕思利用 2-羟基-4-甲氧基苯甲醛钠盐与 1-溴-3-甲基-2-丁烯反应得到烯丙基醚化合物，然后经克莱森重排、普尔金（Perkin）缩合反应得到了蛇床子素。其他合成路线如傅里德-克拉夫茨（Friedel-Crafts）烷基化、自由基反应及烯烃置换反应，所需反应步骤少、反应条件温和。关于蛇床子素化合物的合成路线报道较少，临床上使用合成方法进行蛇床子素工业化生产也较少。

临床应用及毒性　蛇床子素及其复方的口服和外用制剂在临床已应用多年，主要用于治疗湿疹、银屑病以及妇科疾病等，例如蛇床子素软膏用于治疗婴儿湿疹，以替代皮质类固醇激素软膏，避免其皮损部感染加重、皮肤萎缩等副作用，以及避免复方制剂中抗生素或抗真菌药物可能引起的过敏反应。临床内服常用于阳痿、宫冷、寒湿带下、湿痹腰痛，外用可用于滴虫性阴道炎、急性渗出性皮肤病等很多方面，随着现代研究技术的发展，在临床应用上，蛇床子素作为一种有效成分得到越来越多的研究。蛇床子素属于Ⅲ级毒性，具有低毒性。蛇床子素在低于最大耐受量 1.50 克/千克情况下使用，不会出现严重后果，但有可能导致一些可恢复的急性中毒症状：主要表现在对小鼠的肝脏和肺脏的损伤。小鼠皮下注射半数致死量为 16 毫克/千克，乙烯吡咯酮聚合物为 55 毫克/千克。

（孔令义）

ruìxiāngsù

瑞香素（daphnetin）　又称祖师麻甲素。最初从瑞香属植物长白瑞香 *Daphne koreana* 中提取得到的药物，具有 7,8-二羟基香豆素结构，属于香豆素类药物。CAS 号：486-35-1。结构见图。

简史　瑞香素原由瑞香科植物长白瑞香 *Daphne koreanum Nakai* 中提取，但在植物中含量仅为 0.3%～0.5%。为此北京大学化学系、吉林省中医中药研究所、春城制药厂采用合成方法研制成功，于 1984 年 9 月通过了技术鉴定。

化学名称和理化性质　分子式为 $C_9H_6O_4$，化学结构命名为：7,8-二羟基-2H-1-苯并吡喃-2-酮（7,8-dihydroxy-2H-1-benzopyran-2-one）。类白色或灰白色粉末，无臭，无味。略溶于甲醇，微溶于乙醇，不溶于水。

药物来源　瑞香素主要存在于大戟科续随子 *Euphorbia lathyris* 种子、瑞香科瑞香 *Daphne odora* 花、齐墩果瑞香 *Daphne oleoides* 叶及茎、梯莫莱瑞香 *Thymelaea hirsuta* 以及瑞香属 *Daphne* 和 *Arthrosolen* 的其他种类，并且常以 7-葡萄糖苷（瑞香苷）形式存在。豆

图　蛇床子素结构式

图　瑞香素结构式

科鹰嘴豆 *Cicer arietinum* 的气生部分和根，禾柄锈菌 *Puccinia graminis* 中也含瑞香素。瑞香素可用佩克曼（Pechmann）缩合反应合成。以焦性没食子酸及苹果酸为原料，浓硫酸为脱水剂，四氯化钛（TiCl₄）为催化剂在加热条件下进行佩克曼缩合反应，再经威廉姆逊（Williamson）反应，在含有无水碳酸钾的丁酮中，以少量的碘化钾为催化剂，使 7-羟基香豆素与活泼的氯代烷反应。得淡黄色针状晶体。

临床应用及毒性 瑞香素药理作用极为广泛，具有镇痛、镇静、抗炎、扩张冠状血管作用，可增加冠脉流量，减少心肌耗氧量；抗心肌缺血，改善心肌代谢，促进心肌功能恢复；增强免疫系统、抑菌及抗疟活性；对人类肾癌细胞线 A-498 具有抗增殖活性；对膜脂质过氧化具有抑制作用；抑制白介素 1 和肿瘤坏死因子 α 的生物合成，是蛋白激酶抑制剂，抑制酪氨酸特异蛋白激酶。临床分别用人工合成的瑞香素胶囊和长白瑞香注射液治疗冠心病、血栓闭塞性脉管炎和风湿性关节炎，均收到良好的治疗效果。中国国内用于血液凝固障碍。亚急性毒性实验表明瑞香素对实验动物的心、肝、脾、肺、肾均无明显毒性。瑞香素对小鼠经口毒性最大给药量大于 100 毫克/千克，表明瑞香素安全性高，短期服用无毒性作用。瑞香素对小鼠骨髓细胞没有抑制作用和遗传毒性。

（孔令义）

bǔgǔzhīsù

补骨脂素（psoralen） 又称补骨内酯。为一种主要存在于豆科植物补骨脂 *Psoralea corylifolia* L. 的干燥成熟果实和粉绿小冠花 *Cornilla glauca* 种子中的活性化合

物，属呋喃香豆素类药物，CAS号：66-97-7。结构见图。

简史 1933 年乔斯（Jois H. S.）等分出补骨脂素之后，斯帕思（E. Spath）等确定了其结构，并合成了该化合物。

化学名称和理化性质 分子式为 C₁₁H₆O₃，化学结构命名为：7*H*-呋喃［3, 2-g］［1］苯并吡喃-7-酮 ｛7*H*-furo［3, 2-g］［1］benzo-pyran-7-one｝。无色针状结晶（乙醇），对光敏感。熔点 189 ～ 190℃，溶于乙醇、三氯甲烷，微溶于水、乙醚和石油醚，有腐蚀性。吸入和接触皮肤能引起过敏。注射或内服。有光敏作用，当其进入体内后，一旦受到日光或紫外线照射，则使皮肤发生日光性皮炎，可见受照射部位皮肤发生红肿、色素增加、表皮增厚等，可用于光化学疗法治疗银屑病。还有防癌抗癌作用。

药物来源 补骨脂素主要从植物中提取而来。如从补骨脂 *Psoralea corylifolia* 果实、豆科植物粉绿小冠花 *Cornilla glauca* 种子、伞形科植物珊瑚菜 *Glehnia littoralis* 根茎、软毛独活 *Heracleum lanatum*、芸香科植物芸香 *Ruta graveolens* 全草分离得到。

临床应用及毒性 研究表明，补骨脂素和异补骨脂素可用于治疗 T 细胞淋巴癌和一些自动免疫性疾病，具有生物活性的补骨脂素还可通过光加成反应与 DNA 的碱基键合。补骨脂素具有植物雌激素作用，其作用通过雌激素受体（estrogen receptor，ER）途径

图 补骨脂素结构式

介导。补骨脂素体外还能促进成骨细胞的增殖与分化。已有实验证明，活性成分为补骨脂素的中药补骨脂能增加肝脏蛋白含量及肝微粒体药物代谢酶细胞色素 P450 和细胞色素 b₅ 的含量，从而增强肝脏清除外来物质的能力。临床可作为皮肤科用药，有光敏作用，注射或内服，再配合长波紫外线或日光照射，可使照射处皮肤红肿，色素增加。适用于白癜风、牛皮癣及斑秃。毒性：小鼠口服的半数致死量为 625 毫克/千克，皮下注射的半数致死量为 480 毫克/千克；大鼠口服的半数致死量为 1330 毫克/千克，皮下注射的半数致死量为 830 毫克/千克。有生殖毒性并能降低卵巢的排卵作用。在光照下也能引起一些皮肤癌和导致生殖能力降低。8-甲氧补骨脂素（8-methoxypsoralen，8-MOP）是临床治疗白癜风和银屑病的药物，有口服和外用酊剂两种剂型，中国国内也有关于 8-甲氧补骨脂素脂质体凝胶的研究报道。动物在 8-甲氧补骨脂素 5 毫克/千克剂量时可以观察到光敏反应，光敏反应的出现伴有血清和表皮中 8-甲氧补骨脂素的浓度的增加。当给予 8-甲氧补骨脂素 10 或 15 毫克/千克时，所有的动物都出现严重的光敏反应以及血清和表皮浓度的升高。5-甲氧补骨脂和 8-甲氧补骨脂素都有致癌作用。

（孔令义）

báihuāqiánhúbǐngsù

白花前胡丙素（praeruptorin C） 又称前胡丙素。最初从伞形科植物白花前胡 *Peucedanum praeruptorum* Dunn. 干燥根中提取得到的活性化合物，属角型二氢吡喃香豆素类药物，该化合物的结构特征是具凯林内酯母核，且

分子中含有 C-3′、C-4′ 两个手性碳原子，其绝对构型是 3′S 和 4′S，C-3′ 和 C-4′ 分别连接当归酰氧基和乙酰氧基。CAS 号：83382-71-2。结构见图。

简史 1979 年陈政雄等从浙江产白花前胡中分离得到了白花前胡丙素，并且通过药理实验发现白花前胡丙素及其双氢化物具有显著的扩张血管作用。白花前胡丙素曾在 1963 年天然有机化学会议上发表，当时称为白花前胡酯丙。

化学名称和理化性质 分子式为 $C_{22}H_{22}O_8$，化学结构命名为：9-O-当归酰基，10-乙酰基-9,10-二氢-8,8-二甲基-2H,8H-苯［1,2-b:3,4-b′］吡喃-2-酮｛9-O-angeloyl, 10-acetyl-9, 10-dihydro-8, 8-dimethyl-2H, 8H-benzo［1,2-b：3,4-b′］dipyran-2-one｝，白色块状结晶，可溶于三氯甲烷、乙酸乙酯等有机溶剂，不溶于水，熔点 155～156℃。

药物来源 白花前胡丙素是中国学者陈政雄等人从中药白花前胡 Peucedanum praeruptorum 根中分离鉴定的单体化合物。

临床应用及毒性 它能有效地抑制钙及钾诱导主动脉条的收缩；对离体血管和心肌收缩力有抑制作用；能改善肥厚心肌病患者的心肌顺应性，对离体工作心

脏的缺血再灌注损伤有保护作用，能浓度依赖性抑制心肌细胞的收缩。此外，白花前胡丙素可降低心脏对氧的需求，具有降压、钙拮抗及防止血管肥厚的作用，这可能是前胡在临床上能抗心绞痛的一个作用机制。中药白花前胡以白花前胡丙素为活性成分，临床上多用于治疗哮喘、胸闷、心血管疾病等。在灌胃和腹腔注射白花前胡的甲醇提取物后，小鼠均出现厌食，活动减少，站立不稳，缓慢持续抽搐等中毒症状，说明白花前胡甲醇提取物具有一定的毒性。灌胃给药之后半数致死量为 3887.0 毫克/千克，95% 的可信限为 3307.0～4554.3 毫克/千克，白花前胡甲醇提取物灌胃法给药分级为低毒；腹腔注射给药之后半数致死量为 577.28 毫克/千克，95% 的可信限为 507.06～660.83 毫克/千克，白花前胡甲醇提取物腹腔注射法给药分级为低毒。

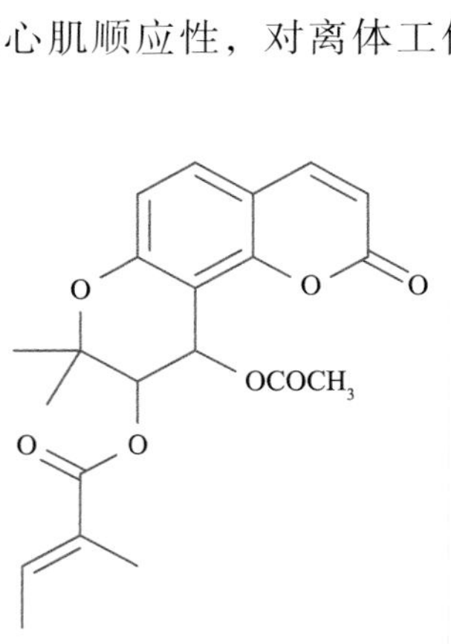

（孔令义）

shuāngxiāngdòusù

双香豆素（dicoumarol） 又称丁香素、双香豆醇。为人工合成的香豆素类抗凝血药物，CAS 号：66-76-2。结构见图。

简史 20 世纪 40 年代人们在牧场牲畜因抗凝作用导致内出血过程中发现了双香豆素，其后也被用作杀鼠剂，为间接作用的抗凝药。

化学名称和理化性质 分子式为 $C_{19}H_{12}O_6$，化学结构命名为：

3,3′-亚甲基双［4-羟基-2H-1-苯并吡喃-2-酮］［3,3′-methylene-bis（4-hydroxy-2H-1-benzopyran-2-one）］。白色或乳白色结晶性粉末，味苦略具香味。可溶于碱、吡啶，易溶于甲醇、乙醚，微溶于水、己烷等溶剂，熔点 287～293℃。

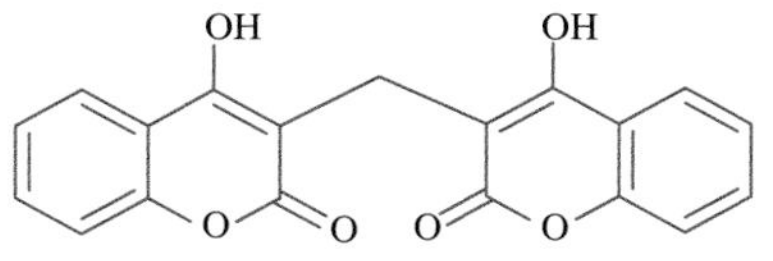

药物来源 双香豆素存在于豆科植物红车轴草 Trifolium pratense 鲜草、紫苜蓿 Medicago sativa 腐草、白香草木犀 Melitotus albus 腐败植物中。另外，豆科草木犀属 Melitotus 植物和禾本科黄花茅属 Anthoxanthum 植物干草腐烂过程中，香豆酸 coumaril acid 经 4-羟香豆素（4-hydroxycoumarin）亦可产生本品。主要来源于人工合成。化学合成是由 4-羟基香豆素和甲醛反应制得，而 4-羟基香豆素主要有酚法、乙酰水杨酸法、水杨酸甲酯法、邻羟基苯乙酮法 4 种合成方法。其中，邻羟基苯乙酮法因其合成步骤少，污染小，生产工艺简单，具有很好的工业化前景。

临床应用及毒性 双香豆素多制成片剂。药理作用有抗凝血，主要是抑制维生素 K 在肝细胞微粒体内的羧基化酶活性，起到抗凝的效果，但它对已形成的凝血因子无效；抗癌活性，主要是抑制有丝分裂中核酸的合成；抗增殖活性。临床主要用于预防和治疗静脉血栓、肺血栓、心肌梗死及心房纤颤引起的栓塞，视网膜疾病。双香豆素虽有一定的抗凝效果，但口服吸收缓慢而不完全，并经常引起胃肠道的不良反应。最常见的早期副作用为镜下血尿或大便潜血阳性。主要毒性反应为出血，多发生在使用过量时，特别见于原受损部位如心肌梗死后心内出血或心包出血。该药物可通过胎盘屏障引起子宫内胎儿

图　白花前胡丙素结构式

图　双香豆素结构式

出血，也可导致畸变。此外，某些药物如抗生素镇痛剂、口服降糖药、降血脂药、抗癌剂以及其他药物等，常可使口服抗凝剂疗效增高，容易导致出血。

（孔令义）

huáfǎlín

华法林（warfarin）

又称华法令、可迈丁、灭鼠灵、苄丙酮香豆素。为双香豆素类中效抗凝药物，一般都以华法林钠来储存及处方。华法林是一种消旋混合物，由两种具有光学活性的同分异构体 R 型和 S 型等比例构成。CAS号：81-81-2。结构见图。

简史 1921 年加拿大和美国北部的牧场中牛羊发生因伤口出血血液无法正常凝固而大量死亡，后调查发现是由于动物食用了发霉腐败的牧草野苜蓿（为豆科草木犀属植物）所致。1940 年化学家卡尔·保罗·林克（Karl Paul Link）从发霉的牧草中分离并确定了双香豆素，随后对其进行结构改造，得到了一种更强效的抗凝物质，并把它命名为华法林。1944 年，马克（Mark A. Hermodson）等人首次将亚苄基丙酮与 4-羟基香豆素反应得到了华法林。70 年代，马克等人为了进一步阐明华法林的药理性质，还合成出了华法林的苯酚代谢物，明确了其在治疗血栓栓塞性疾病方面的作用。华法林化学结构与维生素 K 非常

相似，能竞争性地拮抗维生素 K，使凝血因子的 γ-羧化作用受阻，从而抑制血液凝固。在胃肠道吸收快而完全，是最常用的抗凝血药物，也是唯一被批准长期使用的抗凝血药物。

化学名称和理化性质 分子式为 $C_{19}H_{16}O_4$，化学结构命名为：3-(3-氧代-1-苯基丁基)-4-羟基-2H-1-苯并吡喃-2-酮 [3-(3-oxo-1-phenylbutyl)-4-hydroxy-2H-1-benzo-pyran-2-one]。白色结晶性粉末，无臭，味微苦。熔点 159~161℃。易溶于丙酮、二氧杂环己烷，能溶于醇，不溶于苯和水。烯醇式呈酸性，其钠盐溶于水，不溶于有机溶剂。

药物来源 主要为人工合成药物。传统的合成方法是由 4-羟基香豆素与 4-苯基丁烯酮在碱催化下通过迈克尔（Michael）加成得到。4-苯基丁烯酮通过苯甲醛和丙酮两种简单化学原料进行克莱森-施密德（Clasien-Schmidte）缩合制得。2005 年，申东升等改进了华法林的合成方法。在不加任何催化剂的情况下，使 4-羟基香豆素和苯丁烯酮及取代苯丁烯酮直接在无水乙醇中缩合得到华法林及其类似物的乙基缩酮，再将其酸化水解制得华法林及其类似物，收率达到 76%~85%。

临床应用及毒性 华法林多制成钠片，适用于需长期持续抗凝的患者。它不仅可以预防原发性和继发性静脉血栓栓塞，防止人工心脏瓣膜或房颤患者的体循环栓塞、卒中发作，而且对心肌梗死及急性心肌梗死猝死均有效。小剂量华法林钠对风湿性心脏病合并左心房血栓患者进行抗凝溶栓治疗，临床效果较好。在骨科上，华法林治疗马的舟骨病，缓慢持久、用法用量、价廉和有效

的解毒方面优于其他抗凝剂。根据使用剂量的不同，华法林还被用作新一代的杀鼠剂。

华法林可通过胎盘传给胎儿，胎儿血药浓度接近母体值，可导致胎儿神经发育畸形和出血，一般情况下禁用于妊娠期妇女。华法林在治疗过程中常发生不良反应为出血，又分为轻度出血和严重出血。轻度出血为口腔（牙龈）出血、鼻出血、皮下瘀斑或者血肿、眼球结膜下出血、镜下或肉眼血尿、呼吸道出血、月经增多或黑便等；严重出血为腹腔出血、脑出血等。罕见不良反应为皮肤坏死和脱发，由华法林所致的皮肤坏死发生率较低（0.01%~0.1%）。

（孔令义）

cùxiāoxiāngdòusù

醋硝香豆素（acenocoumarol）

又称醋酸香豆素、醋硝香豆醇、硝苄丙酮香豆素。为双香豆素类抗凝药物。CAS 号：152-72-7，结构见图。

简史 1979 年，康拉德（Conrad R. Wheeler）等人将对硝基苯丁烯酮与 4-羟基香豆素反应得到醋硝香豆素。在双香豆素类药物中，醋硝香豆素作用最强，显效速度与华法林相当，半衰期（$t_{1/2}$）为 8 小时，服药后 24~28 小时产生最大药效。因其代谢产物仍有活性，停药后药效可维持 2~3 日，故其抗凝持续时间较华

图 华法林结构式

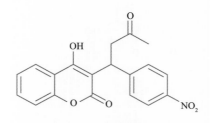

图 醋硝香豆素结构式

法林长。适应证与双香豆素乙酯相似，能阻碍已形成血栓的扩展，但无溶栓作用，化学结构与维生素 K 相似，与维生素 K 发生竞争性拮抗，妨碍后者的利用，使肝脏中凝血酶原和凝血因子 Ⅱ、Ⅶ、Ⅸ、Ⅹ 的合成受阻。

化学名称和理化性质 分子式为 $C_{19}H_{15}NO_6$，化学结构命名为：3-[（1-对硝基苯基）-3-氧代丁基]-4-羟基-2H-1-苯并吡喃-2-酮｛3-[（1-p-nitrophenyl）-3-oxobutyl]-4-hydroxy-2H-1-benzopyran-2-one｝。类白色或淡黄色结晶性粉末，无臭或几乎无臭，无味，易溶于乙醚、乙醇，难溶于水，可溶于碱性溶液，熔点为 198~203℃。

药物来源 该药物多为人工合成或半合成，由乙酰水杨酸经氯化，与乙酰乙酸乙酯缩合，然后经水解、环合生成 3-乙酰基-4-羟基香豆素，再经水解，与 4-对硝基苯基-3-丁烯-2-酮缩合而成。

临床应用及毒性 醋硝香豆素多制成片剂，临床用于预防和治疗血管内血栓性疾病，如防治静脉血栓、肺栓塞、心肌梗死及心房纤颤引起的栓塞。尤其适用于长期维持抗凝者，对急性动脉闭塞需先用肝素控制症状，再应用醋硝香豆素。是双香豆素类中抗凝效力最强的口服抗凝药。作用较双香豆素快，但维持时间较短，对已合成的凝血酶原和凝血因子无作用。口服过量可引起出血，最常见的出血部位为皮肤、黏膜、胃肠道、泌尿道，也见尿血、齿龈出血、鼻出血、瘀斑和咯血等现象。偶尔出现头晕、恶心、腹泻、皮肤过敏，严重持续性头痛、背痛、腹痛等。可通过胎盘屏障，妊娠期给药可造成胎儿内出血或死胎。能经乳腺分泌入乳汁中，哺乳期妇女服用醋硝香豆素可致婴幼儿低凝血酶原血症。另有研究表明，在 5% 醋硝香豆素使用者的成年人群中，约 25% 的急性肠出血与醋硝香豆素有关，其肠出血的危险度远远超过了其他抗血栓药物。

（孔令义）

huángqūméisù
黄曲霉素（aflatoxins，AFs）
一组结构类似的香豆素类化合物，是粮食食品霉变过程中主要由黄曲霉菌 Aspergillus flavus 和寄生曲霉菌 Aspergillus parasiticus 以及特曲霉菌 Aspergillus nomius 代谢生成的剧毒次生代谢产物，具有致癌、致畸、致突变的"三致"作用，能够引起人畜急性中毒死亡。

已发现的黄曲霉素及其衍生物，依据化学结构的不同分为：黄曲霉素 B_1、B_2、G_1、G_2、M_1、M_2 等 20 余种，最主要的为黄曲霉素 B_1、B_2、G_1、G_2 4 种，黄曲霉素 B_1、B_2 结构见图。黄曲霉素在体内的主要代谢过程为羟基化、去甲基化和环氧化等，其主要代谢产物大多有毒。各种黄曲霉素中，二呋喃环上具有双键的黄曲霉素 B_1、G_1、M_1 容易发生环氧化反应，形成黄曲霉素-2,3-环氧衍生物，其毒性和致癌性较强，而不具有二呋喃环双键的黄曲霉素 B_2、AFG_2、AFM_2 的毒性和致癌性较弱。动物摄取被黄曲霉素污染的饲料，会导致肉、蛋、乳及其制品中残留的毒素进入食物链，人类摄入这些毒素残留食品，会发生急性中毒导致肝脏出血、坏死，如果发生慢性中毒，则会导致肝功能损害、甚至发生癌变。

简史 1960 年在英国发生了因喂食含黄曲霉素的花生粕而导致大批火鸡暴毙事件，原因为一种真菌产生的毒素，它被命名为"aflatoxins"，1993 年黄曲霉素被世界卫生组织的癌症研究机构划定为 Ⅰ 类致癌物，是一种毒性极强的剧毒物质。黄曲霉素的危害性在于对人及动物肝脏组织有破坏作用，严重时可导致肝癌甚至死亡。在天然污染的食品中以黄曲霉素 B_1 最为多见，毒性也最强，它的毒性和致畸性将会引起胚胎器官的畸形。

化学名称和理化性质 黄曲霉素的基本结构为二呋喃环和香豆素，B_1 是二氢呋喃氧杂萘邻酮的衍生物，即含有 1 个双呋喃环和 1 个氧杂萘邻酮（香豆素）。易溶于三氯甲烷、甲醇，不溶于水、正己烷、石油醚及乙醚。耐热，在一般烹调及加工的温度下很难被破坏，280℃ 发生裂解，可为强碱、强氧化剂所破坏。在氢氧化钠溶液中内酯环开环为香豆素钠盐，溶于水。在紫外照射下，可产生荧光，激发光波长 365 纳米时，B 族产生黄色荧光（波长 425 纳米），G 族产生绿色荧光（波长

图　黄曲霉素 B_1、B_2 结构式

450 纳米)。均为右旋。

来源 黄曲霉素是生长在食物及饲料上的黄曲霉菌和寄生曲霉菌的代谢产物。几乎每一种食物或食物制品,在一定的温度和湿度下,都可能生长黄曲霉素。其在全球范围被广泛检出,主要存在于粮食、饲料、干果、调味剂、油料作物种子、奶制品以及酒类等多种介质中。其中黄曲霉素 B_1 最为多见,黄曲霉素 M_1 和黄曲霉素 M_2 多在牛奶中发现。

活性及毒性 黄曲霉素进入生物体内,在机体代谢酶的作用下代谢产生毒性。黄曲霉素的毒理学效应包括阻止凝血因子、蛋白、酶的合成,抑制葡萄糖、脂肪酸的合成,引起免疫抑制,肝脂肪退化等。研究表明,黄曲霉素在动物体内能够与 DNA、核糖体 RNA 及蛋白质结合形成加合物。另有研究表明,黄曲霉素能够引起人和动物多个系统的毒性效应,包括消化系统毒性,黄曲霉素暴露可刺激家禽胃肠道前段的腺胃和肌胃发生炎症;肝脏毒性,克利福德(Clifford)等用 7 毫克/千克黄曲霉素 B_1 以灌胃方式暴露雄性大鼠,48 小时后发现大鼠肝脏门静脉周围出现大片组织坏死;血液毒性,巴克希(Bakshi)等研究黄曲霉素对肉鸡血液系统的影响,发现暴露黄曲霉素后肉鸡血清总蛋白、白蛋白和球蛋白水平均显著下降;免疫毒性,黄曲霉素暴露能够引起机体免疫损伤,降低体液和细胞免疫力;生殖和发育毒性,黄曲霉素毒性可通过母体传递到子体,影响子体胚胎期免疫系统发育,致使子体免疫功能受损。对人体表现的临床症状为发热、呕吐、腹痛和食欲下降等,严重时可导致肝脾肿大、肝区疼痛、皮肤黏膜黄染、腹水、下肢水肿、肝功能异常、心脏扩大和肺水肿,甚至引起痉挛、昏迷和死亡等症状。

(孔令义)

fēnsuānlèi yàowù

酚酸类药物(phenolic acid drugs) 含有酚羟基和羧基的芳香类植物次级代谢产物及其衍生物结构的药物。

结构类型 该类药物主要有以下三种结构类型:C_6—C_1 型(C_6 环结构碳原子数目,C_1 所连侧链的碳原子数目,下同),基本骨架是苯甲酸结构;C_6—C_3 型,基本骨架是苯丙酸结构;聚合型的酚酸类结构。为了达到改善药物溶解性、提高生物利用度以及提高疗效的目的,该类化合物还可衍生成盐类、酯类等。

药物来源 酚酸类药物广泛分布在药用植物中,如忍冬科忍冬属的金银花,蔷薇科的托盘根,菊科的蒲公英、灯盏花,唇形科的丹参,橄榄科的方榄,伞形科的当归、川芎等。另外,红酒、咖啡、茶叶也是酚酸类化合物的重要来源。

化学结构特点及生物活性 酚酸类药物结构上的共性是,除带有羧基基团外还带有多个羟基基团,使其在机体内具有以下普遍的特性:①可与机体内铁、钒、锰、铝和钙等金属离子形成复合物,影响这些离子参与的氧化还原反应和与之结合的生物大分子的活性。②芳香环上的酚羟基是抗氧化活性基团,具有抗氧化和捕获自由基的能力。有助于提高机体的免疫能力。C_6—C_1 型酚酸类结构药物中典型结构是没食子酸衍生物,即次没食子酸铋为主要有效成分的药物制剂。C_6—C_3 型结构药物,以咖啡酸、阿魏酸、绿原酸及其盐为有效成分的药物制剂是其代表性药物。聚合型的酚酸类结构药物中较为典型的是迷迭香酸以及丹参中以丹酚酸 A、丹酚酸 B(丹参乙酸)为代表的水溶性多酚酸类成分。

制备技术及分析技术 酚酸类结构药物具有来源丰富,结构类型多样,药理活性显著、毒性低等特点,众多学者针对该类药物的分离提取与化学合成工艺,药理作用机制及药效学开展了大量的研究。该类成分常用的提取方法主要有 3 种,分别是有机溶剂提取法、水或碱水直接提取法以及离子交换法。分析测定方法有用于总酚酸含量测定的酸碱滴定法、电位滴定法;以及用于单体酚酸药物的反相高效液相色谱、高效毛细管电泳、离子色谱以及薄层扫描测定法。对于 C_6—C_1 和 C_6—C_3 型酚酸的化学合成均已实现,而且已有适用于工业生产的合成方法;聚合型的丹酚酸类药物仍然是从天然产物中获得。酚酸类药物的药理活性较广泛,包括抗菌消炎、抗病毒、抗肿瘤、降血脂、抑制血栓形成以及对心肌和脑缺血损伤的保护作用等。

临床适应证及应用 3 种结构类型药物的临床适用证也有差异:C_6—C_1 型酚酸类结构药物用于抗菌消炎及止血;C_6—C_3 型酚酸类结构药物用于止血,增加白细胞数目及治疗血管疾病;聚合型的酚酸类结构药物用于治疗冠心病、心绞痛等。已经有多种药物制剂在中国应用于临床,用于抗菌消炎、防治心脑血管疾病等。

(张东明)

mòshízǐsuān

没食子酸(gallic acid) 又称五倍子酸或棓酸,自然界广泛存在的一种酚酸类化合物,结构式见图。

图　没食子酸结构式

简史　1786 年瑞典的谢勒（Scheele）首次从没食子中分离得到，其化学名称为 3,4,5-三羟基苯甲酸。其实，在古代中国就有明确记载。例如，明代李梴的《医学入门》（1575 年）中记载了用发酵法从五倍子中得到没食子酸的过程。书中谓"五倍子粗粉，并矾，曲和匀，如作酒曲样，入瓷器遮不见风，候生白取出"。《本草纲目》卷 39 中则有"看药上长起长霜，则药已成矣"的记载。这里的"生白""长霜"均为没食子酸生成之意，是世界上最早制得的有机酸，比谢勒的发现早了两百年。生物活性研究结果表明没食子酸具有抗肿瘤作用、抗氧化、保肝、血管保护和杀锥虫等作用。没食子酸与金属离子络合后制成的碱性盐在临床有广泛应用。

化学名称、性状、理化性质　没食子酸（$C_7H_6O_5$）化学命名为 3,4,5-三羟基苯甲酸。没食子酸为无色针状结晶（水），熔点 253℃（分解）。易溶于丙酮，溶于乙醇、热水，难溶于冷水、乙醚，不溶于苯、三氯甲烷及石油醚。遇三氯化铁显蓝色。在水溶液中，最大吸收波长为 263 纳米。在紫外灯下显紫色，经氨气熏蒸后变深蓝。具有酚（易被氧化和三氯化铁水溶液生成蓝黑色沉淀）及羧酸（加热时失去二氧化碳成焦性没食子酸）的性质。没食子

酸化学性质活泼，能形成多种酯、酰胺、酰卤和有色金属的配合物，加热可发生脱羧反应，生成邻苯三酚。

药物来源　没食子酸主要来源是五倍子 *Gallachinensis*，蓼科植物掌叶大黄 *Rheum palmatum* L. 根茎，桃金娘科植物大叶桉 *Eucalyptus robusta* Sm. 干叶，山茱萸科植物山茱萸 *Cornus officinalis* Sieb. et Zucc. 果实，千屈菜科植物千屈菜 *Lythrum salicaria* L. 花，马桑科植物马桑 *Coriariasinica* Maxim.，胡桃科植物化香树 *Platycarya strobilacea* Sieb. et Zucc. 木材，大戟科植物乌桕 *Sapium sebiferum*（L.）Roxb. 种子，石榴科植物石榴 *Punicagranatum* L. 果皮，豆科植物阿拉伯相思树 *Acacia grabica* Willd. 果实，漆科植物西西里漆树 *Rhus coriaria* Linn. 叶等。没食子酸提取分离一般采用物理手段，超临界流体萃取、超声提取、煎煮、微波提取及浸渍提取等方法都是比较常用的提取分离没食子酸的方法，使用水为提取溶剂的提取率最高。工业上主要以含没食子酸鞣质的植物提取液经过酸水解而大量制取。

临床应用及毒性　没食子酸与金属离子络合后制成的碱性盐在临床有广泛应用。它的碱性铋盐即次没食子酸铋，具有收敛止血作用。次没食子酸铋、颠茄流浸膏与肾上腺素制成的复方次食子酸铋栓临床用于内外痔疮的炎症及出血。次没食子酸锑钠主要用于治疗慢性早期血吸虫病。小鼠急性毒性试验研究表明给予没食子酸（口服）5 克/千克后没有毒性和死亡的任何体征。在亚急性试验中，给予小鼠口服 1000 毫克/千克未显著改变血液学参数，且各种生化参数如天冬氨酸

转氨酶、丙氨酶转氨酶和许多血清组成如蛋白质、胆固醇、尿素和胆红素等都没有明显改变，表明没食子酸没有蓄积毒性。

（张东明）

ā'wèisuān

阿魏酸（ferulic acid）　一种广泛存在于植物中的酚酸类化合物，具有重要的药理作用，结构式见图。

简史　1897 年，波拉塞克（Polasek J.）从植物阿魏树脂的乙醚不溶部分分析到了阿魏酸的存在。1899 年，亚历山大（Tschirch Alexander）等人也从愈伤草树脂中分析到了阿魏酸的存在。后来，发现很多植物中均含有阿魏酸。同时，它的药理学作用也逐渐被发掘出来。阿魏酸具有广泛的药理学作用，如抗氧化和清除自由基（抗动脉粥样硬化）、抗血栓作用、降血脂作用、防治冠心病、抗菌、抗病毒作用、抗突变和防癌作用等。

化学名称、性状、理化性质　阿魏酸化学结构的系统命名为：3-(4-羟基-3-甲氧苯基)-2-丙烯酸；或 4-羟基-3-甲氧基苯丙烯酸；或 4-羟-3-甲氧基肉桂酸。阿魏酸有顺式和反式两种，顺式为黄色油状物，反式为白色至微黄色结晶物，一般系指反式体。阿魏酸微溶于冷水，可溶于热水、乙醇、甲醇、丙酮，难溶苯、石油醚。水溶液中稳定性差，见光易分解，

图　阿魏酸结构式

有强抗氧化性和较强的还原性。

药物来源 阿魏酸主要有 3 个方面的来源：①从天然产物中分离。它的植物来源主要有阿魏 *Ferula assafoetida* L.，川芎 *Ligusticum chuanxiong* Hort. 根茎，木贼科植物木贼 *Equisetum hiemale* L. 全草，毛茛科植物升麻 *Cimicifuga foetida* L. 根茎，禾本科植物稻 *Oryza sativa* L. 种皮，百合科植物洋葱 *Allium cepa* L. 根、球茎、叶，紫葳科植物梓树 *Catalpa ovate* G. Don 树皮，紫茉莉科植物光叶子花样 *Bougainvillea glabra* Choisy 根等。②采用植物组织培养法，也是获得阿魏酸的一条重要途径。③生产高纯度反式阿魏酸的工业化方法就是将谷维素在 90~100℃ 温度下采用氢氧化钠或氢氧化钾水解 8 小时，而后用硫酸将 pH 值调至酸性以沉淀出阿魏酸。

临床应用及毒性 为增加阿魏酸的溶解度，以便于注射给药，利用阿魏酸的酸性，将其与无机碱（如 NaOH）、有机碱（如哌嗪、川芎嗪）等形成盐，得到了阿魏酸钠、阿魏酸哌嗪、阿魏酸川芎嗪等盐类修饰物，以及通过成酯反应得到阿魏酸酯。已有的制剂有由阿魏酸制成的盐类修饰物阿魏酸钠片、阿魏酸钠注射液、阿魏酸哌嗪片和阿魏酸酯。阿魏酸钠片在临床上用于动脉粥样硬化、冠心病、脑血管病、肾小球疾病、肺动脉高压、糖尿病性血管病变、脉管炎等血管性病症的辅助治疗，亦可用于偏头痛、血管性头痛的治疗。它不乏是一种治疗偏头痛的有效新药。其疗效快，对轻、中、重各型患者均有效，是治疗偏头痛的治本药物。阿魏酸注射液临床用于缺血性心脑血管病的辅助治疗。阿魏酸哌嗪片适用于各类伴有镜下血尿和

高凝状态的肾小球疾病，如肾炎、慢性肾炎、肾病综合征早期尿毒症以及冠心病、脑梗死、脉管炎等的辅助治疗。阿魏酸酯（谷维素片）用于自主神经功能失调（包括胃肠、心血管神经官能症）、周期性精神病、脑震荡后遗症、精神分裂症周期型、更年期综合征、月经期紧张症等的治疗，但疗效不够明显。

（张东明）

kāfēisuān

咖啡酸（caffeic acid） 天然产物中比较常见的一类苯丙烯酸类化合物，结构中含有酚羟基和丙烯酸基团（图）。咖啡酸在自然界大部分植物和水果中均有分布，咖啡酸是木脂素类化合物的生物合成的关键中间体。咖啡酸具有多种药理作用，包括心血管保护、抗肿瘤、抗菌、抗病毒、抗白血病、免疫调节及抗氧化等作用等。

简史 咖啡酸最初是从咖啡提取物中被发现，1867 年赫拉西韦茨（Hlasiwetz）首次报道从绿原酸的水解产物中分离得到咖啡酸；1893 年孔兹-克劳斯（Kunz-Krause）从咖啡的鞣质提取物中分离得到咖啡酸；1897 年孔兹－克劳斯通过高温加热（200℃）法确定咖啡酸的结构式为 3,4-二羟基苯丙酸类似物。早在公元 4 世纪，人们就把咖啡酸当催眠剂来使用；1948 年伦佐·达沃利（Renzo Davoli）研究发现咖啡酸对结核分枝杆菌 *Mycobacte-*

图　咖啡酸的结构式

rium tuberculosis 等革兰阳性菌具有抑制作用；1957 年布罗达（Boleslaw Broda）发现玄参属植物的水提液对感染了类丹毒的鸽子具有较好的治疗效果，进一步药理实验研究显示起药效的成分为咖啡酸；1961 年索科洛娃（Sokolova）发现低浓度的咖啡酸溶液能够抑制致病疫霉生长；1981 年阿维诺娃（Averinova）研究发现植物中的咖啡酸在自氧化过程中会产生超氧阴离子自由基和过氧化氢，这有助于植物抵御病虫的侵害；伊米哈尔·古尔辛（İlhamiGülçin）通过 ABTS、DPPH、硫氰酸铁法等多种体外实验发现咖啡酸具有良好的抗氧化作用；1997 年阿恩（Ahn）等研究发现咖啡酸可能是一种对 MCF-7/Dox 细胞具有高度选择性的化疗敏化剂，这种作用与药物浓度无关，而与其诱导的转化生长因子（TGF）构型有关。

咖啡酸结构确定经历了大量化学降解和合成实验研究，其顺反异构体的分离工作也历经数十年。1967 年坎特（Kahnt）首次利用紫外辐射技术把几种反式肉桂酸类结构转化为相应的顺式结构，人们越来越意识到应该建立一些快速、准确的方法来检测肉桂酸类结构中的顺反异构体。1975 年哈特利（Hartley）和琼斯（Jones）利用带火焰离子化检测器的气相色谱技术对咖啡酸三甲基硅烷衍生物的顺反异构体进行了分离；1983 年康克顿（Conkerton）和查比塔（Chapital）报道利用高效液相色谱技术对咖啡酸的顺反异构体进行了分离。

化学名称、性状、理化性质 咖啡酸系统命名为：3-(3,4-二羟苯基)-2-丙烯酸或 3,4-二羟基苯丙烯酸。咖啡酸在浓溶液（水

溶液）中得到的结晶为黄色，而从稀溶液中得到的结晶为一水合物。咖啡酸微溶于冷水，易溶于热水及冷乙醇。虽然咖啡酸的结构具有顺式（Z）和反式（E）两种同分异构形式，但是咖啡酸的构型主要呈现反式构型，因为反式构型是稳定结构。植物体中咖啡酸的两种同分异构形式在原位上存在着互相转变，这种互变机制可能调控着植物中的某些重要生理过程。植物中的咖啡酸常以复合物形式存在，游离态咖啡酸所占比例很小。正常情况下只有少数代谢前体能在代谢过程中转变为游离态咖啡酸，如苯丙氨酸。但是，当植物发生微生物感染或生理缺氧时，就会出现大量游离态咖啡酸，这主要是由微生物的降解作用和植物体内异常代谢所造成。

药物来源　咖啡酸主要来源于伞形科（Umbelliferae），十字花科（Cruciferae），葫芦科（Cucurbitaceae），蓼科（Polygonaceae），菊科（Compositae），唇形科（Labiatae），茄科（Solanaceae），豆科（Leguminosae），虎耳草（Saxifragaceae），忍冬科（Caprifoliaceae）和败酱科（Valerianaceae）等植物。其中，一些药用植物中也富含咖啡酸，如骨碎补科（Davalliaceae）中的骨碎补、菊科中的红足蒿等。另外、鼠尾草属 *Salvia* 中的丹参、药鼠尾草、贵州鼠尾草、南丹参等也含有较多的咖啡酸及其衍生物。此外，咖啡酸在许多水果、蔬菜和调味品中也有分布，如百里香、罗勒、茴香、香菜、苹果、土豆、大豆、咖啡豆等。

临床应用及毒性　由咖啡酸制成的咖啡酸片已上市，该药可用于治疗用于外科手术时预防出血或止血，以及内科、妇产科等出血性疾病的止血，也用于各种原因引起的白细胞减少症、血小板减少症。另外，咖啡酸也可用于大脑损伤的保护。截至 2016 年，还没有咖啡酸的毒副作用文献报道。

（张东明）

lùyuánsuān

绿原酸（chlorogenic acid）　又称咖啡鞣酸。属于酚酸酯类结构的天然药物，由咖啡酸和奎宁酸缩合而成，结构式见图。是许多中草药如金银花、杜仲、茵陈等的主要有效成分之一，也是众多水果蔬菜中的有益成分。

简史　1897 年奥斯本（Osborne）和坎贝尔（Campbell）两人发现，向日葵籽中含有一种名为"helianthotannic acid"的物质，它是引起葵籽蛋白变黑的根本原因。1909 年戈特（Gorter）等人证实该化合物是绿原酸，1947 年拉德金（Rudkin）和纳尔逊（Nelson）两位科学家首次确定了绿原酸的化学结构，即它是由咖啡酸和奎尼酸形成的一种酯。向日葵籽中的酚酸类化合物 70% 是绿原酸。药理研究结果显示其具有清除自由基、抗菌消炎、抗病毒、降糖、降脂、保肝利胆等多种功效，在医药、化工和食品等领域都具有广泛的应用。也是多种中药材和中成药的质量控制的指标性成分。如卫生部《药品标准》收载具有清热解毒、抗菌消炎的中成药 170 种。其中含金银花的中成药 65 种，占 38.24%，在银黄制剂、双黄连制剂、银黄口服液、脉络宁口服液、抗感颗粒、清开灵颗粒等药品的生产中，已将绿原酸作为质量控制的重要指标之一。绿原酸等多酚类物质被称为"第七类营养素"，被广泛用于保健品行业。

化学名称、性状、理化性质　绿原酸化学结构的系统命名为：1, 3, 4, 5-四羟基环己烷羧酸-（3, 4-二羟基肉桂酸酯），或（1S, 3R, 4R, 5R）-3-［［3-（3, 4-二羟基苯基）-1-氧代-2-丙烯基］氧］-1, 4, 5-三羟基环己烷甲酸。绿原酸半水合物为白色或微黄色针状结晶，熔点 208℃，110℃变为无水化合物，比旋度 $[\alpha]_D$ 为 -35.2°，25℃时在水中的溶解度约为 4%，热水中溶解度较大，溶解度随温度而变化。绿原酸易溶于乙醇、丙酮、甲醇等极性溶剂。微溶于乙酸乙酯，难溶于三氯甲烷、乙醚、苯等亲脂性有机溶剂。绿原酸是由咖啡酸与奎尼酸形成的酯，其分子结构中有酯键、不饱和双键及多元酚 3 个不稳定部分。Microherb 研究表明，在从植物提取过程中，往往通过水解和分子内酯基迁移而发生异构化。由于绿原酸的特殊结构，决定了其可以利用乙醇、丙酮、甲醇等极性溶剂从植物中提取出来，但是由于绿原酸本身的不稳定性，提取时不能高温、强光及长时间加热。建议保存时避光密封低温保存。

药物来源　绿原酸分布广泛，从高等双子叶植物到较低等的蕨类植物都有分布，主要存在于忍冬科、杜仲科、菊科及蔷薇科等植物中。含量最高的包括杜仲

图　绿原酸结构式

（树皮中可达 5%）、金银花（花中可达 5%）、向日葵（籽实中可达 3%）、咖啡（咖啡豆中可含 2%）、菊花（0.2%）、可可树。此外，普通水果蔬菜中也含微量的绿原酸成分，例如马铃薯、红白菜、胡萝卜、茄子、甘蓝、老莴苣、菠菜等。由于绿原酸结构中有酯键、不饱和双键及多元酚等不稳定因素，在提取过程中，因水解和分子内酯基迁移易发生异构化。因此提取时应避免高温、强光及长时间加热。根据其理化性质可用乙醇、丙酮、甲醇等极性溶剂从植物中提取绿原酸。绿原酸的提取方法主要有溶剂提取法、超声波提取法、超临界 CO_2 萃取法和酶提取法等。在工艺化生产上则是以多种方法相结合为主。

临床应用及毒性　绿原酸是一种重要的生物活性物质，具有抗菌、抗病毒、抗诱变、抗过敏、增高白细胞、保肝利胆、抗肿瘤、降血压、降血脂、抗氧化作用，清除自由基和维持机体细胞正常的结构和功能、防止和延缓肿瘤突变和衰老等现象的发生具有重要作用，兴奋中枢神经系统和对心血管的保护作用等。绿原酸对人有致敏作用，可引起气喘、皮炎等变态反应，但口服无此反应，因为绿原酸可被小肠分泌物转化成无致敏活性的物质。绿原酸毒性很小，对幼大鼠灌服的半数致死量大于 1 克/千克，腹腔注射大于 0.25 克/千克。

（张东明）

dānfēnsuān B

丹酚酸 B（salvianolic acid B，SAB）　唇形科植物丹参 *Salvia miltiorrhiza* Bunge 的干燥根及根茎中所含的一种水溶性酚酸类化合物，结构式见图。丹酚酸 B 在该类天然药物中占有独特的地位，

这归咎于它所具有的复杂而特殊的结构以及重要的药理作用，特别是脑缺血和心肌缺血保护作用。

简史　20 世纪 70 年代末，对丹参的水提取液进行了多方面的药理研究，证明其具有改善微循环、抗血栓、促进组织修复等多种活性。中国学者陈政雄等于 20 世纪 80 年代对丹参的水溶性成分进行了系统的研究，应用各种色谱技术从丹参的水溶性部分分离得到 13 个丹酚酸类化合物，其中包括丹酚酸 B。已研制出以丹酚酸 B 为主要成分的注射用丹参多酚酸新药用于临床治疗心脑血管疾病。

化学名称、性状、理化性质　丹酚酸 B 化学结构的系统命名为：2-[（2R, 3S)-4-[（E)-2-[（1R)-1-羧基-2-（3,4-二羟苯基）乙氧基]羧基乙烯基]-2-（3,4-二羟苯基）-7-羟基-2,3-二氢苯并呋喃-3-羧基]氧-3-（3,4-二羟基苯基）丙酸。丹酚酸 B 为淡黄色粉末，可溶于水，乙醇、甲醇。丹酚酸 B 由 3 分子的丹参素和 1 分子的咖啡酸缩合形成，具有两个羧基，以不同的盐的形式存在（K^+，Ca^{2+}，Na^+，NH_4^+ 等复合形式），

在煎煮、浓缩过程中，少部分水解生成紫草酸和丹参素。丹酚酸 B 的分子式 $C_{36}H_{30}O_{16}$，分子量 718，$[\alpha]_D^{18} = +92°$（$c = 0.07$，乙醇），紫外光谱最大吸收波长 λ_{max}（EtOH）nm（lgε）：203（4.93），253（4.13），288（4.16），308（4.09），330（4.05）。

药物来源　丹酚酸 B 的主要来源是唇形科鼠尾草属植物丹参 *Salvia miltiorrhiza* Bunge 的干燥根及根茎，丹参主要分布于中国江苏、安徽、河北、四川等地。艾春波等报道了丹酚酸 B 的合成。以 3-羟基-4-甲氧基苯甲醛（异香兰醛）为原料，经过克莱森重排、乙酰化和氧化反应合成 4-羟基-5-甲氧基苯并吡喃-2-酮，再与甲氧甲氧基异香兰醛发生羟醛缩合反应，打开内酯环产生羟甲基，羟甲基氧化生成醛，在氢溴酸作用下环合生成反式 2,3-二氢苯并呋喃，醛基与丙二酸缩合生成丙烯酸，即得丹酚酸 B。

临床应用及毒性　以丹酚酸 B 为主的总丹酚酸粉针剂（注射用丹参多酚酸）在临床用于治疗中风病中经络（轻中度脑梗死）恢复期瘀血阻络证，症见半身不

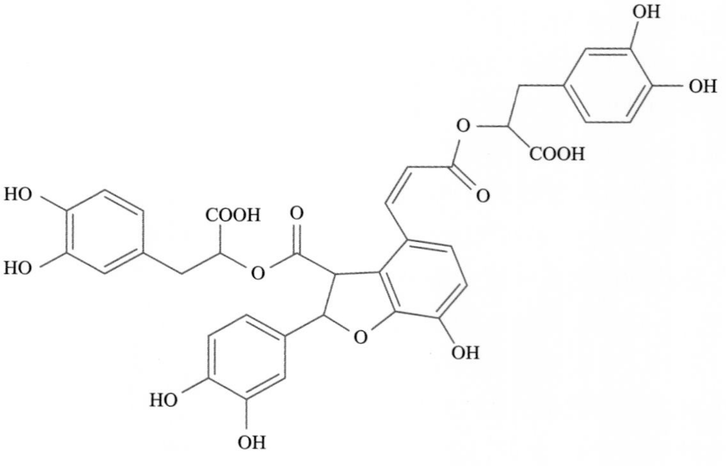

图　丹酚酸 B 结构式

遂，口舌歪斜，偏身麻木等症状。实验研究显示丹酚酸 B 与冰片、三七等配伍可显著提高血管内皮生长因子 mRNA 表达，促进新生血管形成，对脑缺血损伤具有保护作用。研究证明丹酚酸 B 不仅可以通过抗氧化作用保护神经细胞，而且可以通过减少一氧化氮的释放，改善 β-淀粉样蛋白对神经元的毒性作用，并能增强老化红细胞提高 T 淋巴细胞分泌，具有抗衰老、抗肿瘤作用。丹酚酸 B 能减轻缺血再灌注损伤模型动物的心肌缺血程度，减小心肌梗死范围，对心肌缺血-再灌注损伤具有保护作用。丹酚酸 B 镁盐可用于治疗和预防肝纤维化、肝硬化和脂肪肝等病症，没有明显的副作用。

（张东明）

zǒngdānfēnsuān

总丹酚酸（salvianolic acid）

又名丹参酸，是从鼠尾草属植物丹参 *Salvia miltiorrhiza* Bunge 中提取的一类既有咖啡酰缩酚酸结构又有新木脂素骨架的水溶性成分，是丹参的水溶性有效成分，属酚酸类结构的天然药物。研究表明它具有抗脑缺血、抗肝纤维化、抗动脉粥样硬化、改善记忆功能障碍和影响钠钾 ATP 酶、H^+、K^+-ATP 酶活性等药理作用，是一种有着广泛应用前景的天然药物，主要成分的结构见图。

简史 日本学者早在 20 世纪 80 年代就对丹参的化学成分进行了研究，70 年代末对丹参的水提取液进行了多方面的药理研究，证明其具有改善微循环、抗血栓、促进组织修复等多种活性。中国学者陈政雄等于 20 世纪 80 年代对丹参的水溶性成分进行了系统的研究，应用各种色谱技术从丹参的水溶性部分分离得到 13 个丹

酚酸类化合物。丹参的化学成分可分为水溶性及脂溶性两部分，水溶性成分主要是酚酸类化合物，包括丹酚酸 A（丹参素），丹酚酸 B、丹酚酸 C、迷迭香酸、迷迭香酸甲酯、原儿茶醛、异阿魏酸、咖啡酸等。已经开发出两种注射用药物用于临床即注射用丹参多酚酸（冻干）和注射用丹参多酚酸盐。

化学名称、性状、理化性质

丹酚酸属酚酸类化合物的混合物，主要成分包括丹酚酸 A、B、C、D、E、F、G、H、I 和异丹酚酸 C 等，这些成分都具有良好的水溶性，很强的抗脂质过氧化和清除自由基作用，其中含量高的两个成分丹酚酸 A 和丹酚酸 B 的生物活性研究最广泛，发现它们对脑缺血和心肌缺血等症状有明显的保护和改善作用。

药物来源 丹酚酸的主要来源是唇形科鼠尾草属植物丹参 *Salvia miltiorrhiza* Bunge 的干燥根及根茎，丹参主要分布于江苏、安徽、河北、四川等地。由于丹酚酸为水溶性化合物，总丹酚酸常用的提取溶媒为水、乙醇或乙酸乙酯，传统的提取分离方法是水提醇沉，为了得到高纯度的丹酚酸，经常使用大孔树脂进行纯化，也有使用溶剂萃取的方法。由于丹酚酸具有较强的生物活性，化学工作者对主要丹酚酸如丹酚酸 A、C、D、F 以及它们的类似物等进行了化学合成。

临床应用及毒性 在临床上使用的丹酚酸药物主要有两种：注射用丹参多酚酸盐和注射用丹参多酚酸（冻干）。注射用丹参多酚酸盐具有活血、化瘀、通脉功能。用于冠心病稳定型心绞痛，分级为 Ⅰ、Ⅱ 级，心绞痛症状表现为轻、中度，中医辨证为心血

瘀阻证者，症见胸痛、胸闷、心悸。注射用丹参多酚酸（冻干）在临床用于治疗中风病中经络（轻中度脑梗死）恢复期瘀血阻络证，症见半身不遂、口舌歪斜、偏身麻木等症状。药理研究表明，总丹酚酸能够减少缺血再灌注引起的细胞功能损伤并改善受损记忆功能，有效地缩小脑梗死病灶面积，减轻神经功能缺损。丹酚酸抗脑缺血机制研究结果显示；总丹酚酸在一定的浓度下可以抑制脑突触体释放谷氨酸，不影响大鼠脑皮层神经细胞内钙离子浓度。丹酚酸 A 可以降低由心肌缺血再灌注引起的室颤发生率，减少乳酸脱氢酶从细胞中漏出，降低缺血心肌组织中丙二醛的含量。

（张东明）

mídiéxiāngsuān

迷迭香酸（rosmarinic acid）

从迷迭香 *Rosmarinus officinalis* 等植物中分离得到的一种水溶性的酚酸类结构的天然药物，结构式见图。迷迭香酸在该类天然药物中占有独特的地位，这归咎于它所具有的复杂而特殊的结构以及重要的药理作用，特别是抗氧化和抗炎作用。

简史 迷迭香酸是由意大利化学家斯卡尔帕蒂（Scarpati）和奥里恩特（Oriente）于 1958 年首次从迷迭香 *Rosmarinus officinalis* 分离得到，并根据其植物名称，取名为迷迭香酸。1970 年埃利斯（Ellis）首次应用放射性同位素标记法确定了苯丙氨酸和酪氨酸是迷迭香酸生物合成的前体；1990年 Rao 发明了用酶化学方法合成迷迭香酸的专利，在迷迭香酸合成酶的催化下，使羟式二羟基苯丙氨酸和咖啡酸-CoA 合成迷迭香酸。1996 年西奥菲尔（Theophil E）采用脂肪酶拆分中间体胡椒

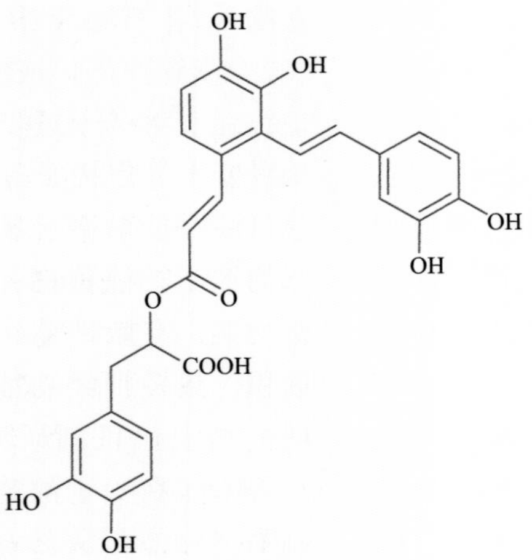

丹酚酸A

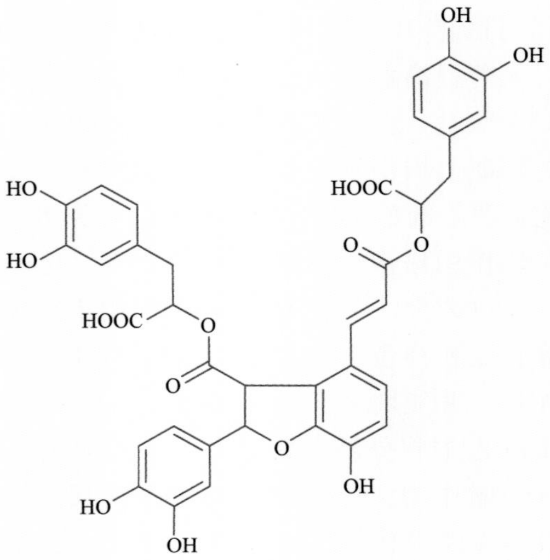

丹酚酸B

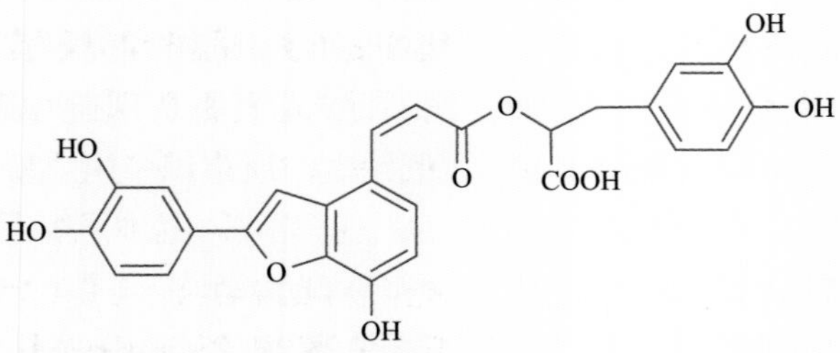

丹酚酸C

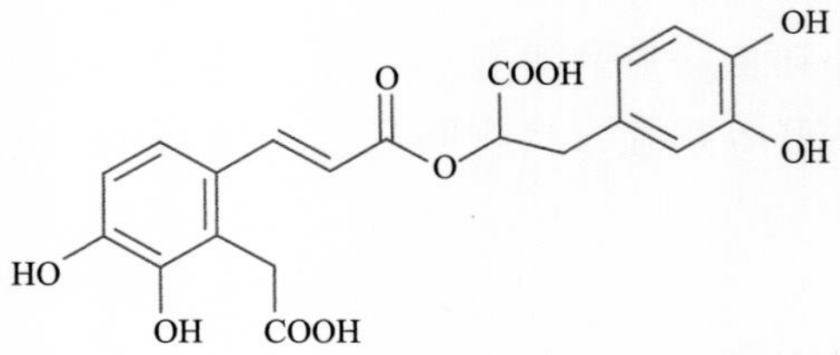

丹酚酸D

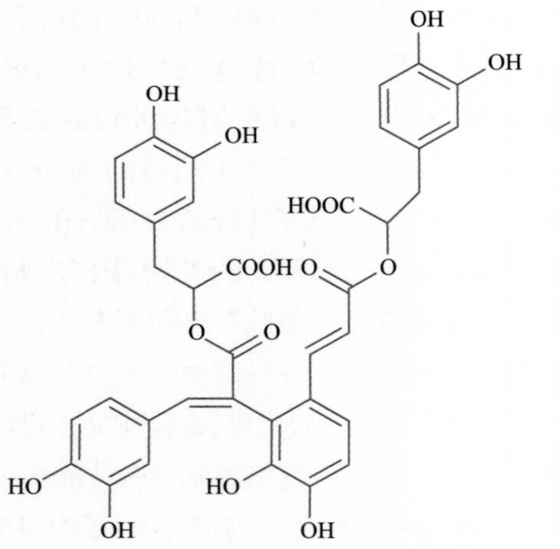

丹酚酸E

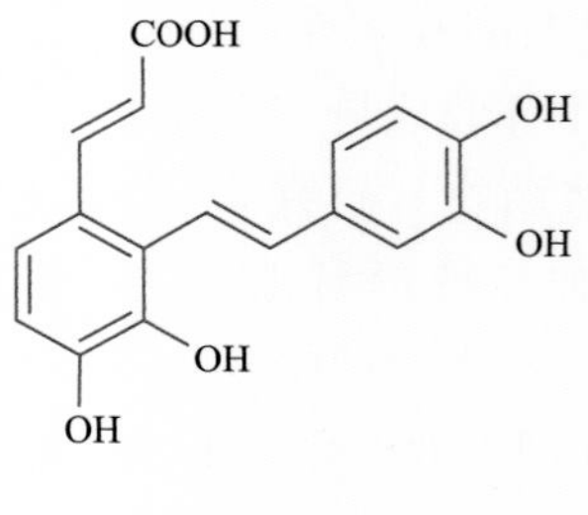

丹酚酸F

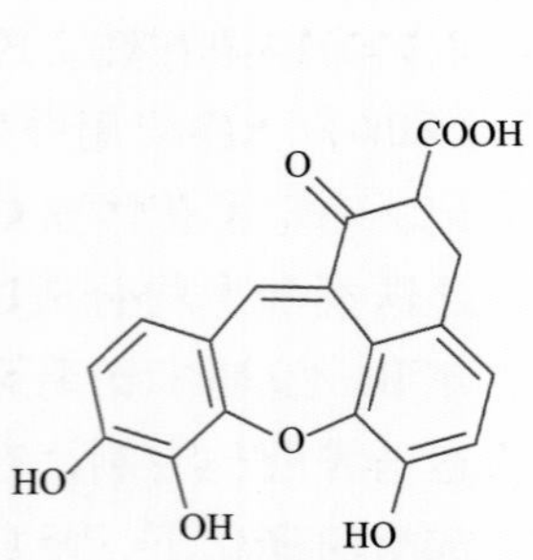

丹酚酸G

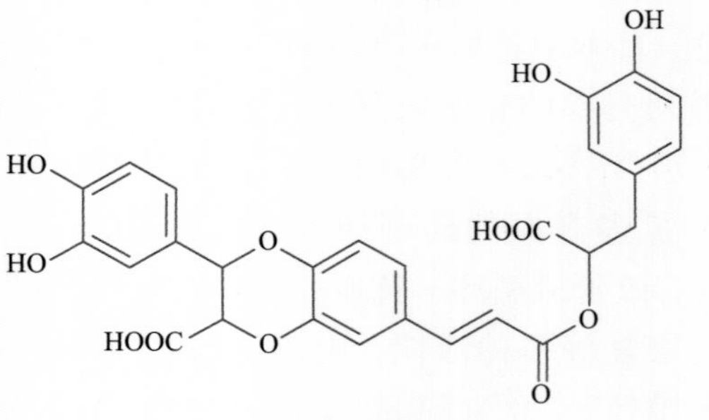

丹酚酸J

图　总丹酚酸结构式

图　迷迭香酸结构式

基苯丙乳酸烯丙基酯，进一步得到了旋光性的（+）-迷迭香酸。1997年达维（Davi EB）以（*S*）-酪氨酸为原料用纯粹的化学方法合成了具有旋光性的（*S*）-（-）-迷迭香酸。

化学名称、性状、理化性质　迷迭香酸化学结构的系统命名为：[*R*（*E*）] *α*-[[3-(3,4-二羟基苯基)-1-氧代-2-丙烯基]氧基]-3,4-二羟基苯丙酸，分子式是 $C_{18}H_{16}O_8$，易溶于水及乙醇水溶液，不溶于油脂、无水乙醇，具有很强的抗氧化能力，其抗氧化能力高于维生素 E。与类黄酮相比，迷迭香酸具有更高的抗氧化活性，可能是由于其 A 环、B 环上的邻位羟基上的氢原子的脱离能力，氢原子的不断脱离最终将形成半醌或醌的结构。B 环和 A 环具有相似的活性，但是 B 环上比 A 环有更强的电子捐献能力，A 环上氢原子脱离后形成的自由基比 B 环更稳定。有两个因素决定抗氧化活性的大小：①基态分子的脱氢原子能力。②形成的自由基的稳定性。A 环和第 9 个碳原子基本处于同一水平面上（$\theta_{7,8,09}=175.7°$），这样就能形成一个大的共轭系统。但是 B 环和第 9 个碳原子不在同一水平面上（$\theta_{9,10,11,13}=63.5°$），而第 11 个碳与 B 环之间的扭转角就更大了（$\theta_{1,13,11,12}=124.9°$）。第 11 个碳的 sp^3 轨道使得整个分子处于不同水平面上，从而 A 环和 B 环之间的联系性不大。而且 A 环和 B 环上的邻羟基之间的氢键都很弱。两个氢键分别是 2.112 Å 和 2.124Å。邻羟基之间的氢键可以稳定分子结构，减弱氢原子的脱离能力；另外，氢原子脱离后形成的自由基可形成很强的分子内氢键，使得反应更容易发生。总之，迷迭香酸的主要活性基团是 A 环和 B 环上的邻羟基，其抗氧化活性主要体现在氢原子的脱离，进而形成半醌和醌结构。而且 2 个环上的氢原子脱离能力基本上一样。另外，双键（$C_7=C_8$）和 C=O 形成一个共轭系统，该共轭系统可以分散电子云，容易形成 O_2^- 自由基。总之，迷迭香酸的邻二酚羟基是清除自由基活性的物质基础，且 C-3 位的共轭双键具有增效作用。

药物来源　迷迭香酸在植物中分布广泛，从高等双子叶植物到低等苔藓类、蕨类植物都有报道。但主要存在于唇型科和紫草科植物中。拉迈松（Lamaison）等对唇形花科中 28 个属 100 种植物进行了迷迭香酸的检测，发现所有被检测的 Saturojoidae 亚科植物都含有迷迭香酸。中国台湾学者对唇形花科的 72 种植物和 16 种来自于唇形花科植物的生药进行了迷迭香酸的研究，发现雪见草 *Salvia plebeta* R. Br. 植物叶中的迷迭香酸含量高达 17.03%，并且发现唇形花科鼠尾草属植物地上部分含量高于地下部分。另外，利用植物细胞和组织培养液也可大量生产迷迭香酸。

临床应用及毒性　迷迭香酸具有很强的抗炎活性，1991 年德国纳特曼（Nattermann）公司把它作为抗炎、镇痛、解毒药投放市场。此外，尚雁君等发现迷迭香酸对黄嘌呤氧化酶有较强的抑制作用，从而显著抑制尿酸生成。益冈（Masuoka N）等也报道迷迭香酸对黄嘌呤/黄嘌呤氧化酶有竞争性抑制，从而降低尿酸。提示迷迭香酸可能发展成防治高尿酸血症和痛风的药物。另外，迷迭香酸是一种天然抗氧化剂。具有抗炎、抗氧化、消除自由基作用与免疫抑制等多种药理作用。自由基的生成与许多疾病密切相关，诸如衰老、心脏病、动脉硬化、过敏、阿尔茨海默病、冠心病及癌症等。因此，迷迭香酸具有非常广阔的应用前景，可用作治疗自由基引起的多种疾患。截至 2016 年，还没有有关迷迭香酸的毒性文献报道。

（张东明）

róuzhìlèi yàowù

鞣质类药物（tannins drug）
由多个具有酚羟基的芳环结构单元组成的能够与蛋白产生反应，使生皮成革的复杂多酚化合物类结构的药物。

结构类型　该类药物主要有以下两种结构类型：即可水解鞣质和缩合鞣质。可水解鞣质由酚酸和多元醇通过苷键或酯键形成，根据鞣质水解所得酚酸的不同，又可将其分为没食子鞣质、鞣花鞣质、咖啡鞣质等。根据可水解鞣质所含多元醇或糖的种类的不同，可分为金缕梅鞣质、奎尼酸鞣质等，根据可水解鞣质所含多元醇核（通常是葡萄糖）数目的不同，又可将水解鞣质分为单元体、二聚体、三聚体和四聚体等。

缩合鞣质是以黄烷-3-醇为单元构成的缩合物，它们之间是以碳-碳键连接，故不易水解，而且由于有空间位阻的存在，使分子具有较大的构象稳定性。依照组成单元排列形式的不同，可将其分为直链形缩合鞣质和支链形缩合鞣质。

药物来源　鞣质类药物广泛分布在药用植物中，如蓼科大黄属的大黄，蔷薇科地榆属的地榆，木贼科的木贼，牻牛儿苗科老鹳草属的老鹳草，使君子科诃子属的诃子，杜仲科的杜仲等。另外，没食子、五倍子、红酒、咖啡、茶叶也是鞣质类化合物的重要来源。

化学结构特点及生物活性
鞣质类药物根据其结构特点可分成可水解鞣质和缩合鞣质结构。可水解鞣质由酚酸和多元醇或糖通过苷键或酯键形成，故可被酸、碱或酶催化水解，根据可水解鞣质所产生的酚酸的种类，又可将其分为没食子酸鞣质（图1）和鞣花酸鞣质二类。没食子酸鞣质水解后产生没食子酸（棓酸）；鞣花酸鞣质水解后产生鞣花酸或其他与六羟基联苯二酸有生源关系的物质。作为鞣质分子核心的多元醇种类很多，如葡萄糖、金缕梅糖、果糖、木糖、奎尼酸、莽

草酸等，其中最常见的是 d-葡萄糖。缩合鞣质是由羟基黄烷类化合物以碳-碳键相连缩合而成，不能被水解，在强酸的作用下，易发生聚合，产生暗红棕色沉淀。组成缩合鞣质最重要的单元是黄烷-3-醇（图2），具有 C_6—C_3—C_6 的结构特征，其中最常见的是儿茶素、棓儿茶素类。

由于鞣质类药物含有多个酚羟基，使其在机体内具有以下普遍的特性：①可与机体内铁、钒、锰、铝和钙等金属离子形成复合物，影响这些离子参与的氧化还原反应和与之结合的生物大分子的活性。②芳香环上的酚羟基是抗氧化活性基团，具有抗氧化和捕获自由基的能力，有助于提高机体的免疫能力。③可改变一些生物酶活性中心的构象达到抗菌和抑制一些酶的生物活性。因此，鞣质类药物具有较强的抗病毒，抗菌、抗肿瘤和保护血管等作用。可水解鞣质结构药物中典型结构是五倍子鞣质，又称单宁酸。缩合鞣质结构药物中典型结构是茶多酚。

制备技术及分析方法　鞣质类结构药物具有来源丰富，结构类型多样，药理活性显著，毒性低等特点，众多国内外学者针对该类药物的提取分离与化学合成工艺，药效学和作用机制开展了大量研究。该类成分常用的制备方法有溶剂萃取法、离子沉淀法、树脂吸附分离法、超临界萃取法

以及膜分离法。分析测定方法有用于总鞣质的蛋白质沉淀法、金属络合法等；以及用于单体鞣质药物的反相高效液相色谱法、高效毛细管电泳色谱法以及薄层扫描测定法。对于小分子的鞣质已经能够化学合成，对于聚合型的鞣质药物仍然是从天然产物中获得。鞣质类药物的药理活性较广泛，包括抗菌消炎，收敛止血，抗氧化，抗动脉粥样硬化抗病毒，抗肿瘤，保护肝脏和免疫调节等作用。

临床适应证及应用　鞣质类药物在临床上主要用于外伤出血，皮肤湿烂，自汗盗汗，便血痔血；五倍子鞣质制成软膏外用具有收敛止血作用；与蛋白质相结合制成鞣酸蛋白，内服用于治疗腹泻、慢性胃肠炎及溃疡。此外，五倍子鞣质还是药物棓丙酯的重要原料。鞣质类化合物具有很强的抗氧化和自由基清除活性，可作为食品添加剂用于动植物油脂的抗氧化；在化妆品行业可制成保湿剂和美白剂，还可制成祛臭剂，染发剂等。

（张东明）

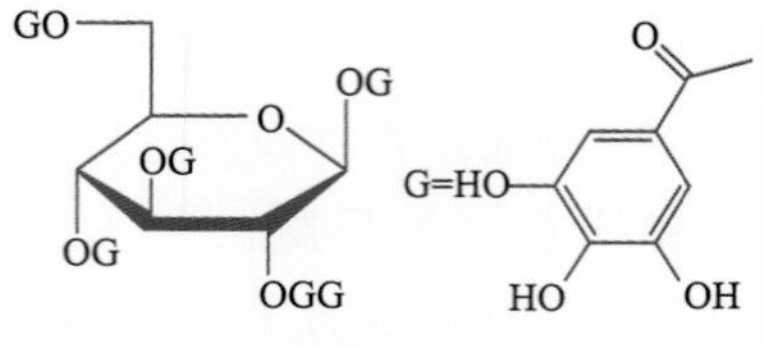

biǎomòshízǐérchásù mòshízǐsuānzhǐ
表没食子儿茶素没食子酸酯
（epigallocatechin gallate，EGCG）
又名茶儿茶素，是从绿茶中分离得到的一种儿茶素类结构的天然药物，结构式见图。它是绿茶中儿茶素类化合物的代表之一，有较强的生物活性，主要有抗氧化和抗肿瘤作用，并且作为美白、抗衰老成分被广泛用于护肤产品中。

简史　品茶是一种文化标志，在中国，古老的茶文化有着深厚的底蕴。全世界都将茶作为营养保健之佳品，这也吸引了学者们对茶药效的研究。而有关茶的化学研究报道，则起源于19世纪初

图1　没食子酸鞣质结构式

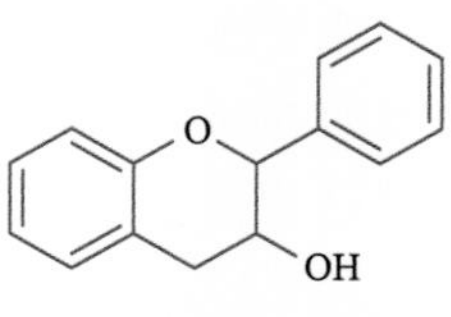

图2　黄烷-3-醇结构式

图　表没食子儿茶素没食子酸酯结构式

期，茶中主要化学成分之一的表没食子儿茶素没食子酸酯是从绿茶中提取得到。早在 1821 年，伦杰（Runge）从儿茶中分离得到儿茶素，到了 1920 年，即在发现儿茶素之后的 100 年，弗罗伊登伯格（Freudenberg）确定了儿茶素的结构式是黄烷-3-醇。之后，表没食子儿茶素没食子酸酯的结构也得以确证。

化学名称、性状、理化性质 表没食子儿茶素没食子酸酯化学名称为：（2R, 3R）-2-（3, 4, 5-三羟基苯基）-3, 4-二羟基-1（2H）-苯并吡喃-3, 5, 7-三醇-3-（3, 4, 5-三羟基苯酯），英文化学名称（2R, 3R）-2-（3, 4, 5-trihydroxyphenyl）-3, 4-dihydro-1（2H）-benzopyran-3, 5, 7-triol-3-（3, 4, 5-trihydroxybenzoate），是黄烷-3-醇与没食子酸在 3 位形成的酯类化合物。表没食子儿茶素没食子酸酯为白色固体，无气味，有刺激性；难溶于水，较易溶于丙酮、甲醇和乙醇等有机溶剂；在中性和弱酸性条件下相对稳定；在碱性条件下不稳定，容易发生水解反应，游离出没食子酸。

药物来源 表没食子儿茶素没食子酸酯的主要来源是茶叶。茶叶系山茶科（Theaceae）植物茶

树 *Camelliasinensis* 的幼芽嫩叶。茶叶的资源非常丰富，使生产儿茶素或表没食子儿茶素没食子酸酯的原料能够得到保证。可用硅胶干柱色谱法从绿茶粗提物中进一步分离纯化得到表没食子儿茶素没食子酸酯，操作简单，其得率也很高，实为一种较为理想的分离方法。聚酰胺色谱法和大孔吸附树脂法也是制备表没食子儿茶素没食子酸酯类成分的常用手段。

对表没食子儿茶素没食子酸酯不对称全合成的研究，策略是利用沙普利斯（Sharpless）不对称双羟化制备反应前体，然后通过分子内和分子间的光延（Mitsunobu）反应成键，并同时实现构型转化引入手性中心来完成（-）-表没食子儿茶素没食子酸酯的骨架结构，避免了文献中通过保护-脱保护，氧化-还原的方法来构筑手性中心的冗长步骤。2001 年，尚（Chan TH）等人报道了表没食子儿茶素没食子酸酯的首次不对称全合成过程。他们用酸催化的傅里德-克拉夫茨（Friedel-Crafts）烷基化反应使化合物 1 和苯烯丙醇 2 偶联得到化合物 3，然后再经过沙普利斯不对称双羟化（AD-mix-α），原甲酸三乙酯［CH（OEt）₃］保护邻二羟基，双分子亲核取代（SN₂）关环，戴斯-马丁（Dess-Martin）氧化以及用三仲丁基硼氢化锂［L-selectride；LiB［CH（CH₃）C₂H₅］₃H］不对称还原等主要步骤完成了（-）-表没食子儿茶素没食

子酸酯的全合成。

全合成或半合成方法的建立是研究表没食子儿茶素没食子酸酯构效关系的关键。尚（Chan TH）研究组首先手性合成了表没食子儿茶素没食子酸酯的 4 个立体异构体，通过与表没食子儿茶素抑制蛋白酶体（proteasome）活性比较，发现表没食子儿茶素没食子酸酯的酯键是抑制蛋白酶体活性的重要药效团。大卫（David MS）和窦庆平等建立了此类黄烷醇化合物抑制蛋白酶体活性的嵌合（docking）模型。嵌合模型揭示 A 环结合酶的疏水部分，已合成的化合物的活性证明在 A 环 8 位有苄基取代使活性提高。A 环两个羟基与酶有氢键结合。B 环和 G 环位于亲水区，分别有两个羟基与酶有氢键作用。

临床应用及毒性 表没食子儿茶素没食子酸酯是一种高效、无毒的抗氧化剂，科学研究发现具有很广泛的药理活性：①抑制肿瘤的生长。②清除自由基抗氧化的作用。③抑制肝脂和胆固醇的增长。④表没食子儿茶素没食子酸酯能有效减少牙本质龋进展过程中胶原的降解，从而阻止牙本质进一步的龋坏。⑤表没食子儿茶素没食子酸酯抗获得性人类免疫缺陷综合征的作用。⑥缺血再灌注损伤保护作用。⑦表没食子儿茶素没食子酸酯能够减低阿米卡星诱导的大鼠耳蜗螺旋神经元的凋亡，对听功能、耳蜗螺旋神经元有很好的保护作用。⑧对痢疾、伤寒、金黄色葡萄球菌等细菌也有极强的抑制作用，其抗菌能力比乙醇强 100 倍。

（张东明）

cháduōfēn

茶多酚（tea polyphenols） 又名茶鞣质或茶单宁，一类组成复

杂，分子量不同，性质与结构差异很大的多酚类化合物的混合体，是茶叶中主要的化学成分，约占茶叶干重的 18%～36%。茶多酚主要成分为儿茶素类（黄烷醇类）、黄酮、黄酮醇类、花青素类、酚酸、缩酚酸类及聚合酚类（图）。其中儿茶素类化合物为茶多酚的主体成分，约占茶多酚总量的 65%～80%。茶多酚是研究最广泛、最深入的天然产物之一，茶多酚具有很强的生理活性，已经广泛应用于医药、日化、食品等领域，成为一种非常重要的药用原料、日化及食品添加剂。

简史 茶在中国有上千年的饮用历史，历代药书中均有茶叶入药的记载。1956 年美国学者哈曼研究发现，人体内的自由基使正常生理生化过程衰退或紊乱，导致衰老和各种疾病的发生。这一重大发现被各国科学家认可，从而创立了自由基生物学与医学这一前沿学科，许多生物学家与医学家至此开始研究和寻找能够清除自由基的物质，让人类从根本上远离疾病和痛苦。1995 年，自由基生物学创始人哈曼教授获诺贝尔生理学或医学奖。当国外众多科学家纷纷投入寻找清除自由基物质的研究时，中国学者杨贤强教授经过近半个世纪的探索和研究，成功地从有着千年科学文化积淀的茶叶中找到了天然的、高效的自由基清除剂，茶叶精华——茶多酚。

中国国家药品监督管理部门审批的保健食品功能有 27 项，其中茶多酚的功效至少具有 16 项。茶多酚是第一个成为美国处方药的中草药：2006 年 10 月，美国食品药品管理局（FDA）批准茶多酚作为新的处方药，用于局部（外部）治疗由人类乳头瘤病毒引起的生殖器疣。这是美国食品药品管理局根据 1962 年药品修正案条例首个批准上市的植物（草本）药。

化学名称、性状、理化性质 茶多酚在常温下呈灰白色粉末或结晶，易溶于水和含水乙醇，微溶于油脂；稳定性强，在 pH 值 4～8 时均能保持稳定。茶多酚中含量较高的组分为（-）-表儿茶素（EC）、（-）-表儿茶素没食子酸酯（EGC）、（-）-表没食子儿茶素（ECG）、（-）-表没食子儿茶素没食子酸酯（EGCG），其中 EGCG 的含量最高，茶多酚主要成分的结构式见图。1989 年茶多酚被中国食品添加剂协会列入 GB2760-89 食品添加剂使用标准，1997 年列为中成药原料。

药物来源 茶多酚的主要来源是茶叶。茶叶系山茶科（Theaceae）植物茶树 *Camelliasinensis* 的幼芽嫩叶。根据茶叶的加工不同又可分为绿茶、红茶和乌龙茶等。从茶叶中制备茶多酚的传统方法主要分为 3 类：①溶剂提取法。将茶叶用极性溶剂浸渍，然后把浸取液进行液-液萃取分离，最后浓缩得到产品。工业化生产主要采用此法。产品收率 5%～10%，产品纯度为 80%～98%。所用溶剂有己烷、乙醚、丙酮、乙醇及乙酸乙酯等。该法生产成本高，且易造成污染。②离子沉淀法。用金属沉淀茶多酚，使其与咖啡因分离，该方法使用了对人体有毒的重金属作沉淀剂，所以，用该法生产的产品难达到食品和医药行业的要求。③柱色谱分离制备法。此项技术的关键是柱填充料和洗脱溶剂选择。以上传统方法均普遍存在一些问题和弊端，产品无法在安全性、价格和纯度方面全部满足食

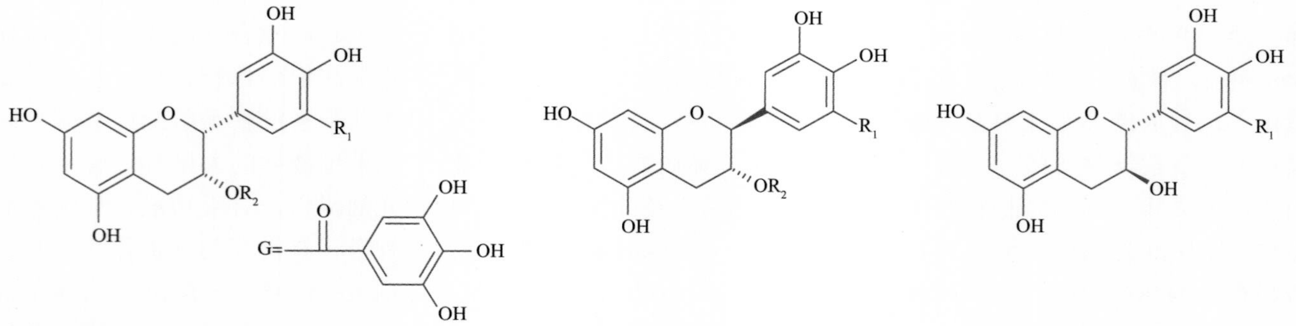

（-）-表儿茶素：$R_1=R_2=H$
（-）-表没食子儿茶素：$R_1=OH$，$R_2=H$
（-）-表儿茶素没食子酸酯：$R_1=H$，$R_2=G$
（-）-表没食子儿茶素没食子酸酯：$R_1=OH$，$R_2=G$

（-）-儿茶素：$R_1=R_2=H$
（-）-没食子儿茶素：$R_1=OH$，$R_2=H$
（-）-儿茶素没食子酸酯：$R_1=H$，$R_2=G$
（-）-没食子儿茶素没食子酸酯：$R_1=OH$，$R_2=G$

（+）-儿茶素：$R_1=H$
（+）-没食子儿茶素：$R_1=OH$

图 茶多酚主要成分的结构式

品添加剂和医药行业的要求。针对这些问题，开发出将超临界CO_2萃取技术与传统提取、浓缩和萃取技术相结合，制备高纯度茶多酚新工艺。该工艺既提高了茶多酚的纯度和得率。又符合工业化生产对原料、溶剂使用、制作路线、生产过程安全性和产品颜色、产率、纯度诸方面的要求，有利于茶多酚更有效地在医药和食品工业中应用。

临床应用及毒性　从临床上，茶多酚的应用与清除自由基及纤溶系统功能障碍等病因有关，因为茶多酚对活性氧自由基有强大清除力，能提高细胞抗氧化能力，保护或改善造血功能，调节机体免疫功能，降低血脂及血液黏度。故使用茶多酚就可收到良好治疗效果。

茶多酚可用于：①免疫功能紊乱或降低的疾病。如银屑病、白癜风、胶原性病（SLE. 硬皮病）、皮炎、湿疹、病毒或细菌性疾病等。②与清除自由基有关的疾病。色素性疾病（黄褐斑、继发性色素沉着症）。③提高肿瘤患者的免疫功能。④用于心血管疾患（冠心病、早搏），白细胞、血小板减少症。⑤有助于美容护肤。

茶多酚对小鼠和大鼠的急性毒性和慢性毒性实验结果为，茶多酚半数致死量为 2.499 克/千克。动物长期服用茶多酚未出现体重、血常规、肝肾功能及脏器组织的毒性变化。这表明茶多酚属低毒性，对大鼠每天 0.8 克/千克的剂量相当于成人用量的 100 倍以上，提示临床用药量是安全的。在茶多酚对家犬的长期毒性反应实验中，给药后观察动物的心电图、血尿常规、血脂、血糖、凝血时间等指标，结果显示用药前、服药中、停药后，各项指标

均未见异常，用药前后比较无显著性差异，说明茶多酚未表现有长期毒性。

（张东明）

tèlǐmǎsù I

特里马素 I（tellimagrandin I）

从大穗杯花、核桃、山茱萸、石榴等植物中分离得到的一种鞣花酸鞣质类结构的化合物，结构式见图 1。它是由六羟基联苯二甲酰基（HHDP），没食子酰基和 α（β）-D-葡萄糖构成的多元醇酯，具有抗肿瘤、抗病毒等生物活性。

化学名称、性状、理化性质　特里马素 I 的化学名称为 2,3-二没食子酰基-4,6-六羟基联苯二甲酰基-D-吡喃葡萄糖苷（2,3-di-gallyl-4,6-hexahydroxydiphenoyl-D-glucopyranose）。六羟基联苯二甲酰基（HHDP）片段连接在葡萄糖的 4,6-位，构型为 S 型，葡萄糖大环内酯结构。葡萄糖为 $^4C_1$ 构象，可以是 α-d-吡喃葡萄糖或 β-d-吡喃葡萄糖，因此，特里马素 I 是具有端基异构的混合物。特里马素 I 是白色晶体，无味，熔点 180~184℃，在强酸性和碱性条件下不稳定，在酸性条件下加热可水解成六羟基联苯二甲酸、没食子酸和葡萄糖。

药物发现历史　1976 年科尔内留斯（Cornelius）等从大穗杯花 Tellima grandiflora 的丙酮提取物中分离得到了特里马素 I，其结构通过核磁共振谱结合水解产物比对而确定。分子中含有的六羟基联苯二酸的绝对构型是在 1980 年通过其旋光值与五味子素（shizandrin）转化物的旋光值比较加以确定。1981 年又从山茱萸 Cornus officinalis Sieb. et Zucc 果实中分离得到了特里马素 I，将其比旋光值与六羟基联苯二甲酸的比旋光值相比较，确定分子中的六羟基联苯二甲酰基为 S 构型。

药物来源　特里马素 I 广泛存在于多种含鞣花酸鞣质的药用植物中，已从石榴科（Punicaceae），桃金娘科（Myrtaceae）、胡颓子科（Elaeagnaceae）以及木麻黄属 Casuarina，旌节花属 Stachyurus 的植物中分离得到特里马素 I。另外，从玫瑰花、核桃、喜树等植物中也已经分离得到了特里马素 I，因此可作为这些药用植物质量控制的指标成分。

特里马素 I 可以通过化学合成得到，关键步骤是葡萄糖上羟基酯化的顺序和六羟基联苯二甲酰基中 C—C 键的偶联（图 2）。

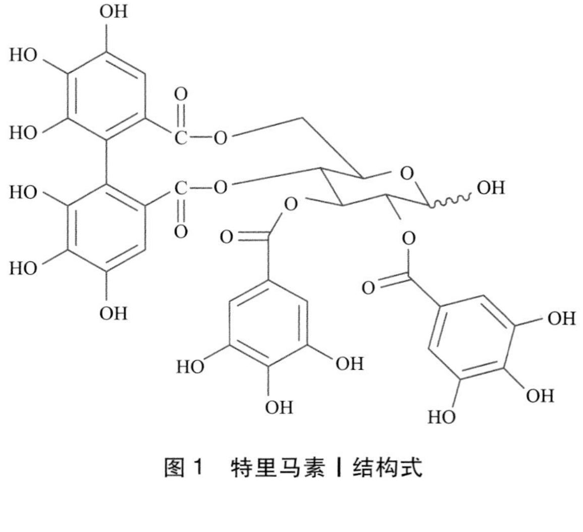

图 1　特里马素 I 结构式

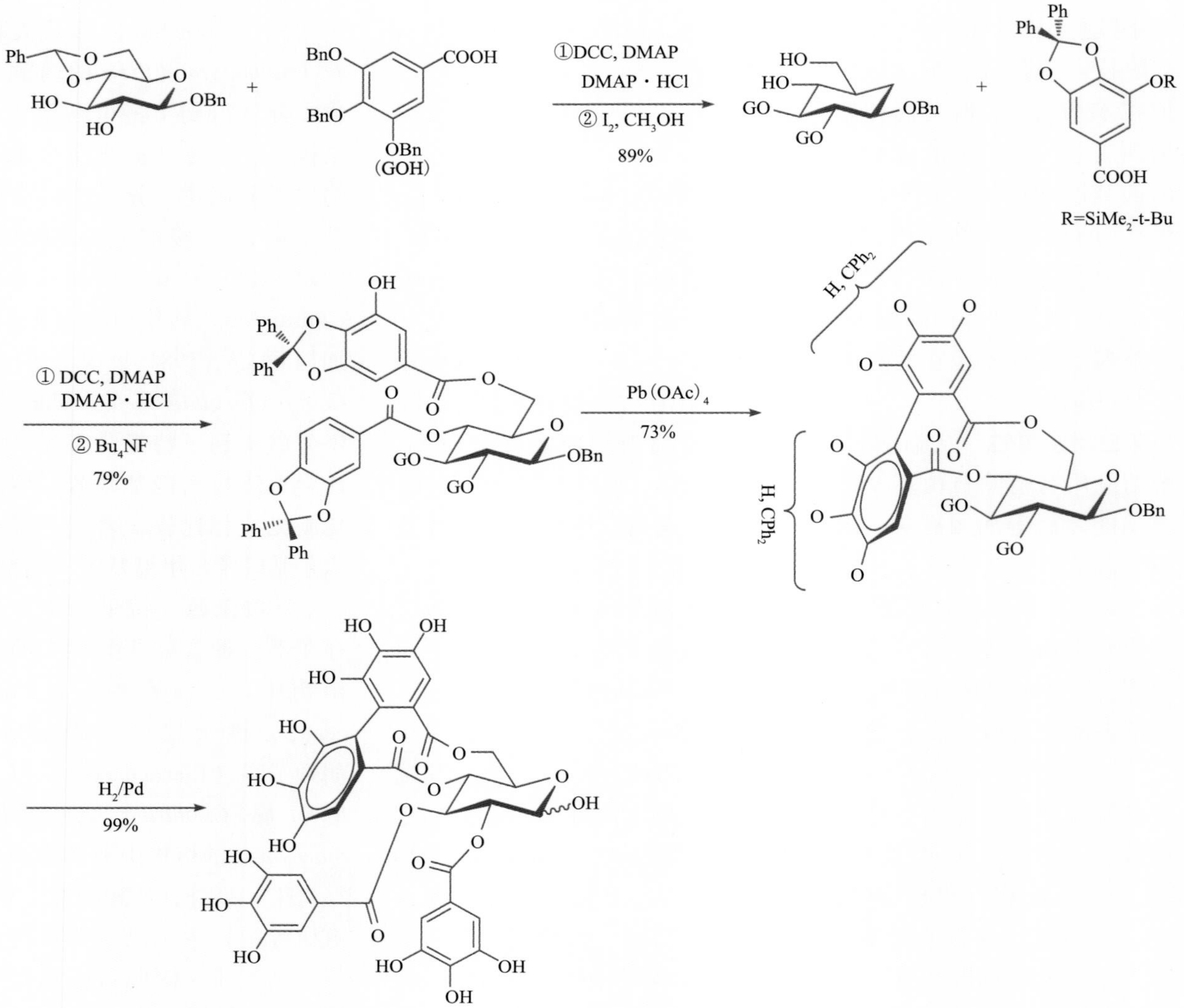

图2　费尔德曼（Feldman）的特里马素Ⅰ的全合成途径

研究发现 Pb（OAc）₄ 是比较合适的氧化催化剂，二苯甲酮是没食子酰基的良好保护基团。费尔德曼（Feldman）等于 1994 年首次报道了特里马素Ⅰ的全合成。该方法考虑了 C—C 偶联反应的区域选择性，在反应中，通过双酯化反应，在 2,3 位引入苄基保护的没食子酰基，而在 4,6 位引入了两个二苯甲酮保护的没食子酰基，后者在 Pb（OAc）₄ 氧化下，两个没食子酰基偶联成六羟基联苯二甲酰基，而苄基保护的没食子酰基在 Pb（OAc）₄ 催化下完全不反应。该反应生成的六羟基联苯二甲酰基基团为 S 构型，且选择性好，但最终产物却仍然是端基异构体 α/β 的混合物，与天然产物的情况相同。

若将葡萄糖的端基进行苄基化保护后，2,3,4,6 位的羟基均用二苯甲酮保护的没食子酸酯化，在 1 当量的 Pb（OAc）₄ 氧化下，4 位和 6 位的没食子酰基偶联得到特里马素Ⅰ，但同时也生成等量的全去保护产物（图3）。改变反应时间或 Pb（OAc）₄ 的用量也不能增加特里马素Ⅰ生成的比例，因此该反应步骤虽少，但是收率较低。

郑（Zheng）等报道了另外一种合成特里马素Ⅰ的方法，即将葡萄糖的 2,3 位用苄基化没食子酸酯化，4,6 位用溴代苄基化没食子酸酯化后，在活泼锌和 CuBr 的作用下，后者发生脱溴偶联得到六羟基联苯二甲酰基，其中 α/β 异构体比例为 2.2∶1（图4）。

生物活性和应用　生物活性研究显示，特里马素Ⅰ具有抗肿瘤、抗病毒、抗菌、肝损伤保护等药理活性，截至 2016 年尚未开发成临床使用的药物。

含有特里马素Ⅰ单元的鞣质具有不同程度的抗肿瘤活性。特

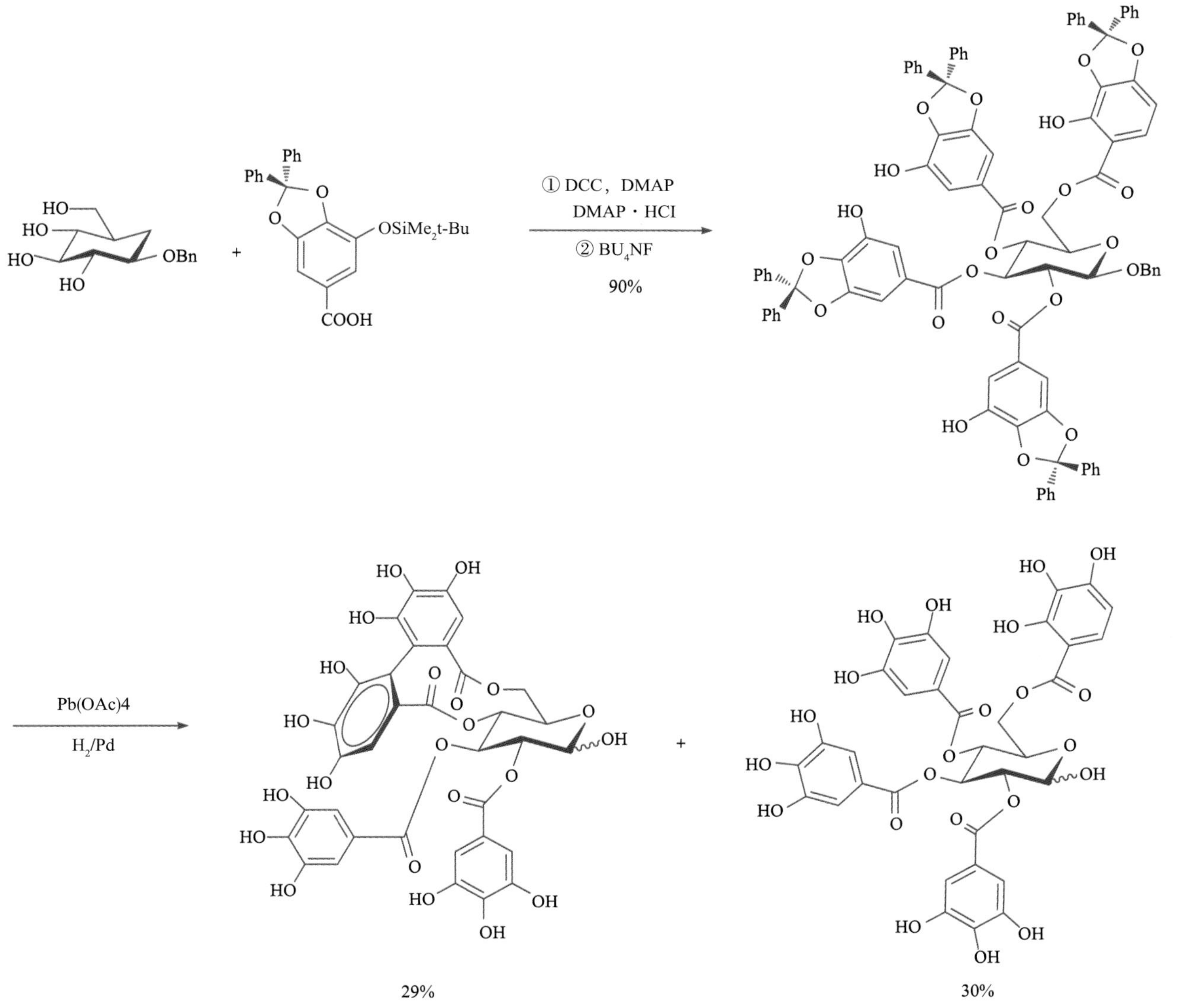

图3　将葡萄糖的端基进行苄基化保护后合成特里马素Ⅰ

里马素Ⅰ在剂量为10毫克/千克时具有抑制小鼠体内恶性毒瘤sarcoma-180的作用，其二聚体月见草素B（oenothein B）抑制肿瘤活性增强，但随着化合物中特里马素Ⅰ单元的增加，例如月见草素 aoenothine A，woodfordin E，其抗肿瘤作用减弱。

特里马素Ⅰ可在体外抑制单纯疱疹病毒对宿主细胞的侵袭，同时也可抑制小鼠体内白血病病毒感染细胞的DNA反转录活性。从玫瑰花中提取的特里马素Ⅰ，对丙型肝炎病毒（HCV）中E1E2

蛋白的抑制呈剂量依赖性，可有效阻止病毒对宿主的侵袭，其半抑制浓度（IC$_{50}$）为1.7微摩尔/升。比较与其结构相似的天然产物或合成产物发现，六羟基联苯二甲酰基的桥环结构和2,3位的两个没食子酰基均可增强特里马素Ⅰ对丙型肝炎病毒的抑制作用。

特里马素Ⅰ可抑制丁酸和氯化血红素诱导的K562细胞中的血红蛋白生成，其半抑制浓度分别为3微摩尔/升和40微摩尔/升。在丁酸诱导的K562细胞中，特里马素Ⅰ可抑制乙酰胆碱酯酶和血

型糖蛋白A等红细胞分化因子的生成。因此，特里马素Ⅰ有抑制红细胞和巨核细胞的生成和分化的作用，因此，有可能影响一些药物的抗肿瘤效果和造血体统。

特里马素Ⅰ可有效降低内酰胺对耐甲氧西林的金黄色葡萄球菌的有效抑制浓度，同时也可降低四环素对耐甲氧西林的金黄色葡萄球菌的有效抑制浓度，因此可增强抗菌药物的作用效果。特里马素Ⅰ可抑制抑制肾上腺素引起的脂肪分解，碳酸酐酶抑制率半抑制浓度为0.32微摩尔/升，

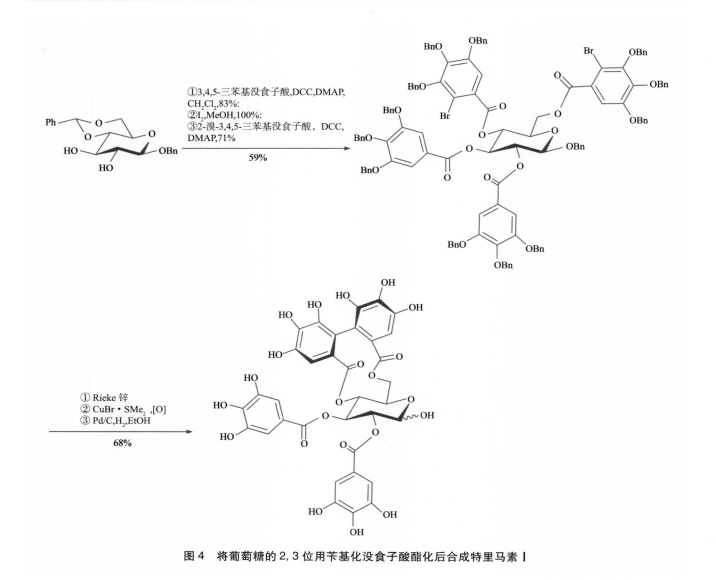

图4 将葡萄糖的2,3位用苄基化没食子酸酯化后合成特里马素Ⅰ

该作用可能与分子中六羟基联苯二甲酰基有关。从核桃中分离的特里马素Ⅰ在浓度10微克/毫升时抑制了66.7%的四氯化碳诱导的肝细胞损伤，在100微克/毫升时，可完全抑制肝细胞损伤。而1~100微克/毫升的特里马素Ⅰ可以增强乙酰辅酶A氧化酶1（ACOX1）等的表达，加快肝过氧化物酶体脂肪酸β-氧化，因此，特里马素Ⅰ可能是核桃保肝、降血脂作用的有效成分之一。

（张东明）

lǎoguàncǎosù

老鹳草素（geraniin） 从传统草药老鹳草中分离得到的具有鞣质类结构的一种天然药物。结构式见图，由于老鹳草素复杂而特殊的结构，通常在水溶液中是以一对互变异构体存在，以及具有抗肿瘤和抗病毒作用而引起人们的关注。

简史 1976年日本学者奥田拓南等从牻牛儿苗科老鹳草属植物 *Geranium thunbergii* Sieb et Zucc. 中分离得到，1977年发现它在溶液中是以互变异构体的形式存在，发现它对脂质过氧损伤具有明显的抑制作用和肿瘤细胞毒活性，还有较好抑制单纯疱疹病毒对宿主细胞的侵袭作用。以老鹳草素为主要成分的一些制剂，

如老鹳草软膏、复方老鹳草浸膏、老鹳草凝胶剂以及老鹳草颗粒剂已广泛应用于临床。

化学名称、性状、理化性质
老鹳草素是由一种黄色结晶性化合物构成，这种化合物被命名为geraniin。老鹳草素的结构通过其分解产物与衍生物结构的鉴定而确定。加水分解时，老鹳草素分解为没食子酸、六羟基联苯二甲酸、鞣花酸、柯里拉京、云实酸和云实素；因此在化学结构上老鹳草素属于可水解鞣质中的鞣花鞣质，核磁共振谱数据表明其去氢六羟基联苯基（DHHDP）基团中环己烯三酮部分的3个酮基

中有两个处于水合状态，形成偕二醇结构。此外在其光谱测定中发现有变旋现象，原以为这是由于去氢六羟基联苯基基团中 C-1—H 的表异构化所致，但是其后进一步结构研究发现前述发表的结构有误，在此进行了结构修正，在核磁共振重水交换实验中，C-1—H 不被重水交换，可见变旋现象非 C-1—H 所引起。在碳谱中，3 个酮羰基碳（C-4、C-5、C-6）分别给出 191.8 与 194.8、96.3 与 92.3、92.5 与 108.9 两组信号，从而证实老鹳草素在水合后，其结构为一平衡混合物，这一平衡建立于水合形成的五元环和六元环半缩酮之间。

药物来源 最初发现老鹳草素的日本老鹳草 *G. thunbergii*，其主要成分为鞣质，而鞣质的大部分是老鹳草素。在植物化学成分组成中，一种植物的主要成分近于由单一化合物组成的例子不多见。由于老鹳草属多种植物常被作为同效药材使用，对其鞣质成分亦进行了分析，进而又扩展至富含鞣质的多种植物中来。结果表明：在已考察过的老鹳草属植物中，都存在老鹳草素，而且是

其主要成分，其平均含量为干叶的 10%，含量最高的是日本老鹳草为 l2%，这也证实了自古以来同属植物中日本老鹳草在应用中被首选的合理性。对富含鞣质的大戟科也进行了检索，发现老鹳草素在其中也有分布，但其含量明显低于老鹳草。

临床应用及毒性 以老鹳草素为主要成分的一些制剂已广泛应用于临床。贾宁运用老鹳草软膏治疗感染性皮肤病 40 例，总有效率达 95.0%。陈如梅用老鹳草软膏治疗褥疮 21 例，总有效率为 100%。

6 岁以下儿童常被人类肠道病毒 71 感染，引起手足口病，在亚太地区大规模暴发并造成死亡。对肠道病毒 71，临床上没有有效的疫苗或抗病毒药物。杨（Yang）等研究发现，老鹳草素在体内和体外的实验中都显示出了抗肠道病毒 71 的活性。老鹳草素能有效地抑制横纹肌肉瘤细胞中肠道病毒 71 的复制（IC$_{50}$ = 10 微克/毫升）。此外，老鹳草素能是含有致命剂量肠道病毒 71 的小鼠的死亡率降低，同时缓解临床症状，抑制肌肉组织中病毒的复制。这些

结果都表明了，老鹳草素可以作为抗肠道病毒 71 的潜在药物。

康（Kang）等研究发现老鹳草素能使 γ 射线损伤的中国仓鼠肺成纤维细胞（V79-4）恢复。老鹳草素能保护细胞免受辐射可能是通过提高超氧化物歧化酶活性使细胞免受辐射诱导的氧化应激反应，同时减轻细胞损伤。老鹳草素具有明显抑制血小板聚集的功能，降低血小板内钙水平，同时阻抑血小板与中性粒细胞之间的相互作用。

（张东明）

wǔbèizǐróuzhì

五倍子鞣质 （ gallachinensis tannin） 从中药材五倍子为原料提取分离得到的一类具有鞣质类结构的天然药物。结构特点是葡萄糖上的羟基与没食子酸所形成的酯类化合物的混合物，主要成分为 1,2,3,4,6-五-*O*-没食子酰基-β-D-葡萄糖、3-*O*-二没食子酰基-1,2,4,6-四-*O*-没食子酰基-β-D-葡萄糖、2-*O*-二没食子酰基-1,3,4,6-四-*O*-没食子酰基-β-D-葡萄糖、4-*O*-二没食子酰基-1,2,3,6-四-*O*-没食子酰基-β-D-葡

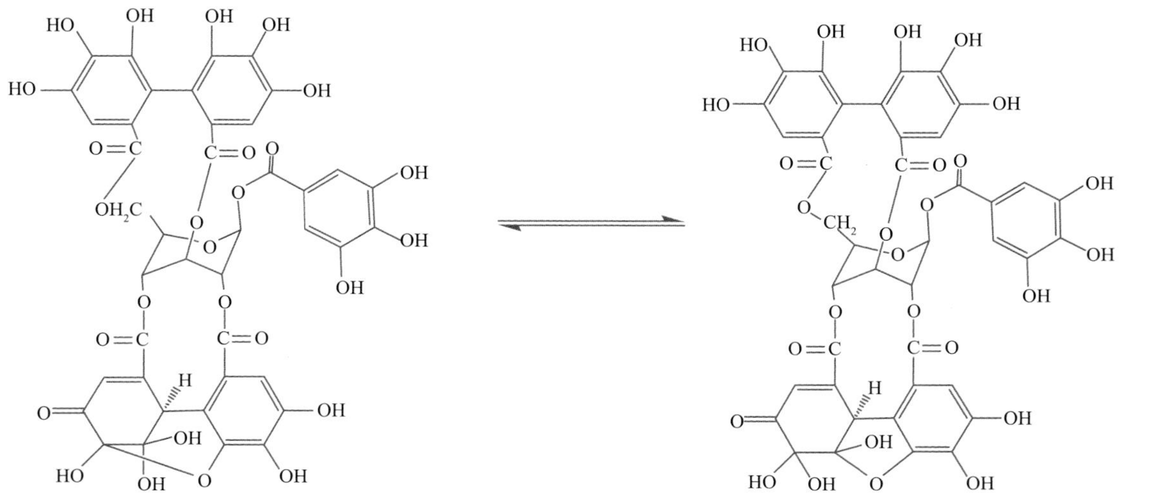

图 老鹳草素结构式

萄糖、2,3-二-*O*-二没食子酰基-1,4,6-三-*O*-没食子酰基-*β*-D-葡萄糖、3-*O*-三没食子酰基-1,2,4,6-四-*O*-没食子酰基-*β*-D-葡萄糖；3,4-二-*O*-二没食子酰基-1,4,6-三-*O*-没食子酰基-*β*-D-葡萄糖、2,4-二-*O*-二没食子酰基-1,3,6-三-*O*-没食子酰基-*β*-D-葡萄糖。该类化合物具有抗菌、抗病毒和收敛止血等作用。

简史 五倍子别名文蛤、百仓虫、木附子、角倍、花倍、菱倍、肚倍、猪角倍、百药煎，《本草纲目》记载五倍子酸、咸、平、无毒，敛肺降火，化痰饮，止咳嗽、消渴等。《开宝本草》曰："五倍子味苦、酸、平、无毒……治瘰痒脓水"。五倍子 *Galla-chinensis* 是中国的森林特产，2010年版《中华人民共和国药典》收载了五倍子，它来源于漆树科植物盐肤木 *Rhuschinensis* Mill.，青麸杨 *Rhus potaninii* Maxim. 或红麸杨 *Rhus punjabensis stew. var. sinica*（Diels）Rehd. et Wils. 叶上的虫瘿，主要有五倍子蚜 *Melaphis chinensis*（Bell）Baker 寄生而形成。秋季采摘，置沸水中略煮或蒸至表面呈灰色，杀死蚜虫，取出，干燥，即得。肚倍呈长圆形或纺锤形囊状，质硬而脆，易破碎，内壁平滑，有黑褐色死蚜虫及灰色粉状排泄物，气特异，味涩；角倍呈菱形，具不规则的钝角状分枝，柔毛较明显，壁较薄。五倍子中的主要有效成分为五倍子鞣质，它是倍酰葡萄糖的混合物，即葡萄糖上的羟基与没食子酸所形成的酯类化合物的混合物，属水解类鞣质。也是最早受到研究的鞣质之一，1910～1930年期间，费歇尔（Fischer）、弗罗伊登伯格（Freudenberg）等著名学者研究了它们的结构式，为水解鞣

质的化学结构勾出了正确的轮廓。到了1982年西泽（Nishizawa）等应用柱色谱与高效液相色谱结合的方法，首次分离得到了多个纯的鞣质化合物并确定了它们的化学结构。现代药理学研究表明，五倍子鞣质具有抗菌、抗肿瘤、抗病毒等广泛的药理作用。

药物来源 五倍子适宜生长在温暖湿润的山区和丘陵，在中国主产区集中在贵州、四川、湖北、湖南、陕西、云南等六省。这些省的五倍子产量约占全国总产量的90%以上。此外，湖南、河南、甘肃、广东、安徽、浙江、江西、福建、山西等地亦产。以角倍的产量为大，肚倍的质量为佳，商品五倍子中角倍类主要分布在长江以南，产量约占全国五倍子总产量的75%。肚倍类主要分布在长江以北，产量约占总产量的20%，倍花类分布比较分散，产量约占总产量的5%。五倍子的鞣质含量很高，最高可达70%以上。1994年林余霖等测定了7种五倍子中的五倍子鞣质含量，角倍为49.01%、肚倍为64.75%、圆角倍为60.75%，其他几种均在40%左右。从五倍子中提取五倍子鞣质的常用方法有水提取法、超临界 CO_2 萃取法、溶剂提取法；纯化的方法有活性炭吸附、大孔树脂吸附、膜分离和离子交换等方法。

临床应用及毒性 五倍子鞣质是药物棓丙酯的重要原料。棓丙酯为90年代开发的具有自主知识产权的已有国家标准的新药。棓丙酯即没食子酸丙酯，曾用名通脉酯、赤芍801。棓丙酯是治疗脑血栓、心绞痛、冠心病的一线药物，治疗支气管哮喘、糖尿病及其并发症辅助用药，已有棓丙酯注射液、注射用棓丙酯冻干粉

针、棓丙酯葡萄糖大输液、棓丙酯氯化钠大输液等多种剂型在中国国内各大医院广泛应用。由于棓丙酯是以没食子酸半合成的化学结构确定的国产天然药物新药，市场前景非常看好。自2002年棓丙酯原料药及制剂药品标准升为国家标准后，已有不少研究单位以棓丙酯原料药为基础开发棓丙酯片剂、棓丙酯胶囊剂、棓丙酯颗粒剂、棓丙酯滴丸剂、棓丙酯微囊剂等固体制剂，以拓宽心血管系统疾病服用人群与使用范围。

五倍子提取物毒性研究表明豚鼠口服20克/千克，未见异常，皮下注射后发生局部腐烂、坏死，动物表现不安、行动迟缓、精神萎靡、不思饮食、呼吸急促，24小时后死亡。五倍子鞣质进入机体后几乎完全被分解为棓酸与焦棓酸，极大量服用则可引起灶性肝细胞坏死。

（张东明）

1, 2, 3, 4, 6-wǔ-*O*-bèixiānjī-*β*-D-pútaotáng

1, 2, 3, 4, 6-五-*O*-棓酰基-*β*-D-葡萄糖

（1, 2, 3, 4, 6-penta-*O*-galloyl-*β*-glucose；pentagalloyl glucose，PGG） 由葡萄糖和5个没食子酰基形成的多元醇酯，也是典型的鞣质类结构的天然药物，结构式见图。它具有很强的抗菌，抗病毒和抗癌等作用，而引起人们的广泛关注。

简史 在1943年由全乙酰化的1, 2, 3, 4, 6-五-*O*-棓酰基-*β*-D-葡萄糖去乙酰化后得到，随后又在水绵、柯子和柳草等天然产物中分离得到了该化合物，也从多种植物中分离得到，关于它的研究工作主要集中在生物活性方面的探索。

化学名称、性状、理化性质 1, 2, 3, 4, 6-五-*O*-棓酰基-*β*-D-葡

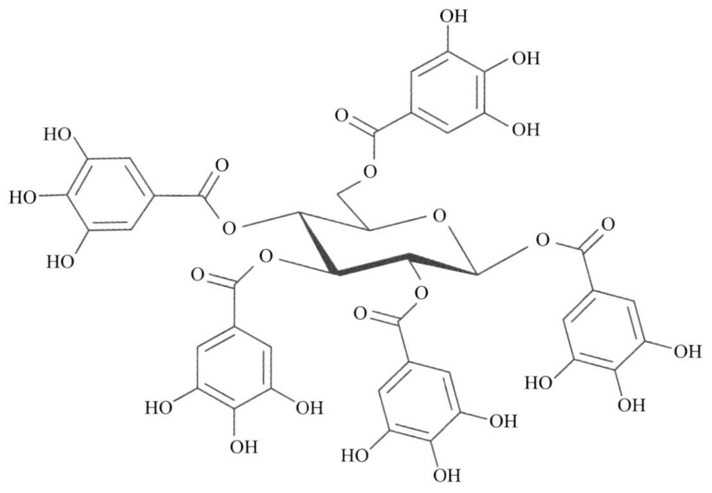

图 1,2,3,4,6-五-*O*-棓酰基-β-D-葡萄糖结构式

萄糖即 1,2,3,4,6-五-*O*-没食子酰基-β-D-葡萄糖。白色粉末，水溶液呈蓝黑色。可溶于甲醇、乙醇、二甲亚砜（DMSO），不用于石油醚、三氯甲烷等低极性溶剂。PGG 的辛醇－水分配系数是 129，明显高于没食子酸、茶多酚等其他多酚化合物，提示 PGG 的疏水性强于没食子酸和茶多酚，可能与其对称结构有关。PGG 在常温下较稳定，但在酸性或碱性条件下易发生部分或完全水解。

药物来源 PGG 广泛存在于多种植物中，已从诃子、染色栎、五倍子、漆树、黄栌、树莓、犬蔷薇、白芍、月见草等植物中分离出来。

PGG 由于结构较为简单，因此其全合成方法也多有报道。如以没食子酸甲酯，氯化苄和 β-D-葡萄糖为原料，通过苄基保护的没食子酸对 β-D-葡萄糖直接进行酯化，得到端基异构的混合物，其中 α/β 比例为 10:11，可通过柱色谱将其拆分，最后脱去苄基得到 PGG。

用酰氯代替酸进行酯化，可获得选择性高的产物。例如以 β-D-葡萄糖为原料，可得到具有高度选择性苄基化保护产物。

临床应用及毒性 生物活性研究显示，PGG 具有抗病毒、抗菌、抗肿瘤、抗氧化等药理作用，生物活性广泛，涉及不同的器官系统，但尚未开发成临床使用的药物。

PGG 对乙型肝炎病毒、人类免疫缺陷病毒都有抑制作用。PGG 可以呈剂量依赖性降低细胞外乙型肝炎病毒水平，浓度达到 4 微克/毫升时对乙肝抗原降低了 25%。没食子酸抗病毒效果较弱，而 PGG 等没食子酰基化合物在抑制乙型肝炎病毒的 DNA 复制方面更有效。另外，PGG 对甲型流感病毒感染前的预孵育和感染后的接触传播过程中，都有明显抑制作用。PGG 通过干预红细胞凝聚阻断病毒感染，在后期减少血浆病毒核蛋白的复制，减少病毒出芽传代。PGG 存在对人类免疫缺陷病毒整合酶和反转录酶的抑制作用。PGG 对抑制金黄色葡萄球菌、表皮葡萄球菌、大肠杆菌和铜绿假单胞菌等多种细菌的繁殖具有抑制作用，可能通过对酶的

抑制干扰细菌脂肪酸合成系统。PGG 通过调节 caspase3，p53，S 期激酶相关蛋白和胰岛素信号通路，对乳腺癌、前列腺癌、肾癌、肝癌及白血病方面发挥抗肿瘤作用。PGG 促进前列腺癌细胞凋亡的机制可能是通过半胱氨酸蛋白酶途径或上调野生型 P53 蛋白的表达。另外，通过 caspase 和聚腺苷二磷酸核糖聚合酶途径介导白血病细胞 HL-60 凋亡。PGG 可阻滞 DNA 复制和抑制细胞周期蛋白 D1 的表达，使细胞周期阻滞在 S 期和 G_1 期，其对 DNA 合成与复制的抑制比 DNA 聚合酶 α 抑制剂更有效。另外，PGG 还可以通过抑制肿瘤细胞生长因子受体的表达和血管生成，从而抑制肿瘤体的生长。PGG 清除自由基 1,1-二苯基-2-三硝基苯肼（DPPH）的半数有效浓度约为 1 微克/毫升，优于维生素 E，用 PGG 处理过氧化氢诱导的人白血病 K562 细胞，可以明显抑制过氧化的发生。在体外浓度为 100 微摩尔/升时，PGG 对过氧化氢诱导的 NG108-15 杂交瘤细胞显示了较强的保护活性。

另外，PGG 可以特异性结合到动脉弹性蛋白，保护弹性纤维的完整，同时减少肾脏液体重的晶体黏附到内皮细胞，增强透明质酸的表达，从而减小肾结石形成的概率。PGG 还有可能通过强化造血系统修复能力发挥放射保护的作用，使射线照射的小鼠寿命延长。

（张东明）

kūnlèi yàowù

醌类药物（quinone drugs） 具有醌结构或容易转变成这种结构的药物。具有共轭的环己二烯二酮的结构称为醌，两个羰基处于六元环对位称为对醌，处于邻位称为邻醌，对醌结构比较稳定。

结构类型分类 该类药物主要有苯醌、萘醌、蒽醌和菲醌四种类型（图）。醌从结上可以看成是由酚氧化而成，因此，由苯酚氧化而成的醌（有苯基本骨架）称为苯醌（benzoquinone），参与体内氧化还原反应的辅酶Q类（coenzyme Q）就属于苯醌，其中辅酶Q_{10}可用于治疗心脏病；有萘基本骨架的醌称为萘醌（naphthoquinone），维生素K_1、四烯甲萘醌、胡桃醌、蓝雪醌、紫草素及乙酰紫草素均属于萘醌；有菲基本骨架的醌称为菲醌（phenanthraquinone），但从生物合成上归为二萜类，丹参醌ⅡA就属于此类；有蒽基本骨架的醌称为蒽醌（anthraquinone），大黄素、芦荟大黄素、大黄酸、番泻苷A以及金丝桃素都属于蒽醌。

药用植物资源中的分布和来源 醌类药物广泛分布在药用植物中，以蒽醌居多，萘醌和苯醌次之。蒽醌类药物常见于蓼科（大黄素，大黄酸，芦荟大黄素，芦荟苷，番泻苷A）、茜草科（紫草素和乙酰紫草素）、豆科、鼠李科、百合科和玄参科；萘醌类药物常见于紫葳科、马鞭草科、胡桃科、紫草科等；苯醌类药物存在于朱宇科、紫草科等；菲醌类药物主要分布于唇形科（丹参醌ⅡA）、兰科、番荔枝科等。

药理活性（生物活性） 醌类药物结构上的共性是结构中含有环二酮，并且共轭。此外，大部分结构中含有多个酚羟基基团，使其在生物体内具有以下普遍特性：①结构中的环二酮在还原剂条件下容易发生结构转变，形成酚，其还原性结构在氧化剂条件下转变成醌式结构，因而能参与机体内氧化还原反应，如辅酶Q类。②有抗菌活性的萘醌类药物通常含有5-羟基-1,4萘醌（衍生物）结构，如胡桃醌、蓝雪醌、紫草素、乙酰紫草素。③有致泻活性的醌类药物通常含有1,8-二羟基蒽醌（衍生物）结构，如番泻苷（在人体内转变为大黄酸蒽酮，后者有泻下的作用）、芦荟苷、大黄素、大黄酸、芦荟大黄素。④大多数蒽醌类化合物有抗菌活性，通常苷元活性大于苷，如大黄素、大黄酸等。⑤抗肿瘤是醌类的一个主要生物活性，如大黄素。⑥抗抑郁的醌类药物如金丝桃素，已被用于临床。⑦醌类的诱变性受到关注，例如，长期滥服蒽醌类致泻药有致癌危险，这种风险对于长期服药的患者尤其值得注意。

制备技术和分析方法 醌类结构药物具有来源丰富，结构类型多样，药理活性显著、毒性较低等特点。该类成分常用的提取方法主要有3种，分别是有机溶剂提取法、水或碱水直接提取法以及水蒸气蒸馏法。分析测定方法使用常规的用于单体醌类药物的反相高效液相色谱法。

临床适应证和应用 醌类药物中已在中国上市或作为医院制剂的有：维生素K_1，用于低凝血酶原血症、预防新生儿出血、慢性肝炎、溴鼠灵引起的慢性中毒、顽固性干咳等（剂型有：片、注射液）；四烯甲萘醌软胶囊，用于改善骨质疏松症的骨量和疼痛；白花丹素眼药水和地下明珠注射液（主要成分均为蓝雪醌），作为医院制剂分别用于治疗沙眼、结膜炎和肺结核；紫草素片剂和紫草素注射剂（紫草素为主要成分），作为医院制剂分别用于治疗急慢性肝炎和药物刺激所致继发性进行性静脉炎、过敏性紫癜、色素性紫癜等；辅酶Q_{10}片，用于病毒性肝炎、心肌炎、慢性心功能不全；辅酶Q_{10}胶囊，用途同辅酶Q_{10}片；辅酶Q_{10}软胶囊，用于急慢性肝炎、轻中度充血性心功能不全及癌症等的辅助治疗；辅酶Q_{10}注射液，用于心功能不全、冠心病、高血压、心律失常、原发性醛固酮增多症、肝炎、失血性休克；大黄素温敏凝胶作为医院制剂用于治疗慢性牙周炎；大黄素胶囊（大黄素为主要成分）作为医院制剂和吉西他滨联合治疗胰腺癌；路优泰（圣·约翰草提取物片，含贯叶金丝桃素≥9

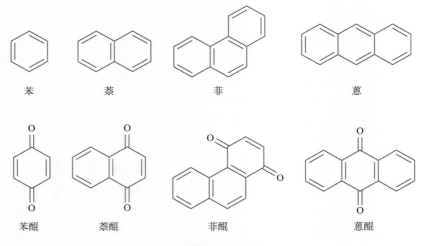

图 醌的结构类型

毫克/片、总金丝桃素 ≥ 0.4 毫克/片）用于治疗抑郁症、焦虑、烦躁不安。

（杨大坚）

yǎnghuàxíng fǔméi Q₁₀

氧化型辅酶 Q₁₀（coenzyme Q₁₀）

具有 2,3-二甲氧基-5-甲基-6-癸异戊烯基-苯醌结构的化合物，结构式见图。又称癸烯醌、泛醌、辅酵素 Q₁₀、2,3-二甲氧基-5-甲基-6-癸异戊烯基-苯醌。辅酶 Q₁₀ 广泛存在于酵母、植物的叶和种子，以及动物的心脏、脾脏、肝脏和肾脏中；CAS 号：303-98-0。

药物发明、发现的简史

1957 年，美国弗雷德里克·克兰（Frederick Crane）首次从牛心脏的线粒体中分离得到辅酶 Q₁₀；同年，英国莫顿（Morton）从缺乏维生素 A 的老鼠肝中得到同一种化合物，并定名为辅酶 Q₁₀。1958 年，卡尔·福克斯（Karl Folkers）确定了其结构并首次用化学方法合成了辅酶 Q₁₀。1966 年，日本亚姆穆拉（Yarmmura）教授首先将辅酶 Q₁₀ 用于充血性心衰竭治疗临床试验，同年日本卫材（Eisai）公司将辅酶 Q₁₀ 制成药物推向市场。中国在 20 世纪 70 年代初，云南省动物研究所和江苏泰州生物制药厂从猪心中分离制备辅酶 Q₁₀。1977 年，微生物发酵法生产辅酶 Q₁₀ 在日本实现工业化。1978 年，彼得·米切尔（Peter Mitchell）用化学渗透理论解释了在能量转换系统中，辅酶 Q₁₀ 起重要的质子转移作用；同年，彼得·米切尔由此获得了诺贝尔奖。

化学名称、性状、理化性质

化学名称：2,3-二甲氧基-5-甲基-6-癸异戊烯基-苯醌。分子式：$C_{59}H_{90}O_4$；分子量：863.34；黄色至橙黄色结晶性粉末；无臭无味；熔点 49℃；在三氯甲烷、苯、四氯化碳、丙酮、乙醚或石油醚中溶解，在乙醇中极微溶解，在水、甲醇中不溶；遇光易分解为红色物质，建议避光、密闭、阴凉处保存。

药物来源 辅酶 Q₁₀ 广泛存在于酵母、植物的叶和种子，以及动物的心脏、脾脏、肝脏和肾脏中，可从猪心、烟叶等中提取；也可化学合成、微生物发酵、生物提取和细胞培养。

临床应用 辅酶 Q₁₀ 片，用于病毒性肝炎、心肌炎、慢性心功能不全；辅酶 Q₁₀ 胶囊，用途同辅酶 Q₁₀ 片；辅酶 Q₁₀ 软胶囊，用于急慢性肝炎、轻中度充血性心功能不全及癌症等的辅助治疗；辅酶 Q₁₀ 注射液，用于心功能不全、冠心病、高血压、心律失常、原发性醛固酮增多症、肝炎、失血性休克。

毒性 无辅酶 Q₁₀ 毒性数据。

药物的制备方法 在人体中只有全反式的辅酶 Q₁₀ 才有效，中国药典没有规定全反式构型辅酶 Q₁₀ 的含量。

提取法 可从猪心、烟叶等中提取辅酶 Q₁₀。1957 年，美国弗雷德里克·克兰首次从牛心脏的线粒体中分离得到辅酶 Q₁₀。1984 年，施汉章碱皂化法提取辅酶 Q₁₀。

化学合成法 从母核化合物上引入癸异戊二烯醇基（decapreno）。1959 年，鲁格（Ruegg）等将茄尼醇通过多步反应扩链为癸戊烯醇，后者与氢酮缩合，再氧化合成辅酶 Q₁₀。先于母核化合物上引入较短的侧链，然后再引入所期望的长链。1979 年，寺尾（Terao）等将含短侧链的母核化合物与茄呢基溴偶联合成辅酶 Q₁₀。全合成法，不用茄尼醇作为原料，而用其他的原料合成出长链。1988 年，埃伦（Eron）等用香叶醇为原料合成辅酶 Q₁₀。

微生物发酵法 1977 年，日本钟渊化学工业公司首先用工业发酵生产辅酶 Q₁₀。1982 年，北京制药工业研究院成功研制发酵法制备辅酶 Q₁₀。

细胞培养法 1974 年，日本池田（Ikeda）首次从烟草组织培养细胞中分离得到辅酶 Q₁₀。

（杨大坚）

dàhuángsù

大黄素（emodin）

具有 1,3,8-三羟基-6-甲基蒽醌结构的化合物，结构式见图。又称朱砂莲甲素。大黄素存在于蓼科植物掌叶大黄 *Rheum palmatum L.* 的根茎、齿果酸模 *Rumex dentatus L.* 的根和叶、皱叶酸模 *R. crispus L.* 的根、羊蹄 *R. japonicus Houtt.* 的根、杠板归 *Polygonum perfoliatum L.* 的根和根茎、豆科植物决明 *Cassia tora L.* 的新鲜种子、望江南 *C. occidentalis L.* 的根和花、鼠李科植物鼠李 *Rhamnus davurica Pall.* 的果实和

图 辅酶 Q₁₀ 结构式

图 大黄素结构式

树皮、荨麻科植物悬铃叶荨麻 *Boehmeria platanifolia Franch. et Sav.* 的根。

药物发明、发现简史 1923年，埃德（Eder）等全合成大黄素。1962年，陈华琼等研究大黄蒽醌衍生物（大黄素、大黄酸等）抗菌效价，结果表明大黄素有良好的抗菌作用。1973年，尼兰詹（Niranjan GS）等从豆科植物望江南 *Cassia occidentalis L.* 分离并鉴定大黄素等4种化合物。1980年，何丽一等采用薄层法分离大黄中的大黄素、大黄酸等5种蒽醌苷元并分析其生药含量。1983年，王乃利等改进日本《植物化学实验书》中分离大黄蒽醌类化学成分的方法，成功分离大黄素、大黄酸等5种蒽醌类化合物。1983年，刘成基等从蓼科夜交藤中分离并鉴定大黄素等4种化合物。1985年，李乃明等从鼠李科翼核果中分离并鉴定大黄素。1996年，杨秀贤等从蓼科虎杖中分离出大黄素并鉴定其结构。2010年，唐山市中医医院将大黄素温敏凝胶用于治疗慢性牙周炎。2011年，九江学院医学院将大黄素胶囊（大黄素为主要成分）和吉西他滨联合治疗胰腺癌。

化学名称、性状、理化性质 大黄素的化学名称为1,3,8-三羟基-6-甲基蒽醌（1,3,8-trihydroxyl-6-methylanthraquinone）。分子式：$C_{15}H_{10}O_5$；分子量：270.23；橙色针状结晶（乙醇或12毫米下减压升华），熔点：256~257℃。具有蒽醌的特殊反应。溶于二甲亚砜（DMSO）、乙醇及碱溶液（如苛性碱水溶液、碳酸钠水溶液、氨溶液，且在氨溶液中显樱红色），几乎不溶于水，微溶于乙醚、三氯甲烷、苯、四氯化碳[溶解度，25℃饱和液（克/100毫升）：乙醚0.140、三氯甲烷0.071、苯0.041、四氯化碳0.01]。对光和空气敏感，建议保存于2~8℃、避光、密闭环境。CAS号：518-82-1。

药物来源 大黄素存在于大黄、虎杖和决明子等天然植物中，可从天然植物中提取；也可化学合成。

临床应用 大黄素温敏凝胶作为医院制剂用于治疗慢性牙周炎；大黄素胶囊（大黄素为主要成分）作为医院制剂和吉西他滨联合治疗胰腺癌。大黄素有抗菌、抗肿瘤、解痉、免疫抑制及泻下等作用。在临床中应用广泛且含有大黄素的中药材有：①大黄，主治实热便秘、淋病、水肿腹满、小便不利、咽喉肿痛、咯血、跌打损伤、丹毒等。②虎杖，主治关节痹痛、湿热黄疸、经闭、癥瘕、水火烫伤、跌扑损伤、痈肿疮毒、咳嗽痰多等。③决明子，主治风热感冒、急性结膜炎、湿热黄疸、急慢性肾炎、疮痈疔肿、乳腺炎等。毒性：小鼠灌胃半数致死量为560毫克/千克。

制备方法 分为提取法和化学合成法。提取法：可从大黄、虎杖等药材中提取大黄素。化学合成法：①1923年，埃德（Eder）等以间甲酚和3,5-二硝基邻苯二甲酸为起始原料，经傅里德-克拉夫茨（Friedel-Crafts）反应、还原、分子内缩合、重氮化4步合成大黄素。②1924年，雅各布森（Jacobson）等以3,5-二甲氧基邻苯二甲酸酐和间甲酚为起始原料，经傅里德-克拉夫茨反应、溴代、分子内缩合、去甲基、氧化5步合成大黄素（收率4%）。③1961年，阿扬加尔（Ayyangar）以2-甲基蒽醌为起始原料，经硝化、还原、溴代、重氮化、甲氧基化和去甲基6步反应合成大黄素。④1994年，卡恩（Khan）等以2-丁烯酸为原料，经过两步反应生成双烯体，再与5,7-二羟基-1,4-萘醌作用合成大黄素。2006年，梁（Liang）等以2-甲氧基-4-甲基苯甲酰氯和3,5-二甲氧基苯甲酸甲酯反应，再环合合成大黄素（收率接近7%）。

（杨大坚）

dàhuángsuān
大黄酸（rhein） 具有1,8-二羟基-3-羧基蒽醌结构的化合物，结构式见图。大黄酸存在于蓼科植物掌叶大黄 *Rheum palmatum L.* 的根茎，何首乌 *Polygonum multiflorum Thunb.* 的根，豆科植物狭叶番泻 *Cassia angustifolia Vahl* 的荚，芸香科植物芸香 *Ruta graveolens L.* 的全草，百合科植物麝香萱 *Hemerocallis thunbergii Bak.* 的根。CAS号：478-43-3。

药物发明、发现的简史 ①1961年，阿扬加尔（Ayyangar）等合成大黄酸。②1962年，陈华琼等研究大黄蒽醌衍生物（大黄酸、大黄素等）抗菌效价，结果表明大黄酸有良好的抗菌作用。③1980年，何丽一等采用薄层法分离大黄中的大黄酸、大黄素等5种蒽醌苷元并分析其生药含量。④1983年，王乃利等改进日本《植物化学实验书》中分离大黄蒽醌类化学成分的方法，成功分离大黄素、大黄酸等5种蒽醌类化

图 大黄酸的结构式

合物。⑤2004 年，陈新等以 3-硝基邻苯二甲酸酐为原料，与间甲酚傅-克反应，经还原、重氮化和环合反应合成大黄酚；大黄酚氧化合成大黄酸。

化学名称、性状、理化性质

化学名称：1,8-二羟基-3-羧基蒽醌（1,8-dihydroxyl-3-carboxy anthraquinone）。分子式：$C_{15}H_8O_6$；分子量：284.22；咖啡色针晶，升华后为黄色针晶，熔点 321～322℃，330℃ 分解。几乎不溶于水，溶于碱和吡啶，略溶于乙醇、苯、三氯甲烷、乙醚和石油醚。建议保存于 2～8℃ 阴凉干燥、避光的环境。

药物来源　大黄酸存在于大黄、何首乌等天然植物中，可从天然植物中提取；也可化学合成。

临床应用　大黄酸未被用于临床。研究表明，大黄酸有抗菌、抗肿瘤、导泻、免疫抑制等作用。在临床中应用广泛且含有大黄酸的中药材：①大黄，主治实热便秘、淋病、水肿腹满、小便不利、咽喉肿痛、咯血、跌打损伤、丹毒等。②对叶豆，主治湿疹、皮肤瘙痒、牛皮癣、神经性皮炎、疱疹、疮疖肿疡、便秘等。③何首乌，主治血虚头昏目眩、心悸、失眠、肝肾阴虚之腰膝酸软、须发早白等。尚无大黄酸毒性数据。

制备方法　可从大黄药材中提取大黄酸，也可通过化学合成法得到。化学合成法：①1961 年，阿扬加尔（Ayyangar）等以染料中间体如 1-氨基-5-氯蒽醌和 β 甲基蒽醌，通过卤代、脱氨基，用羟基取代卤素、甲氧基化、脱甲基等反应合成大黄酸。②2004 年，史蒂夫（Steve）等以 3,5-二溴苯-2-甲氧苯甲酸酯为原料通过弗赖斯（Fries）重排和重复羧基化合成大黄酸。③2004 年，陈新等以 3-硝基邻苯二甲酸酐为原料，与间甲酚傅-克反应，经还原、重氮化和环合反应合成大黄酚；大黄酚经高锰酸钾氧化合成大黄酸或以溴素进行溴代和水解，合成大黄酸。④2006 年，吴建中等将芦荟大黄素、甲基磺酸投入反应容器，加入亚硫酸盐，升温，保温，急速降温至 40℃，过滤，乙醇或乙酸乙酯精制，合成大黄酸。⑤2007 年，瓦妮莎（Vanessa）等以 3-甲氧基-1,5-二乙基苯甲酰胺作为原料，在金属锂的催化下与取代基的苯甲醛缩合，经内酯化、还原、环合、去保护合成大黄酸。⑥2007 年，马燕如等以 3-硝基邻苯二甲酸为原料，经脱水、傅-克酰化、还原、重氮化、水解和环合反应合成了大黄酚，再经乙酰化、氧化、脱乙酰化反应合成大黄酸（收率为 22.3%）。⑦2009 年，苏为科等人将芦荟大黄素在硝酸或硫酸水溶液中溶解，次氯酸钙氧化，冰醋酸精制，合成大黄酸。

（杨大坚）

lúhuìgān

芦荟苷（aloin；arbaloin）　具有 1,8-二羟基-10-β-D-葡萄吡喃糖-3-羟甲基-9（10H）-蒽醌结构的化合物，是一 C-糖基蒽衍生物，结构式见图。又称芦荟素、巴白洛英、坝巴甙、芦荟大黄素甙、芦荟甙。芦荟苷存在于百合科植

图　芦荟苷的结构式

物库拉索芦荟 *Aloe vera L.*、好望角芦荟 *Aloe ferox Mill*、蜈蚣掌 *A. arborescens var, natalensis Berger.* 的叶。CAS 号：1415-73-2、5133-19-7。

药物发明、发现的简史　芦荟苷是芦荟的主要化学成分之一，有轻泻、杀菌、消炎解毒、促进伤口愈合等作用。21 世纪初，中国学者开始研究芦荟苷（包括芦荟苷的提取、分离、分析、药效等）。2006 年，岳银屏等对芦荟苷的稳定性进行研究。2007 年，刘玉魁等提取分离芦荟中芦荟苷，并采用高效液相色谱法测定其含量。2008 年，马稳等采用超声提取法研究芦荟中芦荟苷提取工艺。2012 年，卢智用超临界流体萃取芦荟中芦荟苷。

化学名称、性状、理化性质

化学名称：1,8-二羟基-10-β-D-葡萄吡喃糖-3-羟甲基-9（10H）-蒽醌 [1,8-dihydroxyl-10-(beta-D-glucopyranosyl)-3-(hydroxymethyl)-9(10H)-anthracenone]。

分子式：$C_{21}H_{22}O_9$；分子量：418.39；黄色或淡黄色结晶粉末；熔点：148～149℃（乙醇），一水合物熔点 70～80℃；比旋度：$[\alpha]_D = +21°$（水），$[\alpha]_D = -8.3°$（乙醇）；略带沉香气味，味苦，易溶于吡啶，溶于冰醋酸、甲酸、丙酮、醋酸甲酯、乙醇等，1 份溶解于 130 份水。建议保存于阴凉干燥且避光的环境。

药物来源　芦荟苷存在芦荟叶中，可从芦荟中提取。

临床应用　芦荟苷未被用于临床。研究表明，芦荟苷有轻泻、杀菌、消炎解毒、促进伤口愈合等作用。在临床中应用广泛且含有芦荟苷的中药材芦荟，主治热结便秘、肝火头痛、目赤惊风、虫积腹痛、疥癣、痔瘘等。尚无

芦荟苷毒性数据。

制备方法 可从芦荟叶中提取芦荟苷。

（杨大坚）

fānxiègān A

番泻苷 A（sennoside A） 由 2 分子大黄酸蒽酮通过 C_{10}—$C_{10'}$ 相互结合（反式排列）而成，结构式见图。番泻苷 A 存在于豆科植物狭叶番泻 Cassia angutifolia Vahl. 的荚，尖叶番泻 C. acutifolia Del. 叶和荚，蓼科植物掌叶大黄 Rheum palmatum L. 的根茎，使君子科植物诃子 Terminalia chebula Retz. 的果实。CAS 号：81-27-6。

药物发明、发现的简史 19 世纪的后 50 年起，人们开始研究番泻叶的化学成分。1 个世纪以后，斯托尔（Stoll）等分离鉴定出其主要有效成分番泻苷 A、B。1967 年，日本宫木益雄等首次自大黄中分离出番泻苷 A，并证明其泻下作用。20 世纪 80 年代，研究表明，番泻苷 A、B 在消化道多种细菌的作用下，通过不同的代谢途径，降解为大黄酸蒽酮，产生缓泻作用。20 世纪 90 年代，美国、英国、德国和日本均有番泻总苷的制剂用于临床。2005 年，曹蔚等研究番泻叶的提取工艺。2010 年，顾艳等研究番泻总苷的纯化工艺。

化学名称、性状、理化性质
化学名称：(9R, 9'R)-5, 5'-二（β-D-吡喃葡萄糖氧基）9, 9', 10, 10'-四氢-4, 4'-二羟基-10, 10'-二氧基（9, 9'-二蒽）-2, 2'-二羧酸。分子式：$C_{42}H_{38}O_{20}$；分子量：862.72；长方形黄色片状结晶（稀丙酮）；熔点：200～240℃（焦化分解），$[\alpha]_D^{20} = -164°$（$c = 0.1$，60%丙酮），$[\alpha]_D^{20} = -147°$（$c = 0.1$，70%丙酮），$[\alpha]_D^{20} = -24°$（$c = 0.2$，70% 1,4-二氧杂环乙烷）。不溶于水、苯、乙醚、三氯甲烷，微溶于甲醇、二苷醇-乙醚、丙酮、1,4-二氧杂环乙烷，溶于碳酸氢钠水溶液。在 80℃ 的碳酸氢钠水溶液中能异构化成番泻苷 B。建议保存于阴凉干燥且避光的环境。

药物来源 番泻苷 A 存在中药大黄、番泻叶中，可从大黄或番泻叶中提取。

临床应用 中国国内番泻苷 A 未被用于临床。研究表明，番泻苷 A 有泻下作用。在临床中应用广泛且含有番泻苷 A 的中药材有：①大黄，主治实热便秘、淋病、水肿腹满、小便不利、咽喉肿痛、咯血、跌打损伤、丹毒等。②番泻叶，主治热结积滞，便秘腹痛，水肿胀满。尚无番泻苷 A 毒性数据。

制备方法 可从大黄、番泻叶中提取番泻苷 A。

（杨大坚）

jīnsītáosù

金丝桃素（hypericin） 具有 4, 4', 5, 5', 7, 7'-六羟基-2, 2'-二甲基-中位-萘骈二蒽酮结构的化合物，结构式见图。又称海棠素、金丝桃属素。金丝桃素广泛存在于贯叶金丝桃（贯叶连翘）Hypericum perforatum L. 的花，小连翘 Hypericum erectum Thunb. 的花中；CAS 号：548-04-9。

药物发明、发现的简史 贯叶连翘在中国民间已有 2000 多年的药用历史；在一些欧洲国家，贯叶连翘也早被广泛应用。1830 年，布赫（Bucher）着手贯叶金丝桃的化学研究，发现了活性成分金丝桃素。1911 年，塞米（Cemy）将其命名为 hypericin。1957 年布罗克曼（Brockmann）从贯叶连翘和 Hinutum 中首次分离得到金丝桃素，并完成了全合成工作。以后，布罗克曼等又发现并分离到一种新的红色素——假金丝桃素，1975 年确定其化学式。在 19 世纪 50 年代，国外曾将金丝桃素作为抗抑郁药。

化学名称、性状、理化性质
化学名称：4, 4', 5, 5', 7, 7'-六羟

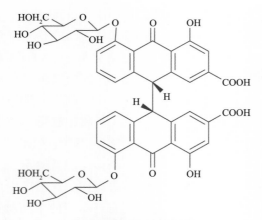

图 番泻苷 A 的结构式

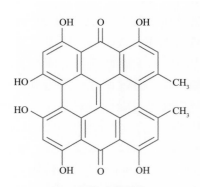

图 金丝桃素结构式

基-2, 2′-二甲基-中位-萘骈二蒽酮（4, 5, 7, 4′, 5′, 7′-hexahydroxyl-2, 2′-dimethylnaphthodianthrone）；分子式：$C_{30}H_{16}O_8$；分子量：504.45；蓝黑色针状结晶体；熔点：320℃（分解）；易溶于吡啶和其他有机胺类，呈橙红色并带红色荧光，可溶于碱性水溶液中，不溶于常见的有机溶剂。pH 值大于 11.5 时溶液呈绿色并带有红色荧光，pH 值小于 11.5 时溶液呈红色。建议避光保存。

药物来源 金丝桃素存在于贯叶连翘、小连翘等天然植物中，可从天然植物中提取；也可化学合成。

临床应用 路优泰（圣·约翰草提取物片，含贯叶金丝桃素 ≥9 毫克/片、总金丝桃素 ≥0.4 毫克/片）用于治疗抑郁症、焦虑、烦躁不安；研究表明，金丝桃素有抗病毒（如人类免疫缺陷病毒、口蹄疫病毒、禽流感病毒等）、抑郁、肿瘤等作用。

毒性 无金丝桃素毒性数据。

制备方法 可通过提取法、化学合成法或生物合成法制得。

提取法 可从贯叶连翘中提取金丝桃素。

化学合成法 ①1957 年，布罗克曼（Brockmann）等以 3, 5-二甲氧基苯甲酸甲酯为原料合成金丝桃素（产率 6%～9%）。②以丙酮和甲酸乙酯为原料，先合成大黄素，再经由大黄蒽酮缩合而制备金丝桃素。③1991 年，福尔克（Falk H.）等将大黄素用二氯化锡还原，再将其在吡啶及硫酸铁的溶液中缩合，合成金丝桃素。④1996 年，赵晶等以大黄素在氮气流的氢醌碱液中缩合合成金丝桃素。⑤2004 年，金（Kim）等将大黄素在氢醌的碱液中缩合为原金丝桃素，再在丙酮中光照缩合为金丝桃素。⑥2007 年，邢桂珍以丙酮和甲酸乙酯作为反应起始物，经两步缩合反应、两步弗里德-克拉夫茨（Friedel-Crafts）反应、还原、聚合成环合成金丝桃素（产率 31%）。⑦2009 年，汤媛等以大黄素为原料，经还原、羟醛缩合和光照反应合成金丝桃素（总收率 58.6%），并鉴定其结构。⑧2011 年，梁建平等以大黄素为原料，采用微波辅助的方法经 3 步合成金丝桃素。

生物合成法 20 世纪，基拉科相（Kirakosyan A）、Zobayed S. M. A. 等研究认为，金丝桃素的体内生物合成途径为两分子大黄醌或大黄素在酶作用下产生金丝桃素。截至 2016 年，该方法还处于基础研究阶段。

（杨大坚）

wéishēngsù K₁

维生素 K₁（vitamin K₁; phytomenadione; phylloquinone）

具有 2-甲基-3-(3, 7, 11, 15-四甲基十六-2-烯基）取代萘醌结构的化合物，结构式见图。又称植物甲萘醌、叶绿醌。广泛存在于天然绿色植物中，可从苜蓿或其他植物体中提取。CAS 号：84-80-0。

药物发明、发现的简史 1929 年，丹麦科学家亨利克·达姆（Henrik Dam）发现自然界中的维生素 K，一种当鸡长时间缺乏时会出现皮下组织、肌肉以及其他组织出血，并有血液凝固延迟现象的物质，该物质能被非极性溶剂萃取。1935 年，达姆将其命名为维生素 K。1939 年，达姆从苜蓿中分离出维生素 K₁；同年，美国圣路易斯大学的爱德华·阿德尔伯特·多伊西（Edward Adelbert Doisy）再加以研究，发现其结构及化学特性，并根据其分子结构首先合成维生素 K₁。1943 年，达姆和多伊西因维生素 K 的研究贡献同时获得诺贝尔生理学或医学奖。1964 年，迈尔（Mayer）等首先阐明其立体构型。1980 年，Naruta Y. 进行立体选择性合成反式维生素 K₁ 研究。

化学名称、性状、理化性质
化学名称：2-甲基-3-(3, 7, 11, 15-四甲基十六-2-烯基)-1, 4-萘醌 [2-methyl-3-(3, 7, 11, 15-tetramethyl-2-hexadecenyl)-1, 4-naphthalenedione；2-methyl-3-phytyl-1, 4-naphthoquinone]。分子式：$C_{31}H_{46}O_2$；分子量：450.71；黄色至橙黄色透明的黏稠液体；密度：0.984 克/立方厘米；熔点：-20℃；折射率：1.525～1.528；无臭或几乎无臭；维生素 K₁ 在三氯甲烷、乙醚或植物油中易溶，在乙醇中略溶，在水中不溶；对热稳定，受碱、乙醇和光的作用会破坏，需要避光保存。

药物来源 广泛存在于绿色植物（如苜蓿、菠菜等）与动物肝脏中，在花边甘蓝、菠菜、西蓝花等绿叶蔬菜里含量比较高；

图 维生素 K₁ 的结构式

可化学合成。

临床应用 维生素 K_1 临床上用于低凝血酶原血症、预防新生儿出血、慢性肝炎、溴鼠灵引起的慢性中毒、顽固性干咳等。含有维生素 K_1 的药物有：维生素 K_1 片、维生素 K_1 注射液、脂溶性维生素注射液（儿童剂型）（含维生素 K_1 0.02 毫克/毫升）、复方脂溶性营养混悬剂（含维生素 K_1 37.5 微克/1000 毫升）、维生素注射液（Ⅱ）（含维生素 K_1 0.015 毫克/毫升）、复方维生素注射液（含维生素 K_1 1 毫克/毫升）。

急性毒性 小鼠灌胃给药的 LD_{50} 为 25 毫克/千克。

制备方法 天然维生素 K_1 是 2,3-反式构型，合成品为顺式和反式异构体的混合物，而顺式异构体几乎没有生理活性。1990 版《中国药典》开始规定作为药物使用维生素 K_1 顺式构型的含量必须 ≤21.0%。

合成方法：①1939 年，菲泽（Fieser）等人用 2-甲基-1-乙酰基-1,4-萘氢醌为原料，二噁烷、乙醚、石油醚为溶剂，硫酸钾或草酸、Duolite C-60 阳离子树脂、三氟化硼乙醚作催化剂，反应产物经氧化银氧化合成维生素 K_1（收率 25%~66%）。②1967 年，日本有人用 2-甲基-1,4-萘氢醌与植物醇或异植醇缩合合成维生素 K_1。③1978 年，日本有人用 2-甲基萘醌与植基卤在金属粉末存在下缩合合成维生素 K_1（收率 75%）。④1980 年，Naruta Y. 将维生素 K_3 乙酰化，酰化产物与叶绿醇缩合合成维生素 K_1。⑤ 1986 年，Ruettimann A. 以环戊二烯为辅助试剂 3 步合成维生素 K_1（反式）。⑥1998 年，翼亚飞等人以异植醇为起始原料，改进 Ruettimann 法，3 步合成维生素 K_1（反式结构大

于 79%）。

（杨大坚）

sìxījiǎnàikūn

四烯甲萘醌 （menatetrenone；menaquinone；MK-4）

具有 2-甲基-3-(2E, 6E, 10E)-3, 7, 11, 15-四甲基十六碳-2, 6, 10, 14-四烯基取代萘醌结构的化合物，结构式见图。又称维生素 $K_{2(20)}$ [vitamin $K_{2(20)}$]。四烯甲萘醌通常在动物肠中由细菌（如大肠杆菌）制造，CAS 号：863-61-6。

药物发明、发现的简史 1929 年，丹麦科学家亨利克·达姆（Henrik Dam）发现自然界中的维生素 K（包含维生素 K_1 和维生素 K_2），一种当鸡长时间缺乏时会出现皮下组织、肌肉以及其他组织出血，并有血液凝固延迟现象的物质，该物质能被非极性溶剂萃取。1935 年，达姆将这种抗出血因子命名为维生素 K。1939 年，爱德华·阿德尔伯特·多伊西（Edward Adelbert Doisy）等从腐败的鱼肉中分离出维生素 K_2 结晶化合物。1958 年，艾斯勒（Isler）等合成维生素 K_2 系列（包含维生素 $K_{2(20)}$）。1960 年，鲍克尔（Bouckare）等发现维生素 K 可以促进实验性骨折愈合。1975 年，Petifor 等提出维生素 K 参与人体骨代谢的假说。

化学名称、性状、理化性质 化学名称：2-甲基-3-[(2E, 6E, 10E)-3, 7, 11, 15-四甲基十六碳-2, 6, 10, 14-四烯基] 萘-1, 4-二

酮 {2-methyl-3-[(2E, 6E, 10E)-3, 7, 11, 15-tetramethylhexadeca-2, 6, 10, 14-tetraenyl] naphthalene-1, 4-dione}。分子式：$C_{31}H_{40}O_2$；分子量：444.65；黄色晶体，熔点 36.5~37.5℃；不溶于水，微溶于油，溶于乙醇、乙醚、丙酮、苯、三氯甲烷等有机溶剂，但其溶解度较维生素 K_1 稍差；受强酸、氧化剂、碱及光的作用而分解；需避光保存。

药物来源 广泛存在于绿叶和蔬菜中，也存于鱼、肉、乳酪和肝油中；可化学（生物）合成。

临床应用 ①1972 年，维生素 $K_{2(20)}$ 在日本被批准用于低凝血酶原症。②1995 年，维生素 $K_{2(20)}$ 在日本被批准用于治疗骨质疏松。③2003 年，维生素 K_2 与二磷酸制剂（羟乙膦酸钠、阿仑膦酸钠、利塞膦酸钠）在日本广泛被用于治疗绝经后妇女骨质疏松。④2010 年，四烯甲萘醌软胶囊在中国被批准用于改善骨质疏松症的骨量和疼痛。

急性毒性 小鼠灌胃给药半数致死量大于 5 毫克/千克，大鼠灌胃给药半数致死量大于 5 毫克/千克。

药物的制备方法 可通过化学合成和生物合成方法制备。

化学合成 ①1958 年，艾斯勒（Isler）等以氢萘醌为母核，在 C-3 位上直接引入侧链，氧化银在酸性条件下氧化合成出维生素 K_2 系列（包含维生素 $K_{2(20)}$）。

图 四烯甲萘醌的结构式

②1994 年，滨村（Hamamura K）采用甲萘醌–环戊二烯加合合成法 3 步合成维生素 K$_{2(20)}$（收率93%）。③2003 年，棉（Min）等用侧链延长法，即母核与第一个短侧链通过傅–克反应结合，两个短链通过亲核取代偶联，合成维生素维生素 K$_{2(20)}$（收率62%）。④2006 年，陈新等通过在聚异戊烯的末端引入氯、溴等卤化物，在过渡金属存在下与甲萘醌缩合反应一步合成维生素 K$_2$ 系列（包含维生素 K$_{2(20)}$）（收率大于 56%）。⑤2007 年，朱洪友等人在艾斯勒法的基础上，通过在 2 倍量的氢萘醌中分次加入长链萜烯叔醇，三氯化铁氧化，3 步合成维生素 K$_2$ 系列化合物（包含维生素 K$_{2(20)}$）（收率大于42%）。⑥2008 年，剧锦亮等以 2-甲基-1,4-萘醌和香叶基里那醇为原料，无水 ZnCl$_2$ 为催化剂，采用傅–克烷基化反应合成维生素 K$_{2(20)}$（收率55.8%）。⑦2011 年，雷泽等以 2-甲基-1,4 萘二酚与香叶基香叶醇为原料，在 BF$_3$·Et$_2$O 催化下的 CH$_3$NO$_2$-正己烷两相中进行傅–克烷基化反应，催化量 FeCl$_3$·6H$_2$O 条件下空气氧化合成维生素 K$_{2(20)}$（收率71%）。

生物合成 ①1982 年，罗纳德（Ronald B）等用生物合成的方法制得维生素 K$_2$ 系列（包含维生素 K$_{2(20)}$）。②2012 年，刘国庆等利用纳豆芽胞杆菌制得维生素 K$_2$ 系列（包含维生素 K$_{2(20)}$）。

（杨大坚）

hútáokūn

胡桃醌（juglone；nucin） 具有 5-羟基-1,4-萘醌结构的化合物，结构式见图。又称天然棕7、胡桃酮、黑栗素。胡桃醌为胡桃科核桃属植物胡桃楸 *Jugland mandshurica Maxim* 和核桃 *Juglans regia L.* 中存在的重要活性物质；CAS 号：481-39-0。

药物发明、发现的简史 1885 年，Bernehen A. 和森珀（Semper A.）确定胡桃醌的结构。1925 年，马西（Massy A B）发现黑胡桃对周围生长的番茄和马铃薯有抑制作用。1955 年，拉格兰格（Lagrange E）发现胡桃树新鲜叶提取物有很强的抑菌作用（如炭疽杆菌等）。1957 年，国外有人提纯并鉴定胡桃醌。1971 年，Jesaitis 等用 1,5-二羟基萘重铬酸盐氧化合成胡桃醌。1976 年，汉森（R. W. Hanson）等用 Jesaitis 法合成胡桃醌，并鉴定其结构。1985 年，中国许绍惠等从核桃的新鲜根皮、枝皮和青龙衣中分离出胡桃醌并鉴定其结构。

化学名称、性状、理化性质 化学名称：5-羟基-1,4-萘醌（5-hydroxy-1,4-naphthoquinone）。分子式：C$_{10}$H$_6$O$_3$；分子量：174.15；从苯和石油醚的混合液中析出者为橙黄色针状结晶；从三氯甲烷中析出者为红黄色棱柱状结晶；有特殊臭气味；熔点 161~163℃；不溶于冷水，微溶于热水，溶于乙醇、乙醚，易溶于三氯甲烷、苯等有机溶剂；溶于碱溶液呈紫红色，溶于浓硫酸呈血红色；胡桃醌可与水蒸气一同挥发，能升华，最大吸收峰420 纳米（甲醇）；密封、干燥保存，避免于其他氧化物接触。

药物来源 胡桃醌以氢化胡桃醌（三羟基萘）苷的形态存在于胡桃科植物胡桃及其同属植物黑核桃的未成熟的外果皮（青皮）中，可从天然物质中提取；也可化学合成。

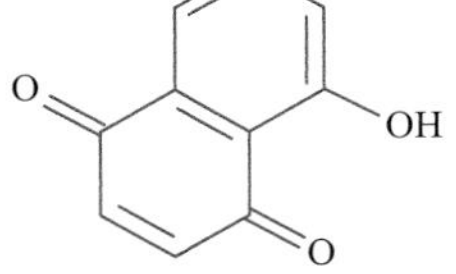

图 1 胡桃醌的结构式

临床应用 胡桃醌未被用于临床。研究表明，胡桃醌有抗菌、抗肿瘤等作用。在临床中应用广泛且含有胡桃醌的中药材有：①青龙衣［胡桃科植物胡桃 *Juglans regia L.* 的绿色外果皮］，含胡桃醌，维药，主治湿寒性或黏液质性疾病，如皮肤白斑、白癜风湿性牛皮癣等。②胡桃仁（胡桃科植物胡桃的种仁），含胡桃醌，维药，主治干寒性或黑胆性各种疾病，如平性脑虚、寒性阳痿、干性肺虚咳嗽、肠燥便秘等。③核桃楸果（胡桃科植物核桃楸的未成熟果实或果皮），含胡桃醌，主治脘腹疼痛、牛皮癣。④核桃楸皮（胡桃科植物核桃楸的树皮），含胡桃醌，主治湿热下痢、麦粒肿（睑腺炎）、迎风流泪、骨结核等。

急性毒性 小鼠灌胃给药半数致死量：2.5 毫克/千克，大鼠灌胃给药半数致死量：112 毫克/千克。

制备方法 可通过提取法或化学合成法制备胡桃醌。

提取法 可从青龙衣（胡桃树未成熟外果皮）、胡桃楸树皮、果实中提取胡桃醌。

化学合成法 ①以氧化 1,5-二羟基萘作为起始原料或中间体的合成方法。1971 年，Jesaitis 和克兰茨（Krantz）用 1,5-二羟基萘重铬酸盐氧化合成胡桃醌；1977 年，Grahndmann 用 1,5-二羟基萘经过氧醋酸氧化合成胡桃醌；1998 年，刘全忠等以萘为起始原料，经硝化、还原、重氮化生成 1,5-二羟基萘，最后用二吡啶三氧化铬氧化合成胡桃醌；2001 年，Mamchur 以萘磺酸钠为原料经碱熔为酚钠盐、重铬酸钾氧化合成胡桃醌；2003 年，张明晓等用 1,5-二羟基萘甲醇溶液和新制备的过氧乙酸合成胡桃醌（收率 68%）；2004 年，卡夫塔拉泽（Kavtaradze）以萘为原料经磺化、碱熔、氧化合成胡桃醌；2004 年，亚当（Adam）等利用镍、钴金属配体激活的氧气氧化 1,5-二羟基萘合成胡桃醌（收率 65%）；2007 年，蒂策（Tietze）等在无光及氯化亚铜存在下，空气氧化 1,5-二羟基萘合成胡桃醌（收率 55%）；2006 年，祖哈德（Suchard）等以 1,5-二羟基萘为原料，异丙醇为溶剂，在感光剂存在下，阳光照射 2~5 小时，持续通入氧气氧化合成胡桃醌（收率 71%）。②其他合成法。1976 年，用噻吩、苯醌和间氯过氧苯甲酸合成胡桃醌；1985 年，法里纳（Farina）等用 1,5-二硝基萘作原料，经发烟硫酸和硫还原，再经水解、重氮化、还原合成胡桃醌（收率 38%）；2002 年，Khalafy J 以 5,8-二羟基-1-四氢萘酮为原料，二氯二氰基苯醌、氧化银或二氧化锰氧化合成胡桃醌（收率分别为 76%、83%、51%）；2003 年，赵世宏以萘为原料经硝化、氧化、还原、重氮化、水解合成胡桃醌；2005 年，小宫山（Komiyama）等用 3-羟基-2-吡喃酮和 1,4-对苯醌经脱羧和狄尔斯-阿尔德（Diels-Alder）反应合成胡桃醌（收率 60%）；2005 年，哈希米（Hashemi）和 Akhbari 以 1,8-二羟基萘为原料，高碘酸为氧化剂，高岭石黏土为固体支持，在微波照射下氧化合成胡桃醌（收率大于 91%）。

（杨大坚）

芦荟大黄素 （aloe-emodin；rhabarberone）

具有 1,8-二羟基-3-羟甲基蒽醌结构的化合物，结构式见图。又称芦荟泻素。芦荟大黄素广泛存在于蓼科植物掌叶大黄 *Rheum palmatum* L. 的根茎，药用大黄 *Rheum officinale* Baill. 的根茎，巴天酸模 *Rumex patientia* L. 的根茎，齿果酸模 *Rumex dentatus* L. 的叶，豆科植物山扁豆 *Cassia mimosoides* L. 的根，决明 *Cassia tora* L. 的种子，望江南 *Cassia occidentalis* L. 的种子，鼠李科植物鼠李 *Rhamnus davurica* Pall. 的果实，百合科植物库拉索芦荟、斑纹芦荟好望角芦荟中；CAS 号：481-72-1。

药物发明、发现的简史 芦荟大黄素是人们常用的芦荟的主要化学成分之一，关于芦荟药效的文字记录可追溯到古埃及时代；二战后，日本人将芦荟用于原子弹爆炸的辐射灼伤，发现其治愈灼伤的效果很好，人们开始对芦荟进行深入的研究；20 世纪 60、70 年代，美国、日本、韩国掀起了芦荟研究热；90 年代以后，中国学者开始对芦荟进行药学研究（包括芦荟大黄素的分离、提取、鉴定、合成、药效等）。1986 年，陈文浩等将芦荟素和三氯化铁、水回流氧化合成芦荟大黄素。1988 年，王秀玉等应用化学方法提取和分离大黄中的有效成分（芦荟大黄素、大黄酸等）。1994 年，袁阿兴等从斑纹芦荟叶中分离得到芦荟大黄素，经理化常数测定、比对光谱数据，确证为芦荟大黄素。

化学名称、性状、理化性质 化学名称：1,8-二羟基-3-羟甲基蒽醌（1,8-dihydroxyl-3-hydroxy-methyl-9,10-anthraquinon）。分子式：$C_{15}H_{10}O_5$；分子量：270.23；橙色针状结晶（甲苯）或土黄色结晶粉末；熔点：223~224℃，易升华；可溶于乙醛、苯、热乙醇、稀氨水、碳酸钠和氢氧化钠水溶液，易溶于热乙醇；在乙醚及苯中呈黄色，在氨水及硫酸中呈绯红色；置阴凉干燥处保存。

药物来源 芦荟大黄素存在于芦荟、大黄和决明子等天然植物中，可从天然植物中提取；也可化学合成。

临床应用 芦荟大黄素未被用于临床。研究表明，芦荟大黄素有抗菌、抗肿瘤、免疫抑制及泻下等作用。在临床中应用广泛且含有芦荟大黄素的中药材有：①芦荟，主治热结便秘、肝火头痛、目赤惊风、虫积腹痛、疥癣、痔瘘等。②大黄，主治实热便秘、淋病、水肿腹满、小便不利、咽喉肿痛、咯血、跌打损伤、丹毒等。③决明子，主治风热感冒、急性结膜炎、湿热黄疸、急慢性肾炎、疮痈疖肿、乳腺炎等。

毒性 尚无芦荟大黄素的毒性数据。

制备方法 可通过提取法和化学合成法制备。提取法：可从芦荟、大黄中提取芦荟大黄素。化学合成法：①1985 年，尼古拉斯（Nicholas）等以 ω-溴代异戊烯酸酯为原料与 KOMe-MeOH 反应生成甲基-ω-甲氧基异戊烯酸酯，该中间体和 Me₃SiCl 反应生成硅烷化产物，该硅烷化产物与 3-

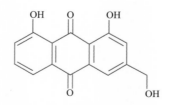

图 芦荟大黄素的结构式

溴代胡桃醌在碱性条件下反应，再水解合成芦荟大黄素。②1986年，陈文浩等将芦荟素和三氯化铁、水回流氧化合成芦荟大黄素。③2005年，卡利诺（Carlino）等将芦荟素粗品在强酸条件下，以二元醇或三元醇为溶剂，一定温度和压力下，通入含氧气体，氧化合成芦荟素（收率80%左右）。④2006年，吴建中等用高温的盐酸溶解的芦荟素和三氯化铝盐酸溶液回流，氧化合成芦荟大黄素（收率91%～93%）。⑤2006年，张仰明等在陈文浩方法的基础上改进合成芦荟大黄素（收率50%左右）。⑥2009年，苏为科等将芦荟素经过硫酸盐氧化合成芦荟大黄素（收率90%左右）。⑦2009年，纳波利（Napoli）等将芦荟素在酸性介质中，铜盐催化，经含氧气体氧化合成芦荟大黄素（收率70%左右）。⑧2010年，晏正将芦荟素盐酸溶液和三氯化铁溶液回流，氧化合成芦荟大黄素（收率89.15%）。⑨2012年，寇正福等用微生物产生的酶作为催化剂，催化水解芦荟素合成芦荟大黄素（收率70%左右）。

（杨大坚）

lánxuěkūn

蓝雪醌（plumbagin）　具有2-甲基-5-羟基-1,4-蒽醌结构的化合物，结构式见图。又称矶松素、白花丹醌、白花丹素、紫雪花精。蓝雪醌存在于白花丹科植物紫雪花 Plumbago indica L. 的全草，白花丹 Plumbago zeylanica Linn. 的根，蓝雪花 Ceratostigma plumbaginoides Bunge 的根，茅膏菜 Drosera peltata Smith var. lunata Clarke 全草中；CAS号：481-42-5。

药物发明、发现的简史　1943年，日本浅野（Asano M.）等从茅膏菜中分离得到蓝雪醌。1978年，白花丹素眼药水（主要成分为蓝雪醌），作为医院制剂用于治疗沙眼及各种结膜炎。1979年，苏联有人对蓝雪醌的抗菌作用进行研究，发现其对革兰阳性和阴性菌、结核菌、病原菌菌丝体及寄生性原生物等具有广谱抗菌作用。1980年，梁渭钧等从茅膏菜分离出蓝雪醌，并鉴定其结构。1980年，Santnakumari G 等对蓝雪醌进行药理研究，发现蓝雪醌有抗促性腺活性作用。2011年，杨忠金以胡桃醌为原料合成蓝雪醌。

化学名称、性状、理化性质
化学名称　2-甲基-5-羟基-1,4-蒽醌。分子式：$C_{11}H_8O_3$；分子量：188.18；黄色针状结晶（稀乙醇）；熔点：78～79℃；可升华，有刺激性臭味，并可随蒸气而挥发。微溶于热水，溶于乙醇、丙酮、三氯甲烷、苯和醋酸。可刺激皮肤发疱。

药物来源　可从茅膏菜、白花丹等药材中提取；也可化学合成。

临床应用　白花丹素眼药水和地下明珠注射液（主要成分均为蓝雪醌），作为医院制剂分别用于治疗沙眼、结膜炎和肺结核；研究表明，蓝雪醌有抗菌、抗炎、抗肿瘤、抗氧化、降血压、抗凝血、抗生育、杀螨等作用。

急性毒性　动物实验：小鼠口服半数致死量：16毫克/千克；小鼠灌胃半数致死量：164毫克/千克；大鼠灌胃半数致死量：65毫克/千克。

制备方法　可用提取法和化学合成法制备。提取法：可从茅膏菜、白花丹中提取蓝雪醌。化学合成法：2011年，杨忠金以胡桃醌为原料；连二亚硫酸钠的饱和溶液还原为对二酚；在三氟化硼的催化下，用2,2-二甲氧基丙烷将4,5-二羟基转化为缩丙酮；经达夫（Duff）甲酰化反应；克莱门森（Clemmensen）还原；硫酸铈铵氧化生成蓝雪醌（收率68.8%）。

（杨大坚）

zǐcǎosù

紫草素（shikonin）　具有5,8-二羟基-2-[（1R）-1-羟基-4-甲基戊-3-烯基]-1,4-萘醌结构的化合物，结构式见图1。又称紫草醌、紫草宁、紫根素、莽草宁。紫草素存在于紫草科植物紫草 Lithospermaum erythrorhizon Sieb. et Zucc.、新疆紫草 Arnebia euchroma（Royle）Johnst 和内蒙紫草 Arnebia. Guttata Bunge 的干燥根；CAS号：517-89-5。

欧紫草素，又称阿卡宁（alkannin）是紫草素的对映异构体；存在于欧紫草 Alkanna tinctoria、高贵假紫草 Arnebia nobilis、新藏假紫草 Arnebia euchroma 的根；CAS号：517-88-4。

乙酰紫草素（acetyl shikonin）是5,8-二羟基-2-[（1R）-1-乙酰基-

图　蓝雪醌的结构式

图　紫草素的结构式

4-甲基戊-3-烯基]-1,4-萘醌结构的化合物，结构式见图2；存在于紫草科植物紫草 Lithosperraum erythrorhizon Sieb. et Zucc.、新疆紫草 Arnebia euchroma（Royle）Johnst 和内蒙紫草 Arnebia Guttata Bunge 的干燥根；别名：乙酰紫草醌；CAS 号：24502-78-1。

药物发明、发现的简史　1878 年，日本久原对紫草的根的化学成分进行研究。1918 年，日本真岛等从紫草的根中得到紫色结晶性物质（紫草素）。1935 年，布罗克曼（Brockmann）研究紫草的根中得到紫色结晶性物质的化学结构。1961 年，新川（Arakawa）等测定出紫草素和阿卡宁的绝对构型。1974 年，日本田畑（Tabata M.）等最先采用紫草组织培养生成紫草素及其衍生物；1985 年，日本紫草组织培养规模达到商业化生产水平。1974 年，京极等从紫草中提取分离出紫草素和乙酰紫草素。1979 年，北京医学院药学系和其附属医院将紫草乙醇提取物（主要成分为紫草素）制成片剂或注射剂，并用于临床。1984 年，祝凤池等从假紫草中提取分离出紫草素和乙酰紫草素，并鉴定其结构。1987 年，日本寺田（Terada）等合成紫草素消旋体（收率1.8%）。

化学名称、性状、理化性质　紫草素化学名称：5,8-二羟基-

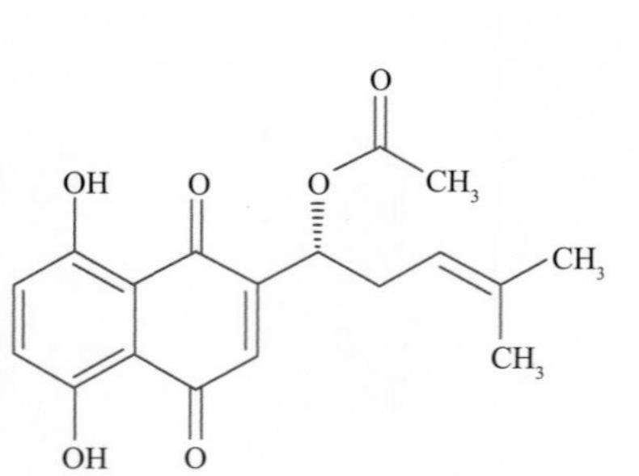

图 2　乙酰紫草素的结构式

2-[（1R）-1-羟基-4-甲基戊-3-烯基]-1,4-萘醌。紫草素分子式：$C_{16}H_{16}O_5$；分子量：288.31；紫色片状结晶或结晶性粉末；熔点 147～149℃；$[\alpha]_D^{20}=+138°$（苯）。不溶于水，溶于乙醇、有机溶剂和植物油。易溶于碱水，遇酸又沉淀析出。阿卡宁为淡棕红色棱柱晶体（苯）；熔点 147～149℃；$[\alpha]_D^{20}=-165°$（苯）。乙酰紫草素分子式：$C_{18}H_{18}O_6$；分子量：330.33；红色针状结晶（石油醚）；熔点 85～86℃；可溶于乙酸乙酯，微溶于水。

药物来源　紫草素可从紫草中提取分离得到，也可化学合成，还可从紫草细胞培养物中分离得到；乙酰紫草素可从紫草中提取分离得到。

临床应用　紫草素片剂和紫草素注射剂（紫草素为主要成分），作为医院制剂分别用于治疗急慢性肝炎和药物刺激所致继发性进行性静脉炎、过敏性紫癜、色素性紫癜等；研究表明，紫草素有抗菌、抗炎、抗氧化、抗病毒、抗癌等作用；乙酰紫草素具有抗炎、抗肿瘤、降血糖等作用。

急性毒性　阿卡宁动物实验的半数致死量（小鼠）：（3.0±1.0）克/千克。

制备方法　可通过提取、化学合成或生物组织培养制备。

提取法　可从紫草的根中提取分离得到紫草素和乙酰紫草素。

化学合成法　①保护的萘茜经各种方法引入侧链（侧链含六个碳原子）。如：1987 年，日本寺田（Terada）等以四甲氧基保护的萘甲醛为起始原料，先引入四碳单元，再引入甲基，形成六元碳侧链合成消旋体紫草素（收率 1.8%），又称"1+4+1"法。1987 年，俄罗斯 Moiseenkov 等以

四甲氧基保护的萘甲醛为起始原料，插入碳烯，引入一碳单元，形成环氧化物，再与 2-甲基-1-卤代-丙烯的锂试剂构成六元碳侧链，去保护合成紫草素（收率 8.0%），又称"1+1+4"法。1998 年，尼科拉乌（Nicolaou）等以甲叉基环保护的萘甲醛为起始原料，与 N-溴代琥珀酰亚胺（NBS）反应生成溴代萘茜化合物，再与温勒伯（Weinreb）氨基化合物反应直接引入六元碳侧链得化合物，还原，去保护合成紫草素（收率 36.4%），又称"0+6"法。2000 年，韩国金（J. C. Kim）等以甲叉基环保护萘甲醛为起始原料，与 NaCN 和乙氧基乙烯反应形成双乙氧基的丙腈侧链，然后在二异丙基氨基锂（LDA）条件下与 1-溴-3-甲基-2-丁烯反应引入五单元碳侧链化合物，最后再去保护合成消旋体紫草素（收率 43.5%），又称"1+5"法。2002 年，Lu 等以四甲氧基保护的萘甲醛与溴代乙酸酯在锌催化下引入二碳单元侧链，保护侧链羟基，还原成醛，通过维蒂希（Wittig）反应引入末端双键形成六元碳侧链合成消旋体紫草素（收率 8.0%），又称"1+2+3"法。2005 年，李绍顺等以保护基保护的萘甲醛为原料，与 1-卤代-3-甲基-2-丁烯的金属化合物在非质子极性溶媒中加热反应，区域选择性地进行 α-加成反应，引入紫草素的侧链，中间产物经氧化脱去保护基合成紫草素（收率 52%～73%）。2008 年，黄学华等以亚甲基保护的萘甲醛和 N,N-二甲基咪唑啉酮为原料经合成、电解、浓缩萃取、精制得到紫草素消旋体（收率 81%～89%）。②不对称合成。如：1997 年，Couladouros 研究组以四甲氧基萘甲醛为原

料与二异松莰烯基烯丙基硼经不对称烯丙基化反应直接引入手性侧链，得到一个烯丁基侧链的化合物，再经过羟基保护，氧化烯基成醛，经维蒂希反应，最后去保护合成紫草素，此方法收率 7.9%，光学纯度为 82%ee。1998年，尼科拉乌（Nicolaou）等以甲叉基保护的 1,4,5,8-四羟基萘的溴化物为原料，通过正丁基锂盐与侧链保护的温勒伯氨基化合物间接引入侧链形成羰基化合物，再用二异蒎烯基硼烷氯化物 [（−）-DIP-Cl，（＋）-DIP-Cl] 不对称还原得手性的醇类化合物，脱去保护合成紫草素和阿卡宁（收率 10.3%，光学纯度为 98%ee）。2011年，李绍顺等通过中间体拆分手段制备光学纯度紫草素和阿卡宁（光学纯度均为 99%ee）；同年，李绍顺等合成外消旋紫草素衍生物，然后通过氧化、不对称还原得到了高光学纯度的 R（＋）-紫草素衍生物，脱去保护基得到高光学纯度紫草素（≥99%ee）。

生物组织培养 1974年，日本田畑（Tabata M.）等最先采用紫草组织培养生成紫草素及其衍生物。1988年，叶和春等将新疆紫草进行组织培养。

（杨大坚）

shàntónglèi yàowù

屾酮类药物（xanthone） 具有二苯基-γ-吡喃酮（图1）氧杂环骨架结构的次生代谢产物及其衍生物结构的化合物。其英文"xanthone"来源于希腊字母"xanthos"，表示黄色的意思。根据文献记载，最早于 1821年从龙胆属植物的根中分离得到第一个屾酮化合物，命名为龙胆根素（gentisin）（图2）。1947年印度化学家阿南德（N. Anand）等人对龙胆根素进行的全合成，最终确定该

结构。到 2009年，已经发现有 1464种不同结构的屾酮化合物。

结构类型 根据氧化程度、取代及与其他配体不同链接方式总体可以将屾酮类分为 7大类（图3）：①简单取代的屾酮（在 A 和 C 环上链接 1个或多个羟基、甲氧基等）。②糖基化屾酮（在 A 和 C 环上以氧苷或者碳苷键链接不同的糖配体）。③异戊烯基化屾酮（在 A 和 C 环上链接异戊烯基团）。④含有卤素屾酮（在 A 和 C 环上链接卤素元素）。⑤屾酮二倍体（主要是以碳或氧链接而成的二倍体）。⑥屾酮与苯丙素类连接形成的杂合体（在 A 和 C 环上链接苯丙素配体）。⑦异戊烯基形成的笼状结构类型。

来源和分布 天然来源的屾酮化合物广泛存在于多种药用植物中，如远志 *Polygala tenuifolia* Willd.、花锚 *Halenia corniculata* (L.) Cornaz、贯叶连翘 *Hypericum perforatum* L.、獐牙菜 *Swertia bimaculata* (Sieb. et Zucc.) Hook. f. et Thoms. ex C. B. Clarke、穿心草 *Canscora lucidissima* (Levl. et Vaniot) Hand.-Mazz、田基黄 *Grangea maderaspatana* (L.) Poir. 等，已从龙胆科 Gentianaceae、豆科 Le-

O
8a 8 / 1
7 A B C 2
6 4b O 4a 3
5 4

图1 二苯基-γ-吡喃酮的结构式

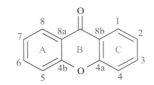

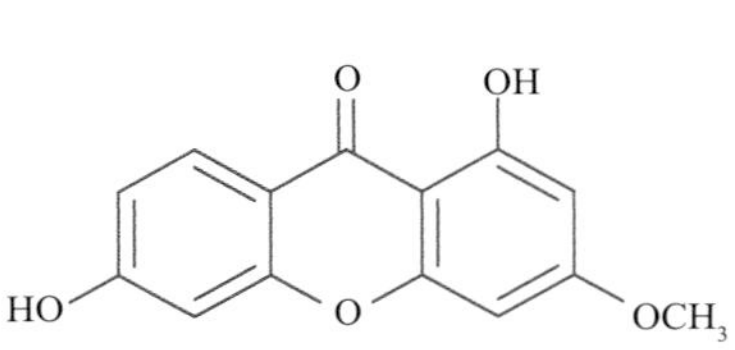

图2 龙胆根素的结构式

guminosae、谷精草科 Eriocaulaceae、桑科 Moraceae、鸢尾科 Iridaceae、胡桃科 Juglandaceae、木棉科 Bombacaceae、金丝桃亚科 Hypericoideae 等多个科属植物中都发现该类化合物。此外，在真菌、地衣和细菌的发酵产物中叶经常分离得到该类化合物。

生物活性及应用 屾酮类化合物的生物活性主要是归结于其三环结构，该结构类型往往可以和多个药物靶点进行结合，具体不同生物活性则是由于其不同的取代基团、取代位置及连接方式决定。①杀虫和驱虫活性、抗人类免疫缺陷病毒活性、抗菌活性、抗寄生虫活性。②抗肿瘤活性。③抗氧化活性。④某些酶抑制活性。⑤胃保护作用。⑥抗炎和免疫抑制作用。⑦抗糖尿病的作用。⑧心血管药理活性。市场上的屾酮药物主要为药用植物藤黄来源的藤黄酸和以芒果叶提取物做成的芒果苷含片，此外，英国 Antisoma 公司获得屾酮为核心骨架合成了抗肿瘤药物 5,6-二甲基屾酮-4-乙酸（vadimezan），然后转让给了美国诺华（Novartis）公司。该化合物 2008年已经进入Ⅲ期临床试验。其中具有笼状结构的屾酮药物藤黄酸主要用于抗肿瘤药物的研制，其作用机制可能是诱导细胞凋亡、影响癌基因、抑癌基因及其相关蛋白表达、抑制细胞增殖周期、抑制血管生成和抑制细胞自噬等。由于其在醇类、酮类等有机溶剂中溶解度较大，但是在水中溶解度很小，在藤黄酸原料药中加入 *l*-精氨酸、葡甲胺、赖氨酸等助溶剂或者聚氧乙烯蓖麻油、聚山梨酯等增溶剂制备藤黄酸溶液可显著改善其溶解度和稳定性，适用于各种剂型的开发。

（邹忠梅 丁刚）

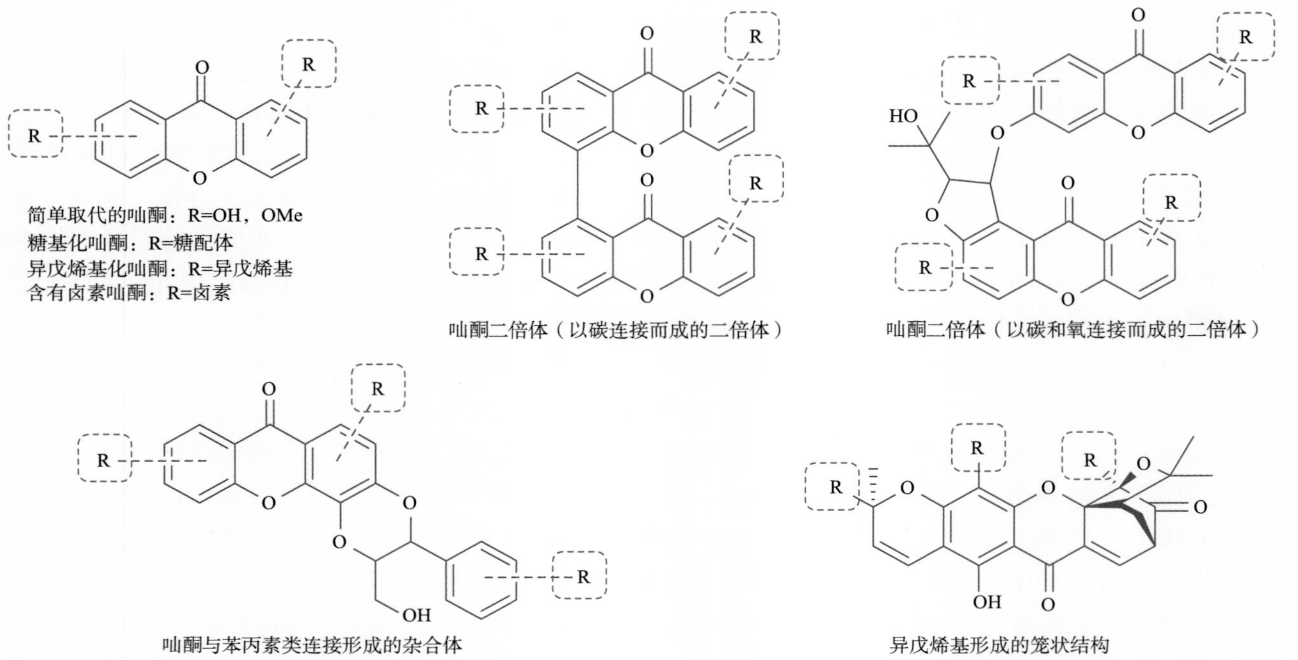

简单取代的𠮿酮：R=OH，OMe
糖基化𠮿酮：R=糖配体
异戊烯基化𠮿酮：R=异戊烯基
含有卤素𠮿酮：R=卤素

𠮿酮二倍体（以碳连接而成的二倍体）

𠮿酮二倍体（以碳和氧连接而成的二倍体）

𠮿酮与苯丙素类连接形成的杂合体

异戊烯基形成的笼状结构

图3　𠮿酮类药物的结构类型

5,6-èrjiǎjīshàntóng-4-yǐsuān

5,6-二甲基𠮿酮-4-乙酸

（5,6-dimethylxanthenone-4-acetic acid，DMXAA；AS1404；ASA404；vadimezan）　一种小分子肿瘤血管生长抑制剂，它具有抑制多种实体瘤的生物活性。是一种具有抗肿瘤活性的人工合成产物，其母体为𠮿酮骨架。该合成药物在𠮿酮核心骨架的 A 环 5,6 位上含有有 2 个邻二甲基，在 C 环的 4 位上含有 1 个乙酸基团。化合物结构见图。

简史　5,6-2 甲基𠮿酮-4-乙酸最早是新英格兰奥克兰大学癌症

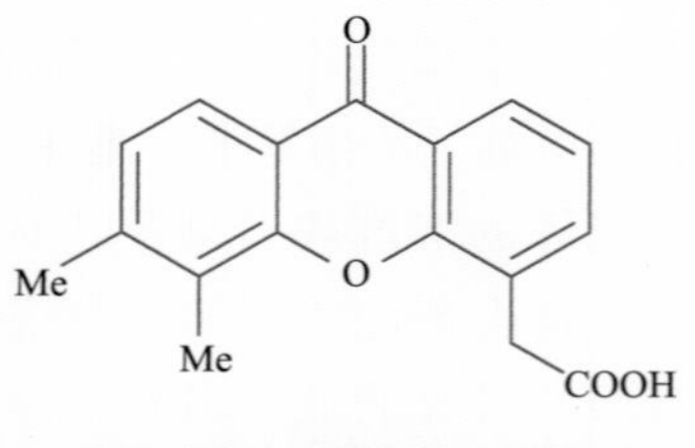

图　5,6-二甲基𠮿酮-4-乙酸结构式

研究中心的巴古利（B. Baguley）和丹尼（W. Denny）团队联合研制的抗肿瘤合成药物。后来 Antisoma 公司在 2001 年申请专利，然后转让给了美国诺华（Novartis）公司，由 Antisoma 和诺华公司共同开发研制，2008 年已经进入 III 期临床试验。

化学名称和理化性质　分子式 $C_{17}H_{14}O_4$，分子量为 282，CAS 号：11570-53-3，为粉末状固体，在醇类、酮类等有机溶剂中溶解度较大，但是在水中溶解度较小；在 25℃ 下，pH 值为 7 时，仅为 0.073 毫克/毫升，pKa 为 4.21 ± 0.10。可以溶于中等碱性水溶液中，体内在 30% 聚乙二醇 400，0.5% 吐温 80，5% 丙二醇的条件下，溶解性可以达到 30 毫克/毫升，且稳定性较好。

药物来源　5,6-2 甲基𠮿酮-4-乙酸是合成的一类𠮿酮化合物，有 4 种合成路线。第一种路线也是最早的路线，是以 2,3-2 甲

基-苯胺前体用了 7 步反应合成，总收率为 12%；第二种方法用 3,4-2 甲基-苯乙酸为前体合成 3,4-2 甲基-（邻氨基）苯乙酸为主要中间体，用了 6 步反应合成了该化合物；第三种方法用 3,4-2 甲基-苯乙酸为前体用了 4 步反应，总得率为 50% 左右；第四种方法用 3-溴-2-碘苯甲酸为起始原料用了 4 步反应，总得率为 33% 左右，比较绿色环保。

临床应用及毒性　5,6-2 甲基𠮿酮-4-乙酸可选择性破坏肿瘤血管，对正常血管影响小，可切断肿瘤血管供血，导致大面积肿瘤细胞死亡，具有较好的抗肿瘤活性，但是该化合物不能完全杀死肿瘤细胞，需与其他细胞毒抗肿瘤药如顺铂、环孢素和紫杉醇等联合应用。该化合物能够直接作用于肿瘤血管内皮细胞，诱导细胞凋亡，影响血小板聚集，改变肿瘤组织及血管内皮细胞的通透性，导致血管闭塞，同时对 5-羟

色胺、包括肿瘤坏死因子在内的趋化因子及细胞因子等数量的改变也有间接影响。它以肿瘤血管为靶向，但是却没有那些以肿瘤血管为靶向的药物所具有的一些明显缺点，如持续长时间的血压升高、形成血栓、伤口治愈不良以及肠穿孔等。已经进行的 Vadimezan 和紫杉醇联合使用治疗非小细胞肺癌、卵巢癌和前列腺癌的 3 个 II 期临床研究显示，相比于单独使用紫杉醇，联合使用 Vadimezan 都能够显著提高应答率，特别是在治疗非小细胞肺癌时，中位生存时间明显延长。据此，Novartis 公司在 2008 年进行了 Vadimezan 和紫杉醇联合使用治疗非小细胞肺癌 III 期临床研究，结果显示，将其作为治疗非小细胞肺癌的一线治疗方案和二线治疗方案都没有取得预期效果。可能原因为 Vadimezan 在人体内和在动物体内作用机制不同和临床研究中药物所处的环境和临床前研究不同，临床研究中使用了皮质类固醇（如地塞米松）消除紫杉醇的副作用（如呕吐和过敏反应）。

（邹忠梅 丁 刚）

ténghuángsuān

藤黄酸（gambogic acid） 从药用植物藤黄树 *Garcinia hanbaryi* Hook. f. 分泌的树脂中分离得到的具有异戊烯基笼状结构类型的𠮟酮类天然药物，结构式见图。

简史 最早由英国化学家奥利（W. D. Ollis）等人对该结构进行了分离和结构鉴定。该类化合物具有 4-氧代-三环 [4.3.1.0.^{3,7}] 癸烷-8-烯-2-酮分子骨架结构，含有 4 个异戊烯基团，且其中的 1 个异戊烯基和环己烯酮链接成 1 个桥环和 1 个氧杂环，从而形成具有笼状独特结构的𠮟酮类化合物。藤黄功效最早收载于《本经

逢原》中，"藤黄性毒，而能攻毒"。此外，《海药本草》和《本草纲目》中就已经记载了藤黄有攻毒、消肿的功效，临床上主治痈疽肿毒、顽癣恶疮等。藤黄在国外常被用作利尿剂，治疗水肿和脑出血时的血压升高，收载于《美国药典》第 10 版。20 世纪 70 年代，江西省成立了藤黄抗癌协作组并开始对藤黄在抗肿瘤治疗的应用进行了较为系统的探索，发现藤黄对乳腺癌、淋巴癌、宫颈癌和皮肤癌有一定疗效。20 世纪 80 年代中国曾组织区域性协作研究，首先发现并经多次实验重复证明藤黄具有抗癌作用，后将藤黄制成多种剂型（包括注射剂和片剂）。中国药科大学尤启冬教授等人将藤黄酸作为一类新药进行研制，并于 2003 年成功转让给康缘药业。

化学名称和理化性质 藤黄酸的分子式为 $C_{38}H_{44}O_8$，分子量为 628，CAS 号：2752-65-0，为橙黄色无定型粉末，具有光学活性，在醇类、酮类等有机溶剂中溶解度较大，但是在水中溶解度很小，仅为 0.002 克/毫升。该成分稳定性较差，在生产应用过程中易受到溶剂、湿度、温度、光照以及 pH 值等条件的影响而分解。由于藤黄酸显弱酸性，其 pKa 为 7.8，只能溶于强碱性水溶液，在 pH 值大于 12 的碱性条件下极其不稳定，很容易发生水解。甲醇作为藤黄酸的常用溶剂，亦会影响到藤黄酸的稳定状态。

药物来源

藤黄酸是藤黄植物的主要活性成

分。藤黄为藤黄科植物藤黄树 *Garcinia hanbaryi* Hook. f. 分泌的干燥树脂。藤黄是中国南方地区广泛引种栽培的中药材。其主产于柬埔寨、印度、泰国和越南，中国广东省和海南省均有栽培。中国传统医学对其早有记载，藤黄性寒，味酸、辛、涩，有毒，具破血散结、解毒、止血、杀虫之功效，自古以来就被用于治疗瘰疬、痈疽、疔肿等顽疾。藤黄在国外常被用作利尿剂，治疗水肿和脑出血时的血压升高，已收载于《美国药典》第 10 版。藤黄主要成分由 70%~80% 的树脂和 15%~25% 的树胶组成。主要含藤黄酸、新藤黄酸、别藤黄酸、桑藤黄素、异桑藤黄素、桑藤黄酸、异桑藤黄酸等成分，其中藤黄酸是其主要有效成分。

临床应用及毒性 藤黄酸抗肿瘤作用机制是多方面的，包括诱导肿瘤细胞凋亡、抑制细胞周期、影响癌基因和抑癌基因及其相关蛋白的表达等。藤黄酸对小鼠腹水型肝癌、艾氏腹水癌、肉瘤 180（S180）、S37、Walk256、人肝癌 Bel-7402、SMMC-7721、宫颈癌 U14 和 Hela 细胞株等有显著抑杀作用。其抗癌作用与一般的化疗抗癌药有所区别，能选择性地杀死癌细胞，而对正常的造血细胞和白细胞没有影响，毒性

图 藤黄酸结构式

较低，动物耐受良好。由于其在醇类、酮类等有机溶剂中溶解度较大，但是在水中溶解度很小，在藤黄酸原料药中加入 L-精氨酸、葡甲胺、赖氨酸等助溶剂或者聚氧乙烯蓖麻油、聚山梨酯等增溶剂制备藤黄酸溶液可显著改善其溶解度和稳定性，适用于各种剂型的开发。

(邹忠梅 丁 刚)

mángguǒgān

芒果苷（mangiferin） 在 2 位上的葡萄糖以碳苷取代，并在 1，3，6 和 7 位各有 1 个羟基取代基团的𠮿酮化合物，结构见图。又名芒果素、知母宁。

简史 于 1960 从芒果的材心中分离得到，因此被称为芒果苷。随后不同学者从芒果的根、茎、叶、果实中都分离得到。芒果苷是芒果叶主要活性成分。在中国，芒果最早记载于宋《开宝本草》，芒果叶的应用最早见于《岭南采药录》，据《本草拾遗》记载，芒果"益胃气、止呕晕"。《陆川本草》《南宁市药物志》和《全国中草药汇编》对芒果叶也有一些相应记载，单独将芒果叶列为中药最早见于 1977 版《中药大辞典》。1973 年广西中医学院将芒果叶开发成芒果止咳片，于 1982 年获药"准"字号批文，1998 年被列为中国国家基本药物。

化学名称和理化性质 芒果苷属于简单取代的𠮿酮类化合物，主要在 A 和 C 环上具有羟基和碳

图 芒果苷结构式

苷糖基化取代（2C-β-d-gluco-py-ranosyl-1，3，6，7-tetrahydroxyxantho-ne）。该化合物淡灰黄色针状结晶（50% 乙醇）；分子式为 $C_{19}H_{18}O_{11}$，CAS 号：4773-96-0；分子量为 422；精确分子量为 422.0849；熔点 267～272℃（分解）；旋光度+43.3°（c=0.9，吡啶），+32°（乙醇）；略溶于甲醇、乙醇、水、可溶于热稀甲醇、热稀乙醇，不溶于非极性溶剂；该化合物右边部分的苯环（1，2，3，4，4a 和 8b）起源于莽草酸途径，而左边部分的苯环（5，6，7，8，8a 和 4b）来源于聚酮生物合成。

药物来源 芒果苷存在于漆树科植物芒果 *Mangifera indica* L. 的果实、叶、树皮，百合科植物知母 *Anemarrhena asphodeloides* Bunge. 的根茎、地上部分，鸢尾科植物射干 *Belamcanda chinensis* (L.) DC 的花、叶中，从龙胆科植物东北龙胆 *Gentiana manshurica* Kitag. 的根以及川西獐牙菜 *Swertia bimaculata* (Sieb. et Zucc.) Hook. Thoms. *ex* Clarke，水龙骨科植物光石韦 *Pyrrosia clavata* (Bak.) Ching 等也分离得到，也有人从蔬菜中分离出芒果苷。

临床应用及毒性 芒果苷具有广泛的生物活性。①抗氧化活性。芒果苷及其衍生物具有很强的抗氧化作用，它们不但可以清除氧自由基，还可抑制氧自由基的生成。②抗炎活性。芒果苷对二甲苯导致的小鼠耳肿胀有很好的治疗作用，能减少小鼠背部气囊炎性渗出液和全身炎症家兔下丘脑中前列腺素 E_2 的水平。此外，芒果苷还能抑制肥大细胞介导的炎症反应，对花生四烯酸诱导的小鼠炎症性耳水肿有很好的治疗效果，同时还能控制巨噬细胞中花生四烯酸的量。③抗病毒

作用。芒果苷能明显抑制单纯疱疹病毒Ⅱ的增殖，这种抑制作用通过抑制其 DNA 的合成来实现。此外，芒果苷在体外能显著地抗甲型 H1N1 病毒。④对糖尿病的治疗作用。芒果苷经体内外实验显示其具有抗糖尿病作用。芒果苷小檗碱组合物对小鼠的高血糖症状有明显的治疗作用，而对正常小鼠的血糖则无明显作用。⑤对心肌保护作用。芒果苷对垂体后叶素引发的心肌缺血有一定的保护作用。此外，芒果苷对异丙肾上腺素所引起的心肌缺血损伤也有一定程度的改善作用。⑥抗癌作用。芒果苷在改变糖蛋白的构成、ATP 酶水平和脂质的过氧化作用中有很大的作用，在患有肺癌的小鼠体内，糖蛋白水平、ATP 酶水平、脂质过氧化水平都较正常小鼠有明显增长，注射芒果苷后，这些指标都降到正常水平，显示出良好的抗癌作用。⑦对中枢神经系统的作用。芒果苷具有明显的中枢神经系统兴奋作用。芒果苷具有清除脑组织中过氧化脂质的作用，减轻过氧化脂质对神经元的损伤，从而保护神经元的正常功能。⑧芒果苷对胃溃疡有一定的治疗作用，并对乙醇引起的肝损伤有保护作用。此外，芒果苷还可提高机体的免疫力。

(邹忠梅 丁 刚)

liánbiànlèi yàowù

联苄类药物（bibenzyl drugs） 含有 1，2-二苯乙基结构的芳香类植物药物，包括其衍生物。

结构类型 该类药物主要有以下 4 种结构类型：①简单联苄（simple bibenzyls）。分子中含有 1 个 1，2-二苯乙基结构单元（图 1），苯环和/或苄基可含有卤素、羟基、甲氧基、羧基、酯基、苯

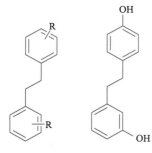

1,2-二苯乙基   半月苔素
结构单元

图1 简单联苄类结构

基、亚甲二氧基、糖基以及异戊烯基、香叶基和法呢基等，其中异戊烯基、香叶基和法呢基可以是支链形式，亦可与苯环形成五至七元环甚至更为复杂的结构，从而丰富了该类化合物的化学多样性。②大环双联苄（macrocyclic bisbibenzyls）。基于两个1,2-二苯乙基单元间连接方式的不同，将大环双联苄的基本母核归为四类（图2），即 A—C/B—D（二苯—二苯，Ⅰ型）、A—O—C/B—D（二苯醚—二苯，Ⅱ型）、A—C/B—O—D（二苯—二苯醚，Ⅲ型）和 A—O—C/B—O—D（二苯醚—二苯醚，Ⅳ型），苯环和/或苄基上的取代基包括：氯、羟基、羰基、甲氧基、苯甲酰基等。③开环双联苄（acyclic bisbibenzyls）。两个1,2-二苯乙基单元间通过1个醚键或碳—碳单键相连的开环结构，与大环双联苄不同，连接方式也可发生在苯环和苄基碳之间。④联苄四聚体（bibenzyl tetramers）。开环或大环双联苄进一步通过醚键或碳碳单键相连的结构。

联苄类药物在化学结构上有如下特点：①苯环上常含有羟基取代基团，表现出多酚类化合物的理化性质和生物活性，如螯合金属离子、清除自由基等。②联苄聚合体在化学上的基本构建单元是半月苔素（lunularin）。③Ⅰ～Ⅲ型的大环双联苄在联苯键邻位有取代基团时，因为分子中大环的高度扭曲，常表现出阻转异构（atropisomerism，单键旋转受阻产生的立体异构）现象，因此该类化合物被视为光学活性分子。

来源和分布 联苄类药物主要分布于苔纲植物中，如地钱科（Marchantiaceae）、扁萼苔科（Radulaceae）、绿片苔科（Aneuraceae）、羽苔科（Plagiochilaceae）、瘤冠苔科（Aytoniaceae）、叶苔科（Jungermanniaceae）、钱苔科（Ricciaceae）、壶苞苔科（Blasiaceae）、歧舌苔科（Schistochilaceae）以及细鳞苔科（Lejeu-neaceae）等，是苔纲植物的典型成分，此外亦在蕨类、兰科（Orchidaceae）、百部科（Stemonaceae）、蓼科（Polygonaceae）、豆科（Leguminosae）以及桑科（Moraceae）等植物中分布。值得一提的是大环双联苄和联苄四聚体迄今已鉴定80余个，除片叶苔素C也从报春花属植物 Primula macrocalyx 中分离得到外，其他所有大环双联苄和联苄四聚体仅存在于苔纲植物中。

生物活性 联苄类药物具有广泛而显著的生物活性，如抗肿瘤、抗真菌、抗细菌、抗病毒、神经保护、酶抑制、调节肝X受体、肌肉松弛、NO释放抑制以及抗氧化等活性。简单联苄类药物的典型分子是半月苔酸、石斛酚和毛兰素，大环双联苄类药物则以地钱素A、地钱素醌、片叶苔素D、二氢皱萼苔素A、羽苔素A和异羽苔素B为代表，开环双联苄和联苄四聚体无论在结构多样性方面还是生理活性多样性方面都不及简单联苄和大环双联苄，对其药理活性筛选和机制方面的研究较少，故仅对开环双联苄核木子素E以及联苄四聚体壶苞苔素B作介绍。

制备技术和分析方法 联苄类化合物具有化学结构多样性和

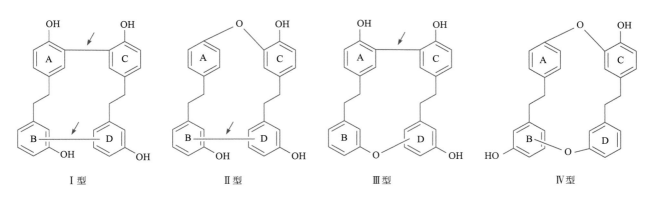

Ⅰ型   Ⅱ型   Ⅲ型   Ⅳ型

图2 大环双联苄的基本母核

生理活性多样性，其中许多可作为新药研究的良好先导化合物，中国学者以及日本、德国等地学者对该类化合物的制备、定性定量分析以及药物代谢动力学等方面进行了深入的研究。联苄类药物的制备方法有 3 种方式：①从植物材料中提取制备的传统方法。一般以有机溶剂（如乙醚）直接提取或从甲醇或乙醇提取物中萃取富集，以常规柱色谱或反相高效液相法进行后续的分离制备。②化学合成的制备方法。多数联苄结构相对简单，其全合成有一定规律可循，主要包括联苄键、联苯键和二苯醚键的构建，常采用维蒂希反应、铃木（Suzuki）反应、乌尔曼（Ullmann）反应、沃兹沃思-埃蒙斯（Wadsworth-Emmons）反应和麦克默里（Mc-Murry）反应等，此外亦常采用烯烃的催化氢化和酚羟基的保护和脱保护等反应。③基于组织培养技术和生物转化技术的制备方法。该方法仍处于探索阶段，无法进行大量制备。联苄类药物在结构上是以 C_6—C_2—C_6 母核及/或以醚桥/C—C 键连接的聚合体形式，表现出一些共同的化学特征。联苄类药物的分析测定方法主要包括反相高效液相色谱法、反相高效液相色谱-二极管阵列法以及液质联用技术等。

临床适应证及应用 尚无应用于临床的联苄类药物，但它们具有潜在的治疗价值和广阔的应用前景。如毛兰素抗肿瘤的作用、石斛酚治疗糖尿病性白内障的作用以及片叶苔素 D 逆转肿瘤和真菌耐药的作用等。

（娄红祥）

bànyuètáisuān

半月苔酸（lunularic acid）

具有 3,4′-二羟基-2-羧基取代的联苄结构，最早从苔纲植物新半月苔 *Lunularia cruciata* 中分离得到，属于简单联苄药物，结构式见图 1。

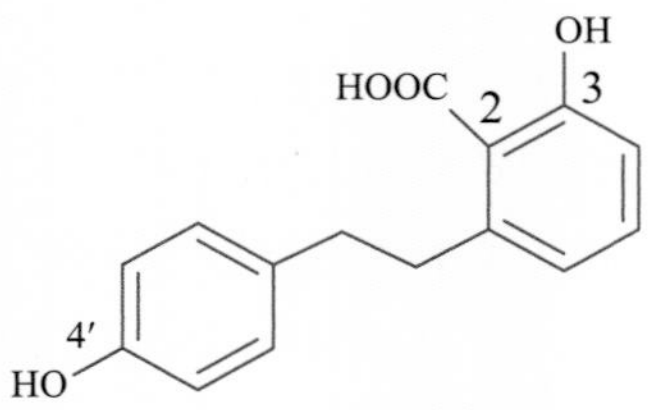

图 1 半月苔酸的结构式

简史 1969 年，英国学者瓦里奥（Valio IFM）在《自然》（*Nature*）杂志刊文，首次从苔纲植物新半月苔（*Lunularia cruciata*）中分离得到半月苔酸，并对其结构、理化性质以及生态功能进行了报道，认为半月苔酸具有植物生长抑制功能并可提高植物的抗旱能力。1987 年，日本学者戈达（Goda Y）首次揭示了半月苔酸的药理活性，发现半月苔酸具有前列腺素合酶的抑制活性，可有效抑制血小板的凝集，是薤白 *Allium chinense* 抗血栓以及动脉粥样硬化效应的物质基础之一。此外，半月苔酸及其衍生物 5-羟基半月苔酸甲酯和半月苔酸甲酯（图 2）对血吸虫宿主 *Biomphalaria glabrata* 具有较强的杀灭作用。

化学名称和理化性质 结构系统命名为 6-(对苯乙基）水杨酸或 2-羟-6-[2-4（羟苯基）乙基]苯甲酸，CAS 号 23255-59-6。为白色固体，分子式 $C_{15}H_{14}O_4$，熔点 195~197℃，易溶于三氯甲烷、丙酮等有机溶剂，遇三氯化铁-铁氰化钾溶液呈蓝色。

药物来源 广泛分布于苔纲植物中，至少在苔纲 47 个属 80 个种中检测到半月苔酸的存在。已从半月苔属 *Lunularia*、壶苞苔属 *Blasia*、花地钱属 *Corsinia*、耳叶苔属 *Frullania*、浮苔属 *Ricciocarpus*、地钱属 *Marchantia*、皮叶苔属 *Targionia* 以及纽苔属 *Riella* 等苔纲植物中分离得到半月苔酸，此外亦从高等植物旱芹 *Apium graveolens*、八仙花 *Hydrangea macrophylla* 和薤白 *Allium chinense* 中分离得到。另粗裂地钱 *Marchantia paleacea* 的愈伤组织中检测到了半月苔酸的存在，提示可通过植物组织培养技术进行生物合成。已有半月苔酸化学全合成的报道，如早在 1972 年日本学者新井（Arai Y）报道 1-甲氧基-1,3-环己二烯经 5 步反应可合成半月苔酸。

临床应用及毒性 半月苔酸具有较强的抗血小板凝集以及灭螺的功能，具有治疗脑血栓、动脉粥样硬化以及血吸虫病的潜力。

（娄红祥）

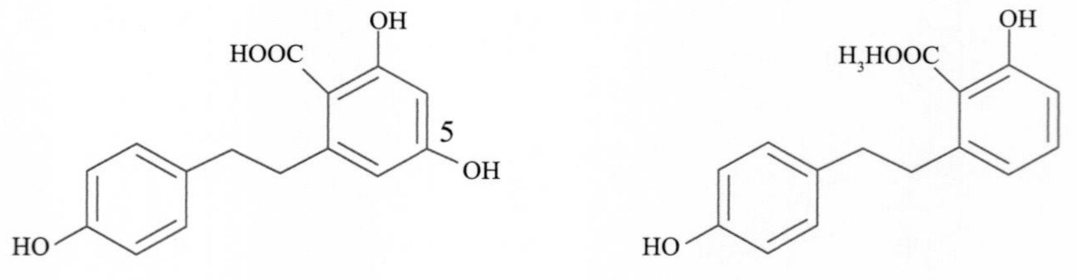

5-羟基半月苔酸甲酯   半月苔酸甲酯

图 2 5-羟基半月苔酸甲酯和半月苔酸甲酯的结构式

shíhúfēn

石斛酚 (gigantol)

具有 4,5′-二羟基-3,3′-二甲氧基取代的联苄结构，最早从兰科植物黄蝉兰 *Cymbidium giganteum* 中分离得到，属于简单联苄药物，结构式见图 1。

简史 1985 年印度学者朱内贾（Juneja RK）从兰科植物黄蝉兰 *Cymbidium giganteum* 中分离得到石斛酚，并通过理化数据和化学合成的方法确定其结构。石斛酚具有比丁基羟基茴香醚更强的抗氧化能力，可抗呋喃糠酰胺、3-氨基-1,4-二甲基-5H-吡啶并 [4,3-b] 吲哚（Trp-P-1）以及紫外辐射诱导的基因突变（半数抑制浓度分别为 0.35、0.32、0.17 微摩尔/升）。该药物具有抗炎作用，其机制是通过抑制核因子 κB 的激活，进而抑制诱导型一氧化氮合酶和环氧合酶-2 的基因水平和蛋白水平的表达，以及肿瘤坏死因子-α、白介素-1β 和白介素-6 的释放。此外，石斛酚具有醛糖还原酶抑制活性，可与丁香酸（结构式见图 2）联用协同抑制该酶的活性，从而影响糖尿病患者多元醇代谢通路异常，预防糖尿病性白内障的发生。以石斛酚和丁香酸为主要成分的石斛酚滴眼液有望开发成 I 类抗白内障新药。

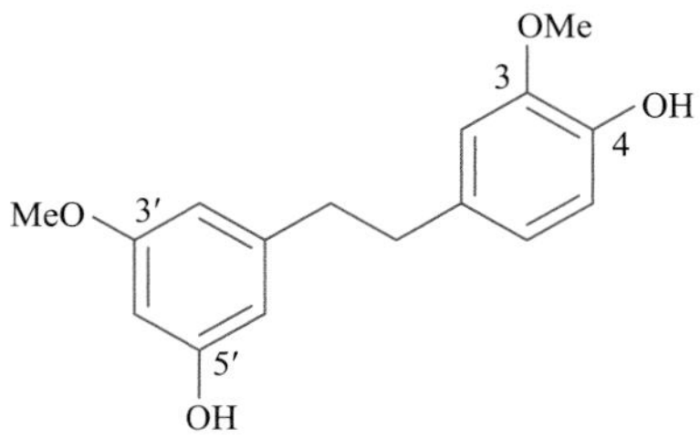

化学名称和理化性质 结构系统命名为 4-[2-(3-羟基-5-甲氧苯基) 乙基]-2-甲氧基-苯酚，CAS 号 83088-28-2。为红色油状物，分子式 $C_{16}H_{18}O_4$，易溶于三氯甲烷等有机溶剂，遇三氯化铁-铁氰化钾溶液呈蓝色。

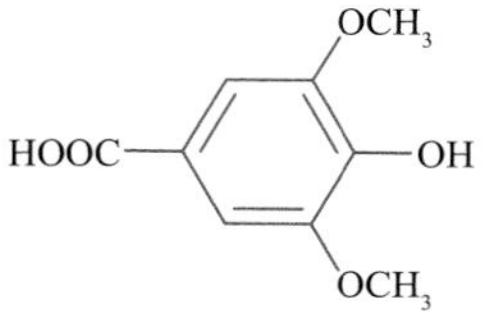

药物来源 广泛分布于兰科 Orchidaceae 植物中，尤其是石斛属 *Dendrobium* 植物。中国学者宋宏锐以香兰素和 3,5-二羟基苯甲酸甲酯为原料，经 7 步反应得到石斛酚，总收率为 12.7%。

临床应用及毒性 石斛酚在治疗糖尿病性白内障具有药用潜力，但石斛酚具有一定的肝毒性，故不可内服或注射用。以石斛酚和丁香酸为主要成分的石斛酚滴眼液经急性毒性实验和刺激性实验研究表明石斛酚滴眼液安全、稳定，具有良好的成药性。

（娄红祥）

máolánsù

毛兰素 (erianin; dihydro-combretastatin A-4)

具有 3,4,5,4′-四甲氧基-3′-羟基取代的联苄结构，最早从毛兰属植物 *Eria carinata* 中分离得到，属于简单联苄药物，结构式见图。

简史 1984 年印度植物化学家马金德（Majumder PL）从毛兰属植物 *Eria carinata* 中分离得到联苄衍生物毛兰素。后来在兰科多种植物中发现该药物，尤其是石斛属 *Dendrobium* 植物。毛兰素具有强效抗肿瘤活性，可显著抑制人白血病 HL-60 细胞株的增殖，作用 24 小时后，其半数抑制浓度为 38 纳摩尔/升，明显优于长春新碱，其抗人白血病 K_{562} 细胞的半数抑制浓度值仅为 6.5 纳克/毫升，此外，该药物对胃癌细胞、结肠癌细胞具有显著的诱导凋亡作用。作用机制研究表明毛兰素可抑制肿瘤细胞血管的生成和微管蛋白的聚合。毛兰素还具有多药耐药逆转活性，可有效增加小鼠黑色素瘤 B16 细胞内阿霉素的浓度。

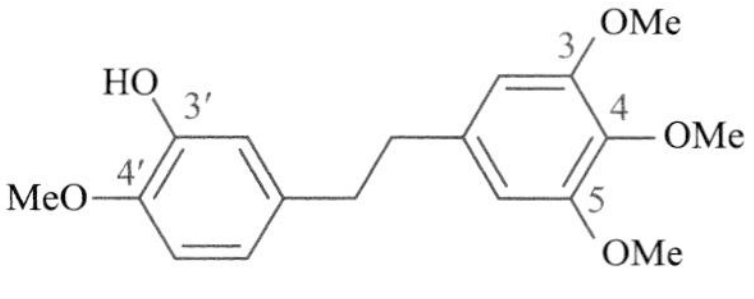

化学名称和理化性质 结构系统命名为 2-甲氧基-5-[2-(3,4,5-三甲氧基苯) 乙基] 苯酚，CAS 号 95041-90-0。为淡红色晶体，分子式 $C_{18}H_{22}O_5$，熔点 78.5～79℃，易溶于三氯甲烷等有机溶剂，遇三氯化铁-铁氰化钾溶液呈蓝色。

药物来源 毛兰素主要分布于兰科石斛属 *Dendrobium* 植物中，其中鼓槌石斛 *Dendrobium chrysotoxum* 中含量较高，可达 0.53 毫克/克。毛兰属植物仅从 *E. carinata* 中分得。此外，金石斛属 *Ephemerantha* 植物中亦检测到毛兰素的存在。毛兰素的化学结构较为简单，可通过维蒂希反应实现其全合成。

临床应用及毒性 毛兰素对体外培养的白血病细胞、肺癌细胞、结肠癌细胞、乳腺癌细胞、肝癌细胞、胃癌细胞以及黑色素瘤等肿瘤细胞株的生长均有较强的抑制作用，前期体内实验研究表明，毛兰素的毒性远低于肿瘤

图 1 石斛酚的结构式

图 2 丁香酸的结构式

图 毛兰素的结构式

化疗药物 5-氟尿嘧啶，对肿瘤疾病具有潜在的治疗价值。

（娄红祥）

dìqiánsù A

地钱素 A（marchantin A）

结构为以 C_1—O—$C_{2'}$ 和 C_{14}—O—$C_{11'}$ 醚桥连接的联苄二聚体，结构式见图，最早从苔纲地钱属 *Marchantia* 植物中分离得到，属于大环双联苄药物。

简史 1982 年日本学者麻川（Asakawa Y.）首次从苔纲地钱属 *Marchantia* 植物中分离得到了地钱素 A，其含量因植物种类而异，如在粗裂地钱风兜变种 *Marchantia paleacea* var. *diptera* 含量高达 6%。地钱素 A 为首次从植物中分得的具有大环双联苄结构骨架的化合物之一，其新颖的结构骨架激发了人们的研究兴趣，其药理作用和机制不断地被揭示。地钱素 A 具有广谱的抗细菌和抗真菌活性，鉴于其结构中同时具备亲脂（如苯环和乙基桥）和亲水（如酚羟基）域，它可能作用于细胞膜，导致细胞形成穿孔而发生溶菌作用。此外，地钱素 A 还具有对 5-脂氧酶、环氧合酶和钙调蛋白的抑制作用以及强心、肌肉松弛、抗炎、抗氧化的生理效应。2012 年，冰岛学者奥拉夫斯多蒂尔（Olafsdottir ES）发现地钱素 A 是

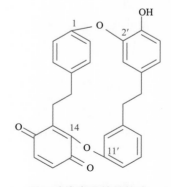

图 地钱素 A 的结构式

一微管蛋白抑制剂，可与极光激酶 A 抑制剂 MLN8237 协同杀伤乳腺癌细胞。另地钱素 A 对甲型流感病毒 PA 内切核酸酶（内切核酸酶由 PA、PB_1 和 PB_2 三个亚基单位组成，此为其一）表现出强效抑制活性，可使流感病毒的毒力滴度下降，对接模拟（docking simulation，研究配体与受体之间的空间识别和能量识别的计算方法，以获取两者之间的作用方式与强弱等信息）分析表明，地钱素 A 可很好地嵌入 PA 内切核酸酶的活性口袋中，并通过邻二酚羟基与内切核酸酶活性部位的锰离子螯合而发挥作用。

化学名称和理化性质 结构系统命名为 7,8,19,20-四氢-15,18-亚乙烯-2,6：9,13-二亚甲烯-1,14-苯骈二氧杂二十二环-11,12,24-三醇，CAS 号 142502-56-5。为黄色粉末，分子式 $C_{28}H_{24}O_4$，熔点 230.5～231.8℃，易溶于乙醚、三氯甲烷、丙酮等有机溶剂，遇三氯化铁-铁氰化钾溶液呈蓝色。

药物来源 地钱素 A 分布于苔纲植物中，包括：地钱科植物地钱 *Marchantia polymorpha*、粗裂地钱风兜变种 *Marchantia. paleacea* var. *diptera*、东亚地钱 *Marchantia tosana*、楔瓣地钱东亚亚种 *Marchantia emarginata* subsp. *Tosana*、瘤鳞地钱 *Marchantia plicata*、毛地钱 *Dumortiera hirsute*、瘤冠苔科植物钝鳞紫背苔 *Plagiochasma appendiculatum*、石地钱 *Reboulia hemisphaerica*、蛇苔科植物小蛇苔 *Conocephalum japonicum* 以及魏氏苔植物裸柄魏氏苔 *Wiesnerella denudata*，其中在地钱属植物中含量较高。通过乌尔曼反应和沃兹沃思-埃蒙斯反应已经实现地钱素 A 的全合成，亦有利用地钱愈伤组

织生产地钱素 A 的报道。

临床应用及毒性 地钱素 A 具有广泛且显著的生物学活性，对微生物感染和肿瘤疾病的治疗有着潜在的临床价值和广阔的应用前景。

（娄红祥）

dìqiánsùkūn

地钱素醌（marchantinquinone）

结构为以 C_1—O—$C_{2'}$ 和 C_{14}—O—$C_{11'}$ 醚桥连接的联苄二聚体，含有苯醌结构，结构式见图，从苔纲植物石地钱 *Reboulia hemisphaerica* 中分离得到，属于大环双联苄药物。

简史 1991 年，吴嘉丽从苔纲植物拟毛柄疣冠 *Mannia subpilosa*（后该植物更正为石地钱 *Reboulia hemisphaerica*）中分离得到地钱素醌，为第一个具有苯醌结构片段的大环双联苄。地钱素醌是强效抗氧化剂，它可抑制 Fe^{2+} 诱导的大鼠大脑匀浆中类脂性过氧化反应（半数抑制浓度为 15.3 微摩尔/升），也可抑制低密度脂蛋白中共轭二烯以及载脂蛋白的氧化作用。此外，地钱素醌在 100 微克/毫升时对凝血酶（0.1 国际单位/毫升）、花生四烯酸（100 微摩尔/升）、胶原（100 微克/毫升）和血小板活化因子（2 纳克/毫升）诱导的兔血小板凝聚有

图 地钱素醌的结构式

100%的抑制作用，其中在胶原诱导的凝血实验中，浓度为 2 微克/毫升时仍有 25%的抑制作用。

化学名称和理化性质 结构系统命名为 7,8,19,20-四氢-12-羟基-15,18-亚乙烯-2,6：9,13-二亚甲烯-1,14-苯骈二氧杂二十二环-21,24-二醌，CAS 号 137182-31-1。为黄色固体，分子式 $C_{28}H_{22}O_5$，沸点 103～105℃，易溶于乙醚、三氯甲烷、丙酮等有机溶剂，遇三氯化铁-铁氰化钾溶液呈蓝色。

药物来源 从苔纲植物石地钱中分得。2000 年乌拉圭学者洛佩斯（López GV）完成了地钱素醌的合成工作。

临床应用及毒性 地钱素醌具有较强的抗氧化和抗血小板凝集活性，对于动脉粥样硬化等疾病有着潜在的治疗价值。

（娄红祥）

piànyètáisù D
片叶苔素 D（riccardin D） 结构为以 C_1—O—$C_{2'}$醚桥和 C_{14}—$C_{12'}$键连接的联苄二聚体，结构式见图，最早从苔纲单片苔属植物 *Monoclea forsteri* 中分离得到，属于大环双联苄药物。

简史 1988 年日本学者麻川（Asakawa Y.）从采自新西兰的单片苔属植物 *Monoclea forsteri* 中首

次分离得到片叶苔素 D。2011 年，中国学者娄红祥经高效液相-圆二色谱联用技术证实该药物是由一对对映异构体组成的混合物，具有光学活性。娄红祥对片叶苔素 D 的药理作用进行了全面而深入的研究，不断揭示其在抗肿瘤和抗真菌方面的药用潜力和医疗价值。片叶苔素 D 对肿瘤细胞具有双重作用，不仅能够直接杀伤肿瘤细胞，同时亦可提高耐药肿瘤细胞对化疗药物的敏感性，如片叶苔素 D 可显著提高阿霉素诱导肿瘤细胞凋亡的活性。作用机制研究表明，片叶苔素 D 通过抑制 P-糖蛋白的外排能力和降低 P-糖蛋白在耐药细胞中的表达水平，提高阿霉素在细胞内的滞留能力。体内抗肿瘤实验表明，片叶苔素 D 与阿霉素联用对肿瘤的抑制效果明显好于单用阿霉素，单独使用片叶苔素也显示了较好的抗癌活性。此外，片叶苔素 D 亦具有良好的抗真菌活性，该化合物可抑制白念珠菌 *Candida albicans* 细胞壁中几丁质的合成，诱导白念珠菌线粒体膜电势超极化、白念珠菌胞内活性氧簇累积和细胞色素 C 的释放，进而激活胞内的 matacaspase，导致白念珠菌的细胞凋亡，同时片叶苔素 D 亦是唑类药物的增效剂，可协同杀伤白念珠菌酵母相细胞。此外，片叶苔素 D 通过下调菌丝相关基因的表达抑制白念珠菌菌丝的形成，阻碍生物被膜的形成，从而克服生物被膜介导的耐药。

化学名称和理化性质 结构系统命名为 1,2,13,14-四氢-3,6：15,18-二亚乙烯-8,12-亚甲基-12H-7-苯骈二氧杂二十一环-9,17,19-三醇，CAS 号 142502-53-2。为无色针晶，分子式 $C_{28}H_{24}O_4$，熔点 194.8～195.8℃，比旋度

$[\alpha]_D^{20} = -2.2°$（$c = 0.3$，丙酮），易溶于乙醚、三氯甲烷、丙酮等有机溶剂，遇三氯化铁-铁氰化钾溶液呈蓝色。

药物来源 在苔纲植物中分布，从单片苔科植物 *Monoclea forsteri*、地钱科植物毛地钱 *Dumortiera hirsute*、瘤冠苔科植物石地钱 *Reboulia hemisphaerica* 以及羽苔科植物 *Plagiochila crisata* 中分离得到。已有片叶苔素 D 的全合成报道。

临床应用及毒性 片叶苔素 D 作为肿瘤和真菌的耐药逆转剂，具有重要的临床应用前景。尚未发现其有明显的毒性。

（娄红祥）

èrqīngzhòu'ètáisù A
二氢皱萼苔素 A（dihydroptychantol A） 结构为以 C_1—O—$C_{2'}$和 C_{13}—O—$C_{10'}$醚桥连接的联苄二聚体，结构式见图，从苔纲植物狭叶花萼苔 *Asterella angusta* 和粗裂地钱风兜变种 *Marchantia paleacea* var. *diptera* 中分离得到，属于大环双联苄药物。

简史 2007 年中国学者娄红祥首次从狭叶花萼苔 *Asterella angusta* 中分得二氢皱萼苔素 A，初步的活性测试表明其具有中等的抗真菌活性（最低抑菌浓度 64 微克/毫升）。2009 年证实二氢皱萼

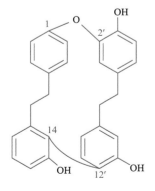

图 片叶苔素 D 的结构式

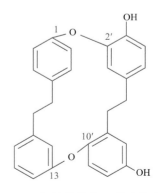

图 二氢皱萼苔素 A 的结构式

苔素 A 可抑制人骨髓性白血病细胞株 K562／A02 中 P-糖蛋白蛋白的功能和表达，从而提高阿霉素的对该细胞株的细胞毒性，逆转倍数达 8.18。另外二氢皱萼苔素 A 亦可经 p53 途径诱导骨肉瘤的自噬和凋亡。

化学名称和理化性质　结构系统命名为 7, 8, 19, 20-四氢-9, 12-亚乙烯-2, 6：14, 18-二亚甲烯-6H, 18H-1, 13-苯骈二氧杂二十二环-15, 22-二醇，CAS 号 142502-56-5。为灰色固体，熔点 165～167℃，分子式为 $C_{28}H_{24}O_4$，易溶于乙醚、三氯甲烷、丙酮等有机溶剂，遇三氯化铁-铁氰化钾溶液呈蓝色。

药物来源　从狭叶花萼苔 Asterella angusta 和粗裂地钱风兜变种 Marchantiapaleacea var. diptera 中分离得到。娄红祥对其进行了化学全合成。

临床应用及毒性　二氢皱萼苔素 A 作为肿瘤细胞的抑制剂和增敏剂具有重要的药用潜力。

（娄红祥）

yǔtáisù A

羽苔素 A（plagiochin A）　结构为以 C_1—O—$C_{2'}$ 醚桥和 C_{11}—$C_{10'}$ 键连接的联苄二聚体，结构式见图，从苔纲植物刺叶羽苔日本亚种 Plagiochila acanthophylla subsp. Japonica 中分离得到，属于大环双联苄药物。

简史　1987 年日本学者麻川（Asakawa Y.）从苔纲刺叶羽苔日本亚种 Plagiochila acanthophylla subsp. Japonica 植物中分离得到羽苔素 A。羽苔素 A 可加速体外培养的小鼠胚胎大脑半球神经细胞轴突的萌发，而且还可以增强胆碱乙酰基转移酶的活性。另羽苔素 A 可对抗苯肾上腺素诱导的收缩，对大鼠主动脉具有舒张作用，其通过内皮细胞释放一氧化氮而发挥血管舒张作用，此外，羽苔素 A 还具有抗甲型流感病毒和抗锥体虫活性。

化学名称和理化性质　结构系统命名为 5, 6, 17, 18-四氢-3-甲氧基-7, 10-亚乙烯-12, 16-亚甲烯-16H-二苯骈［h, j］氧杂十八环-2, 13, 14, 20-四醇，CAS 号 112923-41-8。为白色粉末，分子式 $C_{29}H_{26}O_6$，易溶于乙醚、三氯甲烷、丙酮等有机溶剂，遇三氯化铁-铁氰化钾溶液呈蓝色。

药物来源　在苔纲植物刺叶羽苔日本亚种 Plagiochila acanthophylla subsp. Japonica 中发现，日本和德国学者对其进行了化学全合成。

临床应用及毒性　羽苔素 A 具有神经保护、血管舒张、抗甲型流感病毒和抗锥体虫活性，有待进一步开发研究。

（娄红祥）

yìyǔtáisù B

异羽苔素 B（isoplagiochin B）　结构为以 C_6—$C_{2'}$ 键和 C_{13}—O—$C_{10'}$ 醚桥连接的联苄二聚体，含有顺式二苯乙烯结构，结构式见图，从苔纲植物羽枝羽苔 Plagiochila fruticosa 中分离得到，属于大环双联苄药物。

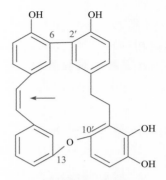

图　异羽苔素 B 的结构式（注：箭头所指为芳环之间的乙烯桥）

1994 年日本学者麻川（Asakawa Y.）从苔纲植物中羽枝羽苔 Plagiochila fruticosa 分离得到异羽苔素 B，其结构通过二维核磁共振技术、X 射线单晶衍射以及化学降解的方法确定。2009 年，异羽苔素 B 证实为一微管聚合抑制剂（半数抑制浓度 25 微摩尔/升），芳环之间的乙烯桥为维持其空间稳定构象和活性所必需。此外，异羽苔素 B 还具有扩张血管作用，其强度与浓度和作用时间紧密相关，其机制可能是开放钾离子通道以及受体调控性钙通道介导的钙离子内流相关。

异羽苔素 B 的结构系统命名为 （7Z)-14-氧杂五环［$1^{1,23}.1^{2,6}.1^{9,13}.0^{15,20}$］二十九环-1 (27)，2 (29)，3, 5, 7, 9 (28)，10, 12, 15, 17, 19, 23, 25-三十烯-3, 18, 19, 26-四醇，CAS 号 159194-78-2。为白色粉末，分子式 $C_{28}H_{22}O_5$，易溶于乙醚、三氯甲烷、丙酮等有机溶剂，遇三氯化铁-铁氰化钾溶液呈蓝色。

药物来源　从苔纲植物中羽枝羽苔 Plagiochila fruticosa 分离得到。

临床应用及毒性　异羽苔素 B 为微管聚合抑制剂和血管舒张剂，有待进一步研究开发。

（娄红祥）

图　羽苔素 A 的结构式

húbāotáisù B

壶苞苔素 B（pusilatin B）
从苔纲植物壶苞苔 *Blasia pusilla* 中分得的具有联苄四聚体结构的天然药物，结构式见图，为片叶苔素 C 的二聚体。

1994 年日本学者麻川（Asakawa Y.）从苔纲壶苞苔 *Blasia pusilla* 植物中分离得到壶苞苔素 B。壶苞苔素 B 对 DNA 多聚酶 β 有抑制作用（半数抑制浓度 13.0 微摩尔/升），对 KB 细胞有中等细胞毒活性（半数抑制浓度 13.1 微摩尔/升）。此外，还有较好的抗锥体虫 *Trypanosoma brucei* 的活性（半数抑制浓度 2.69 微克/毫升）。

壶苞苔素 B 结构系统命名为 17-（5,16,24-三羟基-14-氧杂五环 [$2^{1,22}.2^{10,13}.1^{15,19}.0^{2,7}$]-二十九烷-1（24），2（7），3,5,10（29），11,13（28），15（27），16,18,22,25-十二烯基)-14-氧杂五环 [$2^{1,22}.2^{10,13}.1^{15,19}.0^{2,7}$]-二十九烷-1（24），2（7），3,5,10（29），11,13（28），15（27），16,18,22,25-十二烯-5,16,24-三醇，CAS 号 156499-59-1。为白色粉末，分子式 $C_{56}H_{46}O_8$，熔点 293.0～293.5℃，易溶于丙酮等有机溶剂，遇三氯化铁-铁氰化钾溶液呈蓝色。

图　壶苞苔素 B 的结构式

药物来源：从苔纲植物壶苞苔 *Blasia pusilla* 中分离得到壶苞苔素 B。

（娄红祥）

hémùzǐsù E

核木子素 E（perrottetin E）
结构为以 C_1—O—$C_{2'}$ 醚桥连接的联苄二聚体，结构式见图，最早从苔纲植物直瓣扁萼苔 *Radula perrottetii* 中分离得到，属于开环双联苄药物。

图　核木子素 E 的结构式

简史　1985 年日本学者麻川（Asakawa Y.）从苔纲直瓣扁萼苔 *Radula perrottetii* 中分离得到核木子素 E。核木子素 E 除具有细胞毒性和抗真菌的活性外，对凝血酶亦表现出强的抑制作用（半数抑制浓度 18 微摩尔/升）。

核木子素 E 的结构系统命名为 4-[2-(3-羟基苯基)乙基]-2-[4-[2-(3-羟基苯基)乙基]苯氧基]-苯酚，CAS 号为 89911-97-7。为白色粉末，分子式 $C_{28}H_{26}O_4$，易溶于乙醚、三氯甲烷、丙酮等有机溶剂，遇三氯化铁-铁氰化钾溶液呈蓝色。

药物来源　在苔纲植物中分布，从扁萼苔植物直瓣扁萼苔 *Radula perrottetii*、地钱科植物粗裂地钱风兜变种 *Marchantia paleacea* var. *diptera*、瘤冠苔科植物狭叶花萼苔 *Asterella angusta* 和花叶溪苔 *Pellia endiviaefolia*、耳叶苔科植物 *Frullania convolute*、叶苔科植物抱茎叶苔 *Jungermannia appressifolia* 等植物中分离得到。1985 年，日本学者麻川（Asakawa Y）已经对核木子素 E 进行了化学全合成。

（娄红祥）

zhǐlèi yàowù

芪类药物（stilbene drugs）
含有 1,2-二苯乙烯结构单元的酚类药物。代表性芪类药物包括：白藜芦醇、康普瑞汀 A-4、坡垒酚甲、尼泊尔蒿草酚 B。

结构类型　芪类药物结构中含有 1,2-二苯乙烯结构，因其双键构型的区别，分为顺式和反式两种（图 1），反式结构稳定性好，分布较顺式广泛。该类药物主要包括两种结构类型：简单芪类，分子中含有 1 个 1,2-二苯乙烯结构，由于取代基类型和取代位置的变化，呈现出结构多样性，例如通过羟基、甲氧基、异戊烯基、香叶基、糖等基团的取代，并且异戊烯基、香叶基取代基能够通过环化和骈合成环，形成多样的结构（图 2）；聚合芪类，分子由 2～8 个 1,2-二苯乙烯结构通过 C—C、C—O—C 聚合形成的构型复杂多样的结构（图 3）。

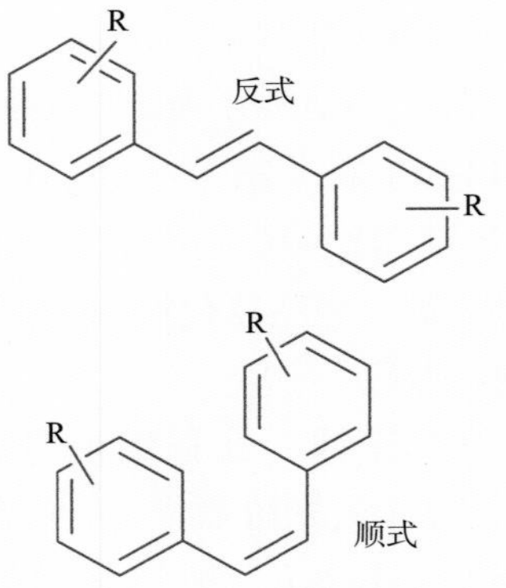

图1　1,2-二苯乙烯结构单元

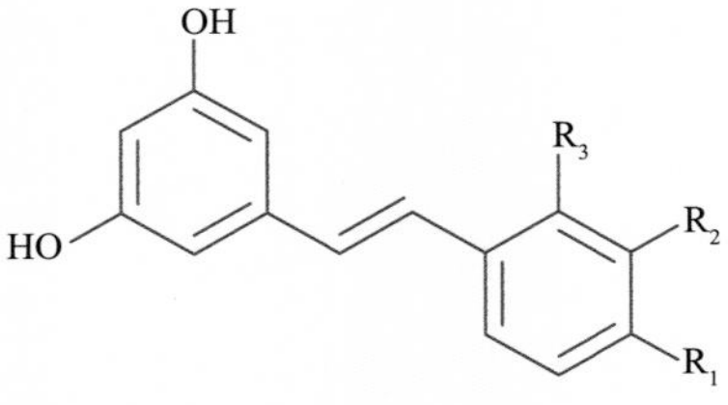

白藜芦醇　R_1=OH，R_2=R_3=H
异丹叶大黄素　R_1=OH，R_2=OMe，R_3=H
白皮杉醇　R_1=R_2=OH，R_3=H
氧化白藜芦醇　R_1=R_3=OH，R_2=H

图2　简单芪类结构

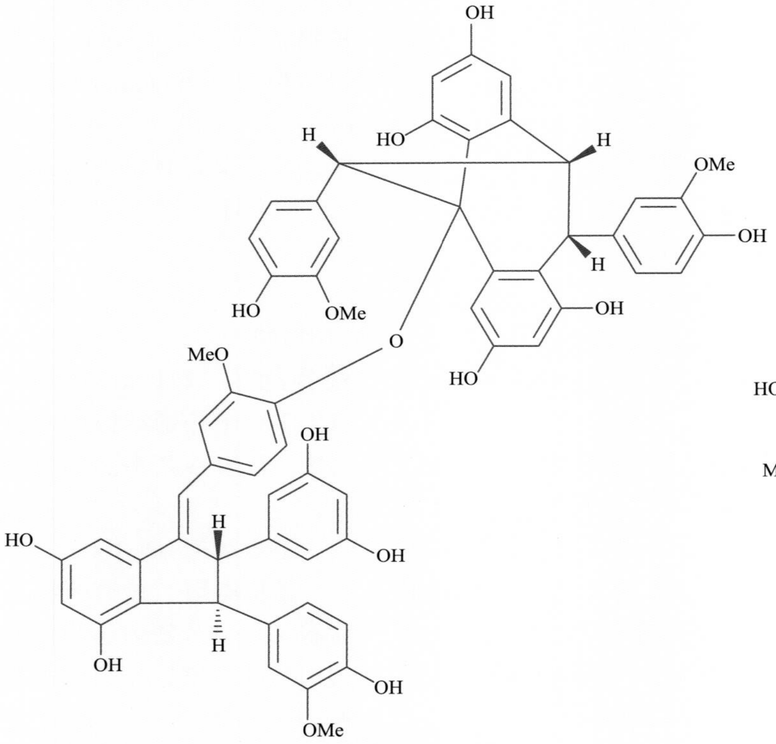

依据聚合芪类结构中 1,2-二苯乙烯结构单元的数目，可将聚合芪类分为芪类二聚体至芪类八聚体；依据形成聚合芪类的简单芪类结构单元，可将聚合芪类分为白藜芦醇聚合芪类，异丹叶大黄素聚合芪类，白皮杉醇聚合芪类、氧化白藜芦醇聚合芪类、白藜芦醇和氧化白藜芦醇聚合芪类、其他聚合芪类。已发现的 300 多个聚合芪类包括二聚体至八聚体，尤以白藜芦醇聚合芪类数量最多。

白藜芦醇聚合芪类

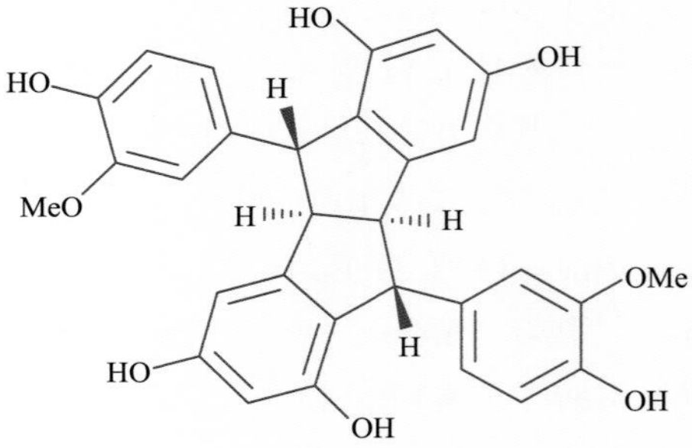

异丹叶大黄素聚合芪类

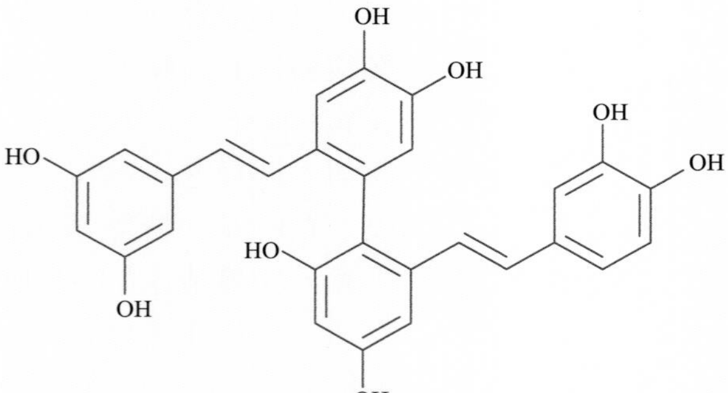

白皮杉醇聚合芪类

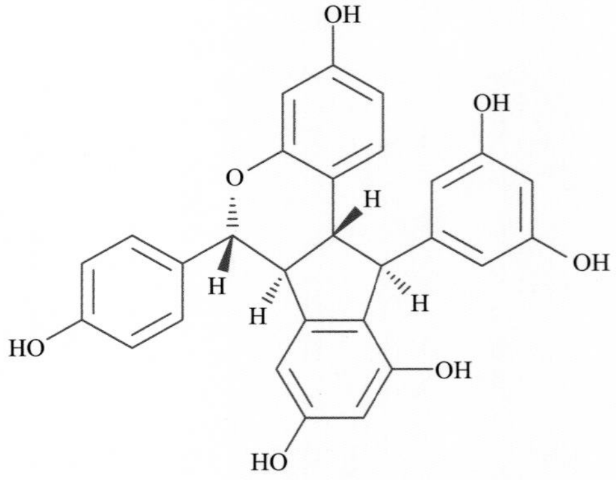

白藜芦醇和氧化白藜芦醇聚合芪类

图3　聚合芪类结构

聚合芪类结构复杂，构型多变，影响其结构多样性的因素包括：形成聚合芪类的芪类单体的结构和数目、单体之间 C—C 和 C—O—C 连接位置和数目的改变、连接碳原子的立体构型、酚羟基的氧化状态、是否与糖成苷等。由此，形成了聚合芪类中复杂多变的异构体以及亚结构单元，例如其结构中存在的螺环、苯骈呋喃环、苯骈 1,4-二氧杂环乙烷、醌类、四元环至十元环等亚结构单元。聚合芪类中通常具有多个酚羟基取代，表现出多酚类成分的理化性质，如与金属离子发生螯合反应、易形成分子内氢键等。通过将该类化合物制备成盐类，酯类等衍生物，能够改善药物的溶解性、提高生物利用度并达到提高疗效的目的。

来源与分布 简单芪类和聚合芪类在植物中分布范围较窄。简单芪类主要分布于葡萄科（Vitaceae）、蓼科（Polygonaceae）、豆科（Leguminosae）、使君子科（Combretaceae）、买麻藤科（Gnetaceae）、桑科（Moraceae）、兰科（Orchidaceae）植物中；聚合芪类主要分布于葡萄科（Vitaceae）、龙脑香科（Dipterocarpaceae）、买麻藤科（Gnetaceae）、豆科（Leguminosae）、莎草科（Cyperaceae）植物中。芪类代表性药物白藜芦醇主要存在于虎杖和葡萄，康普瑞汀 A-4 及其衍生物主要存在于使君子科柳叶风车子中。

生物活性 芪类药物中多存在酚羟基取代基，表现出抗氧化和清除自由基的作用。其中，白藜芦醇和康普瑞汀 A-4 及其衍生物是简单芪类药物中研究最多的药物。白藜芦醇具有抗肿瘤、抗炎、抗氧化、预防心脑血管疾病、免疫调节、抗衰老的生物学作用，

成为研究的热点。康普瑞汀 A-4 及其衍生物通过抑制肿瘤血管生成表现出很强的抗肿瘤作用，受到研究者关注。为改善水溶性制备的康普瑞汀 A-4 磷酸盐，已进入临床研究阶段。聚合芪类具有清除自由基、抗氧化、抗炎、抗微生物、神经保护作用。

制备技术及分析技术 由于芪类药物具有显著的药理学作用，国内外学者开展了许多植物中芪类药物提取分离和结构确证、含量分析及质量控制、化学全合成和结构修饰方面的研究工作。简单芪类药物可以通过化学全合成获得，并已有适用于工业生产的合成方法。聚合芪类结构复杂，化学全合成难度大，可以将简单芪类作为底物，采用酶、酸、紫外线或金属氧化剂作为催化剂，以仿生合成方法催化聚合制备获得。从植物中天然提取仍然是获得芪类药物的有效手段，特别是对于结构复杂的聚合芪类药物，提取方法主要为有机溶剂提取法、水提取法、碱提酸沉法。用于该类药物的含量测定方法主要是基于高效液相色谱分离技术与紫外分光光度和质谱联用的分析检测技术。

临床适应证及应用 白藜芦醇应用最为广泛，已作为膳食补充剂和保健品使用，用于增强机体免疫力、预防衰老和心脑血管疾病、预防肿瘤的发生。康普瑞汀 A-4 及其衍生物则作为抗肿瘤药物使用，其中康普瑞汀 A-4 磷酸盐和奥瑞布林临床分别用于卵巢癌和软组织肉瘤的治疗，并通过与临床化疗药物卡铂、阿霉素、紫杉醇联用治疗肿瘤，多个治疗方案正进行临床研究。对聚合芪类的应用研究，主要集中于抗神经退行性疾病和抗炎作用。

（娄红祥）

báilílúchún

白藜芦醇（resveratrol） 结构为 3,4′,5-三羟基反式二苯乙烯（图），最早从百合科藜芦属植物白藜芦 Veratrum album 中分离获得的简单芪类药物。又称芪三酚。

1940 年，日本学者稲夫高冈（Michio Takaoka）首次从百合科藜芦属植物白藜芦 Veratrum album 中分离获得了白藜芦醇，此后于 1963 年从蓼科蓼属植物虎杖 Polygonum cuspidatum 中分离获得。对白藜芦醇最初的认识仅限于其能提高植物抵抗病原性攻击和环境恶化条件下的植物抗毒素功能，直到 1992 年人们发现葡萄酒能够预防心血管疾病是由于含有白藜芦醇，引起了世界各国学者的关注。对白藜芦醇的研究成为药物研究的热点，并发现其具有免疫调节、抗衰老、预防心脑血管疾病和神经退行性疾病发生、预防肿瘤形成、抗炎、抗微生物、抗病毒等多样的生物学功能。白藜芦醇也作为膳食补充剂用于人体保健和疾病的预防。白藜芦醇口服后在肝脏代谢，生物利用度仅为 1%，限制了应用。以白藜芦醇为先导化合物，对开展的化学合成、结构修饰及其衍生物制备也成为研究的热点，获得了大量白藜芦醇结构类似物，并实现了白藜芦醇工业化生产。

图　白藜芦醇的结构式

化学名称和理化性质　结构系统命名为：（E）-3,4′,5-三羟基二苯乙烯，或5-[（1E）-2-（4-羟基苯基）乙烯基]-1,3-苯二醇，CAS号501-36-0。为白色针状结晶，分子式 $C_{14}H_{12}O_3$，熔点 261～263℃，易溶于乙醚、三氯甲烷、甲醇、乙醇、丙酮、乙酸乙酯等有机溶剂。白藜芦醇对光和碱不稳定，在紫外光照射下能够产生荧光，酚羟基为弱酸性，当溶液 pH>10 时，发生酸碱反应。白藜芦醇遇三氯化铁-铁氰化钾溶液呈蓝色，遇氨水等碱性溶液显红色。

药物来源　在植物中分布广泛，已在 21 个科的 70 多种植物中发现了白藜芦醇，特别是在葡萄科葡萄属 Vitis、蛇葡萄属 Ampelopsis、蓼科蓼属 Polygonum、豆科落花生属 Arachis、决明属 Cassia、槐属 Sophora，百合科藜芦属 Veratrum、桃金娘科桉属 Eucalyptus 植物中含量较高。含有白藜芦醇的代表性植物包括葡萄、虎杖、花生、决明等。已有工艺简单成熟、产物收率高、生产成本低的白藜芦醇化学合成方法，用于工业化大量制备，使得白藜芦醇的获取不再依赖于从植物中提取分离。白藜芦醇合成工艺多采用维蒂希反应实现两个苯环的拼接，收率能够达到 50% 以上。

临床应用及毒性　白藜芦醇具有多样的药理作用，表现出对多种疾病的治疗潜力，对Ⅱ型糖尿病、结肠癌、肥胖等疾病的治疗作用正在进行临床前研究。白藜芦醇作为膳食补充剂和保健品可用于增强机体免疫力、预防衰老、糖尿病、神经退行性疾病和心脑血管疾病的发生，作为化学预防剂用于肿瘤的防治。

（娄红祥）

kāngpǔruìtīng A-4

康普瑞汀 A-4（combretastatin A-4）　从使君子科植物柳叶风车子 Combretum caffrum 树皮中分离获得，具有 3, 4, 5, 4′,-四甲氧基-3′-羟基取代顺式二苯乙烯结构的药物，属于简单芪类，结构式见图 1。

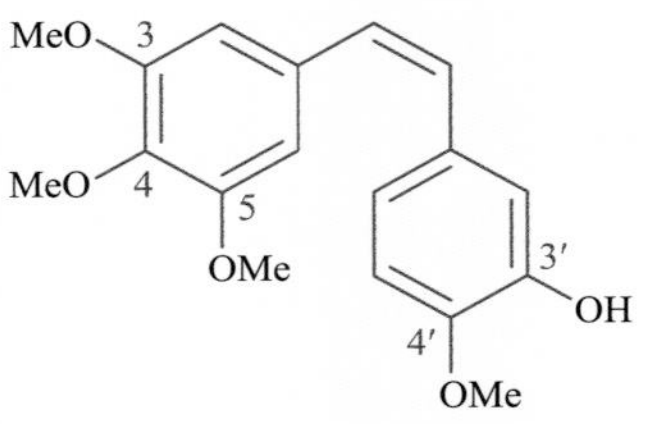

图 1　康普瑞汀 A-4 的结构式

简史　1979 年，佩蒂特（Georger R. Pettit）开展了对非洲柳叶风车子 Combretum caffrum 树皮中具有抑制肿瘤生长作用活性成分的研究工作，并获得了一系列简单芪类化合物。1982 年，佩蒂特报道了这个研究结果，并命名为康普瑞汀 A-1 至 A-5，结构式见图 2。康普瑞汀类化合物与细胞中秋水仙碱结合位点有较强的亲和作用，通过抑制微管蛋白聚合和干扰肿瘤血管增生发挥抗肿瘤作用，其中活性最强为康普瑞汀 A-4，对 60 种 NCI 肿瘤细胞株半数有效量值为 3.4 纳克/毫升，是已发现的细胞毒性最强的植物来源化合物。康普瑞汀 A-4 水溶性差，限制了其临床应用，于是开展了大量化学修饰、结构衍生化研究，以期获

得适合临床应用的药物。通过将 B 环 3′ 位羟基磷酸化获得了水溶性好、体外抗肿瘤活性强的前药康普瑞汀 A-4 磷酸盐（图 3），并于 2002 年进入临床前研究，2006 年获美国食品药品管理局批准治疗卵巢癌。康普瑞汀 A-4 磷酸盐用于治疗多种肿瘤的临床研究工作正在进行。奥瑞布林是 B 环上 3′ 位羟基被氨基取代获得的衍生物（图 4），水溶性强，能够抑制肿瘤血管形成，于 2011 年被欧洲药品管理局批准作为罕见病药物，用于治疗软组织肉瘤。

化学名称和理化性质　结构系统命名为：2-甲氧基-5-[（Z）-2-（3, 4, 5-三甲氧基-苯基）-乙烯基]苯酚，或（Z）-3, 4, 5, 4′,-四甲氧基-3′-羟基二苯乙烯，CAS 号 117048-59-6。为白色结晶性粉末，分子式 $C_{18}H_{20}O_5$，熔点 116℃，不溶于水，溶于乙醇和二甲亚砜。

药物来源　从非洲植物柳叶风车子 Combretum caffrum 树皮中分离获得。对康普瑞汀类药物化学全合成和结构修饰研究深入，已建立多种适合工业化大量制备的合成方法。康普瑞汀 A-4 磷酸盐和奥瑞布林通过化学全合成获得。该类药物的化学合成多采用维蒂希反应和珀金（Perkin）反

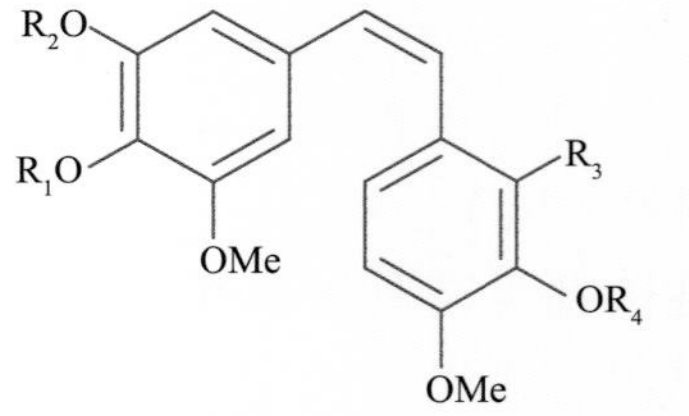

康普瑞汀 A-1：$R_1=R_2=Me$，$R_3=OH$，$R_4=H$
康普瑞汀 A-2：R_1，$R_2=$—CH_2—，$R_3=R_4=H$
康普瑞汀 A-3：$R_1=Me$，$R_2=R_3=R_4=H$
康普瑞汀 A-5：$R_1=R_4=Me$，$R_2=R_3=H$

图 2　康普瑞汀 A-1~4 的结构式

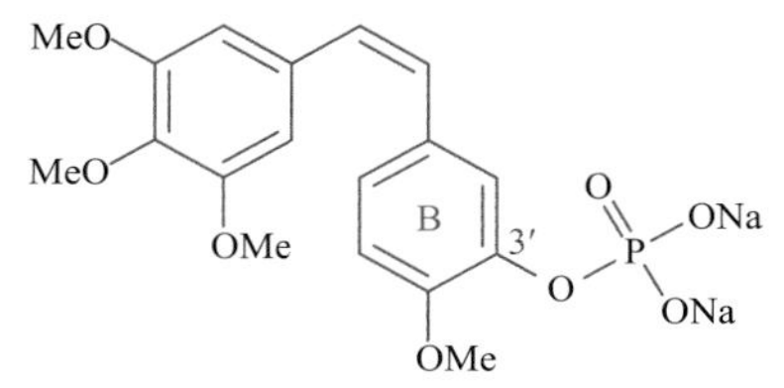

图 3　康普瑞汀 A-4 磷酸盐的结构式

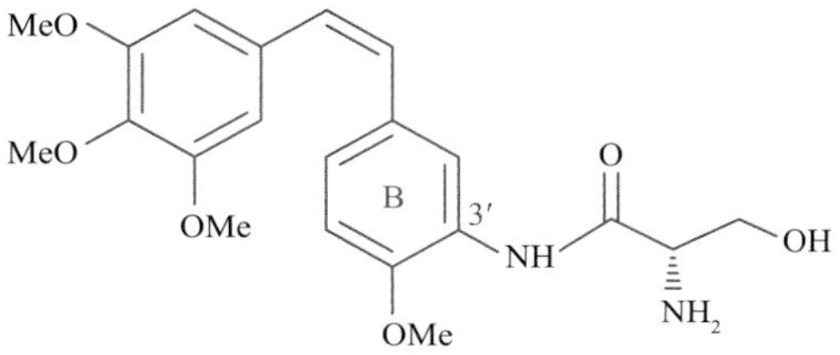

图 4　奥瑞布林的结构式

应实现。英国学者高克罗格（Keira Gaukroger）以 3,4,5-三甲基苯乙酸和 3-羟基-4-甲氧基苯甲醛为原料，通过两步反应制备康普瑞汀 A-4，产率可达 40%。

临床应用及毒性　康普瑞汀 A-4 磷酸盐临床用于治疗卵巢癌、未分化、髓样、Ⅳ期乳头状和Ⅳ期滤泡型甲状腺癌，并与铂类药物和紫杉醇联用治疗铂类耐药肿瘤。康普瑞汀 A-4 磷酸盐用于其他肿瘤治疗的研究已进入临床研究阶段。奥瑞布林临床用于治疗软组织肉瘤，其作为非小细胞肺癌药物研究已进入Ⅲ期临床。

（娄红祥）

pōlěifēnjiǎ

坡垒酚甲（hopeahainol A）

从龙脑香科植物海南坡垒 *Hopea hainanensis* 中分离获得的白藜芦醇二聚体新骨架，结构中具有内酯环结构，属于聚合芪类，结构式见图。

2007 年，中国学者谭仁祥从中国特有热带植物海南坡垒 *Hopea hainanensis* 首次分离获得了该化

合物，确证其是一个具有全新的天然碳骨架的白藜芦醇二聚体，并命名为坡垒酚甲。坡垒酚甲具有乙酰胆碱酯酶抑制作用，机制是通过结构中 4b 位羟基和五元内酯环氧原子分别与乙酰胆碱酯酶结构中色氨酸残基（Trp286）和丝氨酸残基（Ser293）形成分子间氢键，发挥乙酰胆碱酯酶抑制作用。中国学者谭仁祥课题组开展了大量坡垒酚甲治疗阿尔茨海默病的研究工作。由于坡垒酚甲具有新颖复杂的结构骨架，其化学全合成受到药物化学家的关注。美国学者尼科拉乌（K. C. Nicolaou）分别于 2009 年和 2010 年实现了坡垒酚甲化学全合成。2012 年，美国学者斯奈德（S. A. Snyder）再次报道了坡垒酚甲的化学全合成方法。

化学名称和理化性质　化学结构系统命名为：7,11bS-二氢-4,8,10-三羟基-11b-（4-羟基苯基）-7-（4-氧-2,5-环己二烯-1-亚基）-苯并［6,7］环庚［1,2,3-

图　坡垒酚甲的结构式

cd］苯并呋喃-1,6-二酮，CAS 号 1228308-09-5。为红色无定型粉末，分子式 $C_{28}H_{16}O_8$，熔点 216～217℃，比旋度 $[\alpha]_D^{20} = +673.5°$（$c=0.090$，甲醇）。

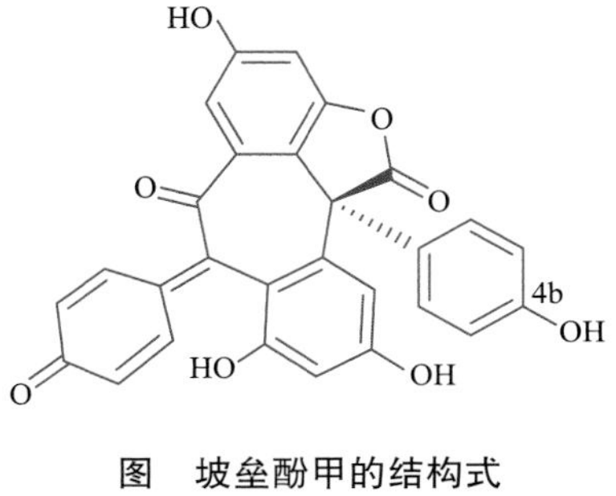

药物来源　坡垒酚甲主要从龙脑香科植物海南坡垒 *Hopea hainanensis* 中分离获得。坡垒酚甲已能够通过化学全合成制备，但是由于结构的复杂性，合成反应复杂、步骤多、收率低和成本高，难以实现工业化生产。

临床应用及毒性　坡垒酚甲具有很强的乙酰胆碱酯酶抑制作用（半数抑制浓度 4.33 微摩尔/升），体外作用与石杉碱甲作用相近（半数抑制浓度 1.60 微摩尔/升）。坡垒酚甲能够通过抗氧化应激和抑制乙酰胆碱酯酶活性，减弱 β 过淀粉样蛋白 1-42（Aβ42）所诱导的神经毒性，并能抑制过氧化氢诱导的神经细胞毒性，能够改善小鼠记忆衰退。上述结果都证实了坡垒酚甲在治疗阿尔茨海默病的潜力，深入的研究正在进行中。

（娄红祥）

níbó'ěrhāocǎofēn B

尼泊尔蒿草酚 B（nepalensinol B）

从莎草科植物尼泊尔蒿草 *Kobresia nepalensis* 中分离获得的白藜芦醇四聚体，属于聚合芪类，结构式见图。

2006 年日本学者山田雅史（Masashi Yamada）从莎草科植物尼泊尔蒿草 *Kobresia nepalensis* 中分离获得了尼泊尔蒿草酚 B，并确证其结构为白藜芦醇四聚体，同时发现该化合物具有很强的拓扑异构酶 Ⅱ 抑制作用。这是首次发现芪类化合物具有拓扑异构酶抑制作用。

化学名称和理化性质　化学结构系统命名为（1*S*, 2*S*, 6*R*, 6a*R*,

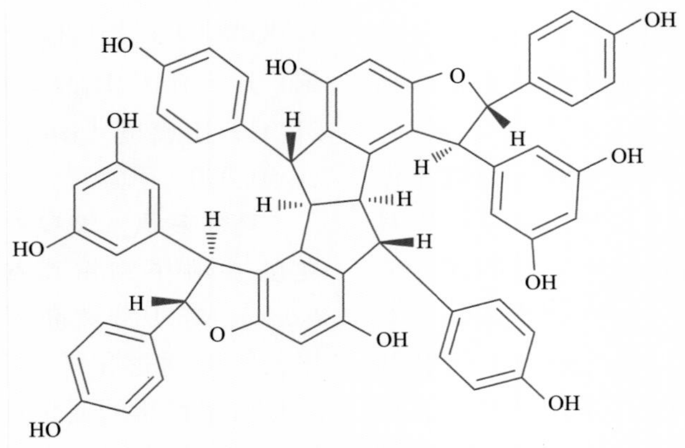

图　尼泊尔嵩草酚 B 的结构式

7S, 8S, 12R, 12aR ）-1, 7-双（3, 5-二羟基苯基）-1, 2, 6, 6a, 7, 8, 12, 12a-八氢-2, 6, 8, 12-四（4-羟基苯基)-并环戊二烯［1, 2-e：4, 5-e'］双苯并呋喃-5, 11-二醇，CAS 号 208834-88-2。为棕色粉末，分子式 $C_{56}H_{42}O_{12}$，熔点 260℃，比旋度 $[\alpha]_D^{20} = -24.4°$（$c = 0.2$，甲醇）。

药物来源　从莎草科植物尼泊尔嵩草 Kobresia nepalensis 中分离获得。

临床应用及毒性　尼泊尔嵩草酚 B 具有很强的拓扑异构酶Ⅱ抑制作用（半数抑制浓度 0.02 微克/毫升），强度是临床抗肿瘤药物依托泊苷（半数抑制浓度 70 微克/毫升）的 3000 多倍，显现出很好的抗肿瘤药物开发潜力。

（娄红祥）

tánglèi yàowù

糖类药物（carbohydrate-base drugs）　含有多羟基醛、多羟基酮及其聚合物以及部分衍生物结构的药物。临床广泛用作营养剂、机体电解质平衡调节剂和免疫调节剂等，是一类重要的天然药物。糖的发现，无法考究其年代。远古的波斯人和阿拉伯人从葡萄中获得无色结晶，1838 年法国化学家杜马（Jean Dumas）把它定义为葡萄糖。葡萄糖的结构测定、立体构型研究是糖化学及立体化学发展史上的里程碑，对糖的结构研究贡献最大的是德国化学家费歇尔（E. Fischer），19 世纪末，费歇尔用化学合成和旋光测定的方法阐明了葡萄糖及其异构体的结构，这是有机化学上公认的、杰出的发现，费歇尔也因此荣获 1902 年诺贝尔化学奖。费歇尔成功的测定了葡萄糖链式结构中各个不对称碳的相对构型，由于在当时还不能测定绝对构型，费歇尔就任选了两个对映异构体中的一个来规定葡萄糖的绝对构型。到 1951 年，用 X 射线衍射成功测定了（+)-酒石酸盐的绝对构型，通过将（+)-酒石酸盐和葡萄糖的立体化学相关性比较，证明费歇尔最初的规定恰巧是正确的，从而奠定了糖立体化学研究的基础。1926 年英国化学家霍沃思（W. H. Haworth）提出了葡萄糖环状半缩醛结构。

结构类型　该类药物结构主要有以下 5 种类型：游离单糖，含有 3 ~ 7 个碳原子的多羟基醛（酮）及其氨基化、羧酸化、磷酸化后的衍生物；寡聚糖，由 2 ~ 9 个游离单糖经苷键连接形成直链或者含有支链的低聚糖及其衍生物；多聚糖，由 10 个以上游离单糖经苷键连接形成直链或者含有支链的多聚糖及其衍生物；糖醇，游离单糖分子中的醛基或者酮基还原成羟基后形成的多羟基醇；糖缀合物，糖和其他分子以共价键的形式形成复合体，如糖蛋白、糖肽、糖脂等。

来源和分布　糖类药物在动物、植物及微生物体内广泛存在。葡萄糖几乎存在于所有生物中，在植物成熟的果实中含量尤其高；海带中甘露醇含量较高，是生产甘露醇的主要原料；动物的肝脏、肺、血管壁及肠黏膜组织中含有抗凝血活性的多聚糖；动物软骨组织中含有对心血管疾病具有防治作用的糖胺聚糖；五加科植物人参、豆科植物黄芪以及真菌类中药猪苓、香菇中都含有提高免疫活性、辅助抗肿瘤作用的多聚糖。除了天然来源外，也可以通过有机合成的方法生产部分具有重要生理活性的寡聚糖类药物。

化学结构特点及生物活性　糖类药物在结构中均含有多羟基醛或者多羟基酮结构，通常情况下以环状半缩醛的形式存在，可分为单糖类药物、寡糖和多糖类药物两类。①单糖类药物经氧化可形成糖酸类，并与钠、钙、锌等金属离子成盐，作为体内电解质平衡调节剂或微量元素补充剂，以葡萄糖酸钠、葡萄糖酸钙、葡萄糖酸锌、果糖酸钙等药物制剂为代表。单糖药物还可以经还原后形成糖醇而发挥重要的药理作用，以甘露醇、木糖醇、山梨醇等药物为代表。此外，单糖药物结构中的羟基还可以被氨基取代，生成氨基糖。如硫酸氨基葡萄糖在治疗骨性关节炎方面应用广泛。②寡糖和多糖类药物。由单糖经糖苷键聚合形成，在结构中含有多个单糖结构单元，结构单元中的羟基可以被氨基取代或者进行磺酸化、磷酸化、酰基化以及烷基化等修饰，结构和活性之间的构效关系相对复杂。多数情况下，衍生化后的多糖，如磺酸化多糖，其活性会有不同程度的提高。多糖类药物的结构有一级结构和高级结构之分，一级结构是指组成多糖的单糖的组成、排列顺序、连接方式等。与蛋白质及核酸等生物大分子一样，多糖结构中羟基之间的氢键作用可以使其形成不同的构象，多糖链在空间上可以进行折叠、盘曲，不同多糖链之间还可以以非共价键的形式形成多聚体等，这些称为多糖的高级结构。多糖类药物的活性与其高级结构密切相关，如香菇多糖的抗肿瘤活性就可能与其高级结构中的三股螺旋有关。但由于多糖类药物的高级结构过于复杂，阐明活性与其高级结构之间的相关性还具有相当大的挑战。随着糖生物学的发展，对糖肽类药物，如人参糖肽、云芝糖肽等；糖蛋白类药物，如琥珀酸明胶等；糖脂类药物，如褐藻多糖硫酸酯等糖缀合物的结构和功能关系的认识不断深入。糖缀合物根据糖和非糖部分结合方式的不同，一般分为 O-聚糖和 N-聚糖两种。糖缀合物结构中糖部分对于细胞间信号的识别和传导、细胞的分裂等具有重要作用。

制备技术及分析技术 单糖及寡糖类药物在水和含水乙醇中均具有较大的溶解度，在制备单糖及寡糖类药物时，利用水或者含水乙醇进行浸泡或回流提取，即可获得较好的提取效果。粗提物经活性炭脱色，无水乙醇沉淀除去多糖及蛋白类成分，再经结晶或者离子交换色谱分离纯化即可得到纯度较好的样品。多糖及糖缀合物类药物，多用水或者稀酸（碱）水溶液，或者含水乙醇加热回流提取后，经活性炭脱色，无水乙醇沉淀得粗多糖。粗多糖经乙醇分级沉淀、盐析、超滤等方法进行初步分离，最后经纤维素柱色谱、凝胶柱色谱分离纯化即可得到均一多糖。

常规分析 包括性状、熔点（结晶性糖）、黏度（多糖）、比旋度等理化性质分析。糖类药物的含量可以采用比色法、正相或反相高效液相色谱法、离子色谱法、气相色谱法、分子排阻色谱法、生物测定法等方法测定。对于寡糖、多糖及糖缀合物的分析，还需要对其分子量、单糖的组成、糖的连接方式及连接位置等进行分析。可以采用凝胶色谱法、质谱法对其分子量进行测定；利用酸碱处理、酶解法结合薄层色谱法、高效液相色谱法、气相色谱质谱联用法对单糖的组成进行分析；利用核磁共振法、质谱法、气相色谱-质谱联用法对单糖的连接方式和连接位置进行分析。

临床适应证及应用 根据糖类药物的结构不同，其临床应用及适应证也有差异。单糖类药物及糖醇类药物，广泛用作营养剂、机体电解质平衡调节剂、元素补充剂、糖尿病患者糖类摄入替代剂、脱水剂或利尿剂等方面。多糖及糖缀合物类药物，广泛用于抗肿瘤、抗病毒、调节机体免疫功能、抗血栓等方面。

（屠鹏飞）

pútaotáng

葡萄糖（glucose） 又称玉米葡糖、玉蜀黍糖、血糖、葡糖，为一种多羟基醛，是自然界分布最广且最为重要的一种单糖。纯净的葡萄糖为无色晶体，有甜味但不及蔗糖，易溶于水，微溶于乙醇，不溶于乙醚。水溶液旋光向右，故亦称"右旋糖"。葡萄糖在生物学领域具有重要地位，是活细胞的能量来源和新陈代谢中间产物，即生物的主要供能物质。在糖果制造业和医药领域有着广泛应用。植物可通过光合作用合成葡萄糖。

1747 年，德国化学家安德烈亚斯（Andreas Marggraf）首次从葡萄干中分离得到葡萄糖。1811年，德国化学家基希奥夫（Kirchoff）发现可用淀粉水解生产葡萄糖。他最初研究一种胶黏剂以代替阿拉伯树胶，在一次试验中以硫酸处理马铃薯淀粉时，因不小心加多了酸，使产物成为黏度很低、澄清、具有甜味的液体，才开始研究制造淀粉糖。经反复试验，最后制成一种糖浆液，经一定时间放置，有结晶析出，然后用布袋装起来，压榨，除去大部分母液，得到固体产品，即为葡萄糖。1838 年，法国化学家让·杜马（Jean Dumas）把葡萄糖命名为 glucose，词本意源于希腊语 glycos，意思是"甜的"。葡萄糖的分子结构是 19 世纪德国化学家费歇尔（E. Fischer）测定的，1926 年英国化学家霍沃思（W. H. Haworth）提出了葡萄糖环状半缩醛结构。分子中含有 6 个碳原子，是一种己糖，含有醛基（—CHO），具有还原性，因此它是一种还原性的糖。

化学名称和理化性质：葡萄糖结构式见图，CAS 号：50-99-7，分子式 $C_6H_{12}O_6$，分子量 180.16，熔点 146℃。无色结晶或白色结晶性或颗粒状粉末，无臭，味甜，甜度是蔗糖的 0.74 倍。是自然界分布最广泛的单糖，链式结构的链端还有 1 个醛基，其他 5 个碳各有 1 个羟基，具有多元醇和醛的性质。有吸湿性，易溶于水，在碱性条件下加热易分解。

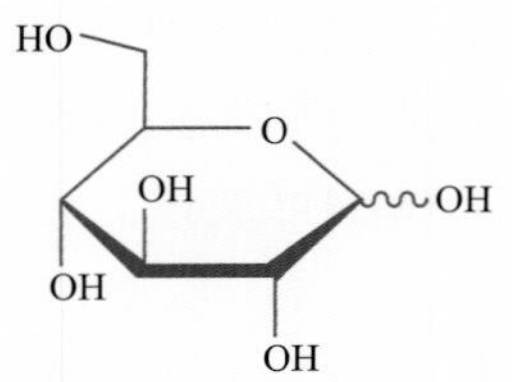

图　葡萄糖结构式

药物来源　葡萄糖广泛存在于生物界。在葡萄、无花果等甜果及蜂蜜中，游离的葡萄糖含量较高。正常人血浆中葡萄糖含量为 3.89～6.11 毫摩尔/升，尿中一般不含游离葡萄糖，糖尿病患者尿中的含量变化较大。血液或尿中游离葡萄糖含量的测定，是临床常规检验的一个项目。结合的葡萄糖主要存在于糖原、淀粉、纤维素、半纤维素等多糖中。一些寡糖如麦芽糖、蔗糖、乳糖以及各种形式的糖苷中也含有葡萄糖。工业上，葡萄糖一般由淀粉水解得到，其生产工艺有酸法、酸酶法及双酶法 3 种。

临床适应证及应用　葡萄糖是生物体内新陈代谢不可缺少的营养物质，是机体所需能量的主要来源，对肝脏有保护作用，并能增加肝脏的解毒能力，减少酮体形成和保存机体蛋白质及电解质。高渗葡萄糖溶液可提高血液的渗透压，能产生组织脱水及暂时性利尿作用，可治疗脑水肿和青光眼等。在医学上主要用作注射用营养剂。

（屠鹏飞）

葡萄糖酸钠（sodium gluconate）　葡萄糖酸的钠盐。又称五羟基己酸钠。主要用于调节人体内酸碱平衡，是葡萄糖的深加工产品，也是制备葡萄糖酸内酯、葡萄糖酸盐（锌、铜、亚铁盐）等的基础原料，在食品工业可用作营养增补剂、固化剂、缓冲剂等。由于其优良的螯合性能而被广泛用于水质处理、电镀、金属与非金属的表面清洗及水泥生产等多种工业部门，在化工、食品、医药、轻工等行业也有着广泛的用途。

1870 年澳大利亚科学家约翰·哈伯曼（Johann Habermann）和海因里希（Heinrich Hlasiwetz）发现了葡萄糖酸。1922 年法国科学家马兰（Marin Molliard）在黑曲霉菌中也检测到了葡萄糖酸。1952 年美国科学家布洛姆（Blom. R. H）通过在微生物发酵过程中添加 NaOH 中和葡萄糖酸直接制备葡萄糖酸钠。1955 年，中国试制葡糖酸成功，为中国葡萄糖衍生物的开发应用奠定基础。

化学名称和理化性质　葡萄糖酸钠，结构式见图，CAS 号：527-07-1，分子式 $C_6H_{11}O_7Na$，分子量 218.14，熔点 206～209℃，白色或淡黄色结晶粉末，极易溶于水，微溶于醇，不溶于乙醚。稳定好，无潮解性。

药物来源　工业化生产上，生物发酵法和多相催化氧化法应用较多。其中多相催化氧化法工

图　葡萄糖酸钠结构式

业过程简单、反应条件温和、反应时间短、转化率高、三废少且易处理的特点。其生产工艺如下：将催化剂加入盛有一定量葡萄糖的溶液中，向其中通入空气，并不断加入一定浓度的 NaOH 溶液来维持一定的 pH 值。反应后的溶液经冷却、抽滤（回收催化剂），再将滤液减压蒸馏浓缩、结晶、风干后得到葡萄糖酸钠晶体。该法葡萄糖转化率在 95% 左右。葡萄糖酸钠也可直接由葡萄糖发酵而得。

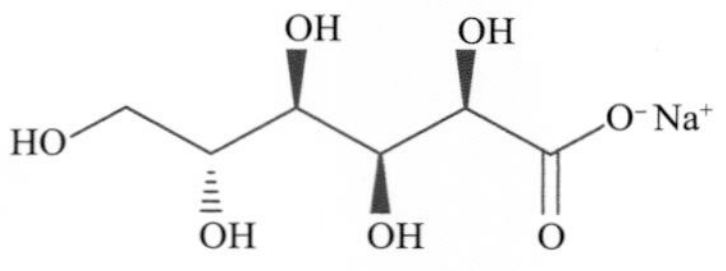

临床应用　在医药方面，葡萄糖酸钠用于调节人体内酸碱平衡，以恢复神经正常作用，其中钠对维持细胞外渗透压和容量，调节酸碱平衡，发挥神经肌肉的正常功能具有重要的作用，且可有效防止低钠综合征的发生。基于同一目的，也用作食品添加剂。葡萄糖酸钠无刺激，无苦涩味，盐味质接近食盐，阈值远高于其他有机酸盐，是食盐（无机盐）的 5 倍，苹果酸钠的 2.6 倍、乳酸钠的 16.3 倍。在食品加工中用于调节 pH 值，改善食品呈味性，代替食盐加工成健康的低盐或无盐（无氯化钠）食品，对增进人体健康、丰富饮食情趣起很大作用。

（屠鹏飞）

葡萄糖酸钙（calcium gluconate）　葡萄糖酸的钙盐。1870 年澳大利亚科学家约翰·哈伯曼（Johann Habermann）和海因里希（Heinrich Hlasiwetz）发现了葡萄糖酸。1922 年法国科学家马兰（Marin Molliard）从黑曲霉培养中检测出葡萄糖酸。此后，通过在发酵过程中加入碳酸钙的方法来制备葡萄糖酸钙。

化学名称和理化性质　葡萄

糖酸钙结构式见图，CAS 号：299-28-5，分子式 Ca（$C_6H_{11}O_7$）$_2$，分子量 235.22，白色结晶性或颗粒性粉末，熔点 201℃（分解），无臭，无味，易溶于沸水（20 克/100 毫升），略溶于冷水（3 克/100 毫升，20℃），不溶于乙醇或乙醚等有机溶剂。葡萄糖酸钙水溶液显中性（pH 6~7）。

药物来源 生产方法有电解氧化法、溴化法、金属催化合成法、发酵法等。工业化大生产中，主要采用金属催化法和发酵法。金属催化法是以钯铂合金为催化剂，再与各种碱中和，生成相应的葡萄糖酸盐。本法条件较温和，转化率较高，生产成本较低，但由于金属催化剂有一定的毒性，产品通常不能作为食品添加剂用于食品生产，因此其应用受到一定的限制。发酵法是以黑曲霉为生产菌种，经菌种逐级扩大培养，发酵代谢的酶将葡萄糖氧化成葡萄糖酸，再经碳酸钙中和精制而成。此法受菌种质量、扩培、染菌、工艺变化及气候条件等多种因素的影响，生产波动性大，步骤多，限制了其产量、收率、品质的提高。新兴的酶法工艺是利用酶制剂直接将葡萄糖转化成葡萄糖酸，再经过碱的中和作用，将其转化成葡萄糖酸盐系列产品。此法工艺简便、设备简单、操作方便、安全性高、没有染菌的危险，而且产物单一、纯度高、易于分离和精制，产品质量和收率显著提高，

临床应用及不良反应 主要用作钙强化剂与营养剂、缓冲剂、固化剂、螯合剂。

葡萄糖酸钙是临床上常用的补钙制剂之一，主要用于钙缺乏症的治疗。有口服和注射两种剂型。临床上葡萄糖酸钙片用于预防和治疗钙缺乏症，如骨质疏松、手足抽搐症、骨发育不全、佝偻病以及儿童、妊娠和哺乳期妇女、绝经期妇女、老年人钙的补充；葡萄糖注射液用于治疗钙缺乏、急性血钙过低、碱中毒及甲状旁腺功能低下所致的手足搐搦症。

葡萄糖酸钙可降低毛细血管通透性，增加致密度，维持神经与肌肉的正常兴奋性，加强心肌收缩力，并有助于骨质形成。适用于过敏疾患，如荨麻疹、湿疹、皮肤瘙痒症、接触性皮炎以及血清病，血管神经性水肿辅助治疗，适用于血钙过低所致的抽搐和镁中毒，也用于预防和治疗缺钙症等。临床上广泛应用于缓解肝区疼痛、治疗肾囊肿、解除顽固性阵发性咳嗽、毛细血管支气管炎、跖筋膜炎、高血压、腓肠肌痉挛、婴幼儿急性腹泻及佐治肺炎心衰合并手足搐搦症等，并可用于对抗急性镁中毒。

口服钙剂的安全性较高，但在静脉注射时，患者可能出现全身发热感，还可能因药物渗漏至血管外，导致局部剧烈疼痛甚至坏死等。此外，还需注意的是，葡萄糖酸钙的浓度过高或静脉注入过快可诱发心律失常，严重时可危及生命。

药物相互作用 与雌激素同用，可增加钙的吸收；与苯妥英钠同用，会形成不吸收的化合物，影响二者的吸收和利用；与四环素同时口服，影响四环素的吸收。

（屠鹏飞）

pútaotángsuānxīn

葡萄糖酸锌（zinc gluconate）

葡萄糖酸的锌盐。作为补锌药物和营养强化剂，具有易吸收、生物利用度高、无副作用、疗效高等优点，为常用的辅助药物。

简史 锌为生物体内多种酶系必需的元素，锌缺乏时出现味觉、嗅觉差、厌食、生长与智力发育障碍等病症。补锌制剂的发展，第一代为无机锌，主要代表是硫酸锌、氯化锌、硝酸锌等，是原始的补锌产品，锌吸收利用率低（仅为 7%）。无机锌和体内胃酸结合，产生氯化锌，而氯化锌是强腐蚀剂，对胃肠道有刺激性，易引起恶心、呕吐等副作用。进入 21 世纪，无机锌基本淘汰，很少用于补锌用途，主要用于外科手术，以促进伤口的愈合。第二代为有机酸锌，主要代表有葡萄糖酸锌、甘草酸锌、醋酸锌、柠檬酸锌等。因有机酸锌同属弱酸弱碱盐，锌吸收利用率约 14%，和体内胃酸结合，依然能产生氯化锌，因此有一定的副作用（如恶心、呕吐），只能饭后服用以减少对肠胃的刺激，且含锌量较高，能拮抗钙、铁等其他微量元素的吸收。长期服用能导致缺钙、贫血等症状，须遵循医生指导，儿童及孕妇不建议用。第三代为蛋白锌，又称生物锌，主要代表是锌硒宝片。锌硒宝是蛋白质结合锌，味道好（蛋卷味），香酥可口。蛋白锌吸收率高达 90% 以上，吸收比普通锌剂快 3~4 倍。蛋白锌中由于蛋白质的分子量很大，所以其中的锌含量很低，安全性高，对人体无任何副作用，可饭前服用。其活性高，可有效促进

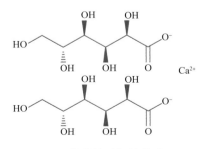

图 葡萄糖酸钙结构式

人体对各种营养素的吸收和利用，并且不会拮抗钙、铁等营养素的吸收。

化学名称和理化性质 葡萄糖酸锌结构式见图，CAS 号：4468-02-4，化学式 Zn（$C_6H_{11}O_7$）$_2$，分子量 455.69，白色结晶或颗粒状粉末，无臭，味微涩。在沸水中极易溶解，在水中溶解，不溶于乙醇、三氯甲烷、乙醚。

药物来源 葡萄糖酸锌制备的常见方法有复分解法、空气催化氧化法、离子交换树脂法、发酵法、电解法等。可用于工业化生产的较好方法是成对电解法，具体工艺如下：电解含葡萄糖、硫酸锌的溶液在阳极室进行电氧化，含葡萄糖、硫酸钠的溶液在阴极室进行电还原。阳极室中的恒电位电氧化产物直接与锌反应，得葡萄糖酸锌溶液，减压蒸发，浓缩结晶得葡萄糖酸锌。经改进，在电解 3 小时后，以成对电解液的阳极液为原料，加入锌物质（碳酸盐、氢氧化物、氧化物），在合适条件下，得到葡萄糖酸锌的反应液，然后更换溶剂，直接获得葡萄糖酸锌的产品，此法合成路线短，操作简便，投资费用低，并且可同时制得两种产品，能耗低，产品纯度高。

临床应用 葡萄糖酸锌安全低毒，具有广泛的药理作用。在

图 葡萄糖酸锌结构式

临床上除了用于治疗缺锌引起的生长发育迟缓、营养不良、厌食症等，还可用来治疗口腔溃疡、胃溃疡、尘肺、普通感冒，提高机体免疫力，促进智力发育等。随着药理学研究的深入，其临床应用将会进一步扩展。

相互作用 葡萄糖酸锌与铝、钙、锶盐、硼砂、硫酸盐和氢氧化物（碱），蛋白银及鞣酸合用为禁忌。与青霉胺合用，可使后者的作用减弱。

（屠鹏飞）

liúsuān'ānjīpútaotáng

硫酸氨基葡萄糖（glucosamine sulfate） 葡萄糖的 2 位羟基被氨基取代后的天然氨基单糖的硫酸盐。为治疗和预防骨关节炎疾病的一种药物。氨基葡萄糖是人体关节软骨基质中合成蛋白聚糖所必需的重要成分，可刺激软骨细胞产生具有正常多聚体结构的糖蛋白，抑制胶原酶和磷脂酶 A_2 等可损害关节软骨的酶，抑制超氧化物自由基，减少损伤细胞的内毒素因子的释放，防止皮质激素及某些非甾体类抗炎药对软骨细胞的损害。

简史 20 世纪 80～90 年代，意大利的龙塔（Rotta）公司将其做成复盐的形式，即将硫酸氨基葡萄糖和氯化钠或氯化钾做成复盐，在正常条件下，复盐不易吸水，最后做成稳定的制剂，并在世界成功上市。中国卫生部于 1996 年批准其胶囊进入中国市场，此后，中国国内多家企业仿制，并收入基本药物目录，也作为保健食品原料。

化学名称和理化性质 硫酸氨基葡萄糖结构式见图，CAS 号：91674-26-9，分子式为 $C_6H_{13}NO_5 \cdot H_2SO_4$，分子量为 277.25，雪白色粉末状，易溶于水，不溶于有

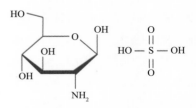

图 硫酸氨基葡萄糖结构式

机溶剂，在空气中易吸湿且易被氧化。

药物来源 硫酸氨基葡萄糖的生产，是以天然甲壳素（氨基多糖）为原料，经浓盐酸水解，得到盐酸氨基葡萄糖，再转化为硫酸氨基葡萄糖。

临床应用与毒性 用于预防和治疗各种类型的骨性关节炎，如膝关节、髋关节、脊柱、肩、手、手腕和踝关节等部位的及全身性的骨性关节炎。但由于其起效时间长，因而改善症状需连续服用 2 周以上，切不可因用药初期疗效不明显而过早停药。硫酸氨基葡萄糖属于生理活性物质，因而耐受性良好，不良反应发生率很低，使用安全。其主要不良反应为：少见轻微而短暂的胃肠道症状，如恶心、便秘、腹胀和腹泻；部分患者可能出现过敏反应，包括皮疹、皮肤瘙痒和皮肤红斑；偶见轻度嗜睡。

（屠鹏飞）

fúgélièbōtáng

伏格列波糖（voglibose） 又称倍欣、华怡平，是一种羟甲基氨基环己四醇的衍生物，作为 α-葡萄糖苷酶抑制剂，口服可抑制麦芽糖和蔗糖酶，疗效高、副作用小，是抗 II 型糖尿病的一类重要药物。

简史 伏格列波糖为从放线菌中发现的 α-糖苷酶抑制剂，对糖尿病患者的餐后高血糖具有明

显的改善药，1994 年由日本武田公司研制上市。该药不吸收，在肠道内通过选择性抑制糖苷酶，延缓糖类的消化吸收，从而抑制餐后血糖的骤然升高。1999 年进入中国，中国产伏格列波糖在2006 年上市。

化学名称和理化性质　化学名称为（＋）-1L-［1（羟基），2,4,5/3］-5-［2-羟基-1-(羟甲基)乙基］氨基-1-碳-(羟甲基)-1,2,3,4-环己四醇，结构式见图，CAS 号：83480-29-9，分子式为 $C_{10}H_{21}NO_7$，分子量 267.28，白色晶体或结晶性粉末，无臭，有甜味。极易溶于水，易溶于冰醋酸，难溶于甲醇，极难溶于无水乙醇，几乎不溶于乙醚。

药物来源　伏格列波糖可经全合成方法制备，此外还能通过另外两种方法制得。一种是由有效霉素产生菌发酵，分离其产物有效霉素 A，经生物转化得到关键中间体 valienamine，再通过半合成获得伏格列波糖；另一种同样在利用有效霉素产生菌进行发酵时，直接从其发酵代谢产物中分离另一种关键中间体 valio-lamine，再通过半合成得到。

临床应用及不良反应　伏格列波糖主要用于改善糖尿病餐后高血糖，且只适用于接受饮食疗法、运动疗法没有得到明显效果的患者，或者除饮食疗法、运动

疗法外还用口服降血糖药物或胰岛素制剂而没有得到明显效果的患者。严重不良反应主要为与其他糖尿病药物并用时有时出现低血糖。伏格列波糖可延迟双糖类的消化、吸收，如出现低血糖症状时不应给予蔗糖而应给予葡萄糖进行适当处理。有时出现腹部胀满、排气增加。由于肠道气体的增加，偶尔可出现肠梗阻样症状，应充分进行观察，出现症状应进行适当的处理。偶尔出现严重肝功能障碍如黄疸、谷草转氨酶升高、谷丙转氨酶升高。另外有报道称，因同类药物，如阿卡波糖，曾引起急性重型肝炎，故应充分观察，出现症状后应进行适当的处理。严重肝硬化病例给药时，因伴随以便秘等为契机的高氨血症恶化、意识障碍（频率不明），所以应充分观察排便状况，发现异常应立即适当处理。

伏格列波糖和胰岛素及磺酰脲类药物同时使用时，有出现低血糖的报道。β-阻滞剂、水杨酸制剂、单胺氧化酶抑制剂、氯贝特类高脂血症治疗剂、华法林能增强糖尿病药物降血糖的作用。肾上腺素、肾上腺素皮质激素、甲状腺激素能降低糖尿病药物降糖的作用。

(屠鹏飞)

guǒtáng

果糖（fructose）　葡萄糖的同分异构体，是一种极易溶于水，甜度高、能量低的单糖，以游离状态存在于水果和蜂蜜中，临床果糖注射液常用于烧创伤、术后及感染等胰岛素抵抗状态下或不适宜用葡萄糖时需补充水分或能量的患者的体液补充剂。

简史　人类食用果糖的历史源远流长。自原始时代起，人类就食用蜂蜜，而蜂蜜就是典型的

果糖与葡萄糖各占一半的混合糖浆。此后数千年，果糖一直没有远离人类的饮食，但由于加工技术的限制，一直没有大规模占领人们的餐桌。直到 20 世纪 70 年代，美国突破了生产果糖的技术瓶颈，开始了大规模工业化生产。此后，它以每年 30% 的递增产量迅猛发展。随着改革开放的深入，食品品质越来越受到重视，对食糖的需求量也越来越大。大力发展果糖这种糖源，既可以改变果糖的消费结构和人们的食糖习惯，又能满足健康的需要，因此具有很好的应用前景。

化学名称和理化性质　纯净的果糖为无色晶体，熔点 103～105℃，结构式见图，CAS 号：7660-25-5，分子式 $C_6H_{12}O_6$，分子量 180.16。由于果糖易吸湿，故通常为黏稠性液体，不易结晶，易溶于水、乙醇，能溶于乙醚、丙酮，是甜度最高的天然糖，一般认定是蔗糖的 1.73 倍。

药物来源　果糖大量存在于植物中，尤其是水果中。理论上含果糖的植物都可以作为制备果糖的原料，但由于含量较低，工业化生产价值不高。果糖的工业化生产主要以蔗糖、菊粉、淀粉、苹果为原料的 4 种生产方法。以蔗糖为原料，经酸或蔗糖酶将蔗糖转化为葡萄糖和果糖，然后将二者分离，得到果糖。以菊粉为原料，在菊粉酶作用下将菊粉转化为果糖。以淀粉为原料，则先

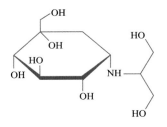

图　伏格列波糖结构式

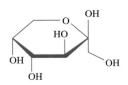

图　吡喃型果糖结构式

利用 A2 淀粉酶和糖化酶将淀粉水解为葡萄糖，再利用葡萄糖异构酶将葡萄糖转化为果糖。以苹果为原料，对苹果汁脱酸处理后，进行酶解反应得到果糖和葡萄糖，再进行分离，或经葡萄糖异构化酶对葡萄糖进行异构化反应，使其转化为果糖。

临床应用　主要用于体内代谢和产热、内源葡萄糖生产与胰岛素、血小板、体内微量元素及促进细胞有丝分裂和细胞保护，特别用作胰岛素代谢紊乱患者的特殊医学用途配方食品。医用果糖都是结晶果糖，主要有果糖注射液，甘油果糖注射液，果糖维生素C片，药用辅料，解酒制品。糖尿病患者可以食用果糖，也可配制输液补充营养。果糖进人体后不经消化即可吸收，速度居各种糖之首。因此，运动员服用果糖可迅速提供和补充能量，消除疲劳。另外，果糖不易被口腔微生物利用，对牙齿的不利影响小，可预防龋齿。

（屠鹏飞）

gānyóuguǒtáng

甘油果糖（glycerol fructose）

其氯化钠注射液是一种由甘油（10%）、果糖（5%）、氯化钠（0.9%）混合的用于高渗性脱水的复方制剂，适用于脑血管病、脑外伤、脑肿瘤、颅内炎症及其他原因引起的急慢性颅内压增高，脑水肿等症。由于甘油果糖氯化钠注射液不良反应少，被临床广为应用。甘油果糖氯化钠注射液于1993年在中国批准上市。

化学名称和理化性质　甘油果糖注射液为无色澄明液体，味微甜，微咸。属于高渗制剂，通过高渗透性脱水，能使脑水分含量减少，降低颅内压，其作用起效时间较缓，持续时间长。药动

学研究表明，甘油果糖注射液经血液进入全身组织，2～3小时分布达到平衡。进入脑脊液及脑组织较慢，清除也较慢，大部分代谢为二氧化碳及水排出。

药物来源　甘油、果糖和氯化钠溶解，加入亚硫酸钠及活性炭，搅匀，调节 pH 值至 4.0～5.0，加注射用水，搅拌均匀，过滤，灌装，于115℃灭菌30分钟，即得。

临床应用及毒性　临床主要用于颅内压升高、脑水肿、脑血栓、脑内出血等脑病及用于降低脑内压和眼手术时的眼容积缩小等。甘油果糖由于具有较强降低颅内压，作用起效较缓，持续时间长，无反跳现象，不良反应少，不增加肾脏负担，对人体糖代谢影响不大，对体内电解质平衡无不良影响等优点，被临床广泛应用。甘油果糖可通过血脑屏障进入脑组织，还能参与脑代谢提供热量。但静滴过快可发生溶血、血红蛋白尿，有时引起头痛、恶心、口渴及少见的疲劳感。遗传性果糖不耐受者禁用。对甘油果糖氯化钠注射液中任一成分过敏者，高钠血症、无尿和严重脱水者也禁用。老年患者、严重循环系统功能障碍、尿崩症、糖尿病和溶血性贫血患者及严重活动性颅内出血无手术条件时慎用。

（屠鹏飞）

guǒtángsuāngài

果糖酸钙（calcium laevulinate）

又名乙酰丙酸钙、左旋（糖）酸钙、γ-戊酮酸钙，是一种有助于骨质形成，能维持神经与肌肉正常兴奋性作用的营养制剂，也是制取维丁胶性钙的主要原料。果糖酸钙注射液在临床上常用于钙缺乏症患者。

简史　1869年诺德克（Nol-

decke A.）发现了果糖酸的存在，后来多位国外学者以及中国学者萨本铁、马绍援等对其化学制法进行了一系列的改良。1953年，砚溪发表了果糖酸钙注射液的配制方法。1959年，伯肯黑格尔（Birkenhager W. H.）等人报道了静脉注射果糖酸钙对钙盐和磷酸盐代谢的影响，开启了其作为药用化合物其药理作用方面的研究。

化学名称和理化性质　果糖酸钙结构式见图，CAS 号：591-64-0，分子式为 $C_{10}H_{14}CaO_6$，分子量为270.29。白色针状结晶或颗粒状粉末或无定形粉末，熔点125℃，易溶于水，微溶于醚和三氯甲烷。味辛咸、微苦，粉末体具有吸湿性，其水溶液稳定，呈中性或微碱性（pH7～8.5）。

药物来源　果糖酸钙系以棉籽壳为原料，经半合成生产。先用棉籽壳制糠醛后的渣子加酸蒸煮水解，得到乙酰丙酸（精制品），再与药用碳酸钙作用制成果糖酸钙。

临床应用及不良反应　与葡萄糖酸钙类似，用于低血钙、荨麻疹、血管神经性水肿等过敏疾患。具有促进骨骼和牙齿钙化，维持神经与肌肉的正常兴奋性，降低毛细血管通透性等作用。用于缺钙症及过敏性疾病。其注射液皮下注射或肌注有局部刺激；静注可有全身发热感；注射速度

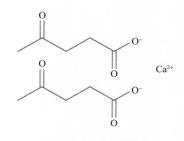

图　果糖酸钙结构式

过快可出现心律失常、恶心、呕吐等；药液外溢可引起静脉炎。使用强心苷者禁用钙类注射液，慎用钙剂；肾功能不全者慎用。

药物相互作用 果糖酸钙注射液可以增强洋地黄类对心脏的作用，出现心律失常；拮抗溴苄胺的作用；降低硫酸镁的作用，并形成硫酸钙沉淀；与含钾药物合用时应注意心律失常；与噻嗪类利尿药合用容易发生高钙血症；可降低肌松药的作用（琥珀胆碱除外）。

（屠鹏飞）

guǒtáng'èrlínsuānnà

果糖二磷酸钠（fructose-1,6-diphosphate sodium） 1,6-二磷酸果糖的钠盐。口服可以用于心肌缺血的辅助治疗；注射液主要用于低磷酸血症的治疗。

简史 1909年英国生化学家阿瑟·哈登（Arthur Harden）和澳大利亚生化学家威廉·约翰·扬（William John Young）发现1,6-二磷酸果糖。1952年美国的麦克吉弗里（McGilvery R. W.）成功制备了果糖二磷酸的环己胺盐。1976年，英国伦敦大学的凯文·胡德（Kevin Hood）等发现果糖二磷酸直接影响磷酸果糖激酶等糖酵解过程中相关酶的活性，为缺氧细胞提供能量来源，进而可以防止细胞（如心肌细胞、肝细胞等）受到缺氧损伤。

化学名称和理化性质 果糖二磷酸钠的国际命名为果糖-1,6-二磷酸钠。CAS号：81028-91-3，分子式为 $C_6H_{11}Na_3O_{12}P_2 \cdot 8H_2O$，分子量为550.17，白色或类白色结晶性粉末。微香，味微咸，易溶于水，几乎不溶于乙醚、乙醇及丙酮。

药物来源 果糖二磷酸钠采用发酵法生产。以磷酸盐、葡萄糖作为原料，用啤酒酵母发酵，溴苯烷胺作为醛缩酶活力控制剂，控制发酵过程；发酵液经去离子水稀释后直接上阴离子树脂柱吸附，稀盐酸洗脱磷酸盐等杂质；再根据1,6-二磷酸果糖的浓度和氯化钠浓度调整1,6-二磷酸果糖三钠盐的pH范围，用乙醇溶剂结晶，得8个结晶水1,6-二磷酸果糖三钠盐。

临床应用及不良反应 果糖二磷酸钠是人机体内的糖代谢中间产物，它通过调节葡萄糖代谢中若干酶的活性，提高细胞内三磷酸腺苷和磷酸肌酸的浓度，促进钾离子内流，增加红细胞内二磷酸甘油酯的含量，抑制氧自由基和组织胺的释放，减轻组织因缺血、缺氧造成的损害，尤其对缺血心肌显示出良好的保护作用。还能调节机体代谢过程中多种酶的活性，改善、恢复细胞的代谢水平，用于休克、脑血管意外及复合外伤或大面积烧伤等治疗。果糖二磷酸钠静脉注射，血浆中半衰期为10~15分钟。自血液分布到血循环以外的组织，经磷酸酶水解成磷酸与果糖，极少部分从尿排出。果糖二磷酸钠可引起过敏性休克，急性肾功能衰竭，高磷血、低钾血电解质紊乱等严重不良反应，甚至威胁患者的生命。在使用过程中，应注意观察用药情况。

（屠鹏飞）

1,6-èrlínsuānguǒtáng

1,6-二磷酸果糖（1,6-fructose diphosphate，FDP） 又称果糖二磷酸，为果糖-6-磷酸经过进一步的磷酸化之后生成的分子。其注射剂临床上用于低磷血症的治疗，以及一些与磷耗竭有关的慢性疾病的治疗。

简史 1909年英国生化学家阿瑟·哈登（Arthur Harden）和澳大利亚生化学家威廉·约翰·扬（William John Young）发现1,6-二磷酸果糖。1953年，日本学者成三郎（Seizaburo Sato）等使用甲苯等有机溶剂，以增强酵母细胞的通透性，用发酵法制备获得成功。1958~1963年，意大利福斯卡玛生化工业化学制药股份有限公司将1,6-二磷酸果糖开发，并被批准上市，剂型为冻干粉针，规格为0.5、5克，适用于低磷血症的治疗，以及一些与磷耗竭有关的慢性疾病的治疗。

化学名称、性状、理化性质 1,6-二磷酸果糖结构式见图，分子式 $C_6H_{14}P_2O_{12}$，分子量340，CAS号 488-69-7。白色粉末，易吸湿潮解，易溶于水。

药物来源 1,6-二磷酸果糖，是通过新鲜酵母在糖和无机磷酸盐底物中发酵获得，采用离子交换色谱纯化，再经反渗透浓缩和脱盐后获得。

临床应用及毒性 适用于低磷酸血症。低磷酸血症可在急性情况，如输血、在体外循环下进行手术、胃肠外营养时出现；也与一些慢性疾病，如慢性酒精中毒、长期营养不良、慢性呼吸衰竭中磷酸的耗竭有关。

（屠鹏飞）

zhuǎnhuàtáng

转化糖（invert sugar） 稀酸或酶对蔗糖作用后得到的等量的葡萄糖和果糖的混合物。蔗糖具有右旋光性，而反应生成的混合物

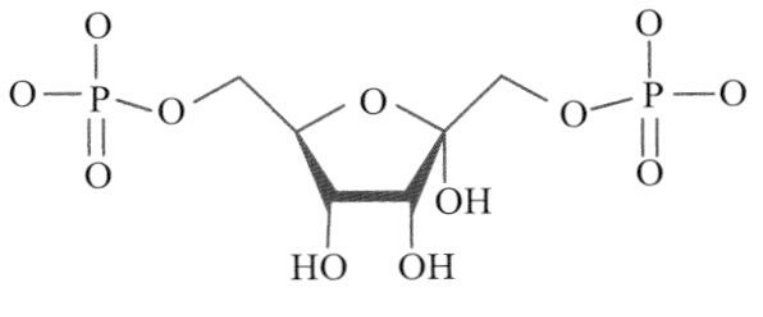

图 1,6-二磷酸果糖结构式

则具有左旋光性，旋光度由右旋变为左旋的水解过程称为转化，故这类糖称转化糖。作为甜味剂、保湿剂，广泛用于各种食品，尤其是糖果（防止返砂）、糕点之类，亦为酿造用原料。临床上常以注射剂的形式作为药物使用。

简史 人类对转化糖的认识可以追溯到 19 世纪的一战时期。两个德国医生最早使用转化糖注射液供应给伤员使用以提供能量。在 20 世纪 40 年代，转化糖陆续被美国、英国、德国等国药典收载，已广泛应用于临床，但直到 2000 年以后转化糖注射液才在中国使用。

化学名称和理化性质 转化糖分子式为 $C_{12}(H_2O)_{12}$，CAS 号 8013-17-0，分子量为 360，白色或淡黄色黏稠状糖浆，有甜味的吸湿性液体，甜度约为蔗糖的 70%～90%。呈左旋光性，比旋度-40.5°，易溶于水、甘油和乙二醇中，极微溶于丙酮和乙醇。有还原性，可使菲林试剂还原。

药物来源 工业上生产液体转化糖主要有两种方法：一是采用强酸型阳离子交换树脂；二是采用食品级盐酸作催化剂转化蔗糖的热酸法。第二种方法简单易行，在中国被普遍采用。该法通常将全部蔗糖加入水中，加热溶解，加酸转化，反应结束后用氢氧化钠或碳酸钠溶液中和，然后进行脱色等精制工序，制成不同转化程度的产品。但是，产品如果不经 H^+、OH^- 离子交换树脂的处理，除去其中灰分和色素等杂质，则产品会含有一定量的氯化钠，影响转化糖的甜味口感。

临床应用与毒性 转化糖常用来作为注射液、药物稀释剂。适用于非口服途径补充水分或能量的患者的补液治疗，如糖尿病患者的能量补充剂（葡萄糖供应脑组织能量、果糖供应外周组织能量）；烧创伤、术后及感染等胰岛素抵抗（糖尿病状态）患者的能量补充剂；药物中毒；酒精中毒。还可用作化妆品的保湿剂，用于防晒营养霜。转化糖注射液会引起脸红、风疹、发热等过敏反应。大剂量、快速输注转化糖注射液可能导致乳酸中毒和高尿酸血症。长期单纯使用可引起电解质紊乱。

（屠鹏飞）

mùtángchún

木糖醇（xylitol） 又称戊五醇，为蔗糖替代物的五碳糖醇，是木糖代谢的产物。收载于《中国药典》中，常用于糖尿病患者安全的甜味剂、营养补充剂和辅助治疗剂，广泛用于工业、食品、化妆品等行业。

简史 1890 年，德国科学家赫尔曼·埃米尔·费舍尔（Herman Emil Fisher）和其助手鲁道夫（Rudolf Stahe）通过钠汞齐转化 D-木糖发现了木糖醇，在自然界植物中首次发现它却是在 1943 年。20 世纪 30 年代完成对它的纯化以及特性的描述。在第二次世界大战期间，首次成功地结晶出木糖醇晶体。在战争时期，作为甜味剂主要研究对象。第二次世界大战结束后，科学家开始注意到其不依赖于胰岛素的代谢方式，意识到它的生物学特性。在 1970 年之前，它主要作为一种甜味剂供糖尿病患者使用；在 1975 年，芬兰、苏联、中国、日本、德国等也开始生产。用于防治龋齿是从 20 世纪 70 年代开始的，第一个木糖醇口香糖 1975 年诞生于芬兰，同年美国开始以富含半纤维素的木材和农副产品为原料生产木糖醇。

化学结构和理化性质 木糖醇结构式见图，分子式为 $C_5H_{12}O_5$，CAS 号 87-99-0，分子量为 152.15，白色结晶或结晶性粉末，无臭味；熔点 92～96℃，味甜，甜度与蔗糖相当，但热量为蔗糖的 60%，低温品尝效果更佳，其甜度可达到蔗糖的 1.2 倍；有引湿性，易溶于水，溶解度 169 克（20℃），溶解热－145.6 焦耳/克，热能 16.99 焦耳/克。微溶于甲醇、乙醇，不溶于乙醚、三氯甲烷。

药物来源 木糖广泛存在于各种植物中，可从白桦、覆盆子、玉米等植物中提取，主要产自中国。木糖醇主要由木糖加氢还原得到。工业上合成木糖醇的方法有多种途径，如微生物法，基本原理为农业废弃物如稻草、蔗渣、玉米芯等所含的多缩戊糖经稀酸水解后制得主要产物是木糖的水解液，然后利用微生物发酵制得木糖醇。又如化学合成法，基本原理为多缩戊糖（如木聚糖）经酸（盐酸或硫酸）水解可得 D-木糖，其在镍催化剂的作用下加氢制得木糖醇。

临床应用及毒性 木糖醇可以作为糖尿病患者的甜味剂、营养补充剂和辅助治疗剂；可用于改善肝功能，预防龋齿，减肥，稳定胰岛素的功能但并不能治疗糖尿病。过量后，对胃肠有一定的刺激，可能引起腹部不适、胀气、肠鸣，并且在肠道内吸收率不到 20%，容易在肠壁积累，造

图 木糖醇结构式

成渗透性腹泻；过量食用也会使血脂升高。

（屠鹏飞）

shānlíchún

山梨醇（sorbitol） 又称山梨糖醇，是一种只含有羟基官能团的碳水化合物的衍生物，为葡萄糖氢化的产品。收载于《中国药典》中，除广泛应用于医药、化工等行业外，作为食品添加剂大量应用于食品工业。

1872年，法国化学家布森戈（Joseph Boussingault）从山梨树果实的果汁中分离出来，山梨醇由此得名。1984年芬兰生物学家维卡里（Viikari L.）等人以果糖和葡萄糖混合液为原料用运动发酵单胞菌制备。1991年，加拿大化学家杜夫尼亚克（Duvnjak L.）利用菊粉水解液做原料，由酿酒酵母合成。韩国化学家金（D. M. Kim）等人1992年报道菊粉酶和运动发酵单胞菌细胞共固定在海藻酸钠颗粒中，利用菊粉抽提液及添加葡萄糖液连续制备它和葡萄糖酸。

山梨醇结构式见图，分子式为 $C_6H_{14}O_6$，CAS号50-70-4，分子量182.17。白色结晶性粉末，化学性质相对稳定，不燃烧，不腐蚀，不挥发；浓度高时具有抗微生物的特性。易溶于水、甘油、丙二醇、热甲醇和热吡啶，微溶于甲醇、乙醇、醋酸、苯酚和乙酰胺，可发生脱水氧化、酯化、醚化等反应。无水物熔点在110～112℃之间，含结晶水的熔点在93～97.7℃之间。相对密度约1.49。10%水溶液的比旋度 $[\alpha]_D^{20}$ 为 $-1.98°$，渗透压为蔗糖的1.88倍，有吸湿性，折光率为1.3477（10%水溶液）。

制备山梨醇的主要方法有催化还原法、电解氧化法和发酵法。工业上采用葡萄糖催化加氢法生产。以葡萄糖为原料制备的工艺过程：用泵将质量分数为50%～55%的葡萄糖水溶液送入氢化反应釜，加入催化剂，在pH 6～8、120～50℃、3～10兆帕压力下加氢一定时间，至残糖合格，产物泵入沉降罐，分离出催化剂，再经离子交换和活性炭脱色等精制处理工序得到它的液体或固体。采用催化加氢法制备纯度不高的工业级山梨醇，具有制备方法简单，成本低的优势。电化学法制备：通过电解法在阴极上将葡萄糖或果糖还原。与催化加氢法相比，具有工艺流程简单、安全性高、生产过程中废物排放少等优点。但其能耗高，原料转化率低，且伴随着甘露醇副产物，使分离和纯化困难。生物发酵法是以葡萄糖和果糖为原料，以微生物的酶转化，该方法工艺简单，反应温和，产品纯度高。

山梨醇注射液临床上用于治疗脑水肿及青光眼，也用于心肾功能正常的水肿少尿。常见的不良反应有水和电解质紊乱；寒战、发热；排尿困难；血栓性静脉炎；其外渗可致组织水肿、皮肤坏死；过敏引起皮疹、荨麻疹、呼吸困难、过敏性休克；头晕、视物模糊；高渗引起口渴；大剂量快速静脉滴注时，引起渗透性肾病。

（屠鹏飞）

yìshānlíchún

异山梨醇（isosorbide） D-山梨醇的二次脱水产物，作为新型生物基材料，被广泛应用于食品、化妆品、医药、塑料及聚合物等领域。1941年阿特拉斯能源（Atlas Powder）公司发现并提纯得到一种通过山梨醇脱水反应得到的脱水山梨醇，这一路径的发现推动了它的二次脱水产物异山梨醇的发现。

异山梨醇结构式见图，分子式 $C_6H_{10}O_4$，CAS号652-67-5，分子量为146.14。常温下为白色或类白色针状结晶或粉末，无臭，味微苦，具有强吸水性。在水中极易溶解，在乙醇中易溶，在三氯甲烷或乙醚中不溶，熔点为61～64℃，沸点为372.1℃。

异山梨醇具有特殊的分子结构——两个反位连接的四氢呋喃环和分别处于面内（C-2）和面外（C-5）的两个羟基。美国阿特拉斯化学工业（Atlas Chemical Industries）公司在1964年提出了在真空加热条件下加入酸性催化剂催化山梨醇脱水，脱水后的混合液经真空蒸馏后得到其粗品，再经过结晶、重结晶方法可得到更高纯度。2003年，美国杜邦公司的迈克尔（Michael A. Hubbard）等在研究中发现使用低碳醇作溶剂对上述方法得到的异山梨醇进行重结晶或熔融重结晶可以进一步提纯，并且研究发现多步蒸馏或多步重结晶也能显著提高其纯度。2002～2005年间，美国杜邦公司的卡姆利什（Kamlesh Kumar Bhatiat）等提出了一种它的连续

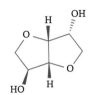

图　山梨醇结构式

图　异山梨醇结构式

生产工艺，首先通入工业生产的山梨醇溶液（浓度在 70% 左右）到反应器里，升温加热反应液并且在反应器内抽真空，然后加入催化剂，继续加热并抽真空使大部分水蒸出，其脱水反应能够快速进行；通过水蒸气的挥发过程带出产物蒸气和排出副产物并对生成产物进行分离，其中蒸气中主要含的物质是低沸点的二次脱水产物和水；控制温度和压力使蒸气部分冷却结晶，收集得到浆状的二次脱水产物晶体和高浓度的异山梨醇溶液；收集到的晶体可以通过进一步纯化如活性炭吸附等。

异山梨醇脱水及降低颅内压作用确切，主要应用于脑瘤、脑外伤、脑血管病以及各种原因引起的颅内压增高症、梗阻性或交通性脑积水、利尿排石及各种类型的青光眼，白内障手术的术前和术后；对肝硬化浮水患者、婴幼儿脑积水效果良好。不良反应有恶心、腹泻、食欲不振，偶有腹痛；长期服用常引起电解质紊乱。

(屠鹏飞)

gānlùchún

甘露醇（mannitol）又称 D-甘露糖醇、己六醇、木蜜醇，是一种直链六元醇。因其物理化学性质稳定，不致龋齿，无毒副作用等而广泛用于医药、医药添加剂、食品和化工行业。

简史 1806 年，法国化学家约瑟夫（Joseph Louis Proust）首先从甘露蜜树 manna ash tree 的分泌物中分离得到，并由此而得名。后续研究发现其广泛存在于细菌、真菌、藻类、地衣及植物中。1844 年，苏格兰化学家斯滕豪斯（Stenhouse J.）首次从褐藻中发现了甘露醇，这也是自然界中发现的第一种结晶糖醇。1984 年，

英国化学家詹宁斯（Jennings D. H.）等提出，甘露醇在真菌体内不仅可以作为碳源提供能量，而且可以作为一类渗透压调节剂。1996 年，荷兰化学家斯托普（Stoop J. M. H.）等提出甘露醇在保护细菌、真菌及植物抵抗外加环境压力方面发挥重要作用。1999 年尼日利亚化学家 Efiuvwevwere B. J. O. 等人发现甘露醇在乳酸菌体内具有调节渗透压和抗氧化的双重功能。进入 21 世纪，对甘露醇的研究多集中在生产工艺改进、临床适应证及副作用研究等方面，并取得了较大进展。

化学名称和理化性质 结构式见图，分子式 $C_6H_{14}O_6$，分子量 182.2，为无色针状或斜方柱状晶体或白色结晶性粉末，味甜、无臭，熔点为 $166 \sim 170℃$，易溶于水、吡啶和苯胺，微溶于甲醇、乙醇和甘油，不溶于醚、酮等低极性溶剂。可以被酯化、醚化、氧化、脱水等，对稀酸、稀碱和空气中的氧稳定，是多元醇中唯一不吸湿的晶体。

药物来源 从海藻中用提取法生产甘露醇是最早且主要的方法，具体工艺包括浸泡→碱炼→酸化→浓缩→精制→醇洗→干燥 7 个过程：海藻经浸泡制取海藻酸钠，浸泡水加碱沉淀并过滤，滤液经酸化、氧化后过离子交换树脂，所剩水溶液可经乙醇提取、水重结晶或电渗析法分离提纯出甘露醇。该法收率低，工序烦琐，

D-甘露醇

图　甘露醇结构式

生产成本高，原料来源受地区限制，在商业化生产中不具有优势。甘露醇的工业生产始于 1937 年。以蔗糖为原料，采用高温高压催化加氢的制备工艺自 20 世纪末已成为工业上制备甘露醇的主要方法，先将蔗糖水解，再催化加氢获得甘露醇和山梨醇的混合物，最后通过结晶分离获得甘露醇。该工艺比较成熟，但对设备要求高，氢气的使用有一定的危险性，气源受到限制。以果糖或甘露糖为原料，采用电解法也可生产甘露醇，其基本原理是将电解水产生的氢气与电解液中的果糖或甘露糖反应得到甘露醇。可在常温、常压下进行，氢气不用经过净化、压缩等工序，整个反应工艺过程更加简单。以上方法中，除提取法外，其他均伴有山梨醇的产生，不仅降低了转化率，也为甘露醇的分离和纯化带来了困难。由于酵母、丝状真菌、乳酸菌等微生物可以利用碳水化合物合成甘露醇，具有转化率高、副产物少、后处理简单、反应条件温和等诸多优点。已发现多株细菌（如乳酸菌）、丝状真菌及酵母菌具有能够利用不同种类的碳水化合物特异性地合成甘露醇的能力。

临床应用及毒性 临床上是一种有效的脱水利尿剂，可配制成注射液使用。还可用于治疗脑水肿、青光眼、降低颅内压、预防急性肾功能衰竭等。甘露醇存在肾损害的副作用，随着用量的增加，甘露醇在体内积蓄，将出现少尿、无尿、血尿、肾功能受损、肾功能衰竭甚至死亡，在临床使用中应加强检查。

(屠鹏飞)

ā'kǎbōtáng

阿卡波糖（acarbose）一种从放线菌培养液中分离得到的具有

可逆的、竞争性的 α-糖苷酶抑制作用的伪寡糖类药。常用于胰岛素依赖型或非胰岛素依赖型糖尿病，是临床最常用的口服降糖药之一。

20 世纪 70 年代初 S Hüter-Palus 等最早从微生物代谢产物中分离到 α-葡萄糖苷酶抑制剂类物质。1977 年施密特（D. D. Schmidt）等通过逐步的乙醇沉淀以及凝胶色谱得到这类物质。表现出对蔗糖酶的最佳抑制力，也可以抑制淀粉在体内的水解，并且其对糖苷酶的抑制能力为葡糖糖化酶>蔗糖酶>麦芽糖酶>异麦芽糖酶。威廉（William-Olsson）等对这些化合物进行了研究，发现这类化合物的活性部位为氨基环多醇与双脱氧葡萄糖形成的假二糖，称为阿卡维西辛（acarviosine）。

阿卡波糖结构式见图，分子式为 $C_{25}H_{43}NO_{18}$，CAS 号 56180-94-0，分子量为 645.61，无定型粉末。

由于阿卡波糖的化学结构比较复杂，工业生产主要通过放线菌，如游动放线菌 *Actinoplanes* sp. SE50 和链霉菌 *Streptomyces glaucescens* GLA. O 发酵获得。凭借其高安全性、良好的药动学性

图　阿卡波糖结构式

质和低毒性，1984 年 7 月，它首先在德国上市［拜耳（Bayer）公司］，1995 年 9 月获美国食品药品管理局批准上市。

单独使用、与二甲双胍合用或与磺脲类药物合用治疗非胰岛素依赖型糖尿病；或与胰岛素合用治疗胰岛素依赖型糖尿病。服用后主要不良反应是胃肠功能紊乱，临床表现为：肠鸣、腹胀、腹泻、腹痛；偶见低血糖反应，较严重的不良反应表现为肝损害（如肝功能异常、黄疸、肝坏死等）、肠梗阻和淋巴细胞性大肠炎。

（屠鹏飞）

liútánglǚ

硫糖铝（sucralfate）　α-D-吡喃葡萄糖和 β-D-呋喃蔗糖八硫酸铝盐复合物。硫糖铝片或其混悬剂常用于治疗胃及十二指肠溃疡。

1967 年由莫·那迈卡塔（M. Namekata）等首创，日本中外（Chugai Pharm）制药公司合成，1968 年硫糖铝作为抗消化性溃疡制剂在日本问世后，相继在世界各国广泛应用。

硫糖铝，蔗糖硫酸酯的碱性铝盐，分子式为 $C_{12}H_{24}O_{35}S_8$，CAS 号 54182-58-0，分子量为 974.74。含铝量为 18.2%~20.7%。为白色或类白色易流动粉末，无臭，几乎无味，有引湿性，弱碱性。在水、乙醇或三氯甲烷中几乎不溶，在稀盐酸或稀硫酸中易溶，在稀硝酸中略溶。当温度达到 230℃ 左右时变色，若继续加热至 300℃ 颜色即变为褐色。

硫糖铝根据生产工艺流程，其主要工艺为：磺化工序、结盐工序、烘包工序、辅助工序、碱式铝工序和吡啶回收工序。磺化工序，以 α-甲基吡啶为载体，加入氯磺酸和白砂糖，加酸调 pH <7，然后加入到两个反应釜中，调 pH = 8，回收 α-甲基吡啶，通过活性炭脱色，得到糖和碱式铝，最后得到硫糖铝。

硫糖铝临床上用于治疗胃、十二指肠溃疡、胆汁返流性胃炎等。可减轻幽门螺杆菌对胃黏膜的损害作用；具有提高胃黏膜对非类固醇抗炎药、阿司匹林等药物的耐受性，可减轻对胃黏膜的急性损伤和炎症，是比较理想的胃黏膜保护剂。硫糖铝空腹或者餐前服用，效果最佳。但肾功能不全患者，服用硫糖铝后，有可能引起血浆中铝的蓄积，应在医生指导下使用。此外，患者服用后易出现便秘，少数出现腰痛、腹泻、眩晕、昏睡、口干、消化不良、恶心、皮疹、瘙痒以及胃痉挛症状。

（屠鹏飞）

zhètángtiě

蔗糖铁（iron saccharate）　三价氢氧化铁与蔗糖形成的复合物，由于其口服生物利用度低，一般采用注射形式给药，适用于口服铁剂效果差而需要静脉注射铁剂治疗的患者。

蔗糖铁是瑞士维弗国际公司（Vifor Internation Inc.）的产品，于 20 世纪 50 年代在瑞士上市。已在英国、法国、美国等近 40 个国家和地区上市。在中国，蔗糖铁注射液也广泛应用口服铁剂效果不好而需要静脉铁剂治疗的患者。

蔗糖铁结构式见图，分子式为 $C_{18}H_{24}Fe_2O_{24}$，CAS 号 8047-67-4，分子量为 736.06，棕褐色胶

体溶液。

蔗糖铁为氢氧化铁蔗糖复合物，是由氢氧化铁胶体和蔗糖络合制备的复杂大分子，其中三价铁处于非离子状态，组成蔗糖铁分子铁核，是药物活性成分。蔗糖铁的制备工艺为：将无水碳酸钠溶于水中，搅拌。加入六水合氯化铁，搅拌至沉淀完全。将沉淀物与蔗糖混合均匀，加入氢氧化钠，充分搅拌均匀。置反应釜中 100 ~ 130℃ 反应，浊点到 4.4 ~ 5.3 时中止反应。减压干燥即得成品。

蔗糖铁适用于口服铁剂效果不好而需要静脉铁剂治疗的患者。罕见变态反应。偶尔会出现下列不良反应：金属味、头痛、恶心、呕吐、腹泻、低血压、肝酶升高、痉挛/胃部痉挛、胸痛、嗜睡、呼吸困难、肺炎、咳嗽、瘙痒等。极少数出现副交感神经兴奋，胃肠功能障碍，肌肉痛，发热，风疹，面部潮红，四肢肿胀，呼吸困难，变态（假性变态）反应，在输液的部位发生过静脉曲张、静脉痉挛。禁用于非缺铁性贫血；铁过量或铁利用障碍以及已知对单糖或二糖铁复合物过敏者。

(屠鹏飞)

rǔtáng

乳糖（lactose） 由 1 分子葡萄糖和 1 分子半乳糖缩合形成的一种二糖，因存在于哺乳动物的乳汁中而得名。市场上有多种乳糖供应：无水 α-乳糖、α-乳糖一水合物和较少量的无水 β-乳糖，广泛应用于乳品工业、糖果糕点工业、肉制品加工及作为生产低聚糖的原料。

1633 年，意大利医生法布里齐奥·巴尔托莱蒂（Fabrizio Bartoletti）首次分离得到乳糖。1700 年，威尼斯药剂师洛多维科·泰斯蒂（Lodovico Testi）认为乳糖可以减轻关节炎的症状。1780 年，瑞典化学家卡尔·威廉·舍勒（Carl Wilhelm Scheele）定义乳糖是一种糖，1843 年，法国化学家让-巴蒂斯特·安德烈·杜马（Jean Baptiste André Dumas）命名其为乳糖。谢里曼·福格尔（Heinrich Vogel）发现葡萄糖是乳糖分解的产物，1856 年，法国路易斯·巴斯德（Louis Pasteur）最终确定乳糖的结构，由葡萄糖和半乳糖组成的双糖。从 20 世纪 60 年代开始，乳糖开始在食品和药物工业中得到广泛应用。

乳糖结构式见图，分子式为 $C_{12}H_{22}O_{11}$，CAS 号 63-42-3，分子量为 360.31。为白色的结晶性颗粒或粉末，无臭，味微甜。甜度是蔗糖的 15%，而 β-乳糖比 α-乳糖的甜度大。有还原性和有旋光性，在水中易溶，在乙醇、三氯甲烷或乙醚中不溶。比旋度为 +52.0° ~ +52.6°。

工业化生产一般以副产品干酪乳清或酸法干酪素乳清或凝乳酸乳清为原料，加入石灰乳混合加热，沉淀过滤，将乳清和蛋白分离，采用单效或多效浓缩罐蒸发浓缩，除去其大部分水分，冷却得到晶体，然后分除母液并对其进行洗涤，以除去残存的母液和大部分盐类，得到乳糖粗体，再经过溶解、压滤，结晶，母液的脱除及洗涤，干燥得到其晶体。

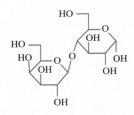

图 乳糖结构式

临床应用 ①促进钙吸收。在肠道内不易被分解，可在肠道内长时间滞留。其经乳糖酶作用后形成有机酸，会使肠道 pH 值下降，在酸的作用下可促进钙离子的吸收。另外，它分解后形成的葡萄糖也有促进钙质吸收的作用。②整肠作用。在小肠内未被乳糖酶分解的会移往大肠，在大肠中生活的微生物会利用它，尤其是占菌群多数的乳酸菌、比菲德菌会将其转变成乳酸、醋酸，使肠道 pH 值下降，这些有机酸会刺激肠道蠕动，所以具有整肠作用、能防止婴儿便秘。

乳糖的不耐受会导致儿童钙吸收不良、腹泻、软骨病、体重低下及生长发育迟缓，尤其是先天性和继发性乳糖酶缺乏可导致婴幼儿难治性腹泻和慢性腹泻；老年人特别是老年妇女易表现为骨质疏松等症状。

(屠鹏飞)

rǔguǒtáng

乳果糖（lactulose） 又称乳酮糖、半乳糖甙果糖、半乳糖苷果

图 蔗糖铁结构式

糖、异构化乳糖，是一种由半乳糖与果糖组成的在自然界中并不天然存在的二糖。因具有降低血氨及缓泻作用而广泛用于临床医药、保健品和食品添加剂等多个领域。

1930年，美国化学家蒙哥马利（E. M. Montgomery）在研究寡糖的性质时，首次用乳糖合成了一种新糖——乳酮糖，后称乳果糖。1957年，澳大利亚生物学家佩特莉（F. Petuely）发现乳果糖与母乳中的双歧因子（N-乙酰-β-D-氨基葡糖苷）有相似作用，能够帮助乳儿建立肠道双歧菌群。1958年，日本东北大学动物产品技术实验室阿达奇（S. Adachi）等人发现牛乳在热处理过程中可产生乳果糖。1964年，德国生物学家霍夫曼（K. Hoffmann）等阐明了乳果糖的代谢过程，证明它是一种双歧杆菌的促进因子，但又不同于母乳中的双歧因子。1966年后，许多学者陆续发现其在治疗肝病、消化道疾病等方面具有重要作用，并拓展到保健品和食品添加剂等多个领域。

乳果糖结构式见图，CAS号：4618-18-2，分子式 $C_{12}H_{22}O_{11}$，分子量342.30，熔点173～178℃，味甜，其结晶体为白色不规则粉末，易溶于水，甜度小于蔗糖，与乳糖相当，有清凉醇和感觉，

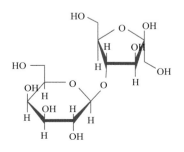

图 乳果糖结构式

黏度低，热值低，安全性高，稳定性好。

制备方法主要为化学异构和生物法合成两种。化学法是以乳糖为原料，采用均一或非均一催化剂，经碱液处理转化反应生成。均一催化体系是异构化乳糖的主要方法，包括碱单一催化、酸碱协同催化、铝酸钠催化3种。酸碱协同催化是工业化生产乳果糖的主要方法，通过在反应体系中加入硼酸，在碱性条件下形成乳果糖-硼酸盐络合物。转化完成后，将反应体系的pH值调节为小于7（即酸性），络合物发生分解，再将硼酸盐去除后就可得到纯净的乳酮糖。因硼酸盐是弱酸盐，普通阴离子交换树脂难以将其脱除到安全标准以下，需要采用特异性去除硼酸的离子交换树脂。生物法合成主要通过β-半乳糖苷酶的水解活力将乳糖水解成半乳糖和葡萄糖，通过β-半乳糖苷酶的转糖基活力将半乳糖转移给果糖受体生成乳果糖。但由于β-半乳糖苷酶转糖苷活力不高，使得转化率较低，限制了生物法的应用。

乳果糖有降低血氨及缓泻作用，主要用于治疗氨性肝昏迷、高血氨症及习惯性便秘等病症。还能消除内毒素血症，可治疗慢性肾功能衰竭。几乎无毒性，口服后可有腹胀、腹部不适，剂量过大发生腹泻、脱水，调节剂量后不久就会自动消失。患者可能会因腹泻出现电解质紊乱，有口服乳果糖治疗肝功衰竭出现高钠血症的报道。大量口服后不排便，可引起代谢性酸中毒，长期大量口服应注意水、盐和酸碱平衡，动力性肠梗阻禁忌使用乳果糖通便。

（屠鹏飞）

bājǐtiānguǎtáng

巴戟天寡糖（morindea officinalis oligosaccharides） 茜草科植物巴戟天 Morinda officinalis How 的干燥根皮经提取、除杂、精制得到的水溶性寡糖。化学成分为菊淀粉型低聚糖类化合物，其结构由D-葡萄糖和D-果糖按不同比例构成。临床上巴戟天寡糖胶囊常用于治疗肾虚型抑郁症。

自中国学者程彤等在对一系列天然药物进行筛选的过程中发现巴戟天提取物能显著改善利血平化小鼠诸体征及其脑内单胺递质含量后，1995年天然药物化学家崔承彬等首次从巴戟天属植物中分离得到4种低聚糖类成分，经化学法及波谱学方法鉴定为：耐斯糖，1F-果呋喃糖基耐斯糖，菊淀粉［（2→1）果呋喃糖基蔗糖］系列的六聚糖 ｛O-β-D 果呋喃糖基-［（2→1）果呋喃糖基］4α-D-葡萄吡喃糖｝和七聚糖 ｛O-β-D 果呋喃糖基-［（2→1）果呋喃糖基］5α-D-葡萄吡喃糖｝等，药理实验表明具有显著的抗抑郁活性。1996年，蔡兵等初步研究了这4种寡糖对小鼠抗抑郁作用的机制。2000年，李云峰等报道了巴戟天寡糖具有较好的抗抑郁、抗应激、壮阳、提高免疫力效应。此后，中国众多学者陆续投入到对巴戟天寡糖的研究中，其胶囊制剂历经19年研制于2012年上市，是中国第一个用于抑郁症治疗的有效部位药物。

巴戟天寡糖，白色粉末，极易溶于水、烯醇，难溶于甲醇、乙醇等有机试剂。

巴戟天寡糖是由茜草科植物巴戟天的干燥根皮经提取、除杂、精制得到的水溶性寡糖。制备工艺如下：①提取。将巴戟天粗粉先用乙醇回流提取，弃去脂溶性

杂质的残渣再用水回流提取，所得的水提液加乙醇沉淀，然后取上清液过滤并浓缩至流浸膏状。②树脂除杂。所得的流浸膏先用弱酸性阳离子交换树脂除去碱性杂质，再用弱碱性阴离子交换树脂除去酸性杂质，最后用弱酸性交换树脂除杂，得去除 OH^- 的中性寡糖水溶液。③脱色精制。将经步骤 2 得到的中性寡糖水溶液经活性炭脱色，真空浓缩，冷冻干燥，即得到巴戟天总寡糖的白色结晶。

临床应用具有显著的抗抑郁作用，可以用于焦虑症、失眠症、强迫症、恐惧症、暴食或厌食等病症的治疗。主要不良反应为口干、失眠、困倦、乏力、便秘、头痛、腹泻及恶心等。临床潜在应用人群巨大，不良反应轻微，安全性好，适宜长期用药。

(屠鹏飞)

yòuxuántánggān

右旋糖酐 (dextranum)　又称葡聚糖、葡聚精、多聚葡萄糖，是一种支链的葡聚糖，分子量从 $3 \times 10^3 \sim 2 \times 10^6$ 不等。右旋糖酐注射剂常作为抗血栓药(抗血小板)以降低血液黏性，并且在贫血症方面用于扩增血容量。

右旋糖酐首先是由法国微生物学家路易斯·巴斯德(Louis Pasteur)在 19 世纪 60 年代以一种微生物黏稠状产品的形式发现。1869 年，德国化学家卡尔·沙伊布勒(Carl Scheibler)认为它类似淀粉和糊精类物质，故命名为多聚葡萄糖，即右旋糖酐。详细研究右旋糖酐的结构是从 1930 年开始，作为羧甲淀粉而确立了它的应用地位。1961 年美国生理学家里吉(S.J. Riggi)确定了酵母聚糖中这种活性成分是葡聚糖。酵母葡聚糖是第一个被发现具有免疫

活性的葡聚糖，开创了葡聚糖作为免疫活性物质研究的新纪元。

右旋糖酐结构式见图，CAS 号：9004-54-0，分子式 $(C_6H_{10}O_5)_n$，为白色的无定形粉末固体，无臭无味，易溶于热水，不溶于乙醇、丙酮等有机溶剂。具有较高的比旋度，为 $190° \sim 200°$。在常温下或中性溶液中可稳定存在，遇强酸可分解，在碱性溶液中其端基易被氧化，受热时可逐渐变色或分解。

右旋糖酐制备是以蔗糖为原料，利用蔗糖分子中的葡萄糖单元，经微生物如肠膜状明串珠菌 *Leuconostoc mesenteroides* 菌种发酵作用，生成葡萄糖高分子聚合物，再将高分子聚合物经水解后处理即得右旋糖酐成品。整个制备过程分为菌种选育、种子培育、发酵、沉淀、水解、中和、纯化、划分、离心及干燥等步骤。选取的肠膜状明串珠菌菌种在固体培养基上进行纯化和培养后，对其在发酵培养基上进行发酵，加一定浓度乙醇洗涤，得粗品。将粗制品加蒸馏水，加热溶解，酸化后在 103℃ 下水解，控制终点黏度 $0.27 \sim 0.29$ 升/克；碱中和水解液，加无水氯化钙 0.24%（重量）；活性炭脱色，过滤；取滤液进行划分，通过调整乙醇-水溶液浓度从而分别得到中、低、小等不同分子量的右旋糖酐产品。

中分子右旋糖酐用于抗低容量休克、预防术后血栓和血栓

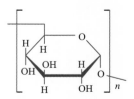

图　右旋糖酐结构式

性静脉炎。低分子用于抗失血性休克、创伤、烧伤、中毒性休克、脑血栓、心绞痛和心肌梗死，并预防因休克引起的弥散性血管内凝血。副作用的种类相对较少，但往往较为严重。容易引起的副作用包括过敏、心脏容量超负荷、肺水肿、脑水肿、血小板功能异常等。急性肾功能衰竭是右旋糖酐渗透效应导致的不常见但值得关注的并发症。

(屠鹏飞)

yòuxuántánggāntiě

右旋糖酐铁 (iron dextran)　又称葡聚糖铁、牲血素，为氢氧化铁与重均分子量 (M_W) $5000 \sim 7500$ 的右旋糖酐的络合物，临床上用于治疗缺铁性贫血。

1954 年英国科学家弗兰克·弗莱彻(Frank Fletcher)等人，首次合成了右旋糖酐铁，并证实了其抗贫血活性。1988 年，刘荣动等在中国首次获得了右旋糖酐铁制备工艺的专利授权，并开展了工业化生产和应用的研究。

右旋糖酐铁，为棕褐色至棕黑色结晶性粉末，无臭。在热水中易溶，在乙醇中不溶。

传统工艺以低分子量右旋糖酐为原料，首先通过碱化降解，得到微分子量右旋糖酐(平均分子量 $4000 \sim 6000$)，再用硫酸铁、硝酸铁、氯化铁或是氢氧化铁在 $60 \sim 80℃$ 进行络合反应，反应完后用 0.3% $\sim$ 0.5% 活性炭脱色数分钟过滤后即得。得到的右旋糖酐铁往往不纯，常采用二次醇沉精制或是在溶解状态下直接浓缩为 10% 或 20% 的右旋糖酐铁溶液。

因性质稳定、溶解性好、铁含量高等优点而被当作补铁剂应用于医药卫生、养殖业中。其制剂右旋糖酐铁注射液最常见的不良反应为过敏，主要为过敏性休

克和过敏性皮炎。过敏性休克主要表现为胸闷、憋气、呼吸困难、双眼上视、面色青紫、冷汗淋漓、四肢末梢湿冷，伴有小便失禁等，体格检查多见血压下降、心率加快；过敏性皮炎主要表现为全身瘙痒伴针刺感、抓后增多、痒感加剧，并伴有暗红色丘疹、斑丘疹等症状。此外，右旋糖酐铁注射液还能引发偶见的过敏性腹绞痛、多形性红斑、剥脱性皮炎等变态反应。

（屠鹏飞）

gānsùnà
肝素钠（heparin sodium）

又称肝磷脂、肝磷脂钠盐，是从猪或牛的肠黏膜中提取的硫酸氨基葡聚糖的钠盐，属黏多糖类物质。肝素钠收载于《中国药典》中，具有延长血凝时间作用，研究证明还有降血脂作用。肝素钠口服不吸收，皮下、肌内或静脉给药均吸收良好。

1916年，美国约翰斯·霍斯普金斯大学医学学生杰伊·麦克莱恩（Jay Mclean）在研究凝血问题时，发现肝脏提取物没有引起凝血，并把提取物命名为"hepar-phosphatid"；杰伊·麦克莱恩离开后，豪厄尔（W. H. Howell）等继续从肝脏中研究，以改善其水溶性抗凝血作用，1918年，重新命名为"肝素（heparin）"，肝素之名由此而来。随后加拿大多伦多大学的查尔斯·贝斯特（Charles Best）等从牛的肝脏中提取并获得肝素。自此以后，肝素作为抗凝血药普遍受到人们重视，十几年之后，人们便从牛肺中提取了肝素并开始应用于临床。

肝素钠，CAS号：9041-08-1，白色至类白色粉末，极具引湿性，易溶于水。

肝素钠主要从猪或牛的小肠黏膜中提取纯化得到。工艺流程为投料、提取、吸附、洗涤、脱附、沉淀、脱水干燥、肝素钠粗品、再精制、肝素钠。将肠黏膜投入反应罐，加氯化钠后，调节pH值至呈碱性，同时搅拌升温提取；滤液冷却后调碱性，加入树脂吸附；分别用自来水、温水、氯化钠溶液洗涤树脂，合并滤液；用盐酸调节pH值，加乙醇沉淀；收集下层沉淀物，滤干，按沉淀物的1/3量丙酮脱水2~3次，抽干，烘干即得粗品。精制方法多采用高锰酸钾与过氧化氢两步氧化法或过氧化氢分次加入的二次氧化法。但第一种工艺制备的产品活性损失较大、色泽较差、生成的二氧化锰较难滤除，且二氧化锰的吸附作用也使产品回收率降低。

肝素钠多用于防治血栓形成和栓塞，如心肌梗死、肺栓塞、血栓性静脉炎及术后血栓形成等；治疗各种原因引起的弥散性血管内凝血，如细菌性脓毒血症、胎盘早期剥离、恶性肿瘤细胞溶解所致的弥散性血管内凝血，早期应用可防止纤维蛋白质和凝血因子的消耗；其他体内外抗凝血，如心导管检查、心脏手术体外循环、血液透析等。不良反应为用药过多可致自发性出血；偶见过敏反应如哮喘、鼻炎、荨麻疹、结膜炎、发热等，长期用药可致脱发和短暂的可逆性秃头症、骨质疏松和自发性骨折；尚见短暂的血小板减少症；肌内注射可引起局部血肿。

（屠鹏飞）

gānsùgài
肝素钙（heparin, calcium salt）

由肠黏膜获取的氨基葡聚糖肝素片段的钙盐，通常由肝素钠制备获得。临床常用低分子肝素钙，为低分子肝素的钙盐，属于抗凝药物。

自肝素钠用于临床后，为克服肝素钠在各个不同组织特别是在血管和毛细血管壁等部位引起钙的沉积，国外曾采用钙离子代替肝素中的钠离子，经过这种交换的肝素钙制剂，在西欧、美国等国家已临床应用。

肝素钙CAS号：37270-89-6，呈白色或类白色冻干块状物或粉末。肝素钙不溶于乙醇、丙酮等有机溶剂。

肝素钙系通过离子交换方法，以粗品肝素钠为原料制备。方法有多种，工业化生产的工艺流程通常为：氧化、沉淀、溶解、离子交换、沉淀、脱水、干燥。即粗品肝素钠溶液加高锰酸钾氧化弃去沉淀后，用盐酸调节pH值，加入乙醇沉淀静置。取沉淀物用去离子水溶解，再通过滑石粉层抽滤；滤液加入一定比例树脂搅拌，除去树脂后将溶液用氧化钙溶液调节pH值，加适量无水氯化钙，抽滤；滤液加入乙醇，低温静置；取沉淀物用乙醇、丙酮脱水后抽滤，置五氧化二磷的真空干燥器中干燥即得精制肝素钙。

采用肝素钙代替肝素钠，在日本、西欧、美国、意大利等国家均生产并广泛用于临床。它既具有肝素钠的抗凝血、消血栓，用于预防手术后血栓栓塞、预防深静脉血栓形成等作用，还有明显的抗肾素和抗醛固酮的活性。稳定、速效、安全、减少淤点和血肿硬结，基本上克服了肝素钠皮下注射易致出血的副作用。偶见出血发冷，很少出现过敏现象，一旦出现变态反应应立即停药；局部刺激，可见注射局部小结节和血肿，数日后自行消失；长期用药可引起出血、血小板减少及骨质疏松等。

(屠鹏飞)

tòumíngzhìsuānnà

透明质酸钠 (sodium hyaluronate)

又称玻璃酸钠、玻尿酸钠、糖醛酸钠等，系从鸡冠中提取的物质，也可通过乳酸球菌发酵制得，为透明质酸的钠盐形式。临床主要用于眼球、骨关节保护剂，也用作皮肤保护剂。

简史 1934 年美国的迈耶（K. Meyer）和帕尔默（J. W. Palmer）首次从牛眼玻璃体中将此物提出，并根据所发现的组织-玻璃体（hyaloid）以及含有糖醛酸（uronicacid）而组合命名为透明质酸（hyaluronic acid，HA），1936 年他们采用同一工艺首次从人脐带中提取透明质酸获得成功。1937 年，美国医学家肯德尔（H. W. Kendell）等发现链球菌可产生透明质酸。1949 年，美国的博厄斯（N. F. Boas）对鸡冠中的物质进行了分离和鉴定，发现含有大量透明质酸，随后便建立了提纯法。之后陆续报道了从兔皮、猪皮、牛气管软骨以及链球菌培养液中提取制备透明质酸。60 年代初，美国巴拉日（E. A. Balazs）首次将透明质酸钠制剂用于眼科视网膜脱离手术并取得了理想的效果。70 年代开始，许多作者相继报告了透明质酸钠制剂在眼科多种手术中的应用。80 年代以来，开拓透明质酸结合蛋白的研究十分活跃。

化学名称和理化性质 透明质酸钠结构式见图，CAS 号：9067-32-7，分子式 $C_{28}H_{44}N_2O_{23}$·Na，分子量 799.637，白色或类白色颗粒或粉末，无臭味，有较强的吸湿性，溶于水，水溶液带负电，不溶于醇、酮、乙醚等有机溶剂。在高浓度（1%）时，呈网状形式存在，有很高的黏弹性和渗透压。比旋度为 -70°～-80°，与阿利新蓝、亚甲蓝反应呈蓝色。

药物来源 广泛存在于动物和人体的生理活性物质，在人的皮肤、关节滑膜液、脐带、房水及眼玻璃体中均有分布。生产工艺主要分为两类，分别为以动物组织为原料的提取法和微生物发酵法。大多数医用透明质酸是采用提取法从雄鸡冠中获得的，动物组织提取法提取透明质酸的一般过程如下：先将组织匀浆，再用水和稀盐溶液提取，提取液用氯代十六烷基吡啶或十六烷基三甲基溴化铵沉淀，将所得的沉淀溶解除渣后，用 2～3 倍乙醇沉淀即得透明质酸粗品。纯化可用乙醇或季铵盐反复沉淀进行处理，或采用酶解、超滤、离子交换等技术进一步去除杂质及蛋白。此法所得的透明质酸一般纯度不够高，而且生产效率低、成本高、原料来源受限制。微生物发酵法所用菌种主要有兽疫链球菌、马疫链球菌和类马疫链球菌等，在发酵液中添加一定量的谷氨酸和精氨酸。透明质酸发酵有需氧发酵和厌氧发酵。有氧发酵一般产率较高且分子量高。发酵过程中，一般控制 pH 6.0～8.5，发酵温度

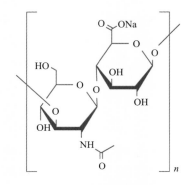

图　透明质酸钠结构式

37℃。杀灭和除去发酵液中的菌体，滤液再经乙醇沉淀、超滤等方法进行分离纯化，有机溶剂沉淀、真空干燥制得最终产品。

临床应用与毒性 临床上作为眼科黏弹性保护剂，如应用于囊外及囊内白内障摘除术、角膜移植术、青光眼小梁切除术、角膜移植及外伤性眼手术；还可用于补充疗法治疗关节疾病，如对骨关节炎、肩周炎、风湿性关节炎及创伤性关节炎均具有明显疗效；还可预防术后粘连。此外，由于具有优良保湿性和吸湿性，加上对皮肤无毒无刺激而应用于各种化妆品中。副反应较少，偶尔出现荨麻疹、皮症瘙痒感，有时出现疼痛、肿胀，还可出现水肿、发红、热感、局部重压感。

(屠鹏飞)

liúsuānruǎngǔsù

硫酸软骨素 (chondroitin sulfate)

由 D-葡糖醛酸和 N-乙酰氨基半乳糖以 β-1, 4-糖苷键连接而成的重复二糖单位组成的多糖，并在 N-乙酰氨基半乳糖的 C-4 位或 C-6 位羟基上发生硫酸酯化，结构式见图。是糖胺聚糖的一种。广泛分布于动物组织的细胞外基质和细胞表面，主要分为硫酸软骨素钠盐和硫酸软骨素钙盐等。

美国生物化学家卡尔·梅耶（Karl Meyer）在研究结缔组织中的酸性黏多糖类时，分离出硫酸软骨素和透明质酸，1953 年他发现硫酸软骨素有 3 种，其中硫酸角质素从角膜和软骨中分离得到。

硫酸软骨素为白色或类白色粉末；无臭；有引湿性；水溶液具黏稠性，加热不凝固，遇较高温度或酸不稳定；可发生莫利希（Molisch）反应；在水中易溶，在乙醇、丙酮或冰醋酸中不溶。在酸性、碱性及酶解条件下易形

成不饱和糖。

硫酸软骨素主要以动物软骨为原料提取纯化得到。提取方法有多种，包括酶解、盐解、碱解、超声提取及无溶剂提取法等，纯化方法主要有有机溶剂沉淀法、离子交换色谱法和超滤法等。国内应用较多的是碱性酶解法。大部分厂家在生产过程中以 2709 碱性蛋白酶、胰酶或猪胰脏，在碱性条件下酶解，能大幅度缩短提取时间并提高产率。一般工艺流程为：软骨、蒸煮、酶解、过滤、醇沉、再溶解、氧化漂白、二次醇沉、脱水烘干。此方法的酶解效率较高，生产周期较短，生产中使用的酸、碱、盐量少。但此法需大量乙醇，产品含量一般在 90% 以下。

硫酸软骨素在临床上主要应用于关节炎、滴眼液等。作为治疗关节疾病的药品，常与氨基葡萄糖配合使用，具有止痛、促进软骨再生的功效，对改善老年退行性关节炎、风湿性关节炎有一定的效果；用于滴眼剂，主要治疗角膜炎、角膜溃疡。硫酸软骨素还具有调节血脂作用，用于防治高脂血症、冠心病、心绞痛、心肌梗死、冠状动脉粥样硬化、心肌缺血等疾病；还用于辅助治疗神经性头痛、神经痛、关节痛；应用于化妆品及外伤伤口的愈合

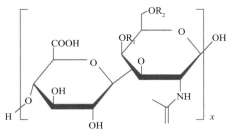

硫酸软骨素A：R₁=SO₃H，R₂=H
硫酸软骨素C：R₁=H，R₂=SO₃H

图　硫酸软骨素结构式

剂等。长期服用毒副作用较低，极少数患者偶有胸闷、恶心、头晕等现象发生。

（屠鹏飞）

chángduōtáng

肠多糖（intestinal polysaccharide）　肠组织中的粗多糖的简称。其制剂肠多糖片作为处方药主要用于冠状动脉粥样硬化心脏病的治疗。

20 世纪 70 年代以来，人们逐渐认识到多糖及糖复合物在生物体中不仅作为能量资源和构成材料，而且参与生命现象中细胞的各种活动，具有多种多样的生物学功能。动物体内的内源性多糖也具有多种生物活性，如肝素、透明质酸、壳聚糖等。从而掀起了对多糖药物的研究热潮。2010 年左右，中国学者从哺乳动物的小肠中提取出高活性生物多肽蛋白，制成了肠多糖片用于心血管系统疾病的治疗。

肠多糖为动物中提取的黏多糖混合物，结构不明确。为类白色或微黄色的无定形粉末；无臭，味微咸，有引湿性。

肠多糖主要来源是自健康猪十二指肠中提取。取动物肠组织，挤出肠内容物，用生理盐水清洗再用匀浆器匀浆；加入等倍 0.46 摩尔/升的碳酸钾溶液碱解 100 分钟；再加入等倍质量分数为 0.37% 的胰蛋白酶（酶活性为 4~6 国际单位/毫克）酶解 220 分钟，以 3500 转/分钟离心 10 分钟；加入体积分数为 55% 的乙醇（边加入边搅拌）醇沉淀，至沉淀完全

析出，以 3500 转/分钟 离心 10 分钟；收集沉淀，加入体积分数为 55% 的乙醇、丙酮分别混悬，静置后吸取上清液，置于烘箱（37℃）中烘干。

肠多糖在临床上主要用于冠状动脉粥样硬化心脏病的治疗，具有降低心肌耗氧量，保护心肌，抗心肌缺血性坏死的作用，对改善或消除心绞痛、心悸、胸闷、气短有明显的疗效，此外，还可以较好地改善心电图。

（屠鹏飞）

huángqíduōtáng

黄芪多糖（astragalus polysaccharides，APS）　豆科植物蒙古黄芪 *Astragalus membranaceus*（Fisch.）Bge. var. *mongholicus*（Bge.）Hsiao 或膜荚黄芪 *Astragalus membranaceus*（Fisch.）Bge. 的干燥根经提取、浓缩、纯化得到的水溶性杂多糖，由葡萄糖、果糖、鼠李糖、阿拉伯糖、半乳糖醛酸和葡萄糖醛酸等组成，临床常用作免疫增强剂。

20 世纪 80 年代中期，全球著名的植物药研发机构美国泛华公司历经 10 年，从中药黄芪中发现能够持续升高全血细胞，激发造血系统、提高机体免疫力的黄芪多糖，并将其开发成为提高免疫功能的新药，2004 年批准上市，后转让给天津赛诺制药有限公司。

黄芪多糖，淡黄色，粉末细腻，均匀无杂质，具引湿性。

由豆科植物蒙古黄芪或膜荚黄芪的干燥根经提取、浓缩、纯化而成。关于黄芪多糖的提取方法报道很多，但大多数的提取分离工艺还不成熟，效率较差，如水煎煮法、碱醇提取法、超声波提取法、微波提取法等，各种方法均有其优缺点，而且得率不高。最常用的方法仍然是水提醇沉法，

该法操作简单。黄芪多糖的纯化，主要采用凝胶色谱法，收集一定分子量的流分。

药理研究表明，黄芪多糖具有增强免疫系统功能作用，同时具有抗炎、抗病毒、抗肿瘤、抗氧化、延缓衰老、降血糖等作用。注射用黄芪多糖具有益气补虚功能，临床用于倦怠乏力、少气懒言、自汗、气短、食欲不振，属气虚症因化学治疗后白细胞减少，生活质量降低，免疫功能低下的肿瘤患者。主要不良反应为极个别患者使用黄芪多糖后出现发热、皮肤红斑、瘙痒、荨麻疹、可能与其过敏体质有关，停药后症状很快消失，或对症治疗。黄芪多糖作为饲料添加剂已开始应用于畜牧业生产，治疗家畜口蹄溃烂等症。黄芪多糖来源丰富、价格低廉，长期使用对组织细胞毒副作用小、残留低。

(屠鹏飞)

rénshēntángtài

人参糖肽 (ginseng glycopeptide) 从中国名贵药材五加科植物人参 Panax ginseng C. A. Mey. 的干燥根和根茎中提取的高分子糖肽聚合物，其注射液可降低血糖，停药后仍有持续性作用，临床上主要用于 2 型糖尿病的治疗。

1995 年吉林省中医中药研究院王本祥等对人参和茎叶中分离得到的两种人参糖肽进行了深入的化学和药理研究，发现其具有较好的降糖作用，并于 1999 年与吉林省松原天实药业有限责任公司共同研制开发出中药二类新药人参糖肽注射液，作为降糖药物应用与临床。

注射用人参糖肽，分子量为 6000，白色粉末，易溶于水，不溶于乙醇等有机溶剂。肽部分由天冬氨酸、苏氨酸、丝氨酸、谷氨酸、甘氨酸、丙氨酸、半胱氨酸、缬氨酸、蛋氨酸、苯丙氨酸、赖氨酸、组氨酸、精氨酸、脯氨酸 16 种氨基酸组成，糖部分的结构为 (1→4) 葡萄糖、(1→4,6) 半乳糖、(1→4) 阿拉伯糖、(1→5) 阿拉伯糖，阿拉伯糖和葡萄糖为主要末端，分枝点在葡萄糖的 6 位与半乳糖的 4 或 6 位。

人参糖肽主要从人参中提取纯化得到。取人参粗粉，用 6 倍量 50% 乙醇回流提取 3 次，每次 2 小时，过滤，合并 3 次滤液，回收乙醇至 800 毫升，在搅拌条件下加 95% 乙醇，静置，滤取沉淀，得粗人参糖肽沉淀，将粗糖肽用水溶解，置 0～3℃ 冰箱中放置 24 小时，过滤，除去不溶物，滤液中加活性炭，搅拌，静置，滤取澄明液，浓缩，冷冻干燥，得白色或微黄色人参糖肽精品。

临床上主要用于 2 型糖尿病的治疗，症见气短懒言，倦怠乏力，自汗盗汗，口渴喜饮，五心烦热，抑制和预防糖尿病并发症，修复胰岛功能。此外，有免疫调节、抗肿瘤、抗溃疡的作用。

(屠鹏飞)

zhūlíngduōtáng

猪苓多糖 (polyporus polysaccharide) 多孔菌科真菌猪苓 Polyporus umbellatus (Pers.) Fries 的干燥菌核中提取的一种水溶性多糖，是一种非特异性细胞免疫刺激剂，临床上与化学抗肿瘤药物合用，可以抑制癌细胞生长，广泛用于癌症的辅助治疗。而猪苓多糖注射液在治疗病毒性肝炎、肝硬化、抗辐射和白血病方面也有良好的效果。

简史 1973 年，日本化学家宫崎 (Toshio Miyazaki) 从猪苓真菌菌丝中得到猪苓多糖粗提物，并对其进行了分离纯化及糖组成分析。1975 年，中国中医研究院中药研究所发现猪苓提取物 (简称 757) 对小鼠肉瘤-180 的生长有较显著的抑制作用，对猪苓提取物的主要成分进行深入研究，发现其是一种葡聚糖，其连接形式含有 1→3,1→4β 糖苷键。此后中国国内药厂开发出猪苓多糖注射液，用于治疗慢性病毒性肝炎。

化学名称和理化性质 猪苓多糖为 6-支链 β-1,3-葡聚糖，结构见图，为水溶性多糖。有研究人员从中提取出猪苓葡聚糖 I，水溶性多糖 AP-1-AP-10；另有研究人员从猪苓菌丝液中提取的多糖由 D-葡萄糖、D-半乳糖、D-葡萄糖组成，摩尔比为 20：4：1。

药物来源 猪苓多糖系从中

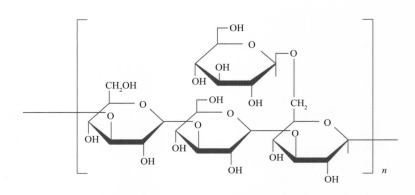

图 多聚糖 6-支链 β-1,3-葡聚糖结构式

药猪苓中提取纯化得到。水提醇沉法：取猪苓粉末，加入大概为猪苓体积 10 倍的蒸馏水，煮沸 1 小时，期间注意调节 pH 值为 6.5，补水，过滤，量取提取液体积，苯酚-硫酸法测定多糖含量。将获得的提取液用旋转蒸发仪浓缩，合并浓缩液，加入 70% 的乙醇，静置 24 小时，离心，收集沉淀，回收乙醇，将沉淀冷冻干燥得猪苓多糖粗品；用谢瓦格（Sevag）法去除蛋白；用氧化脱色法除色素，pH 值为 8，保温时间为 2 小时；将除去色素的多糖溶于热蒸馏水，加 95% 乙醇使醇浓度达到 70%，静置过夜，离心收集沉淀溶于少量蒸馏水，用去离子水透析 24 小时，将多糖溶液分别加入无水乙醇使醇含量为 80%，静置过夜，离心收集沉淀，冷冻干燥，获得除蛋白和色素后的猪苓多糖。

猪苓多糖的超声提取方法：称取猪苓粉末，加水超声提取 2 次，超声功率为 100 瓦，提取条件为 60℃，料液比为 1 克：30 毫升，pH 值为 7.0，提取时间为 40 分钟，合并提取液真空浓缩，用 3 倍体积 95% 乙醇沉淀 24 小时，得乳白色纤维状沉淀，离心烘干至恒重，得到结合蛋白多糖提取物。采用谢瓦格方法除去蛋白质，即用三氯甲烷和正丁醇按体积比 5：1 的比例混合后，加入粗多糖溶液中，剧烈震动后，离心除去蛋白质。

临床应用与不良反应 临床上用于肺癌、白血病、肝癌等放射治疗和化学药物治疗的辅助治疗，作为增强免疫力的药物，可提高患者的抗病能力，改善临床症状。猪苓多糖注射剂有过敏、关节损伤等不良反应。

（屠鹏飞）

yúnzhītángtài

云芝糖肽（polysaccharopeptide；*coriolus versicolor* polysaccharides） 从担子菌纲多孔菌科云芝属真菌云芝 *Coriolusversicolor* 或培养的菌丝体中提取纯化得到的高分子糖肽聚合物。日本多用"polysaccharides K，PSK"表示。在中国，云芝糖肽是国家级二类新药，具有免疫调节、抗肿瘤、抗动脉粥样硬化、镇痛、镇静等作用。

简史 1978 年东北师范大学首次将云芝这一传统药材制成中成药。1981 年东京农工大教授中村可哉将云芝开发成抗癌新药"Krestin（PSK）"。1983 年由日本 Kureha 公司将云芝开发成抗癌药物。1990 年上海芝草生物技术有限公司杨庆尧发现用酒精分部沉淀法提取的云芝结合蛋白多糖含有阿拉伯糖和鼠李糖，其抗瘤力高于日本用盐析法制备的结合蛋白多糖，并发现其有镇痛和改善食欲作用，于是称此成分为云芝糖肽。1993 年，云芝糖肽及其胶囊分别获得中国卫生部新药证书，并于 1998 年获得中国卫生部正式生产批准文号。

化学名称和理化性质 云芝糖肽由葡萄糖、半乳糖、L-岩藻糖、D-甘露糖、木糖和 α-鼠李糖组成，具有 α、β 型糖苷键，连接方式有（1→4）、（1→6）两种，含有结合态蛋白。多肽部分由 18 种氨基酸组成，多数为酸性氨基酸，其中天冬氨酸和谷氨酸的含量最为丰富（约 10%），糖肽键的连接方式为 N-连接。云芝多糖一般为白色粉末状固体，能溶于水，不溶于乙醇，具有吸湿性，贮存时若含水较多，容易发生高分子聚集而致含量降低，分子量的范围较大。

药物来源 云芝糖肽系从中药云芝的子实体中提取纯化得到。生产方法包括：①粉碎野生云芝子实体，加 5~15 倍体积水，再用氨水调节 pH 值至 10~14。②加热保持微沸 1~3 小时，经 100~140 目过滤，收集滤液即提取液。③将步骤②中得到的残渣重复步骤①和②1 或 2 次。④合并步骤②和③中的提取液，得到云芝糖肽粗提物。⑤精制粗提物，得到云芝糖肽产品。此外，也可通过发酵获得云芝糖肽：选取云芝菌株，培养基 121℃灭菌 25 分钟，冷却，接种，28℃，150 转/分钟，摇瓶发酵 5 天。离心发酵醪，弃上清液获得菌丝体，洗涤菌丝体 2 次，用组织捣碎机转速 2000 转/分钟破壁，热水 100℃煮沸 2 分钟，抽提 2 次，过滤得滤液，减压浓缩至原体积的 1/3，加入 3 倍体积乙醇获沉淀物，取沉淀物干燥得云芝糖肽。

临床应用及毒性 临床用于抗肿瘤、增强机体免疫力、抑制动脉硬化、消炎等。可预防和治疗慢性乙型肝炎、肝硬化等类肝病，可预防和治疗多种肿瘤疾病如肝癌、乳腺癌、胃癌、食道癌、大肠癌、头颈部癌、妇科癌症等恶性肿瘤，可降低放射治疗副反应，亦可作为治疗癌症的辅助药品。还具有镇痛、镇静、降血糖、抗乙肝病毒、提高抗争力，清除脂质过氧化物等作用。也可用于亚健康人群和慢性疾病患者增强机体免疫力。云芝糖肽无毒，无副作用。

（屠鹏飞）

xiānggūduōtáng

香菇多糖（lentinan） 从香菇 *Lentinus edodes*（Berk.）Sing 中分离出的一种药用多糖，具有免疫调节、抗肿瘤、抗病毒和抗感染等活性。

简史 1969 年日本学者千原吴郎（Coro Chihara）首先证实了香菇热水浸提物的抗肿瘤活性。同年日本学者羽田、佐木进一步研究证实其有效成分是香菇多糖，千原吴郎从香菇子实体中浸提出 6 种香菇多糖，并证明其中一种具有明确抗肿瘤作用，定名为"lentinan"。20 世纪 70 年代以来，香菇多糖的研究受到广泛的重视，取得了一系列进展。1985 年，香菇多糖在日本被批准上市，作为治疗胃癌的辅助药物。中国于 1992 年批准香菇多糖生产，2003 年，香菇多糖注射液获得国家药品监督管理部门批准生产。

化学结构特点及理化性质 香菇多糖的一级结构见图，具有 β-D-(1→3) 连接的吡喃葡聚糖主链，在主链中葡萄糖的 C-6 位上含有支点（每 5 个 D-葡萄糖有 2 个支点），其侧链由 β-D-(1→6) 键和 β-D-(1→3) 键相连的 D-葡萄糖聚合体组成，也含有少量的 α-(1→4) 连接的分支结构。香菇多糖的立体结构为右旋三重螺旋的六方晶系，晶格常数 a＝b＝5 纳米，c＝0.6 纳米；天然香菇多糖的二级结构是 β-三股绳状螺旋形，但加入尿素或二甲亚砜后或在不同浓度氢氧化钠溶液下立体构型转变为单绳螺旋结构，主链和侧链是单一螺旋有序构象，胶体结构的结合区域会形成多螺旋构象；香菇多糖由鼠李糖、木糖、葡萄糖、甘露糖、阿拉伯糖、半乳糖组成。

香菇多糖多为白色或棕黄色粉末状固体，对光和热稳定，能溶于水，水溶液中性，最大溶解度为 3 毫克/毫升，其溶解度随分子量的增大而降低，带有硫酸根或乙酰基基团的香菇多糖，其水溶性大大提高。香菇多糖能溶解于浓度为 0.5 摩尔/升的氢氧化钠溶液，溶解度可达 50～100 毫克/毫升，不溶于甲醇、正丁醇、高浓度乙醇、丙酮等。无甜味和还原性，具吸湿性。具有生物活性的香菇多糖分子量较大，为 $4 \times 10^5 \sim 8 \times 10^5$。香菇多糖在不同的氢氧化钠溶液中具有不同旋光度，在 0.5 摩尔/升氢氧化钠溶液中的极限黏度为 0.6～1.3（c＝g·100 毫升$^{-1}$），莫利希（Molisch）反应阳性，茚三酮反应阴性。

药物来源 香菇多糖系从香菇中提取纯化得到。主要提取方法有热水浸提法、酸浸提法、碱浸提法、微波法、复合酶解法等，而复合酶解、酸处理结合热水浸提法最为理想，其条件温和，不但能够保持其生物活性和天然构象，还能显著提高浸提率，工艺流程如下：向香菇处理物中加纤维素酶和果胶酶，加 20 倍体积水，40℃水浴恒温下浸泡 80 分钟。后再迅速升温至 90℃煮沸 90 分钟，用 4 层纱布过滤后收集滤液，再调节 pH 值为 5.0，进行酸浸提，然后再用 4 层纱布过滤后收集滤液。合并两次滤液，浓缩，加入 4 倍体积的 95% 乙醇，在 7000 转/分钟下高速离心 15 分钟得沉淀。将沉淀溶于适量的蒸馏水中，分别加入 20% 体积的三氯甲烷和 7% 体积的异戊醇生成絮状凝聚物，再高速离心 15 分钟得沉淀。将酒精沉淀物用丙酮洗涤脱水 2 次，倒入放有干燥滤纸的器皿中，然后将器皿放在 50℃的烘干箱中进行干燥 3 小时，得到香菇多糖粗制品。

临床应用 主要用于癌症（胃癌、肺癌、肝癌、血液系统肿瘤、恶性胸腹腔积液等）治疗的辅助药物使用。

（屠鹏飞）

fúlíngduōtáng

茯苓多糖（pachyman） 中国传统中药茯苓 Poriacocos 的主要有效成分，约占茯苓菌核干重的 70%～93%，具有促进细胞分裂、补体激活、诱变、抗肿瘤、抗癌、增强免疫功能等生物活性，广泛

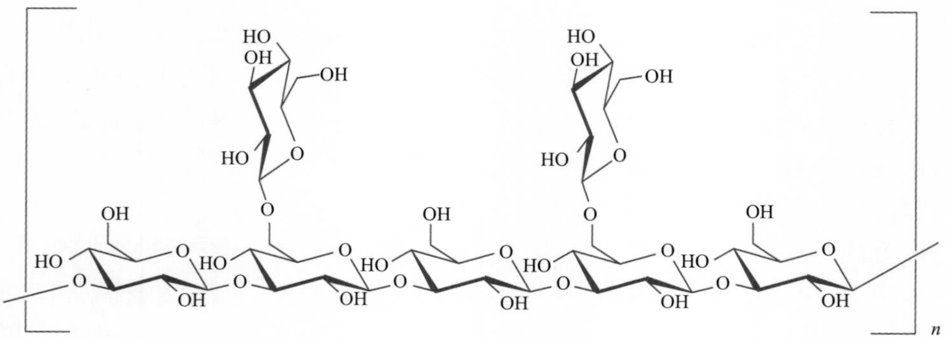

图　香菇多糖的一级结构

应用于医疗保健、食品等领域，具有广阔的开发应用前景。

简史 1957 年美国卢卡斯（E. H. Lucas）通过发现美味牛肝菌具有抗肿瘤活性，从而确认担子类真菌具有生物活性。1966 年美国格雷戈里（F. J. Gregory）通过 7000 种培养基培养的 200 多种担子类真菌提取物中发现抗肿瘤活性的多糖，之后更多科学家们开始对真菌多糖开始研究。1986 年日本科学家卡奈玛（H. Kanayma）从茯苓中发现抗肿瘤活性的多糖。中国湖南补天药业有限公司将茯苓多糖研制成为口服液，2005 年由地方保健药品转为国家标准。

化学结构特点及其理化性质

茯苓多糖的主要结构为带有少量 β-(1→6) 支链的 β-(1→3)-D-葡聚糖，结构式见图。单糖组成为核糖、阿拉伯糖、木糖、甘露糖、葡萄糖和半乳糖，质量比为 1.6%、1.09%、0.54%、11.3%、85.9% 和 1.01%。茯苓多糖包括水溶性、碱溶性和酸溶性多糖，水溶性茯苓多糖为杂多糖，由 D-葡萄糖、D-半乳糖、D-甘露糖、D-岩藻糖、D-木糖等组成，其含量较低。碱溶性多糖含量高，主要为 β-(1→3)-D-葡聚糖，不溶于水，活性低，几乎没有抗肿瘤活性。茯苓菌丝体胞内多糖，纯化后为白色、絮状、冷、热水均能溶解，也有报道称，有的茯苓多糖不溶于水，但可溶于氢氧化

钠-尿素溶液，用 0.5 摩尔/升氢氧化钠-0.2 摩尔/升尿素溶液溶解不溶于水的茯苓多糖后，线性 β-(1→3)-D-葡聚糖显示了柔性链。茯苓多糖不溶于高浓度的乙醇、丙酮、乙醚、正丁醇、异丙醇。α-萘酚实验、苯酚-硫酸实验呈阳性；碘反应和茚三酮反应呈阴性。

药物来源 茯苓多糖为从多孔菌科真菌茯苓的子实体中提取纯化得到。制备方法有水提醇沉法、稀碱浸提法、发酵醇沉法、微波辅助提取法、酶解+热水浸提法等。将茯苓粉碎后加入 4~6 倍水膨胀，按质量分数为 1%~5% 加入酵母菌和乳酸菌，两者比例为 1:2 进行发酵（发酵温度为 28~31℃，pH 3.1~4.0，时间 12~16 小时）后，将发酵液混合均匀，加入复合酶制剂，该复合酶制剂包括纤维素酶、半纤维素酶、淀粉酶和果胶酶（添加量为 1.2%~2.5%），于 36~42℃，pH 3.5~4.2 条件下作用 10~12 小时后，乙醇醇沉反应物（加入乙醇使反应物含醇量达到 80%），将醇析物喷雾干燥，可得水溶性茯苓多糖 70.2% 左右。

临床应用与毒性 茯苓多糖口服液临床作为肿瘤辅助用药，主要用于肿瘤患者放化疗脾胃气虚证者。可以显著提升人体的肿瘤坏死因子分泌量，肿瘤坏死因子在人体全身所有细胞表面形成细胞毒膜，该细胞毒膜对正常细

胞没有任何毒副作用，对肿瘤细胞有抑制和杀死作用，并可用于提高免疫力，增强免疫细胞活性及体液免疫因子分泌量。还用于抗衰老，增强超氧化物歧化酶的生物活性，清除人体在新陈代谢中产生的有害物质。

（屠鹏飞）

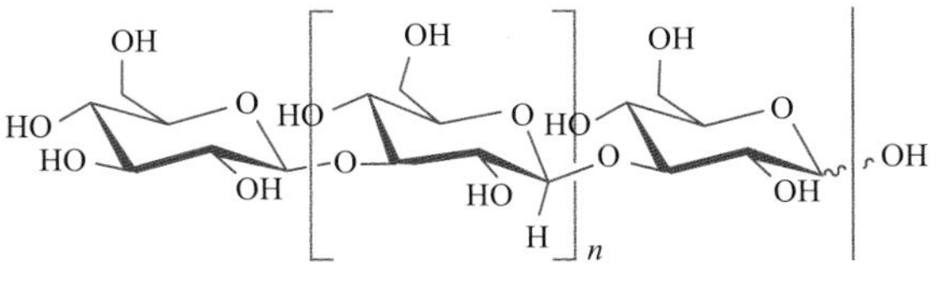

duōtángtiěfùhéwù

多糖铁复合物（polysaccharide iron complex）由糖基和配糖铁两部分构成的补铁剂。它不仅可以避免胃肠道刺激，还具有副作用小，溶解度好，含铁量高等优点，是一种很有前途的补铁剂。

简史 1984 年加拿大生物学家罗贝亚（Robea S. Molday）利用右旋糖酐制得右旋糖酐铁复合物。1999 年美国费森尤斯公司斯蒂芬（Stephen R. Ash）制备了糊精铁与右旋糖酐铁复合物注射剂。2005 年法玛科思莫斯控股有限公司 H. B. 安德里森和 L. 克里斯坦森制得了分子量在 400~3000 的糊精多糖铁。2008 年意大利学者焦万纳（Giovanna Pitarresi）等利用菊粉作为载体，合成了菊粉-琥珀酸酐-铁和菊粉-琥珀酸酐-半胱氨酸-铁。德国许瓦兹制药有限公司生产的主要成分为多糖铁的力蜚能胶囊，铁含量高，副作用小，临床效果好。中国许多研究者开展了以植物多糖为配体的植物多糖铁复合物的研究，如利用当归、大枣、红景天、蒺藜、黄芪、玉米、香菇、人参、褐藻、枸杞、海带、蒺藜、山茱萸、化橘红、银耳、茶叶、地黄、南瓜、紫菜、白芍、党参、怀山药、厚朴、大豆等提取的多糖合成植物多糖铁复合物，其有望作为新型的生物利用度较高的补铁剂。

结构特点及理化性质 多糖铁复合物的化学结构根据所用多

图 23 β-(1→3)-D-葡聚糖结构式

糖的结构不同，呈现不同的特点。多糖铁复合物一般为深棕红色至棕褐色无定形粉末，无嗅，不溶于甲醇、乙醇、乙醚等有机溶剂，易溶于水且水溶液呈中性，在 pH 6～12 范围内不沉降、不水解，稳定性高。多糖铁水溶液中加入氢氧化钠不出现沉淀，与硫氰酸钾试液反应，未见发生变化，加亚铁氰化钾溶液无沉淀出现。糖基可以是右旋糖酐（葡聚糖）、糊精、植物多糖、壳聚糖等。

药物来源　多糖铁复合物一般通过化学合成法制备，也有通过复合膜模拟生物矿化过程制备。产品纯化一般采用醇析、透析、有机溶剂洗涤等方法。配糖铁是三价铁，不以游离状态存在，故不存在肠胃刺激问题，在体内被还原成二价铁后吸收利用。

制备植物多糖类铁复合物的方法主要是将植物多糖和柠檬酸三钠混合溶解，70℃水浴不停搅拌，同时缓慢滴加 2 摩尔/升的三氯化铁溶液和 20% 的氢氧化钠溶液，控制溶液的 pH 值 8.0～8.5，当反应液中出现棕红色不溶性沉淀时，立即停止滴加三氯化铁和氢氧化钠溶液，继续在热水浴中搅拌 1 小时，然后经过再离心、透析除盐再醇沉等处理后即可制得多糖铁。

临床适应证及应用　治疗儿童、孕产妇缺铁性贫血，尤其用于治疗周期较长的孕妇缺铁性贫血补铁较安全，副反应少而轻，易于接受，是治疗成人缺铁性贫血的理想药物。口服多糖铁胶囊 300 毫克/天，在 8～12 周内能有效纠正慢性肾衰竭、肾性贫血患者的缺铁状态，总有效率 97.2%，优于琥珀酸亚铁（72.6%），且副作用低于后者。

（屠鹏飞）

hèzǎoduōtángliúsuānzhǐ

褐藻多糖硫酸酯（fucoidan sulfate）　又称褐藻糖胶、岩藻聚糖硫酸酯、岩藻聚糖，是从褐藻中提取的一类硫酸化多糖，其在海带、墨角藻和绳藻的含量约为 5%～10%。具有多种生物活性，在抗肿瘤、抗凝血、抗病毒、抗炎、抗氧化、降血糖、降血脂及免疫调节等方向有着广阔的药用价值。

简史　瑞典学者许林（H. Kylin）于 1913 年首先从掌状海带和墨角藻中分离出来，最初叫"fucoidin"，许林根据糖的命名原则将其定名为"fucoida"，中文又名墨角藻多糖、岩藻多糖、岩藻聚糖等。1915 年，美国霍格兰（D. R. Hoagland）对巨藻的水溶性多糖进行分析，发现其中含有与钙结合的多糖硫酸酯。中国以褐藻多糖硫酸酯为主要成分开发的肾海康，用于治疗慢性肾衰。

化学结构特点及理化性质
主要由褐藻多糖和硫酸基组成，属水溶性杂聚糖，主要组分为 L-岩藻糖-4-硫酸酯，其他成分还包括半乳糖、甘露糖、木糖、葡萄糖、阿拉伯糖、糖醛酸及蛋白质、K^+、Na^+、Ca^{2+}、Mg^{2+} 等金属离子，L-褐藻糖-4-硫酸脂的结构特征是 1,2-联结的聚 α-L-吡喃褐藻糖，且硫酸酯主要是在 C-4 位的羟基上，典型分子结构见图。它的分子量变化较大，具有种属差异性，且受海藻生长时间、地点和提取方法的影响。

药物来源　从褐藻类海藻中提取纯化得到，主要原料有海带、海蕴、泡叶藻、裙带菜、羊栖菜、马尾藻、绳藻等，实现工业化生产的主要为前三者。对海藻中的褐藻多糖硫酸酯分离提取方法有很多种，主要包括水提取法、酸提取法、酶提取法、溶剂萃取法、超声波提取法等。最常用的是酸提取法，将海带干粉按 1∶20 加入 0.1 摩尔/升盐酸在 75℃ 水浴中反应 4 小时，采用分级醇沉的方式得到不同品质的海带多糖，粗糖获得率达 35.10%，纯化后的多糖含量达 96.60%。

临床应用及毒性　褐藻多糖硫酸酯用于治疗慢性肾功能衰竭（代偿期、失代偿期和尿毒症早期）湿浊证。以褐藻多糖硫酸酯

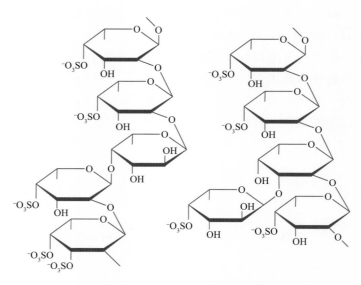

图　L-岩藻糖-4-硫酸酯结构式

为主要成分的纯天然海洋药物，能明显降低患者血肌酐、尿素氮水平，配合血液透析能有效缓解慢性肾功能不全患者的临床症状、延缓肾衰进展，提高患者生活质量，减少单位时间内透析次数，降低医疗费用，且无明显毒副作用，患者耐受性好。

（屠鹏飞）

qiǎngyǐjīdiànfěn
羟乙基淀粉（hydroxyethyl starch）　用化学方法在淀粉分子上引入亲水基团羟乙基而得到的变性淀粉，为临床常用的血浆代用品之一，因过敏发生率低，无生物制品感染危险而广泛使用，属新一代中分子量、低取代级的人工合成胶体液，主要用于造纸、纺织和医药工业。

简史　1962 年，美国汤普森（W. L. Thompson）首先将羟乙基淀粉引入临床，经过 30 余年的工艺改进，羟乙基淀粉已逐渐成为欧美国家最受欢迎的人造血浆代用品。

化学结构特点及理化性质　羟乙基淀粉的化学结构是在淀粉分子的羟基上引入羟乙基。羟乙基淀粉溶液是由分子量不同的微粒组成的多分散性溶液，输入人体后，低分子量微粒迅速从肾脏排除，而中/高分子量微粒不断被细胞内和血管内的淀粉酶水解为较小的分子，使得体循环内的分子量分布范围很快变小，体内平均分子量很快低于输入溶液的平均分子质量。羟乙基淀粉溶于水及二甲亚砜中溶解，在空气中易吸潮。

药物来源　羟乙基淀粉是以糯玉米淀粉为原料，经轻度酸水解，并在碱性条件下经环氧乙烷氢化而制成的一种新型血浆代用品。在羟乙基化反应中，环氧乙烷不仅能与脱水葡萄糖单位中的 3 个羟基的任何一个起反应，还能与已取代的羟乙基起反应，形成氧乙烯支链。这种连锁反应的结果使得有大于 3 个分子的环氧乙烷与 1 个葡萄糖单元反应，从而得到大于理论上最大取代度的表观取代度。

制备方法有 3 种：水媒法、干法和溶媒法，其各有利弊。水媒法适于制备低取代度的产品；干法由于制备过程中容易发生爆炸，高温高压下容易发生聚合反应等原因而难于工业化；溶媒法适于制备高取代度的产品。羟乙基淀粉在水解、氧化、交联、羧甲基化等化学反应过程中，醚键不会断裂，而且受电解质和 pH 值的影响小，能在较宽的 pH 值条件下使用。

水媒法是最常见的方法。它以水为分散介质，一般是将淀粉配成质量浓度为 5%～45% 的淀粉乳，加入干淀粉质量 5%～10% 的盐类抑制淀粉溶胀，和 1%～2% 的氢氧化钠作为催化剂，将氢氧化钠配成为质量浓度为 5% 的水溶液，缓慢滴加，在加入环氧乙烷前用氮气排空，反应常在 35～50℃（308～323K）进行。反应结束后用酸中和，过滤除去盐和可溶性的有机副产品，干燥得羟乙基淀粉。水媒法优点是反应温和，安全性好，经济，淀粉能保持颗粒状态，产品易于过滤、水洗，可得纯度较高的产品；但反应时间较长，反应效率及取代度较低，易产生废水，副反应多。

临床应用及毒性　抑制血管内红细胞聚集作用，临床上常用于治疗各种原因引起的血容量不足和有效循环血量减少所致的低血压、失血性休克及脑血管疾病。羟乙基淀粉对患者的凝血功能产生影响，增加其术后出血的风险，高分子量羟乙基淀粉对凝血功能的影响明显大于低分子量羟乙基淀粉，连续大剂量使用可产生高黏度尿，使肾小管上皮细胞因重吸收小分子而肿胀，导致肾小管阻塞。此外，此药还会积聚于真皮的网状内皮细胞中，引起顽固性皮肤瘙痒等症状。

（屠鹏飞）

hǔpòxiānmíngjiāo
琥珀酰明胶（gelofusine）　又名佳乐施、血定安。由牛胶原经水解和琥珀酰化而成，是与血浆等渗的溶液，改善静脉回流和心排血量，加快血液流速，改善微循环，增加血液的运氧能力，还能减轻组织水肿，有利于组织对氧的利用，该药渗透性利尿作用还有助于维持休克患者的肾功能，是临床应用最广的血浆代用品。

简史　1915 年，美国詹姆斯·霍根（James J. Hogan）首次报道明胶溶液对血容量减少的患者的康复很有效。明胶溶液在第一次世界大战期间，曾应用于抗休克治疗。但由于黏度大、胶凝点高等缺点，不久即停止使用。第二次世界大战后，研究者开始对明胶制剂进行系列改良。临床应用的明胶衍生物，既保持了大分子明胶的特性，又具有较低的凝胶点，称为"新一代的明胶制剂"。其中琥珀酸明胶为改良液体明胶，作为血浆代用品在临床上应用广泛。

化学名称和理化性质　明胶是一种两性电解质，物理化学性质与溶液的 pH 值密切相关。在等电点，净电荷为零，溶解性、黏度和渗透压等这些性质将达到极值。由于等电点受羧基和自由氨基的影响，任何改变材料此比值的变化，将改变材料的物理化学性质。通过明胶中自由羧基、自由氨基比值，来降低其等电点，在生理学 pH 值范围内将提高其渗透压。佳乐施、血定安为 4% 的改良琥珀明胶，属人工胶体液，分子量 30 000，输入人体后能维持血浆渗透量，并不吸收细胞外液间隙的水分，维持血容量的有效时间为 3~4 小时，维持血容量需要持续给药，并可增加有效循环血量，从而促进氧的运输和利用，提高平均动脉压、心搏指数和心脏指数，电解质含量、pH 值与人体血浆相似，故除可维持正常血管内渗透量之外，尚能通过肾小球的滤过，并迅速被消除，不在体内蓄积，不干扰电解质及酸碱平衡，对出、凝血功能无明显影响。

药物来源 琥珀酸明胶，系将明胶水解为数均分子量 23 200 左右的分子后，加入琥珀酸酐酰化而成。

临床应用及毒性 ①用于各种原因引起的低血容量性休克的早期治疗（如失血、急性创伤或手术、烧伤、败血症等）。②用于手术前后及手术期间稳定血液循环及稀释体外循环液。③用于预防脊髓和硬膜外麻醉中的低血压。④作为输注胰岛素的载体，防止胰岛素被容器及管壁吸附而丢失。⑤偶见过敏反应，可出现轻微荨麻疹。

（屠鹏飞）

hégānlèi yàowù

核苷类药物（nucleoside drug）

由某些动物、微生物的细胞中提取出的核苷，或者用人工合成法制备的具有核苷结构及一定药理作用的物质。

1909 年美国洛克菲勒医学研究所（Reckfeller Institute of Medical Research）的列文（Phoebus A. Levene）和沃尔特·雅各布（Walter Jacobs）提出"核苷"概念用来描述嘌呤和嘧啶的糖衍生物。正常的核苷可以通过核酸的酶法或化学方法水解而制得，从植物或微生物中也分离得到了许多天然存在的非正常核苷，如核苷抗生素。20 世纪 50~60 年代，核酸化学的快速发展诞生了核苷的化学合成方法，而使得天然核苷和核苷衍生物的获取趋于便利，其中许多核苷用于研究核苷酸的生物合成通路，同时也产生了许多具有抗肿瘤、抗病毒作用的化合物，如抗生素阿糖腺苷、丰加霉素以及阿糖胞苷等。随着 20 世纪 80 年代获得性免疫缺陷综合征出现，核苷衍生物作为抗人类免疫缺陷病毒感染的化学治疗药物的价值得到体现。核苷衍生物齐多夫定是第一个治疗人类免疫缺陷病毒感染的上市药物，它能抑制人类免疫缺陷病毒-1 的反转录酶。随后又有扎西他滨、去羟肌苷、司坦夫定及拉米夫定等核苷类药物陆续上市。

结构类型 核苷类药物是由嘌呤或嘧啶与核糖或脱氧核糖偶联形成的天然物或其结构衍生物。核苷类药物是正常结构核苷（图 1）的衍生物，由于其结构中碱基或糖环部分与正常核苷结构的差异而产生抗肿瘤、抗病毒活性。

RNA 和 DNA 的核苷单元分别由核糖或 2-脱氧核糖的 C-1 与嘌呤的 N-9 或嘧啶的 N-1 通过 β-N-糖苷键相连而组成。腺嘌呤、鸟嘌呤及胞嘧啶在 RNA 和 DNA 中都出现，而胞嘧啶只出现在 RNA 中，胸腺嘧啶只出现在 DNA 中。众多结构特征的天然核苷已被发现，但无一例外糖苷键都是 β 构型。在天然存在核苷中，糖基通常是核糖或 2-脱氧核糖。其他常见到的天然存在的糖有 β-D-阿拉伯呋喃糖、3-脱氧-β-D-核糖。人工合成的核苷衍生物中，糖基的结构类型则更为多样。碱基的编号与命名通常采用习惯命名规则，偶尔也采用系统命名。除 5 种正常碱基外，其他天然存在的常见碱基有次黄嘌呤，它是嘌呤核苷酸从头合成中的关键中间体。与糖基类似，通过人工合成得到的核苷衍生物中，碱基的结构类型繁多。

核苷碱基的修饰对核苷类化合物的抗病毒种类和药效影响较大，主要包括嘧啶、嘌呤以及其他的五元、六元等氮杂环化合物和它们的修饰性衍生物。此外，许多天然存在的 7-去氮嘌呤核苷或化学合成的相关类似物都显示出抗菌、抗真菌、抗病毒或抗肿瘤的活性。糖基的修饰包括呋喃核糖和其他各种修饰与保护的衍生物和立体异构体、开环糖类以及其他碳环化合物。核苷衍生物的抗病毒活性与糖基密切相关，糖基的修饰改造有利于药物活性的改进，并降低毒副作用。大部分临床应用的核苷类药物都是糖基改造或碱基改造的核苷衍生物。

制备方法 核苷及其衍生物可以通过酶法和化学合成方法来制备。化学合成是核苷衍生物的主要制备途径，核苷的化学合成最早始于 20 世纪 40 年代，随后为提高核苷碱基与糖基缩合反应中的产率和立体选择性，发展了许多合成方法，如卤代糖缩合法、Vorbrueggen 缩合法、糖烯缩合法等。而酶法合成主要用于合成嘌呤核苷，尤其是 2′-脱氧或 2′,3′-双脱氧核苷。

临床适应证及应用 核苷衍生物具有广泛的生物活性，其中抗肿瘤和抗病毒作用是其临床应用主要方面。核苷衍生物通过与

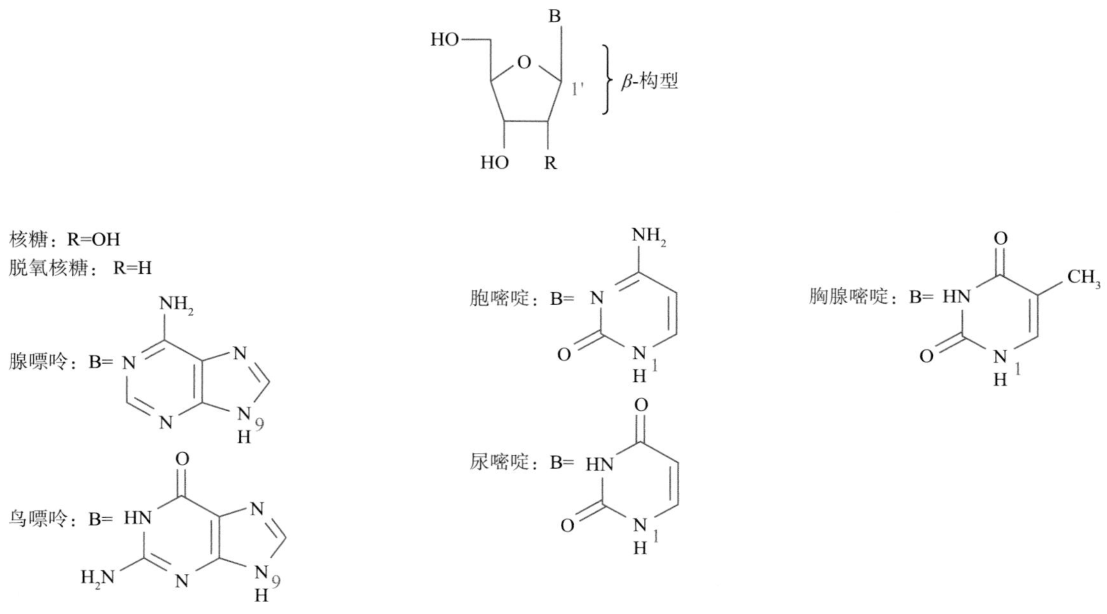

核糖：R=OH
脱氧核糖：R=H

腺嘌呤：B=

鸟嘌呤：B=

胞嘧啶：B=

尿嘧啶：B=

胸腺嘧啶：B=

图　正常核苷结构式

胞内核苷酸生物合成中的关键酶或病毒酶的特异性抑制作用而发挥疾病治疗效果，如抑制反转录酶、核酸聚合酶和核苷酸代谢酶等。①抗病毒：核苷类抗病毒药物主要机制为破坏病毒转录，干扰或终止病毒核酸的合成，临床上常用于抗疱疹病毒、人类免疫缺陷病毒、乙型肝炎病毒以及流感和呼吸系统病毒等。②抗肿瘤：用于临床的核苷类抗肿瘤药物的主要作用是干扰肿瘤的 DNA 合成，或者影响核酸的转录过程，抑制蛋白质的合成，从而达到治疗肿瘤的效果。③抗真菌：具有这方面作用的核苷类化合物已经有多种用于临床应用，其中有部分产品对多种真菌具有抑制作用，而且对哺乳动物几乎无毒性。④抗抑郁：核苷类药物可以用于治疗神经系统疾病，有的药物还可以用作治疗关节疾病，缓解脑血管功能障碍等。⑤其他：核苷及其核苷酸系列化合物，如寡核苷酸可以用于基因疗法等。

（张亮仁）

ā'tángxiàngān
阿糖腺苷（vidarabine）　一种从链霉菌属中获得的嘌呤类核苷药物，又名 9-β-D-阿拉伯呋喃糖基腺嘌呤，结构式见图，临床上广泛用以治疗单纯疱疹病毒性脑炎，也用于治疗免疫抑制病人的带状疱疹和水痘感染，具有广谱抗病毒活性。

简史　20 世纪 50 年代，从一种荔枝海绵 *Tethya crypta* 提取物中发现了两种核苷，即海绵胸腺嘧啶和海绵尿嘧啶，因该类核苷中的糖基为 D-阿拉伯糖而非通常的 D-核糖，故而亦称为阿糖胸苷

图　阿糖腺苷结构式

和阿糖尿苷。以此为基础通过化学方法合成了许多其他阿糖核苷化合物，期间美国斯坦福研究所（Stanford Research InsituteInstitute）的威廉（William W. Lee）等 1960 年合成了阿糖腺苷，它通过其 2′,3′-环氧化合物前体在碱性条件下的水解而制得。阿糖腺苷最初是作为抗肿瘤药物在研发，其抗病毒活性由美国马凯特大学（Marquette University）加里耶（M. Privat de Garilhe）等于 1964 年报道。它是首个系统给药的核苷类似物和首个用于治疗人疱疹病毒感染的药物，1976 年美国阿拉巴马大学（University of Alabama）的理查德（Richard J. Whitley）确证其临床有效性。1969 年从抗生素链霉菌培养液中分离得到了阿糖腺苷。阿糖腺苷是第一个广谱的抗病毒核苷类似物。

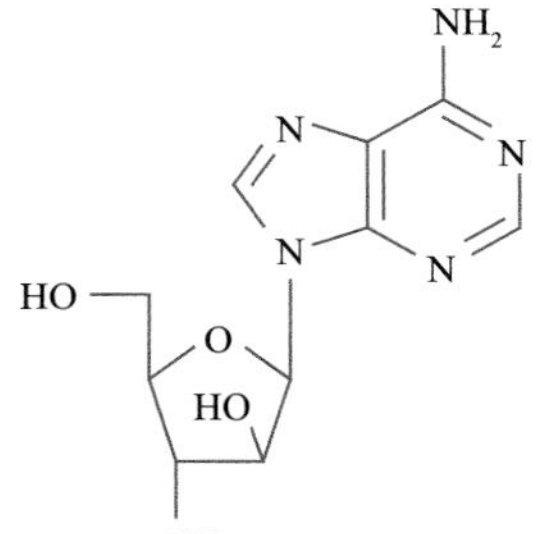

化学名称与理化性质　阿糖腺苷化学结构的系统命名为 9-β-D-阿拉伯呋喃糖基腺嘌呤。阿糖腺苷为白色结晶性粉末，无臭无味。具吸湿性。易溶于二甲亚砜，

难溶于冰醋酸，微溶于水及乙醇，几乎不溶于乙醚及三氯甲烷。熔点 248～254℃（分解），257～257.5℃（从水中结晶）。

药物来源　阿糖腺苷最初由化学合成法制备，但由于化学合成法步骤多，产率低，因此 20 世纪 70 年代末 80 年代初人们开始研究用核苷磷酸化酶催化合成阿糖腺苷。日本味之素株式会社（Ajinomoto）的宇田川（Tagashi Utagawa）等成功以产气肠杆菌完整细胞为催化剂，阿糖尿苷及腺嘌呤为底物合成阿糖腺苷，腺嘌呤转化率最高达 90% 以上。英国卫尔康研究实验室（Wellcome Research Laboratories）的托马斯（Thomas A. Krenitsky）等用嘌呤核苷磷酸化酶和尿苷磷酸化酶经两步酶反应合成阿糖腺苷，用诱导产生的一种新型核苷磷酸化酶生产阿糖腺苷，腺嘌呤的转化率也较高。通过基因重组或固定化的大肠杆菌合成阿糖腺苷，也取得了较好结果。酶法合成阿糖腺苷主要由尿苷磷酸化酶和嘌呤核苷磷酸化酶所催化的两步酶反应构成。

临床应用与毒性　阿糖腺苷对病毒无直接灭活作用，静脉滴注进入细胞后，在酶的作用下转化为有活性的阿糖腺苷三磷酸，可竞争性抑制 DNA 多聚酶和 DNA 合成，从而抑制病毒复制。阿糖腺苷有抗单纯疱疹病毒 HSV1 和 HSV2 作用，用以治疗单纯疱疹病毒性脑炎以及免疫抑制患者的带状疱疹和水痘感染。阿糖腺苷还具有广谱抗病毒活性，对疱疹病毒及带状疱疹病毒作用最强，对水痘带状疱疹病毒、牛痘病毒、乙肝病毒次之，对腺病毒、伪狂犬病毒和一些 RNA 肿瘤病毒有效，对大多数 RNA 病毒无效。另

外，阿糖腺苷单磷酸酯有抑制乙肝病毒复制的作用。阿糖腺苷在极少情况下可导致神经肌肉疼痛及关节疼痛，偶有见血小板减少、白细胞减少或骨髓巨细胞增多现象，停药后可自行恢复，为可逆性，必要时可对症治疗。不良反应程度与给药量和疗程成正相关。

（张亮仁）

jīgān

肌苷（inosine）　又名次黄嘌呤核苷（hypoxanthine riboside）或 9-β-D-呋喃核糖基次黄嘌呤，是以次黄嘌呤为碱基的一种核糖核苷，结构式见图。肌肉中含量最多，酵母、尿液中也存在。在核苷磷酸化酶的作用下生成次黄嘌呤。

简史　肌苷通常在 tRNA 中存在，是摇摆碱基对遗传密码正常翻译的关键。对肌苷代谢的了解带动了免疫治疗的进展，肌苷酸被肌苷单磷酸脱氢酶氧化生成黄嘌呤核苷酸，后者是嘌呤的代谢前体。肌苷等核酸类产物的研究最早在 1913 年，日本小玉新太郎等发现干松鱼的鲜味由肌苷酸的组氨酸盐产生，之后国中等人解释了 5′-IMP，5′-GMP 的呈味性。嘌呤核苷磷酸化酶可促使肌苷与次黄嘌呤之间的相互转换，肌苷也是肌肉运动所需的嘌呤核苷酸反应链中的一个中间体。尽管肌苷促进肌肉生长缺乏临床证据，但常作为某些保健品添加剂使用。

图　肌苷结构式

肌苷单独或与某些氨基酸合用也是某些特殊鱼类养殖中一种重要的进食促进剂，如肌苷或肌苷酸被用在大菱鲆和红甘鱼的养殖中。

化学名称和理化性质　常见的肌苷为白色针状固体，常压下熔点为 218℃，无臭，味道微苦。易溶于水，不溶于三氯甲烷、乙醇。通常在 20℃ 以下肌苷主要以两个结晶水的晶体形式存在；较高温度时，存在两种无水的晶体形式。肌苷分子中的碱基以酮式和烯醇式两种形式存在，他们之间存在互变异构的现象。

药物来源　肌苷生产方法有两类，一种是化学分解法，另一种是发酵法。由于化学分解法工艺复杂，成本高且收率低等原因，所以化学分解法已经被现代工业生产的肌苷给淘汰掉了。而应用于肌苷大规模化生产主要是发酵法。发酵法就是指利用细菌的代谢积累作用，生物体内合成并积累肌苷，发酵法包括两大类，一类是添加前体物发酵法，另一类是直接发酵产苷法。

临床应用及毒性　肌苷主要用于各种原因引起的白细胞减少和血小板减少症。也可用于心脏疾患及急、慢性肝炎，抗血吸虫药物引起的心脏或肝脏毒性反应。同时，肌苷还是多种抗病毒药物的起始原料，如利巴韦林、阿昔洛韦、异丙肌苷等。异丙肌苷是肌苷的一种衍生物，它不但可以抗病毒，而且还能增强记忆力，延缓衰老的功效。以肌苷为前体药物新开发出来的 2,3-双脱氧肌苷是一种可以治疗获得性免疫缺陷综合征的药物。除了这些功效外，肌苷还可以作为产生干扰素的诱导剂，它最大的好处是安全性好，毒副作用小。另外，在一项用肌苷来减缓多发性硬化症患者

的病发进展研究中发现，其具有增加患者肾结石的风险。口服偶见胃部不适、轻度腹泻，静注可有颜面潮红、恶心、腹部灼热感。

（张亮仁）

qùqiǎngjīgān

去羟肌苷（didanosine；ddI）

又名 2′,3′-双脱氧肌苷（2′,3′-dideoxyinosine）、惠妥滋、地丹诺辛、二脱氧肌苷，结构式见图，为核苷类反转录酶抑制剂，用于获得性免疫缺陷综合征抗反转录病毒的联合治疗。

简史 去羟肌苷是一种嘌呤类核苷类似物，是 2′,3′-双脱氧腺苷（ddA）的前体药物，后者由美国杨百翰大学（Brigham Young University）的莫里斯（Morris J. Robins）等在 1964 年最初合成。随后，美国国家癌症研究所（National Institute of Cancer）的塞缪尔（Samuel Broder）等发现去羟肌苷及另一种双脱氧核苷类似物 2′,3′-双脱氧腺苷在体外可以抑制人类免疫缺陷病毒的复制，临床试验也表明其在获得性免疫缺陷综合征患者体内有活性。之后经百时美施贵宝（BMS）公司开发，于 1991 年 11 月进入市场销售。在许多国家，去羟肌苷都是继齐多夫定之后第二个被批准用于人类免疫缺陷病毒感染治疗的药物。作为齐多夫定的替代药物，它的出现直接降低了齐多夫定的市场价格。

化学名称和理化性质 去羟肌苷本身为白色固体，熔点 160～163℃。去羟肌苷具有弱酸稳定性，很容易被胃酸破坏，因此美国食品药品管理局批准的原始剂型咀嚼片中，包含一种中和中和胃酸的化合物。之后，百时美施贵宝公司重新设计了剂型，并在 2000 年获得新剂型的专利。

药物来源 去羟肌苷由肌苷经化学方法转化而制得。大致过程为肌苷经转化为双脱氧双脱氢肌苷后，经氢化还原即得。

临床应用及毒性 去羟肌苷为人类免疫缺陷病毒-1 反转录酶抑制剂，作用机制与齐多夫定相似，但比齐多夫定有更高活性和选择性。在细胞内可被激酶迅速磷酸化为单磷酸化合物，再被激酶转化成二磷酸和三磷酸化合物。活性的三磷酸化合物通过抑制病毒 DNA 多聚酶，并在 DNA 多聚酶的作用下转化为具有抗病毒活性的代谢物三磷酸腺嘌呤双脱氧腺苷（ddATP），后者是一种选择性很强的反转录酶抑制剂，通过与天然的三磷酸腺嘌呤脱氧核苷酸（dATP）竞争，与增长的 DNA 链结合，终止病毒 DNA 链的延伸，从而阻止病毒的复制。临床使用能使患者病情得到改善，CD4 细胞数目增多，患者的生存时间得到延长。去羟肌苷对齐多夫定已产生耐药性的人类免疫缺陷病毒变异株亦有效，并可与齐多夫定等药物合用，对未感染的正常细胞不起作用，具有良好的安全性。去羟肌苷的常见不良反应为腹泻、恶心、呕吐、腹痛、发热、头痛和皮疹。另有约 21%～26% 的患者在正常推荐剂量或低于推荐量情况下出现外周神经痛。

（张亮仁）

ā'tángbāogān

阿糖胞苷（cytarabine）

一种首先在某些多孔动物门生物中被发现的核苷类化学治疗药物，主要用于治疗恶性血液病，如急性粒细胞白血病（AML）和非霍奇金淋巴瘤，与其他抗癌药物合用效果更佳。这种药物是由胞嘧啶碱基和阿拉伯糖结合而成的核苷，结构式见图，因此得名"阿糖胞苷"。阿糖胞苷通过干扰 DNA 的合成来杀死癌细胞，也是一种抗嘧啶类抗代谢药。

简史 1945 年有机化学家沃纳·伯格曼（Werner Bergmann）在佛罗里达海岸发现了一个新的海绵物种。几年后该海绵被命名为"cryptotethia crypta"。伯格曼将这种海绵用热丙酮提取得到了大量晶体，并进行结构鉴定，阿糖胞苷为其最终得到的结构新颖的核苷之一。正常情况下，胞嘧啶与脱氧核糖结合，形成脱氧胞苷（DNA 的成分之一）。阿糖胞苷与脱氧胞苷的结构十分相似，因而能够替代脱氧胞苷在人体合成 DNA 时被使用，然而结构上的不同使得此时合成的 DNA 无法复制，进而杀死受影响的细胞。1959 年，加州大学伯克利分校的理查德（Richard Walwick）等首次合成阿糖胞苷。1969 年 6 月，美国食品药品管理局批准阿糖胞

图 去羟肌苷结构式

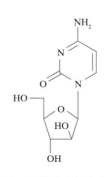

图 阿糖胞苷结构式

苷进入市场。阿糖胞苷制剂最初由辉瑞（Upjohn）公司出售。

化学名称和理化性质　阿糖胞苷的化学名称为 1-β-D-阿拉伯呋喃糖基-4-氨基-2（1H)-嘧啶酮，药用主要为其盐酸盐，用作注射剂和滴眼剂。盐酸阿糖胞苷为白色至类白色细小针状结晶或结晶性粉末，在水中极易溶解，在乙醇中微溶，在乙醚中几乎不溶，在三氯甲烷中不溶。在水溶液中易水解脱氨生成阿糖尿苷。pH2.8 时水解速度最大，pH6.9 时相对较小，pH10 以上水解速度急剧加快。

药物来源　1970 年美国索尔克生物研究所（The Salk Institute for Biological Chemistry）的罗伯特（Robert A. Sanchez）等报道用氰胺和阿拉伯糖反应形成噁唑啉，再同丙炔腈反应形成脱水胞苷，经碱性水解后成盐的合成方法。阿糖胞苷也可以通过胞苷酸水解成胞苷后，转化成脱水胞苷而制得。阿糖尿苷经转化成三氮唑阿糖尿苷，再氨解，也可制得阿糖胞苷。

临床应用　阿糖胞苷能干扰 DNA 的合成，起作用方式是其可以迅速转化为阿糖胞苷三磷酸酯，后者在细胞周期的 S 期（DNA 合成期）损伤 DNA。由于在快速分裂的细胞中，其有丝分裂需要 DNA 复制，因此影响最显著。阿糖胞苷也抑制 DNA 和 RNA 聚合酶以及 DNA 合成中的核苷酸还原酶。阿糖胞苷在体内很快被脱氨化而生成没有活性的尿嘧啶衍生物，因此临床上通常采用连续静脉给药。阿糖胞苷主要用于治疗急性骨髓性白血病、急性淋巴性白血病及淋巴瘤，而且是治疗这些疾病中诱导化学治疗的核心药物。阿糖胞苷也具有抗病毒作用，被用来治疗由各种疱疹病毒引起

的感染，对病毒性角膜炎及流行性结膜炎等也有一定疗效，但是它的抗病毒选择性比较差。此外，阿糖胞苷还在神经系统的研究中被用于控制神经胶质细胞的增殖。

大剂量时对于小脑的毒性是阿糖胞苷的一种特殊的副作用，可能会导致共济失调。此外，阿糖胞苷对于造血系统有骨髓抑制作用，使白细胞及血小板减少和其他身体防御系统受损，这可能会导致感染，严重者可发生再生障碍性贫血或巨幼细胞性贫血。白血病、淋巴瘤患者使用治疗初期可发生高尿酸血症，严重者可发生尿酸性肾病；其他的不良反应还有：贫血、结膜炎、胃肠道紊乱、口腔炎、皮肤炎、发热和痛风等。

（张亮仁）

diǎngān

碘苷（idoxuridine；IDU）　又称碘甙、疱疹净、碘去氧尿嘧、5-碘去氧尿苷、碘脱氧尿苷。碘苷属核苷类抗病毒药物，结构式见图。由于碘苷与胸腺嘧啶核苷结构类似，可与胸腺嘧啶核苷竞争性抑制磷酸化酶，抑制病毒 DNA 的复制。用于疱疹性角膜炎及其他疱疹性眼病。

简史　碘苷是胸腺嘧啶的类似物，1959 年由耶鲁大学（Yale University）的威廉（William H.

图　碘苷结构式

Prusoff）首次合成。碘苷的化学结构由于和胸腺嘧啶类似，仅嘧啶环上 C-5 位的甲基替换成了碘原子，虽然增大了基团体积，但这并不影响它与取代胸腺嘧啶参与 DNA 合成的能力，而碘苷比胸腺嘧啶有更低的 pK_a，可与胸腺嘧啶脱氧核苷竞争性抑制磷酸化酶，特别是 DNA 聚合酶，从而抑制病毒 DNA 中胸腺嘧啶核苷的合成，或代替胸腺嘧啶核苷渗入病毒 DNA 中，产生有缺陷的 DNA，使其失去感染力或不能重新组装，使病毒停止复制或失去活性而得到抑制。在当时，寻找具有较高治疗指数的抗病毒药物难度较大，1963 年威廉等证实了碘苷具有抗疱疹病毒 HSV-1 活性，并且病毒特定胸苷激酶优先会激活碘苷使得该化合物在治疗上具有选择性。从此，该核苷类似物作为一类重要的抗病毒药物进入了临床应用，也是第一个临床有效的核苷类抗病毒药物 1963 年威廉等证实了碘苷具有抗疱疹病毒 HSV-1 活性，从此，该核苷类似物作为一类重要的抗病毒药物进入了临床应用，也是第一个临床有效的核苷类抗病毒药物。

化学名称与理化性质　碘苷化学结构的系统命名为 1-[（2R, 4S, 5R)-4-羟基-5-羟甲基四氢呋喃-2-基]-5-碘-1, 2, 3, 4-四氢嘧啶-2, 4-二酮。碘苷为白色结晶性粉末；在水、甲醇、乙醇或丙酮中微溶，在三氯甲烷或乙醚中几乎不溶；在氢氧化钠试液中易溶，在稀盐酸中微溶；熔点为 176~184℃，熔融时同时分解。

药物来源　碘苷的制备有全合成与半合成方法。全合成方法从丙炔醇开始，经氧化、酯化，再与 2-氨基噁唑啉核苷环合可得 2, 2'-氧桥嘧啶核苷，然后经酰化、

溴化、催化氢化、水解得到碘苷。半合成方法则可以 5′-尿苷酸为原料，经水解、溴酰化、氢化、皂化和碘化等过程而制备碘苷。从鱼精制取 5′-脱氧胞嘧啶核苷酸，经进一步加工亦可制得碘苷。

临床应用及毒性 临床上碘苷仅限于局部用药，治疗眼部或皮肤疱疹病毒和牛痘病毒的感染，对急性上皮型疱疹性角膜炎疗效最好，对慢性溃疡性实质层疱疹性角膜炎疗效很差，对疱疹性角膜虹膜炎无效。碘苷有畏光、充血、水肿、痒或疼痛等不良反应，也可发生眼睑水肿等过敏反应。长期滴用，可引起接触性皮炎、点状角膜病变、滤泡性结膜炎、泪点闭塞等。全身给药有明显不良反应，除引起食欲减退、恶心呕吐、腹泻、口炎、脱发、肝功能损害外，并能抑制骨髓，使白细胞和血小板减少，因此使全身应用受限。

（张亮仁）

qíduōfūdìng
齐多夫定（zidovudine；AZT）

又名 3′-叠氮-3′-脱氧胸苷、叠氮-3′-脱氧胸苷。用于获得性免疫缺陷综合征或与获得性免疫缺陷综合征有关的综合征及免疫缺陷病毒（HIV）感染治疗的抗病毒药物，结构式见图。世界上第一个获得美国食品药品管理局批准

图　齐多夫定结构式

生产的抗人类获得性免疫缺陷综合征药品，因其疗效确切，成为"鸡尾酒"疗法最基本的组合成分。

简史 美国芭芭拉·安·卡尔马诺斯（Barbara Ann Karmanos）癌症中心及韦恩州立大学医学院的杰尔姆·霍维茨（Jerome Horwitz）基于"类核苷"的设计思想，试图以其替代胸苷干扰细胞复制，于 1964 年首次设计并合成于 1964 年首次合成并用于肿瘤治疗，但因当时发现其对小鼠肿瘤无效后放弃了继续研究。1984 年 5 月，即在发现引发人类免疫缺陷病毒后不久，美国国家癌症研究所（NCI）启动了一项治疗人类免疫缺陷病毒/获得性免疫缺陷综合征的项目，该项目与伯勒斯－韦尔科姆（Burroughs-Wellcome）（现葛兰素史克）公司合作，旨在寻找可用于临床或能申请药物专利的抗人类免疫缺陷病毒药物。齐多夫定在生物试验中表现出了很好的抗病毒活性，美国国家癌症研究所进行人类免疫缺陷病毒生物测试表明，其具有体外和啮齿类动物抗病毒效应。之后，美国国家癌症研究所，伯勒斯－韦尔科姆公司和杜克大学三方合作开展临床试验，初期和第 I 期临床试验都表明齐多夫定针的安全性和有效性好，相应的血清注射剂或栓剂均有效。1987 年 3 月 20 日，美国食品药品管理局批准其用于获得性免疫缺陷综合征和获得性免疫缺陷综合征相关综合征（ARC）的治疗。1990 年，齐多夫定又被批准用于母婴人类免疫缺陷病毒传染的预防性治疗。齐多夫定从活性发现到获批只有共 25 个月，其周期之短在近代药物研发史上实属罕见。

化学名称与理化性质 齐多夫定化学名 1-(3-叠氮-2,3-二脱氧-β-D-呋喃核糖)-5-甲基嘧啶-2,4(1H,3H)-二酮。齐多夫定为针状晶体，熔点 106～112℃。水中溶解度为 25 毫克/毫升（25℃）。

药物来源 齐多夫定由化学合成而制得。如以胸苷为起始原料，5′-羟基采用对甲氧基苯甲酸保护后，在偶氮二甲酸二乙酯/三苯膦（DEAD/PPh₃）体系中经过光延反应（Mitsuobu 反应）形成分子内脱水核苷化合物，再与叠氮化钠发生叠氮化反应，最后脱对甲氧基苯甲酸保护基后即得。

药理作用 齐多夫定是一种胸苷类似物，经细胞胸苷激酶转成活性形式三磷酸齐多夫定，后者通过选择性抑制人类免疫缺陷病毒的反转录酶，中止 DNA 链的增长，从而阻抑病毒的复制。齐多夫定具有对抗人类免疫缺陷病毒-1、人类免疫缺陷病毒-2、人类嗜 T 细胞病毒（HTLV-1）和其他反转录病毒的活性，也是一种乙型肝炎病毒和 EB 病毒抑制剂，但对无症状的人类免疫缺陷病毒感染早期治疗无效。正常情况下，齐多夫定对人的 α-DNA 聚合酶的影响小而不抑制人体细胞增殖，但在高剂量时，可能会抑制人体的 DNA 合成酶，从而影响人体细胞分裂。

临床应用与毒性 齐多夫定用于治疗获得性免疫缺陷综合征，患者有合并症（肺孢子菌病或其他感染）时需应用对症的其他药物联合治疗。治疗 HIV-1 感染时多与其他抗病毒药物联合使用。齐多夫定有骨髓抑制作用，主要表现为巨细胞性贫血和粒细胞减少；有一定的骨骼肌和心肌毒性，能引起头痛、恶心、呕吐、肌痛等。

（张亮仁）

lìbāwéilín
利巴韦林 (ribavirin)

又称病毒唑 (virazole)。是广谱强效的抗病毒药物，广泛应用于病毒性疾病的防治，结构式见图1。

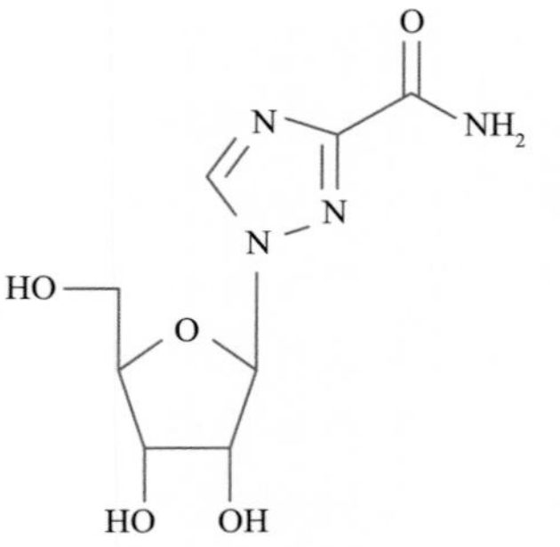

图1 利巴韦林结构式

简史 利巴韦林最初也被称为病毒唑，是一种非天然的合成药物。1970年首先由原艾欣生化 (ICN) 制药公司合成，并通过系统筛选合成的核苷类化合物的抗肿瘤抗病毒活性而发现其抗病毒作用。

化学名称和理化性质 利巴韦林化学结构的系统命名为 1-β-D-核糖呋喃基-1H-1, 2, 4-三唑-3-甲酰胺。分子式为 $C_8H_{12}N_4O_5$，分子量为 244.21，熔点为 $174 \sim 176℃$，利巴韦林为白色结晶性粉末、无味，易溶于水 (溶解度大于10克，19℃)，微溶于乙醇，不溶于乙醚或三氯甲烷。

药物来源 主要来源于人工合成。最广泛的合成方法 (图2) 是以肌苷为起始原料，通过酰化反应将肌苷转化为四乙酰核糖，然后与 1, 2, 4-三氮唑-3-羧酸甲酯熔融缩合，最后在氨甲醇中氨解得到产品利巴韦林。

临床应用及毒性 利巴韦林是一种广谱抗病毒药物，最初用于治疗婴孩呼吸道合胞病毒感染。广泛用于病毒性感染疾病的治疗，主要包括以下几类疾病：①病毒性上呼吸道感染。②病毒性秋季腹泻。③病毒性肝炎包括甲型肝炎、乙型肝炎和丙型肝炎。④水痘。其中，与干扰素联合用药治疗慢性丙型肝炎是利巴韦林临床上最主要的应用，这一治疗方法也是国际报道 (截至2013年) 的慢性丙型肝炎临床标准疗法。临床使用利巴韦林引发的不良反应中最主要是溶血性贫血，其余还包括皮疹、头晕恶心、咳嗽等。其中溶血性贫血发生的概率在单独使用利巴韦林治疗疾病时较小，而与干扰素联合用药治疗慢性丙型肝炎则会显著增加。

(张亮仁)

zhīlèi yàowù
脂类药物 (lipid drug)

具有特定的生理、药理效应的脂类。脂类是指脂肪、类脂及其衍生物的总称。脂类的共同性质是微溶或者不溶于水，易溶于三氯甲烷、乙醚、苯、石油醚等有机溶剂，即具有脂溶性。脂类药物在体内主要以游离或结合形式存在于组织细胞中。

分类 根据脂类药物在生物化学上的分类：①单纯脂。脂肪酸及醇类构成的脂。如甘油三酯、蜡等。不饱和脂肪酸组分主要为十八碳烯酸，其中有1个双键的称为油酸；有两个双键的称为亚油酸，有3个双键的称为亚麻酸；不饱和键超过两个以上的，又称为多不饱和脂肪酸。脂肪酸通式为 R — COOH，可用一条锯齿形

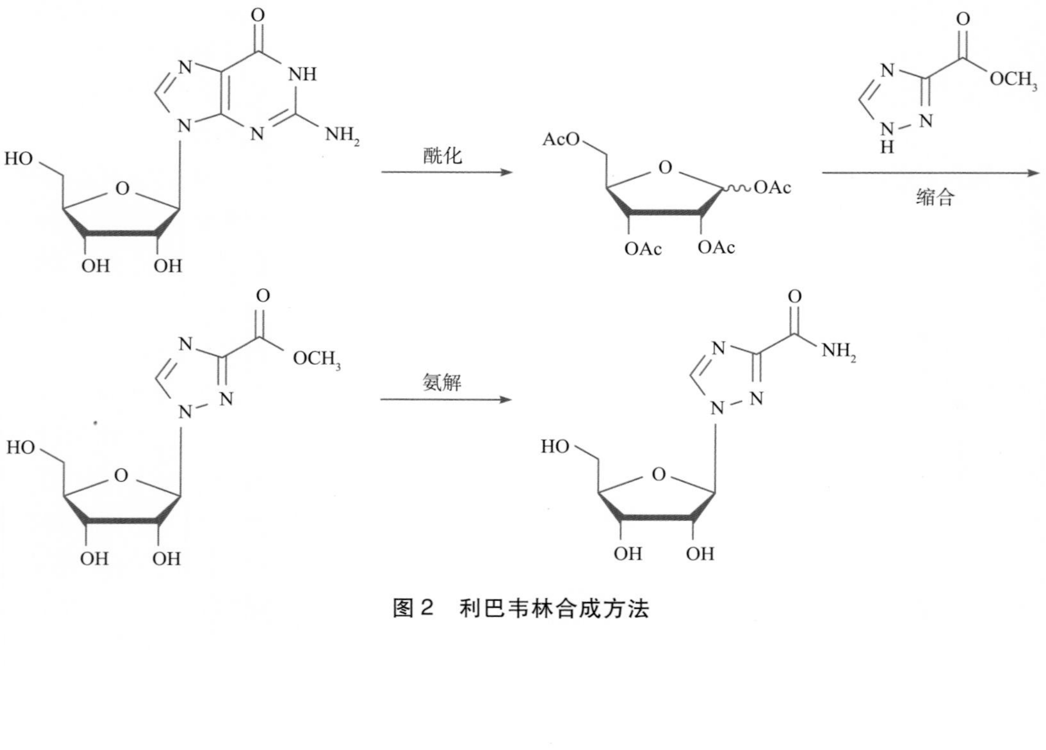

图2 利巴韦林合成方法

链来表示其构型。脂肪酸分子中，非极性的碳氢键链具有"疏水"性，极性基团具有"亲水"性，而且疏水的碳氢链占有分子体积的绝大部分，因此决定了分子的脂溶性。另外，在水中不溶解的脂肪酸，由于分子中极性基团的存在，仍能被水浸润。②复合脂。磷脂、糖苷脂等。其中磷脂又包括甘油磷脂和神经鞘磷脂等；甘油磷脂又包括磷脂酸（PA）、磷脂酰乙醇胺（PE）、磷脂酰胆碱（PC）和磷脂酰肌醇（PI）等。③异戊二烯系脂。多萜类、固醇和类固醇。

根据脂类药物的化学结构分为六类：①脂肪类，如二十二碳六烯酸（图1）、亚油酸、亚麻酸。②磷脂类，如卵磷脂、脑磷脂。③糖苷类，如神经节苷脂。④萜式类，如鲨烯（图2）。⑤固醇及类固醇类，如胆固醇、麦角固醇。⑥其他类，如胆红素、人工牛黄和人工熊胆。

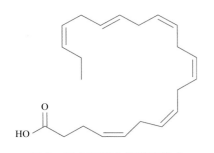

图1　二十二碳六烯酸结构式

脂类药物主要有胆固醇、卵黄油、脑磷脂、卵磷脂、亚油酸、亚麻油、花生四烯酸以及胆酸等。其中，胆固醇主要来源于脑或脊髓，主要用于人工牛黄原料；卵黄油来源蛋黄提取物，主要应用于治疗烧伤；脑磷脂主要来源于酵母及脑，主要用于止血，防止动脉粥样样化及神经衰弱；卵磷脂主要来源于脑、大豆及卵黄，用于防止动脉粥样硬化、肝脏疾病以及神经衰弱等；亚油酸主要来源于玉米胚及豆油中，应用于降血脂；亚麻油，主要从亚麻中分离获得，应用于降血脂、防止动脉粥样样化；花生四烯酸主要来源于动物肾上腺素，应用于降血脂；胆酸来源于牛羊胆汁，应用于人工牛黄原料。

临床应用　脂类是广泛存在于生物体内的物质，脂类生化药物种类繁多，具有多种生理、药理效应，临床用途也各有不同。如胆酸类化合物是人及肝脏产生的甾体类化合物，可乳化肠道脂肪、促进脂肪消化吸收，同时维持肠道正常菌群的平衡，保持肠道正常功能。胆酸钠用于治疗胆囊炎、胆汁缺乏症及消化不良等；鹅去氧胆酸及熊去氧胆酸具有溶解胆石作用，用于治疗胆石症，后者还用于治疗高血压、急性及慢性肝炎、非酒精脂肪肝及肾移植后药物性肝损伤等；去氢胆酸具有较强利胆作用，用于治疗胆道炎、胆囊炎及胆结石，并可加速胆囊造影剂的排泄；猪去氧胆酸可降低血浆胆固醇，用于治疗高脂血症，也是人工牛黄的原料。

牛黄熊去氧胆酸具有解热消炎作用，用于退热、消炎及溶胆石；牛黄鹅去氧胆酸、牛黄去氢胆酸及牛黄去氧胆酸有抗病毒作用，用于防治获得性免疫缺陷综合征、流感及副流感病毒感染引起的传染性疾患。不饱和脂肪酸类药物，如前列腺素是一组不饱和脂肪酸，前列腺素 E_1 和前列腺素 E_2 腺素有广泛的生理作用，收缩子宫平滑肌、扩张小血管、抑制胃酸分泌、保护胃黏膜等。临床应用的多为比较稳定、作用较强的天然前列腺素的衍生物，用于催产、早中期引产、消化道溃疡和肾功能的改善。亚油酸、二十五碳烯酸和二十二碳六烯酸具有调节血脂、抑制血小板聚集、扩张血管等作用，用于防治高脂血症、动脉粥样硬化和冠心病、二十二碳六烯酸，还可增强大脑神经元的功能。磷脂类药物主要有卵磷脂及脑磷脂，二者均具有增强神经元功能，调节高级神经元活动、增强脑乙酰胆碱的利用及抗衰老的作用；也是一种良好的药物材料，可作为增乳剂、乳化剂和抗氧化剂。磷脂还可乳化脂肪、促进胆固醇的转动。临床上用于防治阿尔茨海默病、神经衰弱、血管硬化症、动脉粥样硬化等。卵磷脂可用于肝炎、脂肪肝及其引起的营养不良、贫血消瘦。固醇类药物主要包括胆固醇、β-麦角固醇及谷固醇。胆固醇是人工牛黄、多种甾体激素及胆酸的原料，是机体细胞膜不可缺少的成分；麦角固醇是机体维生素 D_2 的原料；β-谷固醇具有调节血脂、抗炎、解热、抗肿瘤及免疫调节功能。人工牛黄是根据天然（牛胆结石）而人工合成的脂类药物，其主要成分为胆红素、胆酸、猪胆酸、胆固醇及无机盐等，是多

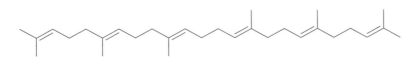

图2　鲨烯结构式

种中成药的重要原料药，具有清热、解毒、祛痰及抗惊厥作用，临床上用于治疗神昏不语及咽喉肿胀等，外用治疗疔疮及口疮等。

脂类药物是一些具有重要生化、生理、药理效应的脂类化合物，具有较好的预防和治疗疾病的效果，可采用组织提取、微生物发酵、酶转化以及化学合成等方法制备。随着生物制药工业的发展，人们不断发现新的脂类药物及其新的用途，有的已经进入临床，为人类疾病的预防和治疗做出贡献。

(苏亚伦　王爱国)

dòukòusuān

豆蔻酸（myristic acid）

又称肉豆蔻酸、十四烷酸，是一种饱和脂肪酸。由于从肉豆蔻属植物肉豆蔻 Myristica fragrans Houtt 的油脂中分得而得名。主要用作生产表面活性剂的原料，也可用于配制各种食用香料。结构式见图。

豆蔻酸是高级饱和脂肪酸的一种。1926 年比尔（Beal. G. D）首次从豆蔻油中分得。肉豆蔻生长于热带地区，原产于印度尼西亚马鲁加群岛，具有强烈的香辛味，与麝香相似，中国广东、广西、云南等地有栽培，且早在唐代就开始作为药用，具有下气、消食、暖脾胃、固肠、止吐等作用。几百年前，肉豆蔻是闻名于世的香料，1513 年葡萄牙人抵达马鲁加群岛，建立了自己的要塞和贸易基地，1517 年到澳门，肉豆蔻是当时的主要贸易项目之一。

豆蔻酸为白色结晶性蜡状固体，熔点 54℃，沸点 326℃，不溶于水，溶于无水乙醇、甲醇、乙醚、石油醚、苯和三氯甲烷等。

豆蔻酸主要来源于肉豆蔻油（70% ～ 80%）、棕榈核油（17.5% ～ 18.5%）、椰子油（15%）等植物油脂中。由于其在自然界中主要以甘油酯的形式存在，因此上述油脂在高温高压下水解，生成各种脂肪酸，再经精馏，便得到豆蔻酸。豆蔻酸在绝大多数的动植物脂肪中均有存在，如巴豆 Croton tiglium、槟榔 Areca catechu、补骨脂 Psoralea corylifolia、大枣 Ziziphus jujuba、当归 Angelica sinensis、党参 Codonopsis pilosula、红花 Carthamus tinctorius、羌活 Notopetreygium incisum、肉豆蔻 Myristica fragrans、新疆藁本 Conioselinum vaginatum、杏仁 Prumusarmeniaca、牛奶以及抹香鲸油中。

豆蔻酸主要用于表面活性剂，用于生产山梨醇酐脂肪酸酯、甘油脂肪酸酯、乙二醇或丙二醇脂肪酸酯等，制品用于食品、药品、化妆品的乳化剂；豆蔻酸盐还是化妆品的良好分散剂、消光剂、乳化稳定剂等；另外还可配制各种食用香料。作为非表面活性剂的用途，可用于防晒油、清洁霜、口红等的软化剂，还可作软膏、润滑剂、油墨的添加剂等。豆蔻酸作为饱和脂肪酸的一种，具有强烈的刺激性，特别是对眼睛、皮肤以及呼吸系统，使用时应加以保护。另有，豆蔻酸和另一种高级饱和脂肪酸月桂酸有极强的

升高胆固醇、三酰甘油三酯、低密度脂蛋白胆固醇和破坏血管内膜的作用，造成严重的动脉粥样硬化，增加患冠心病的风险。

(苏亚伦　王爱国)

yuèguìsuān

月桂酸（lauric acid）

又称十二烷酸，结构见图，是一种饱和脂肪酸。存在于鲸脑油、牛奶、月桂油、椰子油与棕榈油以及蜡和海生动物脂肪内。虽名为月桂酸，但在月桂油含量中只占 1%～3%。月桂酸作为一种饱和脂肪酸，其心血管疾病风险比其他饱和脂肪酸更低，这使得它更多的可被用作食品添加剂。

1946 年土耳其化学家布伦斯（Breusch F. L.）通过用二-（对-二甲基氨基苯基）脲加热脂肪混合物的办法来分离脂肪酸，其中包括对月桂酸的分离。1951 年，英国人范德（Vand V.）得出了月桂酸的晶体结构。1953 年，新西兰人汉森（Hansen R. P.）从乳脂中采取低温结晶的方法分离得到月桂酸甲酯。1974 年，美国人林德西格（Rindsig R. B.）证实用含月桂酸的食物喂食奶牛后，能使奶牛的血浆胆固醇浓度增加。1987 年，英国药物学家菲利（Philip P. G.）证实了月桂酸和油酸能够促进阳离子药物穿过脂质膜。次年，他又证实了月桂酸和油酸在体内和体外都能够增强皮肤的渗透性。1992 年，美国人登克（Denke M. A.）对比了月桂酸与棕榈酸对血脂及脂蛋白的影响，实验发现二者对血液中的甘油三

图　豆蔻酸结构式

图　月桂酸结构式

酯或高密度脂蛋白都有影响，但无差别，而棕榈酸对总胆固醇和低密度胆固醇的影响较月桂酸明显。2001年，美国人霍夫曼（Hoffman K. L.）用浸染了月桂酸的玉米蛋白膜实验证实了月桂酸具有抗菌的作用。2010年，中国学者鄂明艳认为月桂酸钠导致动脉微血管血栓形成可能是由于内皮细胞的损伤引起的。

月桂酸化学结构系统命名为：正十二烷酸。该化合物有月桂油香的味道，呈白色针状结晶体，不溶于水，溶于乙醇、乙醚、苯。低毒。

月桂酸主要来源于棕榈科椰子属植物椰子 *Cocosnucifera* L. 的果肉，在棕榈科棕榈属 *Trachy-carpus*、槟榔属 *Areca* 中也有较高的含量。月桂酸在樟科木姜子属 *Litsea*、山胡椒属 *LinderaThunb.*、大戟科巴豆属 *Croton* L.、多孔菌科茯苓属 *Wolfiporia Ryv. & Gilbn*、山茶科山茶属 *Camellia* 等植物中也普遍存在。工业上生产月桂酸一是从天然植物油脂经过皂化或高温高压下分解得到；二是从合成脂肪酸中分离。另外，在提取月桂酸所剩余的十二个碳的馏分中含有大量的十二烯酸，可在常压加氢，不需催化剂，能高转化率地转烃为月桂酸。

月桂酸在塑料助剂、食品添加剂、香料工业、制药工业方面都有诸多应用。如在有机工业用于制造醇酸树脂、润滑剂、表面活性剂及其他化学助剂；在轻工工业用于制造肥皂、洗涤剂；在农药工业用于制造杀虫剂；在食品工业用于制造食品添加剂；在日化工业用于制造化妆品；在分析化学中用作化学试剂。此外，月桂酸作为一种饱和酸，它对心血管也表现出了低毒性。对眼睛、皮肤、黏膜和上呼吸道有刺激作用，大量口服能引起胃肠不适。

（苏亚伦　王爱国）

yàyóusuān

亚油酸（linoleic acid）　最常见的一种脂肪酸，结构见图，从油酸的去饱和作用得到的。在体内作为花生四烯酸等多种 ω-6 等多不饱和脂肪酸合成的前体，具有重要的生理作用，但是亚油酸12-位的双键在人体内无法引进自己合成，因此是人体必需的一种脂肪酸。

简史　1907年美国 Grocers 公司的研究员珀西瓦尔·哈特利（Percival Hartley）在研究脂肪酸的过程中利用 Liebermann's 法从人体的肝脏、心脏及肾脏中发现了一类脂肪酸，这类脂肪酸溶于石油醚但不溶于乙醚，但是若暴露在空气中或加热后会变得不溶于石油醚，这一特征与从脂肪组织中得到的高级脂肪酸不同。随后，他们从这类脂肪酸中分离到了亚油酸。20世纪初，人们认为膳食脂肪只是热量来源，可与碳水化合物互相替换。1924年，乔治·波尔在研究维生素的化学性质的过程中发现，只饲喂高纯度的蔗糖、蛋白质和维生素的大鼠在几个月后出现鳞状皮肤，皮毛脱落，体重减轻甚至死亡。再进一步的实验中发现，若饲料中加入几滴猪油就可避免这类情况的发生。在后续的进一步的实验研究中证明亚油酸是一种必须脂肪酸，而

图　亚油酸结构式

且少量即可以维持健康。亚油酸与人体平滑肌的收缩、脂类代谢中酶的活性、中枢神经系统的活力、脉搏与血压的调整、类固醇激素的生理功能、前列腺素的合成及其他生命功能有着密切关系。到20世纪60年代后期，人们发现亚油酸在治疗心血管疾病、抗癌以及促进大脑发育、调节自主神经等方面功效显著。另外，亚油酸还可促进伤口愈合，减少炎症细胞的数量，明显降低炎症因子白介素-1、白介素-6、肿瘤坏死因子-α 和巨噬细胞炎症蛋白-3的浓度，减弱核因子 κB 的活性。

化学名称和理化性质　亚油酸化学结构系统命名为：(9Z, 12Z)-9,12-十八碳二烯酸，简写式为 C_{18}：2n-6。亚油酸为无色至淡黄色液体，难溶于水和甘油，易溶于乙醇、乙醚、苯、三氯甲烷；接触空气易被氧化变色而固化；在动物及人体内，首先被 Δ^6-去饱和酶（限速酶）代谢为 γ-亚麻酸（18：3n-6），然后 γ-亚麻酸被转化为二高-γ-亚麻酸（20：3n-6）。二高-γ-亚麻酸经去饱和便得到花生四烯酸（20：4n-6）。

药物来源　亚油酸以甘油酯的形式存在于许多动植物的油脂中，如红花油、玉米油、棉籽油、大豆油、猪油等，其中红花籽油中所含亚油酸的比例达73%～78%，比一般的植物油都高。

制备方法　脲包法是分离提纯亚油酸的常用方法，以富含亚油酸的油脂为原料，经皂化、酸解、饱和得到纯品，但是因制备过程的高温容易引起亚油酸双键的转移合氧化变质。郭红英等以红花油为原料，采用先碱性醇解再尿素包合的方法，确定了尿素一次包合法的最佳工艺条件（混合脂肪酸甲酯：尿素：甲醇＝

1.04:1:4，包合温度-10℃，包合时间 24 小时），亚油酸甲酯得率 72.95%，纯度达 99.27%。

临床应用及毒性 亚油酸具有促进新陈代谢、调节内分泌、减缓衰老以及软化心脑血管、促进血液循环、降脂降压等作用，被称为"血管清道夫"可以与胆固醇结合成酯并促使其降解为胆酸而排出，进而降低血中胆固醇水平，减少了脂质在血管壁的沉积，使血管壁的功能得到维持和改善，《中国药典》中采用亚油酸乙酯丸剂、滴剂作为动脉硬化及冠心病的辅助治疗和预防的药物。亚油酸与海藻等混合制成外用药可以治疗关节、肌肉的炎症和疼痛。正常人每日摄入亚油酸约 6 克就可以维持正常的生理代谢，如果长期过量摄入亚油酸将抑制 α-亚麻酸向二十碳五烯酸（EPA）和二十二碳六烯酸（DHA）转化，会增加体内胆固醇浓度，诱导血栓素的产生，还会提高癌症的发病率。亚油酸对皮肤有一定的刺激性，导致皮肤红肿、发干和增厚。

（苏亚伦 王爱国）

èrshí'èrtànliùxīsuān

二十二碳六烯酸（docosahexenoic acid，DHA）

人体难以自主合成，而又是人体必需的高度不饱和脂肪酸（highly unsaturated fatty acids，HUFAs），只能从食物中摄取。DHA 属于 n-3 多不饱和脂肪酸（n-3PUFAs），也就是它们的双键都出现在其脂肪酸末端甲基数起第 3 个碳上，结构式见图。

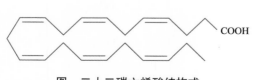

COOH

图 二十二碳六烯酸结构式

简史 DHA 的天然来源主要是海洋动物，如贝类、甲壳类、鱼（特别是鲭、鲑、鲱、沙丁鱼等），是 n-3 系列一种长链不饱和脂肪酸，俗称"脑黄金"。多不饱和脂肪酸是人类所必需的脂肪酸，在体内不能合成。自从 20 世纪 80 年代中期丹麦科学家迪尔伯格（Dyerberg）和汉斯（Hans Olaf Bang）提出因纽特人具有较低的心血管死亡率，可能与他们食用含有高浓度的 n-3 多不饱和脂肪酸的海产品有关系，进而掀起了研究 DHA 和二十碳五烯酸的热潮。2004 年，美国哈佛大学医学院康（Jing X. Kang）等研究发现，小鼠中来自蠕虫秀丽隐杆线虫 *Caenorhabditis elegans* 的脂肪-1 基因能编码一个 n-3 脂肪酸去饱和酶，从而使不饱和脂肪酸的碳链增加一个双键，转化为 n-6 脂肪酸为 n-3 脂肪酸。

化学名称和理化性质 DHA 化学结构系统命名为顺，顺，顺，顺，顺，顺-4, 7, 10, 13, 16, 19-二十二碳六烯酸。纯 DHA 为无色、无味，常温下呈液态，且具脂溶性，易溶于有机溶剂，不溶于水，在低温下仍然保持较高的流动性。DHA 通常是顺式，但是在某些异构酶作用下可变成反式。该化合物中含有 5 个活泼的亚甲基，这些活泼的亚甲基极易受光、氧、过热、金属元素如（Fe、Cu）及自由基的影响，产生氧化、酸败、聚合、双键共轭等化学反应，产生以羰基化合物为主的鱼臭物质。在室温下，鱼油数天内氧化酸败便是其中所含的 DHA 发生化学变化之故。

药物来源 DHA 的主要商业来源为深海鱼油。

然而由于渔业资源的日夜枯竭，加之鱼油产品提纯工艺复杂性，以及难以去除鱼的腥味等弊端，使得人们逐渐将目光转向新的 DHA 资源。隐甲藻 *Crypthecodinium cohnii* 是从海洋中筛选出来的一种高产 DHA 微藻，具有较好的产率。

临床应用及毒性 DHA 对人、动物包括鱼类的正常繁殖、生长和发育都起非常重要的作用：①降血脂、预防动脉硬化，DHA 能降低心血管疾病的发病率。②抗癌作用研究表明，DHA 是最典型的 n-3 多不饱和脂肪酸。n-3 多不饱和脂肪酸抗癌的主要机制是，抑制起源于花生四烯酸的花生酸类的生物合成，影响转录因子的活性、基因表达、信号的转录，调节雌激素的代谢，促进自由基和易氧化物转化为新物质，影响胰岛素的敏感性和细胞膜的通透性。③抗炎与改善免疫功能，研究指出，n-3HUFAs 可以降低致炎因子的活性，在防治炎症和自身免疫性疾病方面有一定作用，对治疗风湿性关节炎、牛皮癣、哮喘、溃疡性结肠炎、偏头痛及多发性硬化等也有疗效。④促进生长发育和保护视力。

临床研究表明，DHA 不但可以提高胎儿视觉的灵敏度，而且可以促进神经系统的健全发育。母乳哺育新生儿之所以必要，是因为母乳中的 DHA 和花生四烯酸含量明显高于人工乳粉。而 DHA 和花生四烯酸是婴儿大脑智能发育所必需的物质。

（苏亚伦 王爱国）

α-yàmásuān

α-亚麻酸（α-linolenic acid，α-LNA）

全顺式 9, 12, 15-十八碳三烯酸，属 ω-3 系列不饱和脂肪酸，结构式见图，是组成人体各组织生物膜结构的具有广泛生理活性和明显药理作用的人体必需的脂肪酸之一，又有"血液营养素"、"植物脑黄金"之称。

简史 1907 年，美国 Grocers 公司的研究员哈特利（P. Hartley）在研究脂肪酸的过程中发现了一类特异脂肪酸。这类脂肪酸可以溶于石油醚，却不溶于乙醚，暴露在空气中或加热后，会变得不溶于石油醚，经过系统的分离研究，从中得到了 α-亚麻酸。20 世纪 70 年代丹麦科学家邦恩（Hans Olaf Bang）等发现因纽特人虽然摄入的脂肪量较高，而冠心病的发病率却很低，这个发现引起了广大研究者的注意。1988 年第 47 次日本癌症学会上报道富含 α-亚麻酸的食物对乳腺癌的生长和代谢都有抑制作用；美国国立研究所已将富含 α-亚麻酸的亚麻籽油列为抗癌物质；法国国立卫生研究院科学家米歇尔（Michel de Lorgeril）在法国里昂进行的 5 年的前瞻性、随机、二级预防实验中发现富含 α-亚麻酸饮食能够显著地降低心血管病死亡率，这一结果在后续进一步实验中得到了证实；美国哈佛大学公共卫生学院弗兰克（Frank B. Hu）研究员等在经过长达 10 年的观察中发现 α-亚麻酸的摄入量与致命性心肌梗死之间呈显著地负相关；何兰格罗宁根大学万达（Wanda JE

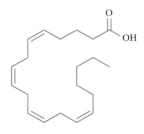

图　α-亚麻酸结构式

Bemelmans）研究员等给观察者进食富含 α-亚麻酸的食物并进行了为期两年的观察，得出其具有降血脂的作用；比利时列日大学科林（Colin A）研究员等试验中发现 α-亚麻酸对抑郁症有预防和治疗作用；α-亚麻酸还可以明显的抑制炎症介质的产生，间接发挥抗炎作用，日本已开发 α-亚麻酸药物制剂，用于预防气喘、过敏性疾病。

化学名称和理化性质 α-亚麻酸化学结构系统命名为：(9Z,12Z,15Z)-十八碳三烯酸，简写式为 $C_{18}:3n\text{-}3$。α-亚麻酸为无色至淡黄色液体，难溶于水，易溶于乙醇、乙醚、苯、三氯甲烷等多种有机溶剂；由于 α-亚麻酸分子中存在 3 个共轭双键，具有较强的还原性，接触空气易被氧化变色，尤其在高温条件下易发生氧化反应；碱性条件下易发生双键位置及构型的异构化反应，形成共轭多烯酸。

来源 有些植物的种子中含有丰富的 α-亚麻酸，如紫苏籽油中含 60%～70%，亚麻籽油中含 35%～55%，马齿苋种子油中占 30.16%，某些动物体内也富含 α-亚麻酸，如蚕蛹油中含量高达 72.84%，牛蛙肝脏和脂肪中的含量分别达到 22.84% 和 16.06%。

制备方法 α-亚麻酸的传统的提取方法为冷榨法和溶剂法，而工业上获得纯度较高的方法主要有分子真空蒸馏法、超临界流体萃取法、超临界流体萃取法、尿素包合法和硝酸银柱层析法，其中尿素包合法因工艺比较成熟，操作简单，广泛应用于工业生产。

临床应用及毒性 α-亚麻酸具有降血压、降血脂、抗血栓、增强智力、保护视力、抑制过敏反应、抗炎和抗癌等广泛的生物

活性。亚麻酸类保健品主要适用于患有高血压、高血脂等心脑血管病患者及需要改善记忆、保护视力者。α-亚麻酸对人体具有非常高的安全性，正常人 α-亚麻酸最适摄入量是 800～1100 毫克/天。

（苏亚伦　王爱国）

huāshēngsìxīsuān
花生四烯酸（arachidonic acid，AA） 又名花生油烯酸，结构式见图。是一种重要的人体必需脂肪酸，是人体前列腺素合成的重要前提物质，也是人体中含量最高、分布最广的多不饱和脂肪酸，具有重要的生理、药理作用。

简史 花生四烯酸由哈特利（P. Hartley）于 1907 年第一次从动物的肝脏中分离得到。人体内绝大部分的花生四烯酸是以 sn-2 位置磷酯的存在于细胞膜中，对维持细胞膜完整性、通透性和流动性起重要作用；极少量以游离形式存在于细胞质和细胞外液中，发挥重要的生理作用。细胞内游离的花生四烯酸作为类花生酸前体，通过代谢酶转化为具有广泛生物活性的类花生酸，包括白三烯、环氧化二十碳四烯酸、前列腺素、血栓素等。花生四烯酸本身也是人体内十分重要的细胞内第二信使，直接参与细胞内信号转导和其他信号转导通路来调控细胞正常的生物活动。花生四烯酸在脑和神经组织中含量一般占

图　花生四烯酸结构式

多不饱和脂肪酸的 40% ~ 50%，是大脑功能和视网膜发育必不可少的物质，能够帮助神经系统信息传递，促进二十二碳六烯酸在视神经中的累积，提高其在感光细胞中的利用率。

化学名称和理化性质　花生四烯酸的化学结构系统命名为：($5Z, 8Z, 11Z, 14Z$)-二十碳四烯酸，简写式为 $C_{20}:4n-6$；为无色至淡黄色油状液体，难溶于水，易溶于乙醇、丙酮、苯等有机溶剂；由于花生四烯酸分子中存在 4 个共轭双键，具有较强的还原性，接触空气易被氧化变色；在生物体内不同酶系统的催化下，生成前列腺素、血栓素和白三烯等重要活性物质。

药物来源　花生四烯酸存在于某些苔藓、海藻和其他植物中，也存在与猪、牛的肾上腺、肝中。

药物的制备方法　目前花生四烯酸主要从动物组织中提取，但是含量很低。白被孢霉菌 *Mortierella alpina* 发酵培养所得菌丝体，经过滤、压榨、CO_2 超临界萃取、纯化等步骤是工业化生产花生四烯酸的方法。对花生四烯酸的制备研究多集中在花生四烯酸高产菌的培育以及培养条件的改进工艺方面。

临床应用及毒性　花生四烯酸是人类早期发育的必需营养素，对胎儿和婴幼儿中枢神经系统和视网膜神经发育有特殊作用，有研究发现含显著量的花生四烯酸营养组合物可降低 3 岁以下婴儿以后生活中形成超重、肥胖或胰岛素抵抗的风险。1999 年中国卫生主管部门正式承认花生四烯酸为新型的营养强化剂，主要应用于孕妇的营养补充剂和婴幼儿的配方食品中。中国国家标准中规定婴幼儿配方奶粉中花生四烯酸含量为 1.6~2.6 克/千克；通过膳食补充花生四烯酸能够调整因紧张脑力活动、精神压力造成的代谢和内分泌异常、记忆力下降、失眠等；在医药方面，花生四烯酸和其他不饱和脂肪酸配伍制成的软胶囊用于预防和治疗湿疹、皮炎和心脑血管疾病；花生四烯酸具有营养毛囊、促进毛发再生的功能，国外已有含花生四烯酸的护发产品问世。

（苏亚伦　王爱国）

èrshítànwǔxīsuān

二十碳五烯酸 （eicosapentaenoicacid，EPA）

属于 ω-3 型多不饱和脂肪酸（polyunsaturatedfatty acid，PUFA），结构式见图，是人体难以合成，需由食物提供的必需脂肪酸。与人体的生理功能密切相关，可维持大脑、视网膜等的正常功能和生长发育，具有抑制血小板凝聚、抗血栓、调血脂、提高免疫力、健脑益智等功效，对抑制炎症和部分癌症、糖尿病的发生也有较好的功效。

简史　1955 年南非人惠特科特（Whitcutt J. M.）首次从南非沙丁鱼中分离到一种微黄色油状物体（即二十碳五烯酸）。1977 年，英国人埃利斯（Ellis F. R.）认为长链不饱和脂肪酸，特别是二十碳五烯酸可能涉及内源性抑郁症的病理机制。1978 年，丹麦人迪尔伯格（Dyerberg）认为二十碳五烯酸是通过活化前列腺素 I_3 来达到抗血栓的形成，同时发现二十碳五烯酸与心肌梗死有关。1979 年，美国人布伦达（Brenda R. Culp）认为二十碳五烯酸可能能抑制前列腺素的合成。1982 年，香川（Kagawa Y.）等发现高吸收二十碳五烯酸的人有更低心血管疾病的发生率。1983 年，日本人寺野（Takashi Terano）的研究发现二十碳五烯酸能减少血液的流速和增加红细胞的变形能力。1984 年，美国人普雷斯科特（Prescott S M）发现二十碳五烯酸能通过降低白三烯 B 的量来影响中性粒细胞的形成。1986 年，日本人寺野（Takashi Terano）认为二十碳五烯酸能通过影响前列腺素和白三烯的合成来调控炎症。同年，挪威人约恩（Jon Ø. N.）通过培养的小鼠肝细胞发现二十碳五烯酸能抑制三酰基甘油的合成和分泌。1988 年，加拿大人韦弗（Weaver B. J.）发现二十碳五烯酸是心血管疾病和动脉血栓影响的因素，还发现其对关节炎、肾脏疾病、牛皮癣等人类疾病有好的作用，并能抗癌。1989 年，日本人平井（Hirai A.）等的研究发现，二十碳五烯酸和二十二碳六烯酸能降低血小板聚集，口服二十碳五烯酸和二十二碳六烯酸还能改善高血脂患者的血脂状况，且能改善血栓心血管疾病的临床表现，并有抗炎的效果。

二十碳五烯酸的化学结构已经于分离的同时得到了鉴定，但在结构鉴定的过程中，最接近羧基的双键的位置成为该化合物结构鉴定的难点。为此，惠特科特（Whitcutt J. M.）等采用了阿恩特－艾斯特尔特（Arndt-Eistert）

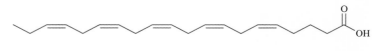

图　二十碳五烯酸结构式

合成法与臭氧降解联用的方法成功解决了该难点。

化学名称和理化性质 二十碳五烯酸化学结构系统命名为：(5Z,8Z,11Z,14Z,17Z)-二十碳五烯酸，或顺，顺，顺，顺，顺-5,8,11,14,17-二十碳五烯酸。纯二十碳五烯酸为无色、无味，常温下呈液态，且具脂溶性，易溶于有机溶剂，不溶于水，熔点为-54℃～-53℃，在低温下仍然保持较高的流动性。二十碳五烯酸通常是顺式，但是在某些异构酶作用下可变成反式。该化合物中含有4个活泼的亚甲基，这些活泼的亚甲基极易受光、氧、过热、金属元素如（Fe、Cu）及自由基的影响，产生氧化、酸败、聚合、双键共轭等化学反应，产生以羰基化合物为主的鱼臭物质。

药物来源 自然界中二十二碳六烯酸和二十碳五烯酸主要来源于陆地植物和海洋生物，主要以甘油酯的形式存在于海产鱼贝类，尤其是鱼油中，且以金枪鱼中二十二碳六烯酸和二十碳五烯酸含量最丰富。绿色蔬菜和一些陆地动物器官如脑、肝脏等也含有一定量的二十二碳六烯酸和二十碳五烯酸。还可选择和培养某些真菌和海藻来提取二十二碳六烯酸和二十碳五烯酸。

临床应用及毒性 二十碳五烯酸广泛应用于各种保健品、奶粉、乳制品及各类烘焙产品中。早在1990年，日本持田药厂研发上市了作为抗血栓药和降血脂药使用的二十碳五烯酸乙酯。美国的双鲸多烯酸乙酯软胶囊主要成分即为二十碳五烯酸乙酯和二十二碳六烯酸乙酯，其临床上可治疗高脂血症，有效防治阿尔茨海默症、抑郁症，并与非甾体类药物协同作用缓解风湿病的症状。

中国的营养保健品"脑黄金"，鱼油胶囊含有二十二碳六烯酸和二十碳五烯酸，但含有二十碳五烯酸的补充剂不推荐婴儿和幼儿服用，因为它会在早期发育过程中破坏人体内二十二碳六烯酸和二十碳五烯酸的平衡。因此，孕妇在服用鱼油补充剂时应谨慎小心。同时，服用鱼油胶囊可能会有副作用，例如稀便、腰部不适和不断的打嗝。另外，还会导致凝血时间稍微延长。

（苏亚伦 王爱国）

luǎnlínzhī

卵磷脂（lecithin） 磷脂酰胆碱（phosphaticlylcholine，PC）或胆碱磷酸甘油酯。又称蛋黄素、胆碱磷脂、卵脂。其结构见图，图中R_1和R_2代表脂肪酸的烃基，其中一个（R_1）是饱和脂肪烃基，另一个（R_2）为不饱和脂肪烃基。常见的脂肪酸有硬脂酸、软脂酸、油酸、亚油酸和花生四烯酸等。卵磷脂水解后得到甘油、脂肪酸、磷脂和胆碱，有α和β两种异构体，由于来源不同，分子中的脂肪酸成分也有所不同。广义的卵磷脂是指从植物或动物中通过物理加工方法提取出来的磷脂混合物，又称磷脂类、大豆磷脂。其主要成分是卵磷脂（磷脂酰胆碱）、脑磷脂（磷脂酰乙醇胺）、肌醇磷脂（磷脂酰肌醇）、磷脂酸及丝氨酸磷脂（磷脂酰丝氨酸）等。

简史 卵磷脂（lecithin）一词源自希腊语的蛋黄（lekithos），因此又名蛋黄素、胆碱磷脂、卵脂等。磷脂最早是1812年从人脑中发现，1844年，法国科学家戈布

利（Golbley）从蛋黄中分离出来，并于1850年按照希腊文"lekithos（蛋黄）"命名为"lecithin（卵磷脂）"。1861年，科学家托普勒（Topler）又从植物种子发现了磷脂的存在。1925年，科学家利文（Leven）将卵磷脂（磷脂酰胆碱）从其他磷脂中分离出来。1930年，发现大豆磷脂，是最为丰富的。20世纪90年代以来，磷脂研究在生命科学和脑科学领域已经取得了显著的成效。

化学名称和理化性质 卵磷脂为白色蜡状物质，无熔点，有旋光性，在空气中因不饱和脂肪酸烃链氧化而变色。易溶于乙醚及乙醇，不溶于水，为两性电解质，pH值为6.7，可与蛋白质、多糖、胆汁酸盐及其他酸和碱结合。其有降低表面张力作用，与蛋白质及多糖结合后作用更强，是较好的乳化剂。由于卵磷脂分子同时具有亲水性磷酸脂酰基、胆碱或胆胺等极性基团和疏水性脂肪酸基团等非极性基团，因此卵磷脂是一种两性表面活性剂，能形成水包油型乳剂。具有乳化特性、保湿作用、促进药物透皮吸收作用等。卵磷脂的化学性质主要有乳化作用、凝聚作用、皂化反应、水解反应、氢化作用等以及氧化反应和络合作用等。

药物来源 磷脂和蛋白质是构成细胞膜的最主要成分。蛋黄中含有丰富的卵磷脂，牛奶、动物的脑、骨髓、心脏、肺脏、肝

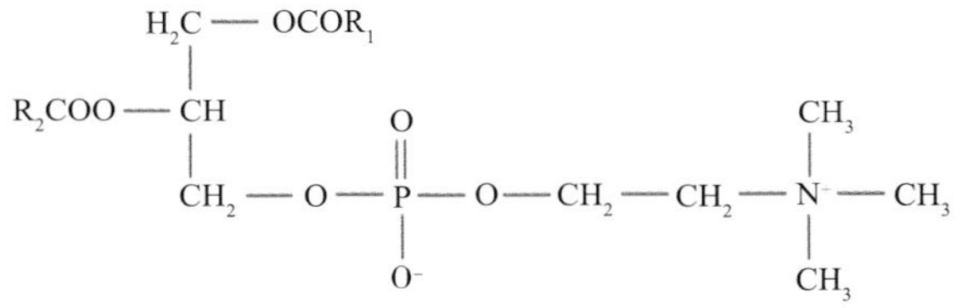

图 卵磷脂结构式

脏、肾脏以及大豆和酵母中都含有卵磷脂。卵磷脂在体内多与蛋白质结合，以脂肪蛋白质（脂蛋白）的形态存在着，所以卵磷脂是以丰富的姿态存在于自然界当中，所以建议人们尽量摄取足够多种类的食物。生产工艺主要有乙醇萃取，柱层析和二氧化碳超临界萃取等。

临床应用及毒性 卵磷脂是人体营养健康的需要，具有健脑、保肝、降血脂、保护心脏等功效，同时还具有美容养颜，抗衰老和抗疲劳的作用，是老少皆宜必需的营养物质。但如果身体中补充了过多的卵磷脂，人体的新陈代谢可能会变得紊乱，也会伴随胃肠道的不适。

（苏亚伦 王爱国）

nǎolínzhī

脑磷脂（cephalin） 由甘油、脂肪酸、磷酸和乙醇胺组成的一种磷脂。是生命基础物质磷脂的重要成分之一，结构见图，它不仅参与构成人体的生物膜，而且是胆碱和必需脂肪酸的原料来源，也参与人体生命代谢。

简史 1948 年美国生物化学家福尔奇（Folch）首次从牛脑的脑磷脂中分离得到磷脂酰乙醇胺、磷脂酰丝氨酸和肌醇磷脂，由此证实了脑磷脂是一种混合物。1949 年，美国人斯坦伯格（Steinberg B. L.）用脑磷脂絮凝试验来检测静脉注射普鲁卡因对肝功能

的影响。1950 年，日本人小畑（Obata）介绍了一种从植物中分离脑磷脂的方法。美国人肯尼迪（E. P. Kennedy）等（1956、1964 年）证明在微生物中，磷脂酰乙醇胺通过磷脂酰丝氨酸的脱羧作用形成。在动物中，它通过二磷酸胞苷乙醇胺和 1, 2-甘油二酯的反应生成。通过磷脂酶 A 的作用生成溶血磷脂酰乙醇胺。1961 年，挪威人埃格贝格（Egeberg O.）建立了单一的脑磷脂系统来分析抗血友病的 a、b、c 因子。1962 年，美国人马丁（Martin M.）证实了脑磷脂等血流动力学因子在血栓形成过程中起着重要的作用。1963 年，美国人曼利（Manly R. S.）证实了脑磷脂能够缩减牙釉质的溶解速率。1969 年，美国人梅（May L.）用脑磷脂和卵磷脂电泳模型证实了在神经冲动的传导过程中，只有磷脂层和烃链的构型发生了改变。1971 年，奥地利人孔茨（Kunz F.）认为磷脂酰乙醇胺在预防动脉粥样硬化并发症上有更好的指导作用。此外，2004 年，中国学者王琼瑶等对鸽脑磷脂软胶囊对人体记忆进行了研究，实验结果表明试验组较对照组在记忆改善上有显著效果。2005 年，王金鹏等对猪脑磷脂制作活化部分凝血活酶试剂的进行了评价，实验结果表明该试剂可用于临床检测。

化学名称和理化性质 脑磷脂化学结构系统命名为：1,2-二酯酰-sn-甘油-3-磷酸-O-乙醇胺。新鲜制品是无色固体，空气中易变为红棕色。有吸湿性。不溶于水和丙酮，微溶

于乙醇，溶于三氯甲烷和乙醚。

药物来源 脑磷脂曾指一组类似卵磷脂但含有 2-乙醇胺或 L-丝氨酸以取代胆碱的磷脂酸酯。现指磷脂酰乙醇胺和磷脂酰丝氨酸的统称。脑磷脂存在于脑、神经、大豆等中，在人体内广泛分布，尤富集于脑和脊髓。在生物界所存在的磷脂中，磷脂酰乙醇胺的含量仅次于卵磷脂，在大肠菌中，其约占总磷脂的 80%。其组成脂肪酸因生物不同而异，在微生物和卵黄中的，构成的饱和脂肪酸比动物组织中多。在生物界还存在着含有单甲基乙醇胺、二甲基乙醇胺的衍生物。

临床应用及毒性 磷脂在医学、食品、化妆品等行业已经得到广泛应用。脑磷脂是神经细胞膜的重要组成部分，调节神经细胞的一切代谢活动，影响着神经组织的一系列最重要功能：细胞渗透性，髓鞘形成，腺粒体运作，氧化加磷氧基作用研究显示，口服脑磷脂能直接为人脑利用，使神经细胞膜修复，恢复神经元的正常代谢。脑磷脂与血液凝固有关。凝血激酶是由脑磷脂与蛋白质组成的，它存在于血小板内，能促使血液凝固，可应用于局部止血。此外，脑磷脂还对神经衰弱、动脉粥样硬化、肝硬化和脂肪性病变等具有一定的疗效。

（苏亚伦 王爱国）

línzhīxiāngānyóu

磷脂酰甘油（phosphatidylglycerol，PG） 广泛存在于动物、植物和细菌中的一种酸性磷脂，结构式见图。

简史 磷脂酰甘油由美国科学家本森（Benson AA）和马鲁奥（Maruo B）于 1958 年在阿拉伯乳酸杆菌 *Lactobacillus arabinosus* 中首次发现。

图 脑磷脂结构式

R_1, R_2=脂肪酸残基

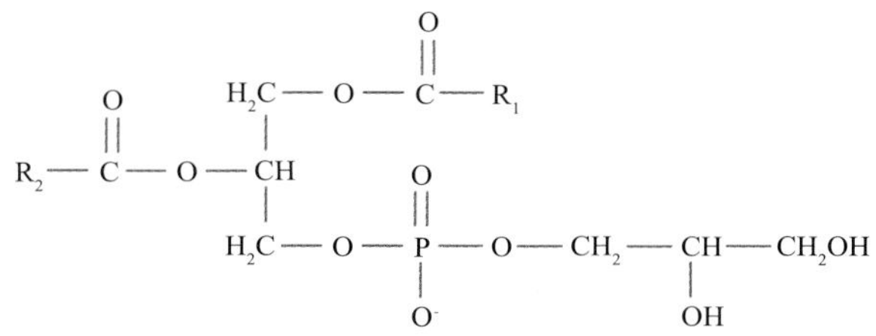

图 磷脂酰甘油结构式

1962 从魏氏梭菌中发现了丙氨酸磷脂酰甘油。1965 年发现了赖氨酸磷脂酰甘油。1971 年描述了它在金黄色葡萄球菌中的代谢。随后，在新月柄杆菌、枯草芽胞杆菌、B 族链球菌中也发现了该化合物。1984 年研究表明它是金黄色葡萄球菌和中间葡萄球菌的主要成分。此外，在河流漫游球菌、不同种类的李斯特菌、诺氏梭菌也检测到了该化合物。因此，这个化合物在革兰阳性菌中是一个众所周知的膜脂，但在革兰阴性菌中却没有发现。

化学名称和理化性质 磷脂酰甘油命名为 1, 2-diacyl-sn-glycero-3-phospho-1'-sn-glycerol。它的骨架 sn-1 位上常常是不饱和脂肪酸，如十八碳烯酸，它的相变温度与其不饱和程度有关，不饱和程度越高，相变温度就越低。在光合膜中，sn-2 位上的是叶绿体中特有的反式十六碳一烯酸，该脂肪酸与自然界中其他脂肪酸不同，具有反式构型双键，而且该双键位于从羧基碳开始第 3 个碳原子处，而不是从羧基碳开始第 5 个碳原子之后。在生理条件下，其 sn-3 位上磷酸集团带 1 个负电荷，由于其脂肪酸侧链是具有疏水性，磷酸基团具有亲水性，因此它是两性物质。

药物来源 磷脂酰甘油广泛存在于动物、植物和几乎所有的细菌中。在动物中，主要存在于质膜上，在植物中，磷脂酰甘油在所有的膜上都有分布，含量占总磷脂 20%～30%，在类囊体上的含量较高，可以占到总脂的 10%左右，而且是类囊体膜中唯一的磷脂。

临床应用及毒性 磷脂酰甘油的生理作用表现在两个方面：一是作为结构成分，参与生物膜特别是类囊体膜的构建；二是作为功能成分，参与蛋白的相互作用，参与和调节各种代谢活动。在临床上，磷脂酰甘油作为疾病的诊断指标，能够准确地预测多种疾病：测定新生儿咽吸出物的磷脂酰甘油能准确地预测新生儿肺透明膜病，测定羊水中的磷脂酰甘油能够预测新生儿呼吸窘迫综合征。

制备方法 虽然磷脂酰甘油是一种在自然界中分布较广的磷脂质，但其通常在生物体内含量较少，需要通过人工合成的方法制备，然而酶法合成生产成本低，条件温和，是大量制备磷脂酰甘油的一种较为理想的方法。21 世纪初多采用磷脂酶 D 的转磷脂基作用，用大豆磷脂催化合成磷脂酰甘油。当使用合成法生产磷脂酰甘油时，R_1 和 R_2 以相同居多，甘油在转酯酰反应中能够轻易地将中性磷脂转化为酸性磷脂-磷脂酰甘油。

（苏亚伦 王爱国）

èrlínzhīxiāngānyóu

二磷脂酰甘油（diphosphatidylglycerol） 由 3 个甘油分子和 2 个磷酸分子构成骨架，再与 4 个脂肪酸分子相连接组成的带有两个负电荷的双磷脂分子，结构见图。又称心磷脂。主要存在于真核细胞线粒体内膜和原核细胞细菌膜上。在哺乳动物中，二磷脂酰甘油主要存在于心肌细胞上，与 ATP 的产生密切相关。

简史 二磷脂酰甘油是德国科学家瓦色曼（Wasserman）于 1906 年首次发现。1941 年，美国人潘伯恩（M. C. Pangborn）从新鲜的牛心肌中分离得到，并于 1944 年对它的制备方法进行了改良。1958 年，英国女科学家麦克法兰（MacFarlane）等提出二磷脂酰甘油是由 3 个甘油，2 个磷酸和 4 个脂肪酸残基组成。1 年后，她提出了该分子中脂肪酸的精确位置。1963 年，美国人肯尼迪（E. P. Kennedy）阐明了它在动物细胞中是由 CDP-甘油二酯与磷脂酰甘油生物合成。1971 年，美国人索尔顿（M. R. J. Salton）等证明 1 分子的二磷脂酰甘油在微生物中由 2 分子的磷脂酰甘油生物合成。

化学名称和理化性质 二磷脂酰甘油命名为 1,3-bis（sn-3-

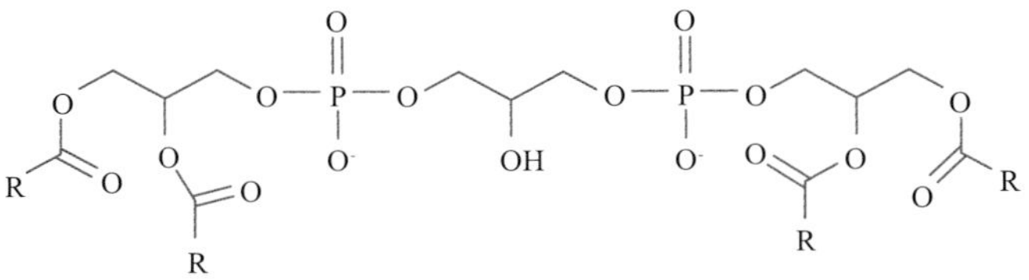

图 二磷脂酰甘油结构式

phosphatidyl)-sn-glycerol，它是由甘油的 C-1 和 C-3 与 2 分子磷脂酸结合而成，每分子磷脂酸的磷酸基团分别与 1 个甘油分子的 C-1、C-3 上的羟基以酯键相连。二磷脂酰甘油溶于丙酮或乙醇，不溶于水。

药物来源　二磷脂酰甘油广泛存在于高等动物、植物和微生物界，在高等动物的心肌中甚至占总磷脂的 15%。

临床应用及毒性　二磷脂酰甘油有助于线粒体膜结构蛋白质同细胞色素 C 的连接，是唯一具有抗原性的磷脂分子。二磷脂酰甘油自发现以来，已经被广泛研究，最初被应用在梅毒的血清学测试中，后来被用在线粒体的进程中。

最新的观点已经将二磷脂酰甘油与疾病联系到一起。最具有代表性的是巴氏综合征，巴氏综合征是一个 X 连锁的隐性遗传紊乱，临床特征是心肌病、中性粒细胞减少和异常生长。巴氏综合征由 tafazzin 基因突变引起。在生物化学水平，巴氏综合征以二磷脂酰甘油的缺乏为特征。已经发现在 tafazzin 缺乏的酵母菌和住院患者的组织和细胞中，monllyso-二磷脂酰甘油水平显著增加。此外，可以观察到二磷脂酰甘油酰基链不饱和度的一个转变。巴氏综合征细胞中残留的二磷脂酰甘油的种类比对照细胞中的更饱和，与对照细胞中非常少量的 monlly-so-二磷脂酰甘油相比，巴氏综合征患者的细胞中包含更多的饱和酰基链。二磷脂酰甘油的畸变被用作一个诊断参数，用于个体遭受巴氏综合征的识别。

另外，一些病理条件，包括丹吉尔疾病、糖尿病和心脏疾病，也已经和二磷脂酰甘油畸变相联系。培养的丹吉尔疾病成纤维细胞磷脂分析表明二磷脂酰甘油、monolyso-二磷脂酰甘油和 dilyso-二磷脂酰甘油水平有 3~5 倍的增加。糖尿病心肌病是由底物利用率的改变及线粒体功能障碍引起，二磷脂酰甘油含量的改变被认为发生在这些过程之前。

药物的制备方法　二磷脂酰甘油的分离纯化方法同其他磷脂类似，即先采用溶剂提取法从动物内脏中将总脂提取出来，然后采用柱层析将其分离纯化出来。

（苏亚伦　王爱国）

línzhīxiānsī'ānsuān

磷脂酰丝氨酸 （phosphatidylserine，PS）

一种天然磷脂，1942 年由美国的乔迪（Jordi folch）首次提取并命名。又称丝氨酸磷脂或二酰甘油酰磷酸丝氨酸。磷脂酰丝氨酸并非单一成分，而是一组化合物，这是由于不同来源的原料所提取的产品的脂乙酰残基的变化较大。磷脂酰丝氨酸以甘油为主要骨架，1、2 号碳原子上面连接脂肪酸，构成它的非极性尾部，3 号碳原子连接一个带丝氨酸的磷脂，构成它的极性头部（图）。

简史　磷脂酰丝氨酸是 1942 年由美国化学家乔迪（Jordi folch）从牛脑中提取并定性，推测丝氨酸羟基与磷脂酰基结合，证明丝氨酸为 L-型。1952 美国科学家年贝尔（Baer）和莫鲁卡斯（Maurukas）阐明了它的基本化学结构，并通过化学合成进行了证实。

21 世纪初，科学家致力于研究 1 和 2 号碳原子上的不饱和脂肪酸。最普遍的方法是水解 3 号碳原子上磷酰基部分，转为非极性后用高压液相色谱法、薄层色谱法或气相色谱法检测。最新研究表明，不同来源的磷脂酰丝氨酸 1、2 号碳原子上的脂肪酸可能不同，链长以 C_{14}~C_{24} 为主，不饱和度为 0~6，通常 1 号碳原子上面的脂肪酸比 2 号的饱和度高。

化学名称和理化性质　磷脂酰丝氨酸命名为 1,2-二酰基-*sn*-甘油-3-磷酸-L-丝氨酸。纯品为白色蜡状固体，溶于含少量水的多数非极性溶剂，不溶于无水丙酮。当磷脂酰丝氨酸溶于水时，除极少数形成真溶液外，绝大部分不溶的脂类形成微团。在 pH7 时，磷脂酰丝氨酸带有两个负电荷和一个正电荷。用弱碱水解生成脂肪酸的金属盐，剩余部分不被水解，用强碱水解则生成脂肪酸、丝氨酸和硝酸甘油。磷脂酰丝氨酸暴露空气中易被氧化，颜色逐渐变声，由白色到黄色，最后呈黑色。

药物来源　磷脂酰丝氨酸来源广泛，一些来源于大肠杆菌、沙门氏菌、产气肠杆菌、酵母菌等微生物，更多的来源于动物（牛、鱼）的肝、脑和植物中的大豆、韭菜等。动物组织的磷脂中，磷脂酰丝氨酸的含量非常低，仅为总磷脂的 2%~10%。植物组织的磷脂主要集中在种子中，和动

图　磷脂酰丝氨酸结构式

物一样，含量比较低，一般不超过8%。

临床应用及毒性　磷脂酰丝氨酸由于具有改善记忆、提高认知、治疗抑郁以及缓解精神压力等功效，已经作为一种营养补充剂在国内外广泛使用。2006年5月韩国食品药品监督管理局（KF-DA）允许在添加磷脂酰丝氨酸的制品中突出表示，并宣传相关产品有"防止老年人认识力低下"功能。2006年10月美国食品药品管理局通过评价食品添加剂的安全性指标认定，磷脂酰丝氨酸可作为营养强化型功能性食品素材添加在酸奶、奶粉、面包、粉末饮料等食品中。2010年11月，中国药品监督管理部门将其添加到新资源食品目录中，允许其被作为新资源食品。

制备方法　磷脂酰丝氨酸的制备方法较多，主要以溶剂萃取法和酶转化法为主。删除以牛、羊、马、兔、驴等动物的脑为原料，首先采用三氯甲烷-甲醇-水提取法、己烷-异丙醇提取法、乙酸乙酯-乙醇提取等方法把粗磷脂从组织中进行浓缩分离，然后再通过薄层色谱法、硅胶柱色谱法、高效液相色谱法等方法对粗磷脂进行进一步分离纯化。酶转化法主要以天然的卵磷脂为基质，加入丝氨酸，在磷脂酶D的作用下L-丝氨酸与卵磷脂的胆碱进行碱基交换生成磷脂酰丝氨酸。

（苏亚伦　王爱国）

línzhīxiānjīchún
磷脂酰肌醇（phosphatidylino-sitol，PI）

从豆类等植物及动物中分离得到的甘油醇磷脂类天然药物，结构见图。磷脂酰肌醇是磷脂酸与肌醇构成的磷脂，磷脂的极性基团部分有1个六碳环状糖醇（肌醇），非极性基团为两条脂肪酸链，由于其为细胞膜的关键组成成分以及在细胞信号转导中的重要作用，使其在该类天然药物中占有独特的地位。

简史　1949年，美国生物化学家福尔奇（Folch）首先从脑中分离出肌醇磷脂（phosphoinositide；inositol phospholipid），即磷脂酰肌醇。随后，人们对其功能进行了一系列研究，磷脂酰肌醇为细胞膜的重要组成部分，它通过与蛋白质和阳离子（例如Ca、Na、K等）结合发挥作用。1960和1963年，英国生化学家霍金（Hokin M. R.）和拉腊比（Larrabee M. G.）在对神经组织进行刺激后发现，磷脂酰肌醇可能参与了阳离子通道转运功能，而1964年，霍金（Hokin M. R.）则在对胰腺分泌物转运的研究中又发现了其存在。同样，在1964年，美国科学家维涅斯（Vignais P. M.）发现其参与线粒体收缩，1966年，美国科学家桑德斯（Saunders，R. M.）又发现它还参与了二磷脂酰肌醇和三磷脂酰肌醇的生物合成。自此，人们对磷脂酰肌醇的研究越来越多。

化学名称和理化性质　磷脂酰肌醇化学结构系统命名为：1, 2-二酰基-*sn*-甘油-3-磷酸酯-（1-D-肌醇）。纯净的磷脂酰肌醇为白色蜡状固体，其所含有的不饱和脂肪酸在空气中可被氧化，形成过氧化物，变成黄褐色甚至黑色。商品磷脂酰肌醇常以钠盐的形式存在，为白色粉末状，极易被氧化。磷脂酰肌醇除具有甘油磷脂的通性外，还具有如下特性：易溶于三氯甲烷、己烷和甲苯等有机试剂，微溶于甲醇、乙醚、石油醚，不溶于乙醇、丙酮等有机试剂。具有独特的乳化性能，在弱碱性溶液中溶解度增大。肌醇残基能与碘酸发生氧化反应，生成醛类，再加希夫（Schiff）试剂反应生成紫红色化合物，该性质其他磷脂没有。

药物来源　磷脂酰肌醇主要存在于动物、植物体、微生物和藻类体内广泛存在。在动物体内，磷脂酰肌醇主要存在于脑、肾、肝等气管内；在植物界中，磷脂酰肌醇主要存在于种子、坚果及谷物中。但是在动植物体内磷脂含量不同，即磷脂酰肌醇含量也不同。

临床应用及毒性　磷脂酰肌醇通路作为一种重要的细胞内信号传导通路备受关注，其对于维持中枢神经系统正常生理功能，尤其在调节钙稳态方面起着重要作用。缺血性脑损害病理损伤机制错综复杂，在脑缺血及再关注

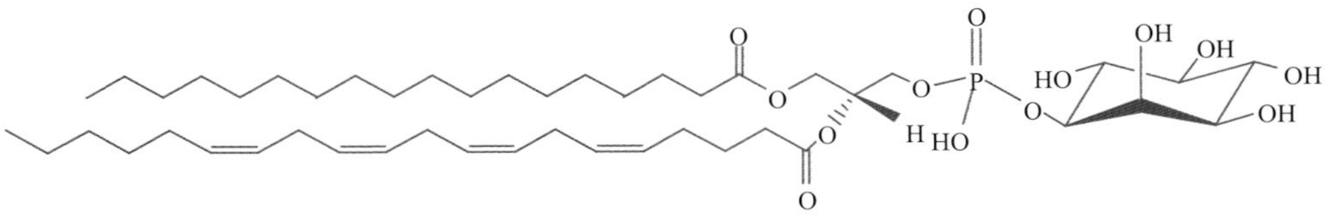

图　磷脂酰肌醇结构式

损伤中钙失稳态、钙超载被认为是神经细胞消亡、坏死的关键因素。通过不断提纯，使磷脂酰肌醇的纯度达到98%以上，可用于治疗中枢神经系统紊乱。其毒性未见报道。

制备方法 ①溶剂萃取法：将乙醇的不溶部分用甲醇浸提，利用酸碱液调节甲醇液 pH 值进行沉淀分离，将其从混合磷脂中分离出来，但是通常纯度不高，与磷脂乙醇胺、磷脂酸分离尤其困难。②柱色谱分离：使用低压制备色谱柱在三氯甲烷–甲醇（2：1）作为流动相，控制流速、载样量及硅胶目数等条件进行等梯度洗脱方式分离大豆磷脂中的磷脂酰肌醇，纯度可达到90%。③国外已尝试用酶法来转化磷脂酰肌醇，该法纯度可达80%～99%，但酶法制各磷脂酰肌醇对生产设备及技术的要求均比较严格。

（苏亚伦　王爱国）

shénjīngqiàolínzhī

神经鞘磷脂（sphingomyelin, SM）高等动物组织中含量最丰富的鞘脂类，也是具有代表性的鞘氨醇磷脂类，结构见图。其极性头部是磷脂乙醇胺或磷酰胆碱，由磷酸基和神经酰胺的第一个羟基以酯键相连。

简史 早在 1847 法国化学家莫里斯（Maurice Gobley）就从卵黄中获得一种含磷类脂物，并将其命名为卵磷脂，20 年后，德国著名有机化学家阿道夫（Adolf Strecker）证实卵磷脂并非一种单纯物质，1880 年，德国化学家约翰（Johann L. W. Thudicum）则分离并分析出磷脂中磷与氮的比例，从而鉴定了鞘磷脂，即神经鞘磷脂。1927 年，其结构首次被报道并且命名为 N-乙酰基鞘氨醇-1-磷酰胆碱脂。根据其含磷这一点可归为磷脂类，但它不同于卵磷脂（磷脂酰胆碱）和脑磷脂（磷脂酰乙醇胺），不含甘油。又因为含有碱基的鞘氨醇，所以可归为鞘氨醇脂类。

化学名称和理化性质 N-乙酰基鞘氨醇-1-磷酰胆碱脂。无毒无味白色结晶性粉末，熔点 196～198℃。微吸湿。其溶化温度较其他磷脂类高，为37℃。对光及空气皆稳定，不耐高温，其溶解度在不同溶液中差别很大，溶于苯、三氯甲烷、热乙醇和乙酸，微溶于吡啶，几乎不溶于乙醚、丙酮和水。与 $CaCl_2$ 成加合物，在水中成乳状液，有两性离解性质。

药物来源 神经鞘磷脂广泛存在于真核生物及部分原核生物，特别在哺乳动物的脑髓、内脏、血液、乳汁、蛋黄及植物的种子中含量丰富。大多数食物中都含有神经鞘磷脂，但是不同的食物中含量差别很大，水果和蔬菜中鞘磷脂含量不到 100 微摩尔/千克，而在鸡蛋、乳制品和大豆类食物中高达 2000 微摩尔/千克以上。

临床应用及毒性 由于神经鞘磷脂能阻止凋亡，可以用来治疗如人类获得性免疫缺陷综合征、神经退变性疾病、缺血性脑中风和正常生理情况下由于程序性死亡引起的疾病。低浓度的神经鞘磷脂可抑制某些肿瘤细胞（鼠和人的黑素瘤、人的骨肉瘤）的化学趋化性和浸润，转移是癌症致人死亡的主要原因，利用神经鞘磷脂的这一特性为寻找新药提供一个新途径。

尼曼–皮克病（Niemann-Pick disease，NPD）又称鞘磷脂沉积病（sphingomyelin lipidosis），是一种少见的先天性糖脂代谢性疾病，为常染色体隐性遗传。在神经鞘磷脂酶的作用下，神经鞘磷脂水解为神经酰胺和磷酰胆碱，由于该酶缺乏或活性降低，神经鞘磷脂水解不完全而会沉积在组织内致使细胞肿胀、变性和泡沫细胞形成，造血器官和神经组织中广泛贮存，骨髓、肝、脾、淋巴结、肾及中枢神经系统都可见到尼曼-皮克病。典型婴儿型或亚急性少年型患者可有严重的神经系统损害，以小脑脑干和脊髓受累较明显，大脑皮质较轻，成年型则较少。

药物的制备方法 ①溶剂法：美国科学家唐豪斯（S. J. Thannhauser）等对牛肺研究，经过冰醋酸提取的粗品神经鞘磷脂

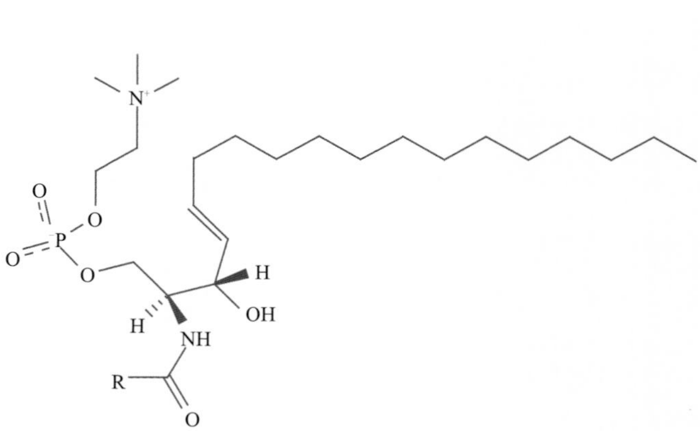

图　神经鞘磷脂结构式

用丙酮进行沉淀，并且用丙酮将沉淀洗涤几次干燥，沉淀中包含神经鞘磷脂和氢化卵磷脂，并且比例为2：1，经过碱液等步骤处理后，利用氧化铝色谱柱分离除去脑苷脂后，所得溶液用丙酮沉淀并且重结晶，即可得到纯度较高的神经鞘磷脂。②高效液相色谱法：利用反相柱的高效液相色谱，以甲醇：磷酸缓冲液（pH = 7.4）为9：1进行分离，检测波长可设置为203～205纳米，即可得到高纯度的神经鞘磷脂。

（苏亚伦 王爱国）

qiàotángzhī

鞘糖脂（glycosphingolipid）

鞘糖脂由糖链、脂肪酸和神经鞘氨醇的长链碱基三部分组成，疏水部分由神经鞘氨醇的氨基被脂肪酸酰化而成的神经酰胺，而亲水部分由糖链（D-葡萄糖、D-半乳糖、D-乙酰氨基葡萄糖、D-乙酰氨基半乳糖、L-岩藻糖、D-甘露糖及唾液酸等）与神经鞘氨醇的伯羟基相连。结构见图，根据糖链组成的不同可将鞘糖脂分为三类：仅含1个糖基的脑苷脂，不含唾液酸的非硫酸化的中性鞘糖脂以及含有唾液酸或/且被硫酸化的酸性鞘糖脂。神经节苷脂（ganglioside，GLS）是酸性鞘糖脂中的重要成员。

简史 鞘糖脂在19世纪末被人们所描述。1865年，德国人利布里奇（Liebrelch）就报道了脑中存在一种磷脂成分并将其称为"初磷脂"，1876年，德国生理学家图迪休姆（Thudichum）指出大脑中存在一种脑苷脂类化合物，通过含有乙醇的脑提取物碎片的结晶化发现鞘氨醇上连有糖和脂肪酸，随后他阐明鞘氨醇具有经验式 $C_{17}H_{35}O_2$，蒂尔费尔德（Theirfelder）等修正为 $C_{18}H_{37}NO_2$。1942年美国人卡特（Carter）等确定其结构式为2-氨基-1,3-二羟基十八烯-4。神经节苷脂的结构则于1963年由德国科学家库恩（Kuhn）和维甘特（Wiegandt）第一次证明。

各种质谱技术在鞘糖脂化合物相对分子质量测定以及糖链结构表征等都发挥了重要作用，随着液相色谱-质谱联用技术、液相色谱-核磁共振波谱联用技术等技术的发展，中国学者在从牛脑中分离得到的1个中性鞘糖脂进行了准确的结构分析。随着技术进步，微线圈探针技术和高场核磁共振技术等许多核磁共振波谱新技术和新方法也逐渐被应用到糖脂的结构解析中，为鞘糖脂的结构分析带来了革命性变化。

化学名称和理化性质 以神经节苷脂为例，其化学名称为单唾液酸四己糖神经脂。通常为白色粉末。易溶于吡啶或者二甲亚砜，大部分溶于水、甲醇、乙醇、三氯甲烷等。糖基部分2-OH为关键修饰部位，易于甲醚化、烯丙基醚化、异戊烯醚化、十二烷基醚化和氨基甲酰化等。

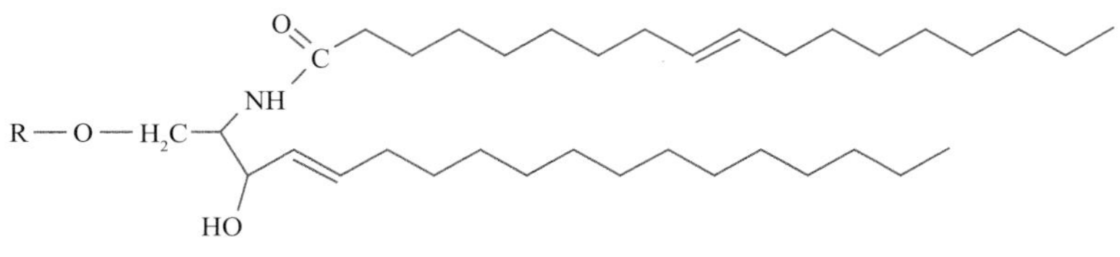

药物来源 鞘糖脂的组成、结构和分布具有组织专一性和专属性，它们大多数作为细胞膜的组成成分存在于动物组织、海绵和真菌中。虽然某些植物中也含有一些鞘糖脂，但总体来看鞘糖脂在植物界中的分布并不普遍。但由于天然物中鞘糖脂含量过少，纯化、分离、鉴定都较为困难，限制了鞘糖脂研究的进展，因此，20世纪末期起，开发人工合成的鞘糖脂便成为一个热门领域。

临床应用及毒性 自1968年日本科学家箱森（Hakomori）等开始研究鞘糖脂和肿瘤之间的关系，后续的大量研究也表明肿瘤细胞膜表面的鞘糖脂组成和代谢都会发生改变。在临床应用方面，含唾液酸的神经节苷脂在神经系统中含量丰富，具有保护细胞膜、促进神经生长、恢复神经功能等作用。成药后简称GM1，是唯一可以透过血脑屏障的一种神经节苷脂，因此临床主要用于治疗中枢神经系统病变包括脑创伤、脊髓创伤、脑血管意外（脑卒中）、帕金森病等。暂时未发现其毒性作用。

药物的制备方法 鞘糖脂的提取多采用有机溶剂超声波提取法等，主要采用三氯甲烷-甲醇-水体系和异丙醇-正己烷-水体系。完成鞘糖脂的提取后，进一步的富集分离则主要依赖各种色谱技术，如薄层层析技术和高效液相色谱技术等。

（苏亚伦 王爱国）

R：糖链

图 鞘糖脂结构式

dòngwù tiānrán yàowù

动物天然药物（natural drugs from animals）

来源于动物的天然活性物质及其制剂。是天然药物的重要组成部分。有的动物可整体入药，有的则是某一器官或组织入药。

用药历史　动物药是中国医药宝库的重要组成部分，也是动物天然药物的来源。中国在应用动物药方面具有悠久的历史，远在 4000 年前，已有甲骨文记载了蛇、麝、犀牛等 40 余种药用动物。春秋战国时期的《山海经》记录动物药材 65 味。秦汉时期的《神农本草经》收载僵蚕、地龙等 67 种动物药。明代《本草纲目》中收录的动物药达 440 种，清代《本草纲目拾遗》又补收动物药 160 种。1949 年后，一系列关于动物药物的著作相继出版，如《中国动物药》《中国药用动物志》《动物本草》等。2010 版《中国药典》收载动物药 49 种。

来源　动物天然药物来源于动物。全世界已研究和使用的药用动物有 3000 种以上，中国约有 2000 余种。药用动物来自动物界的 8 个门，包括原生动物门、海绵动物门、腔肠动物门、环节动物门、软体动物门、节肢动物门、棘皮动物门和脊索动物门。

由于人类大量开发野生动物资源，使得一些药用动物数量骤减，甚至濒于灭绝。为了保护野生动物资源，中国已将虎、梅花鹿、林麝、黑熊等珍稀动物列入《国家重点保护野生药材药物品种名录》。动物天然药物在满足人类治疗疾病需求的同时，还需减少对野生资源的依赖。常用的方法包括：①发展人工驯化养殖，如人工养殖梅花鹿、黑熊等。②研究代用药材，如用水牛角代替犀牛角、人工麝香。③对动物天然药物进行人工合成，如人工合成熊去氧胆酸。

结构类型　动物天然药物的结构类型多样，主要包括：①蛋白质和多肽类，如蚓激酶、水蛭素等。②多糖类，如肝素、软骨素等。③甾体类，如熊去氧胆酸、鹅去氧胆酸等。④其他小分子，如斑蝥素等。

制备技术　对于来源丰富、原料易得的动物天然药物，一般采用从动物组织或器官中提取分离的方法获得，例如由动物肝脏提取肝素、由昆虫斑蝥提取斑蝥素等。对于来源稀缺的动物天然药物，可采用化学合成或半合成方法制备，例如熊去氧胆酸主要来源于熊胆汁，因其资源珍稀，主要采用以胆酸为原料进行半合成的方法。此外，对于在自然界含量极低、提取工艺复杂的蛋白和多肽类药物，可通过基因工程技术进行制备，例如将水蛭素的 cDNA 在大肠杆菌或酵母菌中表达而生产重组水蛭素。

药理活性特点　动物天然药物具有抗血栓、抗肿瘤、消炎利胆等多种药理活性。由于来源特殊，动物天然药物的药理活性具有较鲜明的特点：①发挥与内源性物质类似的作用，如来源于高等动物的熊去氧胆酸、猪去氧胆酸等，与人体内源性胆汁酸的化学结构一致或相似，具有消炎利胆等药理作用。②体现动物对人体的特殊作用，如水蛭吸血时，通过其唾液腺分泌的水蛭素来阻止血液凝固，因水蛭素对凝血酶具有极强的抑制作用，其可用于治疗多种血栓疾病。③化学防御作用，如来源于芜菁科昆虫的斑蝥素，是此类昆虫特有的用于防御外敌侵扰的毒性化学物质。由于其具有良好的细胞毒作用，可以被用于防治肿瘤。

临床适应证及应用　动物天然药物具有广泛的临床应用，例如蛋白和多肽类动物天然药物常可用于治疗多种血栓性疾病；多糖类动物天然药物常被用于治疗心脑血管疾病和高脂血症；动物小分子毒素在临床应用于治疗肿瘤；胆酸类动物天然药物常被用于治疗胆结石、胆囊炎等。

(叶文才)

qùqīngdǎnsuān

去氢胆酸（dehydrocholic acid）　又称脱氢胆酸，是人工合成的胆酸去氢衍生物，结构式见图。去氢胆酸是一种可刺激肝细胞分泌低浓度胆汁的利胆药。CAS 号 81-23-2。属于结构修饰的动物天然药物。

简史　1924 年，德国科学家诺伊鲍尔（E. Neubauer）发现去氢胆酸能促进胆瘘患者胆汁酸分泌；1939 年，美国医学家贝斯特（R. R. Best）将去氢胆酸用于胆囊切除术后综合征，结果表明其可提高异物（如小结石）后方胆管的压力，舒张胆管口括约肌，有助于胆管异物排出；1973 年，美国医学家索洛韦（R. D. Soloway）发现去氢胆酸能促进胆汁酸分泌，并研究了其肝脏代谢方式和代谢产物；1990 年，加拿大药理学家优素福（I. M. Yousef）通过动物

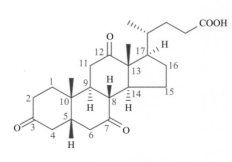

图　去氢胆酸结构式

实验证明去氢胆酸可减少胆磷脂、胆固醇及胆脂质的分泌。1995年，去氢胆酸和去氢胆酸片被《中国药典》收录。

化学名称、性状、理化性质　去氢胆酸化学系统命名为3,7,12-三氧-5β-胆烷-24-酸，分子式 $C_{24}H_{34}O_5$，分子量402.53。去氢胆酸为白色疏松状粉末，无臭，味苦；溶于氢氧化钠，略溶于三氯甲烷，微溶于乙醇，不溶于水。熔点为231～242℃，比旋度为+29.0～+32.5（$c=2$，1,4-二氧杂环乙烷）。

药物来源　去氢胆酸的来源为化学半合成。

制备方法　去氢胆酸的制备方法主要有两种：①氯气氧化法。取精制胆酸，加入适量50%乙酸、乙酸钠，搅拌均匀，通入氯气氧化得去氢胆酸粗品；经过滤、干燥等可获得去氢胆酸精品。②重铬酸钠氧化法。将适量精制胆酸及丙酮加入氧化釜中，滴加氧化剂（重铬酸钠溶于硫酸中），适当条件下反应得去氢胆酸粗品；取粗品加适量乙醇、药用活性炭，处理得去氢胆酸精品。

临床应用及不良反应　去氢胆酸作为利胆药，可增加胆汁中的水分，使胆汁稀释，清洗胆道，还可促进肝脏血流及胆红素的排泄。临床上主要用于治疗胆囊及胆道功能失调、胆囊切除后综合征、慢性胆囊炎、胆道小结石等。长久服用者会出现"肝脏疲劳"。胆道完全阻塞及严重肝炎患者禁用。

（叶文才）

xióngqùyǎngdǎnsuān
熊去氧胆酸（ursodeoxycholic acid）
熊胆汁中特有的一种胆酸类成分，结构式见图1。熊去氧胆酸可用于治疗胆固醇性胆结石。CAS号：128-13-2。属于动物天然药物。

简史　1927年，日本化学家庄田（M. Shoda）从熊胆汁中分离得到熊去氧胆酸，并于1937年阐明了其化学结构。1954年，日本化学家金泽（T. Kanazawa）通过还原3α-羟基-7-酮基胆烷酸半合成熊去氧胆酸。1957年，熊去氧胆酸被收载入《日本药局方》。1977年，日本医学家中川（S. Nakagawa）等证明熊去氧胆酸可有效的溶解胆固醇性胆结石。1987年，法国医学家普蓬（R. Poupon）等采用熊去氧胆酸对原发性胆汁性肝硬化患者进行了长期治疗，发现其能增加胆汁酸的分泌、改善肝脏功能，建议原发性胆汁性肝硬化患者可长期服用熊去氧胆酸。在中国，熊胆素有"药中黄金"之美誉，是名贵动物药材，在唐代苏敬的《新修本草》、明代李时珍的《本草纲目》等古籍中均有记载。《中国药典》1990版开始收录熊去氧胆酸和熊去氧胆酸片。

化学名称、性状、理化性质　熊去氧胆酸化学系统命名为3α,7β-二羟基-5β-胆烷酸，分子式 $C_{24}H_{40}O_4$，分子量392.58；熊去氧胆酸为白色结晶型粉末，无气味，味苦；易溶于乙醇、三氯甲烷、冰醋酸、稀碱液，略溶于乙醚，难溶于水和无机酸；熔点202～204℃，比旋度为+59°～+62°（$c=4$，乙醇）。

药物来源　熊胆中含熊去氧胆酸，但不同种类和地区含量差异很大。在中国，熊是禁止捕杀的保护动物，且熊胆本身就是名贵的中药材，一般不作为提取熊去氧胆酸的原料。

制备方法　熊去氧胆酸主要通过化学半合成法制备（图2）。将胆酸进行酯化反应，生成胆酸甲酯，然后经乙酰化、氧化、还原得鹅去氧胆酸（熊去氧胆酸的7α-羟基异构体），再氧化为3α-羟基-7-酮基胆烷酸，还原后得熊去氧胆酸。

临床应用及不良反应　熊去氧胆酸是治疗胆固醇性胆结石的特效药，能抑制胆固醇的合成，促进胆石溶解，并能收缩胆囊，松弛括约肌，促进胆汁的分泌和排出。临床用于胆结石、胆囊炎、胆管炎、胆汁性消化不良、黄疸及肝中毒、超声碎石辅助溶石。熊去氧胆酸副作用小，腹泻发生率约为2%，偶见便秘，瘙痒，头晕，胃痛等。

（叶文才）

éqùyǎngdǎnsuān
鹅去氧胆酸（chenodeoxycholic acid）
从鸡、鸭、鹅等动物胆汁中提取的胆汁酸类成分，结构式见图。鹅去氧胆酸是一种治疗胆囊结石病的药物。CAS号：474-25-9。属于动物天然药物。

简史　1848年，马森（T. Marsson）首次在鹅的胆汁中检测到一种胆酸类成分，并命名为鹅胆酸（chenocholic acid）；1924年，威兰（H. Wieland）和温道斯（H. Windaus）分别从人胆汁中检测到鹅去氧胆酸。1932年，川合（S. Kawai）以胆酸为起始原料合成了鹅去氧胆酸。1937年，雷布桥（A. G. Rewbridge）报道了口服

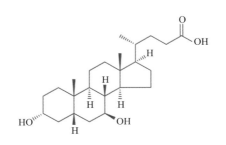

图1　熊去氧胆酸结构式

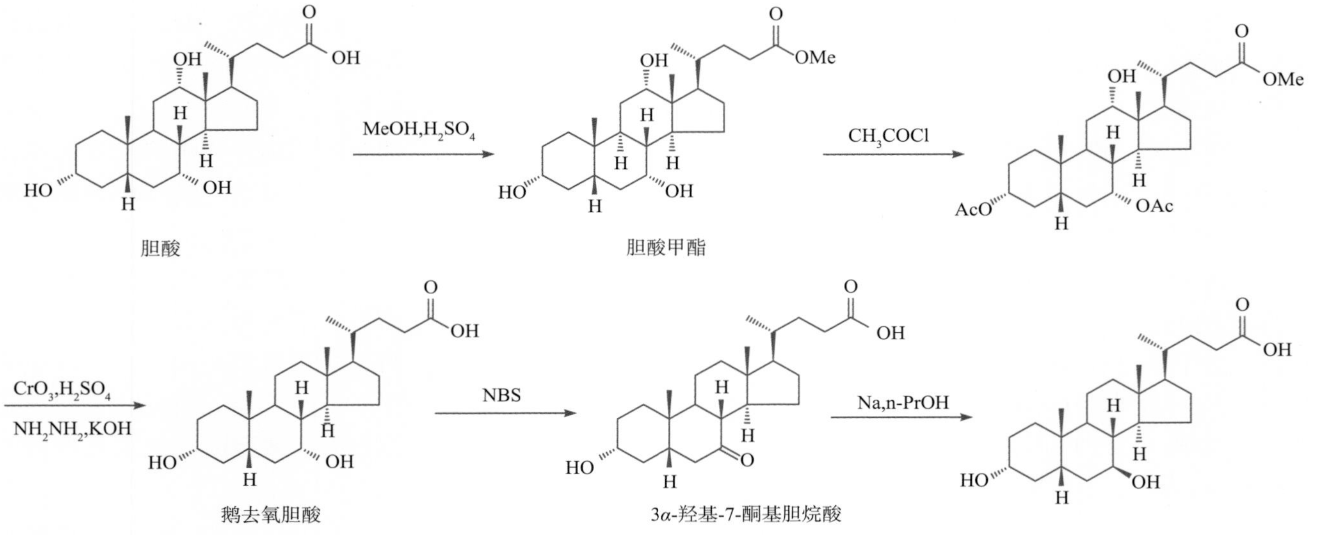

图2 熊去氧胆酸半合成路线

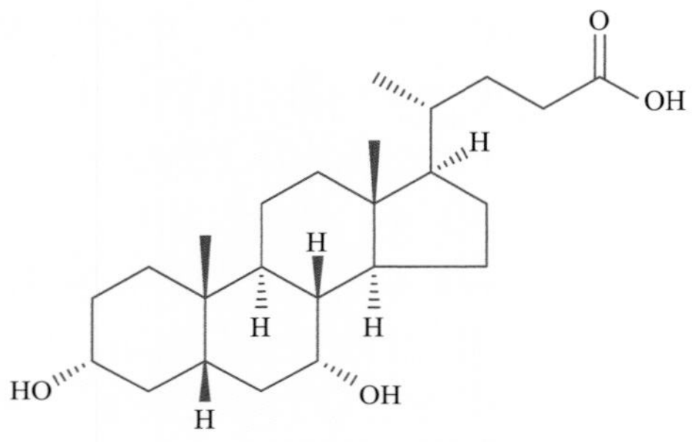

图 鹅去氧胆酸结构式

胆汁酸混合物（含有鹅去氧胆酸）溶解胆结石的全新方法。1971年，西斯尔（J. L. Thistle）等人的研究发现鹅去氧胆酸可以降低正常人患胆结石的可能性。1975年，鹅去氧胆酸被《中国药典》收录。鹅去氧胆酸胶囊为其常用制剂。

化学名称、性状、理化性质 鹅去氧胆酸化学系统命名为 $3\alpha, 7\alpha$-二羟基-5β-胆烷酸，分子式 $C_{24}H_{40}O_4$，分子量 392.58。鹅去氧胆酸为无色针状结晶，熔点165~167℃，无臭，味苦；易溶于乙醇、冰醋酸，微溶于三氯甲烷，不溶于水；比旋度为+10（c=0.14，1,4-二氧杂环乙烷）。

药物来源

多种动物如鸡、鸭、鹅、猪、羊等的胆汁中都含有鹅去氧胆酸。

制备方法

鹅去氧胆酸的生产工艺有两种：传统工艺是从鸡、鸭、鹅等家禽的胆汁中提取，制备工艺主要包括总胆汁酸制备、鹅去氧胆酸钡盐制备、脱钡和重结晶等。该工艺生产成本低、周期短，但产品的含量低、杂质多。另一种工艺为从牛、羊胆汁中提取高纯度的胆酸，再以胆酸为原料合成鹅去氧胆酸。该工艺在欧美国家被广泛采用。

临床应用及不良反应 鹅去氧胆酸能抑制胆固醇的合成和分泌，阻止胆结石的形成，并使已形成的胆固醇结石溶解。另外，鹅去氧胆酸还可降低血浆中的甘油三酯。临床上主要用于胆囊结石、胆管结石以及高脂血症。常见不良反应为腹泻，部分患者可

出现血清转氨酶升高，头晕、恶心等，个别患者可发生胆绞痛和肝功能异常。

（叶文才）

zhūqùyǎngdǎnsuān

猪去氧胆酸（hyodeoxycholic acid） 从猪胆汁中提取的一种胆酸类成分，是猪胆酸（hyocholic acid）经肠道微生物催化脱氧所形成，结构式见图。猪去氧胆酸是一种调节血脂及抗动脉粥样硬化的药物。CAS 号：83-49-8。属于动物天然药物。

简史 1847 年，德国科学家贡德拉赫（C. Gundelach）和施特雷克尔（A. Strecker）首次在猪胆汁中发现猪去氧胆酸与甘氨酸的结合物，并且阐明猪去氧胆酸是由猪胆酸经肠道微生物催化脱氧所形成；1923 年，德国化学家温道斯（Windaus）和博内（A. Bohne）明确了猪去氧胆酸的平面结构；1947 年，美国化学家莫菲特（B. Moffedtt）和赫恩（M. Hoehn）阐明了猪去氧胆酸的立体构型；2001 年，美国生物化学家塞哈耶克（E. Sehayek）发现猪去

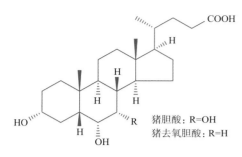

图　猪胆酸和猪去氧胆酸结构式

氧胆酸能有效抑制小鼠动脉粥样硬化的形成，并降低血浆中胆固醇的含量。猪脱氧胆酸片为其常用制剂。

化学名称、性状、理化性质　猪去氧胆酸化学系统命名为（$3\alpha,6\alpha$）-3,6-二羟基-5β-胆烷酸。猪去氧胆酸为白色粉末，无臭或微腥，味微苦；易溶于乙醇，微溶于丙酮、乙酸乙酯、三氯甲烷和乙醚，难溶于水；比旋度为+5.0°～+9.0°（$c=0.8568$，甲醇）。

药物来源　猪去氧胆酸来源于猪科动物猪的胆汁，主要从猪胆汁中提取制备。

制备方法　猪去氧胆酸的制备工艺主要包括 3 个步骤：①猪胆汁酸的制备。取新鲜猪胆汁，加饱和石灰水，加热至沸，滤取胆红素钙盐后，滤液加盐酸酸化至 pH1～2，除去上层液体，得黄色膏状物（猪胆汁酸）。②猪去氧胆酸粗品的制备。取上述黄色膏状物，加入适量氢氧化钠溶液进行水解，水解液再经盐酸酸化，过滤，滤饼用水洗至中性，干燥后得猪去氧胆酸粗品。③猪去氧胆酸的精制。粗品用乙酸乙酯搅拌回流溶解，用活性炭脱色，趁热过滤，滤液用无水硫酸钠脱水，浓缩，冷却结晶，真空干燥得猪去氧胆酸成品。

临床应用　猪去氧胆酸具有抑制胆酸形成及溶解脂肪的作用，

能降低血液中胆固醇及甘油三酯含量，在临床上主要用于治疗 Ⅰa、Ⅰb 和 Ⅱ 型高脂血症、动脉粥样硬化症等，也可用作消炎药，治疗慢性支气管炎、小儿病毒性上呼吸道感染等，还可用于胆道炎、胆囊炎、胆石症和其他非阻塞性胆汁郁积。猪去氧胆酸不良反应较少，偶见轻度腹泻。

（叶文才）

niúhuángxióngqùyǎngdǎnsuān

牛磺熊去氧胆酸 （taurour-sodeoxycholic acid）

来源于熊胆汁的结合型胆汁酸，由熊去氧胆酸与牛磺酸结合所形成，结构式见图 1。牛磺熊去氧胆酸是一种治疗胆结石和肝病的药物。CAS 号：14605-22-2。属于动物天然药物。

简史　1902 年，瑞典生物化学家哈马斯滕（O. Hammarsten）从北极熊胆汁中检测到熊去氧胆酸；1927 年，日本化学家庄田（M. Shoda）从中国熊胆汁中分离得到结晶状态的熊去氧胆酸；1954 年，日本化学家金泽（T. Kanazawa）首次合成了牛磺熊去氧胆酸；1991 年，意大利贝思迪

大药厂研制出牛磺熊去氧胆酸胶囊，并于当年上市。2007 年，牛磺熊去氧胆酸胶囊获准在中国销售。

化学名称、性状、理化性质　牛磺熊去氧胆酸化学系统命名为 2-[[（$3\alpha,5\beta,7\beta$）-3,7-二羟基-24-氧代胆甾烷-24-基]氨基]乙烷磺酸。牛磺熊去氧胆酸为白色结晶性粉末，无臭，味苦；易溶于水及甲醇，不溶于低极性有机溶剂中；牛磺熊去氧胆酸水溶液显酸性，比旋度为+46°（$c=1$，乙醇）。

药物来源　牛磺熊去氧胆酸来源于熊科动物熊的胆汁，为熊去氧胆酸在胆汁中的生理活性形式，同时也是熊胆汁特异性成分。

制备方法　牛磺熊去氧胆酸主要是通过人工半合成获得。牛磺熊去氧胆酸的半合成路线包括两步反应（图 2）：①由熊去氧胆酸与氯甲酸烷基酯或芳香酯形成混合酸酐。②混合酸酐与牛磺酸反应得到牛磺熊去氧胆酸。

临床应用及毒性　牛磺熊去氧胆酸在临床上主要用于治疗胆囊胆固醇结石、原发硬化性胆管炎、原发胆汁性肝硬化和慢性丙型病毒性肝炎。与熊去氧胆酸相比，牛磺熊去氧胆酸的溶石速度更快、全溶率更高。在推荐剂量范围内，牛磺熊去氧胆酸有良好

图 1　牛磺熊去氧胆酸结构式

图2 牛磺熊去氧胆酸半合成路线

熊去氧胆酸 → 混合酸酐 → 牛磺熊去氧胆酸

(图上标注：氯甲酸酯 Cl-COO-R；牛磺酸 H₂N-CH₂CH₂-SO₃H)

的耐受性，仅少数患者出现腹泻等不良反应。

（叶文才）

liúsuānruǎngǔsù A

硫酸软骨素 A（chondroitin sulfate A） 从动物的软骨、气管、韧带等组织中提取的一类酸性糖胺聚糖，由 D-葡萄糖醛酸和 N-乙酰-D-氨基半乳糖连接组成，并在 C-4 位羟基上发生硫酸化，平均分子量为 5000~50 000，结构见图。硫酸软骨素 A 是一种新型的降血脂药物。CAS 号：39455-18-0。属于动物天然药物。

简史 1861 年，德国化学家费歇尔（E. Fischer）首次检测到硫酸软骨素 A；1891 年，德国药学家施梅德伯格（O. Schmeiedberg）从鼻软骨中分离出硫酸软骨素；1958 年，美国生物化学家卡尔·梅耶（Karl Meyer）确定了硫酸软骨素 A 的结构；1995 年，美国医学家斯里尼瓦桑（S. R. Srinivasan）等发现硫酸软骨素可减少局部胆固醇沉积，防止动脉粥样硬化的形成。硫酸软骨素在中国得到广泛应用，已生产硫酸软骨素原料药及硫酸软骨素片、硫酸软骨素滴眼液等制剂。

化学名称、性状、理化性质
化学名称为 4-硫酸软骨素。硫酸软骨素为白色或类白色粉末，无臭，略带咸味；有较强的吸湿性，易溶于水，难溶于甲醇、乙醇、丙酮等有机溶剂；水溶液呈黏稠性，在强酸、强碱及高温条件下易降解为分子量较小的低聚糖，导致溶液黏度下降。硫酸软骨素 A 水溶液的比旋度为 -28°~-32°，硫酸软骨素 C 水溶液的比旋度为 -16°~-22°。

药物来源 来源于多种动物的软骨、气管、韧带等组织。

制备方法 主要通过提取制备来获得硫酸软骨素。其提取方法主要有碱提取法、碱盐法、中性盐法、酶处理法等，常见碱提取法的工艺流程为：原料处理、碱液提取、酶解消化、去除杂质、沉淀纯化。

临床应用及毒性 硫酸软骨素 A 是新型降血脂药，在临床上主要用于治疗高脂血症、心绞痛等，也可与氨基葡萄糖合用治疗关节炎。此外，硫酸软骨素可作为眼科手术的辅助用药，也可用于缓解干眼症。硫酸软骨素不良反应较少，偶有胸闷、乏力和牙龈少量出血等。

（叶文才）

gānsù

肝素（heparin） 由多种重复的硫酸化二糖结构单元组成的具有不同链长的多聚糖，常见的二糖单元由硫酸艾杜糖醛酸和硫酸葡萄糖胺组成，结构见图。肝素来源于动物组织，在体内外都具有抗凝血作用。CAS 号：9005-49-6。属于动物天然药物。

简史 1916 年，美国医学生麦克莱恩（J. Mclean）及其导师豪厄尔（W. H. Howell）从动物肝组织中发现了一种能够延长血液凝固时间的物质，并取名为肝素。1935 年，瑞典科学家约尔佩斯（E. Jorpes）揭示了肝素的化学结

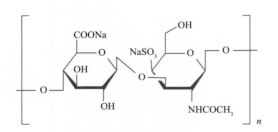

图 硫酸软骨素 A 结构式

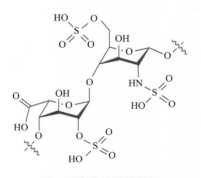

图 肝素常见结构单元

构。1937年，加拿大生理学家贝斯特（C. H. Best）发现人体的许多组织都含有肝素。同年，临床首次应用肝素预防血栓获得了成功。1939年，美国病理学家布林克豪斯（K. M. Brinkhous）进一步解释了肝素的抗凝血作用机制，为其广泛的临床应用奠定了理论基础。2005年，低分子肝素作为拟增品种被《中国药典》收录。中国已生产肝素钠、肝素钙、依诺肝素钠原料药以及肝素钠乳膏、肝素钠含片、肝素钠注射液等制剂。

性状和理化性质 肝素的分子量为3000~30 000，平均分子量约12 000。肝素为白色或灰白色粉末，无臭无味，有吸湿性，其钠盐易溶于水，不溶于乙醇、丙酮等有机溶剂。肝素呈酸性，能与多种阳离子成盐。

药物来源 最初来源于动物肝脏，后多来源于动物的肠黏膜。

制备方法 肝素多从猪、羊、牛等动物的肠黏膜、肝或肺组织中提取。常用的提取步骤是：猪小肠黏膜匀浆→季铵盐沉淀→盐解、酶解或碱解→凝胶过滤、乙醇分级沉淀→亲和色谱和离子交换色谱。

临床应用及毒性 肝素具有强抗凝作用。在临床上，肝素是首选抗凝药之一，可防止血栓的形成和扩大，用于治疗和预防血栓栓塞性疾病，如心肌梗死、肺栓塞、脑血管栓塞、外周静脉血栓和心血管手术时栓塞等。肝素也可用于防止输血时血液凝固，急性冠脉综合征、心房纤维性颤动等。肝素的主要不良反应是易引起自发性出血和血小板减少症，也可发生超敏反应等。肾功能不全、血小板功能不全者禁用。

（叶文才）

bānmáosù

斑蝥素（cantharidin） 从芫菁科昆虫斑蝥中发现的天然单萜类昆虫毒素，具有良好的抗肿瘤作用，结构式见图。CAS号：56-25-7。属于动物天然药物。

简史 1810年，法国药学家罗比凯（P. Robiquet）从西班牙绿芫菁 *Lytta vesicatoria* 中首次提取出斑蝥素粗品。1914年，德国化学家加达默尔（J. Gadamer）证实了斑蝥素的结构。1953年，美国化学家吉尔伯特·斯托克（G. Stork）首次以呋喃和1,4-二羧酸二甲酯-2-丁炔为原料，经过11步反应完成了斑蝥素的合成。1958年，意大利生物学家巴吉尼（A. Baggini）发现斑蝥素能够抑制白羽扇豆 *Lupinus albus* 的生长，其机制为抑制细胞的有丝分裂。1975年，中国上海斑蝥协作组报道了斑蝥素对人原发性肝癌有显著疗效。1976年，美国化学家多本（W. G. Dauben）简化了合成工艺，以呋喃和二甲基马来酸酐为原料，经过两步反应即可合成斑蝥素。中国已生产去甲斑蝥素原料药以及斑蝥素乳膏、去甲斑蝥素片等制剂。

化学名称、性状、理化性质
斑蝥素化学系统命名为（3*aR*, 4*S*, 7*R*, 7*aS*）-六氢-3a, 7a-二甲基-4, 7-环氧异苯并呋喃-1, 3-二酮。斑蝥素为斜方形晶体，无臭，易溶于丙酮、三氯甲烷、乙醚及乙酸乙酯，可溶于热水，微溶于乙醇，不溶于冷水。熔点为215~217℃，沸点为326.9℃。

药物来源 斑蝥素存在于芫菁科、蜡蝉科及拟天牛科昆虫中，其中以芫菁科昆虫含斑蝥素最为普遍。21世纪初，斑蝥素主要从中药斑蝥即芫菁科昆虫南方大斑蝥 *Mylabris phalerata* Pallas 或黄黑小斑蝥 *Mylabris cichorii* Linnaeus 的干燥虫体中提取获得。南方大斑蝥中斑蝥素含量约1%~1.2%，黄黑小斑蝥中斑蝥素含量0.9%~1.3%。

制备方法 斑蝥素提取过程为：斑蝥成虫干燥、粉碎，用盐酸水溶液加热回流提取，然后用三氯甲烷萃取，萃取物浓缩后重结晶即得。

临床应用及毒性 斑蝥素及其钠盐可用于治疗原发性肝癌、食管癌、胃癌和贲门癌等，可作为化疗辅助药物升高白细胞数量，也可用于乙型肝炎、尖锐湿疣、面部神经麻痹的治疗。斑蝥素有剧毒，对成人的致死量为10~80毫克，用药不当易使人中毒甚至死亡。斑蝥素对皮肤及黏膜有强烈刺激性，外用使皮肤发红起泡，口服可导致严重的胃肠溃疡。斑蝥素还具有一定的肝、肾毒性。

（叶文才）

shuǐzhìsù

水蛭素（hirudin） 来源于水蛭唾液腺，由65个氨基酸残基组成的、无糖基化的酸性单链多肽。水蛭素具有很强的抗凝血、溶血栓和降血脂作用。CAS号：11327-56-9。属于动物天然药物。

简史 1884年，英国生理学家海克拉夫特（J. B. Haycraft）首次发现欧洲医用水蛭能够分泌出某种阻止血液凝固的物质，以利于水蛭吸食血液。1955年，德国科学家马克瓦特（F. Markwardt）

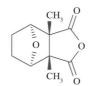

图 斑蝥素结构式

从医用水蛭的唾液腺分泌物中分离得到水蛭素纯品。1984 年，德国科学家多特（J. Dodt）测定了水蛭素的氨基酸序列。1987 至 1989 年，美国科学家克罗尔（G. M. Clore）确定了水蛭素的三维结构。由于天然水蛭素产量有限，不能满足临床应用，医药界均着重于研究通过基因工程技术获得重组水蛭素。1986 年，法国科学家阿尔韦（R. P. Harvey）等获得水蛭素的 cDNA，随后水蛭素基因在多种宿主细胞（如大肠杆菌和酵母菌）中成功表达，用于生产重组水蛭素。在中国，水蛭始载于《神农本草经》，以后各代医学专著如《本草纲目》《中国动物药》均有记载，是传统的活血化瘀药。

性状、理化性质 水蛭素为灰色或白色粉末，分子量约 7000，可溶于水、生理盐水、吡啶及 40%丙酮-水混合液中，不溶于乙醇、乙醚、丙酮及苯。

药物来源 水蛭素存在于医用水蛭的唾液腺中，可从医用水蛭提取获得。

制备方法 将水蛭头部匀浆处理，用水-丙酮提取，可得到粗制品，然后采用离子交换色谱、凝胶色谱等方法可获得精制的水蛭素。

临床应用及不良反应 水蛭素对凝血酶有极强的抑制作用，可用于治疗动、静脉血栓性疾病，也可用于外科手术，预防术后动脉血栓的形成。水蛭素不激活纤溶系统，出血不良反应较少见。

（叶文才）

yǐnjīméi

蚓激酶（lumbrukinase） 从蚯蚓体内分离得到的含有纤维蛋白溶解酶和纤维蛋白溶酶原激活剂的一组蛋白水解酶，是抗凝、溶栓和抗血小板药物。CAS 号：556743-18-1。属于动物天然药物。

简史 1983 年，日本生理学家三原（H. Mihara）从粉正蚓 Lumbricus rubellus 中提取出一组具有纤溶活性的酶，将其命名为蚓激酶。1993 年，韩国生物学家柳（G. H. Ryu）从粉正蚓中提取出 6 种具有不同纤溶活性的蚓激酶成分。国内外多个研究组已从不同品种的蚯蚓中分离得到具有强纤溶活性的蚓激酶，并完成部分蚓激酶单体的氨基酸组成分析。中国已生产蚓激酶肠溶片、蚓激酶肠溶胶囊等制剂。

结构、性状、理化性质 蚓激酶是由一组不同基因编码的、含有一个或多个酶活性中心的蛋白质。其中甘氨酸、天冬氨酸、丝氨酸、丙氨酸和苏氨酸含量较高，谷氨酸、脯氨酸、亮氨酸及异亮氨酸在某些单体中的含量也较高，但赖氨酸的含量均较低。蚓激酶为淡黄色至灰黄色粉末，分子量 18 000~42 000，味腥，极易引湿，在水中易溶，对热较稳定，在 55℃以下酶活力基本不变。其在 pH＝8~9 时稳定性最好，活力较高。

药物来源 商品用蚓激酶多从赤子爱胜蚓中提取。

制备方法 蚓激酶常用的分离纯化步骤是：制备蚯蚓匀浆→盐析→凝胶色谱→离子交换色谱→高效液相色谱，通过上述步骤可获得较高纯度的蚓激酶成分，但提取方法烦琐、耗时长。21 世纪初，亲和色谱技术在蚓激酶的分离纯化中得到广泛应用，具有操作简单、分离时间短、获得活性组分多等优点，成为分离纯化蚓激酶的理想方法之一。

临床应用及毒性 蚓激酶可降低凝血因子 I 纤维蛋白原含量、降低全血黏度、增加纤维蛋白降解产物。蚓激酶主要用于缺血性脑血管病，如缺血性脑病、冠心病、纤维蛋白原和血小板凝集增高症。此外，还可用于治疗脑梗死、心绞痛、糖尿病并发症、肾病综合征、肺心病等。蚓激酶的不良反应表现为轻度头痛、头晕、便秘、恶心等，一般不需特殊处理，停药后即可消失。

（叶文才）

réngōngshèxiāng

人工麝香（artificial musk） 中国自主研发的可代替天然麝香的药物，其化学成分与药理活性最大限度的与天然麝香保持一致，属国家一类新药，国家保密品种。人工麝香可与天然麝香等同使用，已广泛用于临床，属于动物天然药物。

简史 天然麝香为稀有珍贵中药材，为鹿科动物林麝 Moschus berezovskii Flerov、马麝 Moschus sifanicus Przewalski 或原麝 Moschus moschiferus Linnaeus 成熟雄体香囊中的干燥分泌物。很多名贵中成药处方中均含有麝香，如安宫牛黄丸，麝香保心丸等。为了解决天然麝香来源稀缺的问题，中国卫生部和中国药材公司于 1976 年联合立项，进行人工麝香的研究，并委托中国医学科学院药物研究所、济南中药厂、上海市药材公司等单位共同研发。人工麝香的配制原则为：化学成分类同性，生物活性一致性，理化性质近似性。该项目在 1981~1985 年期间被列入原国家科委攻关项目。1987 年，卫生部批准对人工麝香进行临床研究，选择了 10 个重点研究病种，采用随机分组、双盲对照的试验方法，通过近 2000 例临床研究，证明人工麝香与天然麝香功能近似、疗效相似，且未发现明显的不良反应。专家评审认为，人工麝香与天然麝香可等同使用。1990 年，人工麝香获得卫生部"中药一类"新药证书。1993 年，获得试生产新药证书，由北京协和制药二厂试生产。1994 年，人工麝香投放市场。1997 年，人工麝香项目被评为国家中医药管理局科技进步一等奖。2004 年，人工麝香获得国家药品监督管理部门正式生产批准文号，由北京联馨药业有限公司生产。

性状、理化性质 天然麝香呈粉末状、颗粒状或不规则团块，棕褐色或黄棕色，显油性，微有光泽。气香浓烈而特异，味微辣、微苦带咸。人工麝香与天然麝香的性状和理化性质类似，内含有麝香酮、雄甾酮、胆固醇等多种成分。

药物来源和制备方法 属保密内容。

临床应用及不良反应 具有芳香开窍、通经络、消肿止痛等功效。临床上用于心绞痛、心肌梗死等，也可用于防治动脉粥样硬化、脑缺血、高脂血症等。人工麝香不良反应较少见，偶见轻微头痛、恶心等症状。其对子宫呈明显的兴奋作用，可引起流产，为妊娠禁用药品。

（叶文才）

shédú

蛇毒（snake venoms） 由毒蛇毒腺分泌的液体或其干燥制品，化学成分复杂，含有蛋白质、多肽、氨基酸、核苷及小分子等物质。蛇毒具有溶栓、抗癌、止血、止痛等生理活性，属于动物天然药物。

简史 1936 年，奥地利医学家克洛布西茨（Klobusitz）从巴西矛头蝮蛇毒液中分离得到一种具有促凝特性的类凝血酶，后来发展成为临床常用药物巴曲酶。1967 年，英国生化学家埃努夫（Esnouf）从马来西亚红口蝮蛇中提取出类凝血酶样的酶 Arvin，用于治疗多种血液栓塞性疾病。1976 年，昆明动物研究所将眼镜蛇毒进行分离，得到一种神经毒素，其制剂"克痛宁"可用于治疗各种慢性神经痛。1980 年以来，中国人民解放军蛇毒临床应用研究中心先后研制了多种蛇毒药品，如用于治疗心脑血栓疾病的"清纤酶"、具降低血液黏度以及抗癌功效的"青龙肠溶胶丸"以及具有止痛抗癌功效的"抗癌宁"和"新克痛宁"等。1997 年，中国国家卫生部将以尖吻蝮蛇和长白山白眉蝮蛇蛇毒为原料提取的类凝血酶制品命名为降纤酶，并颁布了其质量标准。降纤酶具有显著的抗凝效果，临床用于治疗缺血性血管疾病等。

性状、理化性质 新鲜蛇毒呈蛋清样黏稠液体，呈弱酸性，有特殊腥味，含水量约为 65%～80%，常温下易失活，置冰箱中 1 周后有部分失去活力。干燥蛇毒松脆易碎，无硬块，重量轻，呈细颗粒或粉末状，有一定挥发刺激性气味，易吸潮，不耐热，潮湿高热或阳光直射的情况下易分解变质。

药物来源 蛇毒来源于蝮蛇、尖吻蛇、眼镜蛇、蝰蛇等毒蛇的毒腺。

制备方法 由毒蛇毒腺采集毒液，充分干燥后可得粗蛇毒。粗蛇毒经离子交换色谱、凝胶色谱、亲和色谱、高效液相色谱、电泳技术等方法进行纯化，可得到纯化的蛇毒酶制品。

临床应用及不良反应 蛇毒临床应用较为广泛，主要用于防治血栓性血管闭塞，如脑栓塞、冠心病、心肌梗死、肺栓塞、静脉血栓、脉管炎等。也可用于治疗肿瘤、糖尿病、疼痛性疾病等。其不良反应主要有复视，牙龈出血，消化道出血，血小板减少，急性肾功能损害，肝功能改变等。

（叶文才）

kāngfùxīn

康复新（kangfuxin） 由美洲大蠊 *Periplaneta americana* 干燥虫体提取精制而成，具有治疗烧伤烫伤及细胞修复活性的药物。康复新含有氨基酸、多肽、核苷及小分子化合物，属于动物天然药物。

云南大理白族人民自古就有使用蜚蠊治疗恶疮的经验。20 世纪 70 年代，云南大理学院李树楠教授经过长期研究，发现美洲大蠊提取物对烧伤烫伤具有明显的治疗作用，并将其研制开发成新药"康复新"。临床试验证明，康复新在抗炎、消肿、皮肤修复、抗癌等多方面具有良好的疗效。

性状、理化性质：康复新为深棕色黏稠状液体；气微腥，有吸湿性。

药物来源：由美洲大蠊干燥虫体提取。

制备方法：美洲大蠊粉碎，加石油醚除脂，滤渣采取水提醇沉或者醇提水沉的方法，静置后滤取药液，经减压浓缩再与甘油混合即得。

康复新临床应用广泛，可用于治疗烧伤、烫伤、战伤，溃疡性肠炎、糖尿病足、口腔溃疡、褥疮等。此外，康复新可用于辅助治疗肺结核，也可用于减轻癌症患者化疗期间的痛苦。康复新不良反应较少，主要是消化系统的不良反应，如腹痛、恶心等。

（叶文才）

gāoděng zhēnjūn yàowù

高等真菌药物（drugs from higher fungi） 来源于肉眼可见且有子实体的真菌的药物。真菌是地球上仅次于昆虫的第二大生物资源，据估计有 150 万种之多。高等真菌是指其中肉眼可见且有子实体的部分，主要包括担子菌和部分子囊菌。

自然界提供了广泛而专一有效的生物活性成分。在长期进化过程中真菌发展了一整套防御机制来对抗竞争者，所使用的"武器"越来越精致。在各种生物资源中，真菌属于"创造系数"较高的生物，含有大量结构多样的次生代谢产物。如从丝状真菌（*Tolypocladium inflatum*，属于高等真菌虫草 *Cordyceps subsessilis* 的无性世代）中发现了选择性的免疫抑制剂环孢菌素（cyclosporin），在医学上产生了一个巨大飞跃。该化合物是由 11 个氨基酸组成的环肽，这个药物被广泛用于人体器官移植。其他一系列非常有用的化合物或重要先导化合物先后在真菌中的被发现，如阿卡波糖、洛伐他汀（mevinolin）等。

来源与分布 高等真菌中很多作为药用真菌如虫草、灵芝、茯苓、猪苓、樟芝、香菇等。药用真菌的来源有野生、人工栽培和发酵培养 3 个途径。野生资源一般来说量有限，不易采集，受生态环境及季节等自然条件的限制较多。人工栽培的多采用椴木或锯木屑瓶栽。以灵芝、茯苓、香菇的生产量较大。人工栽培能批量生产，较野生采集有优越性。发酵培养则提供了另一新的资源来源途径，如对虫草、灵芝、蜜环菌、亮菌、安络小皮伞、猴头、猪苓、茯苓和云芝等的发酵物进行了化学、药理及临床等的综合研究，部分已得到广泛应用。除常见的药用真菌外，从其他来源的高等真菌子实体、菌丝体或者发酵液中也不断发现结构新颖的

活性化合物，有一些并被发展成新药。人类对真菌的认识还很少，对 90% 种类一无所知。在已有科学命名（占总数种类不足 10%）的真菌中，经过较深入的化学和生物学研究的种类非常少。因此，真菌作为生物资源具有巨大潜力，有待人类认识和挖掘。

生物活性与应用 高等真菌药物是从高等真菌来源的药物。如：裂褶菌 *Schizophyllum commune* 产生的裂褶菌素 schizophyllan 具有抑制肿瘤、提高机体免疫力、抗辐射等多种生物活性，用于治疗宫颈癌、头癌、颈癌等，并作为肿瘤手术治疗、化学治疗和放射治疗的辅助治疗。截短侧耳 *Pleurotus passeckerianus* 中的侧耳素（pleuromutilin），具有抑制细菌蛋白质合成的活性，作为抗生素。从高等真菌 *Omphalotus illudens* 中分离得到的隐陡头菌素（illudin S）抗肿瘤活性强，但对实体瘤治疗指数低，而其衍生物伊洛福芬（irofulven）却在体内对多种耐药

的肿瘤显示具有较好的效果。伊洛福芬临床试验主要用于治疗胰腺癌、前列腺癌、卵巢癌、肝癌、结肠癌、乳腺癌等。

（刘吉开）

égāodúsù

鹅膏毒素（amanitins） 一类从毒鹅膏菌 *Amanita phalloides* 和鳞柄白毒鹅膏菌 *Amanita virosa* 等剧毒蘑菇中分离出来的环肽类剧毒天然产物，结构式见图 1 和图 2。食用蘑菇致死的事件大都是几种鹅膏引起。鹅膏属 *Amanita* 大约有 900～1000 个种，广泛分布于世界各地。中毒后症状多为胃肠道反应或神经毒并常引起幻觉，会造成肝肾损伤，严重致死。

简史 对于鹅膏中剧毒物质的研究可追溯到 1880 年。鹅膏毒素结构的确定、分析检测以及毒理研究是化学家，药物学家和毒理学家们长期关注的热点。1937 年，这类化合物中第一个通过晶体结构确定的毒素是鬼笔环肽（phalloidin）。这个化合物毒性的

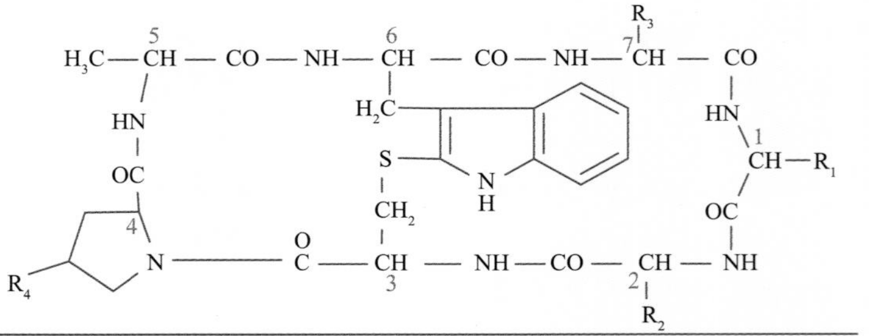

序号	化合物名称	R₁	R₂	R₃	R₄
1	鬼笔素*	CH₃	CH(OH)CH₃	CH₂C(CH₃)₂OH	OH
2	鬼笔鹅膏素*	CH₃	CH(OH)CH₃	CH₂C(CH₃,CH₂OH)OH	OH
3	phallosin*	CH₃	CH(OH)CH₃	CH₂C(CH₂OH)₂OH	OH
4	phallacin*	CH(CH₃)₂	CH(OH)COOH	CH₂C(CH₃)₂OH	OH
5	phallacidin*	CH(CH₃)₂	CH(OH)COOH	CH₂C(CH₃,CH₂OH)OH	OH
6	phallisacin*	CH(CH₃)₂	CH(OH)COOH	CH₂C(CH₂OH)₂OH	OH
7	phallin*	CH₂Ph	CH(OH)CH₃	CH₂C(CH₃)₂OH	H
8	prophalloin**	CH₃	CH(OH)CH₃	CH₂C(CH₃)₂OH	H

注：*为LD₅₀ 1.5～3.0mg/kg，**为30mg/kg仍没有表现出毒性

图 1 鬼笔鹅膏毒肽的结构

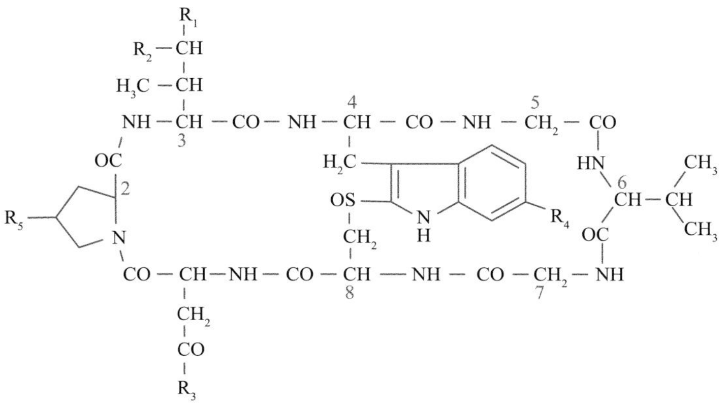

序号	化合物名称	R$_1$	R$_2$	R$_3$	R$_4$	R$_5$
1	α-amanitin	CH$_2$OH	OH	NH$_2$	OH	OH
2	β-amanitin	CH$_2$OH	OH	OH	OH	OH
3	γ-amanitin	CH$_3$	OH	NH$_2$	OH	OH
4	ε-amanitin	CH$_3$	OH	OH	OH	OH
5	amanin	CH$_2$OH	OH	OH	H	OH
6	amaninamide	CH$_2$OH	OH	NH$_2$	H	OH
7	amanullin	CH$_3$	H	NH$_2$	OH	OH
8	amanullinic acid	CH$_3$	H	OH	OH	OH
9	proamanullin	CH$_3$	H	NH$_2$	OH	H

图2　鹅膏毒肽结构

发作时间非常短，对实验小鼠腹腔注射后 2~5 小时发生死亡。1941 年，另一个化合物鹅膏毒素（amanitin）结构也通过 X 晶体衍射得以确定。该毒素的毒性是前者的 10~20 倍，毒性发作时间滞后于前者。鹅膏毒肽常作为工具药使用。

化学名称与理化性质　鬼笔环肽由 7 个氨基酸组成的环肽，鹅膏毒素由 8 个氨基酸组成的环肽。其中 6-羟基色氨酸和半胱氨酸成桥，形成第二个内环。它们在核糖体中合成。

药物来源　主要存在于毒鹅膏菌 *Amanita phalloides*，鳞柄白毒鹅膏菌 *Amanita virosa* 和双孢鹅膏 *Amanita bisporigera* 中，在蘑菇 *Galerina marginata* 和 *Conocybe filaris* 中也发现。

活性与毒性　鹅膏毒素是 RNA 聚合酶 Ⅱ 和 Ⅲ 的抑制剂。鬼笔环肽与肌动蛋白结合，阻止其解聚，破坏了细胞内微丝的聚合-解聚动态平衡，从而对细胞产生毒性。以鹅膏毒肽为例，其致死量是 0.1 毫克/千克。对于正常体重的人，5~7 毫克足以导致中毒，只需食用一个毒鹅膏菌子实体就足以致命。在食用之后的 8~12 小时多表现为胃肠道不适，伴随恶心、呕吐、腹痛、腹泻等症状。食用后 12~48 小时出现假愈期，胃肠道不适症状消失。而体内一些生化指标发生变化。血液中天冬氨酸转氨酶、谷丙转氨酶、乳酸脱氢酶等酶开始升高，严重影响血液凝结，导致内脏出血。48~72 小时上述酶水平继续升高，出现凝血障碍，肝脏严重损伤，还会引起脑昏迷。同时肌酐和尿酸水平升高，导致肾衰竭。

中毒后的救治常采取以下措施：①维持患者的血糖水平，保持电解质平衡。②洗胃，排便，利尿剂强制排尿等方法排出胃肠道的毒素；用血液透析或者血浆去除法减少血液中的毒肽。③用青霉素 G、水飞蓟素和糖皮质激素等。④严重的可能需要进行肝移植。

（刘吉开）

luǒgàigūsù

裸盖菇素（psilocybin）

从墨西哥裸盖菇 *Psilocybe mexicana* 中分离得到的化合物，能够引起人们产生幻觉。

简史　在墨西哥南部绵延的大山里有一种蘑菇，当地人称之为"神圣的蘑菇"，被用在宗教祭祀仪式上。巫师食用这种蘑菇之后，进入一种或癫狂或欣喜的状态，据说此时能够领悟到诸神的旨意。后来这种蘑菇被鉴定为裸盖菇属 *Psilocybe* 中的一种，并被命名为墨西哥裸盖菇 *Psilocybe mexicana*。1958 年，从墨西哥裸盖菇中分离得到裸盖菇素（psilocybin）和脱磷酸裸盖菇素（psilocin）（图），这两个化合物也存在于其他属蘑菇当中，例如 *Paneolus*，*Pluteus*，*Conocybe* 等。

化学名称与理化性质　4-羟基-*N*, *N*-二甲基色胺（脱磷酸裸盖菇素）及其磷酸酯（裸盖菇素）

药物来源　主要来源于裸盖菇属，也存在于很多其他蘑菇中。

活性　这类致幻物质主要跟 5-HT$_{1A}$ 结合，对没有该受体的老鼠无法发挥致幻作用。研究表明裸盖菇素是无活性的，在体内经代谢成为脱磷酸裸盖菇素，后者与神经递质受体结合，激活神经兴奋椎体，抑制 γ-氨基丁酸神经元。通过一系列复杂的对神经传递的干预，而引起幻觉。裸盖菇一般不容易被误食，易于辨识，其白色的菌肉在受伤或破裂后会

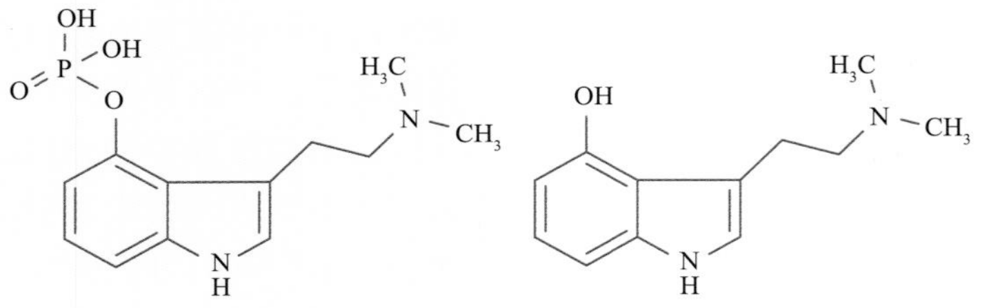

裸盖菇素   脱磷酸裸盖菇素

图 裸盖菇素和脱磷酸裸盖菇素结构式

变成蓝色，菌褶和孢子会变成褐色，而且味道并不鲜美。也正因为辨识度较高，很多地区的人们到野外采摘或者在市场上销售，因为总有些人对使用过后光怪陆离的精神体验趋之若鹜。由于食用过后会产生严重的社会问题，许多国家禁止销售并且作为麻醉类药品加以管制。

（刘吉开）

cè'ěrsù

侧耳素（pleuromutilin）

从高等真菌截短侧耳 *Pleurotus passeckerianus* 中分离得到的一类广谱的二萜类抗生素。结构式见图1。

侧耳素作为抗生素首次发现于 1953 年，从高等真菌截短侧耳 *Pleurotus passeckerianus（Clitopilus passeckerianus）* 中分离得到。侧耳素及其衍生物作为一类广谱的二萜类抗生素是通过抑制细菌的蛋白质合成而发挥作用，它与核糖体 50S 亚基的肽基转移酶结合。此类抗生素包括用于人体的瑞他莫林（retapamulin），葛兰素史克开发，2007 年被美国食品药品管理局批准，耐药与交叉耐药较少发生，结构式见图2。用于动物的泰妙菌素（tiamulin）是 1979 年批准，沃尼妙林（valnemulin）是 1999 年批准。以侧耳素为先导开发的同类药物还有乐福林（lefamulin；BC-3781；口服，静脉注射）、BC-3205（口服）和 BC-7013。

侧耳素属于二萜，化学名称为 （4R, 5S, 6S, 8R, 9aR, 10R）-6-乙烯基-5-羟基-4, 6, 9, 10-四甲基-1-酮十氢-3a, 9-丙醇环戊 [8] 环轮烯-8-烷羟基乙酸酯。

药物来源 从高等真菌截短侧耳 *Pleurotus passeckerianus（Clitopilus passeckerianus）* 中分离得到。后来发现也存在于 *Drosophila subatrata*，*Clitopilus scyphoides* 以及其他 *Clitopilus* 种中。

临床应用及毒性 泰妙菌素、沃尼妙林是二萜截短侧耳素类半合成抗生素，是动物专用抗生素。

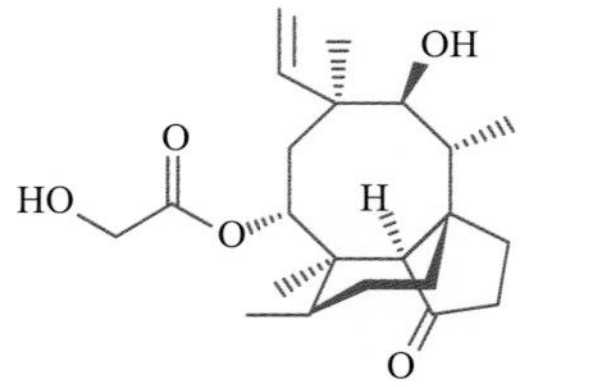

图 1 侧耳素结构式

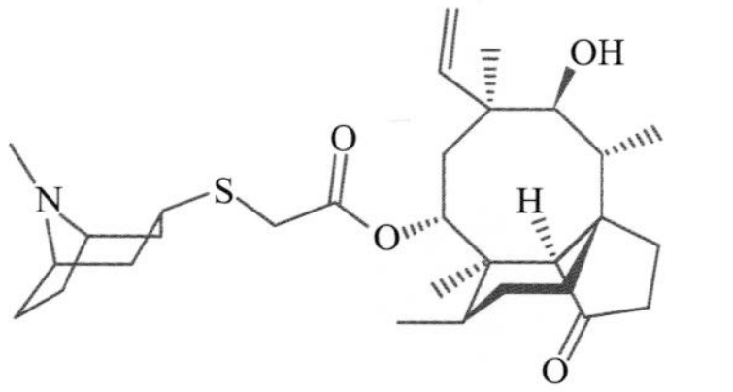

图 2 瑞他莫林结构式

主要用于防治猪、牛、羊及家禽的支原体病和革兰阳性菌感染。用于预防与治疗由猪痢疾短螺旋体 *Brachyspira hyodysenteriae* 感染引起的猪痢疾和由肺炎支原体感染引起的猪地方性肺炎，结肠菌毛样短螺旋体 *Brachyspira pilosicoli* 感染引起的猪结肠螺旋体病，被列为兽用处方药。作用机制是在核糖体水平上抑制细菌蛋白质的合成，高浓度时也抑制 RNA 的合成。主要是抑菌，但高浓度时也杀菌。抗菌谱广，对革兰阳性菌和革兰阴性菌均有效，对霉形体属和螺旋体属高度有效，而对肠道菌属如大肠杆菌、沙门氏菌效力较低。

（刘吉开）

zhúhóngjūnsù

竹红菌素（hypocrellin）

从竹红菌 *Hypocrella bambusea* 中分离得到的一类色素，具有光敏作用，在光照条件下具有抗菌、抗病毒等活性，作为妇科外用药物。

竹红菌属于子囊菌纲肉座菌科，主要生长于中国西南高海拔地带箭竹 *Fargesia spathacea* 上的一种菌。竹红菌素包括竹红菌甲素、乙素（结构式见图）等，是从竹红菌 *Hypocrella bambusea* 中分离得到，结构得到确证。它们具有光敏作用，在光照条件下具有抗菌、抗病毒等活性，作为妇科外用药物。

竹红菌甲素为主要的竹红菌素，为红色晶体，熔点 209 ～ 210℃，具有亲脂性，溶于三氯甲烷、丙酮、乙醇、甲醇等有机溶剂，难溶于水。其二甲亚砜溶液在可见光区均有 3 个主要吸收峰（475、545、585 纳米）。

药物来源 主要存在于高山竹上生长的竹红菌 *Hypocrella bambusea* 中。

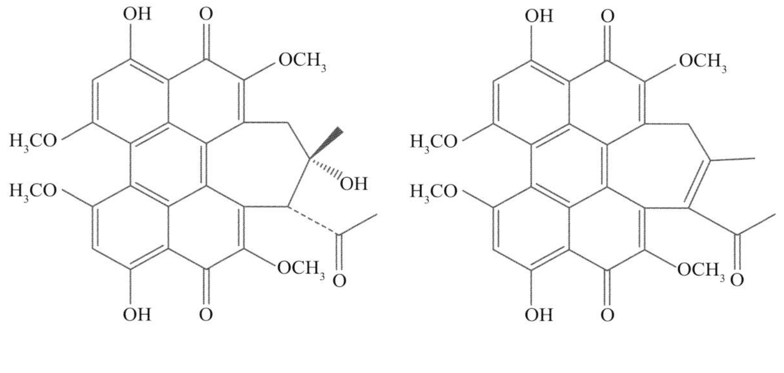

竹红菌甲素　　　　　　　　竹红菌乙素

图　竹红菌甲素、乙素结构式

竹红菌素在临床上主要作为外用药，治疗外阴白色病变等。

（刘吉开）

lièzhějūnsù

裂褶菌素（schizophyllan）

由裂褶菌 Schizophyllum commune 产生的中性细胞外多糖，从其培养的菌丝体中分离得到。结构式见图。

裂褶菌又名白参，是一种具有较高营养和药用价值的高等真菌。裂褶菌素分子量为 450 000，由日本科研制药株式会社（Kaken Pharmaceutical Co. Ltd.）开发，先后在日本和韩国上市，注射剂，用于治疗宫颈癌。能够显著延长宫颈癌、头癌、颈癌患者的生存期。随后还开展了对其他肿瘤（如胃癌、肺癌）和乙肝等的临床试验，但未见结果报道。

裂褶菌素的结构是 β-(1,3) 糖苷为主链，具有 β-(1,6) 糖苷侧链的葡聚糖，分子量 450 000。主要来源于裂褶菌 Schizophyllum commune 培养的菌丝体。裂褶菌素具有抑制肿瘤、提高机体免疫力、抗辐射等多种生物活性。主要通过促进内生细胞因子的产生，增加 γ 干扰素、白介素-2，提升自身免疫能力而发挥抗肿瘤作用。通常作为肿瘤手术治疗、化学治疗和放射治疗的辅助治疗。

（刘吉开）

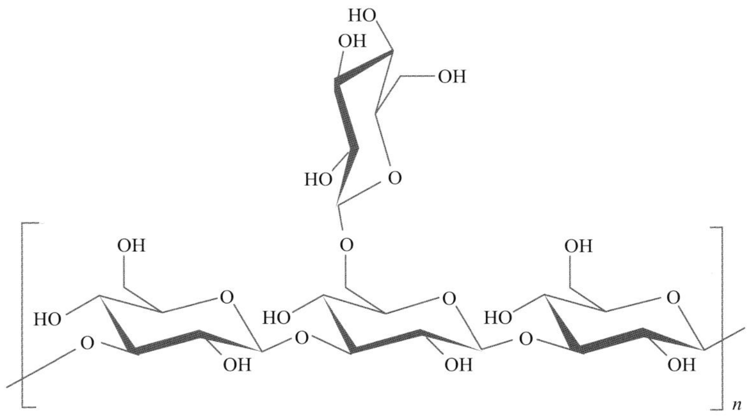

图　裂褶菌素结构式

hǎiyáng yàowù

海洋药物（drugs from marine organism）

以来源于海洋及其附属环境中的动物、植物、微生物活性成分为基础，经过现代技术提取分离或化学结构改造，使其具有预防和治疗疾病功能的药物。已经从海洋生物中分离得到近 30 000 多种天然产物，这些化合物具有广泛的生物活性，如抗菌、止血、降血压、麻醉、抗病毒、抗癌等。海洋生物主要包括海洋动物、海洋植物、海洋微生物。部分海洋生物来源的功能分子已开发成药物进入市场，如来自于海鞘中活性成分为基础开发的抗癌药曲贝替丁（ET-743），来自太平洋芋螺中活性成分为基础开发的镇痛药物齐考诺肽（ω-芋螺毒素）等。核苷衍生物阿糖腺苷（Ara-A）是来源海洋生物海绵的最早海洋药物，用于抗单纯疱疹病毒感染。基于海洋功能分子的结构修饰产物是海洋天然药物研究的拓展，如从海绵中的软海绵素经结构优化后得到药物甲磺酸艾日布林（E7389），可用于晚期乳腺癌治疗。部分候选药物正在进行临床研究，如普利提环肽、索博列多汀等，有望在不久之后成为新的药物用于人类疾病的治疗。

海洋生物种类繁多，生物总量占地球总生物量的 80%（约 50 万种）以上。海洋生态具有高盐、高压、低氧，低营养、无光照等特点。海洋生态环境的特殊性和生物链之间的密切性和复杂性使得海洋生物代谢分子具有化学结构奇特、新颖，并且具有特异的高活性的特点，为新药的研究与开发提供了大量的模式结构和药物前体，研究海洋活性物质是海洋生物药物的开发的主要方向。

从海洋生物中获得的功能分子结构多样，主要结构类型包括聚醚类、多肽类、大环内酯类、生物碱类、前列腺素类、萜类、多糖类和长链脂肪族化合物等。据统计，海洋来源的天然化合物有 600 多种具有抗肿瘤和细胞毒活性，另 600 多种化合物具有抗菌、抗病毒、抗凝血、抗炎、抗虫等活性，以及作用于心血管、内分泌、免疫和神经系统等功效，有望产生一批具有进一步开发前景的候选药物。海洋已经成为人类寻找新药物的一条重要途径。

中国是世界早应用海洋药物治疗疾病的国家之一。周代《诗经》就记载 18 种海洋生物作为药用。《黄帝内经》中就有以鲍鱼汁治血枯的记载。春秋战国时期的《山海经》中记载海洋药物 27 种。明代李时珍所著《本草纲目》收载了海洋药物 90 余种。中国海域辽阔，海洋生物资源丰富。生物种类约占全世界海洋生物总种数的 10%。在中国管辖海域记录到了 20 278 种海洋生物。这些海洋生物隶属于 5 个生物界、44 个生物门，其中动物界的种类最多（12 794 种），原核生物界最少（229 种）。南海生物物种最为丰富。中国海域丰富的海洋生物物种资源为国内海洋生物药物的开发提供了丰富的有力的保障。

（林文翰）

hǎitùdúsù 10

海兔毒素 10（dolastatin 10）

从海洋无壳软体动物截尾海兔 *Dolabella auricularia*（lightfoot, 1786）中分离得到的由 4 个氨基酸组成的线性缩肽类生物活性化合物，从氨基端依次是 *N, N*-二甲基缬氨酸、缬氨酸、dola-异亮氨酸、dola-脯氨酸以及生源上可能从苯丙氨酸合成而来的 dolaphe-nine（DOE）作为羧基端缩合而成，故也有研究者称其为五肽产物，其中 *N, N*-二甲基缬氨酸、dola-异亮氨酸、dola-脯氨酸、dola-phenine 是海兔毒素特有的氨基酸。海兔毒素 10 抑制细胞有丝分裂，具有显著的抗肿瘤活性。

简史 1972 年美国化学家佩蒂特（G. R. Pettit）等发现印度洋截尾海兔提取物可以延长 P388 白血病小鼠的寿命。随后，该课题组以小鼠白血病 P388 细胞为筛选模型，对印度洋、太平洋等海域的海兔进行了系统的研究，先后分离并鉴定了 18 个含有特殊氨基酸的短链肽类化合物，命名为海兔毒素 1 ~ 18，其中海兔毒素 10 的抗肿瘤活性最强。1989 年该研究小组完成了海兔毒素 10 的全合成工作，并确认了其绝对构型。

化学名称和理化性质 海兔毒素 10 化学结构系统命名为：*N, N*-二甲基-L-缬氨酰-*N*-[（3R, 4S, 5S）-3-甲氧基-1-{（2S）-2-[（1R, 2R）-1-甲氧基-2-甲基-3-氧-3-{[（1S）-2-苯基-1-（1,3-噻唑基-2-苯）乙基]氨基}丙基]-1-吡咯烷基}-5-甲基-1-氧-4-庚酰]-*N*-甲基-L-缬氨酰胺。海兔毒素 10 结构式见图，为无色无定形粉末，溶于二氯甲烷和甲醇等有机溶剂，难溶于水，在酸性或碱性条件下，加热水解得到氨基酸片段。

药物来源 海兔毒素 10 主要来源于印度洋、太平洋等海域的海兔，但在海兔体内含量很低，主要通过合成获得。

临床应用及毒性 海兔毒素 10 是一种有效的抗有丝分裂药，其抗肿瘤机制主要是通过与 β 微管蛋白的氨基酸残基结合，影响新的异二聚体的加入，导致二聚体间的界面产生弯曲，累积后导致原来直纤丝弯曲，抑制微管的形成和聚合，并促使其解聚，同时阻碍微管蛋白依赖的三磷酸鸟苷（GTP）水解，阻碍细胞的有丝分裂，使细胞停滞在细胞间期，且对多种癌细胞有诱导凋亡作用，是一类来源于海洋生物的新型细胞生长抑制剂。实验研究表明海兔毒素 10 是长春碱类药物的非竞争性抑制剂，当将其与作用于微管的药物长春碱合用时显示协同作用。

海兔毒素 10 在 I 期和 II 期临床试验中，结果表明 40%的患者出现中度的神经病变，伴随骨髓抑制和静脉炎等副作用，若患者本身有潜在的精神类疾病，副作用更为明显。

（林文翰）

suǒbólièduōtīng

索博列多汀（soblidotin）

又称奥里斯他汀 PE（auristatin PE），是海兔毒素 10 合成的衍生物，结构式见图，代号为 TZT-1027，该

图 海兔毒素 10 结构式

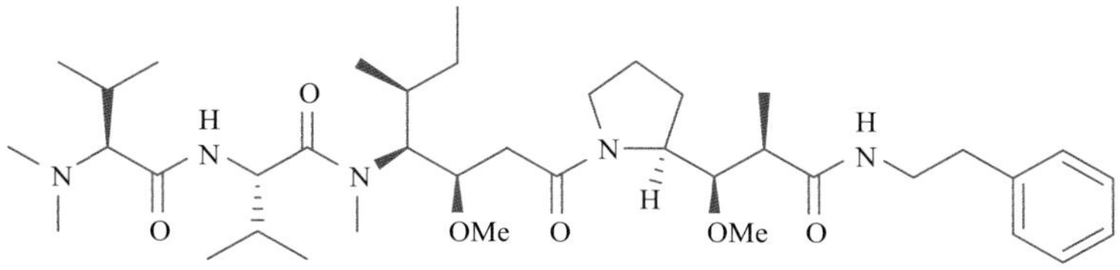

图 索博列多汀结构式

化合物的结构为苯乙胺取代了海兔毒素 10 中的 dolaphenine（DOE）单位。索博列多汀较海兔毒素 10 抗肿瘤谱扩大，活性增强，毒性降低。

简史 1995 年日本化学家宫崎浩一（K. Miyazaki）等合成了多个海兔毒素 10 衍生物，其中索博列多汀活性最好。2004 年，以日本药理学家渡边淳一（J. Watanabe）为代表的课题组发现索博列多汀能够与血管内皮生长因子作用，通过抑制血管生成来破坏肿瘤中的血管，从而杀灭肿瘤细胞。2006 年，该课题组将索博列多汀与其他抗癌药如紫杉醇、阿霉素和长春新碱分别作用于体内乳腺癌肿瘤模型，结果显示索博列多汀的抗肿瘤活性明显高于其他抗癌药物。2007 年，日本药理学者明石美子（Y. Akashi）等研究表明索博列多汀在细胞分裂期通过化学键连接到微管蛋白上，干扰微管聚合及稳定性，使细胞从 G2 期到 M 期的分化停滞，导致细胞凋亡。

化学名称和理化性质 索博列多汀化学结构系统命名为：*N*, *N*-二甲基-L-缬氨酰-*N*-［（1*S*, 2*R*）-2-甲氧基-4-［（2*S*）-2-［（1*R*, 2*R*）-1-甲氧基-2-甲基-3-羰基-3-［（2-苯乙基）氨基］丙基］-1-吡咯烷基]-1-［（1*S*）-1-甲基丙基］-4-羰基丁基]-*N*-甲基-L-缬氨酰胺。白色无定形粉末，熔点 75~78℃。

临床应用及毒性 在 Ⅰ 期临床试验中，对早期软组织肉瘤患者静脉注射索博列多汀，结果显示其为安全、有效的抗癌药物，血液毒性也在临床控制范围内。在治疗 29 名已接受过蒽环类药物化疗的软组织肉瘤的 Ⅱ 期临床试验中，索博列多汀安全并能被很好地耐受，最常见副反应为中性粒细胞减少、疲劳和便秘，这同临床 Ⅰ 期结果一致。29 名患者中无人产生客观应答，21.4% 的患者病情稳定，中位生存期为 178 天。对非小细胞肺癌进行的临床 Ⅰ 期试验中，发现索博列多汀的最大耐受量为 4.8 毫克/米²，每 3 周注射 1 次。治疗 32 名已接受过铂化疗的老年非小细胞肺癌的 Ⅱ 期临床试验数据表明，最常见副反应为白细胞减少和嗜中性白细胞减少，无试验者产生客观应答，中位生存期为 8.5 个月。这些临床数据表明，索博列多汀的开发前景还需要更多肿瘤治疗的临床试验数据才能确定。

（林文翰）

西马多汀（cematodin） 对来自于海兔的活性天然产物海兔毒素 15 进行结构修饰获得的一种衍生物，结构式见图，合成代号为 LU103793。该化合物较海兔毒素 15 稳定性和水溶性增强，具有显著的广谱抗肿瘤作用，为抗肿瘤活性化合物。

简史 海兔毒素 15 对 P388 小鼠白血病细胞的生长具有抑制作用，机制为抑制肿瘤细胞的微管聚合。但其天然来源含量极低，全合成步骤复杂且收率太低，以及水溶性很差等原因阻碍了对其进行深入的临床评价。为此，研究人员合成了海兔毒素 15 的系列类似物，其中活性较好且改善了水溶性的西马多汀合成于 1995 年。西马多汀抑制微管蛋白多聚化的半抑制浓度（IC$_{50}$）为 7.0 微摩尔/升，诱导细胞周期阻滞于 G2~M 期，且与其他微管抑制剂相比，没有明显的外周神经病变不良反应。

化学名称和理化性质 西马多汀化学结构系统命名为：*N*, *N*-二甲基-L-缬氨酰-L-缬氨酰-*N*-甲基-L-缬氨酰-L-脯氨酰-*N*-（苯甲基）-L-脯氨酰胺。

临床应用及毒性 Ⅰ 期临床试验表明，西马多汀的毒性主要是中性粒细胞减少，但 Ⅱ 期临床试验发现其对恶性黑色素瘤、转移乳腺癌及非小细胞肺癌均无明显作用，故已退出了临床评价。

（林文翰）

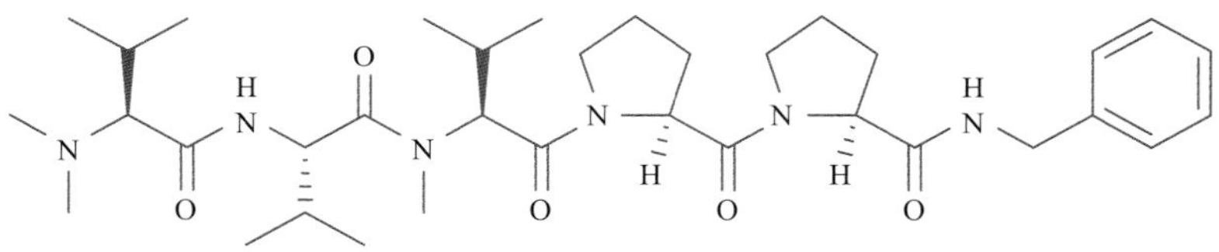

图 西马多汀结构式

泰斯多汀（tasidotin）

海兔毒素 15 进行结构修饰的一种衍生物，代号 ILX651，结构式见图，其盐酸盐又称为 synthadotin。该化合物较海兔毒素 15 毒性显著降低，被认为是通过化学修饰得到的一种最有治疗潜力的海兔毒素类药物。

简史 泰斯多汀是一种口服有效的第三代海兔毒素 15 衍生物，合成于 1997 年，末端含叔丁基片段，毒性显著降低，而其受试患者的生存率并不受影响。研究显示，泰斯多汀是一种微管稳定剂，具有抑制纺锤体微管组装和微管蛋白聚合的作用，可使细胞在 G2 和 M 期停滞，且其在体外抑制微管的药理作用与西马多丁相似。泰斯多汀在低浓度（25~40 微摩尔/升）时，通过延长微血管聚集的滞后期，使微血管聚集恢复到正常水平，但当其浓度超过 50 微摩尔/升时，则可以抑制微血管聚集的范围。

化学名称和理化性质 泰斯多汀化学结构系统命名为：N, N-二甲基-L-缬氨酰-L-缬氨酰-N-甲基-L-缬氨酰-L-脯氨酰-N-（1, 1-二甲基乙基）-L-脯氨酰胺。

临床应用 泰斯多汀可以治疗人体 MX-1 乳腺癌、PC-3 前列腺癌和 LOX 黑色素瘤，对 LX-1 非小细胞肺癌、HT-29 结肠癌和 P388 小鼠血癌模型也具有明显的生长抑制作用。泰斯多汀用于治疗黑色素瘤、局部晚期或转移的非小细胞肺癌以及先前接受过紫杉醇治疗的激素抵抗的前列腺癌的研究已进入 II 期临床阶段。

（林文翰）

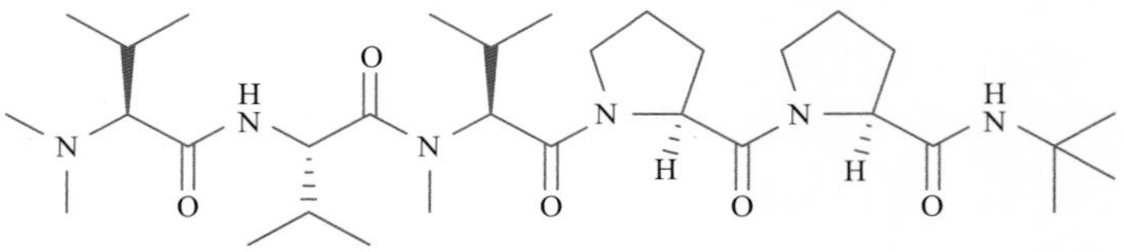

哈米特林（hemiasterlin）

从海绵中分离得到的一种三肽化合物，作用于微管蛋白的 Vinca 位点并使微管解聚。哈米特林 A、B、C 系哈米特林的去甲基化衍生物，结构式见图 1。

简史 哈米特林最初是卡斯曼（Y. Kashman）等人于 1994 年从南非海绵 *Hemiasterella minor*（Kirkpatrick, 1903）中分离得到的，药理活性筛选显示有很强的细胞毒作用，对 P388 白血病细胞的半抑制浓度（IC_{50}）值仅为 0.01 微克/毫升。1995 年，安德森（R. J. Anderson）课题组从西太平洋海域采集的海绵 *Cymbastela* sp. 中分离得到两个细胞毒活性更好的类似物哈米特林 A 和 B。该课题组在 1996 年通过 X 射线单晶衍射确定了哈米特林甲酯的立体构型，并于 1997 年完成了哈米特林的全合成工作。同年药理研究表明，哈米特林是一种细胞生长强效抑制剂，作用机制与诱导环状微管聚集物的形成、去极化以及微管不稳定有关。1999 年，美国博伊德（M. R. Boyd）研究组从巴布亚新几内亚海绵 *Siphonochalina* spp. 中发现了另一个同系物哈米特林 C。2003 年对该系列化合物已经进行了大量的人工全合成研究，其中衍生物 E7974 和 HTI-286（结构式见图 2）因为有更好的活性和较低的毒性，已经进入临床阶段。

化学名称和理化性质 哈米特林化学结构系统命名为：$N, \beta, \beta, 1$-四甲基-L-色氨酰-N-[（1S, 2E）-3-羧基-1-（1-甲基乙基）-2-丁烯-1-基]-N, 3-二甲基-L-缬氨酰胺。为无色结晶，熔点 142~143℃，溶于二氯甲烷和甲醇等有机溶剂。

临床应用及毒性 哈米特林通过针对微管蛋白的抗有丝分裂机制发挥药物活性，对微管蛋白多聚化的抑制强度与长春新碱相当。在培养细胞中，可诱导 G2/M

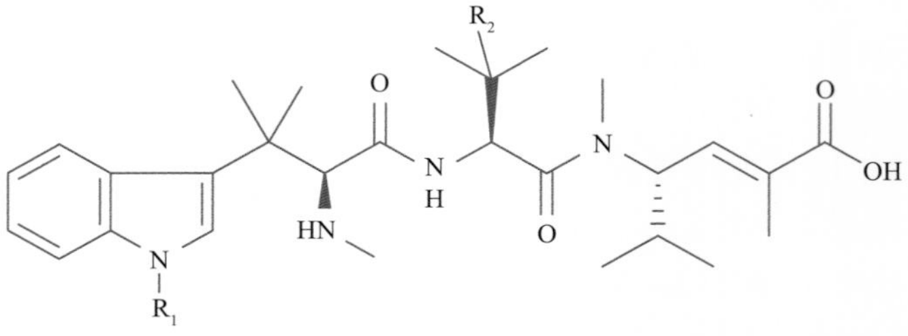

图　泰斯多汀结构式

哈米特林：　R_1=Me，R_2=Me
哈米特林A：　R_1=H，R_2=Me
哈米特林B：　R_1=H，R_2=H
哈米特林C：　R_1=Me，R_2=H

图 1　哈米特林及其衍生物结构式

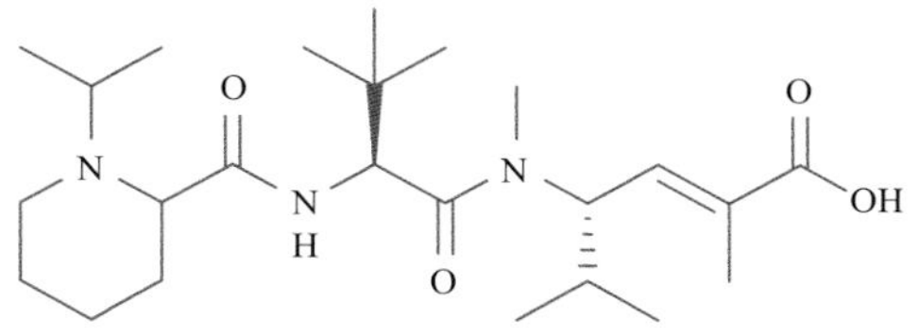

E7974 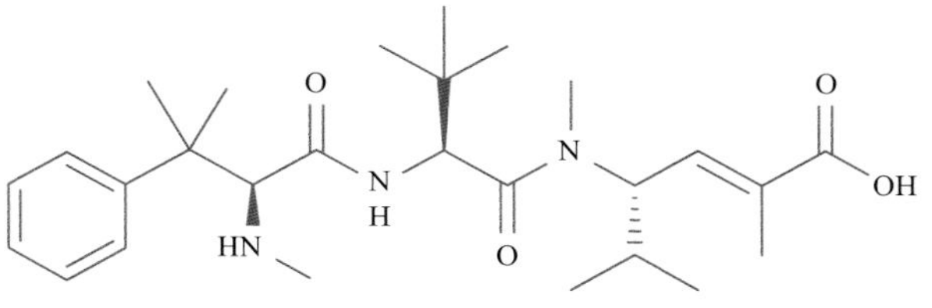　　　　　　　　　　　HTI-286

图2　哈米特林衍生物 E7974 和 HTI-286 结构式

期阻滞，类似于靶向微管蛋白抗癌药物，能明显干扰有丝分裂时纺锤丝的合成。组织细胞淋巴瘤 U937 细胞经 E7974 处理后，出现大量亚二倍体细胞，提示 G2/M 期阻滞后，细胞凋亡启动。E7974 短暂作用就可诱导大量的有丝分裂阻滞，即使在血药浓度下降之后，仍然能够发挥抗癌活性，2007 年在 Ⅰ 期临床上用于鼻咽癌和前列腺癌的治疗。

哈米特林衍生物 A 的细胞毒活性更强，结合在多肽结合位点使微管解聚合，从而抑制肿瘤细胞的有丝分裂。它对异体移植了人肿瘤细胞的动物模型表现出强力的抗肿瘤活性，对耐紫杉醇和长春新碱的实体瘤亦有显著的活性。在 Ⅰ 期临床试验中，哈米特林衍生物 B 单独或与卡铂合并用于治疗实体瘤，主要副反应为疼痛、高血压和中性粒细胞减少。

(林文翰)

pǔlìnàbùlín

普利纳布林（plinabulin）　源自海洋曲霉菌的低分子环二肽衍生物 phenylahistin（PLH，halimide）的合成衍生物，结构式见图，代号 NPI2358，可选择性作用于血管内皮微管蛋白中秋水仙碱结合位点，抑制微管蛋白聚合，阻断微管装配，从而破坏内皮细胞骨架，抑制肿瘤血流，但不伤害正常血管系统。

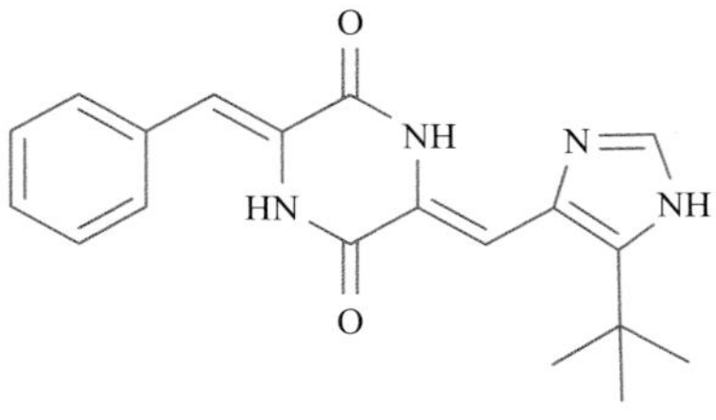

图　普利纳布林结构式

简史　1997 年，日本化学家金尾加奈（K. Kanoh）等人从海洋曲霉属真菌 *Aspergillus ustus* 中分离得到二酮哌嗪类化合物 Phenylahistin。该化合物是一种微管蛋白结合剂，体外活性测试显示在纳摩尔浓度下可以抑制多种肿瘤细胞系的生长。2004 年，Nereus 制药公司合成了衍生物普利纳布林。同时对其药理研究显示，普利纳布林对人 HT-29 结肠腺癌细胞具较强的细胞毒活性，且与紫杉醇不同，对多药耐药肿瘤细胞可维持不变的细胞毒活性，从而克服由 P-糖蛋白介导的耐药机制。而荧光素结合实验显示，普利纳布林较秋水仙碱更快地与微管蛋白结合，但其结合亲和力较低，主要是通过阻滞有丝分裂而发挥抗细胞增殖作用，可抑制纺锤体的形成和染色体列队，导致细胞周期停滞于有丝分裂期。

化学名称和理化性质　普利纳布林化学结构系统命名为：3-［［5-(1,1-二甲基乙基)-1*H*-咪唑-4-基］亚甲基]-6-(苯基亚甲基)-2,5-二酮哌嗪。

临床应用及毒性　2010 年报道了普利纳布林针对晚期实体瘤和淋巴瘤的 Ⅰ 期临床试验，受试者接受静脉注射，每周 1 次，持续 3~4 周。结果显示，该化合物在生物等效剂量（13.5 毫克/平方米）下可致受试者动态增强核磁共振参数 K_{trans}（肿瘤血流指标）减小，且在 30 毫克/平方米剂量下致 K_{trans} 减小 16%~82%。受试的胰腺癌、结肠直肠癌、肛门癌、肾上腺皮质瘤、黑色素瘤、平滑肌瘤、胃肠道间质瘤及血管外皮细胞瘤患者经 2 个或以上疗程治疗后，30% 的病情得以稳定。药动学分析表明，无药物蓄积现象。基于安全性和药效学考察结果，确定 Ⅱ 期临床研究推荐剂量为 30 毫克/平方米，该剂量下的不良反应包括恶心、呕吐、疲劳、发热、肿瘤性疼痛和短暂性血压升高。2012 年在 10 名晚期非小细胞肺癌和 3 名其他恶性肿瘤患者中进行了 Ⅰ 期临床试验，考察普利纳布林与多西紫杉醇联用的疗效。这些先前已经开始使用多西紫杉醇的受试者于第 1 天接受多西紫杉醇 75 毫克/平方米治疗，于第 1 和 8 天接受普利纳布林 300 毫克/平方米治疗，以 21 天为 1 个疗程。结果显示，这种疗法是安全的，不良反应与两药单用时相似，仅 1 例出现毒性反应，如恶心、呕吐、脱水和中性粒细胞减少。在可评估的受试非小细胞肺癌患者（8/10）中，2 例部分缓解，4 例肿瘤少量消退，疗效高于多西紫杉醇单用疗法（5%～10%）。此外，普利纳布林的药动学并不受多西紫杉醇影响，仍呈稳定的线性及非剂量依赖性，未发生药物相互作用。普利纳布林与多西紫杉醇联用治疗对至少 1 种化疗方案无效的非小细胞肺癌患者的Ⅱ期临床实验正在开展。

（林文翰）

móhǎiqiàosù B

膜海鞘素 B（didemnin B）

来自海洋被囊动物海鞘 Trididemnum solidum（Van Name，1902），是由 7 个氨基酸和 2 个羧酸组成的带有分支的环状缩肽类化合物，结构式见图。它具有显著的细胞毒、抗病毒及免疫抑制活性，是第一个进入临床研究的海洋抗肿瘤药物。

简史 膜海鞘素 B 于 1981 年首次由美国化学家莱因哈特（K. L. Rinehart）研究小组从加勒比海被囊动物海鞘 Trididemnum solidum 中分离得到，在体外药理实验中显示具有很强的细胞毒和抗病毒活性。1984 年美国药理学家克兰普顿（S. L. Crampton）用大分子合成抑制法研究发现，膜海鞘素 B 对蛋白质的抑制作用大于对 DNA 的抑制，而对 B16 黑色素瘤细胞及 L1210 白血病细胞的 RNA 合成抑制作用极弱，故而推测膜海鞘素 B 之所以具有抗癌活性，是因为它能抑制细胞的蛋白质合成；同年，进一步研究证实，膜海鞘素 B 对 L1210 白血病细胞的作用主要系抑制细胞内蛋白质合成所致。1987 年美国莱因哈特课题组完成了全合成并修正了最初的绝对构型。1988 年美国化学家侯赛因（M. B. Hossain）通过 X 射线单晶衍生验证了其立体结构。

化学名称和理化性质 膜海鞘素 B 化学结构系统命名为：（2S）-2-羟基丙酰-L-脯氨酰-N-甲基-D-亮氨酰-L-苏氨酰-（3S，4R，5S）-4-氨基-3-羟基-5-甲基庚酰-（2S，4S）-4-羟基-2,5-二甲基-3-羰基己酰-L-亮氨酰-L-脯氨酰-N,O-二甲基-L-酪氨酸（9→4）-内酯。

临床应用及毒性 临床前毒理研究表明，膜海鞘素 B 对淋巴器官的毒性显著，对胃肠道、肝及肾脏的毒性呈剂量相关性，但未发现对骨髓的抑制现象。药理研究表明其具有强烈的抗 P388 白血病和 B16 黑色素瘤活性，还可诱导 HL-60 肿瘤细胞的迅速凋亡以及其他肿瘤细胞的凋亡，但对静息的正常外周血单核细胞没有作用。Ⅰ期临床实验用于治疗非小细胞肺癌、乳腺癌、小细胞肺癌、非霍奇金淋巴瘤、转移性黑色素瘤、多形性成胶质细胞瘤和中枢神经肿瘤，发现膜海鞘素 B 对非霍奇金淋巴瘤具有显著疗效，但它会增加患者的疲劳性，诱发过敏性反应，高剂量下会增加心脏毒性。其他主要不良反应包括恶心伴有肝功能低下，还有呕吐及较少出现的腹泻、厌食、静脉炎及暂时性肝酶升高等症状。但是，Ⅱ期临床试验结果显示，膜海鞘素 B 在推荐剂量范围内无明显疗效，而在大剂量下出现显著的毒性反应，因此所有的临床试验都已经停止。

（林文翰）

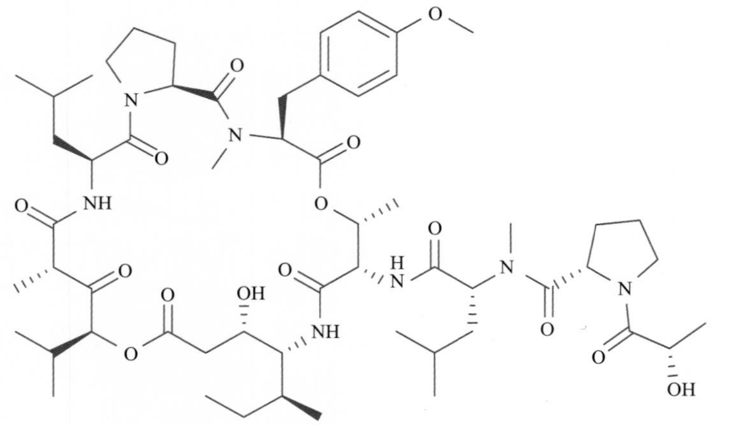

pǔlìtíhuántài

普利提环肽（plitidepsin）

又称去氢膜海鞘素 B（dehydro-didemnin B），结构式见图，被认为是膜海鞘素 B 的 1 个羟基氧化成羰基所得的次生代谢产物，但毒性和活性都发生了很大变化。普利提环肽在对甲状腺癌、直肠癌、结肠癌、淋巴癌和肾癌等的体内外试验中表现出广泛的抗肿瘤活性，其特点是可以直接杀死癌细胞，活性是膜海鞘素 B 的 20 倍、紫杉醇的 80 倍，且没有心脏毒性。

简史 1989 年美国化学家莱因哈特（K. L. Rinehart）首次从地中海海鞘 Aplidium albicans（Milne Edwards，1841）中分离得到普利提环肽，并进行了以膜海鞘素 A 为原料的半合成研究。与

图　膜海鞘素 B 结构式

图 普利提环肽结构式

其他膜海鞘素类化合物一样，普利提环肽具有很强的抗肿瘤活性，同时还有抗病毒和免疫抑制作用。1996 年，莱因哈特课题组对普利提环肽等膜海鞘素类化合物的构效关系进行了研究。1997 年，西班牙化学家劳埃德－威廉姆斯（P. Lloyd-Williams）和吉拉尔特（E. Giralt）通过两条路线完成了普利提环肽的全合成工作，在酰胺键构建过程中使用了很多磷盐和脲盐偶联试剂，但产率较低。

化学名称和理化性质 普利提环肽化学结构系统命名为：2-羧基丙酰-L-脯氨酰-N-甲基-D-亮氨酰-L-苏氨酰-（3S,4R,5S）-4-氨基-3-羟基-5-甲基庚酰-（2S,4S）-4-羟基-2,5-二甲基-3-羧基己酰-L-亮氨酰-L-脯氨酰-N,O-二甲基-L-酪氨酸（9→4）-内酯。

药物来源 从自然界获得普利提环肽需要采集大量的海鞘，会对海洋的生态环境造成破坏，而人工养殖的海鞘还不成规模。西班牙马尔（PharmaMar）公司于 2002 年完成了工业合成普利提环肽的方法开发，并得到专利保护。

临床应用及毒性 1999 年马尔（PharmaMar）公司将普利提环肽投入 I 期临床试验，治疗实体瘤及非何杰金氏淋巴瘤，显示良好的耐受性，主要不良反应为肌肉痛。正在进行实体瘤及恶性血癌治疗的 II 期临床试验，同时进行骨髓瘤治疗的 III 期临床试验，被马尔公司认为是最具前景的分子之一，但高剂量下会引起过敏反应。美国食品药品管理局和欧洲药品评价局已将其确定为治疗急性淋巴细胞性白血病和多发性骨髓瘤的孤药。

（林文翰）

kǎhālālidé F

卡哈拉利得 F（kahalalide F）

一种具有抗癌活性的含环缩氨酸肽类物质。可从海洋软体动物 *Elysia rufescens*（Pease，1871）和它的食物海藻 *Bryopsis* sp. 中分离得到，结构式见图。其作用机制与其他抗癌药物不同，它可以选择性地改变肿瘤细胞的溶酶体膜，通过非凋亡机制的死亡程序诱导细胞死亡。作为抗肿瘤候选化合物，曾进入 I 期临床试验。

简史 1993 年，美国化学家绍伊尔（P. J. Scheuer）小组从夏威夷海域的海天牛 *Elysia rufescens* 中分离得到一系列从 C_{31} 三肽到 C_{75} 十三肽的缩肽类物质，其中卡哈拉利得 F 的分子量最大，并且抗肿瘤细胞活性最强。紧接着，通过类似的分离步骤，从该海天牛的食物绿藻 *Bryopsis* sp. 中也获得了卡哈拉利得 F，故认为绿藻 *Bryopsis* sp. 是卡哈拉利得 F 的真正来源。绍伊尔课题组是通过传统的氨基酸分析和光谱分析方法鉴定卡哈拉利得 F 的基本骨架，但结构中 5 个缬氨酸残基和 2 个苏氨酸残基的 D/L 构型并未确定。1999 年，该课题组通过综合酸水解和肼解反应确定了上述氨基酸残基的构型。然而后来的研究发现绍伊尔等提出的这种构型并不具有生物活性，且色谱和光谱性质也存在很大不同。因此，2003 年美国化学家伯纳尔（I. Bonnard）对卡哈拉利得 F 的立体化学进行了再研究，修正了 D/L 构型缬氨酸残基在结构中的位置。鉴于天然来源的卡哈拉利得 F 数量有限，远远无法满足进一步临床研究的需要，西班牙化学家吉拉尔特（E. Giralt）和阿尔伯里克奥（F. Albericio）等开发了卡哈拉利得 F 的合成路线。

化学名称和理化性质 卡哈拉利得 F 化学结构系统命名为：N-（5-甲基-1-羧基己基）-D-缬氨酰-L-苏氨酰-L-缬氨酰-D-缬氨酰-D-脯氨酰-L-鸟氨酰-D-别异亮氨酰-D-别苏氨酰-D-别异亮氨酰-D-缬氨酰-L-苯丙氨酰-（2Z）-2-氨基-2-丁烯酰-L-缬氨酸（13→8）-内酯。

临床应用及毒性 I 期临床试验用于治疗非雄激素依赖性晚期前列腺癌，结果显示，最大耐受量为 930 微克/（平方米·天），剂量限制性毒性为转氨酶迅速可逆性的升高，推荐 II 期临床剂量为 560 微克/（平方米·天）。在用于治疗晚期实体瘤患者的 I 期临床试验中，每周静脉注射 1 小时不同剂量的药物，表现出较好的

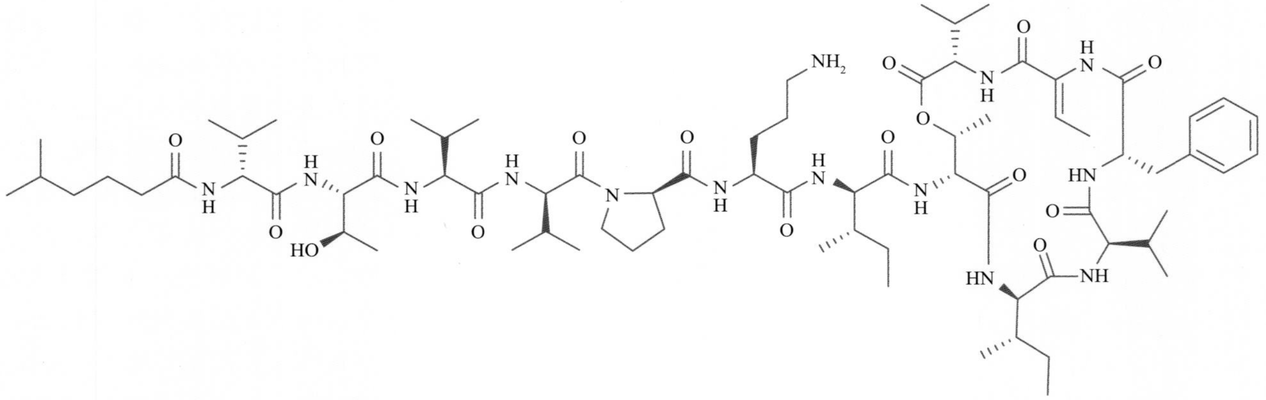

图 卡哈拉利得 F 结构式

药物安全性和抗肿瘤活性，血液转氨酶迅速升高为剂量限制性毒性，最大耐受量为 800 微克/平方米，推荐 II 期临床剂量为 650 微克/平方米。之后，又进行了针对晚期实体瘤患者的持续静脉注射（3~24 小时）卡哈拉利得 F 的 I 期临床试验，剂量限制性毒性同上，不良反应包括疲劳、皮肤异感、瘙痒、恶心、呕吐和皮疹，治疗方案同样具有可行性和安全性。II 期临床用于治疗恶性黑色素瘤，对抗肿瘤疗效、药动学和安全性进行了评估。与其他化学治疗药不同，未诱导脱发、黏膜炎、腹泻或心肾以及严重的骨髓毒性，研究中没有受试者出现白细胞减少症或血小板减少症。虽然表现出令人满意的安全性，但因为缺乏病情好转反应，这项临床试验被迫停止。

（林文翰）

àilìsīhuántài

艾莉丝环肽（elisidepsin） 西班牙马尔（PharmaMar）公司开发的卡哈拉利得类环缩肽合成衍生物，代号 PM02734，结构式见图，可引起典型的坏死性细胞死亡，通过极度改变癌细胞形态及增加膜通透性产生抗癌活性。

简史 由于卡哈拉利得类环缩肽，尤其是卡哈拉利得 F 具有抗肿瘤、抗病毒和抗真菌的活性以及治疗牛皮癣的用途，2004 年，西班牙马丁公司合成了包括艾莉丝环肽在内的新卡哈拉利得类化合物，并筛选了它们对肿瘤细胞系的抑制活性。

化学名称和理化性质 艾莉丝环肽化学结构系统命名为：N-［（4S）-4-甲基-1-羰基己基］-D-缬氨酰-L-苏氨酰-L-缬氨酰-D-缬氨酰-D-脯氨酰-L-鸟氨酰-D-别异亮氨酰-D-别苏氨酰-D-别异亮氨酰-D-缬氨酰-L-苯丙氨酰-（2Z）-2-氨基-2-丁烯酰-L-缬氨酸（13→8）-内酯。

药物来源 艾莉丝环肽是从海洋软体动物 *Elysia rufescens* 中分离得到的卡哈拉利得类环缩肽的

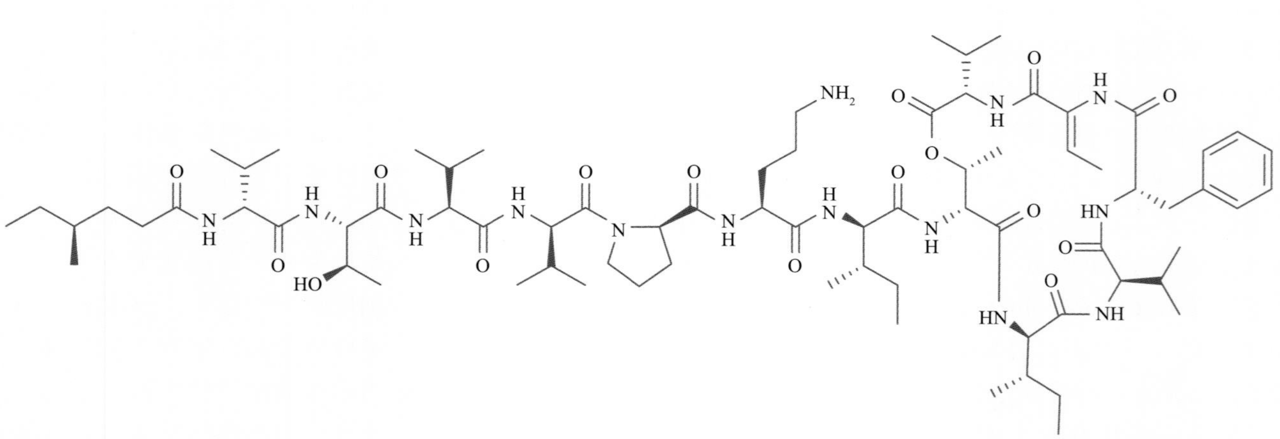

图 艾莉丝环肽结构式

合成衍生物。

临床应用及毒性 已有多项Ⅰ期临床试验证实了艾莉丝环肽用于实体瘤的疗效，其中有 1 名食管癌多发性淋巴结转移患者经 24 小时静脉滴注（每 3 周 1 次）治疗后，持续完全缓解，另有若干例结肠直肠癌、胰腺癌、胸膜间皮癌、前列腺癌和软组织肉瘤癌患者分别经艾莉丝环肽治疗后，病情持续稳定达 3 个月以上。基于这些阳性结果，在先前已经治疗过的不宜手术、局部晚期/转移性食管癌、胃癌或胃食管结合部癌症患者中进行的Ⅱ期临床试验正在进行中。此外，旨在评价艾莉丝环肽用于经铂类药物治疗后恶化的非小细胞鳞状肺癌患者的一项Ⅱ期临床试验和考察其与非小细胞肺癌常用药（埃罗替尼、卡铂或吉西他滨）联用的两项Ⅰ期临床试验也在进行中。受试者常见的不良反应除了转氨酶升高（无症状且端子性，发生于用药后约 48 小时，持续不超过 12 天）外，还包括疲劳、恶心和瘙痒，大多为 2 级或以下，其他肝酶或肝功能指标（如胆红素、碱性磷酸酶等）以及血凝指标未出现异常，且未发生急性或致命性肝衰竭。

（林文翰）

cǎotāichóngnèizhǐ 1

草苔虫内酯 1（bryostatin 1）

又称苔藓虫素 1，结构式见图，是来源于苔藓动物总合草苔虫 *Bugula neritina*（Linnaeus，1758）的大环内酯化合物，其抗肿瘤作用与蛋白激酶 C 密切相关，也可作用于蛋白酪氨酸激酶，并能增强机体防御机制，还具有增强认知和记忆的作用。

简史 1968 年美国国立癌症研究所在海洋天然产物抗癌活性的普查中，发现从总草苔虫提取

的粗浸膏对小鼠 P338 白血病细胞有显著的抑制活性。1982 年，美国亚利桑那州大学佩蒂特（G. R. Pettit）研究小组首先从采集于加利福尼亚海湾的总合草苔虫 *Bugula neritina* 中分离得到第一个具有抗癌活性的大环内酯化合物草苔虫内酯 1，并通过 X 射线单晶衍射确定了其结构。

化学名称和理化性质 草苔虫内酯 1 化学结构系统命名为：（1*S*, 3*S*, 5*Z*, 7*R*, 8*E*, 11*S*, 12*S*, 13*E*, 15*S*, 17*R*, 21*R*, 23*R*, 25*S*）-25-（乙酰氧基）-1, 11, 21-三羟基-17-[（1*R*）-1-羟基乙基]-5, 13-双（2-甲氧基-2-羰基亚乙基）-10, 10, 26, 26-四甲基-19-羰基-18, 27, 28, 29-四氧杂四环 [21.3.1.1^{3,7}.1^{11,15}] 二十九烷-8-烯-12-基-（2*E*, 4*E*）-2, 4-辛二烯酸酯。

药物来源 海洋苔藓动物是草苔虫内酯 1 的主要来源，俗称苔藓虫、草苔虫，生活在潮间带岩礁地区和沿岸浅海，除两极地区外，几乎遍及世界各地浅海水域，但以热带、亚热带水域数量最多，在中国从山东半岛北岸直至海南岛榆林港及南海诸岛均有分布。

临床应用及毒性 在临床研究中，草苔虫内酯 1 具有毒性低、

耐受性好以及无骨髓抑制作用的优点，主要副反应是肌肉痛、恶心和呕吐。在Ⅱ期临床单独用药治疗恶性黑色素瘤、白血病、多发性骨髓瘤、结肠直肠癌、上皮卵巢癌、淋巴瘤疗效不佳，但与其他化疗药物联合用药取得了较好的协同作用。如慢性淋巴细胞白血病患者先使用本品后再注射克拉屈滨，连续 3 个疗程后，可有效降低外周血中的淋巴细胞数量，并且诱导 Bcl-2 基因调控的细胞凋亡。另外，与紫杉醇合用治疗转移性食管癌，与氟达拉滨联用治疗慢性淋巴性白血病和复发非霍奇金淋巴瘤的Ⅱ期临床试验也取得显著的疗效。与顺铂、长春新碱和紫杉醇联合用药分别用于胃癌、淋巴瘤和肺癌的Ⅱ期临床也在进行中。

（林文翰）

zhāpīsī

扎匹司（zalypsis） 合成四氢异喹啉类生物碱化合物，结构式见图，结构近似从太平洋海牛 *Jorunna funebris*（Kelaart，1859）分离得到的天然产物 jorumycin。它能激发 DNA 双链断裂从而具有抗肿瘤作用。

简史 2000 年，意大利化学

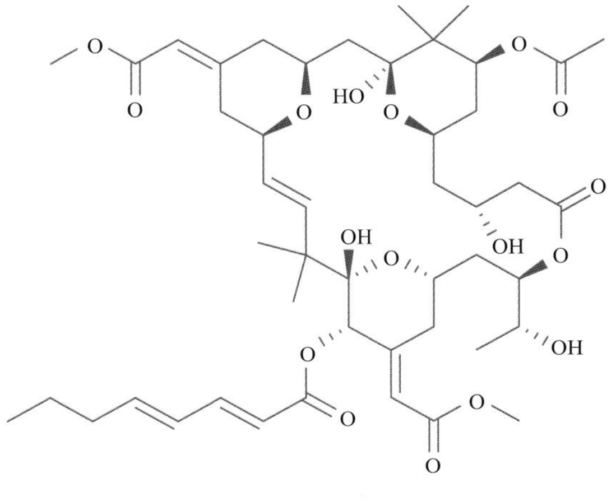

图 草苔虫内酯 1 结构式

家丰塔纳（A. Fontana）等从太平洋海牛 Jorunna funebris 的皮肤和分泌液中分离得到一个新的四氢异喹啉类生物碱 jorumycin，该化合物可以触发 DNA 双键裂解从而发挥抗肿瘤作用，虽然它的抗肿瘤活性不及 ET-743，但仍是一种很有前途的先导化合物。同年，西班牙马尔（PharmaMar）公司合成了包括扎匹司（合成代号 PM00104）在内的抗肿瘤同系物。

化学名称和理化性质 扎匹司化学结构系统命名为：N-[[[（6aS, 7R, 13S, 14S, 16R）-5-（乙酰氧基）-6, 6a, 7, 13, 14, 16-六氢-8, 14-二羟基-9-甲氧基-4, 10, 17-三甲基-7, 13-亚氨基-12H-1, 3-二氧并[7,8]异喹啉[3,2-b][3]苯并吖辛因-16-基]甲基]-3-[3-（三氟甲基）苯基]-（2E）-2-丙烯酰胺。

临床应用及毒性 2012 年报道了针对晚期实体瘤的首次 I 期临床试验，共有 47 名患者参与治疗，对其中 27 名患者采用 1 小时滴注，每周 3 次的方案，另外 20 名患者采用 3 小时滴注，每周 3 次的方案。在前一种方案中，剂量限制性毒性包括可逆性恶心、呕吐、疲劳、转氨酶升高和血小板减少，确定 II 期临床研究推荐剂量为 3.0 毫克/平方米，而后一种方案的剂量限制性毒性为可逆性低血压、中性粒细胞减少症、恶心、疲劳和骨髓抑制，确定 II 期临床研究推荐剂量为 2.8 毫克/平方米。结果显示较好的药物安全性和初步的抗肿瘤活性，选择 1 小时滴注，每周 3 次的方案用于 II 期临床研究。之后，又开展了另外两项治疗晚期实体瘤的 I 期临床试验，治疗方案分别为 4 周 1 个疗程，第 1、8、15 天分别静脉注射 1 小时和每 3 周静脉注射 24 小时。这两种方案也都显示初步的抗肿瘤活性，预期的不良反应类似，后一种方案显示更高的骨髓毒性。同时，还进行了与卡铂联合用药治疗晚期实体瘤的 I 期临床试验，但由于导致骨髓抑制，进一步的临床研究未进行。在治疗晚期或转移性子宫内膜癌或宫颈癌的 II 期临床实验中，尽管毒性微弱、可控、可逆，但无明显疗效，研究被停止。此外，还开展了针对预先采用一线铂类药物化疗的膀胱尿路上皮癌患者的 II 期临床实验，同样未观察到明显作用，故而停止了进一步的临床评价研究。

（林文翰）

hǎiqiàojiǎn

海鞘碱（lurbinectedin） 从海鞘中分离得到的生物碱曲贝替丁的合成衍生物，结构式见图，能够与 DNA 的小沟共价结合，使得肿瘤细胞在有丝分裂过程中畸变而最终凋亡。

2003 年，西班牙马尔（PharmaMar）公司合成了包括海鞘碱（合成代号 PM01183）在内的多个抗肿瘤同系物。

海鞘碱化学结构系统命名为：（1′R, 6R, 6aR, 7R, 13S, 14S, 16R）-5-（乙酰氧基）-2′, 3′, 4′, 6, 6a, 7, 9′, 13, 14, 16-十氢-8, 14-二羟基-6′, 9-二甲氧基-4, 10, 23-三甲基-螺[6, 16-（环硫丙氧基亚甲基）-7, 13-亚氨基-12H-1, 3-二氧并[7,8]异喹啉[3,2-b][3]苯并吖辛因-20, 1′-[1H]吡啶并[3,4-b]吲哚]-19-酮。

药物来源：海鞘碱是西班牙马尔公司研发的海鞘素衍生物。

海鞘碱用于治疗晚期实体瘤的 I 期临床试验中，31 名患者每 3 周静脉注射 1 小时，剂量逐级上升。结果显示从 0.02～5.0 毫

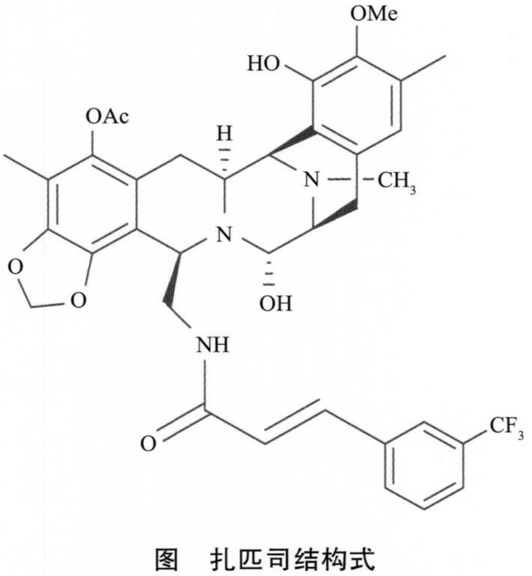

图 扎匹司结构式

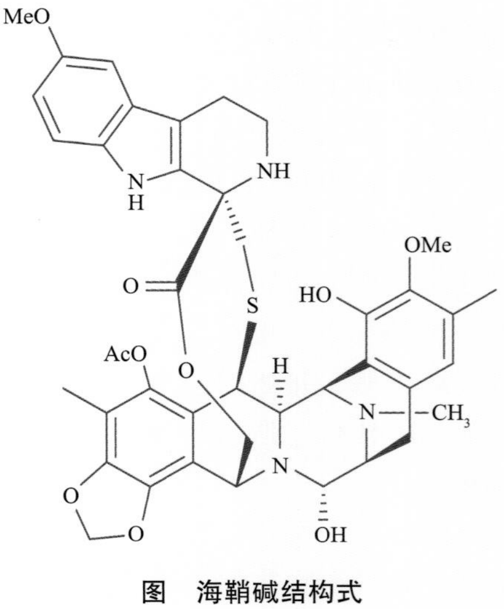

图 海鞘碱结构式

克/平方米均为安全剂量，推荐剂量为 4.0 毫克/平方米，在此剂量下，1 名患者出现 4 级血小板减少症。此外，40% 的患者出现骨髓抑制、4 级中性粒细胞减少症，但症状短暂可控。其他常见毒性包括疲劳、恶心和呕吐，症状均很轻微。只有 1 名胰腺癌患者出现部分临床响应。另外，海鞘碱针对铂类药物耐药型上皮卵巢癌的 Ⅱ 期临床研究表明其具有显著治疗作用。

（林文翰）

nǐshānhúsùjiǎ
拟珊瑚素甲（pseudopterosin A）

从柳珊瑚中分离得到的具有独特结构的二萜糖苷类化合物，结构式见图，具有抗炎和止痛的生物活性。

简史 1986 年，美国化学家 W. Fenical 课题组从加勒比海柳珊瑚 *Pseudopterogorgia elisabethae* 中分离得到拟珊瑚素类化合物，其中拟珊瑚素甲具有比对照药物吲哚美辛更强的抗炎和止痛活性。1987 年，美国化学家布罗卡（C. A. Broka）完成了拟珊瑚素甲的全合成工作。2002 年美国生物化学家克尔（R. G. Kerr）研究组发现海兔螺 *Cyphoma gibbosum* 的强掠食行为和紫外–可见光照射水平的降低能引起柳珊瑚 *Pseudopterogorgia elisabethae* 的响应，其产

生的拟珊瑚素成分显著增加，而蝴蝶鱼 *Chaetodon capistratus* 的掠食或人工创伤不能诱发其响应，之后又对柳珊瑚 *Pseudopterogorgia elisabethae* 中拟珊瑚素的生物合成途径进行了详细的研究，阐明了涉及的酶和中间体。2005 年，该研究组开发了藻类培养细胞生产拟珊瑚素甲的方法，从而避免传统来源柳珊瑚的大量采集。

化学名称和理化性质 拟珊瑚素甲化学结构系统命名为：（3S, 7R, 9S, 9aR）-2, 3, 7, 8, 9, 9a-六氢-5-羟基-3, 6, 9-三甲基-7-（2-甲基-1-丙烯-1-基）-1H-非那烯-4-基-β-D-吡喃木糖苷。

临床应用 拟珊瑚素甲可以抑制佛波醇引起的小鼠局部炎症，具有稳定细胞膜，抑制酵母聚糖刺激的小鼠巨噬细胞前列腺素和白三烯释放的功效，它还能干扰人多形核白细胞脱粒的降低，干扰四膜虫吞噬体形成。药理研究表明，它是通过调节类花生四烯酸代谢来发挥抗炎止痛作用，应用于创伤修复正在开展临床 Ⅰ 期研究。

（林文翰）

wéidùtíng
韦杜亭（glembatumumab vedotin；CDX-011；CR011-vcM-MAE） 由人免疫球蛋白 Ig-G_2 单克隆抗体（CR011）与细胞毒药

物单甲基奥利他汀 E（MMAE）通过缬氨酸–瓜氨酸偶联的靶向抗肿瘤制剂。结构式见图。MMAE：CR011 摩尔比为 4 ～ 5：1，其与细胞外非转移性糖蛋白 B 结合，通过内吞效应进入细胞，在溶酶体作用下释放出单甲基奥利他汀 E，达到专一性杀灭癌细胞的作用。

简史 韦杜亭是美国 Celldex Therapeutics 公司在 2010 年开发的抗非转移性糖蛋白 B 免疫偶联药物。非转移性糖蛋白 B 在人乳腺癌细胞中高表达，缬氨酸–瓜氨酸二肽偶联链在胞内组织蛋白酶 B 催化下裂解，细胞毒分子单甲基奥利他汀 E 是一个合成的海兔毒素 10 衍生物，能与微管蛋白结合，抑制其聚合，从而引起细胞周期停止及后续的细胞凋亡。

化学名称和理化性质 韦杜亭中效应分子单甲基奥利他汀 E 化学结构系统命名为：N-甲基-L-缬氨酰-N-[（1S, 2R）-4-[（2S）-2-[（1R, 2R）-3-[[（1R, 2S）-2-羟基-1-甲基-2-苯乙基]氨基]-1-甲氧基-2-甲基-3-羰基丙基]-1-吡咯烷基]-2-甲氧基-1-[（1S）-1-甲基丙基]-4-羰基丁基]-N-甲基-L-缬氨酰胺。

临床应用及毒性 已完成的两项韦杜亭应用于晚期或转移性乳腺癌的临床 Ⅰ/Ⅱ 期试验结果表明，韦杜亭对三阴性乳腺癌有良好的疗效，常见不良反应有皮疹、疲劳、恶心、中性粒细胞减少、脱发、瘙痒等。

（林文翰）

图 拟珊瑚素甲结构式

mǎfūdútíng
马夫毒亭（vorsetuzumab mafodotin；SGN-75） 抗 CD70 的单抗 h1F6 与单甲基奥利他汀 F（MMAF）通过不可裂解的马来酰亚氨基己酰基偶联而成的药物。在体内释

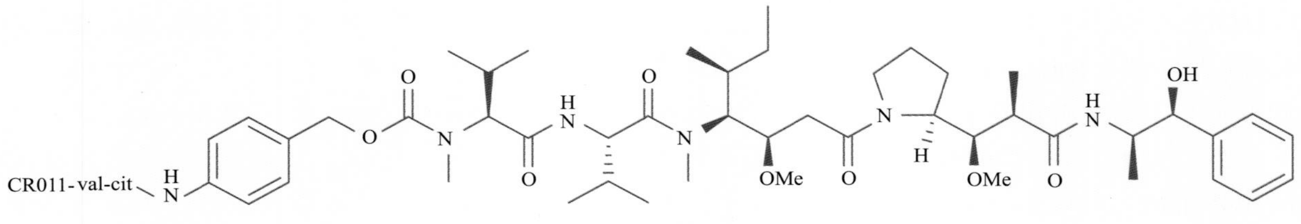

图　韦杜亭结构式

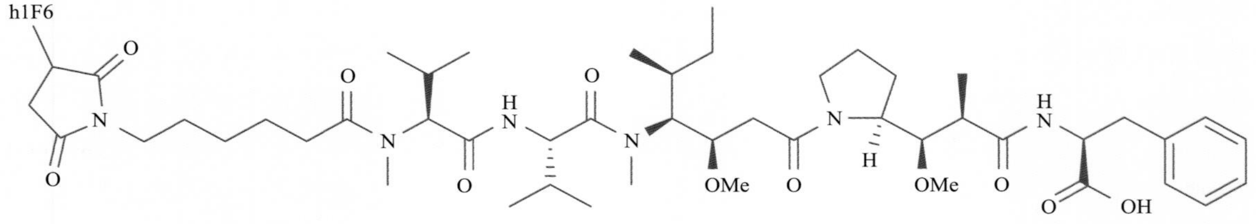

图　马夫毒亭结构式

放半胱氨酸-mcMMAF，作用于微管，抑制肿瘤细胞的有丝分裂，使其停止在 G2/M 期，进而导致细胞凋亡。

马夫毒亭是美国 Seattle Genetics 公司在 2008 年针对 CD70 抗原开发的免疫偶联药物，胰腺癌和卵巢癌细胞由于高度表达 CD70，从而在体内和体外都对马夫毒亭的抗肿瘤活性敏感。

马夫毒亭中效应分子单甲基奥利他汀 F 化学结构系统命名为：*N*-甲基-L-缬氨酰-L-缬氨酰-(3*R*, 4*S*, 5*S*)-3-甲氧基-5-甲基-4-(甲基氨基）庚酰-(α*R*, β*R*, 2*S*)-β-甲氧基-α-甲基-2-吡咯烷丙酰-L-苯丙氨酸。

马夫毒亭应用于肾细胞癌、胰腺癌、卵巢癌和非霍奇金淋巴瘤正在进行 I 期临床研究。

（林文翰）

dúsùxīnyānjiǎn

毒素新烟碱（DMXBA；GTS-21） 由海洋纽形动物两孔纽虫分泌的毒素与 2,4-二甲氧苯甲醛缩合而成，结构式见图，在抗阿尔茨海默病的研究中显示诱人前景。

简史 纽虫烟碱（anabaseine）是 1971 年美国化学家凯姆（W. R. Kem）等从海洋纽形动物两孔纽虫 *Paranemertes peregrina*（俗称海蚯蚓）中分离得到的一种毒素。1994 年，克姆课题组以纽虫烟碱为母核，合成了一系列衍生物，其中一个就是毒素新烟碱，它对神经退行性疾病如阿尔茨海默病和帕金森症有疗效。药理研究表明毒素新烟碱能选择性与 α7-乙酰胆碱受体结合，具有增强记忆和细胞保护的作用。

化学名称和理化性质 毒素新烟碱化学结构系统命名为：

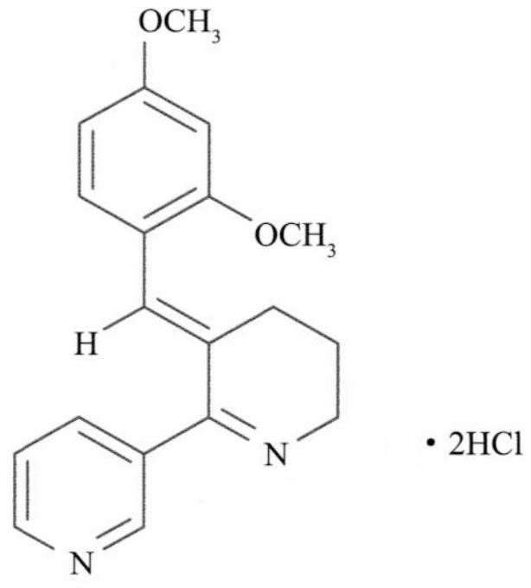

图　毒素新烟碱结构式

(3*E*)-3-[（2,4-二甲氧基苯基）亚甲基]-3,4,5,6-四氢-2,34,二吡啶二盐酸盐。在低浓度（<1 毫克/毫升）中性 pH 值条件下的生理盐水中易溶解，但由于其非离子形式水溶性低，高浓度水溶液给药时，必须调整 pH 值为 6.5 以下。水溶液在长时间强光下能产生不易结合烟碱受体的 *Z* 式异构体，而无水状态储存在琥珀瓶中很稳定。

临床应用及毒性 烟碱型受体激动剂被认为具有治疗阿尔茨海默病的潜力，对与阿尔茨海默病有关的情感疾病也有积极的治疗作用。烟碱型受体亚型 α7 受体所在部位是脑中对认知有重要作用的部位，如脑皮质和海马部位。并且 α7 受体在阿尔茨海默病进程中没有消失，可独自调节烟碱受体激动剂的神经保护作用，如 β-淀粉样蛋白沉积以及神经生长因子衰竭。长期和反复刺激该受体可提高认知行为，如学习与记忆能力。因此 α7 受体可作为阿尔茨海默病治疗的靶点。毒素新烟碱是选择性 α7 烟碱型受体激动剂，可用于治疗阿尔茨海默病，并已经进行了临床Ⅰ期的研究，Ⅰ期临床试验提示口服大剂量毒素新烟碱无副作用。

（林文翰）

海洋鞘糖脂 *hǎiyángqiàotángzhī*（KRN7000）

一种α-半乳糖神经酰胺类化合物，结构式见图，由海绵中分离得到的脑苷脂 agelasphin 修饰而来，具有抗肿瘤活性和免疫调节活性。

简史 1993年日本化学家肥冢（Y. Koezuka）课题组从采自冲绳海域的海绵 *Agelas mauritianus* 中分离得到一系列具有抗肿瘤活性的α-半乳糖神经酰胺类化合物脑苷脂 agelasphins。1994年，对其进行结构优化后得到海洋鞘糖脂。药理研究表明，海洋鞘糖脂本身不具有细胞毒活性，对无免疫系统的裸鼠以及有自然杀伤性T细胞缺陷的小鼠不产生抗癌作用。但海洋鞘糖脂可有效促进自然杀伤性T细胞增殖，激活自然杀伤性T细胞，其抗肿瘤作用机制可能是通过树突细胞和自然杀伤性T细胞免疫反应系统而实现。

海洋鞘糖脂化学结构系统命名为：N-[（1S, 2S, 3R）-1-[（α-D-吡喃半乳糖甘）甲基]-2, 3-二羟基十七烷基]-二十六碳酰胺。

海洋鞘糖脂治疗实体瘤的Ⅰ期临床研究中，患者病情稳定或无变化，剂量高达4800微克/米² 时未观察到毒性，同时也没有药物积蓄或饱和现象。部分患者体内的干扰素、白介素、粒细胞巨噬细胞集落刺激因子水平升高，自然杀伤细胞活性也有所增强。在另外两项以海洋鞘糖脂激活的树突细胞或自然杀伤性T细胞治疗晚期或复发性非小细胞肺癌的Ⅰ期临床研究中，海洋鞘糖脂也能被很好地耐受。

（林文翰）

曲贝替丁 *qǔbèitìdīng*（trabectedin；ecteinascidin 743，ET-743）

从加勒比海鞘中分离得到的一种具有很强抗肿瘤活性的四氢异喹啉生物碱类化合物，结构式见图，作为第一个抗肿瘤海洋药物，其开发上市，是现代海洋药物研究的成功典范。

简史 1969年美国国家癌症研究所在对海洋生物提取物进行抗癌活性筛选的过程中，发现海鞘的提取物显示较强的抗癌活性。但由于当时技术所限，直到1987年，伊利诺伊斯大学的莱因哈特（K. L. Rinehart）小组从加勒比海鞘 *Ecteinascidia turbinate* 中分离得到6个具有显著细胞毒活性的单体化合物 ET-729、ET-743、ET-745、ET-759A、ET-759B、ET-770（ET后的数字代表当时经快速原子轰击质谱测得的各化合物的分子量）。其中，ET-743即曲贝替丁的得率最高。1990年，随着现代波谱学的发展，赖特（A. E. Wright）和莱因哈特两个小组同时确定了曲贝替丁是具有四氢异喹啉骨架的生物碱。1992年，曲贝替丁的结构得到X射线单晶衍射的确认。1996年，美国化学家科里（E. J. Corey）首先完成了全合成工作。

曲贝替丁于2001年5月由欧盟药品评估机构批准作为治疗软组织肉瘤的罕用药进入临床研究，2003年10月又批准其作为治疗卵巢癌的罕用药，并最终于2007年获准上市。

化学名称和理化性质 曲贝替丁化学结构系统命名为：（1′R, 6R, 6aR, 7R, 13S, 14S, 16R）-5-（乙酰氧基）-3′, 4′, 6, 6a, 7, 13, 14, 16-八氢-6′, 8, 14-三羟基-7′, 9-二甲氧基-4, 10, 23-三甲基－螺［6, 16-（环硫丙氧基亚甲基）-7, 13-亚氨基-12H-1, 3-二氧并［7,8］异喹啉［3, 2-b］［3］苯并吖辛因-20, 1′（2′H）-异喹啉]-19-酮。

药物来源 曲贝替丁在海鞘中的含量极低，仅达生物体重的百万分之一。为了解决药源问题，合成化学家进行了大量的工作。但总体而言，化学合成反应的步骤烦琐复杂，反应条件无法达到工业化生产要求，因而，现阶段的化学全合成方法很难解决原料药的供应问题。于是转而通过水产养殖的方法富集曲贝替丁，并在欧洲进行了大规模的海鞘养殖实验。通过养殖可以获得大量的海鞘，但其中的曲贝替丁含量变化很大，很难获得稳定的药物来源。最后，西班牙马尔（PharmaMar）公司在这方面取得了突破，他们以氰基番红菌素（cya-

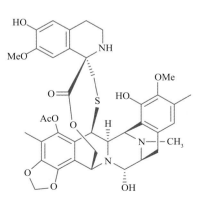

图 海洋鞘糖脂结构式

图 曲贝替丁结构式

nosafracin) B 为起始原料，进行了半合成研究。利用该分子与曲贝替丁具有相似的五环骨架和手性中心，通过对相应部位的取代基进行结构修饰，最终得到曲贝替丁，总收率 1.0%。而氰基番红菌素 B 可以通过发酵的方法由荧光甲单胞菌大量获得，从而能够获得足够量的药源供应。

临床应用及毒性 曲贝替丁临床上用于治疗进行性软组织肉瘤和复发性卵巢癌。有很好的耐受性，剂量限制毒性不累积、可逆和可控，不同于其他细胞毒药物的是其没有心脏和神经毒性，脱发症也很少。研究表明，曲贝替丁具有很强的抗肿瘤活性，涉及多重作用机制，主要是通过在 DNA 的复制过程中使 DNA 双螺旋小沟处鸟嘌呤的 N-2 烷基化，从而阻断 DNA 的复制和合成，抑制肿瘤细胞分裂生长。另外，还涉及抑制遗传修复途径，干扰细胞周期而导致 p53 依赖性的细胞程序化死亡、扰乱肿瘤细胞微管网络、在 DNA 和拓扑异构酶 I 之间引起交联等。

(林文翰)

jiǎhuángsuān'àirìbùlín

甲磺酸艾日布林 (eribulin mesylate)

天然化合物软海绵素经结构优化后的大环酮类似物（代号 E7389），结构式见图，体内外试验结果显示其具有纳摩尔水平的抗肿瘤活性，为非紫杉烷类微管抑制剂。

简史 软海绵素 (halichondrin B) 是 1986 年从海绵 *Halichondria okadai* 中分离得到的，具有较好的抑制肿瘤细胞增殖作用。但天然来源的软海绵素数量有限，无法满足用药需求。2001 年，日本卫材 (Eisai) 制药公司对其进行结构改造，合成了类似物甲磺酸艾日布林，同样具有广泛和显著的抗肿瘤活性。不同于临床应用的其他微管蛋白抑制剂（如长春碱、长春新碱和紫杉醇），甲磺酸艾日布林通过抑制微管蛋白聚合而破坏肿瘤细胞的有丝分裂，促进肿瘤细胞凋亡，从而发挥抗肿瘤作用。2010 年底，甲磺酸艾日布林获美国食品药品管理局批准用于治疗曾接受至少 2 种化疗方案（含蒽环类和紫杉类药物）的转移性乳腺癌患者，由卫材 (Eisai) 公司开发上市。

化学名称和理化性质 甲磺酸艾日布林化学结构系统命名为：(2R, 3R, 3aS, 7R, 8aS, 9S, 10aR, 11S, 12R, 13aR, 13bS, 15S, 18S, 21S, 24S, 26R, 28R, 29aS)-2-[(2S)-3-氨基-2-羟基丙基] 二十六氢-3-甲氧基-26-甲基-20,27-双（亚甲基)-11,15：18,21：24,28-三环氧-7,9-乙桥-12,15-甲桥-9H,15H-呋喃 [3,2-i] 呋喃 [2',3'5,6] 吡喃 [4,3-b][1,4] 二氧杂环二十五烷-5 (4H)-酮。

临床应用及毒性 甲磺酸艾日布林的适应证为不可手术治疗及复发性乳腺癌。卫材公司正进行考察甲磺酸艾日布林单独治疗其他类型的癌症，包括未经治疗的乳腺癌、非小细胞肺癌、肉瘤和前列腺癌的后期临床研究。不良反应主要为中性粒细胞减少症和外周神经病变，此外还包括流泪增加、消化不良、上腹痛、口腔炎、嘴干、上呼吸道感染、低血钾症、肌肉痉挛、肌力下降、味觉障碍、眩晕、失眠、抑郁等。

(林文翰)

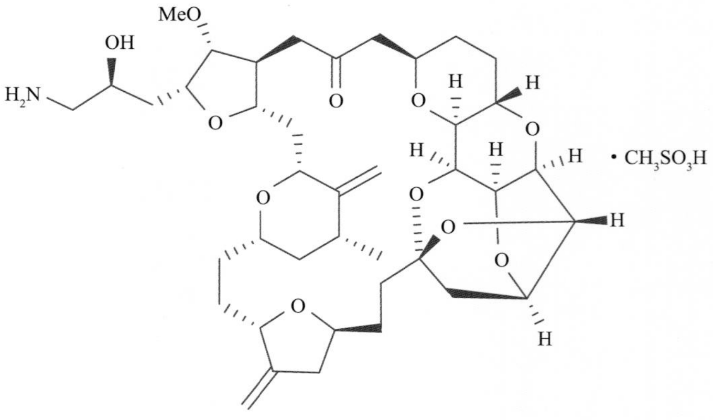

ω-3-zhīfángsuānyǐzhǐ

ω-3-脂肪酸乙酯 (omega-3-acid ethyl esters)

主要包括二十碳五烯酸和二十二碳六烯酸的乙酯化物，结构式见图，是一种用于治疗顽固性高甘油三酯血症的调脂药，是美国食品药品管理局批准上市的首个 ω-3-脂肪酸类处方药。

简史 早在 20 世纪 50 年代，科学家们就注意到居住在北极、以狩猎为生、以鱼和肉食为主的因纽特人，虽然也是高热量、高脂肪和高胆固醇饮食，但冠心病、糖尿病等发病率和死亡率却大大低于其他人群，也大大低于移居到其他地方的因纽特人。经过一系列调查和研究，发现当地居民饮食中的 ω-3-不饱和脂肪酸（ω-3-PUFAs）含量较高，血液中富含二十碳五烯酸和二十二碳六烯酸。这项调查说明，ω-3-不饱和脂肪酸对心血管疾病有一定的防

图 甲磺酸艾日布林结构式

治作用。到了 80 年代，十几年的药理研究表明 ω-3-不饱和脂肪酸具有降血脂、抑制血小板凝聚、降低血压和抗自身免疫反应等作用。其降血脂的作用机制被认为是抑制脂酰辅酶 A：1,2-二酰基甘油酰基转移酶，增加过氧化物酶体在肝内的 β-氧化。此外，还可通过抑制其他脂肪酸的酯化作用来减少肝脏内甘油三酯的合成。该药于 2004 年 11 月获批上市，由 Reliant 制药公司推广销售。

化学名称和理化性质 二十碳五烯酸乙酯化学结构系统命名为：(5*Z*,8*Z*,11*Z*,14*Z*,17*Z*)-5,8,11,14,17-二十碳五烯酸乙酯。二十二碳六烯酸乙酯化学结构系统命名为：(4*Z*,7*Z*,10*Z*,13*Z*,16*Z*,19*Z*)-4,7,10,13,16,19-二十二碳六烯酸乙酯。

药物来源 ω-3-脂肪酸人体自身不能合成，只能从食物中摄取，主要来源于深海鱼类或海洋生物，如沙丁鱼、鲑鱼、青鱼和鲭鱼等。

临床应用及毒性 ω-3-脂肪酸乙酯作为饮食疗法的辅助治疗药物用于降低成年患者的极高甘油三酯水平。不良反应包括背痛、感冒样症状、感染、疼痛、心绞痛、消化不良、嗳气、皮疹和味觉异常等。

（林文翰）

bóréntuǒxībùfánduōtīng

泊仁妥西布凡多汀（brentuximab vedotin；SGN-35） 由抗 CD30 的单抗 CAC10 与抗有丝分裂剂单甲基奥利他汀 E（MMAE）通过二肽键（缬氨酸-瓜氨酸）偶联形成的抗体偶联药物。结构式见图。

单甲基奥利他汀 E 是一种合成抗肿瘤药物，通过阻止微管蛋白的聚合作用抑制细胞分裂，但其毒性大，不可单独用药。CD30只表达在几种血液系统肿瘤表面，尤其是霍奇金淋巴瘤和间变性大细胞淋巴瘤。泊仁妥西布凡多汀是 30 年来首个靶向 CD30 的抗体，由 Seattle Genetics 公司开发，于 2011 年获美国食品药品管理局批准上市。

泊仁妥西布凡多汀中效应分子单甲基奥利他汀 E 化学结构系统命名为：*N*-甲基-L-缬氨酰-*N*-[(1*S*,2*R*)-4-[(2*S*)-2-[(1*R*,2*R*)-3-[[(1*R*,2*S*)-2-羟基-1-甲基-2-苯乙基]氨基]-1-甲氧基-2-甲基-3-羰基丙基]-1-吡咯烷基]-2-甲氧基-1-[(1*S*)-1-甲基丙基]-4-羰基丁基]-*N*-甲基-L-缬氨酰胺。

药物来源 泊仁妥西布凡多汀是美国 Seattle Genetics 公司开发的抗体偶联药物。

泊仁妥西布凡多汀用于治疗霍奇金淋巴瘤和间变性大细胞淋巴瘤，常见不良反应时白细胞减少（中性粒细胞减少）、神经损伤（外周感觉神经病变）、疲乏、恶心、贫血、上呼吸道感染、腹泻、发热、咳嗽、呕吐和血小板计数低。

（林文翰）

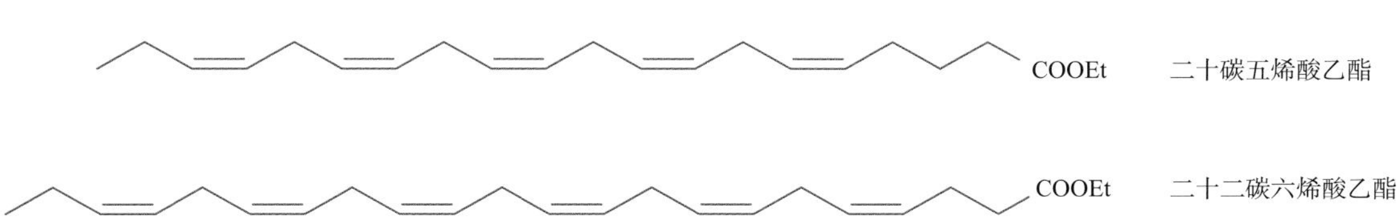

COOEt 二十碳五烯酸乙酯

COOEt 二十二碳六烯酸乙酯

图 二十碳五烯酸乙酯和二十二碳六烯酸乙酯结构式

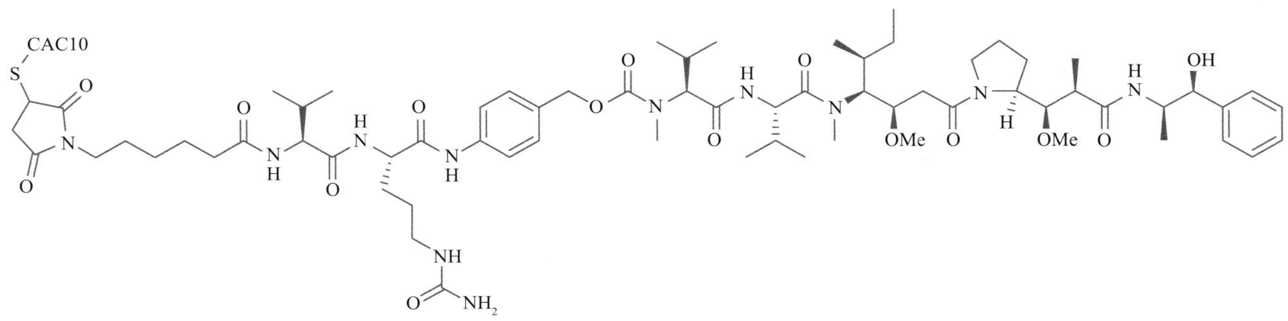

图 泊仁妥西布凡多汀结构式

hétúndúsù

河豚毒素 （tetrodotoxin，TTX）

河豚鱼等生物体内含有的一种氨基全氢化喹唑啉型生物碱，结构式见图。河豚毒素可选择性地抑制电压依赖性钠离子通道的开放，是自然界中所发现的毒性最大的神经毒素之一，也是最早进行化学研究的海洋毒素。

1909 年，日本科学家太原（Y. Tahara）首次从河豚卵巢中发现了河豚毒素粗品。1955 年，日本化学家平田义正（H. Yoshimasa）成功分离得到纯品河豚毒素。1964 年，日本的平田义正、津田恭介（T. Kyosuke）和美国的伍德沃德（R. B. Woodward）等 3 个研究团队同时报道了河豚毒素的正确化学结构。1972 年完成全合成工作，2003 年完成了不对称全合成。

河豚毒素为白色无定形性粉末，微溶于水、乙醇和浓酸，极易溶解于醋酸水溶液，不溶于非极性有机溶剂，具有很强的稳定性，高温加热 30 分钟以上或碱性条件下可分解。

药物来源 河豚毒素不仅存在于河豚体内，在其他多种生物，包括毛颚类、腹足类、软体动物、棘皮类、两栖类、纽虫、海藻等体内也有发现。

河豚毒素可高选择性和高亲和性地阻断神经兴奋膜上钠离子通道，而允许钾离子和氯离子通过，使细胞膜失去可极化状态，从而抑制甚至阻断神经-肌肉的兴奋与传导过程，导致神经肌肉活动障碍，严重者可发生麻痹状态，最终可能因呼吸停止和循环衰竭而死亡。对神经、肌肉、关节疼痛、晚期癌症患者具有显著的止痛作用，且没有成瘾性，并有解痉、降压、抗心律失常等作用，可作为镇痛剂、镇静剂及解痉剂等用于神经性患者的治疗。但是在临床上使用河豚毒素的剂量过大，会导致远端神经损害，甚至累及神经根、自主神经和中枢神经。由于河豚毒素的中毒剂量和治疗剂量很接近，很容易使人发生中毒。为了避免河豚毒素在临床应用中产生全身毒性反应，已研制出河豚毒素微胶囊，将其分散地移植到坐骨神经的细胞膜下，既能起到局部麻醉的作用，又能降低它对神经系统的毒性，从而使河豚毒素在临床上得到更广泛的应用。

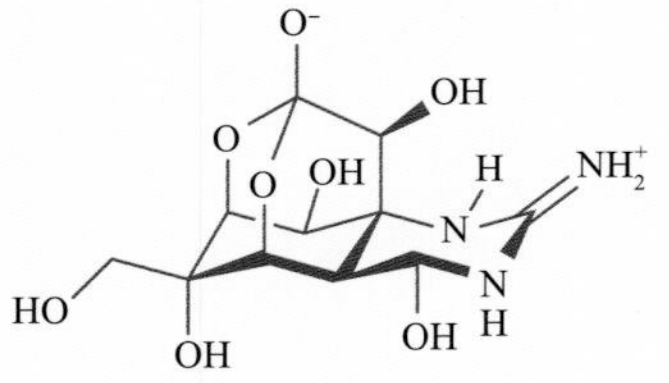

（林文翰）

shífánggédúsù

石房蛤毒素 （saxitoxin，STX）

一种从加州贻贝 *Mytilus califoruianus* 和阿拉斯加巨石房蛤 *Saxidomus giganteus* 中提取得到的氨基甲肽类生物碱毒素，结构式见图。因中毒后产生麻痹性中毒效应，又称麻痹性贝毒 （paralytic shellfish poison，PSP）。它是海洋生物中毒性最强的麻痹性毒素之一，活性部位主要在 2 个胍基和 2 个羟基。

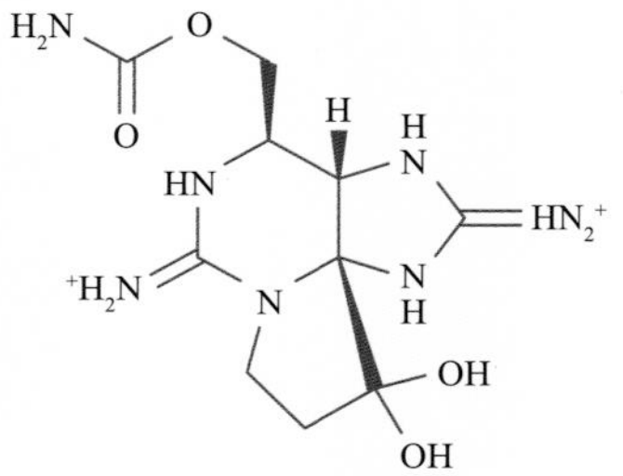

美国化学家尚茨（E. J. Schantz）等在 1957 年首先从加州贻贝中分离提纯到石房蛤毒素，并于 1975 年通过 X 射线单晶衍射确定了其分子结构。1966 年，尚茨从无菌培养的链状膝沟藻与采自现场的加州贻贝和阿拉斯加巨石房蛤中提取出纯毒素，比较理化性质，证实贻贝毒和蛤毒都来自赤潮生物链状膝沟藻。1977 年，塔尼诺 （H. Tanino）等完成了全合成的研究。

石房蛤毒素为非结晶白色粉末，易溶于水，微溶于甲醇和乙醇，不溶于非极性溶剂。耐热，胃肠道易吸收，不被人体消化酶破坏，在高温和酸性条件溶液中稳定，酸性条件-20℃可保存数年不失活，只有在高浓度酸溶液中才发生氨甲酰酯水解，氧气也影响其活性。而在碱性条件下不稳定，可发生氧化反应，毒性消失。

石房蛤毒素最初来源于有毒藻类，主要是甲藻，包括膝沟藻和亚历山大藻以及项圈藻等某些单水藻，这些种类常常在赤潮或水华期间大量发生。藻类毒素经食物链蓄积于滤食性贝类、蟹类等水产品中。蛤的毒素含量远低于贻贝，但有毒蛤比贻贝容易获得，因而是毒素的主要来源。在蛤中大约有 2/3 的毒素存在于呼吸器官，而贻贝中则集中在肝或消化腺。

石房蛤毒素的毒性包括神经系统、心血管系统和细胞毒活性三个方面。它是毒性最强的神经毒素之一，是典型的钠离子通道阻滞剂，通过阻滞 Na$^+$ 通过膜进入细胞内，使膜失去极化状态，

图 海豚毒素结构式

图 石房蛤毒素结构式

从而阻断神经肌肉的传导。石房蛤毒素对呼吸和心血管功能均有抑制作用，对呼吸和心率抑制快速而持久，对血压抑制轻，作用时间短；石房蛤毒素可通过血脑屏障到达肝、肾和中枢神经。石房蛤毒素对胆碱酯酶有抑制作用，对 Na^+、Ca^+、K^+ 通道均有调控作用，已经成为寻找防治心血管疾病药物的重要来源。它还具有高效的镇痛，局部麻醉和解痉作用，已经成为一种显微外科手术的辅助物质和药理学研究的工具药。

（林文翰）

shāhǎikuídúsù

沙海葵毒素（palytoxin，PTX）

一些不饱和脂肪链和若干环醚单元构成的含有 64 个手性中心的复杂有机分子，结构式见图。属于脂链聚醚毒素类，是最早开展研究的聚醚毒素。从岩沙海葵属的不同种海葵中分离得到，是已知结构的非肽类天然生物毒素中毒性最强和结构最复杂的化学物质。

简史 1971 年，美国化学家摩尔（R. E. Moore）首次报道从美国夏威夷岩沙海葵 *palythora spp.* 中分离得到沙海葵毒素。1982 年，摩尔教授课题组和日本化学家吉玛萨（H. Yoshimasa）课题组几乎同时报道了沙海葵毒素的化学结构。美国哈佛大学的岸（Y. Kishi）从 1986 年开始，历经 8 年的努力，终于在 1994 年完成了全合成工作。PTX 是已完成化学全合成中相对分子质量最大、手性碳最多的天然产物之一，不论从反应路线设计还是反应难度上看，其全合成过程堪称攀登有机化学领域的珠穆朗玛峰。

理化性质 为无定形、吸湿性强、非结晶性的白色粉末。无确定熔点，加热到 300℃ 以上则炭化。不溶于三氯甲烷、乙醚和丙酮，微溶于甲醇和乙醇，易溶于吡啶、二甲亚砜和水，经酸碱处理后毒性消失。

活性及毒性 沙海葵毒素既有神经毒性，又有细胞毒性。LD_{50} 为 0.15 微克/千克，比河豚毒素还高一个数量级，是非蛋白毒素中最毒的物质之一，也是目前最强的冠脉收缩剂，作用强度比血管紧张素强 100 倍。岩沙海葵毒素可引起细胞膜的去极化，刺激花生四烯酸和神经递质的释放。能作用于心肌细胞的 Na^+-K^+-ATP 酶，增加细胞对 Na^+、Ca^{2+} 的摄入量及 K^+ 的外流量，将钠泵变成离子通道小孔，进而引发一系列药理学毒理学作用，如导致平滑肌、心肌及骨骼肌收缩。它具有显著的抗肿瘤作用，还是一种新型的溶细胞素，可在红细胞膜上形成小通道，导致细胞渗透性溶解。

（林文翰）

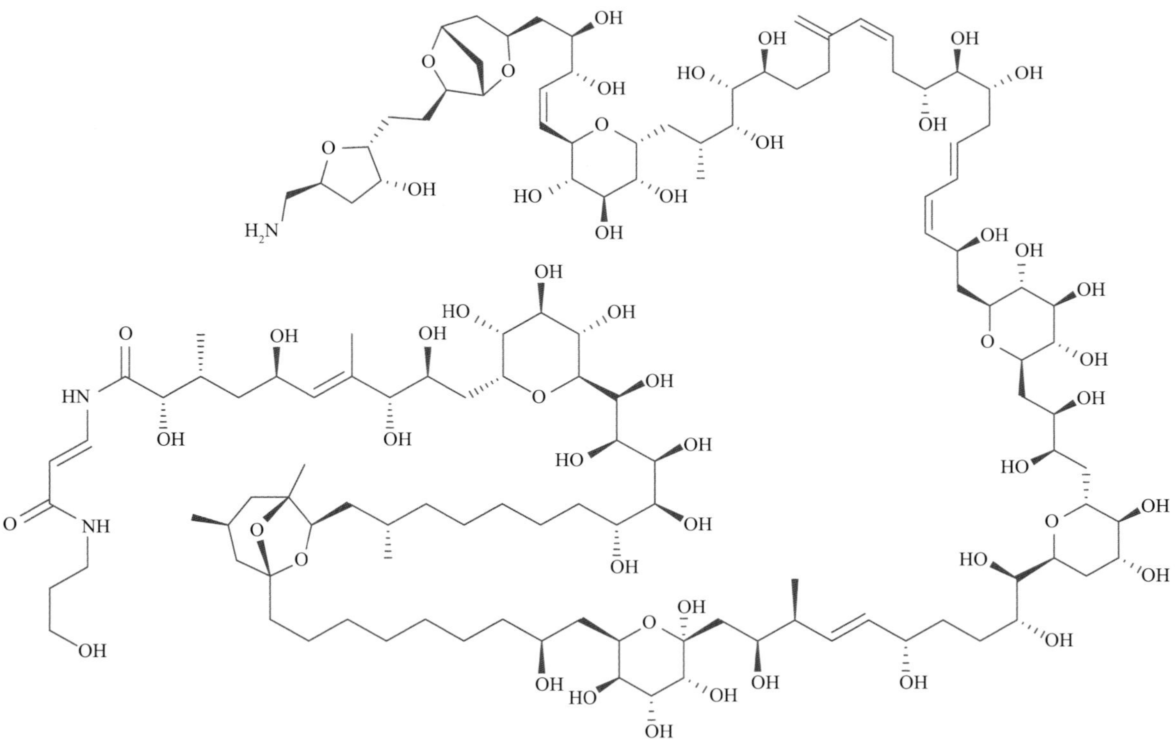

图　沙海葵毒素结构式

西加毒素 （ciguatoxin，CTX）

一种由深海藻类产生，通过食物链传递而蓄积于各种珊瑚鱼体内的毒素，结构式见图。由13个连续醚环组成，醚环原子个数在5~9之间，其毒性强度比河豚毒素高100倍。

简史 1967年，美国化学家朔伊尔（P. J. Scheuer）小组从鳗鱼内脏中分离出西加毒素，并确定了它的分子量，但当时没有能确定其结构式。1989年，曾在舒尔教授课题组作博士后的日本安元（T. Yasumoto）和其助手村田（M. Murata），利用核磁共振技术确定了其结构。

理化性质 无色、耐热、脂溶性、非结晶性、极易被氧化，能溶于甲醇、乙醇、丙酮等极性有机溶剂，但不溶于苯和水，也不易被胃酸破坏。

药物来源 通常西加毒素仅限于热带和亚热带海域珊瑚礁周围摄食剧毒纲比甲藻和珊瑚碎屑的鱼类，特别是刺尾鱼、鹦鹉鱼等和捕食这些鱼类的肉食性鱼如海鳝、石斑鱼和沿岸金枪鱼等。毒素在鱼体内分布的主要部位是肝脏、肠、生殖腺和肌肉等，而肝脏往往是毒性最强的部分。毒素标准品的获取一方面采用从天然或培养的剧毒纲比甲藻细胞和含有CTX的鱼类中提取的方法，另一方面可通过化学人工合成的方法。

活性及毒性 CTX的毒理和药理作用十分特殊，对消化系统、神经系统、心血管系统和细胞膜有较高的选择性。作为电压依赖性Na^+通道的新型激动剂，与Na^+通道受体靶部位VI结合，能增加可兴奋细胞膜对Na^+的通透性，产生强去极化，致使神经肌肉兴奋性传导发生改变，从而引起一系列药理学和毒理学作用。药理学研究表明，低剂量的CTX可引起神经及肠道症状，大剂量CTX能引起心肌收缩力增加。另外它还可以作为研究可兴奋细胞膜结构与功能及局部麻醉药物作用收缩机制等分子机制的分子探针。

（林文翰）

刺尾鱼毒素 （maitotoxin，MTX）

由岗比毒甲藻 *Gambierdiscus taxicus* 类产生，经海洋生物食物链在刺尾鱼体内蓄积、毒化的一类结构独特的海洋生物毒素，结构式见图。是已知最大的天然毒素之一。

简史 1993年日本学者安元（T. Yasumoto）从岗比毒甲藻中分离出刺尾鱼毒素，其分子式为$C_{164}H_{256}O_{68}S_2Na_2$，是已发现的最复杂的一个聚醚梯类化合物，是西加鱼毒的一种。它也是最引人注目的一种海洋毒素，一是由于其分子巨大，分子量大到3422质量单位，是已知的分子量最大的非蛋白毒素，另一方面毒性极为强烈，半数致死量仅为0.05微克/千克，是非蛋白毒素中毒性最强的物质之一。安元健小组运用3D-NOESY-HMBC的核磁技术和^{13}C富集的刺尾鱼毒素进行了三维结构确定，通过对有疑问的部分结构进行了全合成，证明最初确定的立体构型完全正确，它的结构鉴定代表着现代鉴定技术在天然产物化学结构研究中的应用水平。

理化性质 为无色固体，高极性，可溶于水、甲醇、乙醇、二甲亚砜，不溶于三氯甲烷、丙酮和乙腈。极易被氧化，在1摩

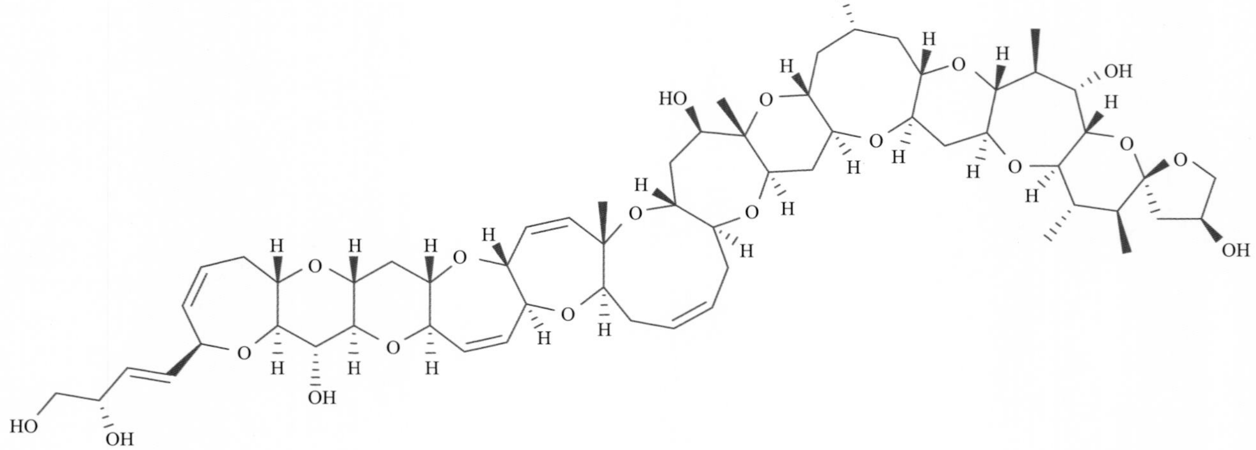

图 西加毒素结构式

尔/升盐酸或 1 摩尔/升氢氧化钠溶液中加热，其毒性消失，而在纯水、1 摩尔/升醋酸或 1 摩尔/升氨水溶液中，其毒性不受影响。

活性及毒性 刺尾鱼毒素是电压依赖性 Ca^{2+} 通道激动剂，可增加细胞膜对 Ca^{2+} 的通透性，引起"钙离子超负荷"效应，触发神经递质释放，导致骨骼肌、平滑肌和心肌 Ca^{2+} 依赖性收缩，是研究 Ca^{2+} 通道药理作用特异性的工具药。刺尾鱼毒素具有潜在的发展成为化学战剂的军事意义，有必要加强防护措施。另外刺尾鱼毒素还可以促进神经生长因子的合成和释放。

（林文翰）

duǎnluǒjiǎzǎodúsù

短裸甲藻毒素（brevetoxin，BTX） 由双鞭甲藻 *Karenia bravis-brevis* 产生的一类赤潮藻毒素，结构式见图，可富集到贝类等生物体。BTX 毒素基本结构是由 10~11 个环状结构构成的大环多醚，以短裸甲藻毒素 B（BTX-B）和 A（BTX-A）为两种不同骨架代表。BTX-B 是世界范围内赤潮的最主要毒素成分，也是第一个分离得到的聚醚类毒素。

简史 短裸甲藻毒素 B 于 1981 年从在墨西哥湾形成赤潮的涡鞭毛藻 *Gymnodinium breve*（*Ptychodiscus brevis*）中分离得到，并通过 X-Ray 单晶衍射确定了其结构。1995 年，美国化学家尼科拉乌（K. C. Nicolaou）完成了短裸甲藻毒素 B 全合成工作。

理化性质 无臭无味、热稳定，难溶于中性及酸性水溶液，可溶于 1% NaOH 溶液和二硫化碳、三氯甲烷、苯、乙醚、丙酮、甲醇、乙醇等有机溶剂。

活性及毒性 短裸甲藻毒素属于神经性贝毒，对于门控钠离子通道具有高度的亲和力，作用于受体的第 5 个靶点，可以诱导 Na^+ 内流，从而导致肌肉和神经细胞的去极化。主要对于呼吸和心肌功能有抑制作用，产生自发、反复的剂量依赖性肌肉收缩，造成束颤，抽搐或跳跃，与剂量显

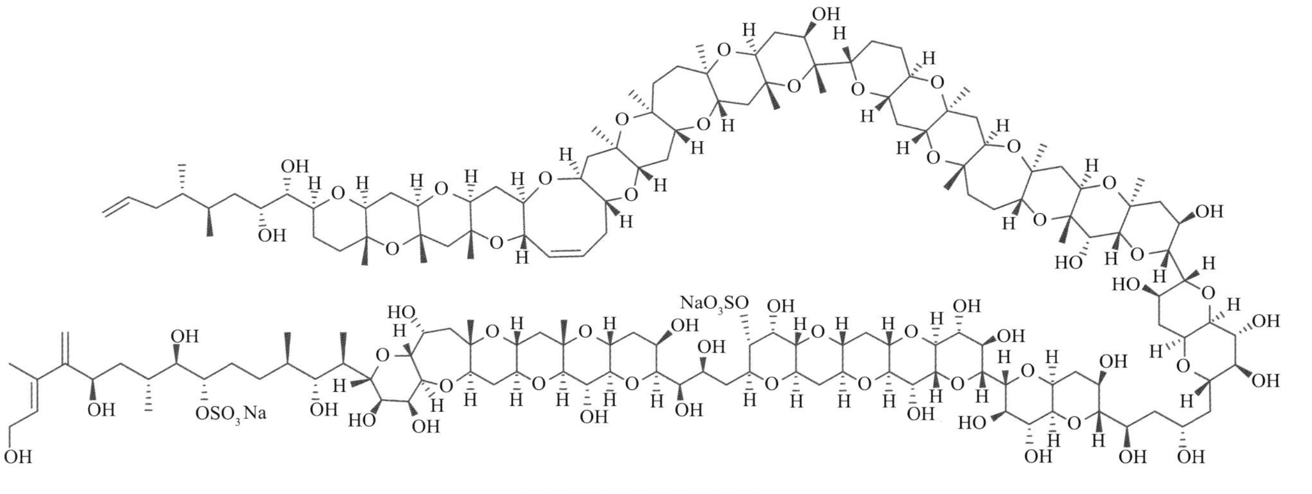

图 刺尾鱼毒素结构式

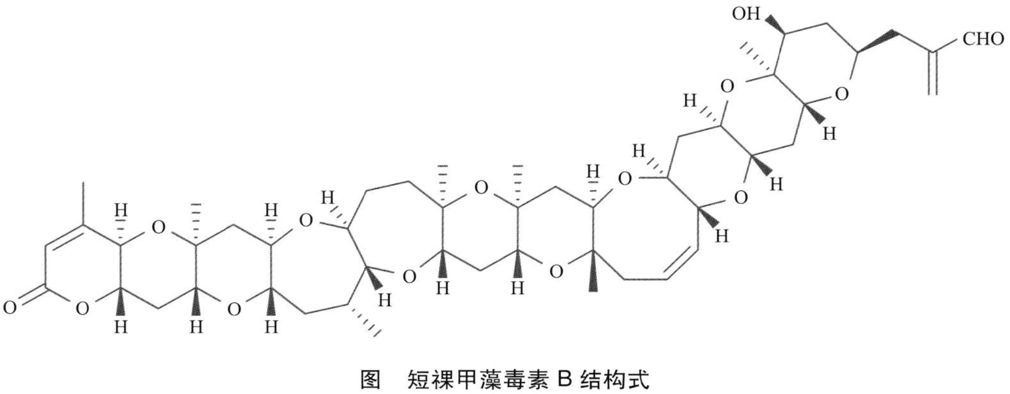

图 短裸甲藻毒素 B 结构式

著相关的呼吸速率下降，中枢和外周神经的支气管收缩。

（林文翰）

dàtiánruǎnhǎimiánsuān

大田软海绵酸 （okadaic acid, OA）

三十八碳脂肪酸的多醚结构化合物，结构式见图，属于线型聚醚，最初是从大田软海绵 *Halichondria okadai* 中分离得到并因此而得名。

简史 1976 年日本发生因食用紫贻贝 *Mytilus edulis* 而引起的集体食物中毒事件，因中毒症状以腹泻为主，故称为腹泻性贝毒。鉴于其对双壳贝类养殖业的严重威胁，日本学者纷纷对其毒素进行研究。1981 年，从日本产大田软海绵及美国佛罗里达产的近缘种隐爪软海绵 *Halichondria melanodocia* 中发现了特殊构造的聚醚化合物，命名为大田软海绵酸。后来的研究发现，大田软海绵酸实际上是由与上述海绵共生的微藻 *Prorocentrum lima* 产生的，海绵通过滤食微藻而将大田软海绵酸集于体内。

活性及毒性 大田软海绵酸是一种肿瘤促进剂，能抑制由钙激活的磷脂依赖性蛋白激酶，是一种特殊的蛋白磷酸酯酶 1、2A 和 2B 的抑制剂，可以用于研究细胞调控的工具药。此外，大田软海绵酸已用于阿尔茨海默病模型研究来提高各种蛋白主要是微管结合蛋白的磷酸化程度。

（林文翰）

yùluódúsù

芋螺毒素 （conotoxins，CTX）

从海洋腹足纲软体动物芋螺（conus）中得到的一类具有生物活性的肽类毒素，是其主要用来捕食和防御的武器，也用于与其他对手竞争或有其他生物学上的用途。

中国约有近百种芋螺的分布，集中在南海、北部湾和台湾海域，其中每种芋螺的毒液中均含有百余种不同的活性多肽，且不同种的芋螺所含的芋螺毒素也各不相同。全世界芋螺种类逾 500 种，存在于芋螺毒液中的活性肽组分至少有 5 万种。已经分离鉴定了百余种芋螺毒素。

芋螺毒素一般含有 7~46 个氨基酸，富含二硫键，前导肽高度保守而成熟肽具有多样性，是最小核酸编码的动物神经毒素肽，也是二硫键密度最高的生物肽。根据芋螺毒素基因及其前体蛋白信号肽的保守性，可将其分为 A、M、O、P、S、T、I 等多个超家族。再结合每个成员的药理学活性，根据其保守的半管氨酸骨架，将之进一步分为若干个家族。还可以依据芋螺毒素的不同作用靶位，将其分为 α、μ、ω、κ、δ、ψ、σ、ρ、γ 及加压素、惊厥剂等。

芋螺毒素二硫键骨架和结构的不同，决定了它们功能靶位的差异，已经清楚的靶位主要包括配体门控的离子通道、电压门控的离子通道及 G 蛋白偶联受体。

α-芋螺毒素可以选择性地抑制神经型或肌肉型 nAChR，是研究 nAChR 的理想工具。nAChRs 属于配体门控离子通道，对诸如学习和记忆等神经生理过程起着至关重要的作用，对于阿尔茨海默病、帕金森症等的研究和治疗有重要意义。此外，α-芋螺毒素能结合并阻断小细胞肺癌细胞表面的 nAChR，因此在小细胞肺癌的诊断和治疗中也有应用价值。

O-超家族芋螺毒素主要作用于电压门控离子通道，包括 Ca^{2+} 通道、Na^+ 通道、K^+ 通道等。作用于 Ca^{2+} 通道的只有该家族的 w 道芋螺毒素，该毒素具有高亲和力、高度专一性的特点，能特异性地阻断电压敏感型 Ca^{2+} 通道，在离子通道亚型鉴定、神经疾病治疗方面发挥重要作用，已成为神经生物学、分子生物学、多肽化学、药理学等领域的研究热点。

而以 G 蛋白为靶标的芋螺毒素主要包括芋螺加压素和芋螺惰性素两类。

芋螺毒素是研究离子通道分布和功能的优良工具药，还可用来测定离子通道的结构。由于其功能独特、结构新颖，具有原始性和多样性，既可以作为药物设计的先导化合物，又可以直接用作天然药物，具有广泛的应用。

（林文翰）

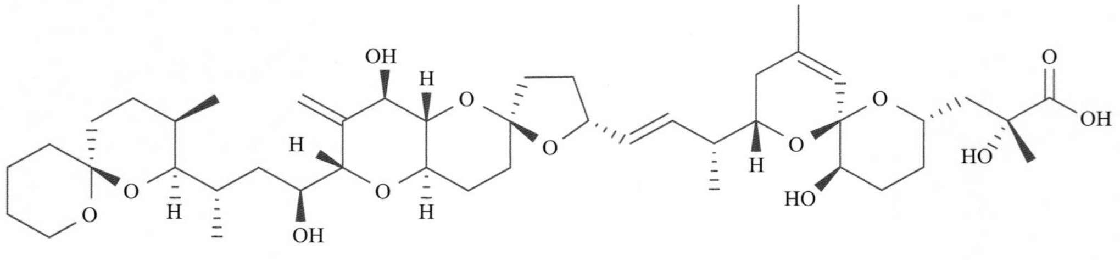

图　大田软海绵酸结构式

hǎikuídúsù

海葵毒素（anthoplerin toxin，AP）

一类能与神经、心脏等细胞上的离子通道发生特异性结合，并改变离子通道功能的多肽毒素。通常有 27～59 个氨基酸所组成，分子量为 3000～7000，大多数的氨基酸序列中含有多个 Cys 残基，形成分子内二硫键。由于这类毒素对不同的离子通道有高度的特异性和亲和性，因此，不仅可以作为研究离子通道结构和功能的工具，而且有望开发成诊断和治疗离子通道相关疾病的药理学试剂。按照结合离子通道类型的不同，可将海葵毒素大致分为 Na$^+$ 通道毒素、K$^+$ 通道毒素以及结合其他类型离子通道的毒素。

海葵毒素专一作用于可兴奋细胞膜电压依赖性 Na$^+$ 通道，可延长神经和肌肉的动作电位，抑制 Na$^+$ 通道失活，从而引起一系列相关的细胞调控活动。典型代表是来自黄海海葵的 Ap-A 和 Ap-B，具有强心肌收缩作用，是治疗心衰的极有潜力的药物。Ap 类强心多肽正被开发用于充血性心力衰竭和肌无力的治疗。

来自海葵 *Stichodactyla helianthus* 毒液的多肽 ShK 对电压门控型 K$^+$ 通道有高度亲和性，并能阻断 K$^+$ 通道。从海葵 *Anemonia sulcata* 中提取的海葵毒素 BDS 与 AP-A 具有 25% 的序列同源性，但它对心脏和骨骼肌细胞上的 Na$^+$ 通道却没有任何影响，但可以特异性地抑制 K$^+$ 通道家族中与中枢神经系统失调疾病如阿尔茨海默病和帕金森症有关的亚单位。

海葵毒素 APETx2 是从海葵 *Anthopleura elegantissima* 中分得的，与 BDS 具有 36% 序列同源性，但并不阻碍 K$^+$ 通道，而是作用与感觉神经元上与调节痛觉有关的酸敏感型离子通道 ASICs，有望成为一种研究与 ASICs 通道相关的神经兴奋性和痛觉的重要工具。

（林文翰）

shuǐmǔdúsù

水母毒素（jellyfish venoms）

一类结构新颖独特的蛋白质，分子量 10 000～600 000，主要分布于触手上的刺丝囊中，是已知的最毒的海洋生物毒素之一。该毒素成分复杂、不耐热、易氧化，在很大程度上限制了对其分离、纯化及生物学活性等方面的研究。

这类毒素的生物活性主要包括心血管毒性、神经毒性、皮肤与肌肉毒性、酶活性以及抗氧化活性等。其中水母毒素的心血管毒性是研究最多和最为致命的，主要包括对心脏、血管的毒性和溶血活性。推测水母毒素对心血管的毒性是通过激活细胞膜上的 L 型钙通道，使其开放，从而导致细胞内钙增加，最终形成钙超载而导致心肌细胞溶解坏死。

水母毒素对神经系统的作用既有外周活性，也有中枢活性。对于外周神经系统，水母毒素可以使细胞膜去极化，降低外周神经细胞的动作电位，阻断神经传导；对于中枢神经系统，具体作用机制还不明确，水母蜇伤后的神经症状表明水母神经毒素主要作用与中枢，呈现出明显的精神症状和体征，并可以最终导致死亡。

水母蜇伤后出现剧痛、红斑、水疱、瘙痒以及色素沉着等，研究证实病变主要为过敏性接触性皮炎。水母毒素还可引起平滑肌、骨骼肌和心肌的持续性收缩。

除此之外，还有肝脏毒性、细胞毒性和杀虫毒性，但这些活性的发挥有赖于水母毒素各组分的综合作用。由于毒素提取方法的不足和水母毒素本身的特性，使得水母毒素成分和相关活性的研究受到一定抑制。

（林文翰）

qíkǎonuòtài

齐考诺肽（ziconotide）

从海洋生物芋螺中分离得到的 ω-芋螺毒素的合成产物，结构式见图。包含 25 个氨基酸和 3 个二硫键，属于 N 型电压敏感性钙离子通道阻断剂，抑制疼痛信号的传导。

圆锥形食鱼芋螺捕食猎物时会分泌毒液，这种毒液中含有大量毒肽（芋螺毒素）共同作用于神经肌肉系统，可引起动物出现惊厥、颤抖，使猎物动弹不得。约有 2 万多种芋螺毒素，ω-芋螺毒素只是众多芋螺毒素家族中的一种。ω-芋螺毒素首次于 1979 年由美国奥利维拉（B. M. Olivera）小组在太平洋热带海域腹足纲软体动物芋螺 *Conus magus* 中分离得到。1987 年完成化学全合成工作。由于其高选择性地阻滞 N 型电压敏感性钙通道，具有很好的开发成镇痛药物的前景，义兰（Elan）公司对其进行开发，将它的合成产物命名为齐考诺肽并进行临床实验。2005 年 1 月首次在美国上市，2005 年 2 月获欧盟许可。

药物来源 自然界中得到的 ω-芋螺毒素大多来源于食鱼芋螺，

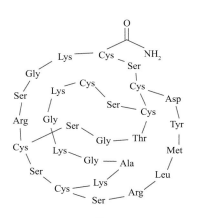

图 齐考诺肽结构式

但食虫芋螺和食螺芋螺当中也存在丰富的 ω-芋螺毒素。国外已对30多种芋螺进行了研究，研究发现芋螺所处的地理环境不同，同一种芋螺所产生的芋螺毒素可能会完全不同。中国芋螺分布主要集中在南海、北部湾和台湾海域。

活性及毒性：适用于需要鞘内治疗且对其他镇痛治疗（如应用全身性镇痛药或鞘内注射吗啡等）不耐受或疗效差的严重慢性疼痛患者。主要不良反应有心血管系统反应，如心率缓慢和直立性低血压，呈剂量依赖性；中枢神经系统反应，如眩晕、眼球震颤、共济失调、兴奋、幻觉、镇静和昏迷等；胃肠道反应，如恶心、呕吐和腹泻等；其他还有皮疹、结膜出血、鼻充血、肝功能异常和尿潴留等。此外，使用齐考诺肽治疗期间，患者可能出现严重的精神症状和神经损伤，因此有精神病史者禁用。

（林文翰）

lèitiānrán chǎnwù yàowù

类天然产物药物（natural product-like drugs） 具有天然产物结构骨架以及复杂性类似但又不是天然产物的药。天然产物骨架的复杂性和丰富的官能团化赋予了天然产物独有的生物学活性，如作为药物研究的先导化合物有其无法替代的独特性质；同时紫杉醇、红霉素和利福霉素等重要天然药物也帮助科学家们理解了未知的重要生物过程。传统意义上，天然产物化学合成都是以一个或一类结构相关的天然产物为最终目标。在知识和信息极大化的今天，化学家们开始利用传统的合成方法来制备结构多样性的、具有天然产物复杂性的类似化合物用于药学研究，即类天然产物化学。

类天然产物化学方法已经在生物学基础研究和药物研究中起到了关键的作用。以唾液酸为例，通过对天然唾液酸的化学合成，使人们有能力发展更多类似于唾液酸的化合物，并将它们发展成为新的药物，如扎那米韦和磷酸奥司他韦。它们是根据唾液酸体内水解代谢过程的过渡态进行模拟的类天然化合物，已经被临床用于治疗流感。葛兰素史克最早开发的扎那米韦由于其物理化学性质不利于生物体吸收，药物生物利用度低，给药途径单一，患者顺应性较差。奥司他韦，是在扎那米韦的基础上根据神经氨酸酶天然底物的分子结构，以及神经氨酸酶催化中心的空间结构进行合理药物设计所获得的，是继人类免疫缺陷病毒整合酶抑制剂之后应用合理药物设计手段成功获得的另一个类天然药物。奥司他韦由罗氏（Roche）制药有限公司生产，是一种作用于神经氨酸酶的特异性抑制剂，可以抑制成熟的流感病毒脱离宿主细胞，从而抑制流感病毒在人体内的传播以起到治疗流行性感冒的作用。奥司他韦于1996年首次合成，1998年2月26日获得美国专利，1999年10月首次在瑞典推出，随后进入加拿大、欧盟和美国市场，2002年获准在中国推出。合成路线主要有两种：Gilead Sciences 的路线以奎宁酸做原料；而罗氏的合成路线原料是莽草酸。2009年的 H1N1 新流感及 2013年 H7N9 流感亦使用奥司他韦做治疗。

（姚祝军）

línsuān'àosītāwéi

磷酸奥司他韦（oseltamivir phosphate） 化学名为：（3R, 4R, 5S)-4-乙酰胺-5-胺基-3-(1-乙基丙氧基)-1-环己烯-1-羧酸乙酯磷酸盐，结构式见图。是由从天然产物中提取的草莽酸为原料，经化学转化而来，属于类天然产物药物。磷酸奥司他韦是一种高效抗病毒药物，其活性代谢产物是流感病毒神经氨酸酶特异性抑制剂，可以抑制成熟的流感病毒从被感染的细胞脱离，从而抑制流感病毒在人体内的传播以达到治疗流行性感冒的作用。该药对甲型和乙型流感病毒均有效，具有不易耐药，可口服，患者耐受性好等特点。

简史 磷酸奥司他韦的研发灵感源于美国葛兰素史克公司（GlaxoSmithKline）开发的抗病毒类药物扎那米韦。但扎那米韦不能通过生物体胃肠道进入血流，口服无效；因而不得不采用吸入给药，患者顺应性较差。磷酸奥司他韦是在扎那米韦的基础上，由美国吉里德科学公司（Gilead Sciences）研究人员根据流感病毒神经氨酸酶晶体结构，通过构效关系研究，利用计算机辅助药物设计技术发现并优化的高效抗流感药物，该药也成为应用合理药物设计手段成功开发新药的经典之作。

1996年9月，吉里德科学公司将磷酸奥司他韦的生产及销售权授予瑞士罗氏制药（Roche）。1999年9月，该药在瑞士获得上市批准，商品名为达菲（tamiflu）。1999年10月，获得美国食品药品管理局上市批准。2001年9月，该药作为处方药获准在中

图　磷酸奥司他韦结构式

国上市。截至 2009 年，磷酸奥司他韦已在 80 多个国家注册使用。从吉利德公司研究人员的突发灵感开发流感药物到获得上市批准，只用了 7 年时间，这是一个极其罕见的研发周期，而正常的情况下，一个新药的研发周期则需要 10~15 年的时间。

性状、理化性质 磷酸奥司他韦的分子式为 $C_{16}H_{28}N_2O_4 \cdot H_3PO_4$，分子量 410.4。达菲胶囊为灰白色和浅黄色双色胶囊，内容物为白色至黄白色粉末，每粒胶囊含 98.5 毫克磷酸奥司他韦，相当于 75 毫克奥司他韦。

药物合成 磷酸奥司他韦首次合成由吉里德科学公司于 1997 年以奎宁酸为原料经多步化学转化而得。罗氏公司采用新的合成方法，以从八角中提取的莽草酸为原料，经 11 步化学合成而得，化学产率得以提高，该路线也成为罗氏公司生产达菲的主要方法。原料莽草酸一方面从中国低价收购，另一方面应用遗传工程的方法从细菌中提取。此外，通过其他手性原料如 L-丝氨酸、木糖、D-甘露糖等为起始化合物以及催化不对称合成技术来合成达菲也见诸文献报道。

临床应用 磷酸奥司他韦是一种非常有效的流感治疗用药，可大大减少气管与支气管炎、肺炎、咽炎等并发症的发生和抗生素的使用，因而是治疗流感的最常用药物之一，也是公认的抗禽流感、抗甲型 H1N1 流感最有效的药物之一。

（杨劲松）

zhānàmǐwéi

扎那米韦（zanamivir） 化学名为：4-胍基-2-脱氧-2,3-二脱氢-N-乙酰神经氨酸，结构式见图，是 1991 年澳大利亚冯·伊茨施泰因（von Itzstein）等人根据病毒表面蛋白神经氨酸酶的晶体结构，通过计算机辅助设计、筛选而得到的，属于类天然产物药物。因其对神经氨酸酶的特异性抑制作用，可用于限制流感病毒的聚集与扩散。

图　扎那米韦结构式

简史 1999 年，扎那米韦获得美国食品药品管理局和欧洲药品管理局批准，并由葛兰素威康（Glaxo Wellcome）公司推向市场。扎那米韦是自 1993 年金刚乙胺上市后第一个获得批准的流感治疗药，也是第一个神经氨酸酶抑制剂类流感病毒治疗药，用于 A 型和 B 型流感的预防及治疗。它的研制成功，被专家们认为是治疗流感方面取得的大进展。1999 年底，欧洲流感大暴发，该药被广泛使用并表现出很好的治疗效果。

性状和理化性质 扎那米韦的分子式为 $C_{12}H_{20}N_4O_7$，分子量为 333.2，常温下呈白色至类白色粉末状，20℃ 时在水中的溶解度约为 18 毫克/毫升。

药理作用 流感病毒神经氨酸酶又称唾液酸酶，是一种表面糖蛋白，具有酶活性，对 A、B 型流感病毒的复制有重要作用。研究表明，所有 A、B 型流感病毒的神经氨酸酶具有高度保守性。扎那米韦的 4 位胍基与病毒神经氨酸酶活性部位的氨基酸残基有 2 个结合点，使得扎那米韦对流感病毒神经氨酸酶具有更强的亲和力和高选择性。扎那米韦与神经氨酸酶结合后，抑制酶活性，阻止流感病毒在感染细胞内聚集和释放。

临床应用和不良反应 扎那米韦用于成年患者和 12 岁以上的青少年患者，可预防和治疗由 A 型和 B 型流感病毒引起的流感。临床研究表明，扎那米韦在短期内能改善流感症状，具有确定的药物安全性和有效性。使用者的性别、年龄、种族及体重的变化对扎那米韦的血药浓度和其他药动学参数没有显著影响。体外研究结果显示，扎那米韦与其他药物之间没有明显药动学的相互影响。而且扎那米韦通过口腔吸入或滴鼻法局部给药，无需高血药浓度即可对靶点（呼吸道）产生药效，因此不会产生全身毒性。毒性研究表明，扎那米韦无致癌、致畸、致突变性和生殖毒性，其主要不良反应包括头痛、恶心、呕吐、眩晕等，不良反应发生率为 15%。

用法 扎那米韦分子极性强、水溶性大、组织渗透能力差，使得口服甚至静脉注射给药后到达靶部位呼吸道的药物都很少，甚至在高血药浓度下渗入到呼吸道的量也很少，因此通过全身给药难以实现良好的治疗效果。口腔吸入或滴鼻给药法可将扎那米韦直接输送到病毒的复制部位，使得局部药物浓度很高，从而快速有效地抑制病毒的复制和扩散。口腔吸入或滴鼻法用药，给药物的使用带来一定的不便；但也因此大大降低了剂量和全身毒性，并赋予扎那米韦低成本，低毒性和高疗效的特性。

（杨劲松）

索　引

条 目 标 题 汉 字 笔 画 索 引

说　明

一、本索引供读者按条目标题的汉字笔画查检条目。

二、条目标题按第一字的笔画由少到多的顺序排列，按画数和起笔笔形横（一）、竖（丨）、撇（丿）、点（丶）、折（乛，包括丁乚乀等）的顺序排列。笔画数和起笔笔形相同的字，按字形结构排列，先左右形字，再上下形字，后整体字。第一字相同的，依次按后面各字的笔画数和起笔笔形顺序排列。

三、以拉丁字母、希腊字母和阿拉伯数字、罗马数字开头的条目标题，依次排在汉字条目标题的后面。

条 目 外 文 标 题 索 引

内 容 索 引

说 明

一、本索引是本卷条目和条目内容的主题分析索引。索引款目按汉语拼音字母顺序并辅以汉字笔画、起笔笔形顺序排列。同音时，按汉字笔画由少到多的顺序排列，笔画数相同的按起笔笔形横（一）、竖（丨）、撇（丿）、点（丶）、折（乛，包括丁乚乚等）的顺序排列。第一字相同时，按第二字，余类推。索引标目中夹有拉丁字母、希腊字母、阿拉伯数字和罗马数字的，依次排在相应的汉字索引款目之后。标点符号不作为排序单元。

二、设有条目的款目用黑体字，未设条目的款目用宋体字。

三、不同概念（含人物）具有同一标目名称时，分别设置索引款目；未设条目的同名索引标目后括注简单说明或所属类别，以利检索。

四、索引标目之后的阿拉伯数字是标目内容所在的页码，数字之后的小写拉丁字母表示索引内容所在的版面区域。本书正文的版面区域划分如右图。

a	c	e
b	d	f

罗马数字

本卷主要编辑、出版人员

执行总编　谢　阳

编　　审　司伊康

责任编辑　尹丽品

索引编辑　赵　健

名词术语编辑　陈丽丽

汉语拼音编辑　王　颖

外文编辑　景黎明

参见编辑　杨　冲

绘　　图　北京心合文化有限公司

责任校对　苏　沁

责任印制　陈　楠

装帧设计　雅昌设计中心·北京